W0253376

HANDBUCH DER ALLGEMEINEN PATHOLOGIE

HERAUSGEGEBEN VON

F. BÜCHNER E. LETTERER F. ROULET

SECHSTER BAND

ENTWICKLUNG · WACHSTUM GESCHWÜLSTE

DRITTER TEIL

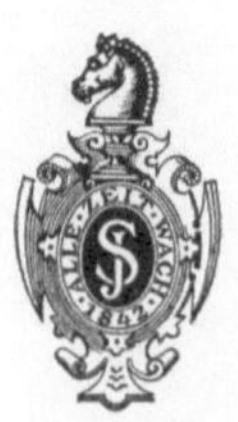

SPRINGER-VERLAG
BERLIN · GÖTTINGEN · HEIDELBERG
1956

GESCHWÜLSTE

BEARBEITET VON

A. v. ALBERTINI · A. BUTENANDT · H. DANNENBERG
G. DOMAGK · W. FISCHER · H. HAMPERL

REDIGIERT VON

F. BÜCHNER

MIT 98 ABBILDUNGEN

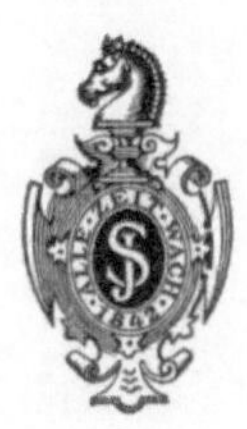

SPRINGER-VERLAG
BERLIN · GÖTTINGEN · HEIDELBERG
1956

Softcover reprint of the hardcover 1st edition 1956

ISBN-13: 978-3-642-86855-9 e-ISBN-13: 978-3-642-86854-2
DOI: 10.1007/978-3-642-86854-2

Inhaltsverzeichnis.

Seite

Allgemeine Systematik der Geschwülste.

Von

A. von Albertini-Zürich.

Im Vorwort seines Buches „die krankhaften Geschwülste", Berlin 1863, spricht Rudolf Virchow vom Versuch einer *neuen Ordnung des onkologischen Wissens.* Diesen Zeitpunkt darf man mit vollem Recht als die Geburtszeit einer wissenschaftlichen Systematik der Geschwülste bezeichnen, denn bis dahin basierte die Geschwulstforschung auf der humoralpathologischen Betrachtung und eine wissenschaftliche Ordnung war auf dieser Grundlage kaum denkbar. Virchow war sich darüber im klaren, daß er mit seinem Versuch, d. h. mit seiner Auffassung gegen die „uralte humoralpathologische Überlieferung "verstoße, da sein Versuch auf der von ihm selbst entwickelten Cellularpathologie beruhte.

Was Virchow 1863 getan hat, entspricht dem allgemeinen Plan naturwissenschaftlicher Forschung, die sich in all ihren Teilgebieten in der gleichen Art und Folge vollzieht, es wird vorerst Material gesammelt. An Hand einer möglichst umfangreichen Sammlung von Einzelerscheinungen und durch die analytische Verarbeitung des gesammelten Gutes wird die Ausgangslage für eine Gruppierung der Einzelerscheinungen geschaffen, und so ist die Möglichkeit gegeben, sie dem Verständnis näherzubringen. Das Ordnen der Materie erfolgt nach bestimmten Leitprinzipien, je konsequenter diese Prinzipien befolgt werden, um so einheitlicher wird die aus dem Ordnen hervorgehende „*Systematik*". Auf diese oder ähnliche Weise sind die zahlreichen Systeme der Naturwissenschaften entstanden, in der Chemie das periodische System der Elemente, in der Botanik und Zoologie die entsprechenden Systeme usw. Allen gemeinsam ist das Ordnen, verschieden hingegen sind die Ordnungsprinzipien, ja selbst innerhalb der einzelnen Systeme können verschiedene Prinzipien zur Anwendung gelangen. Das ist durchaus denkbar, ohne daß ein solches Vorgehen der logischen Grundlage zu widersprechen braucht. Auch in der Medizin sind wir oft gezwungen, verschiedene ordnende Prinzipien anzuwenden, um eine Systematik der oft sehr verschiedenartigen Einzelerscheinungen zu erreichen. Ganz besonders ausgesprochen begegnen wir dieser Sachlage in der Pathologie; während wir z. B. in der normalen Anatomie, abgesehen von einigen wenigen Varianten, geradezu mit der Konstanz der morphologischen Erscheinungen rechnen können, müssen wir uns für jeden Sektor der Pathologischen Anatomie darüber im klaren sein, daß jedes System nur ein mehr oder weniger vollständiges Skelet sein kann, weil die Fülle der Erscheinungen so mannigfaltig und inkonstant zu sein pflegt. Dieser Satz gilt für die *echten Geschwülste* in ganz besonderem Maße. Es gibt wohl kaum ein Gebiet der Pathologischen Anatomie mit so großer Variationsbreite der morphologischen und biologischen Erscheinungen wie gerade die Onkologie, und es hat sich gezeigt, daß die Varianten um so größer und zahlreicher werden, je eingehender man die Analyse betreibt. Dies mag der Hauptgrund dafür sein, daß wir beim heutigen Stand der Geschwulstlehre Mühe haben, ein einheitliches und allgemeingültiges System aufzustellen.

Für Virchow war in dieser Hinsicht die Lage noch weit einfacher, als er sich entschloß, mit der „uralten humoralpathologischen Überlieferung" aufzuräumen und das onkologische Wissen nach den Gesichtspunkten und Gesetzen seiner Cellularpathologie neu zu ordnen. Er verfügte über eine eigene Materialsammlung und konnte sie in souveräner Weise auf der selbst geschaffenen Grundlage ordnen. Er besaß auch schon das notwendige Ordnungssystem, das er selbst als den „genetischen Standpunkt" bezeichnete. Die Idee eines *histogenetischen Systems der Geschwülste* stammt demnach von Virchow, wenigstens in der brauchbaren Form, wie sie uns heute vorliegt. Einschränkend muß allerdings zugegeben werden, daß die Grundidee von Johannes Müller schon eindeutig ausgesprochen worden war, die Realisation war aber Virchows Leistung. Virchow ist zur Erlangung seines Zieles klar sehend und folgerichtig vorgegangen, indem er arbeitshypothetisch ein histogenetisches System postulierte, in das jede neue Beobachtung eingefügt werden konnte. Mit Fug und Recht darf man behaupten, daß unser, heute am weitesten verbreitetes, histologisch-histogenetisches System der Geschwülste durch Virchow geschaffen wurde.

Virchows Pionierleistung auf diesem Gebiet erscheint uns um so erstaunlicher, als wir einerseits feststellen müssen, daß sein System heute noch weitgehend Geltung hat und trotz der erheblichen Fortschritte der Krebsforschung, besonders auf dem experimentellen Gebiet, im Prinzip nicht überholt ist; andererseits steht fest, daß Virchow zur Zeit dieser Schöpfung über das Wesen dessen, was wir heute als echte Geschwülste auffassen, noch unvollständig orientiert war, und daß seine Versuche einer Definition noch tief in den Anfängen steckten, d. h. sie befanden sich noch im Zustand des Werdens (in statu nascendi), in der Gestalt einer etwas weitschweifenden Umschreibung von Eigenschaften.

Virchow forderte mit Recht als Primat die Festlegung des Wesens der in Frage stehenden Affektion, d. h. was man unter Cancer zu verstehen habe, ob den echten Krebs, das Carcinom oder den damals schon bekannten syphilitischen Schanker oder den Wasserkrebs, die Noma. Er forderte: 1. daß die Geschwülste zunächst objektiv nach ihrem Wesen beurteilt werden, d. h. nach ihren Eigenschaften, und 2. daß ihre Bedeutung für andere Teile des Körpers oder für den ganzen Körper an zweite Stelle gerückt werde.

Er ist der Ansicht, daß es eine „schlimme, wissenschaftliche Methode" sei, die Klassifikation auf diese sekundären Auswirkungen abzustellen.

Es ist denkbar, daß jene Pathologen, welche auch heute noch das klinische Verhalten der Geschwülste (d. h. Gut- oder Bösartigkeit) als Klassifikationsprinzip ablehnen und es als unwissenschaftlich bezeichnen, sich auf Virchow berufen. Ich glaube aber, daß dies nicht richtig ist, denn Virchow widerlegt es selber. Es ist nur zutreffend, daß er (der Pathologe) die klinische Bedeutung an zweite Stelle gerückt hat, während er an erster Stelle eine Identifizierung der in Frage stehenden zerstörenden Affektion „auf wissenschaftlicher Basis" verlangte. Andererseits hat auch Virchow bei den echten Geschwülsten die Unterscheidung von gut- und bösartig durchgeführt und wirklich versucht, sie in sein System einzubauen, indem er die homologen als die gutartigen und die heterologen als die bösartigen bezeichnete. Ja mehr, er wies sogar schon darauf hin, daß die Bösartigkeit verschiedene Grade aufweisen könne, und er sprach schon von einer „Skala der Bösartigkeit". Er schreibt weiter, daß man mit der Scheidung (in gut- und bösartige Geschwülste) die erste Grundlage gewonnen habe für eine praktische Beurteilung der Geschwülste und insofern habe diese Art der anatomischen Scheidung, welche ja zugleich dem genetischen Moment voll Rechnung trage, auch eine physiologische Bedeutung und einen unmittelbaren praktischen Wert.

Virchow hielt es für ganz unmöglich, irgendeinen befriedigenden Gesichtspunkt der Klassifikation aufzufinden, der nicht in der inneren Natur der Geschwülste selbst begründet wäre, der nicht von ihrer inneren Einrichtung und ihrer Entstehung ausgeht.

Da zu jener Zeit (1863) weder Chemie noch Physiologie Anhaltspunkte für diese inneren Einrichtungen gaben, war man nach VIRCHOW auf die Anatomie allein angewiesen, und es lag deshalb nahe, daß man versuchte, eine *anatomisch-genetische Einteilung* vorzunehmen. Er betrachtete es als großen Fortschritt, als man sich der Überzeugung nicht mehr verschließen konnte, daß gewisse Geschwülste Übereinstimmung mit gewissen Teilen des Körpers zeigen. Erst Histologie und Embryologie brächten uns wirklich weiter, erst durch DÖLLINGER sowie durch SCHWANN und JOHANNES MÜLLER sei der feinere Bau sowohl der Gewebe als auch der Geschwülste Gegenstand der wissenschaftlichen Untersuchung geworden, erst von da an habe sich die Kenntnis der Geschwülste so weit gefestigt, daß man gegenwärtig (1863), nahezu wenigstens, eine *Klassifikation auf anatomisch-genetischer Grundlage* aufstellen könne.

Die geschilderte Konzeption von VIRCHOW erscheint um so größer und erstaunlicher, als sie in den vergangenen 100 Jahren trotz der Fortschritte der Geschwulstforschung an grundlegender Bedeutung nichts verloren hat. Dies erhellt schon aus der Tatsache, daß die histologisch-histogenetische Betrachtung noch immer die einzige umfassende Methode für ein System der Geschwülste darstellt, und weil sich trotz aller erkenntnistheoretischen Fortschritte kein Weg zu einer neuen Art der Systematik gezeigt hat.

Die meisten Forscher aus der neueren Zeit, die sich mit dem Fragekomplex der Geschwulstsystematik befaßt haben, kommen zum Schluß, daß die histogenetische Klassifikation der Geschwülste für uns die Methode der Wahl ist. So bejaht BORST in seiner „Lehre von den Geschwülsten" (1902) die Frage, ob eine histogenetische Betrachtungsweise, trotz der Unsicherheit der Beobachtung, als leitendes Prinzip für eine Einteilung der Geschwülste in Betracht komme. Er empfiehlt allerdings eine *kombinierte morphologische und histogenetische Betrachtungsweise*, daneben müsse man die *biologischen* Verhältnisse mit in den Kreis der Betrachtung ziehen. Das wirkt sich bei BORST auch praktisch aus, indem er seine Geschwulsteinteilung mit einer Hauptgruppe beginnt, die er als: Bindesubstanzgeschwülste mit vollkommener Gewebsreife (sog. gutartige Bindesubstanzgeschwülste) einer dritten Gruppe gegenüberstellt, welche bezeichnet ist als: Bindesubstanzgeschwülste mit unvollständiger Gewebsreife (= Sarkome). Hier wird also von BORST das Prinzip des biologischen Verhaltens sogar in den Vordergrund gestellt.

Auch andere Pathologen stellen das *Verhaltensprinzip* in den Vordergrund; so findet man im Lehrbuch von ROUSSY, LEROUX und OBERLING (1950) eine Einteilung der Geschwülste in zwei scharf zu trennende Kategorien, die gutartigen und die bösartigen Geschwülste. Diese Unterscheidung ist nach den Autoren nicht nur klinisch begründet, sondern auch durch die verschiedenen histologischen und biologischen Eigentümlichkeiten, vielleicht auch durch verschiedene ätiologische Bedingungen. — Diese Einstellung zum Problem der Systematik braucht uns bei diesen Autoren keineswegs zu erstaunen, da sie aufs engste mit der Therapie verbunden sind; ihre Geschwulstpathologie will nicht Grundlagenforschung, sondern in erster Linie Zweckforschung sein, darum muß auch ihre Systematik zweckdienlich sein und deshalb steht für sie, bei aller wissenschaftlichen Einstellung zum Problem, das Verhaltensprinzip im Vordergrund.

Das *Verhaltensprinzip* wird von vielen Pathologen als unwissenschaftlich abgelehnt, eine extreme Einstellung, die ihre theoretische Berechtigung haben mag im Sinne des Wortes: „l'art pour l'art." Der Pathologische Anatom von heute hat aber noch andere Aufgaben zu erfüllen, er hat die Verpflichtung, sich und sein histopathologisches Können dem therapietreibenden Arzt zur Verfügung zu stellen; der aber benötigt mehr als eine theoretisch unanfechtbare Diagnose, die ihm vielleicht überhaupt nichts sagt oder ihn jedenfalls über die Prognose, und wenn sie auch nur mutmaßlich wäre, nicht genügend orientiert. Es ist jedenfalls bemerkenswert, daß schon Virchow das Verhaltensprinzip, wenn auch an zweiter Stelle, in seiner Systematik eingesetzt hat, desgleichen Borst, während v. Hansemann und Lubarsch nur das *morphologische Prinzip* anerkannten. Ich werde später zu zeigen versuchen, daß das klinische Prinzip keineswegs so unwissenschaftlich ist, wie es viele Pathologen glauben möchten.

In klarer, eindeutiger Weise nimmt Willis (1948) Stellung zum Problem der Geschwulstsystematik. Als Leitregel gibt er folgendes an: „Unsere Gruppierung sollte einfach und grundlegend sein, die Schaffung von künstlichen Untergruppen sollte so weit als möglich vermieden werden.“ Auch für Willis ist die histogenetische Klassifikation fraglos die geeignetste Grundlage jeder wissenschaftlichen Systematik. Daneben anerkennt er aber auch andere Möglichkeiten, so an zweiter Stelle die *Klassifikation nach dem Verhalten* und an dritter bis fünfter Stelle nennt er weitere Möglichkeiten, welche aber nach seinem Dafürhalten *un*geeignete Grundlagen darstellen, nämlich:

1. die regionale Klassifikation,
2. die embryologische Klassifikation und
3. die ätiologische Klassifikation.

Diese klare Disposition von Willis scheint mir gut geeignet als Diskussionsbasis der verschiedenen Möglichkeiten zur systematischen Ordnung der Geschwülste, weshalb ich mich in der nachfolgenden Besprechung an Willis' Disposition halten werde.

1. Die histogenetische Klassifikation.

Eine histogenetische Klassifikation basiert nach Willis darauf, daß die Geschwülste denjenigen *Geweben* entsprechen, aus denen sie hervorgehen Das setzt also voraus daß man das Mutt[illegible]g[illegible] [illegible]. Das ist aber nicht immer der Fall, denn alle Geschwülste zeigen histologisch, sowohl in struktureller als auch in cellulärer Hinsicht, mehr oder weniger weitgehende Abweichungen vom Verhalten der Ursprungsgewebe, so daß wir gar nicht immer in der Lage sind, die Herkunft oder Abstammung des Geschwulstgewebes anzugeben. Meines Erachtens muß scharf unterschieden werden zwischen dem, *was* wir *histologisch* (d. h. objektiv) feststellen, und dem, was wir subjektiv interpretieren, also das, was wir aus diesen Feststellungen ableiten, die *histogenetische Hypothese*. Mallory hat 1923 mit vollem Recht gesagt, daß die Geschwülste auf einer histologischen Basis, d. h. analog den Normalgeweben klassifiziert werden sollten, widerspricht sich dann allerdings selbst, wenn er weiter fordert, daß die Geschwülste nach der Zelle und nicht nach irgendwelchen Eigenheiten von sekundärer Bedeutung, z. B. nach der Wuchsart oder der Anordnung der Zellen, bezeichnet werden sollten. Damit stellt Mallory die Cytologie in den Vordergrund der Systematik.

Willis weist selbst auf einige Schwierigkeiten der histogenetischen Systematik hin. Als ersten Punkt erwähnt er die, wenn auch seltenen, Mängel der Präzision in der Systematik und Benennung der Normalgewebe (Beispiele: Endothel, Mesothel usw.). Als zweiten Punkt hebt er die Unsicherheit in bezug auf die Beurteilung des Geschwulstmatrixgewebes hervor, d. h. daß wir nicht immer genau angeben können, „von welchem Gewebe eine Geschwulst abstammt“. Das sind eben jene Fälle, bei denen unsere histogenetische Hypothese versagt oder zu Fehlschlüssen führt. Dies gilt z. B. für die metaplasierenden Geschwülste oder auch für solche, die auf dem Boden einer Gewebsmetaplasie entstanden sind. In diesen Fällen täuscht das Ergebnis der Metaplasie ein falsches Ausgangsgewebe vor. Die gleiche Gefahr besteht auch für die Prosoplasie. Aber auch sonst ist zuzugeben, daß wir immer wieder gelegentlich Geschwülsten begegnen, deren Struktur wir keinem Normalgewebe angleichen können. An sich sind solche Ausnahmen noch kein Grund für eine völlige Ablehnung des Verfahrens, wie sie McCallum in seinem Lehrbuch noch 1940 postuliert, wenn er schreibt: „Die histogenetische Klassifikation ist zum mindesten unbefriedigend, da wir so oft nicht in der Lage sind zu sagen, welchem Gewebe ein Tumor am meisten ähnlich ist oder den Ort anzugeben, von dem der Tumor effektiv ausging." Willis schreibt dazu, eine solche Stellungnahme eines erfahrenen Pathologen sei unverständlich und er behauptet das Gegenteil, für die meisten Geschwülste sei der Beweis ihrer Herkunft klar und schlüssig, der „gute Glaube" sei überflüssig. Hingegen gibt er zu, daß bei einigen kleinen Gruppen von Geschwülsten der gewebliche Ursprung noch immer unsicher sei, und daß ja auch gezeigt wurde, daß gewisse anaplastische Geschwülste nicht klassifizierbar seien.

Willis ist demnach ein ziemlich vorbehaltloser Verfechter der histogenetischen Systematik, während andere Autoren die Histogenese nur mit Einschränkung als leitendes Prinzip anerkennen können. Ich bin der Ansicht, daß eine solche vorsichtige Einstellung durchaus berechtigt ist; auch dann, wenn unsere Rückschlüsse vom objektiv betrachteten Struktur- und Zellbild auf ein bestimmtes Ausgangsgewebe in den meisten Fällen zutreffen mögen, bleiben sie doch eine subjektive Annahme und haben nicht die Beweiskraft einer objektiven morphologischen Feststellung. Ich halte es deshalb für richtig und unerläßlich zu betonen, daß jeder histogenetischen Systematik nur die Bedeutung einer *Arbeitshypothese* zuerkannt werden kann. Da sich aber diese Hypothese auf ein objektives, streng wissenschaftliches Verfahren stützt, nämlich auf die histologische Analyse des Geschwulstgewebes, schiene es mir richtiger zu sein, den Begriff der histogenetischen Methode auch begrifflich mit der Morphologie zu koppeln und das ganze als „*histologisch-histogenetisches System*" zu bezeichnen.

Im Zusammenhang mit dieser Besprechung erscheint es mir notwendig, noch kurz auf die Frage einer *cytologischen Systematik* der Geschwülste einzugehen, wie sie z. B. von Mallory gefordert wurde. Es ist wohl richtig, daß wir die Cytologie der Geschwülste bei der Diagnosestellung oft anwenden, vor allem dann, wenn wir die Gewebsart als ganzes nicht beurteilen können, weil die morphologischen Abweichungen zu groß sind, oder wenn die Zellen überhaupt keinen zusammenhängenden Gewebsverband mehr bilden. In solchen Fällen (es handelt sich dabei um die eher seltenen Geschwulsttypen von maximal anaplastischem Charakter mit extremer Entdifferenzierung) können wir nicht die Histologie, sondern nur *noch die Cytologie* zur Diagnose verwenden, meist aber auch dies nur unbestimmt mit Ausdrücken wie Rundzelle, Würfelzelle, Spindelzelle usw. Es handelt sich aber hierbei nicht um ein Prinzip der allgemeinen Systematik, sondern eher um die Frage der speziellen Nomenklatur, die wir erst später berühren werden.

Ich komme also hier *vorläufig zum Schluß*, daß eine einseitig histogenetische Klassifikation als Prinzip der Systematik keine befriedigende Lösung sein kann, da die *histogenetische* Ordnung nur im Sinne einer *Arbeitshypothese* angewendet wird. Da sie sich aber im wesentlichen auf den objektiven histologischen Befund stützt, wäre es meines Erachtens richtiger, als Prinzip von einer *histologisch-histogenetischen Klassifikation* im Sinne von Borst zu sprechen.

2. Die Klassifizierung nach dem Verhaltensprinzip.

Auch WILLIS teilt die Auffassung der oben genannten Pathologen[1], wenn er schreibt, daß wir neben dem Prinzip einer histogenetischen Klassifikation die weitere Möglichkeit einer Gruppierung nach dem Verhalten benötigen; auch wenn sie biologisch weniger grundsätzlich sei, so komme ihr doch eine *große praktische Bedeutung* zu wegen ihrer Beziehung zum klinischen Verhalten und zur Prognose. Die Frage nach der Bedeutung dieses Verhaltensprinzips ist in den letzten Jahren durch BÜNGELERs Auseinandersetzung mit der klassischen Auffassung des Malignitätsprinzips reaktiviert worden. BÜNGELER hat in zahlreichen Arbeiten zu zeigen versucht, daß die sog. gutartigen Geschwülste überhaupt keine echten Geschwülste, sondern *Anpassungshyperplasien* sind. Er faßt sie als regulierte Wachstumsstörungen auf und erblickt darin den Unterschied zu den echten Geschwülsten. Wenn BÜNGELERs Auffassung zu Recht besteht, dann könnten die „gutartigen Geschwülste von heute" aus der Onkologie eliminiert werden. Damit wären wir auch von unseren Sorgen um das Malignitätsproblem befreit, echte Geschwulst wäre dann gleichbedeutend mit bösartiger Geschwulst. Allerdings wird diese scheinbare Vereinfachung dadurch wieder hinfällig, daß das morphologische Malignitätsproblem nur auf eine andere Ebene verschoben wird, indem dann die histologische Differentialdiagnose die Abgrenzung zwischen Anpassungshyperplasie und bösartiger Geschwulst statt zwischen gut- und bösartiger Geschwulst betreffen würde, was de facto kein Unterschied wäre. Da hier die Bedeutung des Verhaltensprinzips für die allgemeine Geschwulstsystematik diskutiert werden muß, können die Probleme der Malignität nicht außer acht gelassen werden. In diesem Zusammenhang muß auch der von BÜNGELER angeschnittene Fragenkomplex behandelt werden. Ich muß zu den aufgeworfenen Fragen Stellung nehmen, um Klarheit zu bekommen, ob man heute überhaupt noch berechtigt ist, das Verhaltensprinzip für die Systematik anzuwenden. Wenn BÜNGELER recht hat, so läßt sich die Untergruppierung in gut- und bösartige Geschwulsttypen nicht aufrechterhalten. BÜNGELER hat zwar in einer neuesten Mitteilung zugegeben, daß er in der Praxis auch noch von Fibroadenomen, Myomen usw. spreche, d. h. also, daß er nicht um einen Kompromiß herumgekommen ist, indem er die „gutartigen Geschwülste" für die praktische Diagnose noch bestehen läßt, für die Theorie aber ablehnt. Für uns ergäbe sich die Frage, ob wir für unsere Zwecke der Systematik die theoretische oder die praktische Auffassung heranziehen sollen, und wir gelangen damit in eine unklare Situation.

Leider ist dies nicht der Ort für eine eingehende Diskussion der Frage, aber ich sehe mich doch gezwungen, zu der Frage selber Stellung zu nehmen, um aus der unklaren Situation herauszukommen.

Die Beispiele, mit denen BÜNGELER seine These zu verfechten sucht, sind einseitig gewählt. Zum Teil beruft er sich auf innersekretorische Geschwülste und versucht zu zeigen, daß die Geschwülste solcher Organe keine echten Geschwülste, sondern Anpassungshyperplasien seien. Er beruft sich dabei besonders auf die „Epithelkörperchenadenome" bei RECKLINGHAUSENscher Krankheit, ferner auf die „Adenome" der Nebennierenrinde, und auf die Geschwülste des Glomus caroticum; dann bereichert BÜNGELER die Diskussion mit einer Anzahl von Geschwülsten, deren onkologische Stellung nicht übereinstimmend geklärt ist, so erwähnt er die Epuliden bzw. die sog. gutartigen Riesenzellgeschwülste des Skelets, dann die Mischtumoren und einige andere Beispiele, aber meines Erachtens durchwegs ungeeignete Beispiele; ein Prinzip kann nicht

[1] VIRCHOW 1863, BORST 1902, ROUSSY 1950.

mit Beispielen widerlegt werden, welche selbst ungenügend geklärt sind, und das läßt sich für jedes der genannten Beispiele beweisen. Für das endokrine System wage ich die Gegenbehauptung, daß wir in den meisten endokrinen Organen die verschiedenen Kategorien von proliferativen Wachstumsstörungen kennen, nämlich: 1. die Hyperplasie, 2. die gutartige und 3. die bösartige *echte Geschwulst*. Dies trifft z. B. zu für Schilddrüse, Epithelkörperchen, Pankreas, Hypophyse, Nebenniere, Hoden und Ovar.

So können wir doch z. B. in der Schilddrüse Zustände *reiner Hyperplasie* (die sog. Struma diffusa parenchymatosa, eventuell *Basedowiana*) von den verschiedenen Formen der *reinen Adenome* (makrofollikuläres, mikrofollikuläres, trabekuläres, papilläres, großzellig-eosinophiles Adenom und ihre besonderen Varianten, das sind die sog. metastasierenden Schilddrüsenadenome, die sich von den nicht metastasierenden Formen morphologisch nicht unterscheiden lassen) und von den verschiedenen Formen *echter Carcinome* mit Sicherheit unterscheiden.

Hier ist besonders erwähnenswert, daß es schon histologisch ohne weiteres möglich ist, die reine Hyperplasie von den Adenomen zu *unterscheiden*. Ferner gilt die Tatsache, daß ein Teil dieser „reinen Adenome" eine, wenn auch diskrete Metastasierungsfähigkeit zeigt, was für die Hyperplasie sicher ausgeschlossen ist. Hingegen ist dieser besondere, diskrete Metastasierungstypus auch für gewisse „Adenome des Epithelkörperchens" bekannt[1], was wiederum nur bedeuten kann, daß auch diese Adenome keine bloßen Gewebshyperplasien sein können, sondern eben *echte Geschwülste*. Vielleicht hat gerade hier BÜNGELER übersehen, daß es bei Hyperparathyreosen für das Epithelkörperchen die zwei Möglichkeiten gibt, nämlich die Möglichkeit des *primären echten Adenoms* mit sekundärer Hyperparathyreose und die Möglichkeit der *Anpassungshyperplasie* mit lappiger Vergrößerung des Epithelkörperchens (kein Adenom!), bei endogener Hypercalcinose. Auch morphologisch sind wir in der Lage, diese beiden Formen der Organvergrößerung auseinanderzuhalten (vgl. A. v. ALBERTINI, Histologische Geschwulstdiagnostik, Abb. 397—400).

Der *Begriff der Anpassungshyperplasie* im Sinne von Anpassungserscheinungen an Reizwirkungen oder an andere Störungen[2] ist also für die „gutartigen Geschwülste" der endokrinen Organe nicht begründet, die Identifikation von Hyperplasie und Adenom ist, sowohl vom Standpunkt der allgemeinen Pathologie als auch von demjenigen der speziellen Pathologie und Nosologie aus falsch.

Die Diskussion kann meines Erachtens nicht allein an Beispielen der endokrinen Geschwülste geführt werden, weil diese wegen der Hormonproduktion eine Sonderstellung einnehmen und sich darin analog verhalten können wie die Hyperplasien der betreffenden Organe. Dazu ist zu bemerken, daß gelegentlich auch maligne Geschwülste dieser Organe, selbst eigentliche Krebse, noch in der Lage sein können, Hormone zu bilden. Das wäre aber wohl kaum ein Grund, an ihrer Geschwulstnatur zu zweifeln und sie als regulierte Hyperplasien aufzufassen. Aber genau so wenig ist es statthaft, ein metastasierendes Epithelkörperchenadenom, das einerseits eine RECKLINGHAUSENsche Krankheit verursacht und andererseits eine Lebermetastase gesetzt hat, als regulierte Hyperplasie zu bezeichnen und den ganzen Sachverhalt umzukehren, indem man behauptet, die Adenombildung sei eine Anpassungserscheinung an die Hypercalcinämie, was erwiesenermaßen nicht zutrifft.

Noch unhaltbarer erscheint die Bezeichnung der Anpassungshyperplasie bei gutartigen Geschwülsten von nicht endokrinen Organen, also z. B. der Lunge.

[1] v. ALBERTINI und Mitarbeiter 1953.
[2] BÜNGELER 1951.

Es wäre bizarr, ein *Bronchialadenom* als eine neurohormonale *Anpassungs-hyperplasie* bezeichnen zu wollen, man müßte sich vorerst, wie übrigens bei all diesen Geschwülsten, fragen, welche Art der Anpassung gemeint ist. Bei den Bronchusadenomen besteht zudem eine Diskussion über ihre allfällige Malignität, da man weiß, daß sie sich gelegentlich bösartig verhalten mit infiltrativem, destruktivem und selbst metastasierendem Wachstum (Skala der Malignität, fließende Übergänge von gut- in bösartig).

Es ist mir klar, daß gerade bei der Gruppe der „gutartigen Geschwülste" noch viele Fragen offen stehen, die einer Lösung harren, jedoch glaube ich, daß wir die Situation nicht verbessern, indem wir die gutartigen Geschwülste kurzerhand aus der Systematik der Geschwülste eliminieren. Nach meinem Dafürhalten ist ein solches radikales Vorgehen weder begründet noch erlaubt. Ich komme deshalb zum Schluß, daß wir sowohl an der *Kategorie der gutartigen Geschwülste* als auch am *Verhaltensprinzip* für die Systematik der Geschwülste festhalten müssen.

Für die allgemeine Systematik mag es genügen, die beiden extremen Verhaltensmöglichkeiten auseinanderzuhalten, das ist gut- und bösartig, für die Praxis genügt es aber nicht und dies ist erstmals darin zum Ausdruck gekommen, daß von chirurgischer Seite der Begriff der Semimalignität eingeführt wurde. Ich bin mir über die Fragwürdigkeit dieses Begriffes völlig im klaren, aber es darf nicht übersehen werden, daß er aus einem dringenden praktischen Bedürfnis heraus geschaffen wurde, und wir dürfen an diesem schlechten Begriff nur Kritik üben, wenn wir uns bemühen, ihn durch einen besseren, wissenschaftlicheren zu ersetzen. Dies haben wir in der Tat versucht. Schon Virchow (1863) hat, in der Erkenntnis, daß die Geschwulstmalignität graduell abstufbar sei, von einer Skala der Bösartigkeit gesprochen, und Rössle (1949) hat diesen Gedanken weiter verfolgt. Außerdem haben dies, besonders in ihrem eigenen Arbeitsbereich, viele andere Pathologen auch versucht, vor allem aber waren es jene Pathologen, die versucht haben, eine *Malignitätsstufung* aufzustellen. Man kann sicher diesen Versuchen den Vorwurf der Subjektivität machen, und ich gebe zu, daß sie nicht durchwegs streng wissenschaftlich sind. Aber es besteht andererseits durchaus die Möglichkeit, sie auf eine wissenschaftliche Stufe zu heben. Zuerst sei daran erinnert, daß es möglich ist, in exakter Verfolgung der Einzelfälle saubere, wissenschaftliche Statistik zu betreiben. An Hand größerer statistischer Erhebungen ist es dann auch möglich, vergleichende Pathologie zu betreiben, indem man die morphologischen Befunde mit der Verlaufsstatistik konfrontiert und zur Übereinstimmung bringt. Ferner darf der Versuch nicht aufgegeben werden, die uns zur Verfügung stehenden Mittel der morphologischen Untersuchung für die Malignitätsbestimmung einzusetzen. Ein Anfang ist bereits gemacht, und ich zweifle nicht daran, daß man auf diesem Gebiet noch weiterkommen kann. Auch hierin ist uns Virchow führend vorausgegangen, indem er die Begriffe homologer Bau mit Gutartigkeit und heterologer Bau mit Bösartigkeit zur Übereinstimmung brachte.

Für die meisten Malignitätsgradbestimmungen benützt man den Grad der Differenzierung[1], das entspricht dem Bedürfnis, den Reifegrad der Gewebe zu ermitteln. Man kann aber auch umgekehrt vorgehen und den Grad der Entdifferenzierung zu ermitteln versuchen, d. h. die Abweichungen, die Heterologie, zur *direkten Ermittlung der Bösartigkeit.*

Zusammenfassend kann also gesagt werden, daß das *Verhaltensprinzip* für die Systematik der Geschwülste verwendbar ist. An der Auseinanderhaltung der gut- und bösartigen Geschwülste müssen wir, schon in Berücksichtigung der

[1] Broders 1920—1926, Hueper 1930, Löwensberg 1942.

Bedürfnisse der klinischen Medizin, festhalten; die Aufteilung in diese beiden Gruppen rechtfertigt sich aber auch aus biologischen Gründen, denn die beiden Gruppen unterscheiden sich, trotz ihrer Zusammengehörigkeit und engen Verwandtschaft, in ganz wesentlichen Hauptpunkten, und wir verfügen über die notwendigen Untersuchungsmittel, um die beiden Gruppen auseinanderzuhalten.

3. Die regionale Klassifikation.

Ein System der Geschwülste nach dem Prinzip der Organlokalisation läßt sich selbstverständlich ohne Schwierigkeiten aufstellen, jedoch muß man sich fragen, wer ein Interesse an einem solchen System hat. Sicher besteht es beim Kliniker, vor allem beim Chirurgen; eine rasche Orientierung, vor allem eine Übersicht über die in einer bestimmten Körperregion (bzw. in einem bestimmten Organ) vorkommenden Geschwülste ist für den Kliniker von großer praktischer Bedeutung. Auch für den Unterricht eignet sich eine regionale Geschwulstsystematik sehr gut, sowohl für die Klinik wie auch für die spezielle Pathologie. Aber jedes System dieser Art kann nur eine praktische Lösung sein und darf keinen Anspruch auf Wissenschaftlichkeit erheben. Deshalb kommt ihm als wissenschaftliches Einteilungsprinzip keine Bedeutung zu. Selbstverständlich müssen die Geschwülste in einer buchmäßigen Darstellung nach Organen und Systemen abgehandelt werden, dies aber auch nur im Sinne einer praktischen Lösung. Wenn WILLIS schreibt, daß die Eigentümlichkeiten einer Geschwulst vom *Ausgangsgewebe* und nicht vom Ursprungsorgan abhängen, so trifft das sicher für die meisten Organe zu, jedoch kann dieser Satz nicht verallgemeinert werden, da die Zahl der Ausnahmen zu groß ist. Es gibt doch eine verhältnismäßig große Zahl von „organspezifischen Sonderformen" von Geschwülsten, die an ein bestimmtes Ursprungsorgan gebunden sind. Zu dieser großen Gruppe gehören alle Sondergeschwülste, so z. B. die meisten Hirngeschwülste, sofern es sich um Geschwülste des spezifischen Nervengewebes handelt. So kommt z. B. das Glioblastoma multiforme nur im Großhirn vor, ebenso das Ependymom, das Astrocytom usw. Das gleiche läßt sich für Sonderformen von Geschwülsten der Retina, der Niere, der Leber, der Lunge, der Haut usw. sagen. Es ergibt sich also, daß das regionale Einteilungsprinzip über ein praktisches Einteilungsschema hinaus für eine wissenschaftliche Systematik nicht ganz entbehrlich ist. Wir brauchen das regionale Prinzip für die Klassifikation der organspezifischen *Sonderformen*, die wir ohne diese Möglichkeit überhaupt in keinem System unterbringen. Ich werde auf diese Frage später zurückkommen.

4. Die embryologische Klassifikation.

Es ist einleuchtend, daß versucht wurde, auch die *Embryogenese* als Klassifikationsbasis heranzuziehen, genau so, wie man das mit der Histogenese getan hat. Die Histogenese stellt aber ein allgemein anwendbares Prinzip dar, weil man ja nichts präjudiziert, sondern ganz einfach versucht, für jedes Geschwulstgewebe das mutmaßliche Ausgangs- oder Ursprungsgewebe zu finden, unbekümmert um die Art dieses Ausgangsgewebes. Es wird also eine Systematik der Gewebe zugrunde gelegt, wobei als Ausgangsgewebe für die Geschwülste alle Gewebsarten in Frage kommen, also auch die Embryonalgewebe. Somit wäre die embryogenetische Systematik nur ein Sonderfall der histogenetischen Systematik. In dieser Form halte ich die Anwendung der Embryogenese für gerechtfertigt, ja sogar für notwendig, denn für die Geschwülste, die aus embryonalen Geweben hervorgehen, bleibt uns gar keine andere Möglichkeit einer

Systematik. Willis lehnt die Aufteilung der Teratome nach strukturellen Verschiedenheiten oder nach dem Verhaltensprinzip strikte ab. Nach ihm bilden die Teratome *eine einzige Gruppe* und jede Unterteilung wird als willkürlich abgelehnt. Eine Aufteilung in solide und cystische Formen, eine Gruppierung nach der Anzahl der in der Geschwulst vertretenen Keimblätter oder schließlich eine Unterscheidung von adulten und embryonalen Teratomen erscheint Willis gekünstelt. In bezug auf die beiden ersten Punkte muß ich dem Autor recht geben, die Zahl der in einem Teratom vertretenen Keimblätter ist sicher bedeutungslos, wahrscheinlich sind in den meisten Teratomen alle drei Keimblätter vertreten. Im dritten Punkt kann ich Willis nicht beistimmen, weil ich der Ansicht bin, daß wir die Unterscheidung von zwei Reifegraden bei den Teratomen durchführen können und es deshalb auch tun müssen. Obwohl ich mir über das Vorkommen von Grenzfällen klar bin, halte ich es für angezeigt, zwischen dem adulten und dem embryonalen, „unreifen" Teratom zu unterscheiden, weil das erste, in Form der Dermoidcyste, *stets* reifes Gewebe aufweist, während das „embryonale" stets unreife Gewebsteile enthält, daneben kann es auch mehr oder weniger ausgereifte Teile zeigen, diese sind dann aber (in Anwesenheit von unreifem Gewebe) nicht maßgebend für die Beurteilung des Einzelfalles. In bezug auf das Verhalten bestehen zwischen den beiden Gruppen grundlegende Unterschiede: die Dermoidcysten sind an sich immer gutartig und werden sehr selten krebsig, während die embryonalen Teratome an sich schon bösartig sein können, jedenfalls aber obligat krebsig werden und dadurch praktisch als bösartige Geschwulst aufgefaßt werden müssen.

Mit der Gruppe der Teratome im engeren Sinne ist aber die Systematik embryonaler Geschwülste noch keineswegs vollständig. Neben den erwähnten sog. *eiwertigen* oder *totipotenten* Embryonalgeschwülsten kennen wir ja auch *multipotente* und *unipotente Formen*. Die multipotenten Embryonalgeschwülste werden meist als Mischgeschwülste bezeichnet, ihre Differenzierungsmöglichkeiten sind auf wenige, ganz bestimmte Gewebe beschränkt. So produziert z. B. das embryonale Adeno(-myo-)sarkom der Niere embryonales Nierengewebe, d. h. metanephrogenes Gewebe, Uretersproßgewebe, Mesenchym und eventuell quergestreifte Muskulatur, jedoch kein reifes Nierengewebe. Der embryonale Mischtumor der Leber bildet vorwiegend Leberzellparenchym, daneben wenig Mesenchym mit Knochen, eventuell Pflasterepithel. Bei den embryonalen Geschwülsten des Nervensystems, dem Neuroepitheliom und dem Medulloblastom des Gehirns, sowie dem Neuroblastoma sympathicum und dem Retinoblastom handelt es sich um *einseitig neuroepitheliale* Embryonalgeschwülste (unipotent).

Daraus ergibt sich doch schon eine systematische Abstufung für verschiedene Geschwulstgruppen, deren embryonale Natur gesichert erscheint. Wir haben neben den eiwertigen, totipotenten Teratomen, also den *Teratomen im engeren Sinne*, multipotente und unipotente Embryonalgeschwülste. Die multipotenten bezeichnet man auch als *teratoide Mischgeschwülste*, während die unipotenten Embryonalgeschwülste wohl embryonalen, aber nicht teratoiden Charakter haben. Auf dieser Basis sollte es durchaus möglich sein, auch für die *Gruppe der Embryonalgeschwülste* ein annehmbares System aufzustellen. Obwohl dies zutreffen mag, ja, man darf wohl weitergehen und behaupten, daß eine solche Systematik sogar notwendig ist, trotzdem eignet sich das Prinzip der vergleichenden Embryogenese nicht für eine allgemeine Systematik der Geschwülste. Darin stimme ich Willis ebenfalls zu. Jedoch ist das genannte Prinzip als Grundlage für eine Systematik einer bestimmten Geschwulstgruppe schon angewendet worden, nämlich für die *Geschwülste des Gehirns*. Ich muß hier auf dieses Beispiel eingehen, weil es, wahrscheinlich mit Recht, den Widerspruch und Widerstand der Pathologen herausgefordert hat, und es ist zu untersuchen, inwieweit diese Ablehnung berechtigt ist. In ihrer bekannten Monographie über die Gewebsverschiedenheit der Hirngliome haben BAILEY und CUSHING 1930 versucht, ihre Klassifikation der Hirngeschwülste auf *embryogenetischer Grundlage* aufzubauen. Die Geschwulsttypen werden nach ihrem zellulären Aufbau benannt, die Zellen werden der embryonalen Entwicklungsreihe der Hirnzellen angeglichen und die Geschwülste werden nach deren Reifestufe klassifiziert.

Die Pathogenese der Hirngeschwülste wird von BAILEY und CUSHING an die COHNHEIM-RIBBERTsche Geschwulsthypothese angelehnt, die Hirngeschwülste werden entweder von „embryonalen Resten" oder aber von „schwach- oder undifferenzierten Zellen" abgeleitet. Jedoch geben diese Autoren selber zu, daß ihre Hypothese nicht für alle Hirngeschwülste zutrifft, so ist sie z. B. nicht anwendbar im Falle des besonders häufigen Glioblastoma multiforme, ferner fehlt den Autoren die notwendige Erklärung für die geschwulstmäßige Umwandlung der hypothetischen Geschwulstanlagezellen.

BAILEY und CUSHING teilten die Hirngeschwülste vorerst in 10 Klassen ein und fanden aktiveres Wachstum bei jenen Hirngeschwülsten, deren Zellen den weniger differenzierten Zellen der embryonalen Entwicklung des Zentralnervensystems entsprechen, während jene Geschwülste, die den höheren Differenzierungsstufen entsprechen, auch langsamer wachsen. Was die beiden prominenten Vertreter des Spezialgebietes der Hirnchirurgie geschaffen haben, ist eine durchaus klinisch-prognostisch orientierte Geschwulstdiagnostik, die sich für die Zwecke der Neurochirurgie offensichtlich bewährt hat. Man darf sogar behaupten, daß diese Diagnostik die Erfüllung eines alten Wunsches nach einer Skala der Bösartigkeit darstellt, den schon VIRCHOW und später auch RÖSSLE geäußert haben. BAILEY und CUSHING schreiben, es sei hoch zu bewerten, daß mit der wachsenden Einsicht in das Wesen dieser Geschwülste jeder Einzelfall in ständig steigendem Maße eine Vorhersage gestatten werde, noch ehe zur Operation geschritten wird.

Der Umstand, daß sich diese Klassifikation von BAILEY und CUSHING in der Praxis bewährt hat, ist aber noch *kein Beweis* für die Richtigkeit der ihr zugrunde gelegten Arbeitshypothese. Der Erfolg der Methode liegt sicher darin, daß sie es ermöglicht, den Reifegrad der Geschwulstzellen morphologisch approximativ zu erfassen. Nach dieser Arbeitshypothese handelt es sich bei den unreifen Geschwulstzellen vorwiegend um Embryonalzellen verschiedener Reife. Wenn das embryogenetische System von BAILEY und CUSHING zu Recht besteht, so müssen wir den Schluß ziehen, daß die meisten Hirngeschwülste Embryonalgeschwülste sind. Ich weiß wohl, daß dies von den Autoren selbst nie in dieser Form behauptet worden ist, im Gegenteil, sie geben ja zu, daß die Hirngeschwulstzellen in ihrem Aufbau mit den Zellen der normalen Entwicklungsreihe nicht identisch, sondern ihnen nur ähnlich sind, und daß außerdem die Arbeitshypothese für gewisse Hirngeschwülste nicht anwendbar ist. Aber andererseits halten sie doch an der COHNHEIM-RIBBERTschen Hypothese fest und glauben an die Geschwulstbildung durch verlagerte, liegengebliebene embryonale Zellhaufen. Deshalb müßten wir daran festhalten, daß tatsächlich der Großteil der Hirngeschwülste Embryonalgeschwülste wären, wenn BAILEY und CUSHING recht hätten. A priori ist das nicht anzunehmen, wahrscheinlich wird auch im Bereich des Gehirns die Zahl der wirklichen Embryonalgeschwülste nur klein sein; welche Hirngeschwülste das sind, ist noch festzulegen, diese Frage steht aber hier nicht zur Erörterung. Bei der Mehrzahl der Hirngeschwülste handelt es sich um induzierbare Geschwülste, das ist meines Erachtens dadurch bewiesen, daß es gelingt, mit cancerogenen Stoffen bei der Maus und bei anderen Tieren verschiedenartige

Hirngeschwülste zu erzeugen[1]. Nach ALEXANDER (1939) waren es Glioblastome, Oligodendrogliome, Ependymome, Neuroepitheliome, Pinealome, Spongioblastome und Fibrosarkome. Die Frage läßt sich aber auch damit nicht entscheiden, denn wir wissen nicht, welche Zellen im Versuch induziert werden, und wenn im Gehirn tatsächlich Nester von Embryonalzellen zerstreut sind, so besteht auch die Möglichkeit, embryonale Geschwülste zu produzieren. Es ist aber wahrscheinlicher, daß diese Geschwülste nicht von embryonalen, sondern von ausgereiften Zellen ausgehen. Für die ganze Gruppe der Gliome können wir auf die Annahme von embryonalen Ausgangszellen verzichten, weil die Glia ein regenerationsfähiges Gewebe ist, aus dem genau so gut Geschwülste hervorgehen können, wie aus jedem anderen regenerationsfähigen Gewebe. Umgekehrt sind die Ganglienzellen nicht regenerationsfähig, und es scheint mir deshalb erlaubt, für Geschwülste dieser Reihe eine Geschwulstanlage aus embryonalem Zellmaterial anzunehmen.

Und nun zurück zur prinzipiellen Frage der embryogenetischen Systematik. Wendet man die eingangs dieses Kapitels niedergelegten Schlußfolgerungen auf die Einteilung der Hirngeschwülste an, so muß man zugeben, daß für die embryonalen Hirngeschwülste eine solche embryogenetische Systematik berechtigt erscheint, für die Großzahl der Hirngeschwülste trifft dies aber offensichtlich nicht zu, weil sie *keine* Embryonalgeschwülste sind.

Das Ergebnis dieser gedanklichen Untersuchung möchte ich folgendermaßen formulieren:

Die Embryogenese kann (oder muß) an Stelle der Histogenese treten, wenn es sich um eine Systematik embryonaler Geschwülste handelt.

Eine embryogenetische Systematik kommt für diejenigen Geschwülste, die aus einem ausgereiften (nicht embryonalen) Gewebe hervorgehen, nicht in Frage.

Der embryogenetischen Systematik der Hirngeschwülste von BAILEY und CUSHING liegt eine Arbeitshypothese zugrunde, die wahrscheinlich nur für einzelne Typen der Hirngeschwülste zutrifft, jedoch keine allgemeine Anwendungsberechtigung hat.

5. Die ätiologische Klassifikation.

Auch hier kann man a priori keine prinzipiell ablehnende Stellung einnehmen, denn es ist klar, daß unter gewissen Umständen die Möglichkeit und sogar das Bedürfnis besteht, gewisse Geschwülste nach bekannten ätiologischen Faktoren zu klassifizieren oder einfacher gesagt, sie nach der ätiologischen Voraussetzung zu benennen. Die ätiologische Klassifizierung ist aus zwei Gründen unmöglich, erstens weil wir die Ätiologie in den meisten Fällen von Spontangeschwülsten nicht kennen, und zweitens weil ganz verschiedene ätiologische Agentien am gleichen Angriffsgewebe identische Geschwülste hervorbringen. Eine ätiologische Klassifikation ist vorläufig noch nicht möglich, und wenn sie einmal möglich werden sollte, so wäre sie meines Erachtens für eine histologisch orientierte Systematik nicht brauchbar.

Die Ätiologie ist auch nach WILLIS eine ungeeignete Unterlage für eine Geschwulstsystematik.

Aus den vorangehenden Erörterungen erhalten wir wenigstens einen gewissen Überblick über die uns zu Gebote stehenden Möglichkeiten für ein System der Geschwülste. Sie zeigen auch, daß es nicht möglich ist, eine einheitliche Lösung zu finden, die für alle Geschwulstarten verwendbar wäre und zugleich allen Bedürfnissen genügen könnte. Dies hängt in erster Linie mit der großen morphologischen Variationsbreite der Geschwülste zusammen. Um ihr gerecht

[1] Literatur bei ZÜLCH 1951.

zu werden, müssen wir jedes starre Schema vermeiden, wir können nur zum Ziel kommen mit einer elastischen, anpassungsfähigen Methode. Aus den vorangehenden Ausführungen geht bereits hervor, welche Methoden sich für eine Systematik der Geschwülste bewährt haben und inwiefern andere Methoden versagt haben. Damit wäre eigentlich meine Aufgabe, eine allgemeine Systematik der Geschwülste zu schreiben, erfüllt, denn ich nehme an, daß die wesentlichen Probleme hier diskutiert worden sind.

Eine Zusammenfassung unserer kritischen Analyse ergibt, daß uns zum Zwecke einer Systematik der Geschwülste wohl verschiedene Möglichkeiten zur Verfügung stehen, von denen jede für bestimmte Gebiete anwendbar ist; was uns aber noch fehlt, ist eine Gesamtlösung des Problems, also gleichsam *ein Schema* mit allgemeiner Gültigkeit. Bei der Ausarbeitung eines solchen „*Basisschemas*" haben wir versucht, mit den Ergebnissen der vorausgehenden Analyse eine *Synthese* zu machen.

Als brauchbarste Arbeitshypothese muß die *histogenetische* in den Vordergrund gestellt werden, da sie wohl von den meisten Autoren, die sich mit der Frage einer Systematik befaßt haben, anerkannt wird. Ich muß aber an meiner Anregung festhalten, daß, wie ich gefordert habe, bei der Bezeichnung zum Ausdruck gebracht wird, daß sich diese Arbeitshypothese auf den objektiven *histologischen Befund* stützt und daß die Methode somit eine Kombination einer objektiven Analyse mit einer subjektiven Deutung darstellt, was mit dem kombinierten Begriff eines „histologisch-histogenetischen Systems" zum Ausdruck gebracht wird. Da diese Methode eine vergleichend histologische Methode ist, muß sie von der „*Systematik der Normalgewebe*" ausgehen. Es soll versucht werden, auch diese Grundlage möglichst einfach zu gestalten.

System der Normalgewebe.

I. *Einfache Gewebe:*
- a) *Epithelgewebe*
  1. Oberflächenepithel (Deckepithel)
     - äußere Oberfläche: epidermales Pflasterepithel
     - innere Oberfläche: Schleimhautpflasterepithel, Übergangsepithel, Flimmerepithel usw.
  2. Drüsenepithel (sekretorisches Epithel)
     - exokriner Typus
     - endokriner Typus
  3. Spezielle Epitheltypen: *Beispiele:* Keimepithel, Mesothel, Endothel, Lymphoepithel, Pigmentepithel usw.
- b) *Bindegewebe*
  1. Gallertiges Bindegewebe: Schleimgewebe (Nabelstrang)
  2. Reticuläres Bindegewebe: zelliges Reticulum, Reticuloendothel, histiocytäres System
  3. Fibrillär-kollagenes Bindegewebe:
     - lockeres, interstitielles oder Schleimhautbindegewebe
     - straffes, geformtes Bindegewebe
  4. Spezielle Bindegewebstypen: Knorpelgewebe, Fettgewebe, Pigmentbindegewebe
- c) *Muskelgewebe*
  - glatte Muskulatur
  - quergestreifte Muskulatur

II. *Komplexe Gewebe:*
- a) *Knochengewebe*
  - osteogenes Gewebe
    - osteoplastisch
    - osteolytisch
  - myelogenes Gewebe
- b) *Nervengewebe*
- c) *Gefäßgewebe*
- d) *Embryonalgewebe*

Das *System der Normalgewebe* dient uns sowohl als Grundlage, wie auch als *Vorlage für das histologisch-histogenetische System* der Geschwülste. In analoger Weise, wie wir dies für die Normalgewebe getan haben, können wir auch die Geschwülste nach folgendem Schema abstufen:

Normalgewebe:	*Geschwulstgewebe:*	*Analytische Methode:*
1. Gewebsart	Geschwulstart	Histologie
2. Gewebstyp	Geschwulsttyp	Cytologie
3. Gewebstypvariante (nach Differenzierung).	Geschwulsttypvariante	Histologie und Cytologie

Beispiel:

Geschwulstart:	epithelial
Geschwulsttyp:	Pflasterepithel
Variante:	anepidermoid

Bezeichnung:

Anepidermoide Pflasterepithelgeschwulst

Das Ergebnis der rein histologisch-cytologischen Analyse besteht in einer morphologischen Charakterisierung der Gewebe, jedoch fehlen quantitative Angaben über die Abweichungen gegenüber dem Normalgewebe, dem das Geschwulstgewebe ähnlich ist. Wir brauchen aber ein Maß, das uns gestattet anzugeben, wie weit diese Ähnlichkeit bzw. der Verlust der Ähnlichkeit geht. Die Gewebsähnlichkeit mit bestimmten Normalgeweben ergibt sich auch wieder aus der *Struktur* einerseits und aus der *Cytologie* andererseits (Strukturähnlichkeit und Zellähnlichkeit). Damit kommen wir zu den alten Begriffen der *Homologie* und der *Heterologie*. Sie finden Anwendung für die Gewebsstruktur und den Aufbau der Zelle. *Homologie* bedeutet für das Geschwulstgewebe eine mehr oder weniger weitgehende Ähnlichkeit mit einem Normalgewebe, jedoch *nie* Identität, es erreicht nie den Reifegrad des Normalgewebes, die mehr oder weniger ungeordnete Neubildung von Gewebe ist qualitativ und quantitativ vorherrschend gegenüber der Ausreifung bzw. Ausdifferenzierung des neugebildeten Gewebes. Der Differenzierungsgrad erreicht nicht die volle Reife, trotzdem kann die Homologie sehr weit gehen, bis zu einer weitgehenden Ähnlichkeit.

Die *Heterologie* des Geschwulstgewebes bedeutet das Gegenteil, das ist die Abweichung vom Verhalten des vergleichbaren Normalgewebes. Der Strukturverlust (die Entdifferenzierung) hängt ab vom Grad der *Anaplasie der Zellen*; als Folge des Strukturverlustes kommt es zum *Differenzierungsverlust*. Gesamthaft bedeutet also Heterologie die Abweichung vom cellulären und strukturellen Verhalten des Normalgewebes. Diese Abweichung kann unter Umständen maximale Grade erreichen, so daß ein Vergleich mit Normalgeweben überhaupt nicht mehr möglich ist. Es sind dies aber nur Ausnahmefälle. Selbstverständlich können wir sie in unserem System nicht unterbringen, es sei denn, daß wir sie als „nicht klassifizierbar" oder mit irgendeiner Bezeichnung wie Meristome[1] im Anhang unterbringen. Umgekehrt kann die Abgrenzung der beiden Eigenschaften Homologie und Heterologie unter Umständen schwierig sein, nämlich in jenen Fällen, in denen beide nebeneinander vorhanden sind, aber keine sehr ausgesprochen. Das sind jene Grenzfälle, bei denen die genannten Untersuchungsmittel nicht genügen, um die Gruppenzugehörigkeit zu entscheiden. In diesen Fällen sind wir auf andere Merkmale, vor allem auf die Wachstumsverhältnisse, angewiesen, soweit wir sie histologisch erfassen können. Es sind dies das expansive bzw. das infiltrativ-destruktive Wachstum, die beschränkte (determinierte) Proliferationsfähigkeit bei der einen, die uneingeschränkte Proliferationsfähigkeit, eventuell das metastasierende Wachstum bei der anderen Gruppe und schließlich die quantitativen und qualitativen Unterschiede in bezug auf die Zellteilung (Mitose und Amitose).

Homologie und *Heterologie* der Geschwülste sind also histologisch faßbar und graduell mehr oder weniger scharf bestimmbar. Die Bestimmung dieser Eigen-

[1] FISCHER-WASELS 1927.

schaften beruht auf durchaus wissenschaftlichen Verfahren und die subjektive Schätzung muß nur für das Maß herangezogen werden.

Mit der Gesamtbeurteilung gelangen wir automatisch zu dem, was der Kliniker von uns erwartet, d. h. zu einem prognostischen Urteil, ob der Tumor sich klinisch gut- oder bösartig verhalten wird.

Aus diesen Darlegungen geht zwangsläufig hervor, daß wir das *Verhaltensprinzip* für die Systematik der Geschwülste nicht entbehren können. Die Unterscheidung von gut- und bösartigen Geschwülsten ist wohl eine praktische Notwendigkeit, und diese Notwendigkeit der praktischen Medizin ist zur Tugend der Pathologischen Anatomie geworden, sie hat Mittel und Wege gefunden, diese Differentialdiagnose auf einer sauberen, wissenschaftlichen Basis durchzuführen. Sogar für die Bestimmung der Malignitätsgrade sind wir nicht mehr auf eine rein subjektive Beurteilung angewiesen, auch dafür stehen uns gewisse objektive Maßstäbe zur Verfügung.

In Ergänzung zu einem allgemein gültigen Geschwulstsystem muß abschließend noch eine Kategorie erwähnt werden, die jede Systematik stört, die aber trotzdem nicht mehr wegzubringen ist. Es ist dies die Gruppe der „speziellen Geschwulsttypen", welche durch irgendwelche Besonderheiten aus dem Rahmen fallen, das können sein:

	Beispiele:
1. Histologische Besonderheiten:	Melanome, Synoviome
2. Regionale Besonderheiten:	Hirntumoren, Knochensarkome
3. Ätiologische Besonderheiten:	Teerkrebs, Kangrikrebs, Bilharziakrebs
4. Sonderbenennung nach dem Entdecker:	GRAWITZ-Tumor, KROMPECHER usw.
5. Kombinierte Besonderheiten:	kleinzelliges Bronchialcarcinom

Diese Gruppierung gelangt vorwiegend bei Geschwülsten zur Anwendung, bei denen irgendwelche Schwierigkeiten in der histogenetischen Beurteilung vorliegen, oder auch bei Geschwülsten einer bestimmten Region (z. B. des Gehirns), die für dieses Organ spezifisch sind, d. h. außerhalb desselben nicht vorkommen. Eine ganz besondere Stellung nehmen diejenigen Bezeichnungen ein, die nach dem Entdecker einer Geschwulst genannt werden. Die Zahl dieser Geschwülste ist nicht klein. WILLIS schreibt mit vollem Recht, daß die Pathologie unter der Tyrannei der Eigennamen leide. Und doch ist auch daran nichts zu ändern, denn man darf nicht vergessen, daß die Benennung einer Sondergeschwulst mit einem Eigennamen ein sehr bequemes Verfahren ist, das zudem noch den Vorteil bieten kann, mit einem einzigen Namen eine Geschwulst genau zu charakterisieren.

Basisschema für ein kombiniertes System der Geschwülste.

A. *Histologisch-histogenetische Ordnungsprinzipien*

	Beispiele:
1. *Geschwulstart* (histologisch-histogenetisch bestimmbar)	epithelial — nicht epithelial
2. *Geschwulsttyp* (cytologisch bestimmbar)	Pflasterepithel, Pflasterzellgeschwulst
3. *Geschwulstvariante* (Differenzierungsrichtung — histologisch-histogenetisch)	epidermoid — anepidermoid
4. *Besondere Eigenschaften* (adjektivisch)	verhornend, verschleimend usw.

B. *Verhaltensprinzip:* (a und b sind die beiden Hauptgruppen)

Morphologie

1. *Histologie* (Gewebsstruktur): a) homolog — weitgehende Gewebsdifferenzierung
   b) heterolog — Entdifferenzierung der Gewebsstruktur
2. *Cytologie* (Zellformen): a) homolog — weitgehende Ähnlichkeit mit den entsprechenden Normalzellen
   b) heterolog — Entdifferenzierung — Anaplasie der Zellen

3. *Wachstum:* a) expansiv, Proliferationspotenz beschränkt, wenige Zellteilungen
b) infiltrativ-destruktiv, Proliferation unbeschränkt, vermehrte und atypische Zellteilungen
eventuell metastasierendes Wachstum

Klinik

4. *Klinisches Verhalten:* a) gutartig
b) bösartig

C. *Spezielle Geschwulsttypen*, die außerhalb der allgemeinen Systematik stehen:

	Beispiele:
1. auf Grund histologischer Besonderheiten	Melanome, Synoviome
2. auf Grund regionaler Besonderheiten	Hirntumoren, Knochensarkome
3. auf Grund ätiologischer Besonderheiten	Teerkrebs, Bilharziakrebs
4. nach dem Entdecker genannt	Grawitz-Tumor
5. auf Grund kombinierter Besonderheiten	kleinzelliges Bronchialcarcinom

Schlußbetrachtungen.

In der Einleitung zu dieser Abhandlung über die allgemeine Systematik der Geschwülste habe ich versucht, das Problem historisch darzustellen, im Hauptteil sollten die gegenwärtige Lage aufgezeigt und die Wege angedeutet werden, die uns für eine Lösung offen stehen. Wenn ich versucht habe, zu einer positiven Lösung mit einem greifbaren Ergebnis zu kommen, so tat ich das einerseits aus innerer Überzeugung, weil ich der Ansicht bin, daß wir das dringend brauchen, und andererseits, weil ich von der Schriftleitung diesen Auftrag erhalten habe. Trotz allem bin ich mir bewußt, daß mein ehrliches Bestreben nach einer solchen Lösung mit möglichst breiter Gültigkeit und Anwendungsmöglichkeit sicher keine allgemeine Anerkennung finden wird. Für eine Ablehnung können verschiedene Gründe angeführt werden, an erster Stelle die Tatsache, daß jeder Systematik der Vorwurf eines unnatürlichen Eingriffes in die Kategorien der belebten Natur gemacht werden kann. Dieser Vorwurf läßt sich jedoch widerlegen unter Hinweis auf die erstaunlich exakte, natürliche Ordnung und Systematik in der belebten wie auch in der unbelebten Natur. Für die Geschwülste muß allerdings die Einschränkung gemacht werden, daß es sich bei ihnen um krankhafte Erscheinungen handelt, wobei sogar zu sagen ist, daß sie ja gerade durch das Abwegige, durch das Abweichen von den Normen gekennzeichnet sind. Das ist auch der Hauptgrund dafür, daß uns eine Systematik der Geschwülste viel mehr Mühe bereitet als eine solche der Normalgewebe.

Ein zweiter Einwand, der gegen unser Bestreben nach Ordnung erhoben werden kann, ist vielleicht darin zu suchen, daß gewisse Forscher die Schranken eines Systems nicht schätzen. Sie wollen vollständig frei und ungebunden sein, sie befürchten von jeder Bindung eine Beeinträchtigung ihrer schöpferischen Leistung. Das kommt denn auch häufig zum Ausdruck, und es sind gerade diese Autoren, welche durch ihre Neuschöpfungen die Nomenklatur der Geschwülste in oft unnötiger Weise komplizieren und überladen. Vielleicht zeigt sich gerade hier die große Bedeutung einer zuverlässigen, allgemeingültigen Systematik, es wäre sicher wünschenswert, wenn sich die Geschwulstforscher unserem Bestreben nach Vereinheitlichung in der Systematik und in der Namengebung anschließen könnten, denn der unaufhaltsame Ausbau, ohne Kontrolle durch eine grundlegende Systematik, könnte schließlich zum vollständigen Chaos führen.

Literatur.

Albertini, A. v.: Schweiz. Z. allg. Path. u. Bakter. 13, 85 (1950). ~ Histologische Geschwulstdiagnostik. Stuttgart: Georg Thieme 1955. — Albertini, A. v., F. Koller u.

H. GAISER: Acta endocrinol. (Copenh.) **12**, 289—302 (1953). — ALEXANDER: Amer. J. Canc. **37**, 395 (1939).

BAILEY, P., u. H. CUSHING: Gewebsverschiedenheit der Hirngliome. Jena: Gustav Fischer 1930. — BORST, MAX: Die Lehre von den Geschwülsten. Wiesbaden 1902. — BRODERS, A.: J. Amer. Med. Assoc. **74**, 656 (1920). ~ Arch. of. Path. **2**, 376 (1926). — BÜNGELER, W.: Z. Krebsforsch. **58**, 72 (1951). ~ Verh. dtsch. Ges. Path. (35. Tagg) **1951**. ~ Med. Klin. **1954**, N 39, 1589—1601. ~ Krebstagung 1953, München 5. u. 6. Juni.

FISCHER-WASELS, B.: Allgemeine Geschwulstlehre. In Handbuch der normalen und pathologischen Physiologie, Bd. 14/2, S. 1341. 1927.

HANSEMANN, v.: Zit. nach BORST, Berlin 1893. — HUEPER, W. C.: Arch. klin. Chir. **159**, 200 (1930).

LÖWENSBERG, D.: Inaug.-Diss. Zürich 1942. — LUBARSCH, O.: Zit. nach BORST.

MALLORY, F. B.: Principles of Pathology. Philadelphia u. London 1923. — MÜLLER, JOHANNES: Zit. nach ZÜLCH.

RÖSSLE, R.: Sitzgsber. Dtsch. Akad. der Wiss. zu Berlin Nr V, 1949. — ROUSSY, G., R. LEROUX et CH. OBERLING: Précis d'Anatomie Pathologique. Paris: Masson & Cie. 1950.

VIRCHOW, RUDOLF: Die krankhaften Geschwülste. Berlin 1863.

WILLIS, R. A.: Pathology of Tumors. London 1948.

ZÜLCH, K. J.: Die Hirngeschwülste. Leipzig: Johann Ambrosius Barth 1951.

Die Morphologie der Tumoren.

Von

H. Hamperl-Bonn.

Mit 48 Abbildungen.

Einleitung: Abgrenzung und Einteilung der Tumoren.

a) Abgrenzung des Tumorbegriffes. Bevor man über Ursache, Entstehungsweise, Morphologie, Biochemie, Vererbung usw. der Tumoren Aussagen macht, sollte man sich darüber klar sein, wie man das Objekt dieser Aussagen bestimmt. Es könnte sonst leicht der Fall sein, daß zwei scheinbar einander entgegenstehende Aussagen über „Tumoren" in Wirklichkeit einander gar nicht so sehr widersprechen, weil verschiedenes unter „Tumoren" verstanden wird.

Prüfen wir, was dem *Tumorbegriff* zugrunde liegt, so finden wir, daß es sich letzten Endes stets um eine Definition handelt, die sich auf *Beobachtungen mit freiem oder bewaffnetem Auge* stützt. Seit jeher ist der Betrachter der Gestalt gleichzeitig der Richter darüber gewesen, was Tumor ist und was nicht. Diese schwierige und unter Umständen verantwortungsvolle Rolle hat dem Morphologen bisher noch kein anderer Zweig der Wissenschaft abnehmen können: Er unterscheidet auch heute sowohl für den anfragenden praktischen Arzt wie für den Experimentator auf Grund seiner Kenntnisse und Erfahrungen die Frage, ob überhaupt und gegebenenfalls was für ein Tumor vorliegt. Auf diesem seinem Urteil ruht nicht nur die Behandlung von Kranken, sondern auch die forscherische Arbeit aller übrigen Disziplinen.

Zunächst bedeutete das lateinische Wort *Tumor jede mit freiem Auge sichtbare Anschwellung*, wovon sich auch bis in unsere Zeit im zähen Festhalten eines einmal eingebürgerten Wortes — das ja überhaupt für die Sprache kennzeichnend ist — noch Reste erhalten haben, wie z. B. Milztumor, Tumor albus usw. Virchow, der die Dinge schon nicht mehr allein vom Standpunkt des mit freiem Auge beobachtenden Arztes, sondern mit dem durch das Mikroskop geschärften Sinn des Naturwissenschaftlers sah, hat versucht, klare Trennungslinien zu ziehen. Trotzdem muß er 1863 bemerken: „Wollte man auch jemanden auf das Blut pressen, daß er sagen sollte, was Geschwülste eigentlich seien, so glaube ich nicht, daß man irgendeinen lebenden Menschen finden würde, der in der Lage wäre, dies sagen zu können." Geschwülste würden „einfach nach dem praktischen Bedürfnis abgegrenzt, nach der durch die jeweilige Lage der angewandten Wissenschaft gebotenen Zweckmäßigkeit. Es liegt daher sehr wesentlich in der Hand des einzelnen, ob er ein gewisses Ding als Geschwulst anerkennen oder es aus diesem Gebiete herauswerfen will". Wenn man dann freilich die einzelnen von Virchow in seinem Buche über die Tumoren abgehandelten Veränderungen überblickt, so kann man seinen Pessimismus hinsichtlich der Abgrenzung der Tumoren wohl begreifen: Obwohl er schon eine ganze Reihe von krankhaften Veränderungen aus der Gruppe der Tumoren ausgegliedert hatte, schloß er doch noch Cysten, Mißbildungen, ja auch gewisse entzündliche Herdbildungen ein.

Erst die Ausklammerung einer ganzen Reihe dieser Veränderungen hat zu der *Einengung des Tumorbegriffes* auf Gewebswucherungen geführt, die mit Zellvermehrung einhergehen. In der Feststellung von BORST (1927), daß das Geschwulstproblem ein *Wachstumsproblem* sei, drückt sich dieser Wandel am deutlichsten aus, ebenso auch in dem immer wieder auftretenden Bestreben, das Wort Tumor nicht durch Geschwulst, sondern Gewächs zu ersetzen. Damit gelangen wir aber sofort zu einer neuen Schwierigkeit. Da Wachstum im Organismus unter ganz verschiedenen Bedingungen vorkommt, ist es unsere Aufgabe, die Kennzeichen jenes Wachstums aufzuzeigen, das dasjenige des Tumors von den übrigen Formen des Wachstums unterscheidet.

Wenn wir vom embryonalen Wachstum absehen und auch jene Zellneubildung außer Betracht lassen, die dem Ersatz physiologischerweise verbrauchter oder krankhafterweise zerstörter Gewebe zugrunde liegt (Regeneration), so ist es vor allem eine Gruppe von Zellwucherungen, der gegenüber die *Abgrenzung des für Geschwülste kennzeichnenden Wachstums* besonders schwer erscheint, und — das sei gleich vorweggenommen — im Einzelfall auch bis heute unmöglich ist: das Wachstum, welches durch innere und äußere Reize hervorgerufen wird, also im wesentlichen das, was man als *Hyperplasie* bezeichnet. Ein wichtiges Unterscheidungsmerkmal kann hier sein, daß das Geschwulstwachstum umschrieben ist und deshalb leicht von jenem reizbedingten Gewebswachstum, welches ein ganzes Organ gleichmäßig betrifft, abgrenzbar ist. Nun muß aber nicht jede durch Reize bedingte hyperplastische Gewebswucherung diffus sein, sondern sie kann auch herdförmig auftreten. Ihr Kennzeichen ist es jedoch, mit Aufhören des Reizes ihr Wachstum wieder einzustellen, oder sich gar zurückzubilden, während das Wachstum eines einmal aufgetretenen Tumors unabhängig von dem Reiz, der ihn ausgelöst hat, weitergeht.

Es ist also eigentlich nur möglich, jene Gewebswucherungen sicher unter den Begriff Tumor zu rechnen, von denen wir zwar manchmal wissen, wodurch sie entstehen, die wir sogar künstlich erzeugen können, von denen wir aber nur selten oder überhaupt nicht wissen, wodurch und wie sie weiter unterhalten werden. Dieses Nichtwissen verkleidet sich in die scheinbar positive Feststellung, daß Tumoren, wenn sie einmal entstanden sind, *autonom*, d. h. *nach ihren eigenen Gesetzen weiter wachsen*, sozusagen wie ein fremdartiger Parasit im Wirt. Nur manchmal ist es möglich, als Ursache der Autonomie eines Tumors ein Virus nachzuweisen, das dem Tumorwachstum sein Gesetz aufprägt — eigentlich ist aber gerade in diesem Fall nicht die Geschwulstzelle, sondern das Virus der autonome, nach seinen eigenen Gesetzen lebende Teil.

Je mehr man so dem *Begriff der Autonomie* der Tumoren kritisch zu Leibe rückt, um so mehr entschleiert er seine Fragwürdigkeit, seinen negativen Inhalt[1]. Die Eigengesetzlichkeit des Tumorwachstums wird am besten anschaulich, wenn man es in Gegensatz bringt zu dem von den Bedürfnissen des Organismus regulierten regeneratorischen Wachstum, und weiter auch zu den durch exo- und endogene Reize ausgelösten „hyperplastischen" Zellproliferationen. Die Tumorzellen sollen zwar ihre eigenen, von den Bedürfnissen und Einflüssen des Gesamtorganismus unabhängigen Wachstumsregulationen besitzen. Es hat sich aber zeigen lassen, daß *diese Unabhängigkeit keine absolute Größe* darstellt. Zunächst ist ja zu bedenken, daß jeder Tumor schon anatomisch auf die *Blutversorgung* durch den Wirtsorganismus angewiesen ist und dadurch wie durch eine Nabelschnur mit ihm verknüpft sein muß. Über diesen Weg erreichen ihn Impulse, die sein Wachstum in positiver und negativer Richtung beeinflussen können:

[1] Siehe besonders SCHABAD 1949.

Wenigstens wissen wir das von einigen Tumoren des Menschen, wie den Prostata-[1] und Mammacarcinomen[2]. LIPSCHÜTZ (1951) weist auf die Tatsache hin, daß auch gewisse experimentell erzeugte Tumoren durch Oestrogene gehemmt werden können, was gegen ihre völlige Autonomie spricht[3]. VOEGTLIN (1949/50, 1951) betont die Abhängigkeit des Tumorwachstums von der *Ernährungsweise:* So konnten z. B. ROBERTSON und Mitarbeiter (1949/50) bei Ascorbinsäuremangel ein verlangsamtes Tumorwachstum beobachten. Das Wachstum des Tumorgewebes ist also nicht vollkommen selbständig, sondern kann noch regulatorischen Einflüssen von seiten des Gesamtorganismus unterliegen. Ob eine *nervöse Beeinflussung* möglich ist, erscheint freilich fraglich. Darüber hinaus hat GREENE (1951, 1952) durch Transplantationsversuche eindeutig zeigen können, daß die „Autonomie", d. h. die Unabhängigkeit eines Tumors vom Gesamtorganismus nicht gleich von seinem Beginn an in immer gleichbleibender Weise vorhanden ist, sondern sich gewöhnlich im Laufe seines Wachstums *mehr und mehr verstärkt,* ohne daß sich dabei in der gestaltlichen Ausprägung des Tumors etwas zu ändern brauchte. Dementsprechend stellt FURTH (1953) zusammenfassend fest: „Abhängigkeit und Autonomie sind bloß relative und quantitative Begriffe."

Auch in der praktischen Beurteilung eines Tumors kann man mit dem Begriff Autonomie nicht viel anfangen, da durch Reize bedingte und unterhaltene, umschriebene Zellwucherungen gestaltlich völlig identisch sein können mit Wucherungen, die zwar durch Reize ausgelöst sind, sich aber weiterhin autonom verhalten, wie das AXELRAD und LEBLOND (1954) sehr eindrucksvoll an Schilddrüsentumoren gezeigt haben.

BÜNGELER (1952) hat nun den folgerichtigen Vorschlag gemacht, *nur diejenigen Wucherungen als Tumoren zu bezeichnen, die zu ihrem weiteren Wachstum keiner Reize mehr bedürfen, also autonom sind,* und das wären nach seiner Meinung eigentlich *nur die sog. bösartigen Geschwülste.* Aus dem Tumorbegriff möchte er dagegen alle diejenigen Wucherungen „herauswerfen", deren Wachstum und Bestehen nachweislich vom Weiterwirken eines Reizes abhängig ist oder besser gesagt, abhängen kann.

Es ist nicht zu leugnen, daß BÜNGELER (1951/52, 1953) eine Reihe von Vorkommnissen anführt, bei denen die Entwicklung einer oder mehrerer herdförmiger Wucherungen, die gemeinhin noch als Tumor bezeichnet werden, in deutlicher Abhängigkeit von einer übergeordneten Störung des hormonalen oder Stoffwechselgleichgewichtes vor sich ging. Es gibt aber auch morphologisch gleichgebaute Wucherungen, für die sich eine derartige Abhängigkeit nicht nachweisen läßt (s. oben), es sei denn, man nimmt an, daß jene ursächlichen Beziehungen, die für *einen* Fall eines bestimmten Tumortyps als zutreffend gefunden wurden, nun auch für alle derartigen Tumoren zutreffen müßten, auch wenn sie im besonderen Fall nicht nachweisbar sind. Hier kommen wir zu einem gefährlichen wissenschaftlichen Wagnis. Es besteht darin, daß man Dinge, die uns mit unseren Untersuchungsmethoden als vollkommen identisch erscheinen, auch in Wirklichkeit als vollkommen identisch hinsichtlich Entstehungsart und weiterem Schicksal ansieht. Der Ton liegt hierbei auf den Worten „mit unseren Untersuchungsmethoden". Zweifellos sind diese heute bis zu einer vor wenigen Jahrzehnten noch unvorstellbaren Verfeinerung ausgebaut worden, aber es wäre vermessen zu sagen, daß damit ein Ende erreicht sei, wie bei der durch die Wellenlänge des sichtbaren Lichtes gegebenen natürlichen Grenze im Auflösungsvermögen des Mikroskopes. Neue Erfahrungen mögen uns in Zukunft die Möglichkeit eröffnen, derartige gestaltlich identische Bilder weiter zu unterteilen

[1] HUGGINS 1941. [2] TAYLOR und Mitarbeiter 1948. [3] NATHANSON 1952.

und dort Trennungslinien zu ziehen, wo wir sie heute nur vermuten. Das wäre nichts Neues in den Naturwissenschaften im allgemeinen und in der Tumorforschung im besonderen.

Es ist durchaus zuzugeben, daß sich ganz offenbar durch Reize bedingte und unterhaltene örtliche Gewebswucherungen für uns in keiner Weise von solchen unterscheiden, bei denen diese ursächliche Beziehung nicht aufdeckbar ist. Darauf hingewiesen zu haben ist das Verdienst BÜNGELERS. *Bedenken bestehen nur gegen die Ausdehnung dieses Gedankenganges auf alle gleichaussehenden Geschwülste*, gegen die Deutung aller gutartigen Geschwülste als „neural und humoral gesteuerte bzw. ausgelöste Gewebswucherungen“, als „Anpassungshyperplasien“[1].

Es ist also zuzugeben, daß wir *keine scharfe Grenze zwischen Tumor und Hyperplasie aufrichten können*. „Die Tatsache, daß die morphologische Abgrenzung schwierig, ja unmöglich sein kann, darf aber nicht dazu verleiten, fließende Übergänge zu konstruieren“ sagt BÜNGELER selbst in anderem Zusammenhang. Daß hier tatsächlich ein Zwischenreich vorliegt, wird jedem Pathologen bei seiner täglichen Arbeit oft genug bewußt, wenn er zwischen (reizbedingten und -unterhaltenen) Hyperplasien und den (zwar reizbedingten, aber in ihrem weiteren Wachstum autonomen) Tumoren unterscheiden soll. Bezeichnungen wie „adenomatöse Hyperplasie“ sind nur der Ausdruck dieser Unsicherheit. Wir müssen uns bloß hüten, die uns mangelnde Fähigkeit zur Unterscheidung für den Ausdruck eines Naturgesetzes anzusehen.

Ebenso unscharf wie gegen die Hyperplasie kann die *Grenze der Tumoren gegenüber den Gewebsmißbildungen und Gewebsversprengungen* sein. Wir kennen solche in ihrer einfachsten Form als Hamartien, wenn sich z. B. in der Niere kleine Herde aus Fett- und Muskelgewebe finden. Vergrößern sie sich nun gleichzeitig mit dem Wachstum des Gesamtorganismus oder vielleicht sogar schneller als dieser, so hätten wir auch eine umschriebene Zellwucherung vor uns, die ALBRECHT sinngemäß als Hamartoblastom bezeichnet hat. Oder nehmen wir an, es handle sich um einen versprengten Epidermiskeim, der sich in seiner neuen unnatürlichen Lage zu einer Höhle schließt; diese füllt sich im Laufe des Lebens immer mehr mit oberflächlich abgeschilferten Hornmassen. Auch hier liegt eine umschriebene Gewebswucherung vor, die man als Tumor ansehen könnte. Und schließlich wären die aus den Abkömmlingen mehrerer Keimblätter bestehenden Bildungen in den Geschlechtsdrüsen zu erwähnen, die, allerdings viel seltener, auch an anderen Stellen vorkommen. Sie sind noch mehr als die eben genannten Beispiele als herdförmige „autonome“ Gewebswucherungen zu deuten und werden vielfach als echte Tumoren angesehen. Jeder hat aber das Gefühl, daß hier irgendwo ein Trennungsstrich zu ziehen wäre, wenn man zu einem reineren Tumorbegriff gelangen will. Eine Gewebsmißbildung ist eben nur äußerlich einem Tumor ähnlich, es fehlt ihr jene Selbständigkeit der Entwicklung und des weiteren Wachstums, die man einem Tumor zusprechen möchte. Für manche der hier in Betracht kommenden Mißbildungen mag erwiesen sein, daß das an falschem Orte gelagerte Gewebe sich nunmehr im selben Tempo oder vielleicht sogar schneller entwickelt als der übrige Organismus. Die Bildung bleibt aber doch immer eine Mißbildung. Für andere derartige Vorkommnisse ist eine solche Aufklärung nicht zu erreichen und daher die Grenze zwischen Tumor und Mißbildung nicht scharf zu ziehen. Die Gruppe der sog. dysontogenetischen Tumoren ist ein Sammelbecken für Tumoren geworden, für die man eine Entstehung aus

---

[1] BÜNGELER 1951/52.

Gewebsmißbildungen annimmt. Unmöglich ist es nur, alle Tumoren mit Gewebsmißbildungen — sei es auch kleinster Art — in Zusammenhang bringen zu wollen.

Recht bezeichnend für die Unsicherheit in der Begriffsbestimmung „Tumor" ist die Tatsache, daß der von MORGAN und STARK (1918, 1937) beschriebene pigmentierte *Tumor bei Drosophila* von anderen Forschern[1] als eine rein reaktive Pigmentansammlung aufgefaßt werden konnte. Es ist überhaupt fraglich, ob bei den Wirbellosen echte Geschwülste im Sinne der Säugetierpathologie vorkommen[2].

Wir sehen also, daß nach dem heutigen Stand des Wissens der Begriff Tumor gegenüber den Zeiten RUDOLF VIRCHOWs zwar ganz wesentlich eingeengt ist und wahrscheinlich in Zukunft noch mehr eingeengt werden kann, daß er sich aber auch heute noch nicht scharf abgrenzen läßt. So kommt es, daß wir unter „Tumor" noch immer eine recht bunte Gesellschaft von örtlichen Gewebswucherungen verstehen, und daß immer noch Schwierigkeiten auftauchen, wenn es sich darum handelt, Gemeinsamkeiten der äußeren Gestalt oder ihrer Lebensäußerungen aufzufinden.

b) Einteilung der Tumoren. Ebenso bestehen *Schwierigkeiten, innerhalb des immerhin doch ungefähr abzugrenzenden Tumorbegriffes Untergruppen zu bilden:* Soll man Gestalt, histologischen Aufbau, Abstammung, Verursachung, Wachstumsschnelligkeit oder biochemische Eigenschaften als Maßstab nehmen, um der natürlichen Mannigfaltigkeit eine Ordnung aufzuerlegen? Praktisch hat sich eine Einteilung eingebürgert, die auf 2 Prinzipien beruht, nämlich dem am Tumor feststellbaren histologischen Bautyp, d. h. ob epithelial oder mesenchymal, und der klinischen Gut- oder Bösartigkeit; durch Kombination beider Prinzipien entstehen 4 Gruppen. Gegen jedes der beiden Einteilungsprinzipien sind grundsätzliche Einwände möglich, und es zeigt sich auch in der Praxis, daß sich keineswegs alle Tumoren in dem vierteilig gegliederten Schema ohne weiteres unterbringen lassen.

Zunächst müßte man von einem Einteilungsprinzip verlangen, daß die zwei einander gegenüberstehenden Begriffspaare, wenn sie alle vorkommenden Fälle umfassen sollen, einander gegenseitig ausschließen, so daß also z. B. „*epithelial*" gleichgesetzt werden könnte mit „nicht-bindegewebig" oder „nicht-epithelial" mit „*bindegewebig*". Schon das ist nicht der Fall, denn wohin sollte man dann z. B. die Nervensubstanz und die von ihr ausgehenden Tumoren rechnen. Wollte man dabei auf die embryonale Herkunft zurückgreifen und etwa „epithelial" durch ektodermal bzw. entodermal ersetzen — das Nervensystem stammt ja vom Epithel des Ektoderms ab —, so käme man in noch größere Schwierigkeiten, da ja gerade vom Nervensystem Tumoren gebildet werden, die durch ihre Faserentwicklung histologisch viel eher den Tumoren des Mesenchyms gleichen, während auf der anderen Seite das Mesoderm epitheliale Organe liefert, von denen auch epithelial gebaute Geschwülste ausgehen (z. B. Nebenniere). Eine weitere Unvollkommenheit dieser Gegenüberstellung von epithelial und mesenchymal besteht darin, daß sie das bindegewebige Stroma der epithelialen Geschwülste sozusagen vollkommen vernachlässigt, dem ja bei einer organoiden Betrachtung der Geschwülste eine große Bedeutung zukommt. Schließlich gibt es Tumoren, die so weit ihre Formbesonderheiten abgestreift haben, daß sie nur mehr eine Brut wuchernder Zellen darstellen, von denen nicht mehr zu sagen ist, ob sie mehr den Epithelien oder den Mesenchymzellen gleichen. So haben z. B. manche durch viele Generationen im Tierversuch weitergeführte, ursprünglich als eindeutige Krebse erkennbare Tumorarten alle Kennzeichen einer epithelialen Zusammenfügung ihrer Zellen verloren.

---

[1] Siehe SCHABAD 1949. [2] Siehe GERSCH 1951.

Die Trennung in *klinisch gutartige und bösartige Tumoren* berücksichtigt in erster Linie das Lebensschicksal des Geschwulstträgers insofern, als Geschwülste, die in absehbarer Zeit zum Tode ihres Trägers führen, als bösartig (Cancer, Krebs, Carcinom, Sarkom), die für das Lebensschicksal unbedeutenden, harmlosen Geschwülste dagegen als gutartig bezeichnet werden. In einem zusammenfassenden Referat habe ich (1951) darauf hingewiesen, daß alle Bemühungen fehlgeschlagen sind, diese gewiß wichtige Unterteilung durch naturwissenschaftlich am Tumor erfaßbare Tatsachen zu untermauern. Wir sind also nicht imstande, a priori bei der Betrachtung eines uns bis dahin unbekannten Tumors zu sagen, ob er sich gut- oder bösartig verhalten wird. Erst durch die Beobachtung eines oder mehrerer Exemplare derselben Gattung erwerben wir uns dieses Wissen und können dann alle folgenden Fälle — sozusagen a posteriori — richtig beurteilen. Die Bezeichnungen gut- und bösartig stellen also eine Art Prognose dar, die wie alle ärztlichen Prognosen aus der Erfahrung geschöpft sind. Ebensowenig wie für den Gegensatz epithelial und bindegewebig trifft auch für Gut- und Bösartigkeit das gegenseitige Ausschlußverhältnis zu. Es läßt sich vielmehr zeigen, daß zwischen den am schnellsten wachsenden und am schnellsten ihren Träger tötenden Tumoren und den harmlosesten Geschwülsten hinsichtlich dieses ihres Verhaltens eine ganze Stufenleiter von Übergängen besteht: Schon VIRCHOW hat von einer „Skala der Bösartigkeit“ gesprochen — das lateinische Wort Skala bedeutet ja Stiege oder Stufe. Es ist naturwissenschaftlich nicht angängig, an irgendeiner Stufe dieser Treppe Halt zu machen und gerade dort eine Grenze aufzurichten — zumindest nicht auf Grund des uns heute zur Verfügung stehenden Wissens. Freilich läßt sich nicht leugnen, daß die gegen das eine Ende der Treppe zu liegenden Tumoren, nämlich die besonders schnell wachsenden und tötenden Tumoren, zahlreiche Gemeinsamkeiten ihres Verhaltens erkennen lassen und einander in vieler Hinsicht immer ähnlicher werden, je weiter man gegen das Ende der Skala zu fortschreitet.

Nichts ist begreiflicher, als daß sich das Hauptinteresse der praktischen und theoretischen Tumorforschung zuerst und hauptsächlich diesen Geschwülsten zugewendet hat, die sozusagen das, was die Geschwulst ausmacht, in konzentriertester Form zeigen, und die deshalb auch die größte Aussicht zu bieten scheinen, das Wesen und die Ursachen des Tumors aufzudecken und darzustellen. Für diese Einstellung ist es geradezu sinnbildlich, daß wir zahlreiche Institute, Gesellschaften und Zeitschriften für Krebsforschung, aber nur wenige für Geschwulst- und Tumorforschung besitzen. Diese aus begreiflichen Gründen erfolgte Betonung der Gruppe der bösartigen Tumoren darf uns aber nicht darüber hinwegtäuschen, daß das *Krebsproblem nur einer* — wie wir gern zugeben wollen — *der wichtigsten Teile, aber eben doch nur ein Teil des weit umfassenderen Geschwulstproblems* ist. Erst kürzlich hat ROUS eindringlich darauf hingewiesen, welche grundsätzliche Wichtigkeit den nicht bösartigen Geschwulstbildungen in der Tumorforschung zukommt.

Wir stoßen damit auf eine Grundfrage der ganzen Geschwulstforschung: Die große Mannigfaltigkeit der spontan auftretenden und künstlich zu erzeugenden Tumoren gutartiger wie bösartiger Natur bringt es mit sich, daß ein Forscher oder eine Schule sich nur mit einem Ausschnitt aus dieser ungeheuren Fülle befassen kann und hier alle einschlägigen naturwissenschaftlich erfaßbaren Tatsachen aufzudecken versucht. Es ist nur allzu verständlich, wenn dann ein erfolgreicher Forscher die an einem solchen Ausschnitt erarbeiteten Erkenntnisse auf alle ähnlichen Tumoren oder gar auf die Tumoren überhaupt übertragen möchte, indem er gewissermaßen *von seinem wissenschaftlich gesicherten Standpunkt aus kühn extrapolierend die Gesamtheit aller Geschwülste umfaßt*. Demgegenüber müssen wir immer wieder die hemmende Frage aufwerfen: ist ein für eine bestimmte Geschwulstart aufgedeckter Sachverhalt auch wirklich darüber hinaus für alle Tumoren gültig ?, eine Frage, die man für die meisten „umfassenden" Theorien wohl bald verneinen kann. Auch bei einer Besprechung der Gestalt und der in ihr sich offenbarenden biologischen Leistung der Geschwülste werden wir immer wieder dieser großen Mannigfaltigkeit in vorsichtiger Weise Rechnung tragen müssen, selbst auf die Gefahr hin, daß die Gemeinsamkeiten unter unseren Händen bis auf einige allgemeinste Feststellungen zerrinnen.

Wie dem aber auch sei, eines ist für alle Tumoren sicher: das Geschwulstgewebe stammt aus dem Organismus und ist ein wenn auch unbotmäßiger Teil desselben. Die Geschwulst „ist ein *Teil des Körpers*; sie hängt nicht bloß mit ihm zusammen, sondern sie geht auch aus ihm hervor und ist seinen Gesetzen unterworfen. Die Gesetze des Körpers beherrschen auch die Geschwulst. Daher ist diese kein Naturobjekt, was man neben den Körperbestandteilen betrachten kann, sondern man hat sie innerhalb der einmal gegebenen Grenze des Körpers aufzufassen" (R. Virchow 1863). Wir werden also bei jeder Betrachtung der Gestalt von Tumoren bestrebt sein müssen, *die Geschwülste vor dem Hintergrund des Normalorgans oder Normalgewebes zu sehen*, dem sie ja in engerer oder weiterer Verwandtschaft zugehören.

I. Die Tumorzelle.

Vorweg sei gleich gesagt, daß es kein Merkmal gibt, durch das sich *alle* Tumorzellen von Nichttumorzellen unterscheiden. Wenn wir die unscharfe Abgrenzung des Tumorbegriffes nach den verschiedenen Seiten (s. oben) bedenken, kann uns das auch keineswegs wundernehmen. Deshalb taucht auch immer wieder die andere Frage auf, ob es nicht doch Merkmale gibt, die *nur* Tumorzellen zukommen, wenn auch nicht allen. Nun zeigen in der Tat manche Tumoren Besonderheiten, die wir an Normalzellen vermissen oder zumindest an den normalen Zellen des den Tumoren entsprechenden Gewebes. Solche Besonderheiten können eine gewisse diagnostische Bedeutung erlangen und sind denn auch seit jeher mit besonderem Interesse verfolgt worden. Außerdem war es immer verlockend, sie irgendwie mit Entstehung und Wachstum einer Geschwulst in Beziehung zu setzen. Wenn wir im folgenden derartige Besonderheiten auch in erster Linie berücksichtigen, so dürfen wir nicht vergessen, daß es sich um Besonderheiten einer verhältnismäßig kleinen Gruppe von Tumoren und zwar fast ausschließlich der schnell wachsenden, klinisch bösartigen Tumoren handelt, daß aber sehr viele andere Tumoren, ebenso wie sogar manche schnell wachsenden bösartigen Tumoren diese Besonderheiten nicht erkennen lassen. Das vermindert natürlich den praktischen und theoretischen Wert aller solcher Feststellungen, was man nur allzu leicht vergißt.

1. Zellkern.

Kerngröße. Jacobj hat einfache Beziehungen zwischen den verschiedenen Größen und Rauminhalten der Zellkerne an normalem Gewebe entdeckt: Die Kernvolumina verhalten sich gewöhnlich wie 1:2:4 usw., wobei eine Kernklasse als die der Regelkerne überwiegt.

Seit den ersten diesbezüglichen Mitteilungen Heibergs (1921) haben verschiedene Forscher versucht, mit der Jacobjschen Methodik die Kerngrößen in Tumoren zu erfassen und sind dabei zu recht widersprechenden Ergebnissen gekommen, was bei der Verschiedenheit der untersuchten Tumoren ja nicht verwunderlich ist. Unrecht behalten haben aber auf die Dauer nur solche Untersucher, die Regelmäßigkeiten oder Unregelmäßigkeiten, welche sie an ihren untersuchten Tumoren feststellten, generalisierten, und als Ausdruck des geschwulstmäßigen oder krebsigen Wachstums überhaupt ansehen wollten.

Ehrich (1936) behauptete z. B., daß *alle* von ihm untersuchten bösartigen Tumoren ein doppeltes oder gar vierfaches Kernvolumen aufwiesen, was übrigens später auch an manchen anderen Tumoren bestätigt werden konnte. Als er aber die polymeren Kerngrößen, den Umschlag der Kerngrößen auf ein höheres Niveau, als den lang gesuchten morphologischen Ausdruck der Krebsanaplasie ansah, wurde ihm vielfach mit guten Gründen widersprochen[1]. Daß man aus einer genauen Beachtung der Zellkerngröße doch für die Tumoren eines bestimmten Organs Schlüsse ziehen kann, beweisen die in mühevollen Untersuchungen erzielten

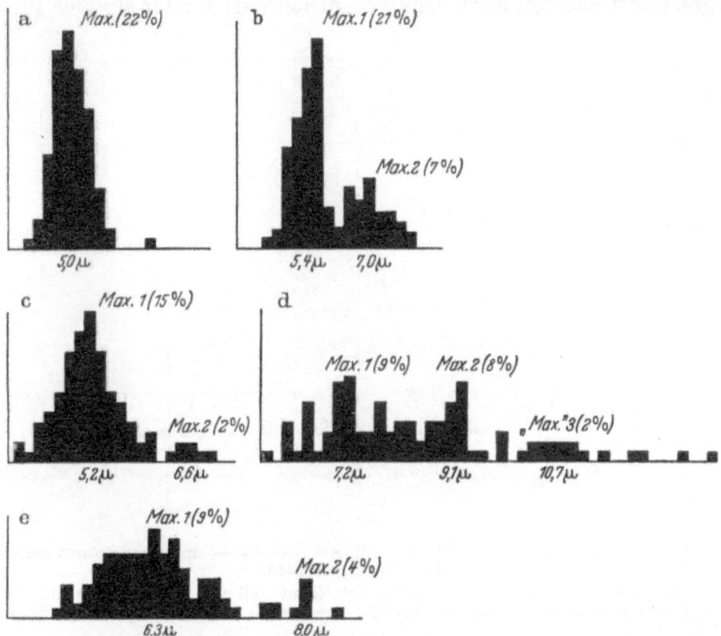

Abb. 1a—e. Größe der Leberzellkerne in Rattenlebern. Abszisse: Größe der Kerne. Ordinate: Zahl der Kerne. a Unbehandeltes junges Tier; b unbehandeltes altes Tier. Mit Buttergelb gefütterte Tiere. c Beginnende Kernunregelmäßigkeit; d ausgesprochene Kernunregelmäßigkeit; e Leberzelladenom. (Nach Langer 1942.)

Ergebnisse von Kloos und Steffen (1951) an der Harnblase und ihren Tumoren: Gutartige Tumoren zeigten dieselben Kerngrößenverhältnisse wie die normalen Blasenepithelien; im Carcinom fanden sich abweichende Größenklassen und Abweichungen von der geometrischen Reihe. Wilfingseder (1947) will in Schilddrüsenadenomen sogar aus dem Auftreten von Kerngrößen, die zwischen den einzelnen Gliedern der Reihe 1:2:4:8 liegen, wie $\frac{\sqrt{2}}{2} : \sqrt{2} : 2\times\sqrt{2}$ auf eine beginnende Bösartigkeit schließen. „Die Vermehrung des Grundquantums 1 auf $\sqrt{2}$ bedeutet ... autonomes Wachstum" (!). Andererseits konnte in gutartigen menschlichen Tumoren wie Adenomen der Schilddrüse und Mamma auch Schairer (1936) rhythmisches, d. h. in geometrischen Reihen erfolgendes Kernwachstum feststellen; im experimentell erzeugten Leberadenom der Ratte[2] waren gegenüber der ganz unregelmäßigen Kerngrößenverteilung in der geschädigten Leber die Kerngrößen des Adenoms viel gleichmäßiger mit deutlichen Maxima verteilt (s. Abb. 1). Kloos und Steffen sagen selbst ausdrücklich: „Das Auftreten abnormaler Zelltypen als solcher ist allerdings lediglich eine Begleiterscheinung vermehrter Wachstumsintensität. Es wird dementsprechend auch bei gutartigen Proliferationen angetroffen."

Im allgemeinen ist, besonders bei den schnell wachsenden Tumoren, sicherlich eine sehr ausgeprägte Unregelmäßigkeit der Kerngröße vorhanden, die sich oft

[1] Schairer 1936/37. [2] Langer 1942.

kaum in „Maxima“ aufgliedern läßt. Sie kann unter Umständen auch diagnostische Bedeutung haben. Gegenüber der weit getriebenen Cytodiagnostik des Krebses, also den Bemühungen, womöglich aus einer einzigen Zelle eines Abstriches die Diagnose zu stellen, kann ich, was die Kernveränderungen anbelangt, nur auf die Worte FERGUSONS (1949) hinweisen: „Veränderungen der Größe, Gestalt und Färbbarkeit der Zellkerne, wie sie gewöhnlich bei bösartigen Geschwülsten auftreten, können auch bei manchen Abnormitäten des Stoffwechsels, bei degenerativen und entzündlich-reparativen Prozessen vorkommen“. Alle diese Tatsachen schränken die Bedeutung der Unregelmäßigkeiten der Kerngröße in bösartigen Geschwülsten doch sehr wesentlich ein: Weder sind sie für sich allein

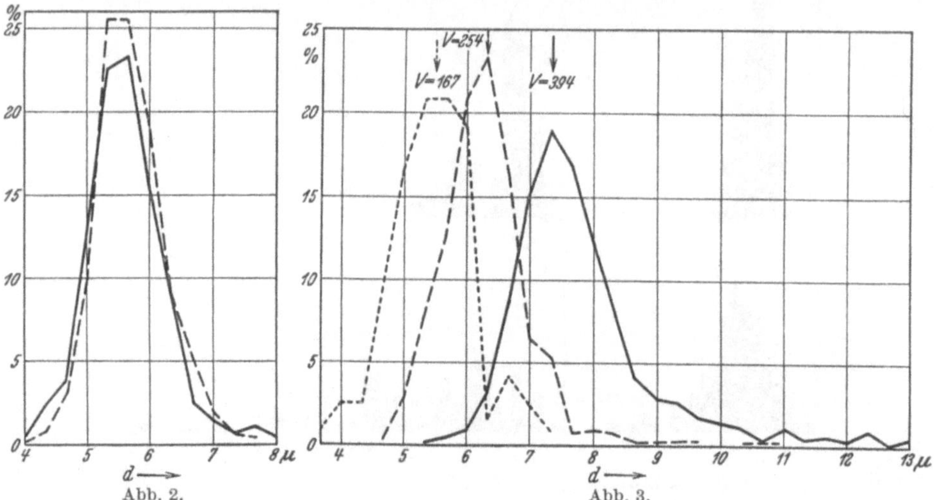

Abb. 2. Kerngröße (Durchmesser) in einer Struma colloides (— — — —) und einer Struma maligna (———). (Nach SCHAIRER 1936.)

Abb. 3. Kerngröße (Durchmesser) der Leberzellen bei einem Fall von Lebercirrhose mit Lebercarcinom. — — — — Leberzellen; .... Gallengänge; ——— Leberzellkrebs. (Nach SCHAIRER 1936.)

als sicheres diagnostisches Merkmal zu verwenden, noch kann man sie in eine ursächliche Beziehung zu Entstehung und Wachstum von Krebsen überhaupt bringen.

Besonders deutlich geht dies auch aus Feststellungen von STRODTBECK (1937) hervor, der im Portiocarcinom das Kernvolumen 2, welches normalerweise im Stratum spinosum vorliegt, als vorherrschend fand, gleichzeitig aber dieselbe Feststellung auch an dem eine Portioerosion überhäutenden Epithel machen konnte. Bei dem Adenocarcinom des Uterusfundus waren Kernverhältnisse nachzuweisen wie bei einer gewöhnlichen Hyperplasie. Wie verschieden die Verhältnisse für die einzelnen Organe und ihre einzelnen Geschwulsttypen liegen, zeigt am besten die Gegenüberstellung von 2 Kurven SCHAIRERS. Bei einem Schilddrüsencarcinom (s. Abb. 2) deckt sich die Kerngrößenkurve mit der des Normalgewebes, bei Lebercarcinom (s. Abb. 3) und normalem Lebergewebe sind sie grundverschieden. Sogar für verschiedene Tumoren desselben Organs ergeben sich ganz verschiedene Kerngrößenverhältnisse, wie Untersuchungen an Speicheldrüsen gezeigt haben[1], ja selbst in ein und demselben Tumor gibt es Gebiete mit ganz verschiedenen Kerngrößen (s. Abb. 4). Schließlich wurden auch experimentell erzeugte Tierkrebse[2] und Spontantumoren der Maus[3] für Kernmessungen herangezogen, wobei sich immer wieder ein verschiedenes Verhalten zeigte. Das eine Mal war bei einem Mammatumor deutlich eine Regelkernklasse nachzuweisen, die der Kerngröße in der lactierenden Mamma entsprach, das andere Mal waren die Kerne kleiner. Am Ascitestumor[3] können die Kerngrößen teils nach oben, teils nach unten schwanken, teils bleiben sie gleich. Die gemessenen Kerngrößen beim Teerkrebs lassen sich nicht in eine Regel einordnen.

[1] EPSTEIN 1935, STAPEL 1935. [2] SCHAIRER 1937. [3] HEINKELE 1936.

Man kann also aus diesen verschiedenartigen Ergebnissen, die bei den Messungen der Kerngröße erzielt wurden, nur den einen Schluß ziehen, daß es *keine alle Krebse oder gar alle Tumoren umfassende Regel hinsichtlich der Kerngröße gibt. In dieser Hinsicht ist, wie* SCHAIRER (1936) *mit Recht betont, jeder Krebs ein besonderes Individuum.*

Chromosomen. In ein neues Stadium traten alle Betrachtungen über die Kerngröße an normalen und Tumorzellen, als man sie ihrerseits in Beziehung setzte zur Chromosomenzahl bzw. dem Gehalt des Zellkerns an DNS. Eigentlich war dies nur ein Zurückgehen auf die Feststellungen von HEIDENHAIN (1907), der ja gerade vom Teilungsmechanismus über die Verdoppelung der Chromosomenzahl eine Verdoppelung der Kerngrößen theoretisch gefordert hatte. Chromosomenzählungen haben nun den sehr überraschenden Befund ergeben,

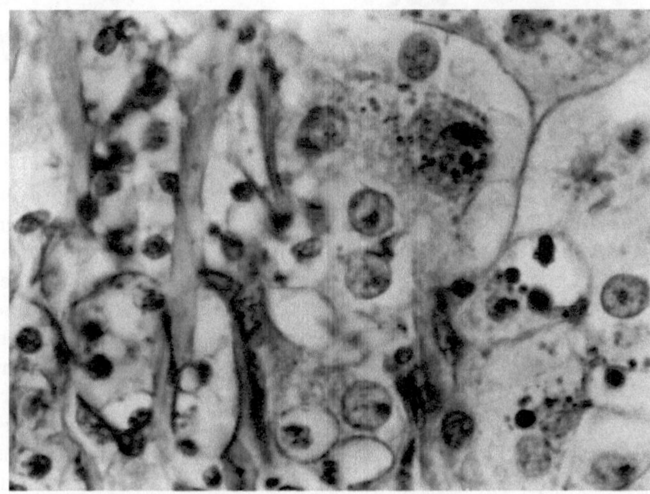

Abb. 4. Auffallend verschiedene Kerngrößen in einem Hypernephrom: links kleine, rechts große Kerne. Gefrierschnitt Hämatoxylin-Sudan.

daß weder die Zellen der normalen Gewebe noch die Tumorzellen regelmäßig den haploiden, diploiden oder polyploiden Chromosomensatz aufweisen, sondern daß die Chromosomenzahl um Häufigkeitsmaxima schwankt, die allerdings der haploiden, diploiden oder polyploiden Zahl entsprechen. Weder die normalen somatischen Zellen noch die Tumorzellen sind also darauf angewiesen, über genau den vollen Chromosomensatz zu verfügen, der eigentlich nur bei den Keimzellen unbedingt notwendig ist. Es konnte nun gezeigt werden, daß die *Kerngrößenkurve ganz parallel mit der Zahl der Chromosomen* in einem Gewebe oder in einem Tumor schwankt, so daß also die zwischen den einzelnen Maxima liegenden Zwischenwerte nicht etwa auf Meßfehler zurückgehen, sondern eher als Ausdruck der Schwankungen im Chromosomensatz aufzufassen wären.

v. HANSEMANN und BOVERI waren die Ersten in einer langen Reihe von Forschern, die das Verhalten von Chromosomen in den Mittelpunkt einer Theorie über die Krebsentstehung stellten. v. HANSEMANN (1904—1933) nahm an, daß der Krebs durch eine ungleiche Verteilung des Chromosomenmaterials auf die beiden Tochterzellen entstünde; BOVERI (1914) verglich diese Krebsentstehung mit einer Lotterie, bei der der Haupttreffer, nämlich eine bestimmte, Krebs bedeutende Chromosomenkombination, gewissermaßen durch das Los bei der mitotischen Zellteilung gezogen wird, entwickelte also bereits eine Art Treffertheorie. Als Unterlage konnten ihnen die Abbildungen von PIANESE (1896) dienen, in denen wohl alle nur möglichen in Tumoren vorkommenden Mitosen und *Chromosomenanomalien* bereits mit unübertrefflicher Sorgfalt dargestellt

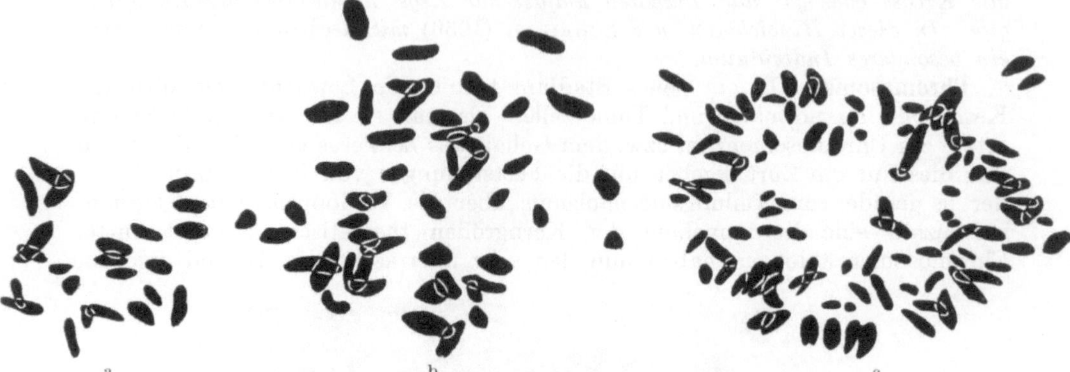

Abb. 5a—c. Verschiedene Chromosomensätze aus einem menschlichen Wangencarcinom: a etwa haploider Satz (23 Chromosomen); b etwa diploider Satz (47 Chromosomen); c etwa tetraploider Satz (etwa 95 Chromosomen). (Nach HEIBERG und KEMP 1929.)

sind. DECKNER (1949) hat später Ähnliches durch Mikrophotographie erreicht. Das Interesse an den Chromosomenverhältnissen der Tumorzellen und das Chromosomenverhalten bei der Mitose ist seit jenen ersten Untersuchungen stets wach geblieben, denn "Tumor cells are notoriously afflicted with chromosome-trouble"[1]. Dabei kann es sich um Veränderungen der Chromosomenzahl oder der Chromosomenbeschaffenheit handeln oder um das Verhalten der Chromosomen bei der indirekten Kernteilung. Wir werden uns auch bei der Besprechung dieser Besonderheiten immer wieder die Frage vorzulegen haben, ob ein besonderer Befund bei allen Tumoren und nur in Tumorzellen vorkommt.

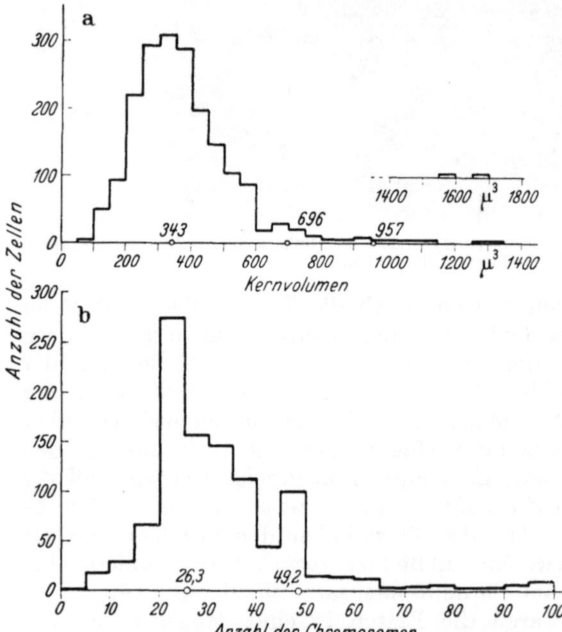

Abb. 6a u. b. Normales Endometrium: Verteilung der Kernvolumina (a) und der Chromosomenzahlen (b) bei 10 Fällen. (Nach TIMONEN 1950.)

Im einzelnen liegen hinsichtlich der *Chromosomenzahlen* in *menschlichen* Tumorzellen folgende Tatsachen vor:

Schon HEIBERG und KEMP (1929) haben in einem Wangencarcinom 47—48 (diploider Satz) und 94—96 (tetraploider Satz) seltener 23 (haploider Satz) Chromosomen festgestellt (s. Abb. 5). Sie geben aber bereits zu, daß außerdem noch ganz andere Chromosomenzahlen in ihrem Tumor vorkamen. LEVINE (1931) hat diese Befunde an einem menschlichen Lippencarcinom bestätigt. In einer Riesenzelle fand er 300 Chromosomen. Auch er betont, daß die Chromosomenzahl nicht ganz fixiert sei. SCHAIRER (1936) findet diploide und tetraploide Chromosomensätze sowie dazwischen liegende Werte. ANDRES (1934) sagt ganz ausdrücklich, daß im mensch-

[1] LEWIS 1935.

lichen Tumor die Chromosomenzahl 48 seltener vorkomme und Werte darunter und darüber häufiger seien. Eine sehr gründliche Untersuchung über die Chromosomenzahl im menschlichen Endometrium und seinen Tumoren verdanken wir TIMONEN (1950). Auch er findet schon im normalen Gewebe Schwankungen zwischen 4(!) und 104 Chromosomen, wobei die meisten Zahlen zwischen 21 und 50, also der haploiden und diploiden Zahl liegen. Im Carcinom finden sich von niedriger Hypoploidie bis zur hohen Polyploidie alle Übergänge[1]. Bemerkenswert ist dabei der Parallelismus zwischen der Kurve der Kerngröße und der der Chromosomenzahlen sowohl für das normale Endometrium (s. Abb. 6) wie für den Krebs (s. Abb. 7). Wie verschieden die Verhältnisse in den einzelnen Tumoren sein können, zeigen die mit einer besonderen Technik unternommenen Untersuchungen von HSU (1954): In einem menschlichen Sarkom (siehe Abb. 8) fand er keine diploiden und tetraploiden Chromosomensätze, die Zahlen schwankten vielmehr um 70 und 190! In einem malignen Melanom waren dagegen der normale diploide Satz und seine Vielfachen feststellbar (s. Abb. 9).

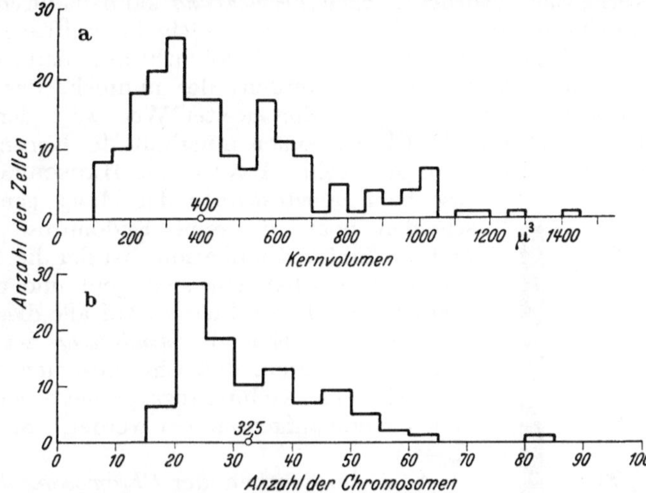

Abb. 7 a u. b. Uterus(Corpus-) Carcinom. Verteilung der Kernvolumina (a) und Chromosomenzahlen (b). Vgl. mit Abb. 6. (Nach TIMONEN 1950.)

Ganz ähnlich verhalten sich die *tierischen* Geschwülste. Die meisten und gründlichsten Untersuchungen hinsichtlich der Chromosomenzahlen sind aus leicht begreiflichen technischen Gründen an den einzeln liegenden Zellen der Ascitestumoren durchgeführt worden.

Am EHRLICH-Ascitestumor der Maus (diploide Chromosomenzahl 40) fand BAYREUTHER in 13% der Zelle nannähernd diploide Chromosomensätze (43—49 Chromosomen), die restlichen Zellen waren etwa tetraploid (90—96). HAUSCHKA und LEVAN stellten dagegen an einem anderen Stamm des gleichen Tumors fest, daß $^2/_3$ aller Zellen ungefähr tetraploid

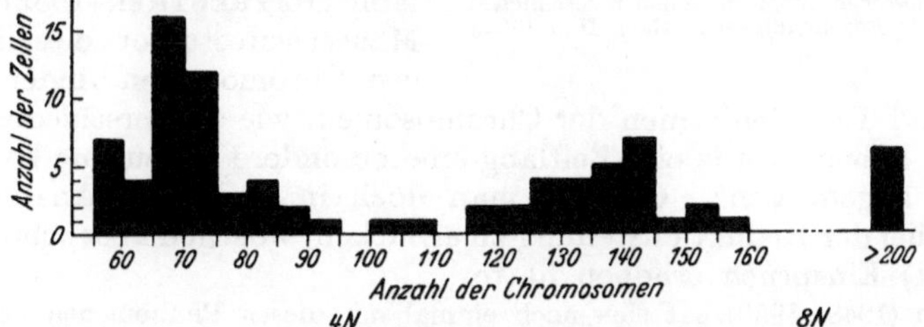

Abb. 8. Chromosomenzahlen in einem menschlichen Sarkom: starke Variation. (Nach HSU 1954.)

waren, d. h. sie enthielten 75—84 Chromosomen. Einige Zellen waren subdiploid (34 Chromosomen. Als höchste Zahl wurden 402 Chromosomen festgestellt[2]. HAUSCHKA (1953) ist es überdies gelungen, durch Übertragung einer einzigen Zelle aus einem einheitlich erscheinenden Ascitescarcinom Zellklone herauszuzüchten, die sich hinsichtlich ihres Chromosomensatzes und anderer Eigenschaften verschieden, aber innerhalb des Klons konstant verhielten. Der virulenteste Klon war subtetraploid. Beim YOSHIDA-Sarkom (1951/52) der Ratte schwankt die Chromosomenzahl zwischen 20 und 80 etwa ebenso wie bei der Normalzelle (36—84). KOLLER (1947) fand in einem Rattentumor häufig Zellen mit 12—16 Chromosomen. Beim Teercarcinom der Maus konnte WINGE schon 1930 zwei Maxima der Chromosomenzahlen nachweisen, das eine wenig unter der diploiden, das andere etwas über der tetraploiden Zahl (s. Abb. 10).

[1] TIMONEN und THERMAN 1950. [2] HAUSCHKA und LEVAN 1951.

Die Zahl der Chromosomen kann sich in einem gegebenen Gewebe und ebenso natürlich auch im Tumor vergrößern oder verkleinern, was sich auch in der Kerngröße ausdrückt. Eine *Vermehrung* kann dadurch zustande kommen, daß die Chromosomen sich wie bei der Colchicinvergiftung (c-Effekt) zwar spalten, aber infolge eines Defektes der Spindel nicht auseinander rücken, sondern wieder zu einem Kern vereinigt werden, der nunmehr das Doppelte der normalen Chromosomenzahl besitzt. Ein zweiter Weg wäre der der Endomitose, wobei die Vermehrung der Chromosomen innerhalb der Kernmembran ganz ohne Spindelmechanismus vor sich geht. Levan und Hauschka (1953), die die Endomitose beim Ascitestumor der Maus genau untersuchten, unterscheiden noch die reine Endomitose im Sinne von Geitler und die Endoreduplikation, bei der die Vermehrung der Chromosomen unsichtbar vor sich geht und erst dann offenbar wird, wenn sie sich kontrahieren. Auf alle diese Weisen entstehen dann Riesenkerne[1]. Eine *Verminderung* der Chromosomenzahl kann dadurch eintreten, daß Chromosomen oder Chromosomenbruchstücke bei einer Teilung abgesprengt liegen bleiben und nicht in einen neuen Kern aufgenommen werden. Sie verfallen der Auflösung (Lysis)[2].

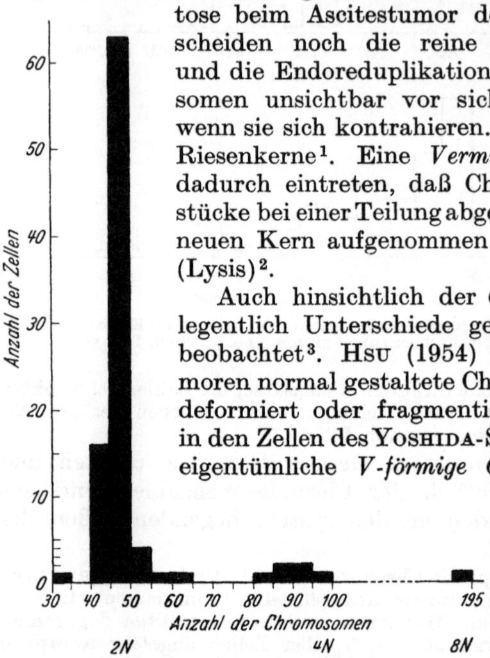

Auch hinsichtlich der *Chromosomenbeschaffenheit* wurden gelegentlich Unterschiede gegenüber den normalen Chromosomen beobachtet[3]. Hsu (1954) findet in manchen menschlichen Tumoren normal gestaltete Chromosomen, in anderen sind sie kürzer, deformiert oder fragmentiert. Makino und Kano (1953) haben in den Zellen des Yoshida-Sarkoms, eines Ascitestumors der Ratte, eigentümliche *V-förmige Chromosomen* beschrieben (s. Abb. 11 und 12), die im normalen Gewebe nicht vorkommen[4]. Manche der Untergruppen dieses Ascitestumors haben sich auf eine bestimmte Zahl solcher abnormen Chromosomen stabilisiert, andere Untergruppen sind in dieser Hinsicht noch labil. Bayreuther (1952) hat in einem Mäuseascitestumor dieselben V-förmigen Chromosomen finden können.

Abb. 9. Chromosomenzahlen in einem menschlichen Melanom: große Regelmäßigkeit. (Nach Hsu 1954.)

Ring- und Tetradenformen der Chromosomen, wie sie verschiedene Autoren[5] beschrieben haben, wurde eine Zeitlang eine besondere Bedeutung bei der Krebsentstehung zugemessen[6]. Glaubte man doch in ihnen ein Analogon zu den Vorgängen bei der Reduktionsteilung zu erblicken, wogegen aber schon v. Hansemann (1904) Einspruch erhoben hatte.

Schairer (1948, 1950) hat sich noch einmal mit diesen Phänomenen beschäftigt und führt die *Ringbildung* (s. Abb. 13) auf eine Hemmung des Auseinanderweichens der Chromosomen infolge Spindeldeformierung bei gleichzeitiger Verklebung der Chromosomenenden zurück. Sie ist auch im Krebs nicht häufig anzutreffen und keineswegs kennzeichnend für die Mitose der Krebszelle; erst wenn Hemmungen der Kernteilung einsetzen, tritt sie auf. Sie unterscheidet sich also biologisch grundsätzlich von den normalerweise vorhandenen Ringbildungen während der Mitose. Die *Tetradenbildung* entsteht bei einer hantelförmigen Verdickung der Chromosomenenden (s. Abb. 13) bei gleichzeitiger Unterbrechung ihrer stark verdünnten Mitte. Es handelt sich also eigentlich um Pseudotetraden.

Timonen (1950) macht darauf aufmerksam, daß beim Krebs die Chromosomen zu Beginn der Prophase mehr kondensiert und gewunden sind als normal.

[1] Siehe dazu auch Homan 1951/52. [2] Levine 1931, Andres 1934. [3] Yoshida 1952.
[4] Makino 1951. [5] Haecker 1904, Farmer, Moore und Walker 1904 und Winge 1930.
[6] Jacobj 1942.

Da so die *Dichte der Chromosomen erhöht* ist, muß also bei UV-Messungen oder chemischen Bestimmungen der DNS mit einer gewissen Fehlerbreite gerechnet

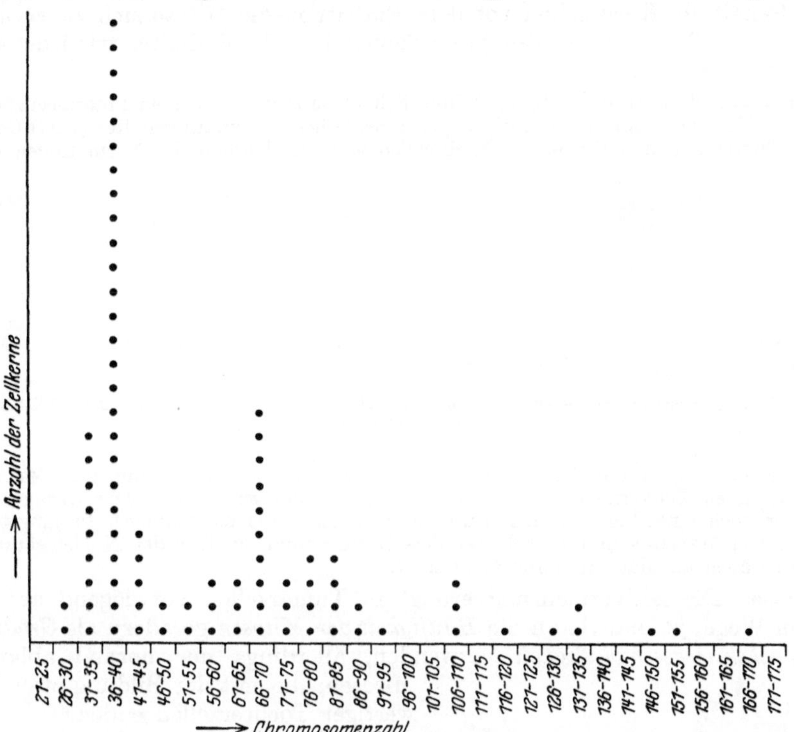

Abb. 10. Chromosomenzahlen bei einem Mäusecarcinom. (Nach WINGE 1930.)

werden. BIESELE (1944) bringt die *Größe der Chromosomen* mit dem Vitamin B-Gehalt in Zusammenhang und findet in zwei untersuchten Tiertumoren Chromosomen von der doppelten und vierfachen Größe der normalen. In den menschlichen Tumorfällen, die TIMONEN (1950) untersucht hat, spielte jedoch eine solche Polytenie keine Rolle.

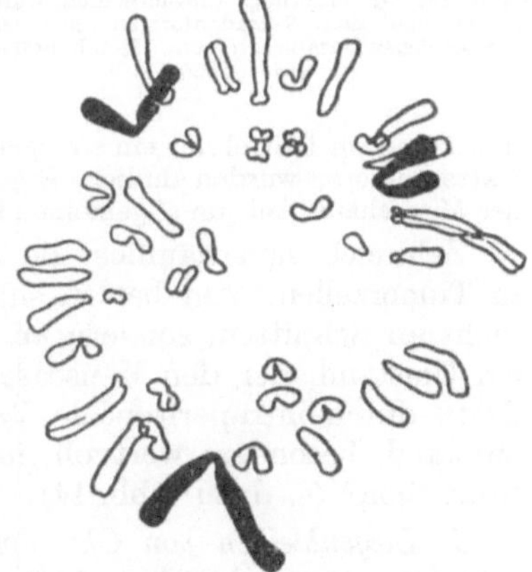

Abb. 11. Drei V-förmige Chromosomen (schwarz gezeichnet) in einer Zelle eines YOSHIDA-Tumors der Ratte. (Nach MAKINO und KANO 1953).

Die Gruppierung der Kerngrößen und der Chromosomenzahlen in Tumoren um gewisse Maxima spiegelt sich begreiflicherweise auch in dem *Gehalt der Tumorzellen an DNA* wider, der ja heute meßbar ist. Meist wird dazu die Methode von CASPERSSON angewendet[1]: Die DNA-Menge schwankt von Tumor zu Tumor[2], wobei für manche Tumoren ein gegenüber der Norm erhöhter oder verminderter Nucleinsäuregehalt kennzeichnend ist — dabei verhalten sich überdies die DNA und RNA verschieden oder können sich zumindest verschieden verhalten[3]. Mit Recht weisen LEUCHTENBERGER und Mitarbeiter (1954) sowie PETERMANN und SCHNEIDER

[1] KLEIN 1951, LEUCHTENBERGER und Mitarbeiter 1952, SANDRITTER 1952, LEUCHTENBERGER und Mitarbeiter 1954.
[2] KLEIN 1951. [3] Siehe SANDRITTER 1952.

(1951) darauf hin, daß die DNA-Kurven für die Tumoren viel größere Schwankungen aufweisen als die der Kerngrößen und Chromosomenzahlen, weil ja der DNA-Gehalt im Kern schon vor dem Eintritt in die Mitose sich zu vermehren beginnt. Der Tumor zeigt also diesbezüglich dasselbe Verhalten wie jedes schnell wachsende Gewebe.

MELLORS und Mitarbeiter (1952) färbten Scheidenabstriche mit dem Fluorescenzfarbstoff Berberinsulfat und konnten dann die wegen ihres hohen Chromatingehaltes (DNS-Gehaltes) stärker fluorescierenden Kerne der Krebszellen von den Kernen der Normalzellen leichter unterscheiden. Ja, sie entwickelten sogar eine automatische Einrichtung, um diese stärker fluorescierenden Zellkerne elektrisch zu registrieren und zu zählen. Der „Diagnostiker" hatte nur noch eine Zahl aus dem Automaten in Empfang zu nehmen! In jüngster Zeit (1954) haben MELLORS und Mitarbeiter ihre Untersuchungen über den Nucleinsäuregehalt der Kerne auch an Mäusetumoren fortgesetzt.

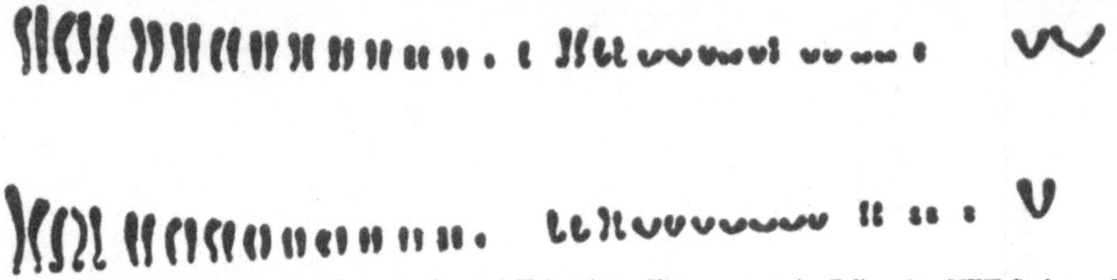

Abb. 12. Chromosomensatz mit einem und zwei V-förmigen Chromosomen in Zellen des MTK-Sarkoms I. (Nach MAKINO und KANO 1953.)

Mitose. Die Zellvermehrung erfolgt in Tumorzellen vorwiegend auf mitotischem Wege, ja man kann die *Häufigkeit der Mitosen* geradezu als *Gradmesser der Wachstumsgeschwindigkeit* verwenden, allerdings nur normal ablaufende Mitosen, die mit der Bildung zweier vollwertiger Tochterzellen enden.

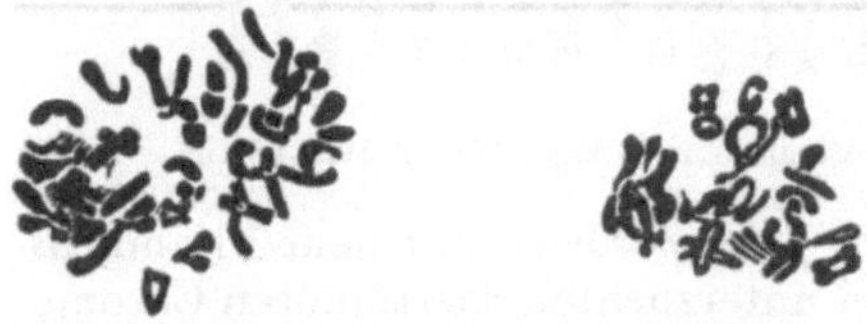

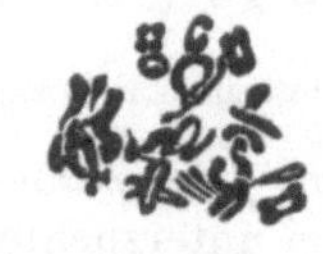

Abb. 13. Hantelförmige Chromosomen, Chromosomenringe und Tetradenformen aus einem menschlichen Mammacarcinom. (Nach SCHAIRER 1948—1950.)

VOUTILAINEN (1953) ist der Frage nachgegangen, ob Geschwulstgewebe eine ähnliche rhythmische Verteilung der Mitosen im Tagesablauf erkennen läßt, wie etwa normales pflanzliches und tierisches Gewebe. Er konnte nachweisen, daß in etwa einem Drittel der untersuchten menschlichen Tumoren eine deutliche biphasische Mitosenrhythmik mit Gipfeln um 2—4 Uhr und 10—14 Uhr nachweisbar war, in etwa einem Drittel nur ein einziger Gipfel um 2—4 Uhr oder 14 Uhr. Bei experimentellen Rattentumoren wurden ähnliche Ergebnisse erzielt. Dabei sind die regionalen Schwankungen der Mitosehäufigkeit im allgemeinen kleiner als die Tagesschwankungen (VOUTILAINEN 1955).

Zahlreich sind nämlich die Abweichungen vom Ablauf der Normalmitosen in Tumorzellen. Am besten sind alle diese pathologischen Abläufe der Mitose nicht an Schnitten, sondern an vereinzelt liegenden Tumorzellen zu studieren[1], ein Umstand, der den Mäuseascitestumor, welcher 1932 von LOEWENTHAL und JAHN durch intraperitoneale Verimpfung eines EHRLICHschen Mäusecarcinoms entstand, besonders wertvoll macht. Es handelt sich vorwiegend um folgende Störungen[2] (s. dazu Abb. 14):

1. Liegenbleiben von Chromosomen bzw. *Chromosomenversprengung und Absprengung (laggards)* (Abb. 14/3 und 14/4). Das kann entweder dadurch geschehen, daß ganze Chromosomen liegen bleiben und nicht in die Metaphaseplatten eingegliedert werden, eine Störung, die dann mehr die Prämetaphase oder sogar die Prophase beträfe; oder einzelne ganze Chromosomen verlassen, früher als alle übrigen die Metaphaseplatten.

[1] DITTMAR und MAAS 1944. [2] KOLLER 1947, HOSTER und REIMAN 1950.

Auf eine besonders interessante hierher gehörige Form der Mitosestörung haben PARMENTIER und DUSTIN (1951, 1953) aufmerksam gemacht. Sie nennen sie Metaphase à trois groupes. Man findet sie besonders häufig beim sog. Carcinoma in situ der Portio[1]. Schließlich können auch nicht nur ganze Chromosomen, sondern auch Bruchstücke solcher die eben erwähnten Schicksale erleiden (Fragmentation).

2. *Die Chromosomenverklebung (stickiness)* (Abb. 14/9). Dabei bleiben einzelne Chromosomen zusammenhängend, so daß auch die beiden Tochterkerne

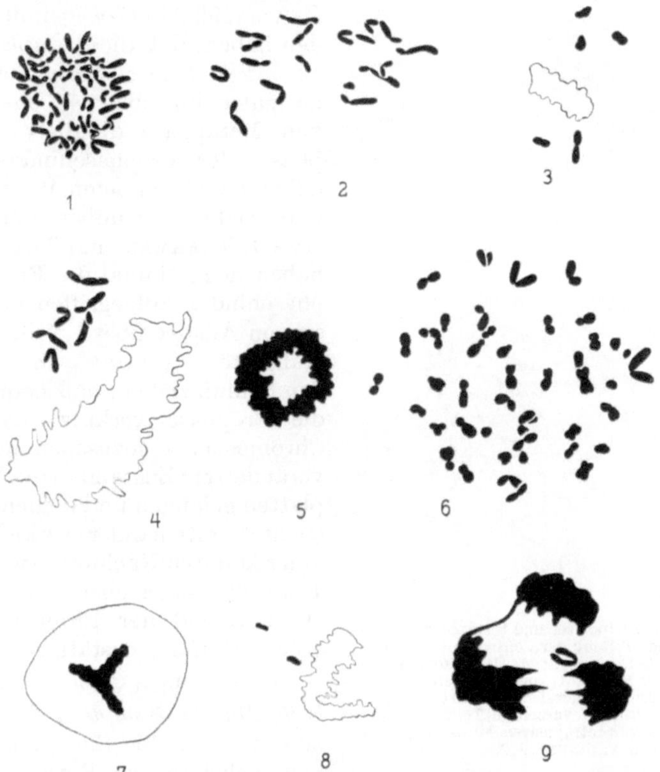

Abb. 14. Mitosestörungen in menschlichen Tumorzellen (2—9). 1 Normale Metaphase aus dem Endometrium (48 Chromosomen); 2 hypoploide Metaphase (18 Chromosomen); 3 Chromosomenversprengung; 4 polyploide Metaphase mit Chromosomenversprengung; 5 „Hohle Spindel"; 6 „Colchicineffekt"; 7 und 8 tripolare Metaphase; 9 tripolare Anaphase mit Chromosomenverklebung. (Nach HOSTER und REIMAN 1950.)

vielfach nicht voneinander getrennt sind und ein Bild entstehen kann, das einer amitotischen Kernteilung ähnlich ist *(Pseudoamitose)*.

3. *Defekte der Spindel.* Die Spindel fehlt entweder ganz, so daß ein Mitosebild entsteht wie bei einer Colchicinvergiftung (*c-Effekt*, abortive Mitose). Die einzelnen Chromosomen bleiben dann in der Zelle verteilt liegen (Abb. 14/6) und vereinigen sich wieder zu einem einzigen (Endomitose) oder zu mehreren kleineren Kernen (Karoymerie). Die Spindel kann auch teilweise unvollständig, hohl *(hollow spindle)* sein, so daß die Chromosomen in der Metaphaseplatte einen an einer Stelle meist durchbrochenen Ring bilden (Abb. 14/5).

4. *Überzählige Spindeln*, die dann zu mehrpoligen (3—5poligen) Mitosen führen. Nach TIMONEN sollen überzählige Spindeln bzw. Spindelpole dadurch

[1] Siehe HAMPERL 1954.

entstehen, daß sich dann, wenn die Bildung der Metaphasenplatte noch nicht abgeschlossen ist bzw. zu lange dauert, eines oder auch beide Centrosomen teilen (s. Abb. 14/7 u. 15). In manchen Zellen wird eine riesige Chromosomenmasse zu zahlreichen Polen zumindest hinorientiert (s. Abb. 16); es bleibt fraglich, ob solche *Riesenmitosen* je zu einem Ende kommen.

5. TIMONEN hat bei Untersuchungen von Uteruscarcinomen gefunden, daß die Zahl der Prophasen gegenüber dem normalen Gewebe sehr wesentlich verringert ist. Ähnlich wollen LEWIS und LEWIS (1932) in Gewebekulturen gefunden haben, daß die *Metaphase der Carcinomzelle länger dauert* als diejenige normaler Fibroblasten; das Verhältnis von Metaphase dividiert durch Prophase, der Prophasenindex erreichte daher bei Carcinomen Werte bis zu 26 und mehr gegenüber normalerweise etwa 1. THERMAN und TIMONEN (1954) haben noch einmal die Frage des Prophasenindex aufgegriffen und sehen in seinem Anstieg über 1,5 ein Zeichen der Malignität. TIMONEN möchte daraus den Schluß ziehen, daß beim Carcinom die Prophase verkürzt sei, und die Chromosomen sozusagen noch in unverändertem Zustand in die Metaphaseplatten gelangen und dementsprechend leichter miteinander verkleben. Allerdings konnten Nachuntersucher die von TIMONEN angegebene Verminderung (Verkürzung) der Prophase nicht im vollen Umfang bestätigen[1].

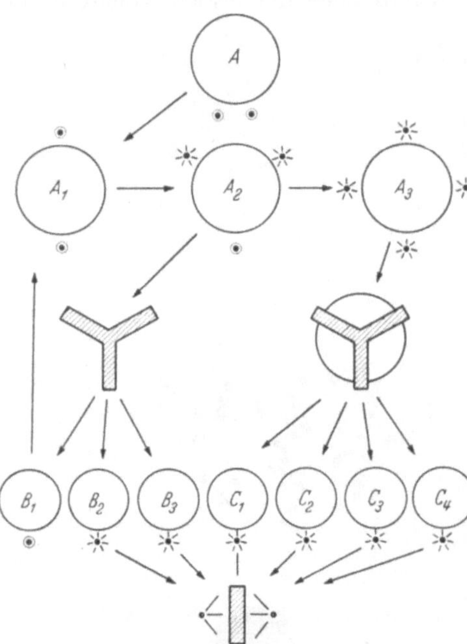

Abb. 15. Entstehung tripolarer und tetrapolarer Mitosen durch vorzeitige Teilung der Centrosomen. *A* Ruhende Zelle mit 2 Centrosomen; A_1 Centrosomenwanderung zu Beginn der Mitose; A_2 vorzeitige Teilung eines Centrosoms (sternförmig eingezeichnet) führt zur tripolaren Mitose (B_1—B_3); A_3 vorzeitige Teilung beider Centrosomen führt zur tetrapolaren Mitose (C_1—C_4). (Nach TIMONEN 1950.)

6. Schließlich wäre noch die *mangelhafte Durchteilung des Zellprotoplasmas* zu erwähnen. Sie führt zum Auftreten von mehrkernigen Riesenzellen. Eine Entstehung solcher Riesenzellen durch Zellverschmelzung konnte nicht sichergestellt werden[2]. Bei einer weiteren Teilung derartiger Zellen treten dann mehrfache und unregelmäßige Spindeln auf.

CALCUTT und YETTS (1954) beschreiben in einem Mäusesarkom Mitosen, die innerhalb einer Art Membran ablaufen, welche der Kernmembran ähnlich sieht.

LUDFORD (1936) betont, daß alle diese Abnormitäten der Mitose, die man an Krebszellen in vivo und vitro beobachtet hat, *auch durch Gifte in normalen Zellen hervorgerufen werden können,* also nichts für das Tumorwachstum Kennzeichnendes darstellen. TIMONEN hat allerdings bei seinen Untersuchungen multipolare Mitosen nur in den Tumoren, nicht aber im normalen Endometrium gefunden, so daß man versucht sein könnte, in der multipolaren Mitose zumindest etwas Kennzeichnendes für das Wachstum des Uteruskrebses zu sehen. Nun hat aber schon LEVINE (1931) tripolare und tetrapolare Mitosen auch an normalen Zellen gefunden.

[1] FARDON und PRINCE 1952. [2] LEVINE 1931.

Überblicken wir zum Schluß alle diese Abweichungen in der mitotischen Kernteilung, Chromosomenzahl und -beschaffenheit und rufen wir uns zurück, wie v. HANSEMANN *und* BOVERI *und viele Forscher nach ihnen das Rätsel des Krebses aus dem Chromosomenverhalten herauszulösen versuchten. Die Erfahrungen eines halben Jahrhunderts haben wenig, um nicht zu sagen nichts, von diesen Hoffnungen übrig gelassen. Einerseits wurden alle die anscheinend für Tumoren kennzeichnenden Veränderungen auch an Nichttumorgeweben gefunden; andererseits bestehen zwischen den einzelnen Tumoren zu große Unterschiede, als daß man auf Chromosomenanomalien eine umfassende Krebstheorie aufbauen könnte.* HAUSCHKA und LEVAN fassen 1953 diese Ergebnisse zusammen, wenn sie sagen, „daß die Chromosomenabnormitäten beim Krebs so vielgestaltig und zufällig sind, daß eine ätiologische Korrelierung noch unmöglich ist". „Die Mitose hat in jedem Tumor ihre eigene Form im Hinblick auf solche Eigenschaften wie mittlere Menge des Heterochromatins in den Ruhekernen, Chromosomengröße und Grad der Chromosomenkontraktion. Dasselbe gilt für die Häufigkeit und Art der Abwegigkeiten vom Ablauf der normalen Mitose." *Es gibt also keine einzige Chromosomenstörung, die bei allen Tumoren und nur bei Tumoren vorkäme*; außerdem handelt es sich stets um mehr quantitative als qualitative Besonderheiten, wobei man mehr und mehr zur Überzeugung gelangt ist, daß sie *nicht Ursache des Geschwulstwachstums, sondern nur der Ausdruck einer tieferen Störung im Leben der Tumorzellen sind*[1].

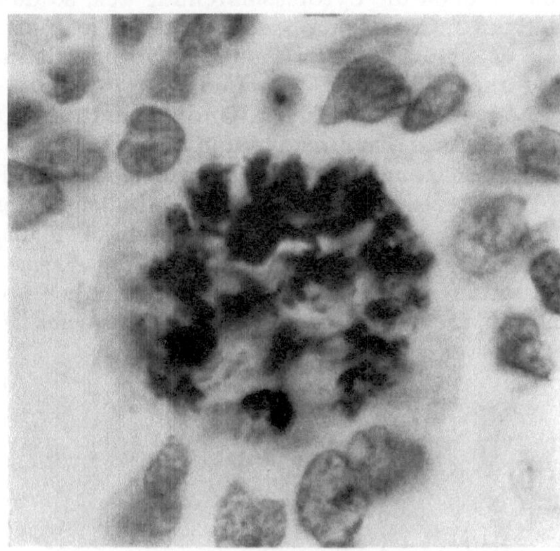

Abb. 16. Multipolare Mitose in einer Tumorriesenzelle (FEULGEN-Färbung).

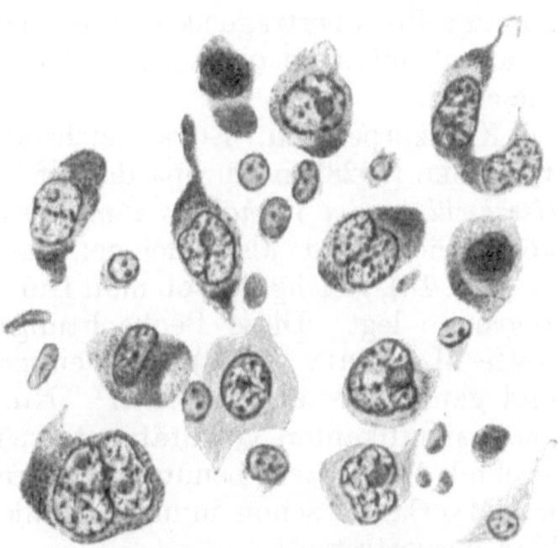

Abb. 17. Zwergzellen in einem Lymphosarkom. (Nach GHON und ROMAN 1916.)

Amitose. Es bleibt nur noch die Frage zu beantworten, ob nicht auch im Tumor eine Kern- bzw. Zellteilung durch *Amitose* vorkommen könnte, die schon GRESSON (1948) als bedeutungslos für das Wachstum angesehen hat. ATSUMI (1953) unterscheidet im YOSHIDA-Sarkom der Ratte verschiedene Formen der Amitose oder besser der Kernbilder, die gewöhnlich als Amitose gedeutet werden. Der Kern ist entweder hantelförmig, gelappt, einseitig gefurcht, oder er zeigt Sprossungen. Bei laufender Beobachtung einzelner Zellen mit solchen Kernen stellte sich aber heraus, daß nur die hantelförmig eingeschnürten

[1] LEWIS 1935, KOLLER 1947.

Kerne sich wirklich durchteilen, während alle übrigen wieder zur runden Gestalt zurückfinden; aber auch wenn sich der hantelförmig eingeschnürte Kern teilt, bleibt doch die Cytoplasmateilung aus, so daß also die amitotische Teilung des Kernes nur zu einer vielkernigen Zelle führt. Es bleibt abzuwarten, ob diese an einem besonderen Tumor erhobenen Befunde hinsichtlich der Amitose auch für andere Tumoren zutreffen.

Jedenfalls beschrieben GHON und ROMAN (1916) beim Lymphosarkom auch eine direkte Kernteilung und zwar in Form von Kernsprossungen; sie führt schließlich zur Bildung von „winzigen einkernigen Zellen", die sie als „Zwergzellen" bezeichneten (s. Abb. 17). Ähnliche „Kernsprossungen" hatten auch schon HOWARD und SCHULTZ (1911) beschrieben und sahen in diesem Vorgang einen Versuch der Zelle, die zugunsten des Kerns verschobene Kernplasmarelation (s. unten) wieder herzustellen. Hier haben wir es offenbar mit einem Vorgang zu tun, für den THOMAS (1938) den Ausdruck *Meroamitose* geprägt hat: Er konnte in der Gewebekultur nicht nur das Aussprossen und die Abschnürung solcher kleinster Kernteile beobachten, sondern auch nachweisen, daß sie zu normalen Zellkernen auswachsen. Im Hinblick auf die Befunde von GHON und ROMAN ist es bemerkenswert, daß PISCHINGER (1954) denselben Vorgang auch im normalen lymphatischen Gewebe beobachtet hat. Man wird also bei Übertragungsversuchen von lymphatischen Tumoren mit solchen Zwergzellen rechnen müssen. Vielleicht erklärt sich so der sonst schwer verständliche Befund von STASNEY und Mitarbeitern (1950), die durch Chromatinfraktionen eines Lymphosarkoms den Tumor selbst übertragen konnten[1]. Ob das von COWDRY (1940) erwähnte „nuclear budding" mit dem oben geschilderten Vorgang identisch ist, wage ich nicht zu entscheiden.

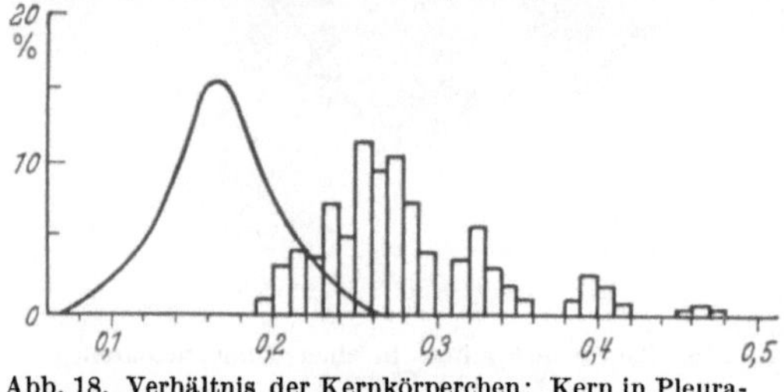

Abb. 18. Verhältnis der Kernkörperchen: Kern in Pleuraendothelien (ausgezogene Linie) und Krebszellen bei Pleuracarcinose (Säulen). (Nach STREICHER 1953.)

Kernkörperchen. Etwa gleichzeitig haben MACCARTY (1928) in Amerika und QUENSEL (1928) in Europa darauf hingewiesen, daß der *Nucleolus bei bösartigen Geschwülsten im Verhältnis zum Kern vergrößert* sei. Das Verhältnis Kern: Kernkörperchen wird also kleiner; das Verhältnis Kernkörperchen: Kern größer (s. Abb. 18), gleichgültig ob man Durchmesser oder Flächeninhalt der Betrachtung zugrunde legt. Diese Beobachtungen, die MACCARTY und HAUMEDER (1934) sowie MACCARTY (1936) noch einmal zusammengefaßt haben, sind im großen und ganzen bestätigt worden[2]. Nur GUTTMANN und HALPERN (1935) konnten keine signifikanten Qualitätsunterschiede finden. Sie haben allerdings nicht die Technik MACCARTYs benützt, sondern eingebettetes Material verwendet, an dem, wie MACCARTY schon immer betont hat, die Größenverhältnisse keineswegs so klar hervortreten.

Überhaupt ist man mit zunehmender Erfahrung mehr und mehr kritisch geworden und zwar in zweifacher Hinsicht. Einmal hat sich zeigen lassen, daß durchaus nicht immer ein im Verhältnis zum Zellkern vergrößertes Kernkörperchen ein sicheres Zeichen für das Vorliegen einer malignen Tumorzelle darstellt. Eigentlich wissen wir ja schon seit LUDFORD (1922): „Aktiv wachsende Zellen sind durch ihre großen Kernkörperchen gekennzeichnet und durch die Frag-

[1] KLEIN 1952.

[2] KARP 1932, ZADEK 1933, FIDLER 1935, v. HAAM und ALEXANDER 1936, AYRES 1948, STREICHER und SANDKÜHLER 1953, STREICHER 1953.

mentation und Teilung derselben. In Zellen, die einen aktiven Stoffwechsel besitzen, sind die Kernkörperchen verhältnismäßig groß, in ruhenden Zellen verhältnismäßig klein''; diese Feststellungen erscheinen uns heute, nachdem wir über die Rolle der Kernkörperchen beim Aufbau des Zelleiweißes besser informiert sind[1], fast selbstverständlich. Es kann uns also auch nicht wundernehmen, wenn die schnell wachsenden Zellen, und das sind ja gewöhnlich die Zellen bösartiger Tumoren, auch über größere Kernkörperchen verfügen: Sie sind aber ebenso wie im normalen Gewebe nur ein *Ausdruck für die gesteigerte Eiweißsynthese.* Damit wird auch begreiflich, daß auf der anderen Seite keineswegs die Zellen aller bösartigen Tumoren und auch nicht alle Zellen ein und desselben bösartigen Tumors jene Vergrößerung der Kernkörperchen aufweisen, ja manchmal sogar normale Größenverhältnisse zeigen[2]. Die Bereiche von Normalzellen und Tumorzellen überlappen sich also, so daß Vergrößerung der Kernkörperchen in einer gegebenen Zelle oder in mehreren Zellen höchstens als ein Symptom, nicht aber als ein Beweis der Malignität aufgefaßt werden darf.

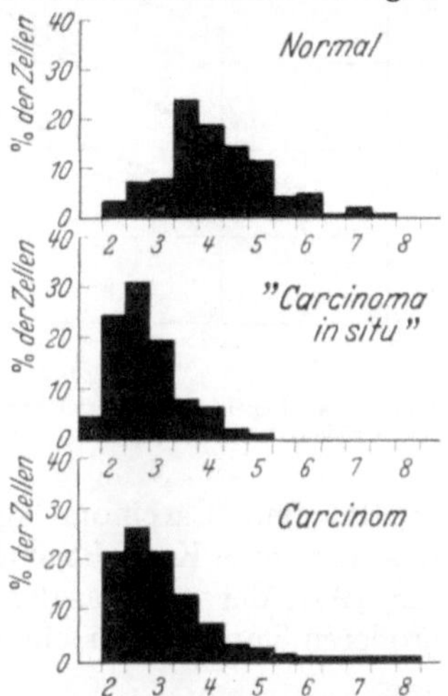

Abb. 19. Cytoplasma : Kernverhältnis in normalen Zellen, den Zellen eines Carcinoma in situ und eines Carcinoms der Portio. (Nach JOHNSTON 1952.)

LUDFORD hat 1954 in einem Übersichtsreferat über die Struktur des Zellkernes und seine Veränderungen in Tumoren berichtet. Bemerkenswert erscheint mir besonders die Feststellung: ,,Zellen können eine bösartige Umwandlung erleiden, ohne daß ihre Kernstruktur so verändert wäre, daß man dies mir den gegenwärtigen mikroskopischen Methoden erkennen könnte.'' Nichtsdestoweniger zeigen die Kerne der meisten malignen Tumorzellen eine Hypertrophie des nucleolaren Systems, begleitet von einer Zunahme des extranucleonaren Chromatins, des DNS-Proteins. Beides wird als Ausdruck einer besonders starken Aktivität des Zellkerns angesehen, die ja in einem schnell wachsenden Gewebe auch zu erwarten ist.

Von weiteren pathologischen Veränderungen der Kernkörperchen und Tumoren hebt AYRES (1948) noch die Unregelmäßigkeit der Gestalt, die Zunahme der Zahl, die Variation der Zahl und den Verlust der Polarität hervor. Bei diesem Polaritätsverlust sollen die Kernkörperchen nicht mehr in einem rechten Winkel zur Längsachse in länglichen Zellkernen angeordnet sein. Freilich ist keine dieser Abweichungen pathognomonisch für Tumorzellen oder gar für Malignität.

Schließlich gibt es noch eine Beobachtung in den Kernkörperchen, die bisher weder bestätigt noch widerlegt wurde. PAGE, REAGAN und MACCARTY (1939) beschrieben zweierlei intranucleolare Körperchen, die sie sowohl im normalen Gewebe als auch in Tumorzellen beobachtet haben. Einmal handelt es sich um helle Flecken (Vacuolen) in den Kernkörperchen, die den von SAGUCHI (1919) beschriebenen refraktilen Körperchen entsprechen sollen. Dann kommen auch Körnchen vor, die sich mit Silber imprägnieren lassen, wie das schon CAJAL an Ganglienzellen gezeigt hat, und die deswegen als argentophile Körnchen oder *Nucleolini* bezeichnet werden. Die ersterwähnten Körperchen sind sozusagen das Negativ der letzteren. In normalen Zellen enthalten die Kernkörperchen 1—2, in regenerierenden Zellen 5, in Zellen gutartiger Tumoren 3—4, in Zellen bösartiger Tumoren 6—12 derartiger Körperchen, die schließlich zu einer einzigen Masse zusammenfließen können.

[1] Siehe ALTMANN 1952. [2] STREICHER und SANDKÜHLER 1953.

Kern-Plasmarelation. Da es in wachsenden Zellen immer zu einer Verschiebung der Kern-Plasmarelation zugunsten des Kernes kommt, ist es nicht verwunderlich, daß dieses Phänomen auch in Tumorzellen zu beobachten ist[1]. Die Kern-Plasmarelation läßt sich besonders leicht am Mäuseascitestumor studieren. SCHAIRER (1944) fand sie an $^2/_3$ aller gemessenen Zellen zwischen 0,3 und 0,6 mit einem Durchschnitt von 0,54. Dabei weisen größere Kerne im allgemeinen eine höhere Kern-Plasmarelation auf, so daß also das Kernwachstum dem Plasmawachstum vorauszugehen scheint. Zu ganz ähnlichen Ergebnissen kommt JOHNSTON (1952) an abgestrichenen und nach PAPANICOLAOU gefärbten Krebszellen von der Portio (s. Abb. 19). Allerdings berechnet er nicht die Kern-Plasmarelation, sondern umgekehrt die Plasma-Kernrelation, so daß er immer ganze Zahlen erhält. Beim Carcinom lag die Relation für 70—80% aller Zahlen unter 3,5 — das wäre eine Kern-Plasmarelation von etwa 0,3 —, während diese Relation nur für 19% der parabasalen Zellen zutraf. Ebenso wie SCHAIRER fand er bei größeren Tumorzellen einen größeren Unterschied gegenüber den Normalzellen (s. Abb. 20). REAGAN (1953) drückt wieder die Kern-Plasmarelation in Prozenten aus, die der Kern im Plasma einnimmt: Diese Prozentzahl ist beim Krebs — auch beim Carcinoma in situ der Portio — durchschnittlich größer als bei einer gewöhnlichen Dysplasie (s. Abb. 21). Einen interessanten Versuch machten H. und R. LETTRÉ (1953), indem sie statt der einfachen Kern-Plasmarelation eine Kern-Plasma-Mitochondrienrelation einführten.

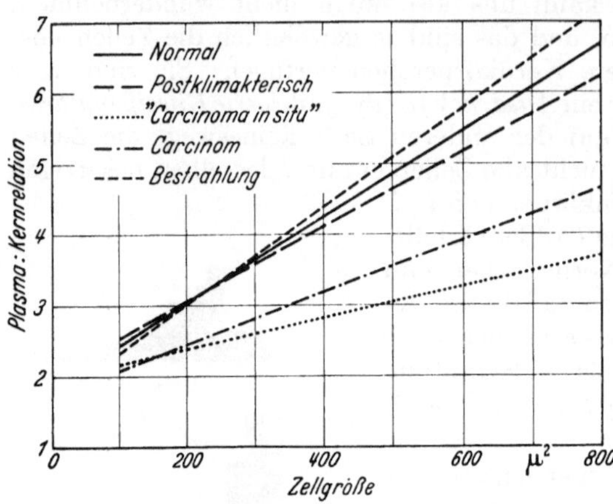

Abb. 20. Ansteigen der Plasma: Kernrelation, entsprechend der Größenzunahme der Zellen. (Nach JOHNSTON 1952.)

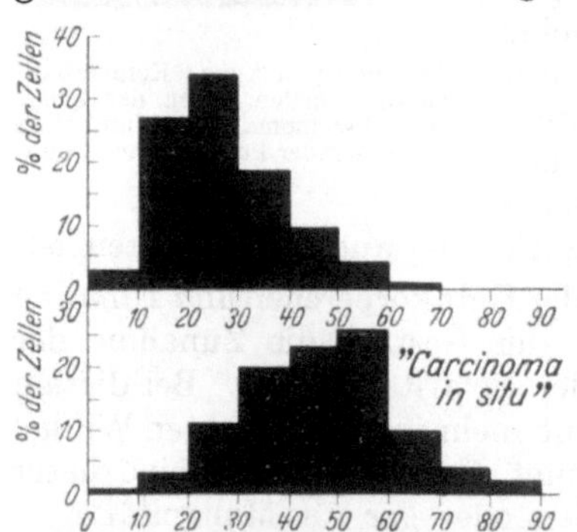

Abb. 21. Kern: Plasmarelation in Prozenten des Plasmas ausgedrückt bei Dysplasie und Carcinoma in situ der Portio. (Nach REAGAN 1953.)

2. Cytoplasma.

Im Cytoplasma der Normalzelle treffen wir Strukturen an, die allen Zellen gemeinsam sind wie Centrosphären, GOLGI-Apparat, Mitochondrien und Mikrosomen. Kennzeichnend für die Zellen bestimmter Organe und ihrer Tumoren kann entweder die Anordnung dieser Organellen sein oder das Auftreten von eigenen Strukturen, die mit der Tätigkeit der Zellen zusammenhängen. Es war immer das Bestreben, im Cytoplasma der Tumorzelle über die von der Normalzelle bekannten Strukturen hinaus irgendwelche grundsätzlichen neuartigen Qualitäten aufzufinden, um so etwas Gestaltliches, für Tumorzellen Kennzeichnendes in die Hände zu bekommen. In den allermeisten Fällen hat sich aber bald gezeigt, daß es sich auch hier *nicht um qualitative*, sondern wenn überhaupt, *nur um quantitative Unterschiede gegenüber der Normalzelle* handelte.

[1] HOWARD und SCHULTZ.

Zentralapparat. Schon BORREL (1901) und LE COUNT (1902) haben eine *Vergrößerung des Zentralapparates* (Centrosphären und Centrosomen) in Tumorzellen beschrieben. Auch ZWEIBAUM (1933) weist darauf hin, daß die Centrosomen in Gewebekulturen von malignen Makrophagen des ROUS-Sarkoms deutlicher sind als normale Makrophagen. Schließlich haben LEWIS und LEWIS (1932) beobachtet, daß viele der malignen Zellen abnorm große Centrosphären aufweisen — deren Zahl gegenüber der Norm verdoppelt ist. Die Verfasser werfen sogar die Frage auf, ob nicht das Wesentliche der Krebsentstehung mehr in den Centrosomen als im Chromosomenapparat gelegen sein könnte.

GOLGIs Binnennetze wurden in Tumoren schon von SAVAGNONE (1910) beschrieben und abgebildet. Während BAGOZZI (1933) keinen Unterschied hinsichtlich des GOLGI-Apparates zwischen normalen und Tumorzellen findet, meinte LUDFORD (1929), den GOLGI-Apparat in den Zellen bösartiger Tumoren leichter demonstrieren zu können als in denjenigen gutartiger. Dem entspricht auch, daß BOTHE und Mitarbeiter (1950/51) bei Prostatahypertrophie einen kleinen, bei Prostatacarcinom einen größeren GOLGI-Apparat gefunden haben.

Da der GOLGI-Apparat eng mit der Sekretbereitung und -abgabe verknüpft ist, stellt seine Lage einen Hinweis auf die Ausrichtung des Zellebens, auf die „*Polarität*" der Zelle dar. MASSON (1922) und COWDRY (1922) haben gezeigt, daß sich in Tumorzellen diese Polarität geradezu umkehren kann, so daß eine epitheliale Tumorzelle, deren Mutterzelle z. B. ihr Sekret von der Zellbasis gegen die Lichtung abgibt, nunmehr Stoffe gegen die Unterlage zu abscheidet, ähnlich einer endokrinen Zelle. So erklären sich nach MASSON manche „paradoxe Tumoren" und „paradoxe Strukturen" in Tumoren wie z. B. hyaline Massen in Cylindromen oder schleimiges Zwischengewebe in Speicheldrüsenmischtumoren, Besonderheiten, die man ohne diese Annahme leicht für embryonale Gewebe halten würde. Manche Tumorzellen haben überhaupt jede Polarität verloren[1].

Mitochondrien. Der Vergleich der *Mitochondrien* von normalen und Tumorzellen hat bisher zu keinem eindeutigen Ergebnis geführt, da man ja immer gezwungen ist, einen bestimmten Tumor mit einem bestimmten Ausgangsorgan zu vergleichen, in dem Zahl und Art der Mitochondrien schon physiologisch stark schwanken.

LEWIS (1939) findet in Sarkomen die Mitochondrien zahlreicher und kleiner als in normalen Fibroblasten; auch im ROUS-Sarkom sollen sie zahlreicher, feinfädiger und schwächer färbbar sein[2]. PORCELLI-TITONE (1914) beschreibt im Sarkom leicht gewundene Mitochondrien, deren Zahl mit Größe und Gestalt der Zellen variiert. Im Carcinom findet er dagegen breitere, kürzere und gerade Mitochondrien und stellt fest, daß in ausdifferenzierten Tumorzellen die Mitochondrien durchaus denen der Normalzellen gleichen.

Ein ideales Objekt für die Untersuchung der Mitochondrien sind die Leberzellen, die sie ja schon normalerweise reichlich enthalten, da sie leicht mit den Zellen des experimentell ohne Schwierigkeiten erzeugbaren *Hepatoms* verglichen werden können. DALTON und Mitarbeiter, die schon 1942 und 1943 die Mitochondrien der Leber- und Gallengangskrebse mit dem Lichtmikroskop untersucht hatten, fanden 1949 die Mitochondrien der Tumorzellen im Elektronenmikroskop kleiner, feiner und fragiler. SCHNEIDER und Mitarbeiter (1953) stellten fest, daß die präneoplastischen Leberzellen weniger, aber biochemisch normale, die Zellen des experimentell erzeugten malignen Hepatoms dagegen dieselbe Anzahl Mitochondrien wie die Normalzelle enthalten, doch waren sie biochemisch abgeartet. BOTHE und Mitarbeiter (1950/51) haben die Mitochondrien in hyperplastischen menschlichen Prostatae und *Prostatacarcinomen* verglichen: Bei der Hyperplasie stellten die Mitochondrien verhältnismäßig große Kugeln und Fäden dar, beim Carcinom waren sie sehr zahlreich, aber zarter.

Interessant sind die Versuche, die Variabilität der Mitochondrien zahlenmäßig zu erfassen. Schon COOPER und SEELIG (1935) haben ein *Mitochondrien: Cytoplasma-Verhältnis* ausgerechnet, das für Krebszellen 4,75, für Normalzellen 6,5 betragen

[1] LUDFORD 1924. [2] ZWEIBAUM 1933.

soll. Eine ähnliche Abnahme der Mitochondrien finden auch ALLARD und Mitarbeiter (1952), die mit einer besonderen Technik die durchschnittliche Mitochondrienzahl je Zelle in der Rattenleber und in Lebertumoren zu bestimmen versuchten: Sie kommen auf eine Durchschnittszahl von 2500 Mitochondrien für die Normalzelle, während bei der Regeneration (1:900) und besonders bei Tumoren (1:600) ihre Zahl weit unter diesem Wert liegt.

DITTMAR (1942) fand eine auffällige Anreicherung der Lipoide (Cholesterin, ungesättigte Fettsäuren) in den Mitochondrien der Zellen eines JENSEN-Sarkoms, muß aber selbst zu bedenken geben, daß die *Zusammensetzung der Mitochondrien* stark von der Funktionslage der Zelle und ihrer Ernährung abhängig ist. Es handelt sich also auch auf dem Gebiet der Mitochondrien um Befunde, die immer nur einzelne Tumoren einzelner Organe betreffen, so daß man nicht einmal in Versuchung kommt, weitere Schlüsse auf die Gesamtheit der Tumoren zu ziehen.

Die Mitochondrien sind auch aus dem Grunde für die Tumorforschung interessant, weil die enzymatische Tätigkeit der Zellen in ihnen lokalisiert wird. Nun wurden gerade in der letzten Zeit histochemische Methoden entwickelt, um den *Fermentgehalt* der Zellen nachzuweisen, doch sind auch hier die vorliegenden Einzelbeobachtungen an Tumorzellen weit davon entfernt, eine Generalisation zu erlauben. COHEN und Mitarbeiter (1951) finden in verschiedenen menschlichen Carcinomen eine auffallend geringe *Esterase*aktivität, nur ein Schilddrüsenkrebs machte davon eine Ausnahme. Bemerkenswert ist, daß die Esteraseaktivität nicht parallel zu gehen braucht mit der Differenzierung der Tumorzellen. ROSKIN und Mitarbeiter (1952) beschreiben eine Verminderung der *Succinodehydrase* in embryonalen und malignen Zellen, wobei aber doch verschiedene Unterschiede hinsichtlich der Lokalisation des Fermentes bestehen. ATKINSON und GUSBERG (1948) sowie OBER (1952) fanden in einem hyperplastischen Endometrium eine gut ausgeprägte *alkalische Phosphatasereaktion*, während undifferenzierte Carcinome geringe oder überhaupt keine Phosphatasen aufwiesen. ARNOLD und OECH (1948, 1950) fanden schwankende Phosphatasewerte, sowohl beim Vergleich verschiedener Geschwülste wie in verschiedenen Zellen derselben Geschwulst; die alkalische Phosphatase war im Adenocarcinom des Endometriums vermindert[1]. BIESELE und WILSON (1951) kommen auf Grund ausgedehnter Untersuchungen der alkalischen Phosphatase in Gewebekulturen von verschiedenen Tumorzellen zum Schluß, daß es nicht möglich sei, auf Grund dieser Reaktion maligne Zellen von normalen Zellen zu unterscheiden. In Prostatacarcinomen war die auch in anderen malignen Tumoren nachweisbare *saure Phosphatase* vermehrt[2]. OBER (1952) meint, daß vielleicht der Nachweis der *Phosphamidase* weiterführen könnte, hinsichtlich welcher sich größere Unterschiede zwischen den Tumoren und dem Normalgewebe des Uterus ergeben haben. Auf die noch strittige Frage der Bildung von *Hyaluronidase* in Tumoren wird noch später einzugehen sein. Im allgemeinen hat man nach diesen histologischen Untersuchungsergebnissen den Eindruck, daß jene schneller wachsenden Tumoren und besonders die undifferenzierten auch hinsichtlich der fermentativen Ausstattung ihrer Zellen auf ein niedriges, primitives Niveau hinuntersinken, wie es auch aus allen chemischen Bestimmungen hervorgeht[3].

Weder am Zentralapparat noch am GOLGI-*Apparat oder den Mitochondrien hat sich also lichtmikroskopisch ein qualitativer Unterschied zwischen Normalzellen und Tumorzellen feststellen lassen.* Als es nun gelang, mit dem Elektronenmikroskop weiter in die Feinstruktur der Zelle einzudringen, wachte die alte Hoffnung wieder auf, vielleicht doch irgendetwas nur für die Tumorzellen Kennzeichnendes entdecken zu können. Seit A. JAKOB (1942) erstmalig Tumorzellen mit dem Elektronenmikroskop untersuchte, ist die Technik des Verfahrens immer mehr ausgebildet worden, so daß heute die Anfertigung von Gewebsschnitten möglich ist. Dadurch verschwand auch die ursprünglich vorhandene Kluft zwischen den Beobachtungen im Lichtmikroskop und Elektronenmikroskop[4]. In Deutschland wurden elektronenmikroskopische Untersuchungen nach dem Kriege erst in jüngster Zeit wieder aufgenommen[5].

---

[1] ATKINSON und Mitarbeiter 1949. [2] LEMON und WISSEMANN 1949. [3] GREENSTEIN 1947.
[4] OBERLING 1951. [5] LANDSCHÜTZ und KAUSCHE 1951, SCHÜMMELFEDER 1951/52.

Elektronenmikroskopische Befunde. An die Einführung des Elektronenmikroskopes in die Geschwulstforschung knüpfte sich natürlich zunächst die Erwartung, in den Zellen von einwandfrei virusbedingten Tumoren das *Virus* sichtbar machen zu können. Tatsächlich haben auch PORTER und THOMPSON (1948) in Mammatumoren von Mäusen eines Milch-Faktor-Stammes virusähnliche Körperchen feststellen können. CLAUDE und Mitarbeiter (1942) glaubten, in den Zellen des ROUS-Sarkoms Viruskörperchen zu sehen. OBERLING und Mitarbeiter (1954) konnten aber derartige Bilder zunächst „nur ganz ausnahmsweise" beobachten. Erst als sie durch Röntgenstrahlen geschädigte Zellen eines ROUS-Sarkoms untersuchten, fanden sie reichlich Viruskörperchen (siehe Abb. 22). Man muß wohl annehmen, daß die Virusteilchen bereits im Cytoplasma vorhanden sind, aber sich erst im Augenblick des drohenden Zelluntergarges zu Elementarkörperchen zusammenschließen.

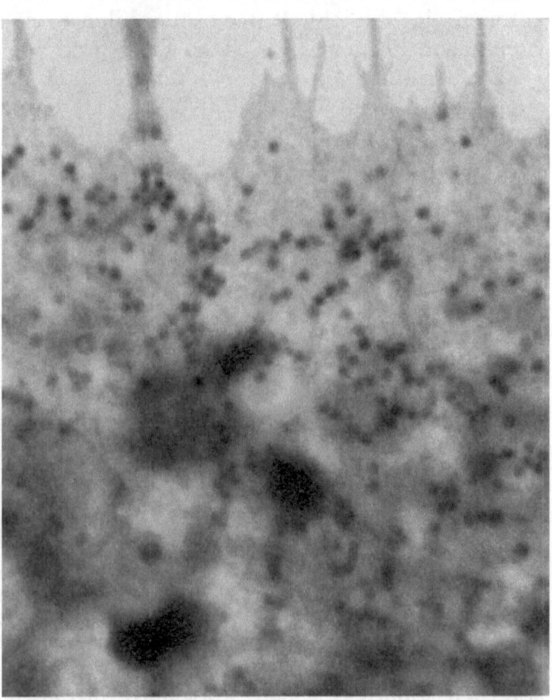

Abb. 22. ROUS-Sarkomkörperchen in einer nach Röntgenbestrahlung zugrundegehenden Zelle. Die größeren, unscharfen, plumpen entsprechen Mitochondrien. 22500fache Vergrößerung. (Bild von Prof. Ch. OBERLING.)

Bei der Suche nach einem intracellulären Virus wurde man auch auf kleinste *kugelige*, manchmal zu Fäden angeordnete *Gebilde* aufmerksam. Eine Gruppe von Forschern[1] fand bei der Aufarbeitung des ROUS-Sarkoms zwar Elementarkörperchen, in Schnittpräparaten dagegen ausschließlich größere zusammengesetzte Gebilde. In Brustdrüsen der Maus ließen sich ebenfalls ähnliche Teilchen in Haufen und Ketten nachweisen; auch menschliche Geschwülste enthielten solche Körperchen. Bei der Aufarbeitung normaler Gewebe fanden sich zwar Gebilde von ähnlicher Größe, die sich aber doch von denjenigen in den Tumoren unterschieden. Letztere zeichnen sich durch Lagerung in Paaren, Ketten und Haufen aus. Die verschiedenen Größen der Körperchen in schnell und langsam wachsenden Tumoren sollen dafür sprechen, daß es sich um ein tumorerzeugendes Agens handelt. KISCH, GESSLER und BARDETT (1951) fanden solche Gebilde im Herzmuskel einer tumortragenden Maus, während sie bei einer anderen tumortragenden und einer tumorfreien Maus fehlten. HOSTER und Mitarbeiter (1950) stellten bei Aufarbeitung von normalen und krebsigen Lymphdrüsen Partikel von 210—280 mμ fest.

SELBY und BERGER (1952) fanden in den Normalzellen außer den Mitochondrien *fadenförmig angeordnete osmiophile Granula* mit einem mittleren Durchmesser von 70 mμ (s. Abb. 23a), in Krebszellen kamen dagegen Körnchen mit einem mittleren Durchmesser von 120 mμ vor (s. Abb. 23b), die besonders dicht erschienen,

[1] GESSLER, MACCARTY und Mitarbeiter 1948, 1949.

ganz entsprechend den Befunden von GESSLER und Mitarbeitern (1948). SELBY und BERGER lassen jedoch die Frage offen, ob diese Gebilde nur in Krebszellen vorkommen, oder ob sie zu den etwas kleineren Körnchen der Normalzelle zu zählen bzw. aus ihnen hervorgegangen sind. FOX (1951) findet zwar in Filtraten von menschlichen Krebsen Körperchen zwischen 60 bis 230 mμ, kann sie aber doch auch in gutartigen Tumoren nachweisen, während sie im Normalgewebe fehlen. Seiner Meinung nach entsprächen sie in ihrer Größe etwa den Viruskörperchen beim ROUS-Sarkom. Auch FAVATA und BISHOP (1954) betonen die Ähnlichkeit der osmiophilen Körnchen von Sarkomzellen mit Viruskörperchen hinsichtlich Größe, Form und Verteilung.

Die Arbeitsgruppe um OBERLING und BERNHARD beschreibt kettenförmig angeordnete Granula von 60—70 mμ Durchmesser, die also kleiner sind als die

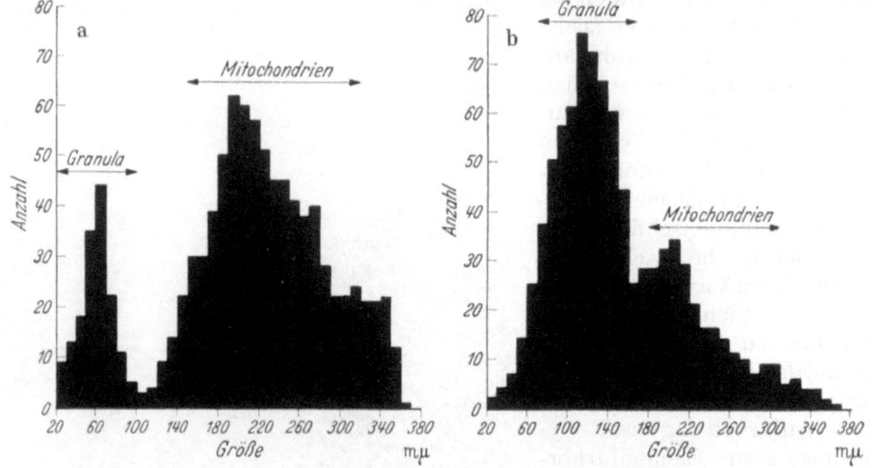

Abb. 23a u. b. Häufigkeit und Größenverteilung osmiophiler Granula in Normalzellen (a) und menschlichen Krebszellen (b). (Nach SELBY und BERGER 1952.)

von den amerikanischen Forschern festgestellten. Manchmal sind sie durch Fäden verbunden, manchmal zeigen sie eine rein fädige Struktur. Sie wiederholen gewissermaßen die Gestalt der Mitochondrien in einer kleineren Größenordnung. Die Verfasser nennen diese Gebilde daher „ultramikroskopische Mitochondrien" und fassen sie in ihrer Gesamtheit als *Ultrachondriom* zusammen. Solche ultramikroskopischen Mitochondrien kommen aber nicht nur in Geschwulstzellen, sondern auch in Makrophagen und weißen Blutkörperchen vor. Ihre Bedeutung bleibt einstweilen unklar. Gegenüber den Normalzellen sind die ultramikroskopischen Mitochondrien in den untersuchten Tumorzellen besonders stark ausgebildet — es würde sich also auch hier um einen quantitativen, nicht um einen qualitativen Unterschied zwischen Tumorzellen und Normalzellen handeln. Übrigens hat auch PORTER (1947/48) in Sarkomzellen der Ratte nur quantitative Unterschiede hinsichtlich der kleinen osmiophilen Granula feststellen können — seltener fanden sie sich auch in normalen und embryonalen Zellen.

Neuerdings haben OBERLING und Mitarbeiter (1953) im Cytoplasma von Normalzellen *filamentös-lamelläre Strukturen* gefunden, die sie mit dem alten Namen Ergastoplasma belegen, und die der im Lichtmikroskop zu beobachtenden Basophilie entsprechen. In Tumorzellen konnten sie Abweichungen im Feinbau dieses Ergastoplasmas feststellen.

GESSLER und Mitarbeiter finden in Schnitten von Tumoren, daß die Tumorzellen gegenüber den normalen Zellen *reichlicher Vacuolen* enthalten und die Zell- und Kernmembran schlechter darstellbar sei.

Die rapide Entwicklung der elektronenmikroskopischen Untersuchungsmethoden sowohl was das Elektronenmikroskop selbst als auch die Ultramikrotomie anlangt, bringt es mit sich, daß gerade auf diesem Gebiet im letzten Jahre unsere Kenntnisse über die Feinstruktur der Tumorzellen sehr wesentlich bereichert wurden: Man vergleiche nur die Referate SELBYs aus dem Jahre 1953 mit demjenigen von BERNHARD und Mitarbeiter (1954).

So ist der zunächst so schwierig erscheinende elektronenmikroskopische Nachweis von *Viruskörperchen* in den Zellen so gut wie aller derjenigen Tumoren gelungen, deren Virusätiologie bekannt war, wie z. B. im SHOPEschen Kaninchenfibrom (BERNHARD und Mitarbeiter 1955, LLOYD und KAHLER 1955), im ROUS-Sarkom (BERNHARD und OBERLING 1953, OBERLING und Mitarbeiter 1954, GAYLORD 1955). Virusähnliche Partikel wurden auch in den Zellen menschlicher Hautpapillome nachgewiesen (BUNTING 1953). KINOSITA und Mitarbeiter (1953) haben in Zellen des Mammacarcinoms von Mäusen 140—180 mμ große Körperchen gefunden, die sie in Beziehung bringen zum BITTNERschen Milchfaktor. HOWATSON (1953) fand in fast allen Geweben von an Mammacarcinom leidenden CBA-Mäusen kleine rundliche Gebilde von 250—200 A Durchmesser. Es läßt sich zwar nicht sicher behaupten, daß diese Gebilde mit dem Virus bzw. dem BITTNERschen Milchfaktor identisch seien; immerhin ist aber bemerkenswert, daß eine deutliche Beziehung zwischen der Aktivität der Gewebsextrakte und der Zahl der in ihren Zellen elektronenmikroskopisch nachweisbaren Körperchen besteht. Ähnliche virusartige Partikel haben auch DMOCHOWSKI und Mitarbeiter (1954) in den Mammae von Mäusen nachgewiesen, die Träger des BITTNERschen Milchfaktors waren. SELBY fand mit ihren Mitarbeitern (1954) auch in den Zellen mancher EHRLICH-Mäuseascitestumoren virusähnliche Partikel, deren ätiologische Bedeutung noch ganz unklar ist.

Über das *Ultrachondriom* haben HAREL und OBERLING (1954) noch einmal zusammenfassend berichtet. Sie betonen, daß es sowohl in normalen wie in neoplastischen Zellen vorkommt; seine Bedeutung bleibt weiter unklar.

HOWATSON und HAM (1955) haben in einer sehr eindrucksvollen Weise das elektronenmikroskopische Bild der normalen Rattenleber mit dem des Hepatoms verglichen. Sie finden in den Tumorzellen sehr deutliche Veränderungen der *Mitochondrien*: Sie waren geringer an Zahl und zeigten stärkere Größenvariationen als die normalen Mitochondrien, auch Degenerationsformen waren nachweisbar. Gegenüber der normalen Zelle waren die Nucleolen stärker ausgeprägt, das Ergastoplasma dagegen spärlicher. Bemerkenswert ist, daß die Verfasser auch im elektronenmikroskopischen Bereich zu einer Feststellung kommen, die dem mit dem Lichtmikroskop arbeitenden Forscher sehr vertraut ist: Die meisten der elektronenmikroskopischen Besonderheiten der Tumorzellen sind nicht Charakteristika der malignen Tumorzelle, sondern nur Ausdruck schnelleren Zellwachstums, wie sich aus der Ähnlichkeit aller dieser Befunde mit denen an den ebenfalls schnell wachsenden embryonalen Zellen ergibt.

Elektronenmikroskopisch läßt sich an den mit Methylcholanthren in der Mäusehaut erzeugten Veränderungen und Carcinomen schrittweise ein Verlust der cytoplasmatischen Strukturen nachweisen, wobei der Grad der cytoplasmatischen Desorganisation parallel geht mit dem Malignitätsgrad (v. ALBERTINI 1953).

Ohne Zweifel stehen wir bei den hier skizzierten elektronenmikroskopischen Untersuchungen der Normalzellen und schon erst recht der Tumorzellen nur am Anfang einer Forschungsrichtung, die zunächst mit rein technischen Schwierigkeiten zu kämpfen hatte. Es darf uns also nicht allzusehr verwundern, wenn die bis jetzt erzielten Ergebnisse oft weit auseinandergehen. Schon eine nahe Zukunft mag alle diese Widersprüche durch bessere Methoden klären.

Cytoplasmaeinschlüsse. Der Gehalt der Tumoren an *Kohlenhydraten* und *Fetten* schwankt sehr stark von Tumor zu Tumor, ja sogar innerhalb desselben Tumors. Grundsätzlich, so meint Ludford (1934), weisen die Zellmembranen von Tumorzellen einen größeren Lipoidgehalt auf als die von normalen Zellen; deshalb nehmen sie leichter fettlösliche Stoffe auf und halten wasserlösliche Stoffe wie z. B. Trypanblau zurück. Auch Voegtlin (1938) will einen größeren Gehalt der Zellen bösartiger Tumoren an Lipoiden, besonders an Cholesterin, seinem Ester sowie an Phosphorlipiden festgestellt haben, betont aber abschließend, daß es diesbezüglich keinen einzigen qualitativen Unterschied zwischen Tumorzellen und normalen Zellen, sondern nur quantitative Verschiedenheiten gebe.

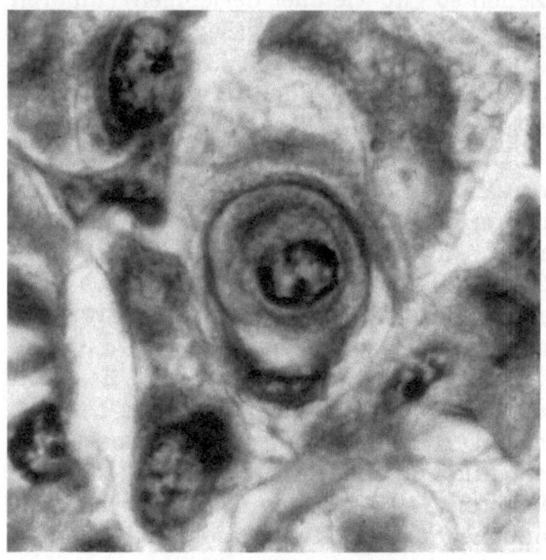

Abb. 24. Zugrunde gehende Tumorzelle von einer anderen umschlossen. („Vogelauge") aus einem menschlichen Mammacarcinom.

Einschlüsse im Cytoplasma von Tumorzellen haben einst eine große Rolle im Denken der Krebsforscher gespielt, als man hoffte, in ihnen den Krebserreger in Gestalt eines Protozoons gefunden zu haben. So hat z. B. seinerzeit eine Mitteilung Plimmers (1899) über parasitäre Protozoen, die man kultivieren und mit denen man Tumoren bei Kaninchen und Meerschweinchen erzeugen könne, sehr großes Aufsehen erregt. Ebenfalls um die Jahrhundertwende beschrieb Leyden (1904/05) Einschlüsse in Tumorzellen, sog. *Vogelaugen* (Abb. 24). Aber schon Podwyssotzky (1905) erklärte solche Gebilde als untergehende Tumorzellen, die von lebenden Zellen umschlossen oder aufgesaugt werden. Er erblickte in dieser Autophagie eine Art Selbstreinigung des Tumors von schwächeren Elementen durch die stärkeren. Graham (1933) dachte daran, daß solche phagocytierten Zellen den anderen geradezu als Nahrung dienen könnten, nimmt also eine Art Kannibalismus an. Übrigens können auch unter Umständen Leukocyten von Tumorzellen phagocytiert werden[1].

Im Cytoplasma der Epithelzellen von Plattenepithelcarcinomen der Haut und der Vulva konnte ich oft rundliche, stark *acidophile Einschlüsse* von verschiedener Größe feststellen (s. Abb. 25), ähnlich wie McClure und Ross (1951) in Nierencarcinomen. Die kleinsten haben gerade die Größe eines Kernkörperchens, die größten stellen Kugeln dar, die fast den ganzen Zelleib einnehmen und so an Molluscumkörperchen erinnern. Die Zelleinschlüsse im Shope-Fibrom des Kaninchens hat Fisher (1953) genau histochemisch untersucht und festgestellt, daß sie aus konjugierten Proteinen, wahrscheinlich Glykoproteiden, bestehen. Sie stellen nach seiner Meinung eher ein Produkt der Zelltätigkeit als das ursprüngliche Virus dar. Ähnlich steht es mit Einschlüssen in den Zellen von Mäusehepatomen[2]. Im allgemeinen sind Einschlußkörper, wie man sie sonst

[1] Koller und Waymouth 1953. [2] Burns und Schenken 1943.

bei Viruskrankheiten regelmäßig finden kann, auch in solchen Tumoren, die offenbar durch Virus hervorgerufen werden, recht selten. PINKERTON (1952) meint aber wohl mit Recht, daß das Fehlen von Einschlußkörperchen kein gültiger Beweis für das Fehlen des Virus sei.

Gelegentlich findet man kalkige Einschlüsse in Geschwulstzellen, aber auch im Stroma, denen eine kohlenhydratreiche Trägersubstanz zugrunde liegt[1]. Tumoren, die solche Kalkeinschlüsse besonders reichlich enthalten, werden mit dem Beiwort Psammo- bezeichnet.

Ebensooft wie tierische Parasiten hat man *pflanzliche Parasiten* in Tumoren zu finden vermeint. In den letzten diesbezüglichen Mitteilungen von WUERTHELÉ-CASPÉ (1948) und DILLER und FISHER (1950) sind zwar Befunde von Mykobakterien und Fungi in Tumoren beschrieben, die Verfasser hüten sich aber, daraus irgendwelche Schlüsse auf die ätiologische Bedeutung dieser Mikroorganismen zu ziehen. Die Befunde von DILLER und FISHER konnten von MESCON und Mitarbeitern (1953) nicht bestätigt werden: Sie halten die *Pilze* in Tumoren für Verunreinigungen, bestenfalls für ein sekundäres Phänomen. Nicht ganz so vorsichtig ist GERLACH (1948) bei der Deutung seines „obligaten Pilzparasitismus" im Krebs[2].

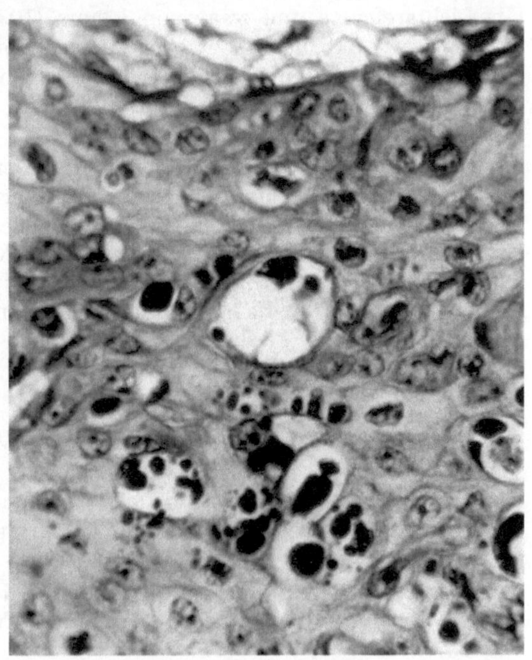

Abb. 25. Acidophile Einschlußkörperchen in einem menschlichen Hautcarcinom.

Acidophile „hyaline" Einschlüsse in Tumorzellen wurden noch verschiedentlich in menschlichen Tumoren beschrieben und zwar in Schilddrüsencarcinomen[3], Gliomen[4], Spindelzellsarkomen[5] und Lupussarkom[6], GUÉRIN (1955) fand sie in Mammacarcinomen der Maus.

Die von ERNST (1912) beschriebenen *Sphäroide* in Schleimkrebsen sind wohl als besondere Schleimformationen innerhalb der Tumorzelle aufzufassen.

Auch durch *Mikroveraschung* hat man versucht, Besonderheiten der Tumorzellen und besonders der Krebszellen zu finden. SCHULTZ-BRAUNS (1931) stellte große Schwankungen im Aschengehalt der verschiedenen Tumoren fest, ja HUEPER (1934) findet schon starke Verschiedenheiten in ein und demselben Tumor. OLCH (1933) will freilich beim Tumor eine zartere bläuliche Asche gefunden haben als beim Normalgewebe. Nach SHEAR (1935) enthalten junge Tumoren mehr Calcium als langsam wachsende, alte Geschwülste. Solche Feststellungen führen dann schon hinüber zu den mehr chemischen Untersuchungsresultaten von CARRUTHERS (1950), der über den Gehalt von Hauttumoren an verschiedenen Elementen und Vitaminen berichtet.

„Der *Wassergehalt* verschiedener Gewebe sowohl normaler als krebsiger schwankt mit ihrer Wachstumsgeschwindigkeit. Er ist am höchsten in schnell wachsenden Geweben, am niedrigsten in langsam wachsenden; d. h. die schnell wachsenden Zellen haben die Fähigkeit, ein Protoplasma aufzubauen, das verhältnismäßig wenig komplexe organische Substanzen wie Proteine, Lipoide usw., und verhältnismäßig viel Wasser enthält."[7]

[1] ZOLLINGER 1951. [2] (S. hierzu auch im Beitrag FISCHER S. 390). [3] STEWART 1937. [4] RUSSELL 1932. [5] WALTHARD 1953. [6] GOTTRON und WEYHBRECHT 1954. [7] CRAMER 1915/16.

Die *physikalische Beschaffenheit* der Tumorzellen hat man ebenfalls untersucht und sie mit der von Normalzellen verglichen. CHAMBERS und LUDFORD (1932) konnten einen Unterschied in der Konsistenz zwischen den Zellen eines Mammacarcinoms und Normalzellen finden. Bei Ultrazentrifugierung von Carcinomzellen stellten GUYER und CLAUS (1939) geringere Verschiebungen innerhalb des Cytoplasmas von Tumorzellen fest als in den Zellen eines gutartigen Tumors und in Normalzellen. Sie möchten daraus schließen, daß das Protoplasma der Tumoren steifer, viscöser sei, was aber COWDRY (1940) doch noch als sehr fraglich bezeichnet.

Über die *Tumorzellen in der Gewebekultur* besitzen wir zwei ausgezeichnete Übersichtsreferate und zwar von LEWIS (1939) und KNAKE (1942). Es ist bemerkenswert, daß beide Forscher zu fast wörtlich denselben Schlußfolgerungen kommen: „Es ist keine morphologische Eigenschaft bekannt, die Carcinom- und Sarkomzellen in vitro von ihren normalen Stammzellen oder gar von allen normalen Zellen unterscheidet[1].“

Wir kommen also auf die eingangs in diesem Abschnitt gemachte Feststellung zurück: Es gibt kein Merkmal weder des Kernes noch des Cytoplasmas, an dem man alle Tumorzellen von allen Normalzellen unterscheiden könnte. „*Es gibt keine charakteristischen Eigenschaften einer Krebszelle an und für sich, sondern nur im Vergleich mit dem Muttergewebe*[2].“ Nur auf diesem Vergleich kann eine fundierte Cytodiagnostik, d. h. die Erkennung eines Tumors aus einer einzelnen Zelle aufbauen, indem sie Tumorzellen mit den Zellen des betreffenden normalen Organs in Beziehung setzt.

II. Das Tumorgewebe.

Die Geschwulst*zellen* gehen untereinander sowie zum ernährenden Gefäß- und Bindegewebe des Trägerorganismus und seinem Nervensystem Verbindungen ein und bauen so das Geschwulst*gewebe* auf. Dabei kann Gestalt und Funktion der Normalgewebe verschieden weit nachgeahmt werden, so daß wir also nunmehr das Tumorgewebe vor dem Hintergrund des Normalgewebes zu betrachten haben, so wie wir im vorhergehenden Abschnitt Tumorzellen und Normalzellen verglichen.

1. Anaplasie und Differenzierung.

In den normalen Geweben sind bestimmt differenzierte Zellen zu einem je nach dem Organ besonders gegliederten Ganzen zusammengefügt. Das Geschwulstgewebe übernimmt in verschieden weitem Maße diese Differenzierung und Gliederung. Das eine Mal glaubt man fast ein normales Organ vor sich zu sehen, das andere Mal ist jede geregelte Zusammenfügung und Differenzierung der Zellen im Tumor verschwunden: Es liegt nur eine ungeordneteZellbrut vor, in der kaum einzelne Zellen abgrenzbar sind, so daß man höchstens Kernterritorien unterscheiden kann[3]. Zwischen diesen beiden Extremen finden wir jene Tumoren, bei denen man Besonderheiten und Bau des Normalgewebes in angedeuteter Form erkennen kann, so als ob zwar ein guter Architekt den Plan zu einem Gebäude entworfen hätte, die Arbeiter ihn aber nachlässig und unachtsam ausgeführt hätten. v. HANSEMANN hat für diese Abweichungen vom Muttergewebe in morphologischer (geringere Differenzierung) und physiologischer Hinsicht (größere selbständige Existenzfähigkeit) den Ausdruck *Anaplasie* eingeführt[4].

Im Anfang dieser weiten Skala der Möglichkeiten stehen jene Tumoren, bei denen der Aufbau des Geschwulstgewebes und die Differenzierung der Geschwulstzellen das Normalgewebe so weit nachahmt, daß wir uns keineswegs verwundern,

[1] KNAKE 1942. [2] v. HANSEMANN 1920. [3] v. ALBERTINI 1951.
[4] Siehe seine zusammenfassende Darstellung 1920.

wenn wir mit dieser gestaltlichen Nachahmung auch eine Nachahmung der funktionellen Tätigkeit verbunden finden[1]. Meist sind es die langsam wachsenden Tumoren, die dem Normalgewebe hinsichtlich Bau und Funktion am meisten gleichen, seltener die bösartigen Geschwülste, die gewissermaßen bei ihrem schnellen Wachstum nicht Zeit finden, alle Feinheiten des normalen Gewebsbaus naturgetreu zu wiederholen. Wir können also in solchen gutartigen Tumoren alle morphologischen Besonderheiten wiederfinden, die wir als Ausdruck der besonderen Tätigkeitsform der Normalzelle kennen, wie Granulierung, Sekrete, Fasern, Grundsubstanzen usw.

Aber auch wenn die Nachahmung des Normalen hinsichtlich Gestalt und Funktion noch so gut gelungen sein sollte, ein wesentlicher und grundsätzlicher Unterschied trennt doch das „normal" gebaute und funktionierende Geschwulstgewebe vom normal gebauten und funktionierenden Normalgewebe: die Tatsache, daß seine Funktion im Tumor nicht von den Bedürfnissen des Organismus gesteuert, sondern nach den eigenen Gesetzen des Tumors „autonom" geregelt wird. Diese Tatsache tritt uns besonders deutlich bei den Tumoren endokriner Drüsen entgegen, deren *Sekret* wie das der normalen Drüsen in den Blutstrom *abgegeben* wird und so Gelegenheit hat, in den Haushalt des Organismus einzugreifen. Hier kann es zu schwersten Schädigungen führen, wie z. B. die übermäßige Abgabe von Insulin bei Inselzelltumoren zu Hypoglykämie, zum hypoglykämischen Schock und zum Tode. Grundsätzlich ähnliche Verhältnisse liegen bei den Tumoren der exokrinen Drüsen vor, bei denen freilich das Sekret nicht bloß ungeregelt autonom gebildet wird, sondern mangels eines Anschlusses an das natürliche Ausführungsgangsystem auch nicht richtig abgeführt werden kann. So bilden z.B. Tumoren des exokrinen Pankreas ein Steapsin-haltiges Sekret, das in ihre Umgebung austritt und hier zur Spaltung des körpereigenen Fettes führt[2].

Sehr eindrucksvoll ist immer die Bildung und Absonderung von *Schleim* in Geschwülsten, der manchmal ihr ganzes Aussehen und die Namensgebung bestimmt, wie Gallertcarcinom, Schleimkrebs, Myxom usw. Mit Recht wird von Trimpi und Bacon (1951) die in angelsächsischen Ländern noch vielfach benützte Bezeichnung Kolloidkrebs abgelehnt, da es sich eben um Schleim (Mucus, Myxos) und nicht um Kolloid handelt. Man kann in Tumoren zweierlei Arten von Schleim unterscheiden: den von Epithelzellen sezernierten und den von Mesenchymzellen gebildeten. Die Unterscheidung ist heute leichter geworden, da Hyaluronidase aus Hodengewebe nur den mesenchymalen Schleim angreift, nicht aber den epithelialen. Grishman (1952) hat mit dieser Methode gezeigt, daß in den sog. Mischtumoren der Parotis beide Schleimarten vorkommen. Die Abgabe des epithelialen Schleimes in Tumoren geht meist in der von Schleimdrüsen und Becherzellen her bekannten Weise vor sich, wobei sich dann das Sekret in zentralen Lichtungen ansammelt und diese gelegentlich geradezu cystisch ausweitet. In anderen Fällen ist aber die Abgabe des in der Zelle ausgearbeiteten Sekrets gestört. Die Zelle wird durch die Schleimmassen immer mehr aufgetrieben, sie rundet sich ab, der Kern wird flach an den Rand gedrückt, so daß eine Siegelringform entsteht (Siegelringzelle). Schließlich platzt die Zelle, und der Schleim wird frei gesetzt. In solchen Tumoren sind stellenweise alle schleimbildenden Zellen untergegangen, während ihr Produkt noch die bindegewebig umgrenzten Räume erfüllt. Es ist merkwürdig, daß dieser epitheliale, mit dem Mesenchym unmittelbar in Berührung kommende Schleim keine Fremdkörperreaktion

---

[1] Siehe die umfassende Zusammenstellung solcher Befunde bei Askanazy 1936.

[2] Hegler und Wohlwill 1903, Sugiura und Mitarbeiter 1936, Anger 1947, Osborne 1950.

auslöst[1], wie es sonst in das Zwischengewebe ausgetretener Schleim in Form von sog. Schleimgranulomen tut[2]. In mesenchymalen Tumoren entsteht durch Ausbildung einer schleimigen Grundsubstanz eine gewisse Ähnlichkeit mit embryonalem Gallertgewebe. Es kann aber auch bereits ausdifferenziertes Knorpelgewebe im Tumor schleimig umgewandelt werden und erweichen.

In eigentümlicher Weise sind in Tumoren die gesetzmäßigen *Reifungsvorgänge* abgewandelt, die sich normalerweise am verhornenden *Plattenepithel* abspielen, wobei wir bedenken müssen, daß das geschwulstmäßig gewucherte Plattenepithel so gut wie keine Oberflächen überziehen kann, sondern gezwungen ist, im Gewebe Stränge und Ballen zu bilden.

BUSCH (1951) hat die Störungen, die der Verhornungsvorgang am Plattenepithel in Tumoren erleiden kann, genauer studiert und findet folgende Möglichkeiten verwirklicht: 1. Eine regelrechte Verhornung über ein Stratum granulosum mit Bildung von Keratohyalinkörnchen, die dann zusammenfließen und in die kernlosen Hornschuppen übergehen. An kleinen Abwegigkeiten wäre hier höchstens die Neigung der Hornzellen zu erwähnen, sich nicht voneinander zu lösen, sondern länger im Verband zu bleiben als normal. Dies wird besonders dann offenbar, wenn das krebsige Plattenepithel eine Oberfläche überzieht. Hier können dann die Hornmassen mächtige Lager bilden, fast wie bei einem Hauthorn. Derartige Bildungen sind auch bei den experimentell erzeugten Hautcarcinomen bekannt. Sind die Plattenepithelzapfen im Stroma eingeschlossen, so bleiben die konzentrisch geschichteten Hornmassen als Hornperlen liegen. 2. Manchmal tritt auch im Tumor statt der normalen Verhornung die parakeratotische auf, so daß es dann zum Bild mächtiger parakeratotischer Auflagerungen und parakeratotischer Hornperlen kommt. 3. Der Verhornungsvorgang kann insofern gestört sein, als einzelne Zellen früher verhornen als andere, ja, manchmal die Verhornung überhaupt auf einzelne Zellen beschränkt ist (monocelluläre Verhornung). Schließlich kann 4. der Verhornungsvorgang noch weiter gestört sein insofern, als seine Ausrichtung zu einer Oberfläche oder einem Zentrum (Hornperle) verloren geht. Dann kann es auch an der Basis des Epithels zur Verhornung zahlreicher Zellen (perilobuläre Verhornung) oder einzelner Elemente kommen, die dann gewissermaßen in das Stroma einzeln abtropfen. Wir sehen gerade an diesem Beispiel sehr anschaulich, wie ein normalerweise gesetzmäßig ausgerichteter Differenzierungs- und Reifungsvorgang im Tumor von der vollkommenen Nachahmung bis zur offensichtlichen Desorganisierung umgebogen werden kann.

Aber nicht nur in der Funktion einzelner Zellen, auch in der ganzen *Architektonik* des Gewebes kann der Tumor sozusagen die Regeln erkennen lassen, nach denen normalerweise Drüsen und drüsige Oberflächen gebaut sind. Mit diesen Formgesetzen drüsenbildender Tumoren (Carcinome) hat sich in systematischen Untersuchungen BÖHMIG 1930, 1939, 1940, 1950 mit seinen Schülern BAUMANN, FRANCK, HAVEMANN, RAPP, WIRSZING, DABELSTEIN und SCHRÖDER beschäftigt; die Ergebnisse hat BÖHMIG selbst monographisch zusammengefaßt. Er konnte zeigen, daß die von M. HEIDENHAIN formulierte synthetische Theorie des tierischen Körpers und seiner Entwicklung sich auch auf die Tumoren anwenden läßt. In überzeugender Weise sind aus verschiedenen Krebsen Analoga von HEIDENHAINs Scheitelknospen (Adenomeren), deren Furchung und endgültige Durchschnürung zur Dimere wiedergegeben.

Wie verhalten sich nun alle diese Differenzierungen im Tumor zu den Differenzierungen des Organs, in dem der Tumor entstanden ist? Im allgemeinen finden wir in den Zellen eines Tumors solche Differenzierungen verwirklicht oder angedeutet, wie man sie in den Zellen des Organes antrifft, aus dem er sich entwickelt hat. Vielfach wird aus dieser Tatsache der Schluß gezogen, daß der *Tumor auch von jener Zellart des Normalorganes ausgegangen sein müßte*, deren Formbesonderheiten seine Zellen nachahmen. So wird z.B. der Schleimkrebs des Magens von den schleimbildenden Nebenzellen oder den Zellen der Magengrübchen abgeleitet[3]. Es ist nicht zu bestreiten, daß es sich so verhalten könnte, zwingend ist aber der Schluß in keiner Weise. Es handelt sich nämlich, und das sei

[1] HAMPERL 1951. [2] HAMPERL 1931. [3] MANZINI 1941.

ausdrücklich betont, nicht etwa um eine mit dem Mikroskop gemachte Beobachtung am sich entwickelnden Tumor, sondern bloß um einen auf äußere Ähnlichkeiten zwischen Tumorzellen und Normalzellen gegründeten Schluß. Da wir wohl kaum je imstande sein werden, die Entstehung einer ersten Geschwulstzelle aus einer Normalzelle zu verfolgen, müssen sich Beweis und Gegenbeweis einstweilen auf Analogien stützen. Gelingt es uns zu zeigen, daß aus bestimmt differenzierten Zellen und Geweben anders differenzierte Tumorzellen und Tumorgewebe hervorgehen, dann ist auch der Schluß nicht mehr zwingend, daß z. B. schleimbildende Tumorzellen des Magens aus den schleimbildenden Zellen der normalen Magenschleimhaut hervorgegangen sein müßten — sie könnten dann ebensogut aus den Belegzellen oder Hauptzellen entstanden sein. Wir verfügen nun, glaube ich, tatsächlich über eine ganze Reihe derartiger Beweise.

Es gibt nämlich Tumoren, in denen gestaltliche und funktionelle Besonderheiten auftreten, die im normalen Ausgangsgewebe überhaupt nicht vorgebildet sind wie z. B. die Entwicklung von Plattenepithel und schleimbildenden Epithelien in Geschwülsten der Schilddrüse, einem Organ, in dem gerade diese beiden Epithelarten normalerweise nicht vorkommen. In den meisten derartigen Fällen handelt es sich um *Zelldifferenzierungen, die zwar in dem Organ fehlen, aus dem sich der Tumor entwickelt hat, die aber doch in verwandten embryonalen Geweben nachzuweisen* sind. Bei der Schilddrüse erinnern wir uns z. B., daß sie vom Epithel der Mundbucht abstammt, das sowohl Plattenepithel wie Schleimzellen liefern kann. Im reifen Schilddrüsengewebe schlummert also offenbar die Potenz, gegebenenfalls Strukturen auszubilden, die eher seinen embryonalen Vorfahren entsprechen. Es ist freilich für die epithelialen Gewebe bemerkenswert, daß dabei immer nur auf die einfachsten Formen der Differenzierung wie Plattenepithel oder schleimbildendes Epithel zurückgegriffen wird; dagegen kommt es kaum vor, daß andere aus dem gleichen Anlagematerial hervorgegangenen Gewebsdifferenzierungen reproduziert werden, wie etwa Strukturen der Epithelkörperchen in Schilddrüsengeschwülsten. Dasselbe Zurückgreifen auf Strukturen der embryonalen Aszendenz und Ausbildung abstammungsmäßig verwandter reifer Gewebe findet sich auch im Bereich des Mesenchyms, so daß z. B. in Tumoren der Weichteile unter Umständen Knochen- und Knorpelgewebe oder quergestreifte Muskulatur in Tumoren der Harnblase und des Uterus auftreten kann.

Früher glaubte man, diese merkwürdigen Vorkommnisse nur im Sinne des Beispiels erklären zu können, von dem wir oben ausgegangen sind insofern, als man annahm, daß besonders differenzierte Tumorzellen nur von gleichartig differenzierten Zellen des normalen erwachsenen Gewebes oder, wenn man solche nicht finden konnte, von Zellen abstammen müßten, die embryonal geblieben waren und sich daher alle diese Differenzierungsmöglichkeiten erhalten hatten. Man kam so zur Annahme eines *embryonalen Geschwulstkeims*. Nun ist es aber nirgends gelungen, jene embryonalen Zellgruppen aufzufinden, die man als Geschwulstkeim hätte ansprechen können. Wenn embryonal versprengte Zellen und Gewebe vorhanden waren, so handelte es sich vielmehr stets um ausdifferenzierte Gewebe, also Zellen, die zwar embryonal verlagert waren, die sich aber doch zusammen mit dem übrigen Organismus ausdifferenziert hatten. Schließlich hat die experimentelle Geschwulstforschung den Gedanken körperlich faßbarer embryonaler Geschwulstkeimanlagen ganz diskreditiert[1]. Der embryonale Geschwulstkeim hat sich dabei zu einer den normalen Zellen und Geweben innewohnenden aber morphologisch nicht faßbaren Qualität sublimiert — „die Lehre der Geschwulstkeimbildung ist nur (mehr) ein biologischer Vergleich, keine Erklärung“[2].

---

[1] Ewing 1936. [2] Lü-Fu-Hua (Aschoff) 1934.

Er hat sich sozusagen zu einer Fähigkeit der Zellen und Gewebe auch reifer Organe verflüchtigt, im Falle der Tumorbildung Differenzierungen zu verwirklichen, die man in der Aszendenz oder in der Verwandtschaft der betreffenden Zellen und Gewebe kennt. Diese Eigenschaft wird uns keineswegs verwundern, wissen wir doch, daß sie sich auch außerhalb des Geschwulstwachstums unter besonderen Umständen manifestieren kann wie z.B. die Bildung von Plattenepithelhaufen in chronisch-entzündeten Schilddrüsen oder die Entwicklung von Knochengewebe im gereizten Mesenchym. Es ist also keineswegs nötig, zur Erklärung solcher besonderen Differenzierungen in Tumoren auf embryonale Zellen zurückzugreifen. Hier genügt es, auch auf Tumorzellen das alte Gesetz von Driesch anzuwenden, wonach die *prospektive Potenz der Zellen größer ist als ihre prospektive Bedeutung*. Wenn wir aber auf diesem Standpunkt stehen, dann sind wir keineswegs mehr gezwungen, die schleimbildenden Zellen in einem Magentumor von den schleimbildenden Zellen der normalen Magenschleimhaut abzuleiten, da wir diese Potenz auch anderen Zellen der Magenschleimhaut zuerkennen müssen.

Ebenso wie man Bau und Differenzierung des Geschwulstgewebes mit den normalen Geweben in Beziehung setzt, kann man nach Hueck (1939) manche, besonders die *mesenchymalen Geschwülste mit pathologischen Gewebsreaktionen des Mesenchyms*, *z.B. dem Granulationsgewebe*, *vergleichen*. Eine solche Geschwulst, z.B. das Fibrom, „macht das zur Dauerform, was im Granulationsgewebe nur Durchgangsform ist" und könnte deshalb geradezu als ein Granuloblastom bezeichnet werden. Allerdings tritt dabei auch wiederum die Verzerrung des „normalen" Baues auf insofern, als es gewissermaßen zu „autonomen Wachstumsexcessen einzelner Glieder" des Granulationsgewebes kommt.

Wir haben es bisher mit Differenzierungen im Tumorgewebe zu tun gehabt, die doch vergleichbar waren den Differenzierungen des reifen Ausgangsgewebes oder zumindest embryonal verwandter Gewebe. Nun gibt es aber auch Tumoren, bei denen in mehr oder minder großem Umfang *Zell- und Gewebsstrukturen auftauchen, die wir nur mit solchen aus der Embryonalentwicklung selbst vergleichen* können, wie z.B. mit den Sympathicoblasten oder Spongiocyten des Nervensystems. Oft gleichen solche Tumoren dem embryonalen Gewebe auch darin, daß sich ihre Zellen besonders schnell teilen; es gibt aber auch genug langsam wachsende Geschwülste, die wegen der an die Embryonalzeit erinnernden Unreife ihrer Zellen das Beiwort „fetal" erhalten haben, wie z.B. gewisse Adenome der Hypophyse und Schilddrüse. Die Ähnlichkeit mit embryonalen oder fetalen Zellen ist oft so groß, daß sie auch in der Namensgebung besonderer Tumortypen Berücksichtigung fand, wie z.B. beim „Sympathicoblastom" oder „Spongiocytom". Solange man in solchen Benennungen nur die in einem Wort zusammengefaßte Beschreibung des histologischen Bildes erblickt, ist gegen sie nichts einzuwenden. Die Gefahr besteht nur darin, daß man darüber hinaus die gestaltliche Ähnlichkeit der Tumorzellen mit embryonalen Zellen als Beweis für ihre Abstammung aus embryonalem Gewebe oder embryonalen Gewebsresten auffaßt[1] und solche Geschwülste schließlich als embryonale Tumoren schlechtweg bezeichnet. Sobald wir aber zugeben, daß die reife Zelle auch außerhalb des geschwulstmäßigen Wachstums imstande ist, auf embryonale Vorbilder und Differenzierungen zurückzugreifen, verlieren diese Argumente viel von ihrer optisch gewiß sehr eindringlichen Überzeugungskraft. Wenn Tumorgewebe auch noch so sehr gewissen embryonalen Entwicklungsstadien gleicht, so besteht zwischen ihm und dem Embryonalgewebe doch der grundsätzliche Unterschied, daß

[1] Siehe dazu Zimmerman und Mitarbeiter 1950.

letzteres in kürzerer oder längerer Zeit in die erblich bedingte Ausreifung übergeht, während dem gleich aussehenden Geschwulstgewebe diese Potenz mangelt[1], es ist gleichsam stehengeblieben auf einem frühen Ausreifungsstadium.

Man hat oft versucht, durch künstliche Maßnahmen wie z. B. Auspflanzung in Gewebekulturen *diese „eingefrorene" Entwicklung aufzutauen*, und manchmal glückte es tatsächlich, sie in Gang zu bringen, wie z. B. bei Tumoren der Nervensubstanz[2] oder den Hämoblastosen. Während EHRICH seinerzeit bei unreifen Leukämien doch eine Ausdifferenzierung um wenigstens einige Schritte erreichte, konnte allerdings BICHEL (1952) eine Weiterdifferenzierung der Stammzellen einer Mäuseleukämie nicht erzielen; ihnen fehlte seiner Meinung nach überhaupt jede Fähigkeit zur Differenzierung und Reifung. Auch die jetzt in größerem Umfange mögliche Heterotransplantation wurde benützt, um Tumorzellen zur Ausreifung zu bringen. Hier haben DOBYNS u. LENNON (1952) gezeigt, daß durch Weiterzüchtung eines Schilddrüsencarcinoms in der vorderen Augenkammer von Meerschweinchen sich im Laufe der Übertragungen tatsächlich verschiedene Differenzierungen entwickelten, daß sich also der ursprünglich undifferenzierte Tumor in eine Reihe von verschiedenen differenzierten „Linien" aufspaltete — ein Beweis dafür, daß auch unreif erscheinenden Geschwulstzellen eine ganz beachtliche prospektive Potenz innewohnen kann, allerdings nicht innewohnen muß. Man hat daran gedacht, diese Methoden zur Hervorrufung von Formbesonderheiten in Tumoren diagnostisch nutzbar zu machen, um z. B. die Bösartigkeit einer Geschwulst zu erweisen oder durch das Auftreten von Differenzierungen die Zugehörigkeit eines Tumors zu bestimmten Geweben sichtbar zu machen. Es hat sich aber, wie zu erwarten war, immer gezeigt, daß alle diese Verfahren viel zu kostspielig, zeitraubend und noch dazu unverläßlich sind, da man aus einem negativen Ausfall keine Schlüsse ziehen kann und auch nicht weiß, warum das eine Mal die Auspflanzung oder Verpflanzung gelingt, das andere Mal nicht.

An den in ihrer Entwicklung auf die Lebensdauer eines Individuums — sei es Mensch oder Tier — beschränkten Tumoren kommen jedenfalls solche *Ausdifferenzierungen* kaum vor, soweit damit das Auftreten von Formbesonderheiten in Tumoren gemeint ist, die sie zunächst einmal nicht aufwiesen. GOLDINA (1949) will in Metastasen von Krebsen Zelldifferenzierungen gefunden haben, die dem Primärtumor fehlten. CUSHING und WOLBACH (1927) beobachteten bei einem 2jährigen Knaben ein malignes Neuroblastom der Nebennieren, während 10 Jahre später nur Ganglienzellen, Satellitenzellen und SCHWANNsche Zellen vorhanden waren. Es bleibt natürlich fraglich, ob nicht hier von Anfang an reife Zellen vorhanden waren, die überlebten, während die unreifen einfach zugrunde gingen[3]. Diese beiden Beispiele sind also wenig beweisend für eine spontane Ausdifferenzierung unreifer Geschwulstzellen nach Art der normalen Differenzierung der entsprechenden Gewebszellen. Viel häufiger ist das Umgekehrte der Fall, daß nämlich *Differenzierungen*, die in einem Tumor vorhanden waren, *verschwinden*. Das kommt einmal in menschlichen Tumoren vor, wobei diese Veränderung gewöhnlich mit einer Steigerung der Wachstumsschnelligkeit einhergeht, wie z. B. beim Hypernephrom[4]: Hier verschwinden mit der Steigerung des Wachstumstempos die „ausdifferenzierten" wasserklaren Zellen immer mehr zugunsten undifferenzierter „sarkomatöser" Zellen. In einem Nebennierenrindencarcinom konnte ich noch Reste von onkozytären Zellbalken finden, die in Zusammenhang standen mit offenbar später entstandenen wuchernden, ganz undifferenzierten Zellen (s. Abb. 26).

[1] FOULDS 1940. [2] MURAY und STOUT 1948. [3] COWDRY 1940. [4] APITZ 1943.

Am weitesten ist der Verlust von Formbesonderheiten freilich in manchen Impftumoren gediehen, die durch Überpflanzung von einem Tier auf das andere eigentlich gewissermaßen unsterblich geworden sind. Hier findet man eine Neigung zu immer weitergehendem Verlust von Formbesonderheiten — die Tumorzellen nähern sich immer mehr einer primitiveren Grundform, die sich dann auch mit der Zeit auf immer mehr Tierstämme und Tierarten überpflanzen läßt[1]. GOLDFEDER und NAGASAKI (1953) konnten jüngst die Umwandlung eines Adenocarcinoms der Mamma bei der Maus zu sarkomartigem Wachstum genau beobachten, GREENE und NEWTON (1948) beschrieben den Differenzierungsverlust

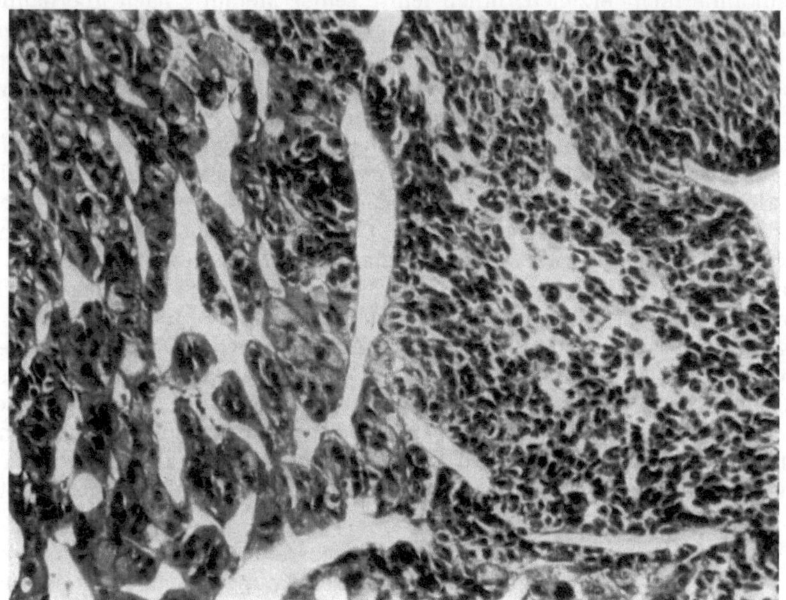

Abb. 26. Übergang eines onkocytären Adenoms der Nebennierenrinde in ein undifferenziertes Carcinom.

an einem übertragbaren Adenocarcinom des Kaninchens. Bemerkenswert sind schließlich noch Versuche, in denen es gelang, aus einem Cloudman-Melanom Seitenlinien zu züchten, die unpigmentiert sind, aber sich wieder pigmentieren, wenn sie in den ursprünglichen Wirt zurückverpflanzt werden[2]. Zum Unterschied von den eben besprochenen irreversiblen Strukturveränderungen handelt es sich also hier um eine reversible Modifikation.

Man muß auch damit rechnen, daß besonders in den schneller wachsenden Tumoren die Ausprägung von Formbesonderheiten keine durchgehende und gleichmäßige ist. Wenn ein solcher Tumor auch an einer gewissen Grundstruktur festhält, so sind ihm doch Freiheiten in ihrer Ausprägung gestattet, die das normale Gewebe nicht aufweisen kann. QUALHEIM und GALL (1953) haben, um nur ein Beispiel zu nennen, nur in 8 von 30 Coloncarcinomen eine überall gleichmäßige Struktur des Tumors gefunden, während in den übrigen Fällen 2—6 verschiedene Gewebsmuster bzw. Differenzierungen verwirklicht waren. In solchen Fällen bleibt dann nichts anderes übrig, als den Tumor nach der vorwiegenden Differenzierungsrichtung zu benennen entsprechend der alten Regel „a potiori fit denominatio".

[1] STRONG 1940. [2] LOUSTALOT und Mitarbeiter 1952.

Diese Variabilität des histologischen Bildes ist dann auch der Haupteinwand, der gegen das von BRODERS (1926) eingeführte „*Grading*" von bösartigen Tumoren erhoben wird. BRODERS hat versucht, das histologische Bild von Tumoren in Beziehung zu setzen zu ihrer klinischen Verlaufsform, um so in der Lage zu sein, auf Grund der mikroskopischen Untersuchung einer Probeexcision Voraussagen über den klinischen Verlauf eines Tumors zu machen. Er unterschied dabei vier Malignitätsgrade nach gewissen histologischen Kennzeichen. Nach dem eben Gesagten hängt aber sehr viel davon ab, welche Stelle eines Tumors einem zu Gesicht kommt. QUALHEIM und GALL (1953) kommen auf Grund ihrer Untersuchungen an Coloncarcinomen geradezu zu dem Schluß „microscopical grading . . . seems to be without basis".

Das Grading hat sich denn auch in seiner anfänglich vielleicht etwas übertriebenen Form, derentwegen es von den meisten europäischen Pathologen abgelehnt worden war, auch in USA nicht allgemein einbürgern können. Man verweist darauf, daß es wichtiger wäre, den Grundtypus eines gegebenen Tumors zu bestimmen bzw. die Tumoren eines Organs in gewisse hinsichtlich ihres ganzen anatomischen, histologischen und klinischen Verhaltens unterscheidbare Tumortypen zu gliedern als die Malignitätsgrade zu bestimmen. BRODERS und seine Anhänger können aber darauf hinweisen, daß sich die Bestimmung des Malignitätsgrades von Tumoren an einem großen Material als ein nicht zu unterschätzendes Hilfsmittel für die klinische Auswertung pathologisch-anatomischer Diagnosen erwiesen hat. Das scheint mir jedenfalls aus der letzten zusammenfassenden Darstellung von BRODERS (1940) hervorzugehen. Seine Methode des Grading wurde denn auch von anderen Forschern übernommen und ausgebaut[1]. Es ist zu erwarten, daß sich in Zukunft einmal die beiden erwähnten Richtungen: das Aufgliedern der Tumoren eines Organs in gewisse Grundtypen und das Grading der Malignität treffen werden, und dann jedem Tumortypus eine Art Malignitätsgrad zugeordnet werden kann.

Gelegentlich treten im Tumor *Zelldifferenzierungen auf, die uns von den Ausgangszellen auch in einer embryonalen Aszendenz und Verwandtschaft unbekannt* sind. Ein solcher Befund, der zu einer wichtigen und grundsätzlichen Debatte zwischen den bedeutendsten französischen Krebsforschern ROUSSY und MASSON geführt hat, mag dies erläutern. ROUSSY und LEROUX (1922) stellten ein Carcinom vor, bei dem die Epithelzellen auseinanderwichen, sich vereinzelten und schließlich spindelige Formen annahmen. Die Zellen sind dann ganz von kollagenen und Gitterfasern umgeben, so daß sie gestaltlich durchaus Bindegewebszellen gleichen, mit anderen Worten, der ursprünglich epitheliale Tumor hatte das Aussehen einer bindegewebigen Geschwulst, eines Sarkoms angenommen. ROUSSY und LEROUX wollten solche Tumoren als fusocelluläres Carcinom deuten und meinen, daß wohl viele der sog. fusocellulären Carcinome nichts anderes seien als solche umgewandelten Krebse. Für gewisse Carcinomsarkome möchte ich auf Grund eigener Untersuchungen (1938) diesem Gedankengang durchaus beipflichten wie übrigens auch SAPHIR und VASS (1938). CHEVASSU (1922) ging in der Diskussion noch einen Schritt weiter, indem er dem Sarkom als mesenchymalem bindegewebigem Tumor geradezu „den Krieg erklärte" und diese Diagnose nur als eine Arbeitshypothese gelten lassen wollte. Demgegenüber betonte MASSON, „das was eine Zelle kennzeichnet und erlaubt, ihr eine Etikette zu verleihen, ist ihre histo-physiologische Differenzierung und nicht ihre Genealogie". Das Mesenchym stammt ja schließlich vom Mesoderm und dieses erhält während seiner Entwicklung dauernden Zuzug vom Ektoderm und Entoderm her. Hier vereinigen sich also die Abstammungslinien der epithelialen und mesenchymalen Zellen. Es wäre also nicht verwunderlich, wenn einmal dank dieser schlummernden Potenzen die Abkömmlinge eines Epithels Fasern bildeten wie ihre weitläufigen Verwandten, die Mesenchymzellen. „Der Wert gewisser Tumoren ist

[1] Magen: MOORE und Mitarbeiter (1948) und MEISSNER (1949/50); Gliome: RINGERTZ (1950); Haut: EDMONDSON (1948); Pankreas: MILLER und Mitarbeiter (1951).

eben der, daß sie uns überzeugen, daß die Fähigkeit des Epithels zur mesenchymalen Metaplasie nicht erlischt, wenn die somatische Entwicklung abgeschlossen ist.“ Tatsächlich ist es uns ja auch bei mesodermal angelegten Organen geläufig, daß sie epitheliale Struktur aufweisen können wie Niere und Nebennierenrinde oder die Auskleidung seröser Höhlen und der Gelenkspalten. Die von diesen Geweben ausgehenden Tumoren können diese epitheliale Struktur wiederholen oder aber mehr oder weniger weitgehend den von Binde- und Stützgewebe ausgehenden Geschwülsten gleichen. Der Gedanke liegt also nahe, daß gelegentlich einmal von einem epithelialen bzw. ektodermal angelegten Gewebe ein Tumor ausgehen kann, der sarkomatösen Charakter trägt oder von Stützgewebe eine Geschwulst, die in der Aneinanderfügung ihrer Zellen ohne Zwischensubstanz durchaus epithelialen Charakter aufweist. Vielleicht liegt hier der Schlüssel zum Verständnis jener merkwürdigen in den Extremitätenknochen auftretenden Tumoren, die man wegen ihrer epithelialen Beschaffenheit als Adamantinome bezeichnet hat, sowie der osteogenen außerhalb des Skeletes auftretenden Sarkome und Pseudoosteosarkome, die BRINKLEY und STEWART (1940) als epitheliale Tumoren deuten wollen.

Nun kommen mitunter in Geschwülsten *Differenzierungen* vor, *die weder im Ausgangsgewebe noch in embryonal verwandten oder entsprechenden embryonalen Geweben bekannt* sind, wie z.B. Schleimbildung in Schweißdrüsentumoren. SIKL (1932) und nach ihm LENNOX und Mitarbeiter (1952) haben in solchen Fällen die Möglichkeit in Betracht gezogen, daß diese Schleimbildung als eine Art *Atavismus* aufzufassen sein könnte: ist doch bekannt, daß die Hautdrüsen besonders bei den im Wasser lebenden Tieren in erster Linie Schleim bilden. Im Tumor wäre gewissermaßen ein Rückschlag in phylogenetisch frühere Formen erfolgt.

Wir haben bisher für die Differenzierung in Tumorzellen Analoga in den Normalgeweben eventuell auch unter Hinzuziehung ihrer embryonalen und vielleicht sogar phylogenetischen Aszendenz gefunden. Nun kommen aber doch auch *Strukturen in Tumoren zur Beobachtung, für die wir nichts Vergleichbares aus der normalen Histologie und Embryologie beibringen* können. Hierher gehören z.B. eigentümlich eingedickte Sekretprodukte in Form von Kugeln oder die Bildung kolloidartiger Massen in mesenchymalen Tumoren[1]. Wahrscheinlich handelt es sich hier um eine Nachahmung normaler Differenzierungsprodukte, die aber so weit abwegig ist, daß ihr Vorbild nicht mehr mit Sicherheit erkannt werden kann, etwa vergleichbar einer schlechten Karikatur.

2. Gefäße und Nerven.

Jeder Tumor ist zu seiner Ernährung von den *Gefäßen* des Wirtsorganismus abhängig, so daß also ein integrierender Bestandteil jedes Geschwulstgewebes das zugehörige Gefäßsystem mit den begleitenden Bindegewebszellen und Nerven ist. Die neugebildeten Gefäße stammen in epithelialen Tumoren vom Stroma des Organs, in dem der Tumor wuchert; nur in Sarkomen ist es möglich, daß die Tumorzellen selbst Capillaren auskleiden.

An transplantierten Tumoren konnten ALGIRE und CHALKLEY (1945) und IDE und Mitarbeiter (1939) zum Teil durch Anwendung einer durchsichtigen Kammer die durch die Tumorzellen ausgelöste Gefäßneubildung geradezu laufend verfolgen. Allerdings scheint diese Gefäßneubildung nicht in allen Impftumoren einzutreten, da WILLIAMS (1951) nicht nur keine Neubildung von Gefäßen, sondern im Gegenteil nur eine Obliteration der bereits vorhandenen feststellen konnte, die durch Druckwirkung zerstört wurden. Die Folge ist, daß die implantierten

[1] APITZ 1936.

Tumorzellen im Zentrum absterben und sich nur in der Peripherie durch Erschließung weiterer Gefäßgebiete ausbreiten können. Wir können wohl annehmen, daß sich auch die menschlichen Tumoren so verschieden verhalten wie die Impfgeschwülste, d.h., daß sie teils zur Bildung von neuen Gefäßen, teils zur Zerstörung der vorhandenen führen.

Duran-Reynals (1939) hat an diesen neu gebildeten capillaren Gefäßen im Tumorstroma experimentell eine größere Durchlässigkeit festgestellt: Wenn man schlecht diffundierende Farben und Fremdeiweiß intravenös injiziert, so findet man diese Stoffe im Tumor wieder, nicht aber im normalen Gewebe. Ähnlich konnten Ratzenhofer (1950) und Ratzenhofer und Schauenstein (1951/52) bei manchen Carcinomen in den Stromagefäßen eine wechselnd stark ausgeprägte *Permeabilitätsstörung* feststellen, die sich in eiweißhaltigen Ergüssen zu erkennen gibt (Ödempfützen, Ödemseen). Nach dem histochemischen Verhalten handelt es sich vorwiegend um Albumin, welches dann entweder unmittelbar oder über die Bildung von Kollagen zu Hyalinose führt. Freilich kommen derartige Permeabilitätsstörungen auch schon außerhalb von Tumoren in chronisch-entzündlich veränderten Organen vor und — wie ich hinzufügen möchte — lassen sie sich in manchen Tumoren nicht nachweisen. Ratzenhofer erwägt bei dieser eigentümlichen Gefäßreaktion auch einen Einfluß des Nervensystems.

In Fortsetzung ihrer früheren Untersuchungen haben Ratzenhofer und Mitarbeiter (1954) die Gewebsflüssigkeit bei Krankheiten der Mamma stark verändert gefunden, wobei der Albumin-Globulinquotient infolge einer relativen Vermehrung des Albumins gegenüber dem Serum erhöht war. Allerdings ergibt sich kein Unterschied zwischen den gut- und bösartigen Krankheiten (Tumoren) der Mamma hinsichtlich des Gehaltes der Gewebsflüssigkeit an Eiweißfraktionen bzw. aromatischen Aminosäuren.

Über *Lymphgefäße* in Tumoren ist wenig bekannt. Zeidman und Mitarbeiter (1954) vermißten sie in ihren experimentell erzeugten Tumoren auch dann, wenn sie die Geschwülste durch Injektion in Lymphgefäße erzeugt hatten. Auch mit anderen Methoden (Injektion von Carcinomzellen in Lymphgefäße, dann von Farbstoff oder Radiogold) konnten Zeidman und Mitarbeiter (1955) die Abwesenheit von Lymphgefäßen in Krebsen nachweisen.

Die Frage der *Nerven* in Tumoren ist schon wiederholt bearbeitet worden. Wir müssen dabei unterscheiden 1. die Nerven des ortsständigen Gewebes, das vom Tumor durchwuchert oder verdrängt wird; 2. die Nerven, die sich im Zusammenhang mit den ernährenden Gefäßen im Geschwulststroma finden und 3. die Nerven, die an die Tumorzellen selbst herantreten, sie gewissermaßen innervieren. Außerdem wäre in Betracht zu ziehen, daß während der Entwicklung und Ausbreitung einer Geschwulst die Befunde hinsichtlich ihrer Nervenversorgung verschieden sein können, und daß auch Unterschiede zwischen gutartigen und bösartigen Tumoren bestehen dürften.

Die von einer vorwuchernden Geschwulst eventuell eingeschlossenen Nerven sind leicht erkennbar, da sie gewissermaßen keinen organischen Bestandteil des Geschwulstgewebes bilden. Man kann an ihnen unter Umständen alle auch sonst bekannten Untergangserscheinungen wiederfinden. Sie werden also als solche nicht in den Bau des Tumors aufgenommen. Noch viel weniger ist das der Fall bei denjenigen Nerven, die sich in dem von einer Geschwulst verdrängten Gewebe finden. Auch sie gehen durch Druck zugrunde. Feyrter (1953) hat darauf hingewiesen, daß im Beginn der Tumorentwicklung gewisse *Wucherungserscheinungen am örtlichen vegetativen Nervengewebe* zu beobachten sind, die wohl als Ausdruck einer gesteigerten Erregung zu deuten seien. Safar (1950) und Ratzenhofer (1950) erwägen in Verfolgung dieser These Feyrters, ob nicht im Beginn der geschwulstmäßigen Wucherung eine Störung im Bereich des neurovasculären

Endnetzes stehe. RATZENHOFER kann für diese Auffassung darauf hinweisen, daß bei den sog. granulären Neuromen, die auch fälschlich[1] Myoblastenmyome genannt werden, sehr häufig eine abhängige Wucherung des sie bedeckenden Schleimhautepithels zu erkennen ist. SAFAR (1950) findet regelmäßig eine Wucherung des Nervengewebes an den Blutgefäßen im Bereich der Schleimhautpolypen des Magen-Darmtraktes. Auch beim Carcinoid der Appendix sind die engen Beziehungen der Epithelien zur Wucherung der Nervenplexus durch die Untersuchungen von MASSON (1924) bekannt. Mit weiterem Wachstum wendet sich aber das Geschwulstgewebe vom Nervensystem ab, lebt in dieser Beziehung also autonom. Ja, es kommt dann in der weiteren Umgebung zu der oben erwähnten fortschreitenden Vernichtung des Nervengewebes, zur „Antinomie" zwischen Geschwulst und Nervensystem[1].

Einigkeit scheint darüber zu herrschen, daß *im Geschwulststroma zusammen mit den Gefäßen auch Nerven vorhanden sind bzw. auch neu auftreten.* SHAPIRO und WARREN (1949) sind dieser Frage experimentell nachgegangen, indem sie Tumoren in die vordere Augenkammer verpflanzten. Wenn die Geschwülste angewachsen waren und ein eigenes Gefäßsystem ausgebildet hatten, das man beobachten konnte, wurde der Halssymphaticus gereizt, worauf sich die Gefäße kontrahierten. Die Verfasser sehen darin einen Beweis, daß mit den Gefäßen auch funktionsfähige Nervenfasern des Wirtes in das transplantierte Tumorgewebe eingewuchert sein müssen. HERZOG (1928) will allerdings eine solche Nervenneubildung nur für gutartige Tumoren wie Polypen, Kondylome und Papillome gelten lassen, in bösartigen Tumoren kämen nur die stehengebliebenen Nerven des durchwachsenen Normalgewebes vor, die aber keine Beziehung zu den Geschwulstzellen eingehen.

Am meisten umstritten ist die Frage, *ob die Geschwulstzellen besonders die eines Krebses ebenso innerviert* werden wie die Zellen eines Normalgewebes. Auf der einen Seite wird gesagt[2]: „die Zellen bösartiger Geschwülste stehen durch ein Nervensystem weder untereinander noch mit dem Träger der Geschwulst in naher Verbindung. Deshalb bewirken sie sich wachsend nicht gegenseitig, noch werden sie von dem ganzen Organismus bewirkt, sie wachsen sinn- und planlos." Auf der anderen Seite hält OERTEL (1929 und 1931) nach Untersuchungen am Scirrhus der Mamma die Nerven für einen integrierenden Bestandteil des Geschwulstgewebes, da sie nicht nur die Blutgefäße des Stromas, sondern auch das Tumorparenchym selbst versorgen. Ebenso äußert sich etwa MARTYNOW (1930), der sogar in den Hornperlen eines Krebses Nerven nachgewiesen haben will; auch ABRAHAM (1940) beschreibt Nervenendköpfchen zwischen Krebszellen. EICKHOFF (1954) lehnt auf Grund seiner Untersuchungen an menschlichen Kehlkopfkrebsen eine eigene feinere Innervation des Tumorgewebes ab.

3. Geschwulststroma.

Gefäße und Nerven sind die wesentlichen Teile des Geschwulststromas, das ja die Verbindungsbrücke zwischen Tumor und Wirtsorganismus darstellt. Stroma und Tumorzellen bauen erst gemeinsam das Geschwulstgewebe auf. Die dabei in Erscheinung tretenden Strukturen hat SCHERER (1938) am Beispiel der Gliome in 3 Gruppen eingeteilt. 1. Die Eigenstrukturen des Tumorgewebes, d.h. die Besonderheiten von Medulloblastom, Astrocytom, Carcinom oder Sarkom; 2. die sekundären Strukturen, die von dem besonderen Bau des Organgewebes abhängig sind, in dem der Tumor wuchert, wie z.B. der Verlauf von Nervenfasern, Muskelfasern, Leberzellbalken usw.; 3. die tertiären Strukturen, die rein vom Gefäß-

[1] FEYRTER 1953. [2] KRONTHAL 1906.

bindegewebe der betreffenden Örtlichkeit bedingt sind. Die Frage nach der Bedeutung des Stromas überhaupt läßt sich am leichtesten an epithelialen Tumoren untersuchen, bei denen ja epitheliale Tumorzellen und mesenchymales Stroma sich unschwer voneinander abgrenzen lassen.

Böhmig (1930) unterscheidet hier recht glücklich drei Formen von Stroma, nämlich Organstroma, Umgebungsstroma und Eigenstroma einer Geschwulst. Das *Organstroma* besteht in dem Gefäß- und Bindegewebsgerüst des Organes, in dem der Tumor gerade wuchert. Es ist begreiflicherweise schon bevor es der Tumor durchsetzt, je nach dem Organ verschieden gebaut und kann auch schon vorher Veränderungen wie Sklerose usw. aufweisen. Bis zu einem gewissen Grade beeinflußt auf diese Weise das Organ, in dem ein Tumor wuchert, dessen gestaltliche Ausformung: So bildet z.B. ein im faserigen Mammagewebe in schmalen Strängen wucherndes Carcinom im lockeren Gewebe der Axilla oder in Lymphdrüsen breitere Stränge.

Unter *Umgebungsstroma* versteht Böhmig jene besondere Reaktion, die man oft als „*Stromareaktion*" schlechtweg bezeichnet. Es handelt sich um die Ausbildung eines zell- und gefäßreichen Gewebes, das schon von Boll (1876) als „embryonales Gefäß-Keim-Gewebe", von Hauser (1890) als „kernreiches Granulationsgewebe" bezeichnet wurde. Diese hauptsächlich in kleinzelligen Infiltraten und Gefäßwucherungen sich ausdrückende Reaktion kann diffus oder herdförmig um einzelne vordringende Tumorzapfen erfolgen[1]. Die Art ihrer Ausdehnung ist aber doch wiederum vom Wirtsorganismus, also von dem Gewebe bestimmt, in dem der Tumor gerade wuchert: Im lockeren Gewebe der Mucosa und Submucosa ist sie gut ausgeprägt, in der dichteren Muskulatur fehlt sie[2]. Die Verfasser sind sich nie darüber einig geworden, ob durch diese Stromareaktion „einem Carcinom der Weg gebahnt wird"[3], oder ob es sich im Gegenteil um einen „Schutzwall" handelt, den der Organismus gegen das Vordringen des Tumors aufwirft[4]. Wallbach (1929) sieht in der Stromareaktion bei einem Tumortransplantat geradezu eine Immunitätsreaktion. Böhmig (1950) stellt demgegenüber vorsichtig abwägend fest, daß solche Reaktionen nur insoweit lokale Abwehrvorgänge und lokale Immunitätserscheinungen darstellen, „als wir solche Leistungen dem Granulationsgewebe im allgemeinen zuerkennen". Tatsächlich endet hier der Bereich des Morphologen — er ist von sich aus nicht mehr imstande, ein Urteil über die biologische Bedeutung dieser Stromareaktion zu fällen.

Sümegi (1954) und Mitarbeiter möchten die im Stroma mancher Mammacarcinome auftetenden elastischen Strukturen wegen ihrer Färbbarkeit mit Kongorot und ihrer Metachromasie als elastisches Amyloid bezeichnen.

Ähnlich wie im Granulationsgewebe oft reichlich chromotrope Substanzen auftreten, so können sie auch im Stroma von schnellwachsenden Geschwülsten gefunden werden, worauf jüngst Nikitin (1954) hingewiesen hat.

Schließlich ist noch jener Teil des Geschwulststromas zu unterscheiden, der als „*Eigenstroma*" besonders die Epithelzellen zum Geschwulstgewebe zusammenfaßt und gliedert. Auch dieses Eigenstroma hängt einerseits vom Gewebe des Ausgangsorganes, andererseits von Wachstumsart und Wachstumsgeschwindigkeit des Tumors ab. So hat z.B. Bohle (1951) gezeigt, daß im scirrhösen Mammacarcinom das Stroma der Brustdrüse besonders reichliche elastische Fasern liefert. In manchen schnell wachsenden Tumoren kann man allerdings in diesem Eigenstroma wohl kaum mehr erblicken als die auf das primitivste beschränkte Kanalisierung eines wuchernden Gewebes, die gewissermaßen in äußerster Eile und mit wenig Aussicht auf Dauerhaftigkeit hergestellt wurde. In anderen Fällen nimmt jedoch das Eigenstroma an der Ausformung des Geschwulstgewebes einen so großen Anteil, daß geradezu organähnliche Strukturen auch im Tumor entstehen.

[1] Böhmig 1930. [2] Böhmig 1950. [3] Petersen und Colmers 1904. [4] Borst 1904.

Bei den langsam wachsenden, klinisch gutartigen Tumoren ist es nicht verwunderlich, wenn man den Bau des Normalgewebes nicht nur in der Ausformung der einzelnen Tumorzellen, sondern auch in der eines besonders gestalteten Gefäßbindegewebes wiederfindet. Aber auch in schnell wachsenden, klinisch bösartigen Tumoren kann dieser Bauplan noch mehr oder minder weitgehend durchscheinen. Es war vor allem E. ALBRECHT, der in einem Zeitalter der sich entfaltenden Entwicklungsmechanik mit besonderem Nachdruck auf *das „Organoide" auch im Aufbau der Tumoren* hingewiesen hat. HUECK hat dann die „organoide" Betrachtungsweise der Geschwülste wieder aufgenommen und in einer Reihe von Arbeiten gegenüber der rein cellulären Richtung vertreten. Seine Schüler BREDT, BOLCK und ESSBACH haben diese seine Auffassung mit Erfolg auf die Analyse einer Reihe von Tumoren angewandt. HUECK (1947) weist darauf hin, „daß bei zahlreichen Carcinomformen auch das Bindegewebe in einer deutlichen Beziehung zum epithelialen Geschwulstanteil steht", daß es bei der Bauform des ganzen Gewächses nicht vernachlässigt werden dürfe, zumal es ebenso eine unterschiedliche Gliederung erkennen lasse wie das Epithel. Am deutlichsten wird dies bei einem der „semimalignen" Tumoren, dem Basaliom und bei manchen Magencarcinomen, deren Stroma von einer gewissen Ähnlichkeit mit Granulationsgewebe bis zum faserigen Narbengewebe abgewandelt werden kann. Mit schnellerem Wachstum verliert sich allerdings diese geregelte Verfugung von Epithel und Bindegewebe immer mehr.

Wenn man nun fragt, welcher der beiden Komponenten, der epithelialen oder dem mesenchymalen Stroma, in diesem Zusammenspiel die *führende Rolle* zukommt, so muß man in Betracht ziehen, daß der epitheliale Anteil einer Geschwulst in seiner Entfaltung von einem geeigneten Boden, d. h. einem ernährenden Gefäßbindegewebe, abhängig ist. Andererseits wird aber die Entfaltung der im Epithel schlummernden Potenzen rückwirkend auch auf die Gestalt des Stromas Einfluß nehmen. Es liegt also ein gewisses *gegenseitiges Bedingtsein* beider Komponenten vor, wobei aber doch offenbar dem aktiven Element, dem Träger der geschwulstmäßigen Wucherung, d. h. dem Epithel, der führende Einfluß zukommt. SCHÜRMANN und Mitarbeiter (1931) sowie BÖHMIG (1950) haben hier an eine Art *Organisatorwirkung* im Sinne SPEMANNs gedacht. Tatsächlich sieht man worauf FISCHER-WASELS (1927) hingewiesen hat, daß z. B. ein im Primärtumor stark faserbildender Krebs dieselbe Eigentümlichkeit auch in seinen Metastasen aufweist, die ja durch Absiedlung nur der epithelialen Geschwulstzellen entstanden sind. Diese müssen also auf das jeweilige ortsständige Gefäßbindegewebe eine Art organisatorischen Effekt ausüben.

Vielleicht gehört hierher auch das gelegentliche Auftreten von osteoiden Bälkchen und echtem Knochen im Stroma mancher Krebse, besonders der Drüsenkrebse des Darmes[1].

4. Mischtumoren.

Besonders merkwürdige Bauverhältnisse, was die Beziehung Epithel zu Stroma anlangt, treffen wir in den Tumoren an, in denen epitheliale und bindegewebige Anteile in gleicher Weise geschwulstmäßig wuchern, die also gemischte Tumoren darstellen. APOLANT hat schon 1908 experimentell derartige *Mischtumoren* dadurch erzeugt, daß er eine Mischung von Carcinom- und Sarkomgewebe einem Tier implantierte. Beide Anteile wucherten, ließen sich aber nachträglich immer wieder trennen. ROBERT MEYER (1920/21) hat dann folgende 3 Möglichkeiten für Entstehung und Bau von Mischtumoren ins Auge gefaßt, die auch heute noch unserer Nomenklatur zugrunde liegen:

[1] Siehe LANGER 1940, CHRISTIE 1951, GRUBER 1953.

1. „*Kollisionstumoren* bilden sich durch zufälliges Zusammentreffen und Durcheinandergeraten zweier unabhängig entstandener Geschwulstarten"; es handelte sich also weniger um Mischgeschwülste als um Vermischungsgeschwülste; sie sind sicher sehr selten.

2. „In *Kombinationstumoren* haben die verschiedenen blastomatösen Bestandteile eine histogenetische Gemeinsamkeit, eine gemeinsame Stamm- oder Ahnenzelle", wie etwa bei den sog. Adenosarkomen der Niere (WILMS-Tumoren). Ein weiteres Beispiel für einen derartigen Mischtumor, den man sonst als Carcino-Sarkom bezeichnen müßte, trifft man in der Mamma[1]: Die Epithelzellen der Mamma sind schon normalerweise imstande, sowohl epitheliale Drüsenzellen wie auch glatte Muskelfasern, die sog. myoepithelialen Elemente (Myothelien), zu bilden. Diese Potenz vermag sich offenbar auch in manchen vom Epithel abzuleitenden Mammatumoren zu verwirklichen, die dann als eine Mischung von epithelialen und spindelig-muskulären Zellen imponieren.

3. „Die *Kompositionstumoren* sind zusammengesetzte Geschwülste mit geweblicher Zugehörigkeit bzw. Abhängigkeit, wie Parenchym und Stroma, die beide blastomatös werden". Reine derartige Fälle sind sicherlich außerordentlich selten. Einen besonders eindrucksvollen Fall haben SCHMORL (1908) und REICHMANN (1909) beschrieben, nämlich ein Prostatacarcinom, dessen Stroma von einem Osteochondrosarkom gebildet war.

In der Praxis wird es oft schwer oder ganz unmöglich sein, einen Mischtumor in eine der 3 von R. MEYER vorgesehenen Rubriken hineinzuzwängen, da sie alle auf der Histogenese beruhen, deren Erschließung an einem vorliegenden Präparat nicht immer möglich ist. Ganz abgesehen davon sind sicherlich viele sog. Mischtumoren insbesondere der Carcino-Sarkome gar keine Mischtumoren im strengen Sinne, sondern nur maskierte Carcinome oder Sarkome, wie das SAPHIR und VASS (1938) sowie BONSER und ORR (1939) mit guten Gründen angenommen haben.

III. Das Tumorwachstum.

Tumorzellen und Tumorgewebe, die wir in den vorhergehenden Abschnitten sozusagen als fertige Gegebenheiten behandelt haben, entstehen und vergehen, wachsen und verändern sich. Den dabei zu beobachtenden Wandel in der Gestalt gilt es nunmehr zu erfassen.

1. Geschwulstanlage: uni- und multizentrische Geschwulstentstehung.

Hier stoßen wir noch einmal auf eine verschwommene Grenze des Tumorbegriffes, nämlich wenn es gilt, die Frage zu beantworten: welche Gewebsveränderung ist schon als Tumor und welche noch als vorbereitende anzusehen? Es handelt sich mit anderen Worten um die *ersten Stadien der formalen Genese* der Tumoren, die zumindest ebenso dunkel und problematisch ist wie die kausale. Aus einer großen Reihe von Experimenten[2] wissen wir, daß bei Einwirkung eines cancerogenen Stoffes auf die Epidermis in manchen ihrer Zellen irreversible Veränderungen entstehen, die sie bei Einwirkung eines weiteren Reizes zur geschwulstmäßigen Wucherung befähigen. Das Bedrückende für den mit gestaltlichen Veränderungen befaßten Forscher ist die Tatsache, daß es auch bei Anwendung von feinsten Methoden nicht gelungen ist, solche Zellen oder Zellgruppen zu erkennen, obwohl ihre Anwesenheit in der Epidermis gesichert ist. ROUS spricht von unterschwelligen (subthreshold) Neoplasmen. Hier geht also der erste Schritt von der Normalzelle zur Geschwulstzelle in einem Bereich vor sich, in den wir einstweilen

[1] HAMPERL 1939. [2] DEELMAN 1933, ROUS und ROGERS 1952, BERENBLUM 1947.

nicht hineinsehen können. ROUS hat den Vergleich zu Vorgängen gezogen, die uns von der normalen Organentwicklung geläufig sind und durch die Begriffe Determination und Realisation umschrieben werden. Auch von Geschwulstanlage kann man hier sprechen.

Die *Suche nach solchen Geschwulstanlagen* stand beim Menschen eine Zeitlang sehr im Vordergrund, besonders seitdem COHNHEIM ihnen in seiner Geschwulsttheorie eine große Bedeutung beigemessen hatte. Er nahm nämlich an, daß während der Embryonalentwicklung Zellkomplexe ausgeschaltet würden und unverbraucht, d.h. auf embryonaler Stufe verharrend und nicht weiter differenziert, liegen blieben; durch spätere Einwirkungen würden sie dann in Form von Geschwülsten zum Leben erweckt. Trotz aller darauf gerichteten Aufmerksamkeit war es aber nicht möglich, solche embryonalen Geschwulstkeime nachzuweisen, so daß auch hier der gefährliche Weg indirekter Beweisführung angetreten wurde. Am Ort kompliziert ablaufender Entwicklungsvorgänge sollten sich besonders leicht Möglichkeiten zur Versprengung solcher potentieller Geschwulstanlagen ergeben. Bei dem sozusagen klassischen Beispiel für diese Lehre, den sog. branchiogenen Tumoren, habe ich (1939) das vorliegende Tatsachenmaterial kritisch gesichtet und mußte zu dem Schluß kommen, daß wohl die allermeisten dieser branchiogenen Carcinome als Lymphdrüsenmetastasen von unerkannt gebliebenen primären Pharynx- und Larynxcarcinomen anzusehen sind; geradezu die Ausnahme stellen Tumoren dar, die von den wohl ausdifferenzierten, also keineswegs mehr embryonalen Geweben ausgehen, welche die Kiemengangscysten oder -fisteln aufbauen. Das sind dann z.B. Plattenepithelcarcinome, die sich histologisch in keiner Weise von den Plattenepithelcarcinomen unterscheiden, wie sie von richtig gelagerten Plattenepithelien ihren Ausgang nehmen. In ähnlicher Weise wurde der embryonale Keim als Ausgang eines Tumors an vielen anderen Stellen zwar gesucht aber nicht gefunden, oder er erwies sich als durchaus entbehrlich zur Erklärung von Tumoren. Auf die diesbezüglichen gründlichen Arbeiten von FEYRTER (1930) und APITZ (1943) sei hier nur verwiesen. Die Jagd nach dem sichtbaren embryonalen Keim war also erfolglos. Als nun noch alle experimentellen Bemühungen fehlschlugen, embryonale Geschwulstkeime zu erzeugen, und auch der Hinweis auf die embryonale Zellgestalt der Tumoren entkräftet wurde (s. oben), mußte man sich mit dem Gedanken befreunden, daß der Geschwulstkeim, sei er nun embryonal oder später entstanden, sich eben weniger durch sichtbare Merkmale als durch eine Änderung in den Zellpotenzen ausdrücke (s. oben).

DRUCKREY (1948) hat auf Grund mathematisch unterbauter Überlegungen wahrscheinlich gemacht, *daß immer eine gewisse Anzahl solcher potentieller Tumorzellen entstanden sein muß, bevor ein sicheres Geschwulstwachstum in Erscheinung treten kann.* Es ist bemerkenswert, daß FISHER und HOLLOMON (1951), ohne die DRUCKREYschen Arbeiten zu kennen, bei ihrer Hypothese über die Entstehung von Krebsherden zu genau denselben Schlüssen gelangen, wenn sie von einer „kritischen Größe" der präsumptiven („Krebs"-) Zellkolonie sprechen. Wir müssen also wohl annehmen, daß solche zum Tumorwachstum befähigten Zellen oder Zellgruppen in ihrem Wachstum zunächst gedrosselt sind, entweder dadurch, daß ihnen selbst noch etwas fehlt, oder dadurch, daß ihre Umgebung ihre Vermehrung hemmt. Erst beim Hinzukommen oder Wegfallen dieser Faktoren kann das richtige Geschwulstwachstum einsetzen.

Tierversuche und Erfahrungen aus der menschlichen Pathologie haben es wahrscheinlich gemacht, daß jene erst bei ihrem Wachstum sichtbar werdenden Geschwulstanlagen nicht immer eng benachbart zu sein brauchen. Bei lang genug durchgeführten Pinselungsversuchen mit cancerogenen Stoffen treten gutartige Geschwülste immer, bösartige oft multipel auf, d.h. also, daß durch die erste flächenhafte Einwirkung in dem betroffenen Gebiet nicht eine, sondern *mehrere Geschwulstanlagen gleichzeitig entstanden sein müssen.* Der realisierende Einfluß weckt also etwa wie ein Regen auf einem besäten Ackerfeld gleichzeitig viele Keime zum Wachstum. Tatsächlich wird ja von einer „*Feldtheorie*“ der Tumorentstehung gesprochen (WILLIS 1948). Geht nun aber wirklich auch jeder einzelne Tumor von einer einzigen Tumoranlage aus oder von mehreren im „Feld“ eng benachbarten, die dann zu einer nur eine Einheit vortäuschenden Geschwulst verschmelzen? Hier handelt es sich um ein ausgesprochen morphologisches Problem, das denn auch mit morphologischen Methoden an menschlichen Tumoren bearbeitet wurde. NIEBEL (1942) hat ein Basaliom der Haut im Wachsplattenmodell rekonstruiert und seine Zusammensetzung aus mehreren, zwar nahen, aber doch voneinander getrennten und wohl auch getrennt entstandenen Teilen nachgewiesen. Auch OBERSTE-LEHN (1954) kommt auf Grund seiner Studien an Basaliomen zur Annahme einer multizentrischen Entstehung dieser Tumoren. Zu denselben Ergebnissen kommt WILLIS (1944) an Hautkrebsen.

COLLINS und GALL (1952) untersuchten 117 Magencarcinome an Serienschnitten und konnten in 45 Fällen Bilder finden, die auf eine multizentrische Entstehung der Tumoren im Sinne eines Zusammenfließens zunächst unabhängig voneinander entstandener Wucherungen hindeuten. WILLIS (1948) hat auf diesen Befunden seine „Feldtheorie“ der Geschwulstentstehung gegründet. Auf der anderen Seite hat PETERSEN (1902) Plattenmodelle von vier Hautcarcinomen angefertigt und in der Umgebung zwar isolierte Epithelzapfen gefunden, sieht diese aber nicht als selbständig entstandene Tumoren an, sondern deutet sie als Zeichen einer frühzeitigen Loslösung und Verschleppung einzelner Tumorzellen. Im Magen-Darmtrakt geben allerdings auch PETERSEN und COLMERS (1904) das Bestehen von multizentrischen Herden im Beginn der Krebsentstehung zu. Man kann also mit demselben Verfahren zu entgegengesetzten Ergebnissen kommen. Daher ist entweder die Methode zur Entscheidung dieser besonderen Frage nicht geeignet, oder es sind eben verschiedene Möglichkeiten, die der *multizentrischen und der unizentrischen Geschwulstentstehung* in verschiedenen Tumoren verwirklicht, und die Autoren haben nur insofern geirrt, als sie ein von ihnen jeweils festgestelltes Verhalten verallgemeinerten. Nach den schon in der Einleitung dieses Beitrages ausgesprochenen Grundsätzen neige ich begreiflicherweise dieser letzteren Anschauung zu und halte sowohl die unizentrische[1] wie die multizentrische Geschwulstentstehung, d.h. die Verschmelzung nahe benachbarter, aber selbständig entstandener Tumoranlagen zu einem Tumor[2] für möglich.

Man kann nun die *Zeit*, innerhalb derer die einzelnen Tumoranlagen zu sprossen beginnen, *und das in Betracht kommende „Feld“ verschieden groß ansetzen.* Einerseits könnte es sehr leicht geschehen, daß die Tumoranlagen eines Feldes nicht gleichzeitig, sondern in Abständen von Tagen, Wochen, ja vielleicht Jahren sich entfalten. Andererseits kann es sich um ein kleinstes „Feld“ handeln, auf dem etwa die Tumoranlagen gelegen waren, die bei der multizentrischen Tumorentstehung, wie eben erläutert, zu einem einzigen primären Tumor verschmelzen; wir können aber auch das Feld viel größer nehmen, also etwa die ganze Magenschleimhaut oder die Schleimhaut des ganzen Colons, ja des ganzen Darmes oder beide Drüsenkörper der Mammae darunter verstehen. Von diesem Standpunkt aus wäre es also durchaus erklärlich, daß nach Entfernung eines Tumors innerhalb kürzerer oder längerer Zeit eine andere Anlage in einem solchen großen Felde zu sprossen beginnt. Ein derartiges Vorkommnis müßte uns als Rezidiv imponieren,

[1] HAUSER, VERSÉ, STAEMMLER, OBERNDORFER, SCHMIEDEN, KONJETZNY (s. dazu bes. BÖHMIG 1950).

[2] RIBBERT, DEELMAN 1933.

während es sich in Wirklichkeit um einen zweiten neuen Primärtumor in dem gleichen „Feld" handelt. In der Tat besitzen wir eine ganze Reihe von Hinweisen darauf, daß es sich so verhalten könnte. Mir ist persönlich aus meiner Studentenzeit ein Fall unvergeßlich, den der Chirurg v. HOCHENEGG in seiner Vorlesung zeigte: Eine Frau erkrankte jedesmal, wenn sie schwanger wurde, an einem neuen primären Dickdarmcarcinom, das immer operativ entfernt und auch anatomisch als Primärtumor gedeutet wurde. In ähnlicher Weise erklären THOMAS und Mitarbeiter (1948) mehrfache Carcinome des Dickdarms, die sie öfters, als es der Erwartung entspricht, gefunden haben, und SLAUGHTER und Mitarbeiter (1953) die mehrfachen Carcinome der Mundhöhle; auch Carcinome in beiden Mammae, die entweder neben- oder nacheinander auftreten, sind keineswegs selten. Einen schönen experimentellen Hinweis hierfür erbrachte HACKMANN (1951). Er exstirpierte die bei einem Mäusestamm in 40—45% aller weiblichen Tiere auftretenden Mammatumoren, mußte aber sehen, daß mit großer Regelmäßigkeit immer neue Geschwülste in anderen Mammae auftraten, die das Leben der Tiere vorzeitig beendeten, falls sie nicht immer wieder rechtzeitig entfernt wurden. In solchen und ähnlichen Fällen könnte man einwenden, daß es sich vielleicht doch um Metastasen des zuerst entfernten Tumors handelt; erst dann seien multiple Primärtumoren sichergestellt, wenn sich die einzelnen Geschwülste auch hinsichtlich des klinischen Baues unterscheiden. Da aber fast alle Mammacarcinome bei Menschen denselben histologischen Typen angehören, ist von vornherein kaum zu erwarten, daß sich die beiden Tumoren unterscheiden werden. Immerhin hat HACKMANN auch hier Verschiedenheiten gefunden, die ihn zu der Meinung berechtigten, daß es sich um eine Art Systemerkrankung der Brustdrüsen handelt.

HACKMANN nähert sich damit dem von HUBER (1950) so sehr propagierten Begriff der *Systemcarcinome des menschlichen weiblichen Genitales*, in dessen Bereich ja das Vorkommen doppelseitiger und etwa gleichzeitig entstandener Tumoren z.B. der Ovarien bekannt ist, und zwar nicht bloß bösartiger, sondern auch gutartiger Geschwülste. HUBER dehnt eben das „Feld" auf alle Gewebe aus, die durch eine gemeinsame embryologische Abstammung gekennzeichnet sind.

Solche Gedankengänge führen dann hinüber zu der oft behandelten Frage der *multiplen Primärtumoren* in verschiedenen Organen, wobei freilich fast ausschließlich die bösartigen in Betracht gezogen werden, da die klinisch gutartigen nur sehr schwer vollkommen zu erfassen sind. Es ist merkwürdig, daß die anscheinend so einfache Frage, ob zwei oder mehrere Primärtumoren, seien sie nun zur selben Zeit oder in zeitlichem Abstand voneinander entstanden, beim Menschen häufiger vorkommen als es nach dem Gesetz der Wahrscheinlichkeit zu erwarten wäre, auch auf Grund statistischer Beweisführung so verschieden beantwortet wird.

Das Problem war übrigens schon R. VIRCHOW (Geschwulstlehre S. 45) bekannt: „Man sagte nehmlich: es kommt sehr häufig vor, daß eine bösartige Geschwulst an irgendeiner Stelle durch Operation entfernt wird, und zwar vielleicht dauerhaft entfernt wird. Aber dann entsteht die Gefahr, daß sich an einem anderen Teile des Körpers, vielleicht an einem inneren Organe, eine neue Geschwulst ähnlicher Art bildet. Daraus hat man geschlossen, daß doch die eigentliche Ursache fortbestehen müsse im Körper, wenngleich der Herd, den man unmittelbar vor sich sah, entfernt ist; und man hat weiterhin gefolgert, daß man eigentlich unrecht handle, die erste Geschwulst zu entfernen, die vielleicht an einem äußeren, wenig Gefahr drohenden Orte sich fand, und so das Blut gleichsam zu zwingen, ein anderes Organ zu wählen, an welchem es seine bösen Lüste kühlen könne und welches nun das Receptionsorgan für die bösen Säfte werden müsse." Der Gewährsmann, auf den sich VIRCHOWS „man" bezieht, ist niemand anderer als HIPPOKRATES (Aphor. sect. 6,38): „Quibuscunque occulti cancri fiunt, eos non curare melius est; curati enim citius moriuntur; si vero non curentur, multum tempus perdurant" und (Pet. de Marchettis. Observ. med. chirurg.): „Omnium autorum sententia, quod scilicet cancer in aliqua parte avulsus, in altera progressu temporis suboriatur." PELLER (1941) meint, daß beim Vorhandensein eines Primärtumors ein zweiter seltener aufträte. WATSON (1953) findet, daß zwei oder mehrere Primärtumoren in verschiedenen Organen oder Organsystemen nicht häufiger vorkommen, als es der zufälligen Erwartung entspricht. WARREN und Mitarbeiter (1935, 1944) finden dagegen, daß die Häufigkeit doppelter Primärtumoren 11mal größer ist, als man es erwarten sollte. Hier wird gewissermaßen der ganze Organismus als Feld angesehen, in dem bei dem einen Individuum mehr Geschwulstanlagen auf ihre Realisierung warten als bei dem anderen — folgerichtig erklären WARREN und Mitarbeiter (1944): „Diese größere Häufigkeit könnte man der Empfindlichkeit oder der Prädisposition mancher Personen oder Personengruppen für Krebs zuschreiben.“

Die hier so auffällig zutage tretenden Widersprüche hinsichtlich der doppelten Primärtumoren dürften sich aber klären, wenn man nicht von der Gesamtzahl der Tumoren ausgeht, sondern sie in die einzelnen Lokalisationen aufgliedert. In Mamma und Dickdarm, also den eben erwähnten „Feldern“ kommen zweite Primärtumoren häufiger vor (MIDER und Mitarbeiter 1952); zweite Primärtumoren sitzen bei den Männern öfter in den Harnwegen und Prostatae, selten in den Bronchien (P. ALBRECHT 1952).

2. Erstes Wachstum der Geschwulstanlage.

Wie geht nun das Wachstum der Geschwulstanlagen im einzelnen vor sich? Da sie — zunächst für uns unerkennbar — zwischen normalen Zellen eingebettet liegen, wird sich ihr erster Wachstumsschritt mit eben diesen unmittelbaren Nachbarn auseinandersetzen müssen. Gerade diesbezüglich kann man aber kaum mit gesicherten Beobachtungen rechnen, so daß dementsprechend die Meinungsverschiedenheiten besonders groß sind. Letzten Endes geht es schon hier um die grundsätzliche Frage, *ob ein Tumor aus sich heraus, d.h. durch dauernde Vermehrung seiner eigenen Zellen wächst oder durch Umwandlung und Einbeziehung von bis dahin normalen Zellen* (s. Abb. 27).

Für die *späteren Stadien* des Wachstums von Tumoren, insbesondere der bösartigen, ist wohl allgemein anerkannt, daß es aus sich heraus durch Vermehrung ausschließlich der Tumorzellen selbst vor sich geht und nicht durch „Apposition“, also durch Umwandlung anliegender Normalzellen. Nur in den *Anfangsstadien* des Tumorwachstums wird außer dieser Vermehrung der Tumorzellen aus sich heraus noch ein appositionelles Wachstum diskutiert.

Hier wiederholt sich sozusagen die Meinungsverschiedenheit zwischen den einzelnen Verfassern, die wir schon hinsichtlich der uni- und multizentrischen Entstehung kennengelernt haben, auf einer anderen Ebene. Die Schlüsse sind dabei stets von den klinisch bösartigen Tumoren hergeleitet, da ja bei dem bekannten langsamen Wachstum der klinisch gutartigen Tumoren diesbezüglich keine schlagenden Beweise zu erwarten sind. Auf der einen Seite stehen VERSÉ, HAUSER, LOHMER, STAEMMLER und BÖHMIG, die an Hand von eingehenden Untersuchungen an Carcinomen des Magen-Darmtraktes zu dem Schluß kommen, daß sich die Entstehung der ersten Krebsherde nicht nur an vielen Stellen gleichzeitig vollzieht, indem das Epithel seinen Charakter in situ ändert[1], sondern daß eine solche „lokale Umwandlung des Epithels auch am Rande größerer Carcinome, wenn auch selten vorkommt“. HAUSER (1903) spricht von einer in der Peripherie fortschreitenden allmählichen Umwandlung ursprünglicher Normalepithelien in Geschwulstepithelien. Über ähnliche Bilder berichtet JUNGE[2] in der Mamma. Demgegenüber halten RIBBERT, FISCHER-WASELS, BORST und DEELMAN daran fest, daß ein solches appositionelles Wachstum beim ausgebildeten Tumor nur vorgetäuscht werde und die allmählichen Epithelübergänge nur Trugbilder seien; in Wirklichkeit handele es sich um Ausläufer eines Tumors, der das normale Epithel verdrängt und ersetzt habe.

Die schematischen Zeichnungen von PETERSEN und COLMERS (Abb. 28a und b) geben sehr gut die verschiedenen Täuschungsmöglichkeiten am Rande eines Darmkrebses wieder,

[1] VERSÉ 1908.
[2] Literatur bei BÖHMIG.

da hier die im einzelnen Schnitt nicht getroffenen Verbindungsbrücken zwischen den scheinbar isoliert liegenden Tumorzellen mitberücksichtigt sind. Böhmig, der die einschlägige Literatur

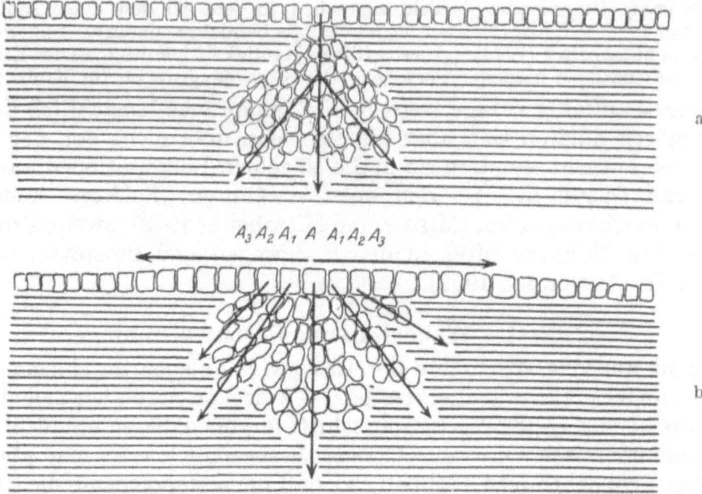

Abb. 27a u. b. Schematische Darstellung eines unizentrisch bloß aus sich herauswachsenden Tumors (a) und eines Wachstums durch Einbeziehung der benachbarten Zellen A_1—A_3 (b). (Nach Deelman 1929.)

kritisch gesichtet hat, will einen vermittelnden Standpunkt insofern einnehmen, als er nur am Anfang der — möglicherweise multizentrischen — Geschwulstentstehung bzw. *im Moment des*

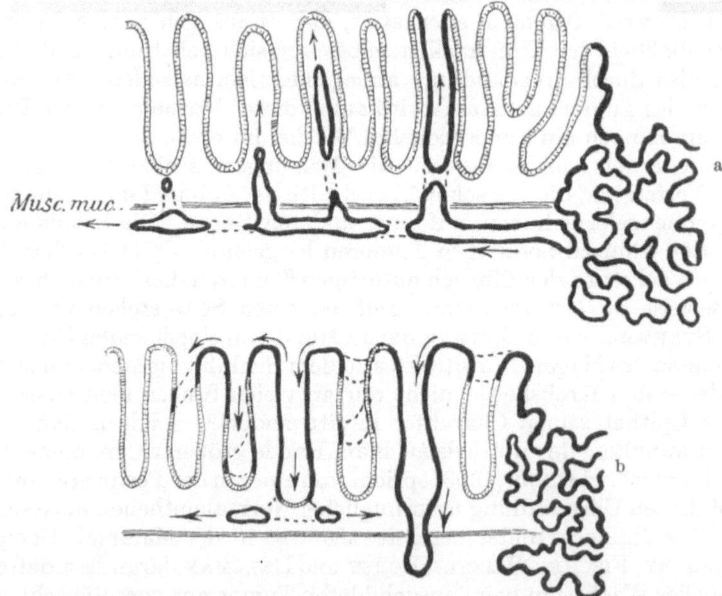

Abb. 28a u. b. Schematische Darstellung des Wachstums eines Drüsenkrebses (schwarz umrandet) in der Darmschleimhaut (normale Drüsen schraffiert). Die in den einzelnen Schnitten nicht getroffenen Verbindungsstücke der Krebsschläuche punktiert. a Wachstum in der Submucosa und von hier aus in die Schleimhaut aufsteigend; b Wachstum in der Schleimhaut und von hier aus in die Submucosa absteigend.

Aufkeimens der Geschwulstanlage ein solches appositionelles Wachstum durch „in der Fläche fortschreitende Induktion“ im Sinne Spemanns annimmt, es aber ablehnt für die spätere Weiterentwicklung des Tumors, der dann nur mehr aus sich selbst herauswachsen könne. Die von ihm vorgeschlagene Trennung zwischen „primärer Geschwulstzellbildung, die durch Einbeziehung immer neuer Normalzellen vor sich gehen soll“ und „sekundärer Geschwulstgewebsbildung“, bei der das Wachstum nur aus sich heraus erfolgt, deckt sich etwa mit der Meinung RIBBERTS (1911), wenn er sagt: „Nur solange er (der Tumor) sich noch in den Anfangsstadien befindet... kann von einem Hinzutreten angrenzender Tiefenwucherungen insofern die Rede sein, als neben an umschriebener Stelle (meist in der Mitte) schon weiter fortgeschrittenen Carcinomen noch jüngere Entwicklungsstufen vorhanden sind, die allmählich zu den älteren hinzutreten. Ist aber einmal der Krebs im ganzen Entstehungsgebiet ausgebildet, dann wächst er nur noch aus sich heraus.“ Ähnlich äußert sich DEELMAN (1929). Auch WILLIS (1944) spricht von einer „spreading cancerisation of a field of epidermis“, die von einem einzelnen zentralen oder mehreren Herden ausgehen soll. Allerdings hält STEINER (1953) die Deutung, die WILLIS seinen Bildern gibt, für eine irrtümliche. Ich möchte sogar bezweifeln, ob es sich bei manchen seiner Fälle (Nr. 4 und 5) überhaupt um ein Carcinom handelt und nicht vielmehr um ein sog. Molluscum pseudo-carcinomatosum[1].

Bei der Betrachtung dieses Fragenkomplexes müssen wir, worauf STEINER (1953) mit Nachdruck aufmerksam macht, *streng zwei Dinge trennen*, die wir um der Klarheit willen auch tatsächlich hier getrennt besprochen haben, nämlich die *Frage der multizentrischen Tumorentstehung*, d.h. die Zusammensetzung des sichtbar werdenden Tumors durch Verschmelzung von nahe aneinander liegenden auskeimenden Tumoranlagen, und die *Frage des eventuell appositionellen Wachstums* eines einmal entstandenen Tumors. Hinsichtlich der ersten Frage sind wir oben zu dem Schluß gekommen, daß eine solche Verschmelzung einzelner Anlagen im Anfang des Tumorwachstums als möglich, ja sogar als erwiesen zu gelten habe; hinsichtlich des Wachstums einer Tumoranlage oder eines Tumors überhaupt ist es aber schwer einzusehen, warum ein Geschwulstgewebe sein Wachstum zu Beginn anders vollziehen soll als kurze Zeit später. Was ist überhaupt „früh“ und „spät“ bei der formalen Genese eines Tumors? „Jeder Tumor, sei er auch noch so klein, ist schon zu groß, um seine Entstehung, die er längst hinter sich hat, noch beobachten und erklären zu können“[2]. Hier dürfen wir es wohl wagen, zu „extrapolieren“, indem wir annehmen, daß dem Tumor jene Form des Wachstums auch an seinen Anfängen eignet, die er während seiner ganzen weiteren Entwicklung zeigt, nämlich das Wachstum aus sich heraus. Die Annahme einer multizentrischen Tumorentstehung durch Verschmelzung zunächst getrennter Tumoranlagen dürfte meines Erachtens wohl genügen, um gewisse morphologische Befunde zu erklären, welche als Ausdruck eines appositionellen Tumorwachstums in diesen Anfangsstadien gedeutet wurden.

3. Ersetzendes Wachstum — Tumoren „in situ“, Präcancerose.

Wie *verhalten* sich nun die Zellen *einer solchen aussprossenden Geschwulstanlage zu ihrer Umgebung*? Wenn die Ansicht richtig ist, daß in der Wachstumsart zwischen einem ganz beginnenden und einem alten Tumor kein grundsätzlicher Unterschied besteht, dann können wir das, was wir hinsichtlich des Verhaltens der Tumorzellen zu ihrer Umgebung in alten Tumoren sehen, auch bei beginnenden Tumoren erwarten bzw. auf sie übertragen[3]. Die leichteste Beobachtungsmöglichkeit bieten in dieser Hinsicht die epithelialen Tumoren, insbesondere die Krebse, da hier die Unterschiede zwischen normalen Zellen und Krebszellen oft so ausgesprochen sind, daß die Zuordnung jeder einzelnen Zelle möglich wird.

Einer im Verbande eines Epithels liegenden und in das Stadium des Wachstums durch Zellvermehrung eintretenden Krebsanlage stehen von vornherein grundsätzlich zwei Wege offen: Einmal die Ausbreitung im Epithel selbst, dann das Eindringen bzw. Einsprossen in das unterliegende Gefäßbindegewebe. Nun

[1] Siehe HAMPERL und KALKOFF 1954. [2] BORRMANN 1926. [3] Siehe LUBARSCH 1908.

scheint es, daß jener erste Weg wenigstens für eine gewisse Zeit der vorherrschende ist, zumindest wird das für manche Krebse angenommen, die dann als Carcinoma in situ bzw. als noch nicht infiltrierendes Carcinom bezeichnet werden (siehe unten). Deshalb ist es besonders interessant, die *Kontaktzone* zwischen dem krebsigen Epithel und dem normalen Epithel auch in schon vollkommen ausgebildeten Tumoren zu studieren, da man aus Lage und Gestalt der Normalzellen und ihrer Kerne vielfach noch die Kräfte ablesen kann, die hier wirksam sind.

Am leichtesten sind die Verhältnisse zu überblicken, wenn *einreihiges krebsiges Zylinderepithel an einreihige normale Zylinderepithelzellen* anstößt. Man kann die hier zu beobachtenden Veränderungen zwanglos auf zwei Faktoren zurückführen: den Wachstumsdruck, der natürlich bei den proliferierenden Krebszellen den der stabilen Normalzellen überwiegen wird, und den Widerstand, der von den diesem Druck ausgesetzten Normalzellen geleistet wird, wobei vor allem ihre Verfugung miteinander und ihre Haftung am Grundhäutchen maßgebend ist. Dabei müssen wir uns freilich von der Vorstellung freimachen, daß eine Zylinderzelle auf ihrem Platz am Grundhäutchen gewissermaßen festgeklebt sei — wissen wir doch, daß sowohl Platten- wie auch Zylinderepithelzellen schon normalerweise und bei der Regeneration auf dieser Fläche zu gleiten imstande sind. STRAUSS (1953) hat nun folgende Möglichkeiten beobachtet: Das eine Mal stoßen Krebszellen und Normalzellen unmittelbar aneinander, ohne daß an der Kontaktfläche eine Deformierung der einen oder anderen Zellen zu erkennen wäre. Hier scheint also eine Art Gleichgewicht zwischen Krebs- und Normalzellen zu herrschen. Das andere Mal sieht man Verdrängungserscheinungen an den Normalzellen, die verschieden sein können, je nachdem wohin sich der stärkste Druck richtet bzw. wo dem Druck der geringste Widerstand entgegengesetzt wird (Abb. 29). Am häufigsten findet man Bilder, die einem Vordringen der Krebszellen an der Basalmembran entsprechen, wobei die Normalzellen wie Erdschollen von einer Pflugschar abgehoben werden (Abb. 29a). Sie gehen dann, da sie ihrer Ernährungsbasis beraubt wurden, zugrunde. Dieses „Abdrängen der normalen Drüsenzellen von der Membrana propria durch das vordringende Carcinom" ist schon von zahlreichen Forschern[1] gesehen und abgebildet worden. In manchen Fällen erkennt man die Folgen des Wachstumsdruckes mehr in der Zellmitte (Abb. 29b) oder an der Zelloberfläche (Abb. 29c), während die Zellbasis offenbar nicht am Grundhäutchen verschoben wird. Gelegentlich können aber auch die Normalzellen in breiter Front zusammengedrückt sein (Abb. 29d). In diesem klassischen Beispiel des Zusammentreffens zweier verwandter Epithelarten, von denen die eine krebsig, die andere normal ist, läßt sich keine Veränderung feststellen, die nicht durch Druck und Widerstand gegen diesen Druck zwanglos zu erklären wäre[2].

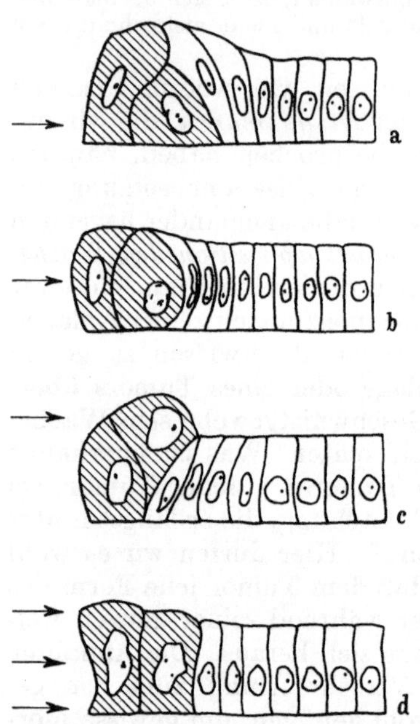

Abb. 29a—d. Schematische Darstellung des möglichen Verhältnisses zwischen zylindrischen Krebszellen (schraffiert) und Normalzellen. (Nach STRAUSS 1953.)

In ganz ähnlicher Weise verhält sich auch *krebsiges Plattenepithel*, wenn es oberhalb der Membrana propria *gegen normales Zylinderepithel* vordrängt. Hier

[1] Insbes. von PETERSEN und COLMERS 1904, RIBBERT 1911, BORRMANN 1926 und BÖHMIG 1950.
[2] RIBBERT 1911.

kommt es vor allem zur Abhebung und zum Zugrundegehen des abgehobenen Zylinderepithels.

Etwas anders stellen sich die Verhältnisse dar, wenn krebsiges Epithel nicht gegen einschichtiges, sondern mehrschichtiges Zylinderepithel oder Plattenepithel vorwuchert. *Krebsiges Plattenepithel* stößt oft überraschend und unvermittelt *an normales Plattenepithel* an, ohne daß irgendwelche Zeichen einer Druckwirkung zu erkennen wären (s. Abb. 30). Entweder fehlt an solchen Stellen wirklich jeder erhöhte Druck von seiten des krebsigen Epithels oder der Zusammenhalt des Normalepithels ist durch intercelluläre Verbindung (Epithelfasern usw.) ein derartig fester, daß der von den Krebszellen ausgeübte Wachstumsdruck nicht ausreicht, um erkennbare Verschiebungen im Gesamtzellverband auszulösen. Statt dessen erkennt man gelegentlich, aber doch im ganzen recht selten ein Vordringen von Krebszellen zwischen die einzelnen Normalzellen, deren Verbindungen dabei offenbar gesprengt werden. Die ersten beweisenden Abbildungen hat meines Wissens Borst (1904) von einem Lippencarcinom beigebracht: Die basalen Zellen des normalen Epithels erschienen dabei noch intakt, aber zwischen sie und die höheren Epithelschichten schoben sich bereits Krebszellen als „Vorposten" ein. Schottlaender und Kermauner (1912) haben später diesem intraepithelialen Wachstum von Krebsen der Portio besondere Beachtung geschenkt.

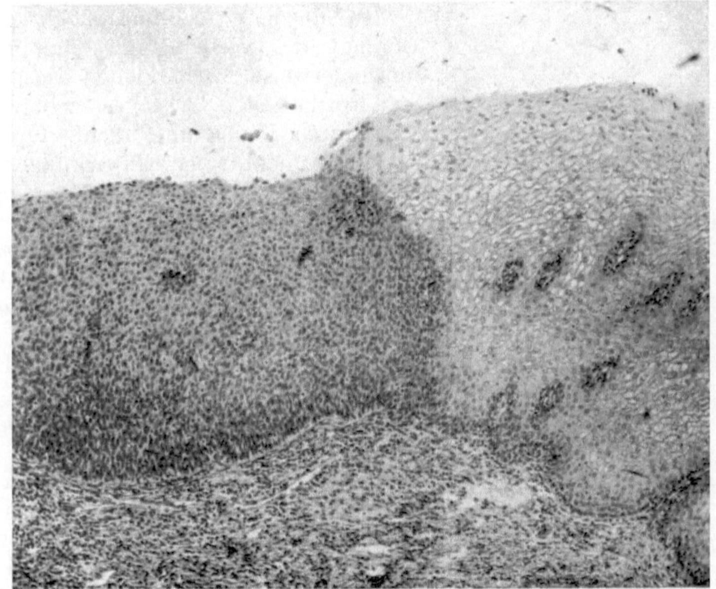

Abb. 30. Zusammenstoß des Plattenepithels eines Carcinoma in situ der Portio (links) mit dem normalen Plattenepithel.

Da nun das normale Plattenepithel einem gesetzmäßigen von der Basis zur Oberfläche ablaufenden Reifungs- und Abstoßungsprozeß unterliegt, kann es leicht vorkommen, daß die Tumorzellen, z. B. die eines Melanoms, welche zwischen die ihren Lebenscyclus beendenden Normalzellen vorgedrungen sind, von diesem Vorgang mit erfaßt und gegen die Oberfläche zu abgeschoben und schließlich abgestoßen werden (s. Abb. 31).

Ähnlich wie Plattenepithelkrebse dringen auch andere Geschwülste zerschichtend in das Gefüge des normalen Plattenepithels ein. Das Vorbild des *im geschichteten Plattenepithel wachsenden Tumors* ist das Paget-Carcinom der Mamma (s. Abb. 32), von dem man weiß, daß es sich um die Ausstrahlung eines in der

Tiefe der Drüse sitzenden Primärtumors handelt. Ähnlich wie dieses können viele andere Geschwülste im Plattenepithel zerstörend wuchern wie z. B. Adenocarcinome[1] (s. Abb. 33) oder ein malignes Melanom. DUNN (1933) hat diese Invasion der Epidermis zum Gegenstand einer eigenen Untersuchung gemacht.

Aber auch *geschichtetes Zylinderepithel* kann *durch vordringende Carcinomzellen zerschichtet* werden. Besonders deutlich ist dies zu erkennen in den Ausführungsgängen der Mamma, da hier die die Lichtung begrenzende normale Zellage durch ihre Kuppelsekretion, die basale Zellage durch ihre myoepitheliale Beschaffenheit gekennzeichnet ist; zwischen beide kann sich dann als ein fremdes Element die Krebszelle einschieben (s. Abb. 34 und 35).

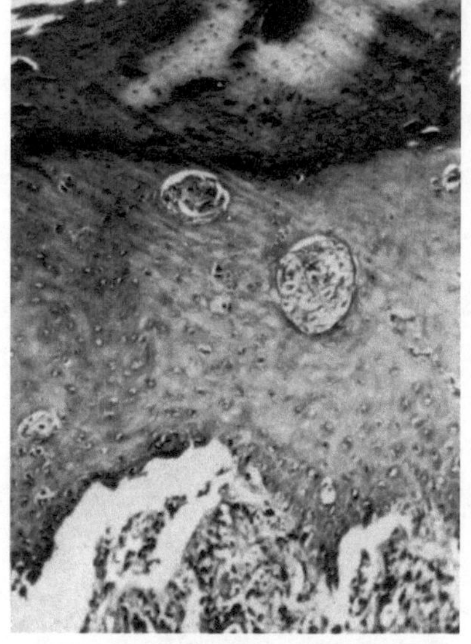

Abb. 31. In der Epidermis wucherndes malignes Melanom. Die Tumorzellballen werden vom Stratum Malpighi her unter stets zunehmender Pigmentierung in die Hornschicht verschoben und hier abgestoßen.

In all den geschilderten Beispielen zersprengt die vordringende Tumorzelle den normalerweise vorhandenen Zusammenhalt der Epithelzellen. Dies geschieht aber offenbar durch Druck und nicht durch irgendwelche fermentativen Einwirkungen. Schließlich habe ich (1951) noch darauf hingewiesen, daß ebensolche Druckwirkungen bei dem *Zusammenstoßen von Krebszellen mit Leberzellen* (s. Abb. 36) und bei ihrem *Wachstum in Sarkolemmschläuchen von Muskelfasern* (s. Abb. 37) festzustellen sind.

Wir haben hier eine eigentümliche Ausbreitung und Wachstumsart von Krebsen kennengelernt, die man als *verdrängendes oder ersetzendes Wachstum („Wachstum par remplacement“ MASSON)* bezeichnen kann. Betont muß werden, daß es sich hier immer um Krebse gehandelt hat, deren sonstiges Verhalten zum normalen Gewebe und zum Gesamtorganismus durchaus den typischen Krebsen entsprach. Über ein entsprechendes Verhalten von Sarkomen ist nichts weiter bekannt.

Man hat wohl das Recht anzunehmen, daß jenes intraepitheliale ersetzende Wachstum, das wir am Rande ausgebildeter Tumoren feststellen konnten, auch schon im Beginn der Tumorentstehung beim Auskeimen einer Geschwulstanlage stattfindet. Es ist nur die Frage, wie es sich zu dem sonst einem Carcinom zukommenden infiltrierenden Wachstum verhält: Treten beide Wachstumsarten gleichzeitig in Erscheinung oder ist die eine früher nachweisbar als die andere? Es wäre z. B. denkbar, daß eine Krebsanlage bei ihrem ersten Wachstum zunächst bloß verdrängend und ersetzend intraepithelial und erst nach einer gewissen Zeit infiltrierend wüchse. Der Krebs würde dann also sozusagen eine Art Entwicklungsgang durchmachen, wobei er erst intraepithelial verdrängend und ersetzend wächst (präinvasives Stadium) und erst nach einer gewissen Zeit invasiv wird. Jene angenommenen ersten Stadien werden nun mit dem Namen *Carcinoma in situ* belegt, der leider sehr vieldeutig ist[2]: weil 1. mit dem Ausdruck „in situ“ eine Wachstumsart eines ausgemachten Krebses gemeint sein kann (s. oben

[1] Siehe auch DOCKERTY und PRATT 1952.
[2] Siehe auch STRAUSS 1953.

unsere Abbildungen) oder 2. ein „Stadium" in der Entfaltung einer Krebsanlage zum vollkommenen Krebs. Mit dem Ausdruck „Carcinom" wird aber bereits ausgesagt, daß es sich in jedem Fall um einen klinisch bösartigen Tumor handelt, was jedoch offenbar eine unbewiesene und dementsprechend auch vielfach bestrittene Behauptung darstellt: Auf der einen Seite heißt es, daß dieses Carcinoma in situ bereits ein vollwertiges Carcinom sei, das sich eben in seiner „Jugend" bloß innerhalb des Epithels ausbreite; die praktische Folgerung dieser Ansicht wäre die, daß man ein solches Vorkommnis wie einen frühen Fall eines echten Krebses behandeln müßte. Demgegenüber wird aber behauptet, daß ein solches Carcinoma in situ — falls es überhaupt ein Entwicklungsstadium zum echten Krebs hin darstellt — eben noch kein vollwertiger Krebs sei, daß es sich über Jahre hinaus unverändert erhalten könne, ja sich vielleicht sogar spontan zurückbilde: Eine so radikale Behandlung, wie sie bei ausgemachten Krebsen üblich ist, sei daher verfrüht.

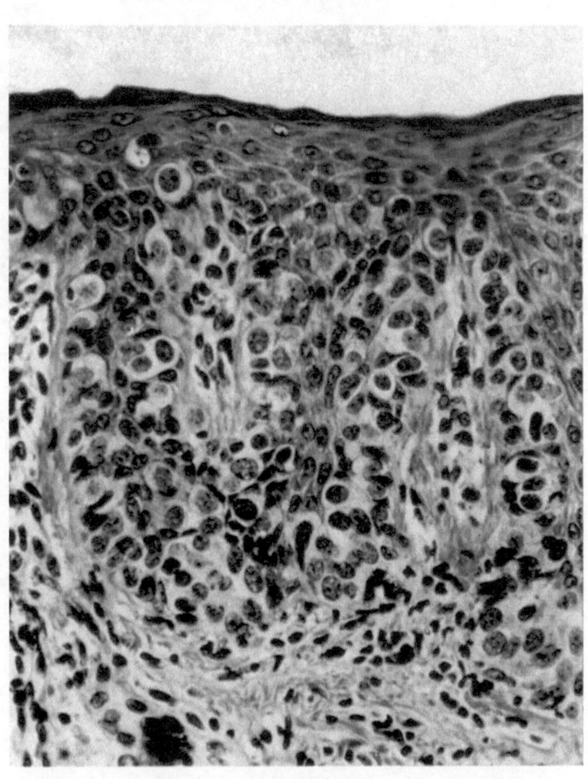

Abb. 32. PAGET-Carcinom der Mamille. Die in der Epidermis wuchernden Tumorzellen durch ihr großes, helles Cytoplasma leicht zu erkennen.

Das ganze Problem dieses Carcinoma in situ, d. h. besser ausgedrückt, das Problem des nicht bzw. noch nicht infiltrierend wachsenden Krebses, ist praktisch zuerst beim *Portiocarcinom* aufgetaucht und wird noch heute eifrig diskutiert. Da es nicht möglich ist, auf alle einzelnen Arbeiten und Meinungen einzugehen, sei auf die letzten Veröffentlichungen des amerikanischen[1] und deutschen Schrifttums[2] verwiesen. Man findet in der Tat an der Portio ein sehr kennzeichnendes histologisches Bild: Das Oberflächenepithel ist im distalen Teil des Cervicalkanals von einem Plattenepithel ersetzt, das durch eine besondere Unruhe in der Zell- und Kernform sowie in seiner architektonischen Gliederung gekennzeichnet ist; Mitosen, auch atypische, sind reichlich vorhanden. Dieses Epithel wächst in die Drüsenausführungsgänge hinein und kann auch plumpe solide Sprossen selbständig gegen das Stroma entsenden. HAMPERL und Mitarbeiter (1954) fanden solches Epithel in 9 Fällen von unausgewählten 361 schwangeren Frauen zwischen 25 und 35 Jahren. Nun ist die Häufigkeit des Collumcarcinoms in dieser Altersgruppe ungefähr bekannt, so daß sich ausrechnen läßt, mit welcher Wahrscheinlichkeit in einem nicht ausgewählten Beobachtungsgut ein solches Collumcarcinom

[1] REAGAN und Mitarbeiter 1953.
[2] HAMPERL, KAUFMANN und OBER 1954.

zu erwarten ist. Da diese nur einen Bruchteil der gefundenen Zahl ausmacht, ist der Schluß zwingend, daß jene als Carcinoma in situ bezeichnete Veränderung

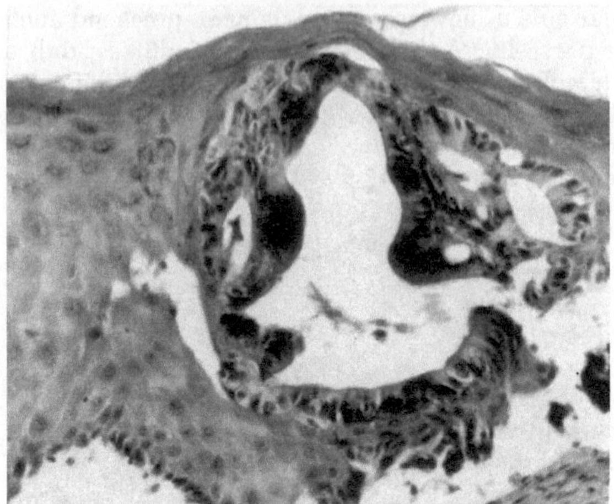

Abb. 33. Adenocarcinom in der Epidermis wuchernd.

kein echtes Collumcarcinom in der üblichen klinischen Bedeutung des Wortes sein kann. Die Frage bleibt freilich offen, ob sich diese *Veränderung* nicht in

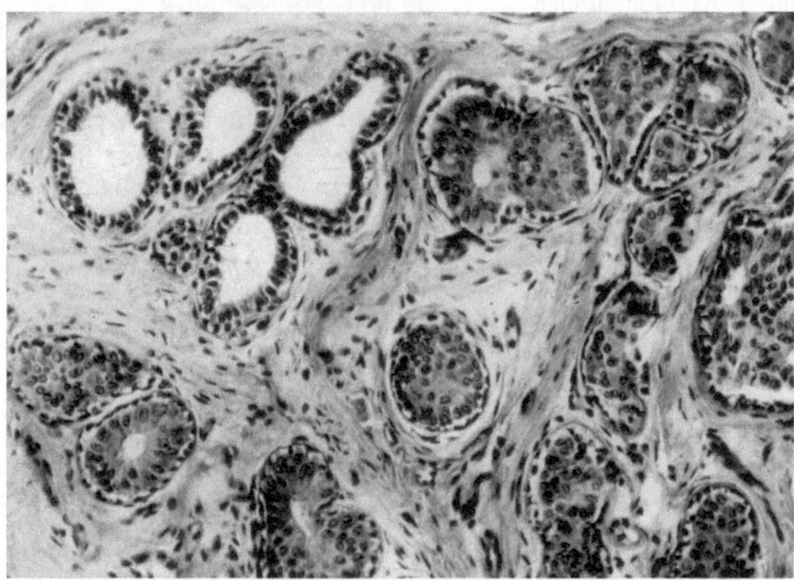

Abb. 34. Mammacarcinom in Drüsenschläuchen wuchernd (rechts und unten), normale Drüsenschläuche erweitert (links oben). Die Krebszellen haben die Zylinderzellen ersetzt, die Myothelien sind jedoch erhalten geblieben.

ein echtes Carcinom umzuwandeln vermag. Gelegentlich beobachtete Einzelfälle haben diesbezüglich keine Beweiskraft, auch schon deswegen nicht, weil der Pathologe bis jetzt nicht imstande ist, immer und mit genügender Sicherheit an einem kleinen probeexcidierten Stückchen zu entscheiden, ob es sich um ein „echtes Collumcarcinom" bzw. um einen Ausläufer eines ausgemachten an anderer

Stelle sitzenden Krebses handelt oder eben um jene als Carcinoma in situ bezeichnete, eher harmlose (s. oben), Veränderung. Ja, man könnte sagen, das ganze Problem des Carcinoma in situ an der Portio wurzelt irgendwie in einer gewissen Unzulänglichkeit unserer sonst so verläßlichen histologisch-diagnostischen Methode. Deshalb ist es nicht verwunderlich, daß man das Problem mit anderen Methoden zu lösen versucht hat. Durch Anstellung histochemischer und biochemischer Reaktionen meint z. B. LIMBURG (1952) in letzter Zeit zwischen den Carcinomen und den noch nicht krebsigen Veränderungen unterscheiden zu können: Es wird abzuwarten sein, ob hier tatsächlich eine so scharfe Grenze vorliegt, und ob nicht auch gutartiges, schneller wucherndes Epithel dieselben Reaktionen geben kann wie das krebsige, bzw. ob nicht manche langsam wachsenden Krebse diese Abwegigkeit ihres Stoffwechsels vermissen lassen.

Die hier am Portiocarcinom ausführlicher entwickelten Gedankengänge lassen sich mutatis mutandis auf eine ganze Reihe anderer Lokalisationen und Organe anwenden. Ja, es gibt fast kein Organ, in dem man nicht mit mehr oder minder großer Berechtigung Krebse in situ beschrieben hätte, wobei freilich zumeist keine strenge Trennung zwischen dem ersetzenden und verdrängenden Wachstum eines echten Krebses und der höchstens als Entwicklungsstadium zum Krebs hin deutbaren Veränderung gemacht wird. So kennen z.B. amerikanische Verfasser wie STEWART (1950) und GODWIN (1952) ein Carcinoma in situ der Mamma, bei dem eine Mammaamputation nicht nötig sei, sondern die bloße Ausräumung des Drüsenkörpers genügt, um eine Dauerheilung herbeizuführen! Hier liegt doch ganz offenbar kein ausgemachter Krebs vor, sondern nur eine jener Veränderungen, von der es nicht auszuschließen ist, daß sie vielleicht nach kurzer oder längerer Zeit in echten Krebs übergehen könnte, also ein Präcancer oder eine Präcancerose. Es hängt allein davon ab, mit welcher Regelmäßigkeit und in welcher Zeit dieser Übergang sich vollzieht. Von Präcancerosen, die rasch und regelmäßig den Boden für Krebsentstehung abgeben, gibt es Zwischenstufen bis zu solchen, die nur gelegentlich und nach jahrelangem Bestehen in Krebs ausarten, so daß man geradezu Bedenken haben könnte, sie als Präcancerosen zu bezeichnen, wie z. B. die Lebercirrhose, die chronische Steingallenblase oder das Magengeschwür. Es bleibt sozusagen dem Geschmack des Einzelnen überlassen, wo er als „Ausdruck einer statistischen Erfahrung“[1] die Grenze des Begriffes der Präcancerose ansetzt. Hinsichtlich der allgemeinen Bewertung der Präcancerosen sei auf die Zusammenfassungen von DEELMAN (1933), DES LIGNERIS (1940), HAMPERL (1941), STAEMMLER (1941), ANDERES (1943) (weibliches Genitale) und MIESCHER (1953) (Haut) hingewiesen.

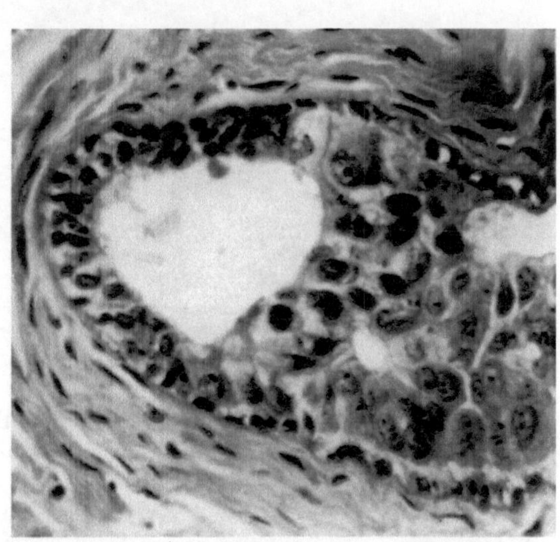

Abb. 35. Wie Abb. 34 bei stärkerer Vergrößerung. Von rechts herkommende Krebszellen haben bloß die Zylinderzellen der Mammadrüsen ersetzt, die Myothelien sind erhalten geblieben. Links im Bildfeld noch die normalen Zylinderzellen erhalten.

[1] STAEMMLER 1941.

Morphologisch können wir verschiedene Arten des Wachstums am ausgebildeten Tumor unterscheiden: a) das infiltrierende und das expansive; b) das kontinuierliche und das diskontinuierliche; c) das destruktive und das exstruktive

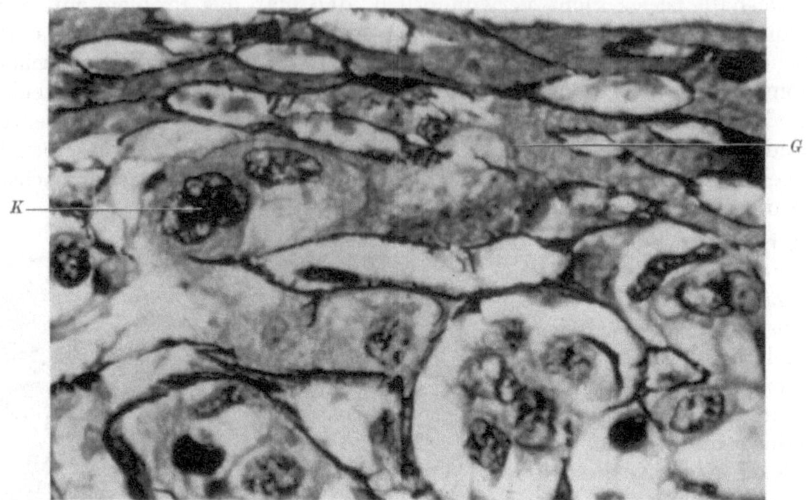

Abb. 36. Lebermetastase eines Bronchuscarcinoms. Die in den Leberzellbalken wuchernden Krebszellen (*K*) haben die Leberzellen verdrängt und ersetzt; *G* Grenze zwischen Tumorzellen und normalen Leberzellen. Gitterfaserimprägnation. (Nach HAMPERL 1951.)

Wachstum. Die jeweiligen makroskopischen Befunde, d.h. die grobe Gestalt des Tumors, werden davon abhängen, welche Wachstumsart bzw. welche Kombina-

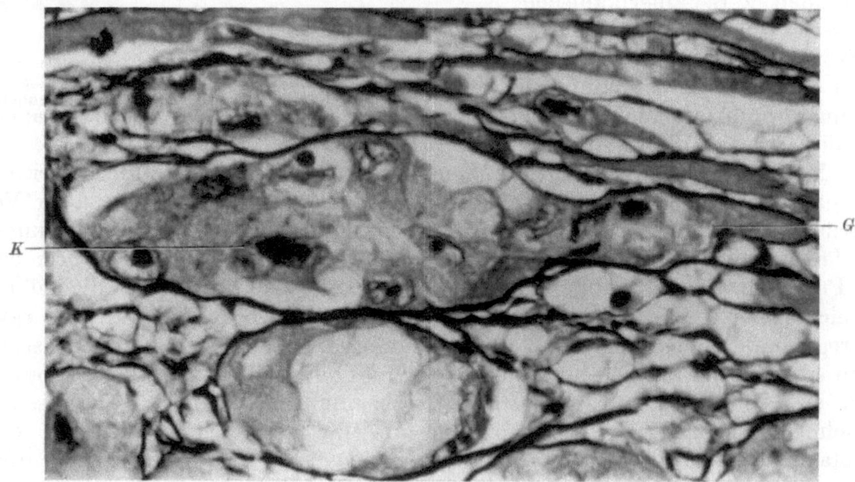

Abb. 37. Herzmetastase eines Bronchuscarcinoms. Die Krebszellen (*K*) wuchern in den Sarkolemmschläuchen. *G* Grenze zwischen Tumorzellen und Normalzelle. (Nach HAMPERL 1951.)

tion von Wachstumsarten ihnen eigen ist. Wir werden daher aus den mikroskopischen Feststellungen die mit freiem Auge sichtbaren Erscheinungsformen der Tumoren zu erklären haben.

4. Expansives und infiltrierendes Wachstum.

Wenn sich die Zellen eines Tumors vermehren, können sie entweder ein geschlossenes Ganzes bilden (expansives Wachstum) oder in Form von Zügen in die Umgebung einwachsen (infiltrierendes Wachstum). RIBBERT (1911) hat hierfür den anschaulichen Vergleich mit dem Wachstum einer Kartoffel im Erdboden oder dem des Wurzelstockes eines Baumes gebraucht. Sowohl expansives wie infiltrierendes Wachstum sind übrigens im Bereich des Normalgewebes vorgebildet, und zwar während seiner Entwicklungszeit. Dieselben Kräfte, die hier wirksam sind, mögen auch für das Tumorwachstum bestimmend sein.

Reines expansives Wachstum finden wir dann, wenn das Tumorgewebe nicht auf die Erschließung neuer Nahrungsquellen aus der Umgebung angewiesen ist, sondern von Anfang an eine eigene Blutversorgung durch einen zentralen Gefäßbaum hat, der sich auch organisch dem weiteren Wachstum des Tumors anpaßt. Solche Tumoren wären dann wie ein Organ mit einem arteriellen und venösen Gefäßsystem versehen; das wären auch diejenigen Geschwülste, die in ihrer Umgebung die normalen Gewebe verdrängen oder wegdrücken. Die empfindlicheren Elemente gehen dabei zugrunde, während das übrigbleibende widerstandsfähige Fasergerüst sich zu einer immer mehr ausgespannten konzentrisch geschichteten Bindegewebskapsel anordnet.

Beim *infiltrierenden Wachstum* schiebt das Geschwulstgewebe Ausläufer in die Umgebung vor. In erster Linie benutzt es die Saftspalten der Gewebe und erschließt so immer neue Gefäßgebiete seiner Ernährung. Dabei sollen die Tumorzellen imstande sein, durch Bildung und Absonderung bestimmter Fermente die Grundsubstanzen zu schädigen bzw. aufzulösen. DURAN-REYNALS (1939) und STEWART (1950) wiesen zuerst einen "spreading factor" in menschlichen Carcinomen nach; BOYLAND und MCCLEAN (1935) stellten ihn auch bei tierischen Geschwülsten fest, und zwar besonders bei solchen mit schnellem infiltrierendem Wachstum. Dieser Faktor wurde dann als Hyaluronidase bestimmt, die ebenso wie die Kollagenasen imstande ist, die Mucopolysaccharide der Grundsubstanz zu depolymerisieren und wasserlöslich zu machen. Beide Enzyme kann man in der Umgebung von Mäusetumoren nachweisen[1].

Auf die Lösung der Mucopolysaccharide aus der Grundsubstanz wird auch der erhöhte Gehalt des Blutserums an diesen Stoffen bei Tumormäusen zurückgeführt[2]. Maligne Tumoren sollen außerdem viel mehr Hyaluronidase enthalten als gutartige Tumoren und normales Gewebe[3]. Die genannten Enzyme konnten allerdings nur in einem Teil der menschlichen bösartigen Tumoren nachgewiesen werden[4], auch waren die Unterschiede gegenüber Normalgewebe manchmal recht klein[5]. Versuche, durch Injektion von Hyaluronidase das infiltrierende Wachstum von Tumoren zu steigern, führten teils zu negativen[6], teils zu positiven Resultaten[7]. Die Fähigkeit, mucolytische Enzyme zu bilden, zeigen übrigens alle undifferenzierten Epithelien und offenbar auch die krebsigen[8]. RÖSSLE (1949) hat außerdem noch einen enzymatischen Vorgang beim Zusammentreffen von Tumorzelle und Normalzelle in Betracht gezogen: Die Tumorzellen sollten imstande sein, durch Freisetzung von Stoffen in ihrer Umgebung die angrenzenden Normalzellen abzutöten, um sich so ihren Weg ins Gewebe zu bahnen. Die histo-

[1] GERSH und CATCHPOLE 1949, CATCHPOLE 1950. [2] CATCHPOLE 1950. [3] OZAKI 1952.
[4] GIBERTINI 1942, PIRIE 1942, COMAN, MCCUTCHEON und COMAN 1948.
[5] MCCUTCHEON und COMAN 1948.
[6] COMAN 1946, COMAN 1947, MCCUTCHEON und ZEIDMAN 1950.
[7] GOPAL-AYENGAR 1947 und SIMPSON 1950.
[8] SIMPSON 1950, siehe auch KIRILUK, KREMEN und GLICK 1949/50.

logischen Bilder scheinen mir bis jetzt allerdings keine unwiderleglichen Beweise für diese Auffassung zu liefern.

Recht bedeutungsvoll für das Wachstum ist die *Lage der Mitosen im Tumor*, über die verschiedene Untersuchungen vorliegen. Während MAYNEORD (1932) die Zellteilungen hauptsächlich in der Peripherie von JENSEN-Sarkomherden, DEELMAN (1933) in der Peripherie von Pecharbeiterwarzen (s. Abb. 38a und b)

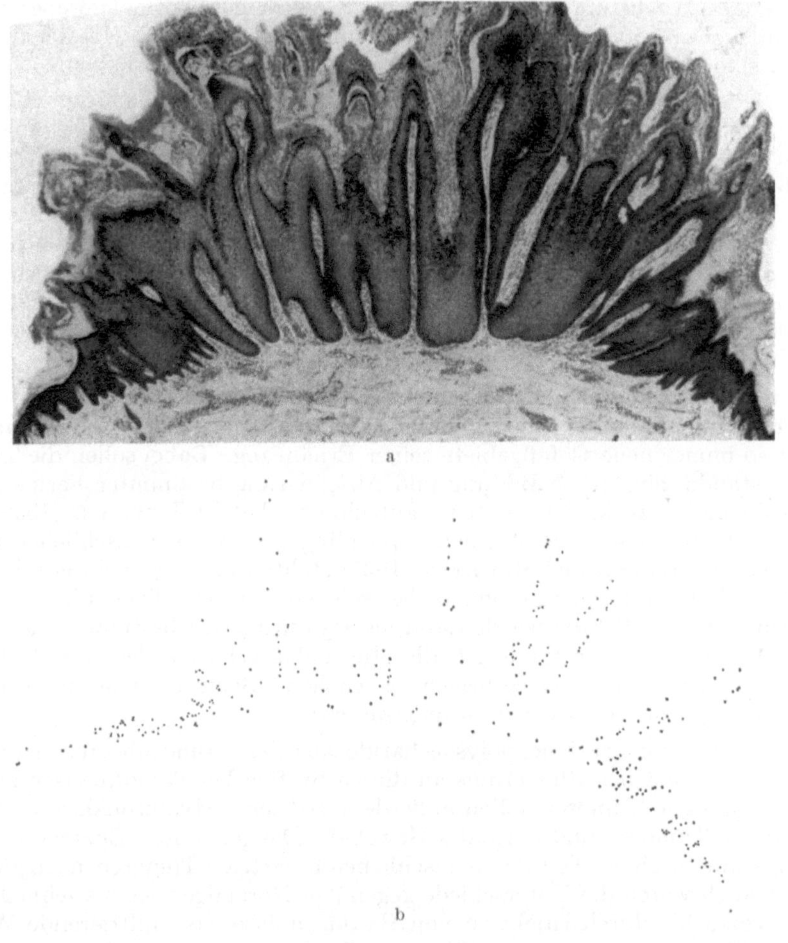

Abb. 38a u. b. Teerwarze eines Pecharbeiters. a Übersichtsvergrößerung. b Lage der Mitosen. (Nach DEELMAN 1933.)

fand, stellten BLJACHER und DOBROCHOTOV (1951a und b) fest, daß die Zellen in der Peripherie des EHRLICH-Adenocarcinoms sich seltener teilten als die im Zentrum gelegenen; weiterhin waren die Mitosenzahlen in der Umgebung von Arterien größer als in der von Venen. Wahrscheinlich verhalten sich also die einzelnen Geschwülste hinsichtlich der Lage und Art der Mitosen verschieden. Allerdings mag es nicht bloß auf die Zahl, sondern auch auf die Beschaffenheit der Mitosen ankommen (s. unten).

CASPERSSON und SANTESSON (1942) konnten zeigen, daß die *in aktiver Proteinsynthese begriffenen Tumorzellen*, die sie *A-Zellen* nannten, sich am Rande von größeren Geschwulstzellballen finden, während die *mehr ruhenden Zellen*, die sie als *B-Zellen* bezeichnen, im Innern liegen (Abb. 39). Diese Beobachtungen sind vielfach bestätigt worden[1]. Vielleicht hängt auch dieses besondere Verhalten der Tumorzellen mit Besonderheiten in der Gefäßversorgung des Geschwulstgewebes zusammen, das sich ja an den Randabschnitten immer neue Gefäße nutzbar macht, während das Zentrum mehr und mehr unter Sauerstoffmangel zu leiden hat und deshalb sein Wachstum einstellt, oder überhaupt zugrunde geht. KOLLER (1947) findet gestörte Mitosen im Zentrum einer Tumormasse, während in der Peripherie oder in der Nähe von Gefäßen nur selten abnorme Mitosen auftreten. In manchen sarkomatösen Tumoren mögen aber doch noch gewisse Wachstumszentren auch in der Mitte einer größeren Tumormasse im Zusammenhang mit Gefäßen erhalten bleiben und so geradezu „Wachstumskomplexe“ bilden[2].

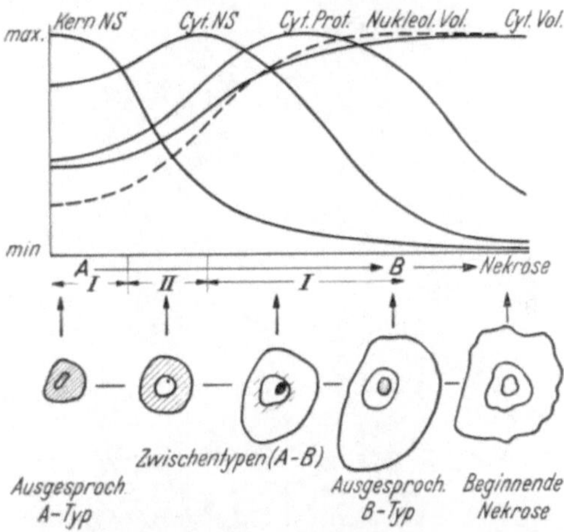

Abb. 39. Schematische Darstellung der Entwicklung einer A-Zelle zur B-Zelle. Die Kurven deuten nur den allgemeinen Verlauf an. *Kern NS* Nucleinsäure des Kerns; *Cyt. NS* Nucleinsäure im Cytoplasma; *Cyt. Prot.* cytoplasmatisches Protein; *Nukleol. Vol.* Volumen des Nucleolus; *Cyt. Vol.* Volumen des Cytoplasmas; *I* Gebiet, innerhalb dessen die Tumorzelle durch die Entwicklung ihres proteinbildenden Systems von Normalzellen unterschieden werden kann. *II* Gebiet, in dem die Tumorzellen nicht von normalen Zellen mit aktivem Wachstum unterschieden werden können. (Nach CASPERSSON und SANTESSON 1942.)

Die verschiedene Lage der Mitosen könnte sehr wohl für das ganze Wachstumsverhalten eines Tumors bestimmend sein, ob er sich nämlich expansiv oder infiltrierend zum Normalgewebe verhält. Wenn die Zellneubildungs- und Vermehrungsvorgänge die Randanteile eines zelligen Geschwulstherdes bevorzugen, während das Zentrum sich mehr oder minder in Teilungsruhe befindet, so muß ein *erhöhter Gewebedruck* in erster Linie in der Peripherie entstehen, der sich nach allen Seiten auswirkt; wenn der Gegendruck vom Zentrum des Tumorzellherdes her größer ist als der von seiten der Umgebung, müssen sich auf diese Weise Tumorzellstränge oder -säulen in das Normalgewebe vorschieben oder besser sie werden vorgeschoben. Daß es sich hier nicht um Spekulationen handelt, zeigen Untersuchungen von YOUNG und Mitarbeitern (1950), die den Gewebedruck in normalem Hoden und Geschwulstgewebe manometrisch zu messen versuchten und dabei feststellten, daß der Druck im Tumor wesentlich höher ist als im normalen Hodengewebe.

Jeder dieser Tumorzellenstränge, die auf diese Weise in das Normalgewebe infiltrierend vorwachsen oder geradezu in das Normalgewebe infiltriert werden, verhält sich nun wiederum wie der ursprüngliche Herd, d. h. seine randlichen Zellen neigen zur Zellvermehrung, die im Inneren gelegenen zur Teilungsruhe. So entstehen aus einer primären Ausstrahlung des Tumorherdes neuerlich sekundäre und weitere Verzweigungen. Der Vergleich RIBBERTs (1911) mit dem sich verzweigenden Wurzelwerk einer Pflanze trifft hier auch biologisch zu insofern, als das den Boden „infiltrierende“ Wachstum der Pflanzenwurzel auch einhergeht mit einer peripheren Lage der Zellteilungs- und -vermehrungsvorgänge. Hier wie dort dürfte auch dieselbe Abhängigkeit vom Erschließen neuer Nahrungsquellen vorhanden sein. In einem Punkt stimmt freilich der Vergleich RIBBERTs nicht: Während die Wurzeln einer Pflanze sich immer weiter aufzweigen und

[1] Siehe HUTH 1953. [2] HERZOG 1942.

voneinander getrennt bleiben, können *Verzweigungen* eines *Tumors einander treffen* und *netzartig verschmelzen*, wobei die Maschen vom Normalgewebe ausgefüllt sind (s. Abb. 40 und 41). Die Stränge dieses Netzes verbreitern sich durch weitere Zellteilung, so daß die Lücken des Netzes immer mehr eingeengt werden, bis schließlich das Normalgewebe gänzlich schwindet und eine mehr oder minder ununterbrochene Tumormasse resultiert (Abb. 42).

Beim expansiven Wachstum liegen die Zellteilungsvorgänge mehr im Inneren des Geschwulstherdes gleichmäßig verteilt, an seinen Gefäßen manchmal geradezu zu Wachstumskomplexen angeordnet. In der Peripherie mag sich dann eine Kapsel bilden oder dadurch, daß auch hier die Zellteilungsvorgänge ebenso wie im Inneren ablaufen ein infiltrierendes Wachstum in geringem Ausmaß sich entwickeln.

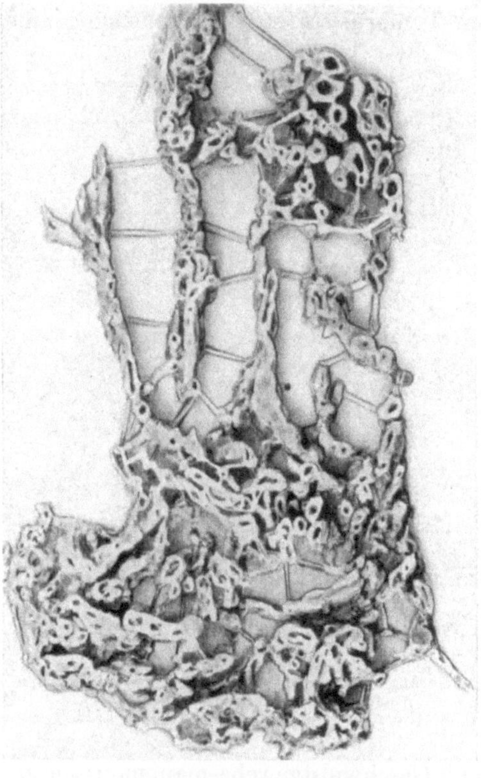

Abb. 40. Wachsplattenmodell eines Drüsenkrebses des Magens, der sich netzartig in Muscularis (oben) und Subserosa (unten) ausbreitet. (Nach FRANCK 1935.)

Infiltrierendes und expansives Wachstum können sich insofern kombinieren, als manchmal eine Geschwulst nur *vorwiegend* expansiv wächst und in geringerem Grade infiltriert und umgekehrt. Gelegentlich wächst auch ein Tumorzellherd, solange er klein ist, expansiv aus sich heraus und erst von einer gewissen Größe ab infiltrierend, so als ob er für seine gesteigerten Bedürfnisse neue Nahrungsquellen durch Eindringen in die Umgebung erschließen müßte.

5. Kontinuierliches und diskontinuierliches Wachstum. Metastasenbildung.

Beim *kontinuierlichen* Wachstum bleiben die Geschwulstzellen miteinander im Kontakt und können sich auf von ihnen selbst eröffneten und vorgebildeten Wegen auf weite Strecken hin ausbreiten, wie z. B. in den Lymphgefäßen der Lunge bei Lymphangiosis carcinomatosa[1]; beim *diskontinuierlichen* Wachstum lösen sich einzelne Tumorcellen oder Gruppen von ihnen aus dem Verband und können verschleppt werden, bis sie sich dann an einer entfernten Stelle ansiedeln und neuerlich zu wuchern beginnen, d. h. eine Metastase aufbauen.

Eine übersichtliche Zusammenfassung der mit der *Metastasenbildung* zusammenhängenden Probleme findet man in der Monographie von WALTHER und in den Übersichtsreferaten von ABRAMS und Mitarbeiter (1950), KATZ (1951), W. FISCHER (1952) und COMAN (1953). Bei unserer naturgemäß kurzen Übersicht empfiehlt es sich zu trennen zwischen: 1. den Umständen, die zur *Ablösung* von Tumorzellen aus dem Verbande führen; 2. den Faktoren, welche ihre *Verlagerung*

[1] MORGAN 1949.

bewerkstelligen und schließlich 3. dem *Schicksal* der verschleppten Zellen, ihrem möglichen Untergang, ihrer Ansiedlung und ihrer Vermehrung.

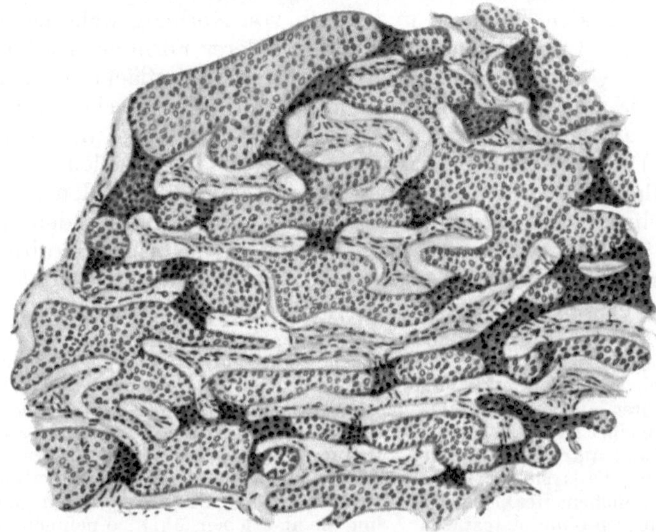

Abb. 41. Netzige Struktur eines Mammacarcinoms. Die hellen Teile geben die Verhältnisse eines Schnittes, die dunklen Teile zeigen Zusammenhänge der hellen Teile in 4 darauffolgenden Schnitten. (Nach RIBBERT 1911.)

Die Ablösung von Tumorzellen aus dem Verband wird, wie COMAN 1944, und besonders McCUTCHEON, COMAN und MOORE 1948 gezeigt haben, durch eine

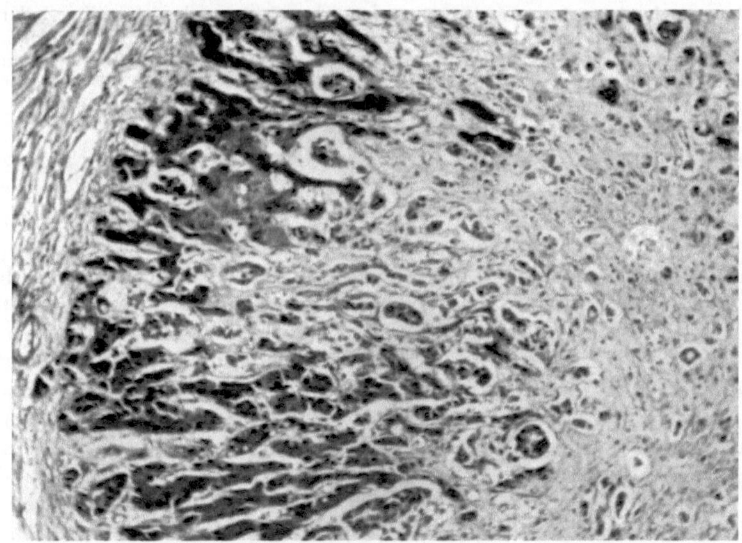

Abb. 42. Metastase eines scirrhösen Mammacarcinoms in der Leber. Die Tumorzellen haben im Acinuszentrum (rechts) die Leberzellen völlig zum Schwund gebracht und wuchern in den Capillaren gegen die noch erhaltene Acinusperipherie (links) vor.

Verringerung des gegenseitigen Zusammenhaltes (mutual adhesiveness) begünstigt: Sie unterwarfen Stückchen verschiedener Gewebe einem Schüttelverfahren und zählten die jeweils in der Suspensionsflüssigkeit vorhandenen, also aus den

Stückchen herausgelösten Zellen — die natürlich bei histologischen Kontrollen im Stückchen fehlten. Dabei konnten sie feststellen, daß sich die Epithelzellen mancher Tumoren, besonders der klinisch bösartigen gegenüber den Zellen von klinisch gutartigen epithelialen Tumoren und denen von Normalgewebe leichter voneinander lösen; diese Tatsache entspricht ja in anderer Form einer alten Erfahrung der Pathologen, wenn sie durch Abstreifen der Schnittfläche die „Krebsmilch" gewinnen, die ja auch aus nichts anderem besteht als den schon durch das streifende Messer aus dem Zusammenhang gelösten epithelialen Geschwulstzellen. COMAN (1953) hat auch den Zusammenhalt von Tumorzellen mit Hilfe eines Mikromanipulators gemessen und ihn geringer gefunden als den entsprechender Normalepithelien. Dies steht offenbar in Zusammenhang mit dem verringerten Calciumgehalt in Geschwulstgeweben[1]. Auch in der Gewebekultur ist dieser geringere Zusammenhalt von Krebszellen gegenüber normalen Epithelzellen festzustellen[2].

KELLNER[3] hat sich in einer Reihe von Arbeiten mit dem Problem der *Disjunktion* der Geschwulstzellen beschäftigt und geglaubt, gewisse Zusammenhänge mit der Verfettung der Tumorzellen feststellen zu können. Er[4] findet in der Peripherie eines Tumors Krebszapfen, die in ihrer Mitte voneinander gelöste, verfettete Zellen enthalten. Diese schwimmen sozusagen frei in einer Höhle, die von nicht voneinander gelösten Tumorzellen ausgekleidet ist. Wenn diese Wand aufbricht, gelangen diese freien, „disjungierten" Tumorzellen in das umliegende Gewebe. Falls sie geschädigt sind, zerfallen sie gleich und geben dadurch Anlaß zu einer entzündlichen Reaktion, der Stromareaktion. Dieses Verhalten findet man besonders bei Tumoren ohne Metastasen[5]. Sind sie aber lebensfähig, so nehmen sie ihr Wachstum auf und erzeugen so kleinste Absiedlungen in der unmittelbaren Umgebung des Haupttumors, die KELLNER[6] als paracarcinomatöse Metastasen bezeichnet. Aus dem Vorhandensein oder Fehlen solcher paracarcinomatösen Metastasen um den Primärtumor will er imstande sein, das Vorhandensein oder Fehlen von Fernmetastasen mit ziemlicher Sicherheit vorauszusagen. Bei Sarkomen liegen grundsätzlich dieselben Verhältnisse vor, doch können sie nicht so deutlich erfaßt werden wie bei Carcinomen[7]. Die Angaben von KELLNER sind in der Folgezeit weder bestätigt noch widerlegt worden. Die von ihm beschriebenen Bilder, insbesondere die Krebszapfen mit den zentralen, abgelösten und verfetteten Zellen in einem Hohlraum sind wohl jedem Pathologen geläufig, nur liegt es gewöhnlich viel näher, sie als beginnenden zentralen Zerfall eines Krebszapfens zu deuten. Der Durchbruch und das Freisetzen dieser angeblich lebens- und vermehrungsfähigen Zellen in die Umgebung ist kaum aus den Abbildungen KELLNERs zu erschließen, ja, wird wohl überhaupt nicht auf histologischem Wege allein zu beweisen sein.

Mehrfach wurde auch versucht, die praktisch so wichtige Frage zu beantworten, ob nicht vielleicht *äußere Einflüsse die Ablösung von Tumorzellen* aus dem Verband und damit das Auftreten von Metastasen *begünstigen*: Könnte nicht das Trauma einer Operation wie etwa einer Probeexcision, ja sogar einer Punktion, zur Ablösung von Tumorzellen und so zum Auftreten von Metastasen führen? Die Ergebnisse aller diesbezüglichen statistischen Untersuchungen[8] berechtigen uns, diese Frage mit Nein zu beantworten. Im Experiment hat man in der durchsichtigen Kammer die Ablösung von Tumorzellen beobachtet, aber trotzdem das Auftreten zahlreicher Metastasen vermißt, weil offenbar die abgelösten Zellen zugrunde gehen. Mit Recht weist BÜNGELER (1938) darauf hin, daß sich dauernd von einem Tumor Zellen ablösen können, die aber infolge der besonderen Säftekonstellation (Disposition) nicht angehen (s. unten). Diese letztere bestimme viel eher das Auftreten von Metastasen als die grobe Zahl der abgelösten Zellen.

Die *Verlagerung* der aus dem Verbande abgelösten Tumorzellen geschieht wohl in der Hauptsache passiv, wenn wir auch nicht vergessen dürfen, daß die Tumor-

---

[1] Siehe COMAN 1953. [2] CHAMBERS und LUDFORD 1932.
[3] KELLNER 1940, 1941 und 1942. [4] KELLNER 1940a. [5] KELLNER 1940b.
[6] KELLNER 1941. [7] KELLNER 1942.
[8] McLEAN und SUGIURA 1937, PATERSON und NUTTALL 1939, ENGELBRETH-HOLM 1942.

zellen eine gewisse amöboide Eigenbewegung zeigen[1], die freilich diejenige von abgelösten Normalzellen nicht übersteigt. Als Transportmittel zur Verschleppung losgelöster Tumorzellen stehen in erster Linie das Blut bzw. das Blutgefäßsystem und die Lymphe bzw. das Lymphgefäßsystem mit seinen Lymphspalten und die ihm angeschlossenen serösen Hohlräume zur Verfügung sowie schließlich die natürlichen Sekrete. Voraussetzung dabei ist, daß die Tumorzellen durch infiltrierendes Wachstum mit entsprechender Gewebszerstörung in die betreffenden Hohlorgane eingebrochen sind. Daß die Gliome spontan so außerordentlich selten hämatogene und lymphogene Metastasen setzen, will HORANYI (1953) darauf zurückführen, daß ihnen eben jene Fähigkeit zum Einbruch in Blut- und Lymphgefäße mangelt; dagegen sei eine künstliche Verschleppung von Gliomzellen, z.B. durch Implantation, durchaus möglich.

Das gewissermaßen natürliche Vehikel abgelöster Tumorzellen ist die *Gewebsflüssigkeit*, die sich in den *Lymphgefäßen* sammelt. Manche der Zellen kommen wohl in dem so langsam durchströmten Labyrinth der kleinsten Lymphwege in innigen Kontakt mit der Wand und bleiben haften. Dies wird dann um so leichter geschehen, wenn sich einzelne Zellen zu Zellgruppen und abgelöste Zellgruppen zu immer größeren Zellballen heranbilden, da ihnen offenbar die sie forttragende Lymphe auch als Nährflüssigkeit genügt. Infolge ihres größeren Volumens mögen diese Zellagglomerate dann hier und dort stecken bleiben, in innigen Kontakt mit der Wand und ihren ernährenden Gefäßen kommen und eine neue Zellkolonie in unmittelbarer Nachbarschaft des Haupttumors aufbauen. Manche der abgelösten Zellen oder Zellgruppen mögen aber weiter gelangen bis in die Randsinus der regionären Lymphknoten und hier durch das Netzwerk des Sinusreticulums zurückgehalten werden, wo sich derselbe Vorgang der Ablösung einzelner Zellen und ihrer Weiterverfrachtung mit dem Lymphstrom wiederholt. Manchmal, besonders wenn die Lymphgefäße verstopft sind, ist auch ein retrogrades Wachstum, ja sogar ein retrograder Transport von Tumorzellen möglich[2].

Mit dem Transport in den Lymphgefäßen hat die Ausbreitung der Tumorzellen in den *serösen Höhlen* die größte Ähnlichkeit, wenn sie einmal nach Durchbrechung der Serosa in ihre Lichtung gelangt sind. Durch die ständige Bewegung der visceralen und parietalen Serosa werden die abgelösten Tumorzellen hin und her verlagert, bis sie schließlich in den stillen Buchten Ruhe finden. Offenbar stellt aber die normalerweise geringe Flüssigkeitsmenge in den serösen Höhlen keinen so guten Nährboden dar wie die Lymphe, denn die Tumorzellen gehen oft an dem neuen Orte zugrunde. Andere Verhältnisse liegen nur dann vor, wenn ein regelrechtes Exsudat abgesetzt wird, in dem die Tumorzellen lebend bleiben, ja sich sogar vermehren können, wie man aus der Anwesenheit von Mitosen (s. Abb. 43) an zentrifugiertem Abstrichmaterial solcher Exsudate ersehen kann[3]. GOLDIE und Mitarbeiter (1951) haben in mehreren Arbeiten Mäusetumoren auf ihre Fähigkeit geprüft, in Ascitesflüssigkeit zu wachsen und festgestellt, daß eigentlich fast jeder Mäusetumor in die „Ascitesform" überzuführen ist[4]. Dort, wo die Serosaauskleidung geschädigt ist, dringen die Tumorzellen dann in das unterliegende Gewebe ein[5]. Dasselbe trifft auch für die Pleuraexsudate zu. Wenn Tumorzellen an irgendeiner Stelle der Serosa zugrunde gehen, so stellt das Zerfallsprodukt offenbar auch einen Reiz dar, der von Fibrinexsudation beantwortet wird. In diesem klebrigen Fibrinfilz mögen sich neue Tumorzellen verfangen, die aber nunmehr in den Genuß der von der Unterlage in die Fibrinmembran einsprossenden organisierenden Gefäße gelangen. Damit haben sie wiederum

[1] ENTERLINE und Mitarbeiter 1950. [2] OBIDITSCH 1937, DEMIN 1952.
[3] QUENSEL 1928, GRAHAM 1933. [4] Siehe auch KLEIN 1951. [5] GOLDIE 1952.

Anschluß an das ernährende Gefäßsystem gefunden und können nunmehr zu neuen Kolonien auswachsen[1].

Abgelöste Tumorzellen können auch auf dem *Blutweg* verschleppt werden. Dabei scheint das Blutplasma ebenfalls ein günstiges Nährmedium zu sein. Jedenfalls sprechen Tumoransiedelungen am Endokard, die zu großen Metastasen auswuchsen, ohne mit dem unterliegenden Gefäßnetz in Verbindung getreten zu sein, in diesem Sinne[2]. Ebenso wie bei der Verschleppung auf dem Lymphwege ist die Örtlichkeit, in die die betreffenden Tumorzellen auf dem Blutwege gelangen, *von der Strömungsrichtung abhängig*. Sie führt aus dem großen Kreislauf in die

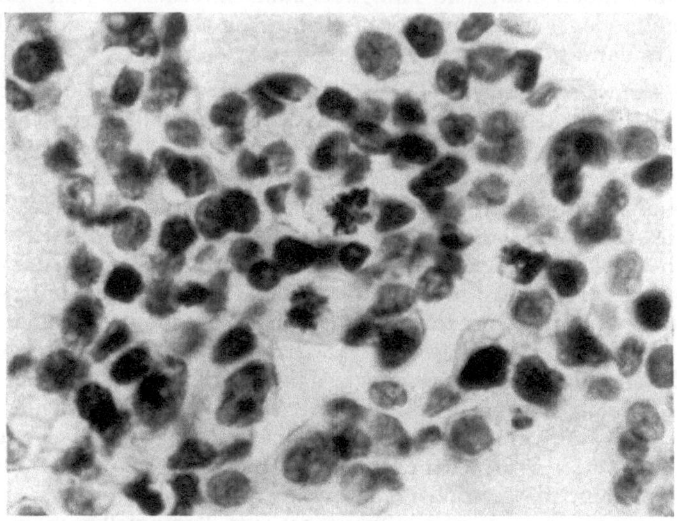

Abb. 43. Mitosen in den Tumorzellen eines Pleurapunktates.

Lungen, aus dem Quellgebiet der Pfortader in die Leber und aus der Lunge in den Körperkreislauf, zeigt also genau dieselbe Abhängigkeit, die wir von den embolischen Prozessen her kennen. In Leber und Lunge, Organen, in denen das Blut aus großen Quellgebieten sozusagen konzentriert wird, sind denn auch am häufigsten Metastasen zu finden. WALTHER (1948) konnte in systematischen Untersuchungen entsprechende Metastasierungstypen von Tumoren aufstellen, die letzten Endes auf den Gegebenheiten der Blutströmung und der Filterwirkung der Capillarbezirke beruhen (Lungentypus, Lebertypus und Pulmonalistypus). ZEIDMAN und BUSS (1952) haben aber sichergestellt, daß bei Kaninchen und Ratten Tumorzellen lebend den kleinen Kreislauf passieren können — wahrscheinlich trifft dies auch für den Menschen zu. Auch FANFANI und Mitarbeiter (1952) bezweifeln die obligate Filterwirkung von Organen, da die Ausnahmen von den WALTHERschen Regeln bzw. Metastasierungstypen doch zu oft vorkommen.

BASERGA und SAFFIOTTI (1955) weisen darauf hin, daß die in die Lungen eingeschwemmten Tumorzellen am Endothel kleben bleiben, und zwar häufiger in den Capillaren als in den Arteriolen. Regressive Veränderungen erleiden die Tumorzellen nur, so lange sie sich in der Lichtung der Gefäße befinden.

Die Häufigkeit der experimentell erzeugten Tumormetastasen nimmt nach Bestrahlung der Lunge infolge einer vorübergehenden Störung der Tumor-Wirt-Beziehungen zu (v. ESSEN und KAPLAN 1952).

Besondere Verhältnisse einer hämatogenen Verschleppung liegen dann vor, *wenn Tumorzellen von der Mutter in den Fetus gelangen*. DARGEON und Mitarbeiter

[1] Siehe auch HAMPERL 1951. [2] ROCKENSCHAUB 1950.

(1950) beschrieben einen Fall von malignem Melanom, das von der Mutter in den Fetus metastasiert hatte. Da es sich hier aber um zwei getrennte Kreisläufe handelt, ist anzunehmen, daß zunächst eine hämatogene Metastase im intervillösen Raum der Placenta entstand, die dann auf die Zotten übergriff und in die Gefäße des Fetus einbrach.

Schließlich gelangen Tumorzellen noch in *Sekrete* und *Exkrete* und werden mit ihnen verschleppt. Es erscheint mir zweifelhaft, ob tatsächlich Tumorzellen im Magensaft, Vaginalsekret oder Harn über längere Zeit lebens- und vermehrungsfähig bleiben. Daß dies aber über kürzere Zeit der Fall sein kann, beweisen die in Vaginalabstrichen gefundenen, zumindest gestaltlich vollkommen intakten Tumorzellen. Eine andere Frage ist es, ob solche Tumorzellen imstande sind, sich auf einer intakten epithelbedeckten Oberfläche anzusiedeln. Zunächst glaubte man einen Beweis dafür in den sog. Kontaktmetastasen zu haben, bei denen Tumoren auf zwei einander gegenüberliegenden Schleimhautflächen sitzen. Aber alle diese Implantationen auf epithelbedeckten Flächen halten einer strengen Kritik nicht stand. Die wichtigsten Bedenken bestehen darin, daß sich im allgemeinen von der Oberfläche eines Carcinoms keine voll lebensfähigen Zellen ablösen und daß, falls es wirklich der Fall wäre, diese Elemente doch auf epithelbedeckten Flächen keinen Fuß fassen könnten. Die Fälle scheinbarer Implantationen lassen sich auf mannigfache Weise anders erklären: Es handelt sich entweder um getrennt entstandene multiple Carcinome oder um Metastasen auf dem Blutwege oder auf dem Lymphwege oder in seltenen Fällen darum, daß das erste Carcinom auf einer gegenüberliegenden, dauernd von ihm berührten Fläche Entzündungsprozesse erregt, die zur Bildung eines neuen Carcinoms führen (Reizcarcinom von PETERSEN, Reizcarcinom durch Kontakt nach BORRMANN[1]). Erst RÖSSLE (1949) hat die alte Idee der Implantation von der Oberfläche her wiederum aufgegriffen und die gedankliche Schwierigkeit, das Eindringen von abgelösten Krebszellen in eine intakte Epithelfläche zu erklären, dadurch überbrückt, daß er einen von den Tumorzellen ausgehenden auf die Normalzelle abtötend wirkenden Einfluß annahm. Auf diese Weise sollen auch Ansiedlungen mit dem Sekretstrom verschleppter Tumorzellen an entfernter Stelle, wie z. B. vom Nierenglomerulus in die Harnkanälchen, zustande kommen können. Es bleibt aber doch merkwürdig, daß gerade von denjenigen Tumoren keine derartigen Implantationsmetastasen bekannt sind, bei denen die Ablösung von Tumorzellen so reichlich und regelmäßig erfolgt, daß sie sogar zum Ausbau einer eigenen diagnostischen Methode geführt hat, nämlich den Collumcarcinomen. Nur im Bereich der Lungenalveolen scheint mir wirklich eine Verschleppung durch Aspiration vorzukommen — hier gelangt aber die verschleppte Tumorzelle nicht an eine epithelbedeckte Oberfläche, sondern gewissermaßen schon in einen — wenn auch großen und luftgefüllten — Mesenchymspalt.

Schließlich sei noch die *Verschleppung von Tumorzellen auf künstlichem Wege* erwähnt, z.B. durch eine Injektionsnadel, die einzelne Zellen beim Durchbohren eines Tumorknotens in tiefere Gebiete oder beim Zurückziehen der Nadel in oberflächliche Gebiete „verimpft“. Im Tierversuch wird diese Methode ja bewußt angewandt, während einschlägige Beobachtungen beim Menschen zu den Seltenheiten gehören [z. B. s. HAMPERL (1929) über die verimpfende Wirkung von Gehirnpunktionen].

Es wäre ein Irrtum anzunehmen, daß jede Tumorzelle, die sich aus dem Verbande gelöst hat und auf irgendeinem der geschilderten Wege verlagert wurde, nun immer eine neue Zellkolonie aufbauen müßte. Schon *auf dem Transport*

[1] Siehe auch RIBBERT 1911, S. 321.

gehen zahlreiche Tumorzellen zugrunde, wenn sie ihren Nahrungsbedarf nicht in genügender Weise aus der Umgebung decken können. Die Gefahr für die Tumorzellen im Blutstrom[1] liegt außerdem noch darin, daß Fermente sie angreifen, oder an ihrer Oberfläche sich thrombotische Niederschläge bilden, die sie mehr und mehr einhüllen, bis sie an Erstickung zugrunde gehen.

Aber auch wenn sie an einer Stelle Ruhe gefunden haben, ist ihre Vermehrung noch keineswegs gesichert. Im Experiment hat sich zwar zeigen lassen[2], daß unter besonderen Umständen eine einzige überimpfte Tumorzelle genügen kann, um einen Tumor „*angehen*" zu lassen, nämlich dann, wenn man sie einem neugeborenen Tier einimpft, das noch keine Antikörper entwickelt hat. Zu einem späteren Zeitpunkt benötigt man aber schon viel mehr Zellen, um ein positives Ergebnis zu erzielen, da stets *eine große Zahl der verpflanzten Zellen infolge Gegenwirkungen des Organismus zugrunde geht*. RÖSSLE (1944) hat diese Vorgänge an überimpften Tumorstückchen studiert und zeigen können, daß stets Zellen in der Peripherie des Implantates zugrunde gehen, während das Wachstum von den zentral gelegenen überlebenden ausgeht. Man kann sich dabei des Eindruckes nicht erwehren, daß das Zugrundegehen von Zellen das Wachstum der überlebenden in irgendeiner Weise begünstigt, sei es, daß Stoffe frei werden, die es fördern („Nekrohormone") oder daß schädigende Einwirkungen des Organismus gehemmt werden.

Die mit der *Lymphe in die Lymphknoten eingeschleppten Geschwulstzellen werden zunächst abgebaut*, wobei schwer zu sagen ist[3], wie weit dabei das Parenchym aktiv beteiligt ist. Es könnte ja sein, daß die eingeschwemmten Tumorzellen schon geschädigt waren. Jedenfalls ließen sich bei entsprechenden Versuchen keine reaktiven Veränderungen in den Lymphdrüsen nachweisen. Erst nach drei Wochen waren „die Lymphdrüsen als Barriere für die Passage von Tumorzellen[4] überwunden". LUBARSCH (1907) denkt auch daran, daß die beim Zugrundegehen der Tumorzellen in dem Lymphknoten frei werdenden Stoffe erst allmählich den Boden für die Ansiedlung weiterer Tumorzellen bereiten.

Was die *hämatogen verschleppten Zellen* anlangt, so sind Lunge und Leber infolge ihrer Stellung im Kreislauf nicht nur der häufigste Sitz von Metastasen, sie enthalten auch immer zugrunde gehende Tumorzellen in ihren Capillaren[5], so daß das Angehen von Metastasen einem geradezu als die Ausnahme, das Absterben der verschleppten Tumorzellen als die Regel erscheinen könnte.

Für die *Häufigkeit, mit der hämatogene Metastasen* in den einzelnen Organen auftreten, sind offenbar *zwei Faktoren* maßgebend: einmal die Zahl der eingeschwemmten Tumorzellen, also mechanische hämodynamische Gesichtspunkte, zum anderen die Eignung des betreffenden Gewebes für das Tumorwachstum.

COMAN und Mitarbeiter haben in einer Reihe von Versuchen die Wichtigkeit des *hämodynamischen Faktors* experimentell erwiesen: Bei Injektion von Tumorzellen in eine Arteria femoralis treten Metastasen in den Muskeln der betreffenden Extremität auf; wurden sie in das linke Herz injiziert, so entstanden Metastasen in so gut wie allen Organen des großen Kreislaufes. Die Zahl der Metastasen erwies sich als direkt proportional der Zahl der in den Kreislauf gelangten lebenden Tumorzellen[6]; auch die Zahl der in einem Organ auftretenden Metastasen ist proportional der Zahl der in seinen Capillaren stecken bleibenden Zellen[7].

---

[1] Siehe IWASAKI 1915. [2] HAUSCHKA 1953. [3] KUSCHFELDT 1937.
[4] ZEIDMAN und BUSS 1953.
[5] Lunge: M. B. SCHMIDT 1912, KOST 1936, COMAN und Mitarbeiter 1949, MORGAN 1949, IHRINGER 1953; Leber: SCHAIRER 1940.
[6] ZEIDMAN und Mitarbeiter 1950. [7] COMAN und Mitarbeiter 1951.

Die größte Zahl von Metastasen weisen in solchen Versuchen die Iris, Hypophyse, Nieren und Nebennieren auf, die kleinste Zahl die Muskeln, Schilddrüsen und Milz.

Gegenüber diesen rein hämodynamischen Gesichtspunkten für die Entstehung von Metastasen ist doch noch auf jene allerdings schwerer zu erfassenden *lokalen Faktoren* hinzuweisen, die das Auskeimen eingeschwemmter Geschwulstzellen begünstigen oder verhindern. LUCKÉ und Mitarbeiter (1952) injizierten z. B. Tumorzellen in die Pfortader und eine Vene des großen Kreislaufes und konnten feststellen, daß die in der Leber auftretenden Tumoren nach 12 Tagen 5mal, nach 35 Tagen bereits 100—250mal größer waren als die Lungenmetastasen. Die Verfasser schließen daraus, daß die Leber eben doch den sich entwickelnden Tumoren ein günstigeres Milieu bietet als die Lunge, und sie weisen darauf hin, daß auch beim Menschen die Tumoren in der Leber im Mittel 7mal größer sind als diejenigen in der Lunge. SCHINZ (1950) hat denn auch den von WALTHER aufgestellten mehr hämodynamisch definierten Metastasierungstypen die elektiven Metastasierungstypen gegenübergestellt, wobei er den Knochenmarktypus, den lymphatischen Typus und den reticuloendothelialen Typus unterscheidet. SUGARBAKER (1952) hat diese Organselektivität von Tumormetastasen bei Ratten auch experimentell nachgewiesen. Allen diesen Bemühungen liegen die alltäglich am Obduktionstisch zu machenden Beobachtungen zugrunde, daß eben manche Primärtumoren mit großer Regelmäßigkeit in besonderen Organen metastasieren, worauf ja auch schon WALTHER in seinen graphischen Darstellungen hinweist. Welcher Art diese Zusammenhänge, diese hemmenden oder fördernden Gegenwirkungen zwischen Organcapillaren bzw. Organzellen und eingeschleppten Tumorzellen sind, läßt sich derzeit noch nicht erfassen. Aber ohne eine solche Annahme können wir weder das häufige Freibleiben des Blutfilters Milz, noch das häufige Befallensein von Knochen, Nebennieren und Gehirn bei gewissen Tumortypen, ja auch das gleichzeitige Befallensein paariger Organe wie der Nebennieren bei Freibleiben anderer Organe kaum verstehen.

Zwischen den beiden Extremen, dem Tod der Tumorzellen und dem Auswachsen zur Metastase liegt noch eine dritte Möglichkeit: Tumorzellen werden verlagert, bleiben leben, wachsen aber nicht zu Metastasen aus. Man hat zwar solche *„schlummernden“ Tumorzellen* nur selten gesehen[1], kann ihr Vorkommen aber aus verschiedenen Umständen erschließen. Sowohl beim Menschen wie im Tierversuch[2] hat man die Erfahrung gemacht, daß zwar nicht bei allen, wohl aber bei manchen Tumoren nach Entfernung eines primären Tumors plötzlich an vielen Stellen Metastasen aufschießen, die ganz offenbar auf Zellen zurückgehen, die schon vorher dort gelegen haben müssen. Weiters kennen wir Fälle, bei denen nach Entfernung eines Primärtumors nach Jahren und Jahrzehnten erst sog. *Spätmetastasen* oder *Spätrezidive* auftreten. Es müssen also Tumorzellen Jahre und Jahrzehnte wachstumsfähig im Organismus geschlummert haben. Was hat nun die Tumorzellen aus ihrem Schlummer geweckt, bzw. welche Umstände haben ihre sonst so gefährliche Vermehrungstendenz eingeschläfert? Wir können auf diese Fragen keine Antwort geben, leider, denn wenn man es könnte, so hätte man ein wunderbares natürliches Mittel in Händen, um bösartige Tumoren zu heilen. Man kann sich nur ganz allgemein vorstellen, daß im Trägerorganismus ein überall wirksames Prinzip im Spiel sein muß, etwa im Sinne eines „Abwehrstoffes“ vielleicht im Sinne der „atreptischen Immunität“ EHRLICHS. EHRLICH (1907) ging bei Aufstellung dieses Begriffes, der eigentlich Immunität durch Mangel

[1] Siehe DRUCKREY, HAMPERL und Mitarbeiter 1939, DE PAY 1937.
[2] CLUNET 1910, ROUSSY und Mitarbeiter 1936, DRUCKREY und Mitarbeiter 1939.

an Nahrung bedeutet, von der Vorstellung aus, daß ein Tumor zu seinem Wachstum bestimmter Stoffe bedürfe, die der Organismus aber nur in beschränkter Menge zur Verfügung stellen könne. Würden alle diese Stoffe von dem einzigen großen Tumor, sei es nun ein Transplantattumor oder ein Spontantumor, beansprucht, so bleibe nichts für die abgelösten und verschleppten Tumorzellen übrig, die dann entweder zugrunde gingen oder nur kleine Metastasen aufzubauen imstande wären. Tatsächlich kann man ja oft genug am Obduktionstisch die alte Regel bestätigt sehen: *Großer Primärtumor — kleine Metastasen* und umgekehrt. Wird nun der große Primärtumor operativ entfernt, wie man das im Experiment machen kann, dann stehen plötzlich den bereits im ganzen Organismus verstreuten, schlummernden Tumorzellen genügend Nährstoffe zur Verfügung, so daß sie nunmehr rapide wachsen könnten. BONNE (1925) hat im Experiment diese Verhältnisse nachgeahmt, indem er Tumorzellen in den Schwanz einer Maus transplantierte, wo sie in dem straffen Gewebe nur langsam wachsen konnten, aber andererseits reichlicher Metastasen erzeugten, als es sonst bei derartigen Implantattumoren der Fall ist.

Über die mit der Metastasenbildung zusammenhängenden Probleme hat HAMPERL (1954) ausführlich referiert: Experimente der jüngsten Zeit scheinen nun doch eine Möglichkeit anzudeuten, wie man zwar nicht das Liegenbleiben und Einschlafen, sondern eher das Erwachen der liegengebliebenen Tumorzellen zu neuem Wachstum erklären könnte. Verschiedenen Forschergruppen[1] ist es nämlich gelungen zu zeigen, daß man das Angehen von Metastasen nach Injektion von Tumorzellen steigern oder bei gewissen Tumoren überhaupt erst ermöglichen kann, und zwar dadurch, daß man die Tiere gleichzeitig mit Cortison behandelt. Dabei werden offenbar die Gegenwirkungen („Abwehrreaktionen") des Organismus gegen die Tumorzellen unterdrückt und ihnen so die Ansiedlung und Vermehrung ermöglicht[2]. Der Gedanke liegt nahe, daß eine zur Cortisonausschüttung führende Einwirkung („Stress") auch beim Menschen für die schlummernden bzw. durch die Gegenwirkung des Organismus in ihrem Wachstum zurückgehaltenen Tumorzellen jene Situation schaffen könnte, die ihnen die Vermehrung erlaubt.

BASERGA und Mitarbeiter (1955) konnten unter Benutzung des Verfahrens von BONNE einen nichtmetastasierenden Tumor durch Implantation in den Schwanz der Maus zur Metastasierung bringen.

6. Destruktives und exstruktives Wachstum.

Überall dort, wo Geschwulstgewebe mit Normalgewebe zusammenstößt, wird dieses unweigerlich beeinträchtigt, ja zerstört (destruierendes Wachstum); diese Beeinträchtigung bleibt nur dort aus, wo das Geschwulstgewebe sich nach außen oder in einen Hohlraum hinein entfaltet (exstruktives Wachstum).

Schon ein ausgesprochen expansiv wachsender in sich abgeschlossener Tumor kann das anliegende Normalgewebe durch Druck zum Schwund bringen, löst also eine Art *Druckatrophie* aus, wie z.B. ein das Gehirn wegdrückendes Meningiom. Entsprechend dem langsamen Wachstum eines solchen Tumors geht dabei Zerstörung des Normalgewebes auch langsam, ja gelegentlich fast unmerklich vor sich. In anderen Fällen, besonders bei den schnell wachsenden bösartigen Tumoren setzt auch die Zerstörung des Normalgewebes in einem Ausmaß und in einem solchen Tempo ein, daß LUBARSCH „das *grob zerstörende Wachstum*"

[1] AGOSIN und Mitarbeiter 1952, MOLOMUT und Mitarbeiter 1952, BASERGA und SHUBIK 1954, MOLOMOUT und Mitarbeiter 1954, POMORY 1954.

[2] Siehe GOLDIE und Mitarbeiter 1955.

geradezu als einziges pathologisch-anatomisches Kriterium für die Bösartigkeit einer Geschwulst bezeichnet hat. Trotzdem ist über die feineren Vorgänge, die zu dieser Gewebszerstörung führen, nicht viel bekannt.

Man könnte sich vorstellen, daß die Tumorzellen im Gewebe mit den normalen Zellen um die in den präexistenten Strombahnen zugeführten *Nährstoffe konkurrieren*, die Nährstoffe an sich reißen, und so den Untergang der benachbarten normalen Zellen durch Verhungern herbeiführen. Soweit man aber mit dem Mikroskop einen solchen Vorgang verfolgen kann, ist es doch so, daß die Tumorzelle die gesunde Nachbarzelle eher verdrängt; es sei nur auf die Bilder der Abdrängung normaler Zylinderzellen vom Grundhäutchen durch die vordringenden Tumorzellen verwiesen. Eine andere Möglichkeit der Abdrängung der normalen Zellen von den ernährenden Gefäßen besteht darin, daß die Tumorzellen den immer vorhandenen Raum zwischen Capillaren und zugehöriger Parenchymzelle einnehmen und so näher am ernährenden Blutstrom sitzen als die Parenchymzelle. Es ist aber doch merkwürdig, wie weit z. B. manchmal die Nierenkanälchen durch leukämische Infiltrate von den Capillaren abgedrängt werden können, ohne daß sich dies in einer gestaltlich erfaßbaren Störung ihres Stoffwechsels bemerkbar macht (s. Abb. 44). Hier bevölkern also die Tumorzellen diejenigen Saftspalten des normalen Gewebes, die bei der gewöhnlichen Betrachtung uns kaum zum Bewußtsein kommen. Letzten Endes geht also bei all den geschilderten Fällen die Zerstörung immer wieder auf den Druck des wachsenden Tumorgewebes zurück, der entweder unmittelbar oder mittelbar wirkt.

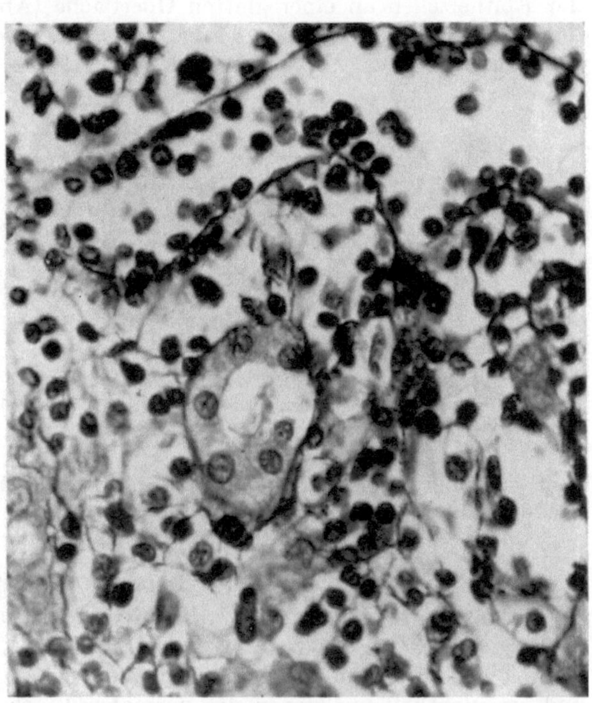

Abb. 44. Lymphatisch-leukämisches Infiltrat der Niere. Der Tubulus (Mitte) durch Infiltrate von der Venole bzw. Capillare (links und oben) abgedrängt. Gitterfaserdarstellung.

Eine zweite Möglichkeit, wie Tumorgewebe zum Untergang von Normalgewebe führen kann, besteht darin, daß das Tumorgewebe aus irgendeinem der noch zu besprechenden Gründe zerfällt und *das von ihm durchwachsene Normalgewebe sozusagen mit in den Untergang hineinreißt.*

Gegenüber diesen beiden Möglichkeiten der Zerstörung von Normalgewebe bleibt seine *Schädigung durch eine vom Tumor ausgelöste Bindegewebsvermehrung*[1] doch immer etwas problematisch, ebenso wie die unmittelbare Zerstörung von Normalgewebe sozusagen von Zelle zu Zelle durch besondere Fermente der Tumorzellen (s. oben).

[1] RIBBERT 1911.

Exstruktiv kann das Geschwulstgewebe an inneren und äußeren Oberflächen wachsen, ja im mikroskopischen Bereich auch an Oberflächen, die es selbst erst geschaffen hat. Dabei hat es sozusagen freie Hand, aus sich heraus und unabhängig vom widerstrebenden Normalgewebe organoide Strukturen zu bilden, die manchmal eine große Vollkommenheit erreichen, wie z. B. die Zotten in Papillomen.

Die Entstehung solcher Papillen beginnt mit einer herdförmigen Wucherung der Epithelzellen an einer glatten Oberfläche (Abb. 45). An dieser Stelle führt dann der starke gegenseitige Druck der vermehrten Zellen zu gegenseitiger Abplattung und einem Ausweichen nach der Seite des geringsten Widerstandes,

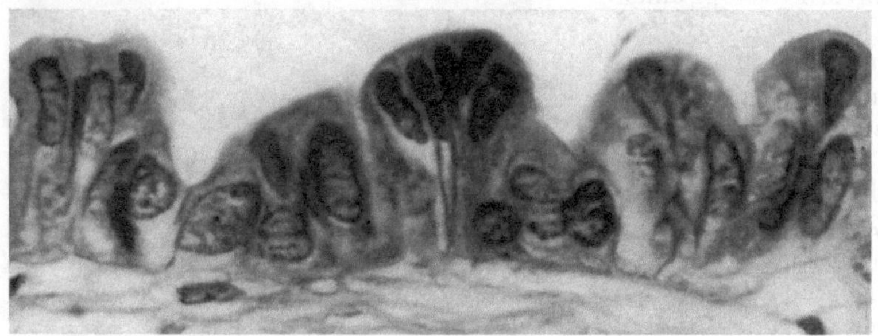

Abb. 45. Herdförmige Wucherung krebsiger Zylinderzellen in einem papillären Gallenblasencarcinom. Gegenseitige Abplattung der Zellen und beginnende Auffaltung. (Nach STRAUSS 1953.)

eben nach der Oberfläche zu (Abb. 45). Diese epitheliale Auffaltung zieht dann das Gefäßbindegewebe nach.

7. Das Wachstumstempo.

An den unter der Haut sichtbaren und tastbaren Tumorknoten kann man die *Massenzunahme des Geschwulstgewebes* messend verfolgen. Damit ist die Möglichkeit gegeben, den Wachstumsgesetzen des Tumorgewebes näherzukommen und sie eventuell mit denen des normalen Wachstums zu vergleichen. Würde jede Tumorzelle sich dauernd mit derselben Geschwindigkeit weiter vermehren, so müßte in der Zeit das Volumen eines Tumors nach Art einer geometrischen Reihe zunehmen. Das ist aber nicht der Fall. Auch bei den am schnellsten wachsenden Tumoren der Ratte[1] nimmt ebenso wie beim Embryo[2] nur die Kubikwurzel des Gewichtes linear mit der Zeit zu. Mit anderen Worten, der Durchmesser des Tumors in ein Koordinatensystem gegen die Zeit gesetzt, ergibt eine gerade Linie[3]. KLEIN und RÉVÉSZ (1953) haben diese Befunde auch am Ascitescarcinom bestätigt und nachgewiesen, daß mit seinem Wachstum die Zeitspanne zwischen den einzelnen mitotischen Teilungen der Tumorzellen (generation time) immer länger wird, so als ob die Zellen altern würden. PATT und BLACKFORD (1954) haben am Ascitestumor die Ascitesmenge durch Farbstoffverdünnung und gleichzeitig die Zellzahl in Zählkammern bestimmt. Sie konnten feststellen, daß einer initialen Phase rapider Zellteilungen eine Phase langsamen Wachstums folgt: Mit der Vergrößerung der Zellzahl nimmt die Wachstumsrate ab.

Schließlich müssen wir ja bedenken, daß das, was wir grob anatomisch als Wachstum eines Tumorknotens messen oder wägen, die *Resultante* von zwei einander entgegengesetzten Prozessen ist, der Vermehrung der Tumorzellen und Rückbildungsvorgängen wie Altern und Tod.

[1] SCHREK 1938. [2] SCHMALHAUSEN 1927.
[3] MAYNEORD 1932, SCHREK 1935, 1936b, MILLER 1953.

Bei gleichbleibenden Rückbildungsvorgängen wird die Wachstumsschnelligkeit eines Tumors also allein abhängig sein von der *Schnelligkeit, mit der sich seine Zellen teilen und vermehren.* Diese ist nun keineswegs eine für eine Tumorart oder auch nur für einen individuellen Tumor feststehende Größe: Ein einmal eingeschlagenes Wachstumstempo braucht nicht dauernd beibehalten werden, sondern kann Schwankungen sowohl nach der positiven wie nach der negativen Seite unterliegen.

Einmal können langsam wachsende Geschwulstzellen ihre Vermehrung *beschleunigen*, wobei dann oft gleichzeitig ihre Wachstumsart sich ändert insofern, als die kontinuierliche gegebenenfalls durch eine Kapsel begrenzte Ausbreitung einem diskontinuierlichen und infiltrierenden Wachstum Platz macht. Bei manchen Tumoren ist eine geradezu regelmäßige Abfolge von langsam wachsenden (gutartigen Tumoren) bis zu bösartigen beobachtet wie z.B. bei den sog. Hypernephromen von APITZ (1944).

Verlangsamung oder gar *Stillstand* der *Zellvermehrung* kommt bei den von vorneherein langsam wachsenden Tumoren häufiger vor als bei den von Anfang an schnell wachsenden Geschwülsten. Aber auch bei diesen kann sich die Abfolge der Zellteilungen verlangsamen und unter Umständen auch ganz stille stehen, mit anderen Worten, es können sich Perioden schnellerer Zellvermehrung mit solchen langsamerer oder aufhörender Zellvermehrung abwechseln, so daß man von Wachstumsschüben oder Schwankungen in der besonderen Wachstumsenergie[1] sprechen kann.

8. Rückbildungserscheinungen.

Bei gleichbleibender Zellvermehrung hängt die Wachstumsschnelligkeit des Tumors allein ab von dem Ausmaß der *Rückbildungsvorgänge*, die sich in ihm abspielen. Sie können von einer leichten Hemmung bis zum völligen Wachstumsstillstand, ja auch zur fast völligen Rückbildung einer Geschwulst führen.

Bei zahlreichen langsam wachsenden, klinisch gutartigen Tumoren kann man gleichzeitig mit einem Wachstumsstillstand oder einer Verkleinerung eine *Zunahme des kollagenen Zwischengewebes und dessen Hyalinisierung* beobachten, wie z.B. in Adenomen der Schilddrüse, Fibromyomen des Uterus[2] oder Hypernephromen[3]. Man hat in solchen Fällen daran gedacht, daß das sich vermehrende Bindegewebe die epithelialen oder anderen Geschwulstzellen geradezu erdrücken würde. Demgegenüber möchte ich aber betonen, daß mir richtige Druckerscheinungen im Epithel kaum je begegnet sind. Wenn also überhaupt die Veränderungen des Stromas die primären Veränderungen darstellen sollten, so könnten sie nur über den Weg einer Verhinderung der Diffusion von Nahrungsstoffen die Geschwulstzellen beeinträchtigen. Man findet eine derartige grobbalkige Hyalinisierung auch im Zentrum mancher schnell wachsenden, klinisch bösartigen Tumoren, wie z.B. in Mammacarcinomen, bei denen dann die Zellneubildung bloß in den peripheren Teilen des Knotens weiter fortschreitet. Durchwandert man einen solchen Knoten von außen nach innen zu, so kann man sozusagen die zeitliche Aufeinanderfolge der Veränderungen ablesen (Abb. 46): zunächst ein mäßig ausgebildetes Stroma mit saftigen, sich teilenden Tumorzellen, dann ein Dickerwerden der bindegewebigen Scheidewände, die die schmaler werdenden epithelialen Geschwulststränge weiter auseinander drängen, und schließlich ein Netzwerk breiter hyalinisierter Balken, in dessen Lücken nur einzelne Reste von Tumorzellen oder überhaupt bloß ein feines Faserwerk sich finden. Man hat hier den Eindruck, als würden die Tumorzellen verhältnismäßig schnell altern und gegen

---

[1] ROHDENBURG 1918. [2] OPITZ 1918. [3] HULTQUIST 1930.

die Mitte des Knotens zu allmählich zugrunde gehen und fortlaufend aufgelöst werden. Hyalinisierung des Stromas und Verödung der Gefäße gehen hier höchstens also Hand in Hand mit dem Schwund der Epithelien. Auch EMERSON und Mitarbeiter (1953), die die Rückbildungsvorgänge an Mammacarcinomen unter der Einwirkung von Hormonen studiert haben, vermögen nicht zu unterscheiden, ob die führende Rolle dabei den epithelialen Tumorzellen oder dem Stroma zukommt. Dieses ist bemerkenswerterweise nicht sklerosiert, sondern eher aufgelockert, ein Verhalten, das jedenfalls gegen die Annahme eines Erdrückens der Epithelzellen durch das wuchernde Stroma spricht. Es erscheint also keineswegs ausgeschlossen, ja eher wahrscheinlich, daß es die epithelialen Tumorzellen sind, die zuerst zugrunde gehen, und daß dann erst die Stromaverdichtung erfolgt.

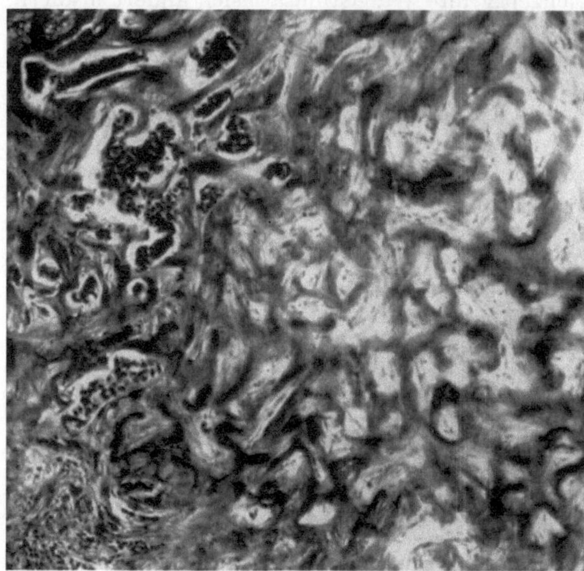

Abb. 46. Hyalinisierung des Stromas im Zentrum (rechts) eines Mammacarcinoms. Die früher von Krebszellen eingenommenen Lücken des Stromas jetzt von zarten Fäserchen und Bindegewebskernen ausgefüllt. Links erhaltene Krebszellen.

RIBBERT (1916) hat in einer wenig beachteten Mitteilung „Heilungsvorgänge" in einem Carcinom beschrieben, bei denen das Stroma eine aktivere Rolle zu spielen scheint. Bei einem Lippenkrebs fand sich eine *Aufsplitterung der Epithelzellen des Plattenepithelcarcinoms in einem an Lymphocyten besonders reichen Granulationsgewebe*. BUSCH (1951) hat genau dieselben Beobachtungen ebenfalls in einem Plattenepithelcarcinom gemacht (Abb. 47). Schon RIBBERT konnte nicht entscheiden, ob die Lymphocyten die Epithelzellen aufsplittern oder ob sich primär die Epithelzellen voneinander getrennt haben. Er neigte aber doch mehr zur ersteren Ansicht, wenn er dieses Bild nicht als Aufsaugung zugrunde gehender Carcinomzellen, sondern im Sinne einer Abtötung lebender Tumorzellen durch die Stromareaktion deutete. Dementsprechend schlug er auch eine Behandlung von Krebsen mit Substanzen aus Lymphocyten vor. An dem Material von BUSCH komme ich aber eher zu der Ansicht, daß die epithelialen Veränderungen zumindest gleichzeitig, wenn nicht, was mir wahrscheinlicher ist, gar vor der Stromareaktion vorhanden waren. Die Durchsetzung mit Lymphocyten würde also eher zu jenen sekundären Stromaveränderungen zu rechnen sein, die als unzweifelhafte *Folge eines primären Zugrundegehens von Tumorzellen* angesehen werden, wie z. B. das Auftreten von Fremdkörperriesenzellen um Hornperlen[1]. HACKMANN (1951) hat in experimentellen Untersuchungen nachgewiesen, daß bei der Rückbildung von Tumoren die entzündliche Reaktion keineswegs die führende und ausschlaggebende Rolle spielt, sondern vielmehr der primäre Zelluntergang im Tumor erst von der Stromareaktion gefolgt wird.

---

[1] ORTH 1904.

Wesentlich für die Schädigung der Tumoren ist die Drosselung der das Tumorgewebe versorgenden Gefäße, an denen offenbar auch die Immunitätsvorgänge angreifen (HACKMANN).

In manchen Tumoren nehmen die Rückbildungsvorgänge die Form einer *Ausdifferenzierung* bzw. *Ausreifung der Tumorzellen* an, die wir vom entsprechenden Normalgewebe her kennen, und die auch bei diesem entweder zum Aufhören der Zellteilungsfähigkeit oder gar zum gesetzmäßigen Absterben der Zellen führt. In knochen- und knorpelbildenden Tumoren erfolgt dann z.B. der Zuwachs an Zellen nur in einer Art Keimzone, während in den knorpelig oder gar knöchern ausdifferenzierten Anteilen keine Zellteilung mehr möglich ist, also Wachstumsstillstand herrscht. In Plattenepithelcarcinomen wiederholt die Verhornung den physiologischen Absterbevorgang des Plattenepithels. Einmal kommt es zur Bildung der Hornperlen, manchmal ist aber auch eine ganze Lymphdrüsenmetastase der Verhornung anheim gefallen, so daß sie als eine von Hornmassen erfüllte Cyste imponiert, die nur von einer dünnen Schicht proliferierenden krebsigen Epithels ausgekleidet ist[1].

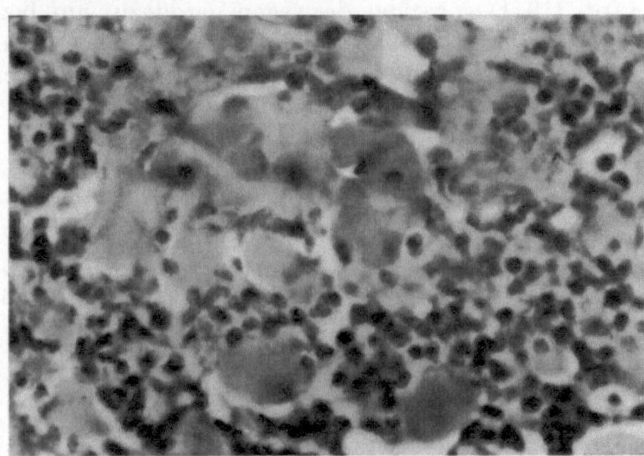

Abb. 47. Durch einwandernde Lymphocyten fast völlig aufgelöster Krebszapfen in einem Lippencarcinom. (Nach BUSCH 1951/52.)

Manchmal kommt es im Tumorgewebe zu *ischämischer oder hämorrhagischer Nekrose*, die sich in nichts von entsprechenden Veränderungen im Normalgewebe unterscheidet. Ihre unmittelbare Ursache sind meist Stasen und Thrombosen, die aber ihrerseits wiederum nur Ausdruck dafür sind, daß in einem Tumor die Ausbildung des Gefäßsystems im Geschwulststroma mit der Vermehrung der Geschwulstzellen nicht richtig Schritt gehalten hat. Auf dieselbe Ursache gehen auch die gelegentlich einen Tumor fast völlig überdeckenden und zerstörenden Rhexisblutungen zurück, wie z. B. beim sog. Glioma apoplecticum.

Zu den Nekrobiosen gehören offenbar auch die von BORST (1936) beschriebenen „*Kleinzellen*" in Tumoren. Es handelt sich um besonders kleine Zellen mit stark färbbaren, strukturlosen, wie pyknotischen Zellkernen. Die örtliche Beziehung solcher Zellen zu ausgesprochenen Nekrosen läßt vermuten, daß es sich um Elemente handelt, die dem Untergang entgegen gehen. Andererseits erwägt aber BORST auch, ob es sich nicht um eine Art von „Dauerformen" handeln könnte, die wie Bakteriensporen imstande wären, unter geeigneten Bedingungen wieder zu vollwertigen Zellen auszuwachsen. BORSTs Schüler HÖRNER (1941) und HÖRA (1942) haben sich dann in experimentellen Untersuchungen ausführlich mit diesen Kleinzellen beschäftigt und im wesentlichen die Befunde von BORST bestätigt. HÖRNER faßt die Kleinzellen als Resistenzformen gegen tiefe Kältegrade und nekrotisierende Veränderungen auf; HÖRA betont ausdrücklich, daß es sich bei den Kleinzellen nicht um eine Veränderung handelt, „die in allen Fällen zum Tode führt", es kann sich vielmehr „unter geeigneten Bedingungen aus ihnen neues Leben", und zwar das histologische Bild des vollsaftigen Ausgangstumors entwickeln. KLINKE (1939) hält dagegen die Lebens- und Wachstumsfähigkeit der Kleinzellen für nicht erwiesen. Auch

[1] Siehe auch SIRTORI und PIZZETTI 1949.

HACKMANN (1950) sieht sie ausschließlich als Degenerationsformen an. Von diesen Kleinzellen sind die „Zwergzellen“ zu unterscheiden, die GHON und ROMAN (1916) im Lymphosarkom beschrieben haben (s. oben).

Alle die beschriebenen regressiven Veränderungen können sowohl spontan auftreten wie auch durch verschiedene äußere Einflüsse künstlich hervorgerufen werden. In beiden Fällen mag es dann nicht nur zum Wachstumsstillstand, sondern zum völligen Verschwinden einer Geschwulst kommen.

Bei manchen experimentell erzeugten gutartigen Tumoren ist die *Rückbildung die Regel*, wenn man nicht den cancerogenen Reiz weiter einwirken läßt, der also sozusagen zum Bestehenbleiben der Tumoren notwendig ist. ROUS und KIDD (1941) sprechen deswegen geradezu von bedingten Geschwülsten. Auch beim Menschen veröden manche gutartigen Geschwülste sehr häufig. Daß es auch bei den schneller wachsenden (bösartigen) Tumoren des Menschen ohne äußere Einwirkung zu einem dauernden Stillstand oder sogar Rückbildung kommen kann, ist in einzelnen Fällen erwiesen:

G. A. WAGNER (1937) betont z. B., „daß papilläre Carcinome des Ovars nicht selten trotz nicht radikaler Operation dauernd geheilt bleiben, indem die Aussaat auf dem Peritoneum ohne jede weitere Behandlung spontan verschwindet“. Ähnliche Fälle sind im Schrifttum öfter beschrieben[1]. Von den papillären Carcinomen der Schilddrüse ist Ähnliches bekannt insofern, als Lungenmetastasen jahrelang unverändert bestehen bleiben[2]. Auch Harnblasenpapillome sollen sich nach Harnableitung zurückbilden können[3]. Es fällt auf, daß es sich bei allen diesen Tumoren um *papilläre Geschwülste* handelt, die offenbar besonderen Lebensbedingungen unterliegen. Auch Rückbildung von Lungenmetastasen eines *Hypernephroms* wurde beobachtet[4]. Bemerkenswert sind ferner die Fälle von *„multiplen spontan heilenden Plattenepithelcarcinomen“* der Haut[5], über die in letzter Zeit mehrfach berichtet wurde[6]. Es erscheint uns[6] freilich fraglich, ob diese Veränderungen, die histologisch tatsächlich einem verhornenden Plattenepithelcarcinom aufs Haar gleichen können, die Bezeichnung „Carcinom“ zu Recht tragen. Die Spontanheilung geht hier den Weg über eine Ausdifferenzierung, d. h. Verhornung des geschwulstmäßig gewucherten Plattenepithels.

Bei allen den bisher geschilderten Vorkommnissen handelt es sich um besondere Typen bösartiger Tumoren, so daß man diese Befunde leider nicht verallgemeinern kann. FRAUCHIGER (1929) hat in einer kritischen Übersicht bei Anlegung eines strengen Maßstabes kaum Fälle finden können, die den spontanen dauernden Wachstumsstillstand oder gar die Rückbildung eines primär bösartigen Tumors beweisen konnten. Trotzdem werden immer wieder neue derartige Fälle veröffentlicht, wie z.B. ein vollkommener Schwund eines Myosarkoms[7]. Grundsätzlich ist ja die Möglichkeit keineswegs auszuschließen, daß auch wirklich bösartige Tumoren einmal spontan zu wachsen aufhören und sich zurückbilden könnten. Ich erinnere nur an die „Spätmetastasen“, die, wie wir oben auseinandergesetzt haben, auf jahrelang „schlummernde“, d.h. also in Teilungsruhe befindliche Zellen von einwandfrei bösartigen Tumoren zurückgehen: Da wäre es doch denkbar, daß einmal die spontanen Rückbildungsvorgänge die Neubildung der Tumorzellen einholen und überflügeln, so daß der Tumor dann verschwände. Bewiesen ist allerdings diese Möglichkeit noch nicht (s. FRAUCHIGER 1929).

9. Physikalisch bedingte Veränderungen.

Jedenfalls sind wir aber imstande, alle diese Rückbildungsvorgänge auch in bösartigen Tumoren durch *künstliche äußere Einwirkungen* hervorzurufen, zu steigern und so gegebenenfalls einen Wachstumsstillstand oder eine Ausheilung zu erzwingen. Grundsätzlich sehen wir dabei keine Veränderungen auftreten,

---

[1] BAER 1938, LANGE 1940. [2] DISSMANN 1942.
[3] DAVIS 1948, CRONE-MÜNZEBROCK und BOEMINGHAUS 1953. [4] MANN 1948.
[5] WITTEN und ZAK 1952. [6] Siehe HAMPERL und KALKHOFF 1954. [7] PENNER 1953.

die nicht auch schon spontan vorkommen würden: Die äußere Einwirkung verleiht also bloß jenen Rückbildungsvorgängen das Übergewicht über die gleichzeitig gehemmte Proliferation. Es handelt sich also um quantitative Verschiebungen, nicht um etwas qualitativ Neues.

Die Wirkung von *Röntgen- und Radiumstrahlen* auf Geschwulstzellen[1] unterscheidet sich nicht grundsätzlich von der auf anderes lebendes Gewebe. In den *Zellkernen* besonders ihren Mitosen sehen wir dieselben Strahlenveränderungen wie an normalen Zellkernen, d.h. man kann mit ALBERTI und POLITZER (1924) einen Primäreffekt, eine mitosefreie Zwischenzeit und einen Sekundäreffekt unterscheiden[2] (Abb. 48). Außerdem sieht man unter Umständen eine starke blasige Auftreibung der Kerne, wahrscheinlich infolge Wasseraufnahme und das Auftreten besonders großer und abenteuerlich geformter Kerne, die offenbar der Ausdruck der Mitosestörung sind, sowie Hyalinisierung des Bindegewebes[3].

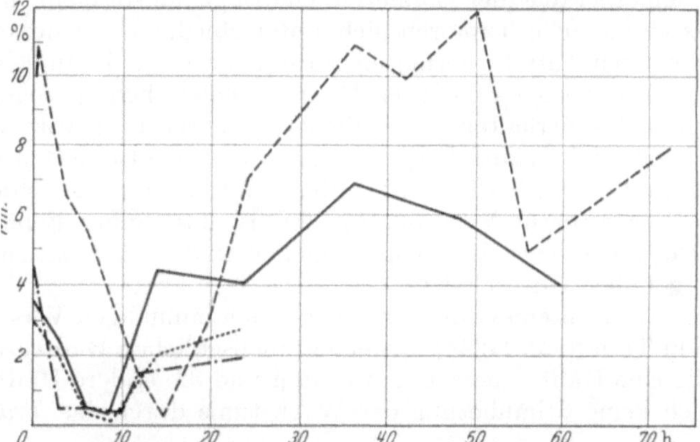

Abb. 48. Mitosekurven von 3 Mammacarcinomen nach einmaliger Bestrahlung mit 400 r (———— ; —·—·— ; ·········); Mitosekurve von Vicia faba nach 175 r (— — — —). (Nach JÜNGLING und LANGENDORFF 1941.)

Strahlen können aber auch ein Zugrundegehen von Tumorzellen unter dem Bilde der *Ausreifung und Differenzierung* hervorrufen. HAMPERL und SCHWARZ (1927) verfolgten an zahlreichen Probeexcisionen eines bestrahlten Basalioms, wie die Tumorzellen immer mehr der Verhornung und Abstoßung anheim fielen, bis schließlich der Tumor ganz verschwunden war. Eine als Folge der Bestrahlung einsetzende Differenzierung von Übergangsepithel zu Plattenepithel im Krebs und Verhornung in nicht oder wenig verhornenden Plattenepithelcarcinomen sahen auch BAUMANN-SCHENKER (1937) sowie GAMBAROFF (1931). Ausdifferenzierung von Drüsenkrebsen im Sinne einer nachweisbaren Sekretion beschreiben LAHM (1927) und BAUMANN-SCHENKER (1937). Auch BEUTNAGEL und NIKOLOWSKI (1953) bejahen grundsätzlich die Ausdifferenzierung eines Tumors unter Strahlenwirkung. Andererseits konnten OSSINSKAJA (1936) und ANDERSEN (1950) keinen Anstieg des Differenzierungsgrades unter der Bestrahlung, sondern nur Entdifferenzierung bzw. degenerative Veränderungen feststellen. Offenbar verhalten sich eben die einzelenen Tumoren und Tumorarten sehr verschieden.

Schließlich findet man nach Strahleneinwirkung im Tumor *Zell- und Gewebsnekrosen*, die eine deutliche Beziehung zur Dosis aufweisen, wie LUCKÉ und SCHLUMBERGER (1950/51) zeigen konnten: Nach hohen Dosen kommt es zu Koagulation, nach mittleren tritt zunächst Wachstumsstillstand, dann aber verstärktes Wachstum auf, schwache Dosen zeigen keine Wirkung. Gleichzeitig mit der Nekrose kommt es — möglicherweise in Abhängigkeit vom Untergang der Tumorzellen — zu einer Hyalinisierung des Stromas und zu entzündlicher Infiltration.

[1] Siehe die zusammenfassende Darstellung von ENGELMANN 1938.
[2] Siehe JÜNGLING und LANGENDORFF 1941.
[3] Siehe AMMICH und GÜNSEL 1948, STENGER 1950.

Im allgemeinen ist es möglich, eine *Empfindlichkeitsskala* der verschiedenen histologischen Tumortypen gegenüber der Bestrahlung aufzustellen, ähnlich wie bei den Normalgeweben. Es ist aber doch bemerkenswert, daß histologisch völlig identisch erscheinende Geschwülste, wie z. B. Plattenepithelcarcinome des oberen Verdauungstraktes sich gegenüber einer Bestrahlung ganz verschieden verhalten können. Manchmal hängt es mit einem Unterschied in der Lokalisation zusammen, worauf ZWINGLI (1940) hinweist, das andere Mal vermögen wir aber keinen Grund namhaft zu machen.

In ähnlicher Weise wie Bestrahlung wirken verschiedene *chemische Stoffe* auf die Geschwülste. Auch hier stellt sich, je tiefer man in die Möglichkeiten einer Chemotherapie der Tumoren eindringt umso mehr heraus, daß verschiedene experimentelle Tumoren sich unterschiedlich gegenüber den verschieden angewendeten Mitteln verhalten, so daß also zur Testung eines Mittels immer eine ganze Reihe verschiedener Tiergeschwülste herangezogen werden — wobei allerdings das Verhalten menschlicher Tumoren nach wie vor fraglich bleiben muß[1].

Ultraschalleinwirkung auf eine Geschwulst bedeutet einen „brüsken zum Zelltod führenden Eingriff“[2], der sich in einer ausgedehnten Trümmerfeldbildung ohne spezifische Veränderung[3] zu erkennen gibt. Bemerkenswert ist das unterschiedliche Verhalten von normalen und leukämischen weißen Blutkörperchen gegenüber Ultraschall[4].

Einen interessanten und wohl auch einmaligen Versuch stellten BRUNSCHWIG und THORNTON (1944) mit einem menschlichen Hautcarcinom an, indem sie bloß die eine Hälfte operativ entfernten und die andere Hälfte beließen. Dabei zeigte sich keine Stimulierung des Wachstums durch das *Trauma* des Eingriffes.

10. Die makroskopische Beschaffenheit der Tumoren.

Alle die beschriebenen Besonderheiten des Geschwulstgewebes, seines Wachstums und seiner Rückbildung bestimmen auch das jeweilige makroskopische Aussehen eines Tumors. Da sich eine Geschwulst immer aus einer oder zumindest einer Gruppe von Zellen entwickelt, wird ihre *ursprüngliche Gestalt* die *einer Kugel* sein. Tatsächlich erscheinen auch die Tumoren, so lange sie klein sind, regelmäßig als rundliche Knoten, die, je nachdem ob sie mehr expansiv oder mehr infiltrierend wachsen, bald durch eine Kapsel begrenzt erscheinen oder sich unscharf im normalen Gewebe verlieren.

Farbe und Konsistenz der Tumoren schwanken zumindest ebensosehr wie die der normalen Gewebe und Organe, von denen sie abstammen. Manche Tumoren übertreiben sozusagen Besonderheiten der Normalgewebe z. B. hinsichtlich der Pigment- oder Sekretbildung, die dann das makroskopische Bild der Geschwulst ganz beherrschen. Solange es sich dagegen bloß um eine Proliferation undifferenzierter Zellen handelt, ist das Geschwulstgewebe gewöhnlich weißlich.

Wie die Farbe, so hängt auch die *Konsistenz* weitgehend vom Feinbau der Geschwulst ab: Rein zellige Geschwülste ohne viel Zwischensubstanzen müssen markig zerfließlich erscheinen und erlangen dadurch eine gewisse Ähnlichkeit mit erweichtem Rückenmark, so daß sie bei den Alten als „Markschwamm“ oder als medulläre Tumoren bezeichnet wurden. Die Bildung von Zwischensubstanzen, sei es durch die Tumorzellen selbst oder im Stroma macht die Geschwulst härter, ja unter Umständen knochenhart, das sind dann die scirrhösen Geschwülste. Da gewöhnlich Sarkome von einer Zellart gebildet sind, erscheinen sie „homogen“ fischfleischartig, während Tumoren, die sich aus einem epithelialen und einem bindegewebigen (Stroma-) Anteil aufbauen wie die Carcinome, eine körnige

[1] Siehe LETTRÉ 1953. [2] HAUSSER und Mitarbeiter 1948, 1950.
[3] SOUTHAM und Mitarbeiter 1953.
[4] MORROW und Mitarbeiter 1949/50, MORROW und Mitarbeiter 1950.

Schnittfläche aufweisen. Unter Umständen kann man dann die epithelialen Krebszellen infolge ihres geringeren gegenseitigen Zusammenhaltes (s. oben) aus dem Bindegewebsgerüst auspressen oder mit dem Messer in Form der sog. Krebsmilch ausstreifen.

Besonders können natürlich die oben erwähnten *regressiven Veränderungen* das makroskopische Bild einer Geschwulst bestimmen, in erster Linie die Nekrose und die Blutung. Handelt es sich um eine Geschwulst, die über keine eigene geregelte Gefäßversorgung verfügt, sondern zu ihrem Wachstum fortdauernd neue Gefäße eröffnen muß, so entstehen diese regressiven Veränderungen vorzugsweise im schlechter versorgten Zentrum des Geschwulstknotens, während die lebenden proliferierenden Teile sich in der Peripherie finden. Durch Aufsaugung von Nekrosen und Blutungen können pigmentierte oder cystische Gebiete im Inneren der Geschwulst entstehen.

Das makroskopische Erscheinungsbild ist auch verschieden je nachdem, ob sich die Geschwulst im Inneren eines Organes, an seiner Oberfläche oder über die Oberfläche hinaus entwickelt. *Im Inneren eines Organes* nimmt sie die Form eines rundlichen entweder scharf oder unscharf begrenzten Knotens an. Liegt der Tumorknoten aber unter der *Oberfläche einer Schleimhaut*, die von Bakterien besiedelt ist, so wird gegebenenfalls jenes regressiv veränderte Zentrum entweder selbst gegen die Lichtung zu aufbrechen oder von der Lichtung her bakteriell besiedelt werden. In beiden Fällen kommt es dann zur Abstoßung von Geschwulstgewebe an der Oberfläche, zur *Geschwürsbildung*, die gewöhnlich von den stehen gebliebenen Tumorresten in Form von wallartig vorspringenden Rändern umgeben ist. Unter Umständen kann der geschwürige Zerfall das ganze Zentrum eines Knotens betreffen, so daß nur mehr die randlichen Anteile stehen bleiben, wie das beim sog. Ringwallcarcinom des Magens[1] der Fall ist. Ein solcher zentraler geschwüriger Zerfall von Schleimhautoberflächen betrifft keineswegs nur die schnell wachsenden Geschwülste, sondern auch langsam wuchernde gutartige Tumoren, wie z.B. gewisse Myome und Neurome des Magen-Darmtraktes. Durch ihr Wachstum führen sie zu Ernährungsstörungen in der sie überziehenden Schleimhaut, so daß diese geschwürig zerfällt. Der Zerfall kann dann auf den darunterliegenden Tumor übergreifen und ihn auskolken, so daß dieser dann als Divertikelmyom oder Divertikelneurom imponiert[2]. Noch andere Verhältnisse liegen vor, wenn die vom Geschwulstgewebe erreichte Oberfläche nicht bakteriell besiedelt ist, wie z.B. die serösen Häute. Die zentrale Nekrose wird dann meist unter Bindegewebsneubildung aufgesaugt, und statt eines geschwürigen Zerfalles entsteht eine *Einsenkung an der Oberfläche* des Knotens der sog. Geschwulst- oder Krebsnabel. Die aus einer Haut oder Schleimhaut heraus wuchernden Geschwülste zeigen oft eine durch den ernährenden Gefäßbaum gegebene *zottige Oberfläche*, erscheinen also als Papillome bzw. allgemeiner als Polypen.

Schluß.

Überblicken wir abschließend die ganze Morphologie der Geschwülste von den Tumorzellen über die Tumorgewebe zu den mit dem Tumorwachstum zusammenhängenden Besonderheiten, so müssen wir zugeben: Es handelt sich um eine fast unübersehbare Vielfalt der Erscheinungen, der menschlicher Scharfsinn eine durchgehende Ordnung aufprägen möchte, ebenso wie man die Menschheit selbst in Rassen, Stämme und Gruppen einteilt. — Letzten Endes hat aber doch jedes Einzelindividuum sein ganz besonderes Schicksal und sein nur ihm zukommendes Gesicht — und das trifft auch für die Tumoren zu.

Abgeschlossen Pfingsten 1954. In der Literatur ergänzt 1955. H. Hamperl.

[1] Brühl und Kalk 1934. [2] Brunck 1950.

Literatur.

ABRAHAM, A.: Über die Innervation von Carcinomen. Z. Krebsforsch. **49**, 470—476 (1940). — ABRAMS, H. L., R. SPIRO and N. GOLDSTEIN: Metastases in carcinoma. Analysis of 1000 autopsied cases. Cancer (N.Y.) **3**, 74—85 (1950). — ALBERTI, W. v., u. G. POLITZER: Über den Einfluß von Röntgenstrahlen auf die Zellteilung. Arch. mikrosk. Anat. u. Entw.-mechan. **100**, 83—109 (1924). — ALBERTINI, A. v.: Das Malignitätsproblem in histologisch-zytologischer Betrachtung. Verh. dtsch. Ges. Path. (35. Tagg Hannover) **1951**, 54—70. — ALBRECHT, E.: Grundprobleme der Geschwulstlehre. Frankf. Z. Path. **1**, 377—425. — ALBRECHT, P.: Über die Multiplizität primärer maligner Geschwülste. Oncologia (Basel) **5**, 12—42 (1952). — ALGIRE, G. H., and H. W. CHALKLEY: Vascular reactions of normal and malignant tissues in vivo. I. Vascular reactions of mice to wounds and to normal and neoplastic transplants. J. Nat. Canc. Inst. **6**, 73—85 (1945). — ALLARD, C., R. MATHIEU, G. DE LAMIRANDE and A. CANTERO: Mitochondrial population in mammalian cells. I. Description of a counting technic and preliminary results on rat liver in different physiological and pathological conditions. Cancer Res. **12**, 407—412 (1952). — ALTMANN, H. W.: Über den Funktionswechsel des Kernes im exokrinen Gewebe des Pankreas. Z. Krebsforsch. **58**, 632—645 (1952). — AMMICH u. GÜNSEL: Zur Strahlenbehandlung des Mammacarcinoms. Strahlenther. **77**, 17—26 (1948). — ANDERES, E.: Die Praekanzerose der weiblichen Geschlechtsorgane. Schweiz. med. Wschr. **1943**, Nr 36, 1082. — ANDERSEN, S. R.: Differentiation and irradiation. Acta radiol. (Stockh.) **33**, 57—68 (1950). — ANDRES, A. G.: Einführung in die Karyologie des Menschen. (Russisch.) Medizinischer Staatsverlag, Moskau, Leningrad 1934. Ref. Zbl. path. Anat. **61**, 297—300 (1934/35). — APITZ, K.: Über die Bildung eines kolloidähnlichen Stoffes in Sarkomen. Virchows Arch. **302**, 434—442 (1938). ~ Geschwülste und Gewebsmißbildungen der Nierenrinde. I—V. Virchows Arch. **331**, 285—431, 593—659 (1943). — APOLANT, H.: Über künstliche Tumormischungen. Z. Krebsforsch. **6**, 251 (1908). — ARNOLD, W., u. ST. OECH: Histochemische Phosphataseuntersuchungen bei malignen Tumoren. Z. Krebsforsch. **56**, 543—555 (1948/50). — ASKANAZY, M.: Funktion des Geschwulstgewebes. Z. Krebsforsch. **43**, 405—433 (1936). — ATKINSON, W. B., and S. GUSBERG: Histochemical studies on abnormal growth of human endometrium. I. Alkaline phosphatase in hyperplasia and adenocarcinoma. Cancer (N.Y.) **1**, 248—251 (1948). — ATKINSON, W. B., E. T. ENGLE, S. B. GUSBERG and C. L. BUXTON: Histochemical studies on abnormal growth of human endometrium. II. Cytoplasmic ribonucleic acids in normal and pathological glandular epithelium. Cancer (N.Y.) **2**, 132 (1949). — ATSUMI, A.: Studies of amitosis with the Yoshida sarcoma Gann (jap.) **44**, 21—30 (1953). — AUGER, C.: Acinous cell carcinoma of the pankreas with extensive fat necrosis. Arch. of Path. **43**, 400 (1947). — AXELRAD, A., and C. P. LEBLOND: Effect of iodide on the histological appearance of the thyroid tumors resulting from prolonged exposue to a low iodine diet. Proc. Amer. Assoc. Canc. **1954**, 2. — AYRES, W. W.: A method of staining nucleoli of cells in fresh benign and malignant tissues. Cancer Res. 8, 352—360 (1948).

BAER, I. L.: Pseudomalignant and apparently inoperable papillary tumor of the ovaries. Arch. of Path. **26**, 240 (1938). — BAGOZZI, U. C.: Tumori **7**, 266, 280 (1933). — BAUMANN, R.: Wachstum und Differenzierung papillärer Drüsenkarzinome. Z. Krebsforsch. **42**, 178—191 (1935). — BAUMANN-SCHENKER, R.: Über Strahlenveränderungen bei malignen Tumoren (Pflasterzellcarcinom, Adenocarcinom und Basaliom). Z. Krebsforsch. **45**, 178—196 (1937). — BAYREUTHER, K.: Der Chromosomenbestand des Ehrlich-Ascites-Tumor der Maus. Z. Naturforsch. 7b, 554 (1952). — BERENBLUM, I., and P. SHUBIK: The role of Croton oil applications, associated with a single painting of a carcinogen, in tumour inducation of the mouses skin. Brit. J. Canc. **1**, 379 (1947). ~ A new, quantitative approach to the study of the stages of chemical carcinogenesis in the mouses skin. Brit. J. Canc. **1**, 383 (1947). — BERNHARD, W., H. BRAUNSTEINER, H. L. FEBVRE, J. HAREL, R. KLEIN et C. OBERLING: Morphologie des cellules leucémiques au microscope électronique. Rev. d'Hématol. **5**, 746—763 (1950). — BEUTNAGEL, J., u. W. NIKOLOWSKI: Röntgenstrahlenwirkung und Tumordifferenzierung. Strahlenther. **90**, 284—290 (1953). — BICHEL, J.: Cultivation of leukemic cells in tissue culture. Acta path. scand. (København.) **31**, 410—419 (1952). — BIESELE, J. J.: Size and synthetic activity of the chromosomes of two rat neoplasms. Cancer Res. **4**, 540—546 (1944). ~ Chromosome size in normal rat organs in relation to B vitamins, ribonucleic acid, and nuclear volume. Cancer Res. **4**, 529—539 (1944). — BIESELE, J. J., and A. Y. WILSON: Alkaline phosphatase substrate specificities in cultured normal and malignant cells of mouse, rat an fowl. Cancer Res. **11**, 174—179 (1951). — BLJACHER, L. J., u. V. N. DOBROCHOTOV: Zonalität und Herdcharakter der Anordnung der Mitosen im Adenocarcinom der Mäuse. Dokl. Akad. Nauk SSSR., N.S. **78**, 581—584 (1951). ~ Weitere Untersuchungen der Topographie der Mitosen im Adenocarcinom der Maus. Die Struktur der Mitoseherde. Dokl. Akad. Nauk SSSR., N. S. 81, 1143—1145 (1951). — BÖHMIG, R.: Das Krebsstroma und seine morphologischen Reaktionsformen. Beitr. path. Anat. **83**, 333—382 (1930). ~ Wachstum und Differenzierung hormonal erzeugter Mammacarcinome beim Versuchstier. Z. Krebsforsch. **50**, 322—328 (1940). ~ Form- und Wachstumsgesetze drüsenbildender Karzinome. Stuttgart: Georg Thieme 1950. — BÖHMIG, R., u. W. SCHRÖDER: Vergleichende Untersuchungen von Primärtumor und Metastasen bei Adenocarcinomen. Z. Krebsforsch. **48**, 306—317 (1939). — BOHLE, A.: Beitrag zur Frage der Elastica-Vermehrung in Mammatumoren. Frankf. Z. Path. **62**, 167—183 (1951). — BOLCK, F.: Die Granuloblastome des Magens. Beitr. path. Anat. **110**, H. 3 (1949). ~ Die Endotheliome. Leipzig: Georg Thieme 1952. — BOLL, F.: Das Prinzip des Wachstums. Berlin 1876. — BONNE, C.: Fréquence des métastases pulmonaires dans les cas de tumeurs greffées dans la queue de la souris. C. r. Soc. Biol. Paris **93**, 312 (1925). — BONSER, G. M., and J. W. ORR: The morphology of 160 tumors induced by carcinongenic hydrocarbons in the subcutaneous tissue of mice. J. of Path. **49**, 171—183 (1939). — BORREL, A.: Les théories parasitaires du cancer. Ann. Inst. Pasteur **15**, 49—67 (1901). — BORRMANN, R.: Geschwülste des Magens. In HENKE-LUBARSCH' Handbuch der speziellen pathologischen Anatomie und Histologie, Bd. IV/1, S. 813—1016. Berlin 1926. — BORST, M.: Über die Möglichkeit einer ausgedehnten intraepidermalen Verbreitung des Hautkrebses. Verh. dtsch. path. Ges. **1904**, 118. ~ Referat über Infektion, Parasitismus und Gewächsbildung. Verh.dtsch. path. Ges. (22. Tagg) **1927**, 6—20. ~ Über Kleinzellen in Tumoren. Z. Krebsforsch. **44**, 145—156 (1936). — BOTHE, A. E., A. J. DALTON, W. S. HASTINGS and F. O. ZILLESSEN: A study of the Golgi material and mitochondria in malignant and benign prostatic tissue. J. Nat. Canc. Inst. **11**, 239—243 (1950/51). — BOVERI, TH.: Zur Frage der Entstehung der malignen Tumoren. Jena: Gustav Fischer 1914. — BOYLAND, E., and D. MCCLEAN: A factor in malignant tissues which increases the permeability of the dermis. J. of Path. **41**, 553—565 (1935). — BREDT, H.: Grenzfälle gutartiger Bronchialtumoren. Arch. Geschwulstforsch. **2**, 301 (1950). — BRINKLEY and F. W. STEWART: Morphogenesis of extraskeletal osteogenic sarcoma and pseudoosteosarcoma. Arch. of Path. **29**, 42 (1940). — BRODERS, A. C.: Carcinoma; grading and practical application. Arch. of Path. **2**, 376—380, disc. 380—381 (1926). ~ The microscopic grading of cancer. In G. T. PACK u. E. M. LIVINGSTONE: Treatment of Cancer and allied diseases, Bd. I, S. 19—41. New York: P. Hoeber 1940. — BRUNCK, J.: Über klinisch bedeutsame Duodenalmyome und ihre verschiedenen Wachstumsformen, einschließlich der sogenannten „primären und sekundären" Divertikelmyome. Zbl. Path. **86**, 341—351 (1915). — BRUNSCHWIG, A., and T. F. THORNTON: An experimental study of the lateral spread of epidermoid (squamous cell) carcinoma in man and the reaction of such a lesion to the wound-healing stimulus. Cancer Res. **4**, 515—518 (1944). — BÜNGELER, W.: Die Metastasenbildung bei bösartigen Geschwülsten. Med. Welt **1938**, Nr 45/46, 1587 bis 1629. ~ Geschwülste und regulierte abhängige Wachstumsstörungen (Hyperplasien) im Rahmen der Cellular- und Relationspathologie. Z. Krebsforsch. **58**, 72—102 (1951/52). ~ Die Abgrenzung gut- und bösartiger Geschwülste. Krebstagg 1953 des Dtsch. Zentralausschusses für Krebsbekämpfung u. Krebsforschung in München 1953. — BUGHER, I. C.: The probability of the chance occurrence of multiple malignant neoplasms. Amer. J. Canc. **21**, 809 (1934). — BURNS, E. L., and J. R. SCHENKEN: Spontaneous and primary hepatomas in mice of strain C_3H. IV. A study of intracytoplasmic inclusion bodies and mitochondria. Cancer Res. **3**, 697 (1943). — BUSCH, G.: Über Besonderheiten des Verhornungsvorganges in Tumoren. Z. Krebsforsch. **58**, 207—217 (1951/52).

CARRUTHERS, C.: Chemical studies on the transformation of mouse epidermis to squamous-cell carcinoma. A review. Cancer Res. **10**, 255—265 (1950). — CASPERSSON, T., u. L. SANTESSON: Studies on the protein metabolism of the epithelial tumors. Acta radiol. (Stockh.) Suppl. **46** (1942). — CATCHPOLE, H. R.: Serum and tissue glycoproteins in mice bearing transplantable tumors. Proc. Soc. Exper. Biol. a. Med. **75**, 221 (1950). ~ The ground substance of the mesenchyme and hyaluronidase. Ann. New York Acad. Sci. **82**, 989 (1950). — CHAMBERS, R., and R. J. LUDFORD: Intracellular hydrion concentration studies. V. Colorimetric p_H of malignant cells in tissue culture. Proc. Roy. Soc. Lond., Ser. B **110**, 120—124 (1932). ~ Microdissection studies on malignant and non malignant tissue cells. Arch. exper. Zellforsch. **12**, 555—569 (1932). — CHRISTIE, A. C.: Ossification in intestinal neoplasms: a report of three cases. J. of Path. **63**, 338 (1951). — CLAUDE, A., K. R. PORTER and E. G. PICKELS: Electron microscope study of chicken tumor cells. Cancer. Res. **2**, 618—625 (1942); **7**, 421—430, 431—438 (1947). — CLUNET, J.: Recherches expérimentales sur les tumeurs malignes. Paris: Steinheil 1910. — COHEN, R. B., M. M. NACHLAS and A. M. SELIGMAN: Histochemical demonstration of esterase in malignant tumors. Cancer Res. **11**, 709—711 (1951). — COLLINS W. T., and E. A. GALL: Gastric carcinoma: a multicentric lesion. Cancer (N. Y.) **5**, 62—72 (1951). — COMAN, D. R.: Decreased mutual adhesiveness, a property of cells from squamous cell carcinomas. Cancer Res. **4**, 625—629 (1944). ~ The invasive character of cancer growth. Amer. J. Med. Sci. **211**, 257—260 (1946). ~ Mechanism of the invasiveness of cancer. Science (Lancaster, Pa.) **105**, 347—348 (1947). ~ Mechanisms responsible for the origin and distribution of blood-borne tumor metastases. A review. Cancer Res. **13**, 397—404 (1953). — COMAN, D. R., R. B. EISENBERG and M. MCCUTCHEON: Factors affecting the distribution of tumor metastases experiments with V_2 carcinoma of rabbits. Cancer Res. **9**, 649—651 (1949). — COMAN, D. R., R. P. DE LONG and M. MCCUTCHEON: Studies on the mechanisms of metastasis. The distribution of tumors in various organs in relation to the distribution of arterial emboli. Cancer Res. **11**, 648—651 (1951). — COOPER, Z. K., and M. G. SEELIG: Quantitative study of mitochondria in various grades of squamous cell carcinoma. Arch. of Path. **19**, 524—529 (1935). — COUNT, E. R., LE: J. Metabol. Res. **7** 383 (1902). — COWDRY, E. V.: The reticular material as an indicator of physiologic reversal in secretory polarity in the thyroid cells of the puinea pig. Amer. J. Anat. **30**, 25 (1922). ~ Properties of cancer cells. Arch. of Path. **30**, 1245—1279 (1940). — CRAMER, W.: On the biochemical mechanism of growth. J. of Physiol. **50**, 322—334 (1915/16). — CRONE-MÜNZEBROCK, u. H. BOEMINGHAUS: Rückbildung von Blasentumoren nach Harnableitung. Z. Urol. **46**, 386—391 (1953). — CUSHING, H., and S. B. WOLBACH: The transformation of a malignant paravertebral sympathicoblastoma into a benign ganglioneuroma. Amer. J. Path. **3**, 203 (1927).

DABELSTEIN, H.: Wachstum und Differenzierung eines Milchgangcarcinoms in Haupttumor und Metastase. Z. Krebsforsch. **46**, 355—363 (1937). — DALTON, A. J., and J. E. EDWARDS: Mitochondria and Golgi apparatus of induced and spontaneous hepatomas in the mouse. J. Nat. Canc. Inst. **2**, 565 (1942). ~ Cytology of hepatic tumors and proliferating bile duct epithelium in the rat induced with p-dimethylaminoazobenzene. J. Nat. Canc. Inst. **3**, 319 (1943). — DALTON, A. J., H. KAHLER, M. G. KELLY, B. J. LLOYD and M. J. STRIEBICH: Some observations on the mitochondria in normal and neoplastic cells with the electron microscope. J. Nat. Canc. Inst. **9**, 439 (1949). — DARGEON, H. W., J. W. EVERSOLE and V. DEL DUCA: Malignant melanoma in an infant. Cancer (N. Y.) **3**, 299—306 (1950). — DAVIS, E.: Disappearance of carcinomatous ulceration of bladder following ureterosigmoidostomy: Report of 2 cases. J. Amer. Med. Assoc. **137**, 450 (1948). — DECKNER, K.: Cytologische Studien an Krebszellen. Z. Krebsforsch. 48, 129—148 (1939). — DEELMAN, H. T.: Das Präcarcinom. Z. Krebsforsch. **29**, 307—319 (1929). ~ Was soll man mit dem Begriff Praecarcinom anfangen? Z. Krebsforsch. **38**, 648—664 (1933). — DEMIN, V. N.: Experimentelle und pathologisch-anatomische Untersuchung zur Frage der retrograden Metastasierung bei Mastdarmkrebs. Arch. Pat. (Moskau) **14**, H. 2, 70—77 (1952). — DILLER, I. C., and M. FISHER: Isolation of fungi from transplanted, chemically induced and spontaneous tumors. I. General considerations. Cancer Res. **10**, 595—603 (1950). — DISSMANN, E.: Ein Beitrag zur Kenntnis des sogenannten papillären Schilddrüsencarcinoms mit besonderer Berücksichtigung der Lungenbefunde. Virchows Arch. **314**, 226—241 (1947). — DITTMAR, C.: Über den chemischen Aufbau von Mitochondrien normaler Zellen und von Tumorzellen und den Einfluß carcinogener Stoffe auf Mitochondrien. I. Die Zusammensetzung der Lipoide von Mitochondrien. Z. Krebsforsch. **52**, 46—56 (1942). — DITTMAR, C., u. H. MAAS: Cytologische Studien an Tumorzellen des Mäuse-Ascites. Z. Krebsforsch. **55**, 109—134 (1944). — DOBYNS, B. M., and B. LENNON: Changes in the histological pattern of human thyroid cancer after serial transplantation in the anterior chamber of eyes of guinea pigs. Cancer (N. Y.) **5**, 45—51 (1952). — DOCKERTY, M. B., and J. H. PRATT: Extramammary Paget's disease. — A report of four cases in which certain features of histogenesis were exhibited. Cancer (N. Y.) **5**, 1161—1169 (1952). — DRUCKREY, H., H. HAMPERL, H. HERKEN u. B. RAREI: Chirurgische Behandlung von Tiergeschwülsten. Z. Krebsforsch. **48**, 451—467 (1939). — DRUCKREY, H., u. K. KÜPFMÜLLER: Quantitative Analyse der Krebsentstehung. Z. Naturforsch. **3**b, H. 7/8 (1948). — DUNN, J. S.: Invasion of epidermis by carcinoma. J. of Path. **33**, 297—300 (1930). — DURAN-REYNALS, F.: Studies on the localization of dyes and foreign proteins in normal and malignant tissues. Amer. J. Canc. **35**, 98—107 (1939).

EDMONDSON: Microscopic grading of cancer and its practical implication. Arch. of Dermat. **57**, 191 (1948). — EHRICH, W.: Die polymere Kerngröße als Ausdruck der Krebsanaplasie. Z. Krebsforsch. **44**, 308—324 (1936). — EHRLICH, P.: Experimentelle Studien an Mäusetumoren. Z. Krebsforsch. **5**, 59 (1907). — EMERSON, W. J., B. J. KENNEDY, J. N. GRAHAM and I. T. NATHANSON: Pathology of primary and recurrent carcinoma of the human breast after administration of steroid hormones. Cancer (N. Y.) **6**, 641—670 (1953). — ENGELBRETH-HOLM: Probeexcision und Metastasenrisiko. Ugeskr. Laeg. (dän.) **1942**, 1105 bis 1109. Ref. Z. Krebsforsch. **54**, 161 (1943). — ENGELMANN, K.: Die mikroskopischen Veränderungen an der Tumorzelle und den gesunden Geweben des Menschen nach Strahlenbehandlung. In HOHLFELDER, Die Röntgentiefentherapie. Leipzig: Georg Thieme 1938. — ENTERLINE, H. T., and D. R. COMAN: The ameboid motility of human and animal neoplastic cells. Cancer (N. Y.) **3**, 1033—1038 (1950). — EPSTEIN, W.: Über die Kerngrößen der menschlichen Speicheldrüsen. Z. Krebsforsch. **42**, 474—487 (1935). — ERNST, P.: Sphäroide und Sphärokristalle in Krebs- und Riesenzellen. Beitr. path. Anat. **53**, 429—445 (1912). — ESSBACH, H.: Meningiome. Erg. Path. **36**, 185 (1943). — EWING, J.: II. Congr. Internat. de lutte scientifique et sociale contre le cancer. Bruxelles **1**, 215 (1936).

FANFANI, M., E. PIERAGNOLI e A. MORETTINI: Ricerche sulla patogenesi delle metastasi e critica della dottrina dei filtri obbligati. Archivio „De Vecchi" **18**, 937—1005 (1952). —

FARDON, J. C., and J. E. PRINCE: A comparison of the ratios of metaphase to prophase in normal and neoplastic tissues. Cancer Res. **12**, 793—795 (1952). — FARMER, J. B., J. E. S. MOORE u. C. E. WALKER: Über die Ähnlichkeit zwischen den Zellen maligner Neubildungen beim Menschen und denen normaler Fortpflanzungsgewebe. Biol. Zbl. **24**, 1—7 (1904). — FAVATA, B. V., and F. W. BISHOP: Electron microscopy of human sarcoma cells cultured in vitro. A. M. A. Arch. of Path. **57**, 317—328 (1954). — FERGUSON, J. H.: Some limitations of cytological diagnosis of malignant tumors. Cancer (N. Y.) **2**, 845—852 (1949). — FEYRTER, F.: Zur Geschwulstlehre. (Nach Untersuchungen am menschlichen Darm.) Verh. dtsch. path. Ges. **25**, 302—305 (1930). ~ Über die Rolle des Nervengewebes in der Geschwulstentwicklung. Klin. Wschr. **1953**, 536. — FIDLER, H. K. A.: Comparative cytological study of benign and malignant tissues. Amer. J. Canc. **25**, 772—779 (1935). — FISCHER, W.: Die Geschwulstmetastasierung. Zbl. Chir. **77**, 1852—1867 (1952). — FISCHER-WASELS, B.: Allgemeine Geschwulstlehre. In Handbuch der normalen und pathologischen Physiologie, Bd. XIV/2, S. 1341—1766. 1927. — FISHER, E. R.: The nature and staining reactions of the fibroma-cell inclusions of the shope fibroma of the rabbit. J. Nat. Canc. Inst. **14**, 355—364 (1953). — FISHER, J. C., and J. H. HOLLOMON: A hypothesis for the origin of cancer foci. Cancer (N. Y.) **4**, 916—918 (1951). — FOULDS, L.: The histological analysis of tumors. A critical review. Amer. J. Canc. **39**, 1—24 (1940). — FOX, J. DE W.: Virus-like bodies in human cancer. An electronmicroscope study of the filterable components of normal and neoplastic tissue. Cancer (N. Y.) **4**, 168—176 (1951). — FRANCK, I.-D.: Wachstum und Differenzierung rein infiltrierend wachsender Adenocarcinome. Z. Krebsforsch. **42**, 381—392 (1935). — FRAUCHIGER, R.: Zur Frage der Spontanheilung von Carcinomen. Z. Krebsforsch. **29**, 516—548 (1929). — FURTH, J.: Conditioned and autonomous neoplasms. A review. Cancer Res. **13**, 477—492 (1953).

GAMBAROFF, G.: Zur Frage der histologischen Veränderungen des Carcinomgewebes nach Strahlenbehandlung. Strahlenther. **41**, 531—542 (1931). — GEITLER, L.: Das Wachstum des Zellkerns in tierischen und pflanzlichen Geweben. Erg. Biol. **18**, 1—54 (1941). — GERLACH, F.: Krebs und obligater Pilzparasitismus. Wien: Urban & Schwarzenberg 1948. — GERSCH, M.: Zellentartung und Zellwucherung bei wirbellosen Tieren. (Kritische Übersicht und Umgrenzung des zellbiologischen Problems.) Arch. Geschwulstforsch. **3**, 1—18 (1951). — GERSH, J., and H. R. CATCHPOLE: The organization of ground substance and basement membrane and its significance in tissue injury, disease and growth. Amer. J. Anat. **85**, 487 (1949). — GESSLER, A. E., C. E. GREY and K. MCCARTY: Spherical bodies in human carcinoma. II. Exper. Med. a. Surg. **6**, 329—345 (1948). — GESSLER, A. E., E. C. GREY, M. C. SCHUSTER, J. J. KELSCH and M. N. RICHTER: Notes on the electron microscopy of tissue sections. II. Neoplastic tissue. Cancer Res. **8**, 549—573 (1948). — GESSLER, A. E., K. S. MCCARTY and C. E. GREY: Notes on the electron microscopy of tissue sections and segregations. Elementary and composite submicroscopic bodies in neoplastic tissue. Exper. Med. a. Surg. **7**, 269—282 (1949). — GESSLER, A. E., K. S. MCCARTY, M. C. PARKINSON and J. M. BARDET: Notes on the electron microscopy of tissue sections and segregations. Submicroscopic spherical bodies in human carcinoma. Exper. Med. a. Surg. **7**, 237—268 (1949). — GHON, A., u. B. ROMAN: Über das Lymphosarkom. Frankf. Z. Path. **19**, 1—138 (1916). — GIBERTINI, G.: Osservazioni sul contenuto in fermenti mucinolitici (mesomucinasi) dei tumori. Tumori, II. S. **16**, 317—330 (1942). — GODWIN, I. T.: Chronology of lobular carcinoma of the breast. Cancer (N. Y.) **5**, 259—266 (1952). — GOLDFEDER, A., and F. NAGASAKI: Spontaneous transformation from carcinomatous to sarcomatous growth. Proc. Amer. Assoc. Canc. Res. **1**, 19 (1953). — GOLDIE, H., and M. D. FELIX: Growth characteristics of free tumor cells transferred serially in the peritoneal fluid of the mouse. Cancer Res. **11**, 73—80 (1951). — GOLDIE, H., B. R. JEFFRIES, M. C. MAXWELL and P. F. HAHN: Growth of free tumor cells in the pleural exsudate and their implantation into the pleura of the mouse. Cancer Res. **12**, 422—425 (1952). — GOLDINA, B. G.: Zur Frage der histo-morphologischen Veränderungen von Krebsen in Metastasen. Arch. Pat. (Moskau) **11**, H. 3, 65—69 (1949). — GOPAL-AYENGAR, A. R., and W. L. SIMPSON: Hyoluronidase and the growth of malignant epithelial tumors. Cancer Res. **7**, 727 (1947). — GRAHAM, G. S.: The cancer cells of serous effusions. Amer. J. Path. **9**, 701 bis 710 (1933). — GREENE, H. S. N.: A conception of tumor autonomy based on transplantation studies. A review. Cancer Res. **11**, 899—903 (1951). ~ The significance of the heterologous transplantability of human cancer. Cancer (N. Y.) **5**, 24—44 (1952). — GREENE, H. S. N., and B. L. NEWTON: Evolution of cancer of the uterine fundus in the rabbit. Cancer (N. Y.) **1**, 82—99 (1948). — GREENSTEIN, J. P.: Biochemistry of Cancer. New York: Academic Press 1947. — GRESSON, R. A. R.: Essentials of general cytology. Edinburgh 1948. — GRISHMAN, E.: Histochemical analysis of mucopolysaccharides occurring in mucus-producing tumors. Mixed tumors of the parotid gland, colloid carcinomas of the breast and myxomas. Cancer (N. Y.) **5**, 700—707 (1952). — GRUBER, G. B.: Kasuistische Beiträge zur Kenntnis der Geschwülste. 3. Verknöcherung im Gerüstgewebe epithelialer Blastome. Zbl. Path. **90**, 417—424 (1953). — GUTTMANN, D. H., and S. HALPERN: Nuclearnucleolar volume ratio in cancer. Amer. J. Canc. **25**, 802—806 (1935). — Guyer, M. F., and P. E. Claus: Relative viscosities of tumor cells as determined by the ultracentrifuge. Anat. Rec. **73**, 17 (1939).

Haam, E. v., and H. G. Alexander: Cytological studies of malignant tumors. J. Clin. Path. **6**, 394—414 (1936). — Hackmann, Chr.: Experimentelle Studien über Heilungsvorgänge bei bösartigen Geschwülsten. Z. Krebsforsch. **57**, 164—190 (1950). ~ Die Rezidivierung operierter Mammacarcinome bei db-Inzuchtmäusen und Versuche zu ihrer Beeinflussung. Z. Krebsforsch. **57**, 454—461 (1951). — Haecker, V.: Über die in malignen Neubildungen auftretenden heterotypischen Teilungsbilder. Eine Bemerkung zur Ätiologie der Geschwülste. Biol. Zbl. **24**, 787—797 (1904). — Hamperl, H.: Über die verimpfende Wirkung von Gehirnpunktionen. Wien. klin. Wschr. **1929**, Nr 14. ~ Über „Schleimgranulome" und „glanduläre Erosionen" in den Speicheldrüsen und der Magenschleimhaut. Beitr. path. Anat. **88**, 193—206 (1932). ~ Über die „branchiogenen" Tumoren. Virchows Arch. **304**, 34—64 (1939). ~ Über die Myothelien (myo-epithelialen Elemente) der Brustdrüse. Virchows Arch. **305**, 171—215 (1939). ~ Über die Praekanzerose. Wien. klin. Wschr. **1941**, Nr 38, 780. ~ Entzündliche Reaktionen auf körpereigene Stoffe. Atti Soc. ital. Pat. **2**, 861—865 (1951). ~ Über Gutartigkeit und Bösartigkeit von Geschwülsten. Verh. dtsch. Ges. Path. **35**, 29—51 (1952). ~ Three group metaphases and Carcinoma in situ of the cervix uteri. Acta Un. contra Cancrum, Bruxelles **10**, 128—131 (1954). — Hamperl, H., u. Kalkoff: Über das Molluscum pseudocarcinomatosum. Hautarzt **5**, 440—447 (1954). — Hamperl, H., C. Kaufmann u. K. G. Ober: Histologische Untersuchungen an der Cervix schwangerer Frauen. Die Erosion und das Carcinoma in situ. Arch. Gynäk. **184**, 181—280 (1954). — Hamperl, H., u. G. Schwarz: Zur genaueren Kenntnis der Röntgenwirkung auf Krebsgeschwülste. (Über einen röntgenbestrahlten Basalzellkrebs der Haut.) Strahlenther. **24**, 607—659 (1927). — Hansemann, D. v.: Über Kernteilungsfiguren in bösartigen Geschwülsten. Biol. Zbl. **24**, 189—192 (1904). ~ Das Problem der Krebsmalignität. Z. Krebsforsch. **17**, 172—191 (1920). — Hauschka, T. S.: Distinct clonal derivatives of the Krebs-2 mouse ascites carcinoma established through transplantation of single cells. Proc. Amer. Assoc. Canc. Res. **1**, 24 (1953). — Hauschka, T. S., and A. Levan: Characterization of five ascites tumors with respect to chromosome ploidy. Anat. Rec. **111**, 467 (1951). — Hauser, G.: Das Zylinderepithelkarzinom des Magens und Dickdarms. Jena 1890. ~ Zur Histogenese des Krebses. Virchows Arch. **138**, 482 (1894). ~ Gibt es eine primäre zur Geschwulstbildung führende Epithelerkrankung? Beitr. path. Anat. **33**, 1—31 (1903). — Hausser, I., W. Doerr, R. Frey u. A. Ueberle: Experimentelle Untersuchungen über die Ultraschallwirkung auf das Jensen-Sarkom der Ratte. Z. Krebsforsch. **56**, 449—481 (1948/50). — Havemann, H. U.: Wachstum und Differenzierung des Adenocarcinoms der Mamma. Z. Krebsforsch. **44**, 365—376 (1936). — Hegler, C., and F. Wohlwill: Fettgewebsnekrosen in Subcutis und Knochenmark durch Metastasen eines Carcinoms des Pankreasschwanzes. Virchows Arch. **274**, 784—802 (1903). — Heiberg, K. A.: Studien über Haut-Epithel-Atypie bei Krebs- und Granulationsgewebe und die diagnostische Verwendung der Kerngröße. Virchows Arch. **234**, 469—480 (1921). — Heiberg, K. A., u. T. Kemp: Über die Zahl der Chromosomen in Carcinomzellen beim Menschen. Virchows Arch. **273**, 693—700 (1929). — Heidenhain, M.: Plasma und Zelle. Abt. I. Anatomie der lebenden Masse. Liefg I. Grundlage der mikroskopischen Anatomie, die Kerne, die Centren- und die Granularlehre. Bd. 8. 1907. — Heinkele, T.: Kernmessungen an Mammacarcinomen der Maus. Z. Krebsforsch. **43**, 323—336 (1936). — Herzog, E.: Beitrag zur Frage der Innervation der Geschwülste. Virchows Arch. **268**, 536—565 (1928). — Herzog, G.: Beobachtungen und Gedanken zum Wesen der Geschwülste. Z. Krebsforsch. **52**, 193—226 (1942). — Höra, J.: Untersuchungen über das Schicksal der Borstschen Kleinzellen im Brown-Pearce-Tumor. Z. Krebsforsch. **52**, 1—16 (1942). — Hörner, O.: Experimenteller Beitrag zur Frage der Kleinzellen in Tumoren. Z. Krebsforsch. **51**, 365—415 (1941). — Homan, W.: Zur Biologie des Mäuseascitescarcinoms. I. Mitteilung. Über die Morphologie der Zellteilungsvorgänge beim Mäuseascitescarcinom. Z. Krebsforsch. **58**, 511—523 (1951/53). — Horànyi, B.: Über die Verbreitungswege der Gliome. Acta morph. (Budapest) **3**, 471—482 (1952). — Hoster, H. A., and M. S. Reiman: Studies in Hodgkin's Syndrome. X. The morphology and growth patterns of explanted cells cultivated in vitro. Cancer Res. **10**, 423—430 (1950). — Hoster, M. S., B. J. McBee, H. A. Rolnick, Q. van Winkle and A. H. Hoster: Macromolecular particles obtained from human neoplastic and non-neoplastic lymph nodes. I. Procedure and preliminary results. Cancer Res. **10**, 530—538 (1950). — Howard, W. T., and O. T. Schultz: Studies in the biology of tumor cells. Monogr. Rockefeller Inst. Med. Res. **1911**, No 2. — Hsu, T. C.: Mammalian chromosomes in vitro. IV. Some human neoplasms. J. Nat. Canc. Inst. **14**, 905—917 (1954). — Huber, H.: Neue Gesichtspunkte für die Beurteilung der Röntgenbestrahlung beim Genitalkarzinom. Zugleich ein Beitrag zur Reaktion des Serosaepithels bei Genitaltumoren unter besonderer Berücksichtigung des Systemkarzinoms. Z. Geburtsh. **133**, 1 (1950). — Hueck, W.: Über das Mesenchym. III. Mesenchymale Tumoren. Beitr. path. Anat. **103**,

308—349 (1939). ~ Zur Morphologie der epithelialen Tumoren insbesondere der Basaliome. Virchows Arch. **314**, 137—161 (1947). — HUEPER, W. C.: Histochemical studies of organs of tumor-bearing rats by the microincineration method. J. Labor. a. Clin. Med. **19**, 1293 bis 1303 (1934). — HUGGINS, C., W. W. SCOTT and C. V. HODGES: Studies on prostatic cancer. III. The effects of fever, of desoxycorticosterone, and of estrogen on clinical patients with metastatic carcinoma of the prostate. J. of Urol. **46**, 997—1006 (1941). — HULTQUIST, G. T.: Über Spontanheilung bei Hypernephromen. Beitr. path. Anat. **109**, 29—52 (1947). — HUTH, E. F.: Über den unbeeinflußten Ablauf des Mäuseascitescarcinoms. Z. Krebsforsch. **59**, 230—244 (1953).

IDE, A. G., N. H. BAKER and S. L. WARREN: Vascularization of the Brown-Pearce rabbit epithelioma transplant as seen in the transparent ear chamber. Amer. J. Roentgenol. **42**, 891—899 (1939). — IHRINGER, G.: Über das Schicksal embolisierter Tumorzellen in den Lungen. Zbl. Path. **90**, 123—128 (1953). — IWASAKI, T.: Histological and experimental observations on the destruction of tumor cells in blood vessels. J. of Path. **20**, 85—105 (1915).

JACOBJ, W.: Die verschiedenen Arten des gesetzmäßigen Zellwachstums und ihre Beziehung zu Zellfunktion, Umwelt, Krankheit, maligner Geschwulstbildung und innerem Bauplan. Roux' Arch. **141**, 584 (1942). — JAKOB, A.: Untersuchungen über die Struktur der Tumorasciteszelle mit dem elektrostatischen Übermikroskop, zugleich ein Beitrag zur Morphologie der Zelle. Z. Krebsforsch. **52**, 412—424 (1942). — JOHNSTON, D. G.: Cytoplasmic: nuclear ratios in the cytological diagnosis of cancer. Cancer (N. Y.) **5**, 945—949 (1952). — JÜNGLING, O., u. H. LANGENDORFF: Kann der Mitosenrhythmus Bedeutung gewinnen für die Dosierung beim Krebs? Quantitative Untersuchungen über das Verhalten der Mitosen bei bestrahlten Krebsen. Strahlenther. **69**, 181—230 (1941).

KALK, H.: Ringwallcarcinom. Neuere Ergebnisse auf dem Gebiet der Krebsforschung. Leipzig: S. Hirzel 1935. — KARP, H.: Die Cytodiagnostik maligner Tumoren aus Punktaten und Sekreten. Z. Krebsforsch. **36**, 579—605 (1932). — KATZ, K.: Über die Metastasen der bösartigen Geschwülste. Z. Krebsforsch. **57**, 288—338 (1951). — KELLNER, B.: Die Fettmorphologie der Carcinome mit besonderer Rücksicht auf die Disjunktion der Geschwulstzellen. Z. Krebsforsch. **49**, 633—656 (1940a). ~ Das periphere Wachstum der Carcinome. Z. Krebsforsch. **50**, 299—321 (1940b). ~ Die Diagnose der Krebsmetastasen auf Grund des histologischen Befundes der Primärgeschwulst. Z. Krebsforsch. **51**, 36—56 (1941). ~ Die Fettmorphologie der Sarkome. Z. Krebsforsch. **52**, 240—262 (1942). — KINOSITA, R., J. O. ERICHSON, D. M. ARMEN, M. E. DOLCH and J. P. WARD: Electron microscope study of mouse mammary carcinoma tissue. Exper. Cell Res. **4**, 353—361 (1953). — KIRILUK, L. B., J. A. KREMEN and D. GLICK: Mucolytic enzyme systems. XII. Hyaluronidase in human and animal tumors and further studies on the serum hyaluronidase inhibitor in human cancer. J. Nat. Canc. Inst. **10**, 993—1000 (1949/50). — KISCH, B., A. E. GESSLER and J. BARDET: Submicroscopic spherical bodies in the heart of a tumor mouse. Exper. Med. a. Surg. **9**, 374—380 (1951). — KLEIN, G.: Comperative studies of mouse tumors with respect to their capacity for growth as "ascites tumors" and their average nucleic acid content per cell. Exper. Cell Res. **2**, 518—573 (1951). ~ The nature of mammalian lymphosarcoma transmission by isolated chromatin fractions. Cancer Res. **12**, 589—590 (1952). — KLEIN, G., and L. RÉVÉSZ: Quantitative studies on the multiplication of neoplastic cells in vivo. I. Growth curves of the Ehrlich and MCIM Ascites tumors. J. Nat. Canc. Inst. **14**, 229—278 (1953). — KLINKE, J.: Die Anwendung von Gefriertemperaturen in der experimentellen Geschwulstforschung. Z. Krebsforsch. **48**, 400—423 (1939). — KLOOS, K., u. J. STEFFEN: Histologische und cytologische Untersuchungen an Fibroepitheliomen der Harnblase. Z. Krebsforsch. **57**, 577—613 (1951). — KNAKE, E.: Über die Spezifität von Krebsgewebe und krebserzeugenden Reizen. Ergebnisse der Gewebezüchtung. Z. Krebsforsch. **52**, 269—334 (1942). — KOLLER, P. C.: Abnormal mitosis in tumors. Brit. J. Canc. **1**, 38 (1947a). — KOLLER, P. C., and C. WAYMOUTH: XV. Observations on intracellular leukocytes in tissue cultures of a rat tumor. J. Roy. Microsc. Soc. **72**, 3 (1953). — KOST, G. F. W.: Das Schicksal eingeschwemmter Krebszellen in der Lunge. Z. Krebsforsch. **43**, 291—305 (1936). — KRONTHAL, P.: Über Wachstumsenergie und Ätiologie der bösartigen Geschwülste. Virchows Arch. **186**, 478—524 (1906). — KUSCHFELDT, R.: Das Schicksal eingeschwemmter Krebszellen in den Lymphknoten. Z. Krebsforsch. **46**, 247—253 (1937).

LAHM, W.: Zur Kasuistik des radiumbestrahlten Collumcarcinoms. Untersuchungen an fortlaufenden Probeexcisionen über die biologische Strahlenwirkung und Carcinomheilung. Strahlenther. **27**, 442—486 (1928). — LANDSCHÜTZ, CHR., u. G. A. KAUSCHE: Beobachtungen an Cytoplasmastrukturen des Ascitestumors der Maus mit dem Elektronenmikroskop. Z. Krebsforsch. **57**, 509—516 (1951). — LANGE, K.: Ein weiterer Fall von Spontanrückgang eines malignen Tumors. Z. Krebsforsch. **50**, 93 (1940). — LANGER, E.: Knochenbildende Metastase eines Magencarcinoms in der Muskulatur. Med. Klin. **1940**, 791. ~ Demonstration eines Bronchialkarzinoids. Ref. Zbl. Path. **89**, 39 (1952/53). ~ Kernveränderungen an Rattenlebern unter Einwirkung des cancerogenen Stoffes 4-Dimethylaminoazobenzol (Buttergelb). Z. Krebsforsch. **52**, 443—454 (1942). — LEMON, H. M., and C. L. WISSEMANN: Acid monoesterase activity of human neoplastic tissue. Science (Lancaster, Pa.) **109**, 233 (1949). — LENNOX, B., A. G. E. PEARSE and W. ST. C. SYMMERS: The frequency and significance of mucin in sweat gland tumors. Brit. J. Canc. **6**, 363—368 (1952). — LETTRÉ, H., u. R. LETTRÉ: Kern-Plasma-Mitochondrien-Relation als Zellcharakteristikum. Naturwiss. **40**, 203 (1953). — LEUCHTENBERGER, C., G. KLEIN and E. KLEIN: The estimation of nucleic acids in individual isolated nuclei of ascites tumors by ultraviolet microspectrophotometry and its comparison with the chemical analysis. Cancer Res. **12**, 480—483 (1952). — LEUCHTENBERGER, C., R. LEUCHTENBERGER and A. M. DAVIS: A microspectrophotometric study of the desoxyribose nucleic acid (DNA) content in cells of normal and malignant human tissues. Amer. J. Path. **30**, 65—85 (1954). — LEVAN, A., and P. S. HAUSCHKA: Endomitotic reduplication mechanisms in ascites tumors of mouse. J. Nat. Canc. Inst. **14**, 1—44 (1953). — LEVINE, M.: Studies in the cytology of cancer. Amer. J. Canc. **15**, **144**, 788, 1410 (1931). — LEWIS, M. R., and W. H. LEWIS: Malignant cells of Walker rat sarcoma. No 338. Amer. J. Canc. **16**, 1153—1183 (1932). — LEWIS, W. H.: Normal and malignant cells. Science (Lancaster, Pa.) **81**, 545—553 (1935). ~ Contorted mitoses and the superficial plasmagel layer. Amer. J. Canc. **35**, 408—415 (1939). ~ Some cultural and cytological characteristics of normal and malignant cells in vitro. Arch. exper. Zellforsch. **23**, 8—26 (1939). — LEYDEN, E. v.: Zur Ätiologie des Carcinoms. Z. klin. Med. **43**, 1—10 (1901). ~ Untersuchungen über Mamma-Carcinom bei einer Katze. Z. klin. Med. **52**, 409—421 (1904). ~ Über die parasitäre Theorie in der Ätiologie der Krebse. Berl. klin. Wschr. **42**, 345—350 (1905). — LIGNERIS, DES: Praecancer and carcinogenesis. Amer. J. Canc. **40**, 1 (1940). — LIMBURG, H., u. G. UHLMANN: Zur Stoffwechselpathologie des Portio-Scheiden-Karzinoms. Naturwiss. **39**, 214 (1952). — LIPSCHUTZ, A.: L'évolution de la cellule tumorale. Rev. canad. de Biol. **10**, 341—383 (1951). — LOEWENTHAL, H., u. G. JAHN: Übertragungsversuche mit carcinomatöser Ascitesflüssigkeit und ihr Verhalten gegen physikalische und chemische Einwirkungen. Z. Krebsforsch. **37**, 439—447 (1932). — LOHMER, H.: Über das Wachstum der Haut- und Schleimhautcarcinome. Beitr. path. Anat. **28**, 372—415 (1900). — LOUSTALOT, P., G. H. ALGIRE, F. Y. LEGALLAIS and B. F. ANDERSON: Growth and histopathology of melanotic and amelanotic derivatives of the Cloudman melanoma, S. 91. J. Nat. Canc. Inst. **12**, 1079—1118 (1952). — LUBARSCH, O.: Über destruierendes Wachstum und Bösartigkeit der Geschwülste. Z. Krebsforsch. **5**, 114—122 (1907). ~ Referat über die Genese des Carcinoms. Verh. dtsch. path. Ges. **1908**, 32. — LUCKÉ, B., C. BREEDIS, Z. P. WOO, L. BERWICK and P. NOWELL: Differential growth of metastatic tumors in liver and lung. Experiments with rabbit V_2 carcinoma. Cancer Res. **12**, 734—738 (1952). — LUCKÉ, B., and H. G. SCHLUMBERGER: Effects of roentgen rays on cancer. I. direct microscopic observations on living intraocular transplants of frog carcinoma. J. Nat. Canc. Inst. **11**, 511—523 (1950/51). — LUDFORD, R. J.: The morphology and physiology of the nucleolus. Part. I. The nucleolus in the germ-cell cycle of the mollusc limnaea stagnalis. J. Roy Microsc. Soc. **1922**, 113—150. ~ Cell organs during keratinization in normal and malignant growth. Quart. J. Microsc. Sci. **69**, 27—57 (1924). ~ The vital staining of normal and malignant cells. II. The staining of malignant tumors with trypan blue. Proc. Roy. Soc. Lond., Ser. B **104**, 493—512 (1929). ~ Reaction of normal and malignant cells to fat soluble coloured compounds which are insoluble in water. Sci. Rep. Invest. Imp. Canc. Res. Fund **11**, 169—177 (1934). ~ The action of toxic substances upon the division of normal and malignant cells in vitro and in vivo. Arch. exper. Zellforsch. **18**, 411—441 (1936). — LÜ-FU-HUA: Über die Erzeugung von Krebs durch Tabakteerpinselung bei Kaninchen. II. Über das Solitärauftreten einzelner Tumoren auf einer diffus gereizten Körperstelle. Frankf. Z. Path. **47**, 52—62 (1934).

MACCARTY, W. C.: Cytologic key to diagnosis and prognosis of neoplasms. J. Labor. a. Clin. Med. **13**, 364—365 (1928). ~ The value of the macronucleolus in the cancer problem Amer. J. Canc. **26**, 529—532 (1936). ~ Further observations on the macronucleolus of cancer. Amer. J. Canc. **31**, 104—106 (1937). ~ MACCARTY, W. C., and E. HAUMEDER: Has the cancer cell any differential characteristics? Amer. J. Canc. **20**, 403—407 (1934). — MAKINO, S.: Some observations on the chromosomes in the Yoshida sarcoma cells based on the homoplastic and heteroplastic transplantations. (A preliminary report.) Gann **42**, 87—89 (1951). — MAKINO, S., and J. KANÔ: Cytological studies of tumors. IX. Characteristic chromosome individuality in tumor strain cells in ascites tumors of rats. J. Nat. Canc. Inst. **13**, 1213—1236 (1953). — MANN, L. T.: Spontaneous dissapearance of pulmonary metastases after nephrectomy for hypernephroma: Four year follow-up. J. of Urol. **59**, 564—566 (1948). — MANZINI, C.: Gallertige Magenkrebse. Tumori **15**, 376 (1941). — MARTYNOW, W.: Verhalten der peripheren Nerven zum Plattenepithelkrebs des Menschen. Virchows Arch. **278**, 498—517 (1930). — MASSON, P.: Polarité cellulaire et structure des tumeurs paradoxales. Bull. Assoc. franç. Étude Canc. **11**, 345 (1922). — MAYNEORD, W. V.: On a law of growth of Jensen's rat sarcoma. Amer. J. Canc. **16**, 841—846 (1932). — MCCLURE, D. M., and C. F. ROSS:

Two cases of renal carcinoma showing cytoplasmic inclusions. J. of Path. 63, 719—727 (1951). — McCutcheon, M., and D. R. Coman: Spreading factor in human carcinomas. Cancer Res. 7, 379—382 (1947). — McCutcheon M., D. R. Coman and F. B. Moore: Studies on invasivenness of cancer. ~ Adhesivennes of malignant cells in various human adenocarcinomas. Cancer (N. Y.) 1, 460—467 (1948). — McLean, J., and K. Sugiura: Does aspiration biopsy of tumors cause distant metastasis? J. Labor. a. Clin. Med. 22,1254—1257 (1937). Ref. Z. Krebsforsch. 47, 212 (1938). — Meissner, W. A.: Malignancy of gastric cancer. J. Nat. Canc. Inst. 10, 533—537 (1949/50). — Mellors, R. C., A. Glassman and G. N. Papanicolaou: A microfluorometric scanning method for the detection of cancer cells in smears of exfoliated cells. Cancer (N. Y.) 5, 458—468 (1952). — Meyer, R.: Beitrag zur Verständigung über die Namengebung in der Geschwulstlehre. Zbl. Path. 30, 291 (1919/20). — Mider, G. B., J. A. Schilling, J. C. Donovan and E. S. Rendall: Multiple cancer. A study of other cancers arising in patients with primary malignant neoplasms of the stomach uterus, breast, large intestine, or hematopoietic system. Cancer (N. Y.) 5, 1104—1109 (1952). — Miescher, G.: Die Praekanzerose der Haut und der angrenzenden Schleimhäute. Schweiz. med. Wschr. 1943, Nr 36, 1072. — Miller, E. E.: Studies on the growth rate of a rhabdomyosarcoma. Growth 17, 67—73 (1953). — Miller, J. R., A. H. Baggenstoss and M. W. Comfort: Carcinoma of the pancreas, effect of histological type and grade of malignancy on its behavior. Cancer (N. Y.) 4, 233—241 (1951). — Moore, G. E., D. State, R. Hebbel and A. E. Trelor: Carcinoma of the stomac; the validity of basing prognosis upon Borrmann typing or the presence of metastases. Surg. etc. 87, 513—518 (1948). — Morgan, A. D.: The pathology of subacute cor pulmonale in diffuse carcinomatosis of the lungs. J. of Path. 61, 74—84 (1949). — Morrow, P. L., H. R. Bierman and R. Jenkins: Effect of ultrasonic vibration on the formed elements of blood from normal and leukemic subjects. J. Nat. Canc. Inst. 10, 843—859 (1949/50). — Muray, M. R., and A. P. Stout: A sympathetic ganglioneuroma cultivated in vitro. Cancer (N. Y.) 1, 242—247 (1948).

Nathanson, I. T.: Clinical investigative experience with steroid hormones in breast cancer. Cancer (N. Y.) 5, 754—762 (1952). — Niebel, R.: Das Wachstum eines Basalioms. Z. Krebsforsch. 53, 28—34 (1943).

Ober, K. G.: Das Verhalten verschiedener histochemisch nachweisbarer Phosphatasen in malignen Tumoren des weiblichen Genitale. Zbl. Gynäk. 24, 114 (1952). — Oberling, C.: Das Elektronenmikroskop im Dienste der Krebsforschung. Wien. klin. Wschr. 1952, 733 bis 736. ~ Communication. Unio internat. contra cancrum acta 10, 148 (1954). — Oberling, C., u. W. Bernhard: Die Krebszelle im Elektronenbild. Verh. dtsch. path. Ges. 1951, 89. — Oberling, C., W. Bernhard, H. Braunsteiner et H. L. Febvre: Présence d'éléments corpusculaires particuliers dans les cellules des leucoses aiguës humaines. Bull. Assoc. franç. Étude Canc. 37, 15—19 (1950). — Oberling, C., W. Bernhard, H. L. Febvre et J. Harel: A propose de l'ultrachondriome. Rev. d'Hématol. 6, 395—400 (1951). — Oberling, C., W. Bernhard, A. Gautier et F. Haguenau: Les structures basophiles du cytoplasma et leurs rapports avec le cancer. Etude au microscope électronique. Presse méd. 1953, 719 bis 724. — Oberling, C., W. Bernhard, M. Guérin et J. Harel: Images des cellules cancéreuses au microscope électronique. Bull. Assoc. franç. Étude Canc. 37, 97—109 (1950). — Obiditsch, R. A.: Beitrag zur Kenntnis der Thymusgeschwülste, im besonderen derjenigen bei Myasthenie. Virchows Arch. 300, 319—341 (1937). — Oertel, H.: Innervation of human cancers. J. of Path. 32, 557 (1929). — Oertel, H., H. Nye and B. A. Thomlinson: A further contribution to the knowledge of innervation of human tumors. J. of Path. 34, 661 (1931). — Olch, I. Y.: The examination of neoplasms of the breast and skin by the method of microincineration. Proc. Soc. Exper. Biol. a. Med. 30, 511—513 (1933). — Opitz, E.: Verschwinden von Myomen in der Schwangerschaft. Münch. med. Wschr. 1918, Nr 39, 1071. — Orth, J.: Über Heilungsvorgänge an Epitheliomen nebst allgemeinen Bemerkungen über Epitheliome. Z. Krebsforsch. 1, 399—412 (1904). — Osborne, R. R.: Functioning acinous cell carcinoma of the pancreas accompanied with widespread focal fat necrosis. Arch. Int. Med. 85, 933—943 (1950). — Ossinskaja, W. W.: Über den morphologischen Bau der Geschwulst bei Rezidiven des Collumcarcinoms nach der Röntgen-Radiumbehandlung. Z. Krebsforsch. 43, 66—87 (1936). — Ozaki, M.: Malignant tumors and the spreading factor. Kumamoto Med. J. 4, 119—126 (1952).

Page, R. C., J. F. Reagan and W. C. MacCarty: Intranucleolar bodies in normal and neoplastic human tissue. Amer. J. Canc. 32, 383—394 (1939). — Parmentier, R., u. P. Dustin jr.: Reproduction expérimentale d'une anomalie particulière de la métaphase des cellules malignes (Métaphase »à trois groupes«). Caryologia (Pisa) 4, 98—109 (1951). ~ On the mechanism of the mitatic abnormalities induced by hydroquinom in animal tissues. Rev. belge Path. 23, 1—11 (1953). — Paterson, R., and J. R. Nuttal: An evaluation of the risk of biopsy in squamous carcinoma. A clinical experiment. Amer. J. Canc. 37, 64—68 (1939). Ref. Z. Krebsforsch. 50, 19 (1940). — Pay, W. de: Über ruhende Metastasen in Nerven. Z. Krebsforsch. 45, 126 (1937). — Peller, S.: Metachronous multiple malignancies in 5,876 cancer patients. Amer. J. Hyg. **34**, 1—11 (1941). — PENNER, D. W.: Spontaneous regression of a case of myosarcoma. Cancer (N. Y.) **6**, 776—779 (1953). — PETERMANN, M. L., and R. M. SCHNEIDER: Nucleic from normal and leukemic mouse spleen. II. The nucleic acid content of normal and leukemic nuclei. Cancer Res. **11**, 485—489 (1951). — PETERSEN, W.: Beiträge zur Lehre vom Carcinom. I. Über Aufbau, Wachstum und Histogenese der Hautcarcinome. Beitr. klin. Chir. **32**, 543—654 (1902). — PETERSEN, W., u. COLMERS: Anatomische und klinische Untersuchungen über die Magen- und Darmcarcinome. Beitr. klin. Chir. **43**, 1 (1904). — PIANESE, G.: Beitrag zur Histologie und Ätiologie des Carcinoms. Beitr. path. Anat. **13**, 1. Suppl.h. (1896). — PINKERTON, H.: The pathogenesis and pathology of virus infections. Ann. New York Acad. Sci. **54**, 874—881 (1952). — PISCHINGER, A.: Über den Bau des Lymphgewebes und die Vermehrung der Lymphozyten. Z. Zellforsch. **40**, 101—116 (1954). — PLIMMER, H. S.: Vorläufige Notiz über gewisse vom Krebs isolierte Organismen und deren pathologische Wirkung in Tieren. Zbl. Bakter. I, **25**, 805—809 (1899). — PODWYSSOTZKY, W.: Über Autolyse und Autophagismus in Endotheliomen und Sarkomen. Beitr. path. Anat. **38**, 449—455 (1905). — PORCELLI-TITONE, F.: Der Mitochondrienapparat der Geschwulstzellen. Beitr. path. Anat. **58**, 237—249 (1914). — PORTER, K. R., and H. P. THOMPSON: Some morphological features of cultured rat sarcoma cells as revealed by the electron microscope. Cancer Res. **7**, 431—438 (1947). ~ A particulate body associated with epithelial cells cultured from mammary carcinomas of mice of a milk-factor strain. J. of Exper. Med. 88, 15—24 (1948).

QUALHEIM, R. E., and E. A. GALL: Is histologic grading of colon carcinoma a valid procedure? A. M. A. Arch. of Path. **56**, 466—472 (1953). — QUENSEL, U.: Zytologische Untersuchungen von Ergüssen der Brust- und Bauchhöhlen mit besonderer Berücksichtigung der karzinomatösen Exsudate. Acta med. scand. (Stockh.) Suppl. **23**, 1—190 (1928). ~ Zytologische Untersuchungen von Ergüssen der Brust- und Bauchhöhlen mit besonderer Berücksichtigung der karzinomatösen Exsudate. Acta med. scand. (Stockh.) **68**, 458—501 (1928).

RAPP, E. H.: Wachstum und Differenzierung von Lebermetastasen des Adenokarzinoms des Magens. Z. Krebsforsch. **44**, 405—414 (1936). — RATZENHOFER, M.: Morphologie und Bedeutung der Funktionsstörung des Mesenchyms nebst Beobachtungen über Veränderungen am Gefäßnervengewebe bei Carcinom. Wien. med. Wschr. **1950**, 646—652. — RATZENHOFER, M., u. E. SCHAUENSTEIN: Über den Nachweis von Albuminen im Gewebssaft bei krebsig entarteter Mastopathie. Z. Krebsforsch. **58**, 198—206 (1951/52). ~ Weitere biophysikalische Untersuchungen des Gewebssaftes bei Mammacarcinom. Z. Krebsforsch. **58**, 707—710 (1951/52). — REAGAN, J. W.: A cytologic study of incipient carcinoma. Amer. J. Clin. Path **22**, 231—236 (1952). Ref. Cancer (N. Y.) **6**, 1059 (1953). — REAGAN, J. W., and D. J. HICKS: Carcinoma in situ and its relation to invasive Cancer. Amer. J. Path. **29**, 592 (1953). — REAGAN, J. W., I. L. SEIDEMANN and Y. SARACUSA: The cellular morphology of carcinoma in situ and dysplasia or atypical hyperplasia of the uterine cervix. Cancer (N. Y.) **6**, 224—235 (1953). — REICHMANN: Kombination von osteoplastischer Carcinose mit Osteochondrosarkom. Z. Krebsforsch. **7**, 639—654 (1909). — RIBBERT, H.: Das Karzinom des Menschen. Bonn: F. Cohen 1911. ~ Heilungsvorgänge im Karzinom nebst einer Anregung zu seiner Behandlung. Dtsch. med. Wschr. **1916**, No 10, 278. — RINGERTZ, N.: "Grading" of gliomas. Acta path. scand. (Københ.) **27**, 51—64 (1950). — ROBERTSON, W., A. J. DALTON and W. E. HESTON: Changes in a transplanted fibrosarkoma associated with ascorbic acid deficiency. J. Nat. Canc. Inst. **10**, 53—60 (1949/50). — ROCKENSCHAUB, A.: Über krebsige Implantationsmetastasen im Endokard. Virchows Arch. **317**, 611—615 (1950). — RÖMER, K. H.: Mitosestudien am Krebsgewebe des Menschen. Inaug.-Diss. Jena **1944**. — RÖSSLE, R.: Die geweblichen Vorgänge bei der Heilung von Impfgeschwülsten durch Immunisierung. Abh, preuß. Akad. Wiss., Math.-naturwiss. Kl. **1944**, Nr 2. ~ Über die Metastasierung bösartiger Ge. schwülste auf dem Schleimhautwege und ihre Bedeutung für das Problem der Malignität. Virchows Arch. **316**, 501—524 (1949). ~ Zur Frage der Krebsmetastasierung auf dem Schleimhautwege. Arch. Geschwulstforsch. 1, H. 1/2 (1949). — ROHDENBURG, G. L.: Fluctuations in the growth energy of malignant tumors in man, with especial reference to spontaneous recession. J. Canc. Res. **3**, 193—225 (1918). — ROSKIN, G. I., M. E. STRUVE u. T. I. SKLJAR: Histochemie der Succinodehydrase in embryonalen Zellen und Zellen maligner Tumoren. Dokl. Akad. Nauk SSSR., N. S. **84**, 345—348 (1952). — ROUS, P., and J. G. KIDD: Conditional neoplasms and subthreshold neoplastic states: A study of tar tumors of rabbits. J. of Exper. Med. **73**, 365 (1941). — ROUS and ROGERS: The occurrence in tarred rabbit skin of minor almost inpercertible neoplastic cells. Amer. J. Path. 28, 558 (1952). — ROUSSY, G., et R. LEROUX: A propos des Epithelio-Sarcomes. Bull. Assoc. franç. Étude Canc. **11**, 298 (1922). — ROUSSY, G., C. OBERLING and M. GUÉRIN: La rôle de l'ablation des tumeurs greffées dans la production des métastases. Bull. Assoc. franç. Étude Canc. **25**, 592—610 (1936).

SAFAR, P.: Der Anteil des Nervengewebes an der Gewächsentwicklung. (Untersuchungen an drüsigen Darmpolypen.) Krebsarzt (Wien) **5**, 8—14 (1950). — SANDRITTER, W.: Über den

Nukleinsäuregehalt in malignen Geschwülsten. Naturwiss. **39**, 46—47 (1952). ~ Über den Nucleinsäurestoffwechsel in Plattenepithel- und kleinzelligen Bronchialcarcinomen. Frankf. Z. Path. **63**, 387—422 (1952). ~ Über den Nucleinsäuregehalt in verschiedenen Tumoren. Frankf. Z. Path. **63**, 423—446 (1952). — SAPHIR, O. and A. VASS: Carcino-Sarcoma. Amer. J. Canc. **33**, 331 (1938). — SAVAGNONE, E.: Das GOLGIsche Binnennetz in Geschwulstzellen. Virchows Arch. **201**, 275—282 (1910). — SCHABAD, L. M.: Zur Kritik einiger Vorstellungen über die Entstehung der Geschwülste. Arch. Pat. (Moskau) **11**, H. 3, 3—20 (1949). Ref. Ber. allg. u. spez. Path. **5**, 49 (1950). — SCHAIRER, E.: Kernmessungen und Chromosomenzählungen an menschlichen Geschwülsten. Z. Krebsforsch. **43**, 1—38 (1936). ~ Die Beziehungen von Kerngröße und Geschwulstwachstum, untersucht am experimentellen Teerkrebs. Z. Krebsforsch. **45**, 279—297 (1937). ~ Über die Resistenz der Rattenleber gegen JENSEN-Sarkom. Z. Krebsforsch. **50**, 329—338 (1940). ~ Die Kernplasmarelation beim Mäuseascitestumor. Z. Krebsforsch. **54**, 295—300 (1944). ~ Über die Entstehung und Bedeutung der Ringfiguren und Tetraden in Mitosen von Krebsgeschwülsten. Z. Krebsforsch. **56**, 335—338 (1948/50). — SCHERER, H. J.: Structural development in gliomas. Amer. J. Canc. **34**, 333—351 (1938). — SCHINZ, H. R.: Die elektive hämotogene Metastasierung bei Malignomen. Bull. schweiz. Akad. Med. Wiss. **6**, 448—462 (1950). — SCHMALHAUSEN, J.: Beiträge zur quantitativen Analyse der Formbildung. I. Über die Gesetzmäßigkeiten des embryonalen Wachstums. Arch. Entw.mechan. **109**, 455—512 (1927). — SCHMIDT, M. B.: Die Verbreitungswege der Carcinome und die Beziehungen generalisierter Sarkome zu den leukämischen Neubildungen. Jena: Gustav Fischer 1903. — SCHMORL, G.: Über Krebsmetastasen im Knochensystem. Verh. dtsch. path. Ges. (12. Tagg) **1908**, 89. — SCHNEIDER, W. C., H. G. HOGEBOOM, E. SHELTON and M. J. STRIEBICH: Enzymatic and chemical studies on the livers and liver mitochondria of rats fed 2-methyl-or 3′-methyl-4-dimethylaminoazobenzene. Cancer Res. **13**, 285—288 (1953). — SCHOTTLAENDER, F., u. F. KERMAUNER: Zur Kenntnis des Uterus-Carcinoms. Berlin 1912. — SCHREK, R.: Quantitative study of the growth of the walker rat tumor and the flexner-jobling rat carcinoma. Amer. J. Canc. **24**, 807—822 (1935). ~ A comparison of the growth curves of malignant and normal (embryonic and postembryonic) tissues of the rat. Amer. J. Path. **12**, 525—530 (1936). ~ Further quantitative methods for the study of transplantable tumors. The growth of R. 39 sarcoma and Brown-Pearce carcinoma. Amer. J. Canc. **28**, 345—363 (1936). — SCHÜMMELFEDER, N.: Bausteinanalyse von Geschwulstzellen. Z. Krebsforsch. **58**, 666—673 (1951/52). — SCHÜRMANN, P., P. H. PFLÜGER u. W. NORRENBROCK: Die Histogenese ekto-mesodermaler Mischgeschwülste der Mundhöhle. Leipzig 1931. — SCHULTZ-BRAUNS, O.: Über den Ausbau der Technik der Schnittveraschung und über neue histo-topochemische Aschenbefunde. Verh. dtsch. path. Ges. (26. Tagg) **1931**, 153. — SELBY, C. C., and R. E. BERGER: An electron-optical comparison of the cytoplasmic morphology of cultured adult, embryonic and neoplastic human epithelial cells. Cancer (N. Y.) **5**, 770—786 (1952). — SHAPIRO, D., and S. WARREN: Cancer Innervation. Cancer Res. **9**, 707—710 (1949). — SHEAR, M. J.: Chemical studies on tumor tissue. II. The effect of protein on the swelling of normal and tumor cells of mice in vitro. Amer. J. Canc. **23**, 771—783 (1935). — ŠIKL, H.: Über das Vorkommen von Schleim-(Becher-)Zellen in benignen Epitheliomen der Haut. Frankf. Z. Path. **43**, 1—18 (1932). — SIMPSON, W. L.: Mucolytic enzymes and invasions by carcinomas. Ann. New York Acad. Sci. **52**, 1125—1132 (1950). — SIRTORI, C., e F. PIZZETTI: Regressioni spontanee di nidi metastatici linfoghiandolari da carcinomi spinocellulari (interpretazione e riferimenti radiobiologici). Tumori **23**, 130—136 (1949). — SLAUGHTER, D. P., H. W. SOUTHWICK and W. SMEJKAL: "Field cancerization" in oral stratified squamous epithelium. Cancer (N. Y.) **6**, 963—968 (1953). — SOUTHAM, C. M., H. BEYER and A. C. ALLEN: The effects of ultrasonic irradiation upon normal and neoplastic tissues in the intact mouse. Cancer (N. Y.) **6**, 390 bis 396 (1953). — STAEMMLER, M.: Praecancerosen. Med. Welt **15**, Nr 32, 813; Nr 33, 837; Nr 34, 861 (1941). — STAPEL, E.: Über die Wachstumsproportionen einiger Speicheldrüsengeschwülste. Z. Krebsforsch. **42**, 488—496 (1935). — STARK, M. B.: A hereditary tumor in drosophila. J. Canc. Res. **3**, 279—300 (1918). ~ The origin of certain hereditary tumors in drosophila. Amer. J. Canc. **31**, 253—267 (1937). — STASNEY, J., A. CANTAROW and E. PASCHKIS: Production of neoplasms by injection of fractions of mammalian neoplasms. Cancer Res. **10**, 775—782 (1950). — STEINER, P. E.: Human significance of experimental carcinogenesis. Arch. of Path. **55**, 227—244 (1953). — STENGER, E.: Pathologisch-anatomische Untersuchungen beim präoperativ bestrahlten Brustkrebs. Chirurg **21**, 292—297 (1950). — STEWART, F. W.: Tumors of the breast. Armed Forces Institute of Pathology. Washington 1950. — STRAUSS, G.: Über das „flächenhafte papilläre Schleimhautcarcinom der Gallenblase" und das Krebswachstum in situ. Z. Krebsforsch. **59**, 468—478 (1953). — STREICHER, H. J.: Die Bedeutung der Cytologie für die Diagnose und Therapiekontrolle bei Pleuracarcinosen. Langenbecks Arch. u. Dtsch. Z. Chir. **273**, 535—539 (1953). — STREICHER, H. J., u. ST. SANDKÜHLER: Klinische Zytologie. Stuttgart: Georg Thieme 1953. — STRODTBECK, W.: Über Kernmessungen an Portioepithel, Portiocarcinom und Uterusschleimhaut. Z. Krebsforsch. **45**, 268—278 (1937). — Strong, L. C.: Problems of tissue specificity and chemotherapy of cancer. Amer. J. Canc. **38**, 243—252 (1940). — Sugarbaker, E. D.: The organ selectivity of experimentally induced metastases in rats. Cancer (N. Y.) **5**, 606—612 (1952). — Sugiura, K., G. T. Pack and F. W. Steward: The enzyme content of a parenchymatous adeno-carcinoma of the pancreas. Amer. J. Canc. **26**, 351 (1936).

Taylor, S. G., D. P. Slaughter, W. Smejkal, E. F. Fowler and F. W. Preston: The effect of sex hormones on advanced carcinoma of the breast. Cancer (N. Y.) **1**, 604—617 (1948). — Therman, E., and S. Timonen: Multipolar spindles in human cancer cells. Hereditas (Lund) **36**, 393—405 (1950). — Thomas, I. A.: Recherches sur les transformations, la multiplication et la spécificité des cellules hors de l'organisme. La cellule vitelline. Les cellules du type fibrocyte et du type histiocyte. Ann. des Sci. natur. Zoologie 1, 11, 209—574 (1938). — Thomas, J. F., M. B. Dockerty and J. M. Waugh: Multiple primary carcinomas of the large intestine. Cancer (N. Y.) **1**, 564—573 (1948). — Timonen, S.: Mitosis in normal endometrium and genital cancer. Acta obstetr. scand. (Stockh.) **31**, Suppl. 2 (1950). — Timonen, S., and E. Therman: The changes in the mitotic mechanism of human cancer cells. Cancer Res. **10**, 431—439 (1950). — Trimpi, H. D., and H. E. Bacon: Mucoid carcinoma of the rectum. Cancer (N. Y.) **4**, 597—609 (1951).

Versé, M.: Über die Histogenese der Schleimhautcarcinome. Verh. dtsch. path. Ges. **12**, 95—99 (1908). — Virchow, R.: Die krankhaften Geschwülste. Berlin: August Hirschwald 1863. — Voegtlin, C.: Some chemical aspects of the cancer problem. Science (Lancaster, Pa.) 88, 41—48 (1938). ~ Über die Autonomie des Krebswachstums. Bull. schweiz. Akad. Med. Wiss. **7**, 1—14 (1951). — Voegtlin, C., and J. W. Thompson: Differential growth of malignant and nonmalignant tissues in rats bearing hepatoma 31. Influenca of dietary protein, riboflavin and biotin. J. Nat. Canc. Inst. **10**, 29—52 (1949/50).

Wagner, G. A.: Die bösartigen Geschwülste der Eierstöcke. Ergebnisse der Krebskrankheiten, S. 189, Vorträge. Leipzig: S. Hirzel 1937. — Wallbach, G.: Über die sogenannten Immunitätsgewebe transplantabler Tumoren und deren Veränderlichkeit durch umstimmende Reize. Z. Krebsforsch. **29**, 571—622 (1929). — Walther, H. E.: Krebsmetastasen. Basel: Benno Schwabe & Co. 1948. — Warren, S., and T. Ehrenreich: Multiple primary malignant tumors and susceptibility to cancer. Cancer Res. **4**, 554—570 (1944). — Warren, S., and O. Gates: Multiple primary malignant tumors; a survey of the literature and a statistical study. Amer. J. Canc. **16**, 1358—1414 (1932). — Watson, T. A.: Incidence of multiple cancer. Cancer (N. Y.) **6**, 365—371 (1953). — Wilfingseder, P.: Funktion und Geschwulstwachstum der Schilddrüse im Bild der Zellkerngrößen. Krebsarzt **2**, 249—259 (1947). — Williams, R. G.: The vascularity of normal and neoplastic grafts in vivo. Cancer Res. **11**, 139—144 (1951). — Willis, R. A.: The mode of origin of tumors. Solitary localized squamous cell growths of the skin. Cancer Res. **4**, 630—644 (1944). ~ Pathology of Tumours. London: Butterworth & Co. 1948. — Winge, Ö.: Zytologische Untersuchungen über die Natur maligner Tumoren. II. Teerkarzinome bei Mäusen. Z. Zellforsch. **10**, 683—735 (1930). — Wirszing, R.: Wachstum und Differenzierung des drüsenbildenden und des scirrhösen Prostatacarcinoms. Z. Krebsforsch. **45**, 324—334 (1937). — Witten, V. H., and F. G. Zak: Multiple, primary, self-healing prickle-cell epithelioma of the skin. Cancer (N. Y.) **5**, 539—550 (1952). — Wuerthele-Caspé, V.: Mycobacterial forms in tumor tissue. New York Microsc. Soc. Bull. **2**, 19—26, 215—218 (1948).

Yoshida, T.: Studies on an ascites (reticuloendothelial cell ?) sarcoma of the rat. J. Nat. Canc. Inst. **12**, 947—969 (1951/52). — Young, J. S., C. E. Lumsden and A. L. Stalker: The significance of the "tissue pressure" of normal testicular and of neoplastic (Brown-Pearce carcinoma) tissue in the rabbit. J. of Path. **62**, 313—333 (1950).

Zadek, J.: Die zytodiagnostischen Kennzeichen der Krebszellen. Acta med. scand. (Stockh.) **80**, 78—92 (1933). — Zeidman, I., and J. M. Buss: Transpulmonary passage of tumor cell emboli. Cancer Res. **12**, 731—733 (1952). ~ Experimental studies on the spread of cancer in the lymphatic system. I. Effectiveness of the lymph node as a barrier to the passage of embolic tumor cells. Cancer Res. **14**, 403—405 (1954). — Zeidman, I., B. E. Copeland and S. Warren: Experimental studies on the spread of cancer in the lymphatic system. II. Absence of lymphatic supply in malignant neoplasms. Proc. Amer. Assoc. Canc. Res. **1**, 54 (1954). — Zeidman, I., M. McCutcheon and D. R. Coman: Factors affecting the number of tumor metastases experiments with a transplantable mouse tumor. Cancer Res. **10**, 357—359 (1950). — Zimmerman, L. M., D. H. Wagner, H. M. Perlmutter and G. D. Amromin: Benign and malignant epithelial tumors of the thyroid gland. Arch. Surg. **60**, 1183—1198 (1950). — Zollinger, H. U.: Beitrag zur Pathogenese der Einschlußkörper. Schweiz. Z. Path. u. Bakter. **14**, 446 (1951). — Zweibaum, J.: Recherches cytologiques sur les cellules du sarcome de Rous cultivées in vitro. Arch. exper. Zellforsch. **14**, 358—390 (1933). — Zwingli, F.: Haut- und Schleimhauttyp des Plattenepithelkarzinoms der oberen Luft- und Speisewege; ihre Beziehungen zur Strahlenempfindlichkeit. Z. Krebsforsch. **49**, 109—136 (1940).

Nachtrag zur Literatur.

AGOSIN, M., R. CHRISTEN, O. BADINEZ, G. GASIC, A. NEGHME, O. PIZARRO and A. JARPA: Cortisone induced metastases of adenocarcinoma in mice. Proc. Soc. Exper. Biol. a. Med. **80**, 128—131 (1952). — ALBERTINI, A. v.: Electron microscopic study of epidermal carcinoma induced by methylcholanthrene in the mouse. J. Math. Canc. Inst. **13**, 1473—1495 (1953).

BASERGA, R., and J. BAUM: Induction of bloodborne metastases by tumor transplantation in the tail of mice. Cancer Res. **15**, 52—56 (1955). — BASERGA, R., and U. SAFFIOTTI: Experimental studies on histogenesis of bloodborne metastases. A. M. A. Arch. of Path. **59**, 26—34 (1955). — BASERGA, R., and PH. SHUBIK: The action of cortisone on transplanted and induced tumors in mice. Cancer Res. **14**, 12—16 (1954). — BERNHARD, W., A. BAUER, H. HAREL et CH. OBERLING: Les formes intracytoplasmiques du virus fibromateux de Shope. Etudes de coupes ultrafinés au microscope electronique. Bull. du Cancer **41**, 423—444 (1955). — BERNHARD, W., A. GAUTIER et J. HAREL: Applications de la microscopie électronique à la recherche sur le cancer. Rapp. Europees Congres Toegepaste Electronenmicroscopie Gent 7.—10. 4. 1954, S. 1—16. — BERNHARD, W., et CH. OBERLING: Echec de la mise en évidence de corpuscules-virus dans les cellules du sarcome du Rous examinées au microscope électronique. Bull. du Cancer **40**, 178—185 (1953). — BUNTING, H.: Close-packet array of virus-like particles within cells of human skin papilloma. Prov. Soc. Exper. Biol. a. Med. **84**, 327—332 (1953).

CALCUTT, G., and R. A. YETTS: A tumour showing mitotic division within an apparent nuclear membrane. Brit. J. Canc. 8, 173—176 (1954).

DMOCHOWSKI, L., C. D. HAAGENSEN and D. H. MOOR: Electron microscope studies of thin sections of normal and malignant mammary cells of some high and low cancer strain mice. Proc. Amer. Assoc. Canc. Res. **2**, 12 (1954).

EICKHOFF, H.: Mikroskopische Untersuchungen über die Innervation von Kehlkopfkrebsen. Pract. otol. et. (Basel) **16**, 233—243 (1954). — ESSEN, C. F. v., and H. S. KAPLAN: Further studies on metastasis of a transplantable mouse mammary carcinoma after roentgenirradiation. J. Nat. Canc. Inst. **12**, 883—892 (1952).

GAYLORD, W. H.: Virus-like particles associated with the Rous sarcoma as seen in sections of the tumor. Cancer Res. **15**, 80—83 (1955). — GOLDIE, H., M. WALKER, B. JEFFRIES and R. GUY: Promotion of metastatic cell growth by cortisone. Proc. Amer. Assoc. Canc. Res. **2**, 19 (1955). — GOTTRON, H. A., u. H. WEYBRECHT: Hyalin-tropfige Zelleinschlüsse eigentümlicher Art bei Röntgen-Lupussarkom. Arch. f. Dermat. **197**, 383—395 (1954). — GUÉRIN, M.: Corps d'inclusion dans les adénocarcinomes mammaires de la souris. Bull. Assoc. franç. Etude Canc. **42**, 14—28 (1955).

HAMPERL, H.: Metastases. Acta Un. contra Cancrum, Bruxelles **10**, 154—160 (1954). — HAREL, J., and CH. OBERLING: New data on the ultrachondrioma. Brit. J. Canc. **8**, 353—360 (1954). — HOWATSON, A. F.: Particulate material in extracts of normal and of tumour tissue: an electron microscope study. Brit. J. Canc. **7**, 393—400 (1953). — HOWATSON, A. F., and A. W. HAM: Electron microscope study of sections of two rat liver tumors. Cancer Res. **15**, 62—69 (1955). ~ Electron microscope comparison of the fine structure of some normal and neoplastic cells. Proc. Amer. Assoc. Canc. Res. **2**, 25 (1955).

LLOYD jr., and H. KAHLER: Electron microscopy of the virus of rabbit fibroma. J. Nat. Canc. Inst. **15**, 991—1000 (1955). — LUDFORD, R. J.: Nuclear structure and its modifications in tumours. Brit. J. Canc. 8, 112—131 (1954).

MELLORS, R. C., J. HLINKA, A. KUPFER and K. SUGIURA: Quantitative cytology and cytopathology. II. The quantity of nucleic acid in individual nuclei of normal and neoplastic tissues of the mouse. Cancer (N. Y.) **7**, 779—800 (1954). — MESCON, H., J. W. EMAN and A. M. KLIGMAN: Fungi in human neoplastic tissue. Cancer Res. **13**, 318—320 (1953). — MOLOMUT, R., D. SPAIN, S. D. GAULT and L. KREISLER: The induction of metastases from sarcoma I in C^{57}BL/6 mice. Amer. J. Path. **30**, 375—389 (1954). ~ Preliminary report on the experimental induction of metastases from a heterologous cancer graft in mice. Proc. Nat. Acad. Sci. **38**, 991—995 (1952).

NIKITIN, B. M.: Über die chromotrope Substanz in Tumoren. Arch. Pat. (Moskau) **16**, 39—45 (1954).

OBERLING, CH., W. BERNHARD, A. DONTSCHEFF u. P. VIGIER: Observation et étude quantitative de corpuscules d'aspect virusal dans les cultures de sarcome de Rous. Experientia (Basel) **10**, 139 (1954). — OBERSTE-LEHN, H.: Zur Histogenese des Basalioms. Z. Hautkrkh. **16**, 334—339 (1954).

PATT, H. M., and M. E. BLACKFORD: Quantitative studies of the growth response of the krebs ascites tumor. Cancer Res. **14**, 391—396 (1954). — POMORY, T. C.: Studies on the mechanism of cortisone-induced metastases of transplantable mouse tumors. Cancer Res. **14**, 201—204 (1954).

Ratzenhofer, M., H. G. Klingenberg u. E. Schauenstein: Untersuchungen über die Gewebsflüssigkeit aus gut- und bösartig veränderten Brustdrüsen und aus anderen Geweben. I. Mitt. Zur Histologie der Gewebsflüssigkeit und über ihren Gehalt an Eiweiß und aromatischen Aminosäuren. Virchows Arch. **326**, 135—154 (1954). — Russell, D. S.: Intranucleäre Einschlußkörper in Gliomen. J. of Path. **35**, 625 (1932).

Schümmelfeder, N.: Der adaptive Differenzierungsverlust von Geschwulstzellen bei der Entstehung eines Aszitestumors. Naturwiss. **41**. 232—233 (1954).

Selby, C. C.: The electron microscopy of normal and neoplastic cells. Texas Rep. Biol. a. Med. **11**, 727—744 (1953). ~ Microscopy. II. Electron microscopy: A review. Cancer Res. **13**, 753—775 (1953). — Selby, C. C., C. E. Grey, S. Lichtenberg, C. Friend, A. E. Moore and J. J. Biesele: Submicroscopic cytoplasmic particles occasionally found in the Ehrlich mouse ascites tumor. Cancer Res. **14**, 790—794 (1954). — Stewart, C. F.: Große eosinophile intranucleäre Einschlußkörper in Schilddrüsencarcinomen. Amer. J. Canc. **37**, 196 (1939). — Sümegi, I., L. Goreczky u. I. Roth: Recent studies on the amyloid in malignant tumours. Acta Morph. Acad. sci. Hungaricae **4**, 463—474 (1954).

Therman, E., u. S. Timonen: The prophase index and the occurrence of multipolar divisions in human cancer cells. Hereditas (Lund) **40**, 313—324 (1954).

Voutilainen, A.: Über die 24-Stunden-Rhythmik der Mitosenfrequenz in malignen Tumoren. Acta path. scand. (København.) Suppl. **89** (1953). ~ On regional fluctuations in the mitotic activity of malignant growths. Acta path. scand. (København.) **36**, 327—330 (1955).

Walthard, B.: Zur Morphologie des Spindelzellensarkoms. Schweiz. Z. allg. Path. u. Bakter. **16**, 983—987 (1953).

Zeidman, I., B. E. Copeland and S. Warren: Experimental studies on the spread of ancer in the lymphatic system. II. Absence of a lymphatic supply in carcinoma. Cancer N.Y.) 8, 123—127 (1955).

Die Biochemie der Geschwülste[1].

Von
Adolf Butenandt-München und Heinz Dannenberg-München.

A. Entstehung der Geschwülste.

I. Definition der krebserzeugenden Wirkung.

In den letzten Jahrzehnten sind etwa 300 chemische Verbindungen aufgefunden worden, unter deren Einwirkung maligne Tumoren entstehen. Diese Stoffe vermögen in direkter Reaktion normale Zellen in Krebszellen abzuwandeln, und man bezeichnet sie daher als *krebserzeugende* (*carcinogene* oder *cancerogene*) Verbindungen. Diese Arbeitsrichtung begann mit der Analyse der Ursachen des „Teer-Krebses"[2] und des „Anilin-Krebses"[3] beim Menschen. Durch die Entdeckung carcinogener Stoffe hatte die Krebsforschung eine Methode zur beliebigen Erzeugung maligner Tumoren im Tierversuch gewonnen, und mit der Anwendung dieser Methode wurde zugleich ein Weg eröffnet, die Entstehung der krebsigen Entartung normaler Zellen von Anbeginn zu verfolgen und die qualitativen und quantitativen Gesetzmäßigkeiten dieses Vorganges zu ermitteln.

Die vorliegende experimentelle Erfahrung lehrt, daß die Tumorbildung sicher ein *lokaler Prozeß*, der Krebs ein *celluläres Problem* ist: man vermag mit der gleichen krebserzeugenden Substanz in Reaktion mit verschiedenem Gewebe — auch gleichzeitig an demselben Versuchstier — unterschiedliche Tumortypen zu erzeugen. Andererseits antwortet dasselbe Gewebe auf die Einwirkung verschiedener carcinogener Stoffe mit der Entwicklung derselben Tumortypen. Aus diesen Befunden folgt zugleich, daß der unterschiedliche Verlauf des Tumorbildungsprozesses nicht durch die Noxe, sondern durch die Art und Reaktionslage des Gewebes bestimmt wird. An allen höher organisierten Tieren vermag man mit carcinogenen Stoffen maligne Geschwulstbildung auszulösen; die Fähigkeit zur krebsigen Entartung ist grundsätzlich allen differenzierten Geweben eigen, die Entstehung von Krebszellen aus Normalzellen ist ein „biologisches Grundphänomen".

Die experimentelle Analyse der Tumorentstehung unter der Wirkung carcinogener Stoffe führte zur Unterscheidung von *2 Phasen* im Ablauf einer Geschwulstentwicklung: die 1. Phase, die man als „*Initialphase*" bezeichnen kann, ist ausschließlich durch die Entstehung von Krebszellen aus Normalzellen gekennzeichnet; als 2. Phase schließt sich die „*Entwicklungsphase*" an, in der sich aus Krebszellen eine Geschwulst (ein „Krebs") entwickelt[4]. Die Entstehung

---

[1] *Zusammenfassende Darstellungen:* v. Euler und Skarzynski 1942, Stern und Willheim 1943, Greenstein 1947, 1954, Bauer 1949, Chemie und Krebs, Berlin 1940, Lettré 1953, Homburger und Fishman 1953, Pirwitz 1954. Jährliche Zusammenfassungen in Annual Reviews of Biochemistry: Boyland 1934, Holmes 1935, Dodds und Dickens 1940, Burk und Winzler 1944b, Greenstein 1945, Rusch und LePage 1948, Boyland 1949, Carruthers 1950a, Brues und Barrón 1951, Zamecnik 1952, Kensler und Petermann 1953, Griffin 1954, Haddow 1955.

[2] v. Volkmann 1875. [3] Rehn 1895.

[4] Friedewald und Rous 1944a, Zusammenfassung: Berenblum 1947, Berenblum 1954, Butenandt 1951.

von Krebszellen aus Normalzellen in der „Initialphase“ ist ein rein celluläres Problem, dagegen hängt die Entwicklung des Tumors aus Krebszellen in der 2. Phase weitgehend von den Gegebenheiten des Milieus ab. Die „Entwicklungsphase“ braucht sich nicht unbedingt an die „Initialphase“ anzuschließen, sie kann ganz ausfallen oder durch eine mehr oder minder lange „Latenzzeit“ von ihr getrennt sein.

Dem zweiphasigen Verlauf der Tumorentstehung entsprechend sind auch die chemischen Stoffe, welche die Entstehung eines Tumors hervorrufen können, in 2 Klassen mit völlig unterschiedlicher Wirkung einzuteilen: in a) „*krebserzeugende*“ („carcinogene“ oder „cancerogene“) Verbindungen und b) „*bedingt krebsauslösende*“ Verbindungen[1].

Als „*krebserzeugende*“ *Stoffe* dürfen nur chemische Verbindungen bezeichnet werden, welche Normalzellen zu Krebszellen abzuwandeln vermögen, also die „Initialphase“ beherrschen. Hierzu gehören auch die krebserzeugenden physikalischen Agentien (Strahlen). Viele krebserzeugende Agentien beeinflussen zugleich die „Entwicklungsphase“.

Als „*bedingt krebsauslösende*“ Stoffe werden chemische Verbindungen bezeichnet, denen *nicht* die Fähigkeit zukommt, normale Zellen in Krebszellen abzuwandeln, sondern die auf ganze andere Art die Entstehung von Tumoren fördern. Ihr Wirkungsmechanismus kann von sehr verschiedener Art sein und bedarf von Fall zu Fall der näheren Analyse. In erster Linie werden zu den „bedingt krebsauslösenden“ Verbindungen solche Stoffe zu zählen sein, die in die 2. Phase der Tumorentstehung, die „Entwicklungsphase“, eingreifen, z. B. durch eine proliferationsfördernde Wirkung eine latente Krebsanlage manifestieren, die Wachstumspotenz bereits vorhandener Krebszellen steigern, oder die Abwehrkräfte der normalen Umgebung dieser Zellen vermindern. „Bedingt krebsauslösende“ Stoffe können aber auch in die „Initialphase“ eingreifen, etwa dadurch, daß sie durch ihre Proliferationswirkung auf das Normalgewebe die absolute Zahl der Zellen in einem vom carcinogenen Agens betroffenen Gewebe vergrößern oder sie für den Angriff der carcinogenen Noxe empfindlicher machen und damit in beiden Fällen die Wahrscheinlichkeit für die Abwandlung normaler Zellen zu Krebszellen erhöhen.

II. Krebserzeugende Außenfaktoren[2].

1. Polycyclische aromatische Kohlenwasserstoffe[3].

a) Konstitution und Wirksamkeit.

Historisches. Die Auffindung krebserzeugender Kohlenwasserstoffe geht auf die Beobachtung zurück, daß bei manchen Berufen Krebs besonders häufig vorkommt (Berufskrebs). Schon 1775 wies der englische Arzt PERCIVALL POTT den Zusammenhang zwischen der Einwirkung von Ruß und der Entstehung von Hodenkrebs bei Schornsteinfegern nach, und v. VOLKMANN erkannte 1875 bei Arbeitern der Teer- und Paraffinindustrie den ursächlichen Zusammenhang zwischen Teer und Hautkrebs. v. VOLKMANN war sich der Tragweite seiner Entdeckung von Anfang an bewußt, denn nach seiner Auffassung waren der Rußkrebs und der Teerkrebs identisch. Heute sind eine Reihe von Berufen bekannt, bei

[1] BUTENANDT 1949.
[2] Zusammenfassungen: COOK 1939, LACASSAGNE 1946, WOLF 1952, HADDOW 1953, BADGER 1954, HARTWELL 1951.
[3] Zusammenfassungen: COOK 1938, COOK 1939, COOK und KENNAWAY 1938, 1940, COOK 1943, FIESER 1938, HADDOW und KON 1947, HADDOW 1947, BADGER 1948.

denen der Hautkrebs als Folge von Arbeiten mit *Teer* oder *teerähnlichen Produkten, Pech, Mineralölen* oder *Creosotöl,* entsteht[1].

Die ersten Versuche, mit Teer beim Versuchstier Krebs zu erzeugen, sind von HANAU (1889) in Deutschland ausgeführt worden, der, durch v. VOLKMANNs Veröffentlichung angeregt, bei Ratten und Hunden durch Pinselung mit Hallenser Braunkohlenteer Krebs erzeugen wollte; er hatte ebensowenig Erfolg wie nach ihm BAYON (1912) in England. Erst die Japaner YAMAGIWA und ICHIKAWA (1915) konnten in langfristigen Versuchen die Entstehung bösartiger epithelialer Tumoren an den Ohren von Kaninchen nach Pinselung mit *Steinkohlenteer* hervorrufen und TSUTSUI (1918) (ein Schüler YAMAGIWAs) zeigte, daß die einfachste Technik zur Prüfung der krebserzeugenden Wirkung von Teer in der Pinselung der Haut von Mäusen besteht; dieser Test hat alle weiteren Arbeiten auf diesem Gebiet nachhaltend beeinflußt. Nachdem durch YAMAGIWA und ICHIKAWA die krebserzeugende Wirkung des Steinkohlenteers bewiesen worden war, wurde der experimentelle Beweis für die krebserzeugende Wirkung von *Ruß*[2] und von *Mineralölen*[3] erbracht.

Schon durch die ersten näheren Untersuchungen über die Natur des carcinogenen Agens aus Steinkohlenteer[4] wurde wahrscheinlich, daß dieser Stoff zur Klasse der aromatischen Kohlenwasserstoffe gehört. Eine Bestätigung wurde durch die Arbeiten von KENNAWAY (1924—1925)[5] erbracht, der beim Durchleiten von Acetylen ($HC{\equiv}CH$) und Isopren ($H_2C{=}C(CH_3){-}CH{=}CH_2$) mit Wasserstoff durch glühende Röhren (450—1250°) krebserzeugende Teere erhielt, deren biologische Wirksamkeit um so größer war, je höher die Reaktionstemperatur gewählt wurde. Wirksame Teere wurden von KENNAWAY auch durch Pyrolyse von Petroleum, Kohle, Haut, Haaren, Hefe und Cholesterin erhalten.

Die weiteren Untersuchungen wurden besonders durch die Beobachtung von MAYNEORD (1927)[6] gefördert, daß die biologisch wirksamen Fraktionen des Steinkohlenteers ein charakteristisches Fluorescenzspektrum (3 Banden bei 400, 418 und 440 $m\mu$) aufweisen. HIEGER (1930) untersuchte die Fluorescenzspektren polycyclischer aromatischer Kohlenwasserstoffe und fand im *1,2-Benzanthracen* (I) eine Verbindung mit einem ähnlichen aber nicht identischen Spektrum. Dieser Umstand veranlaßte COOK[7] zu synthetischen Arbeiten über Homologe des Benzanthracens, die zur Auffindung vieler krebserzeugender Kohlenwasserstoffe führten. Zur gleichen Zeit hatte CLAR (1929)[8] eine Reihe von Methoden zur Synthese kondensierter aromatischer Kohlenwasserstoffe mit Benzanthracensystem entwickelt. Unter den dargestellten Kohlenwasserstoffen befand sich auch das *1,2,5,6-Dibenzanthracen* (II), dessen krebserzeugende Wirksamkeit von KENNAWAY und HIEGER (1930) nachgewiesen wurde.

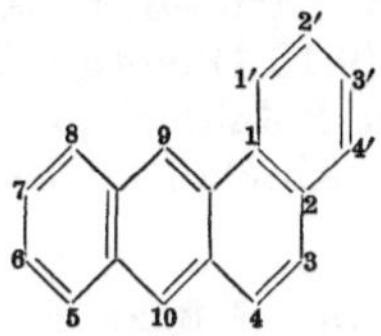

I 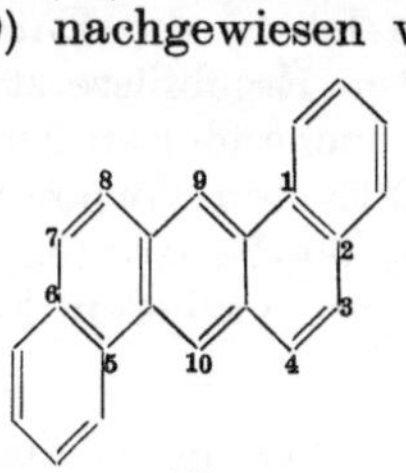 II 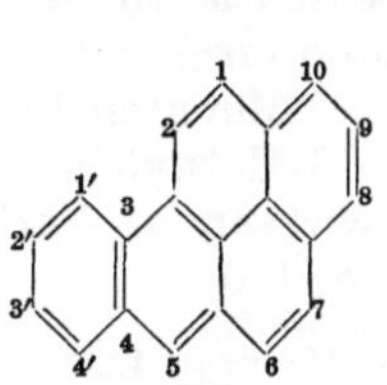 III

Damit war die erste chemisch reine Verbindung mit carcinogener Aktivität gefunden worden.

[1] Zusammenfassung: HENRY 1947. [2] PASSEY 1922. [3] LEITCH 1922.
[4] BLOCH und DREIFUSS 1921. [5] KENNAWAY 1924, 1925.
[6] Nach COOK und HEWETT 1933. [7] COOK, HIEGER, KENNAWAY und MAYNEORD 1932.
[8] s. auch CLAR 1952.

Mit dem Fluorescenzspektrum als physikalischem Test wurde als wirksame Verbindung des Steinkohlenteers von Hieger (1933) das *3,4-Benzpyren* (III) isoliert, dessen Konstitution durch Synthese bewiesen wurde[1].

3,4-Benzpyren (gelbe Nädelchen vom Schmelzpunkt 179°) zeigt dieselben Fluorescenzbanden wie die biologisch wirksamen Teerfraktionen und ist wie alle aromatischen Kohlenwasserstoffe unlöslich in Wasser, aber gut löslich in Lipoidlösungsmitteln (s. auch S. 116). Der Gehalt von 3,4-Benzpyren in Teer kann nach spektrographischen Untersuchungen bis zu 1,5% betragen[2] und nach einer relativ einfachen Extraktionsmethode konnten aus einem Rohteerdestillat 0,75% fast reines 3,4-Benzpyren isoliert werden[3]. Neuere Versuche machen wahrscheinlich, daß im Steinkohlenteer außer 3,4-Benzpyren noch ein anderer carcinogener Faktor enthalten ist, der aber auch zur Gruppe der aromatischen Kohlenwasserstoffe gehören dürfte[4]. Dieser Stoff soll beim Kaninchen leichter Hauttumoren erzeugen als 3,4-Benzpyren.

Auch die wirksame Verbindung aus Ruß ist 3,4-Benzpyren; es soll im Kaminruß zu 0,03% enthalten sein, jedoch sind Gehaltsangaben über Kohlenwasserstoffe im Ruß mit Vorsicht aufzunehmen, da die Adsorptionsfähigkeit von Ruß sehr groß und umgekehrt proportional der Teilchengröße ist[5]. Adsorptionsphänomene können auch der Grund für die verhältnismäßig geringe carcinogene Wirkung von Ruß beim Menschen sein. Der Gehalt von 3,4-Benzpyren und anderen Kohlenwasserstoffen in Gummistopfen[6] ist auf den Zusatz von Ruß bei der Verarbeitung von Rohgummi zurückzuführen.

Nach der Entdeckung der krebserzeugenden Wirksamkeit von 1,2,5,6-Dibenzanthracen und 3,4-Benzpyren sind viele kondensierte aromatische Kohlenwasserstoffe synthetisiert und auf carcinogene Aktivität geprüft worden. Diese Arbeiten wurden vor allem in England von Cook, Kennaway und Mitarbeitern[7] und in Amerika von der Arbeitsgruppe um Fieser und Shear[8] durchgeführt.

Von den über 300 heute bekannten krebserzeugend wirksamen neuen Verbindungen gehören die meisten zu den aromatischen Kohlenwasserstoffen. Die Zahl der synthetisierten und als unwirksam gefundenen Verbindungen dieser Stoffgruppe beträgt aber das Mehrfache.

Die Prüfung auf krebserzeugende Wirksamkeit erfolgte von Cook und Mitarbeitern vor allem durch Pinselung der Rücken-Nackenhaut von Handelsmäusen 2mal wöchentlich mit einer 0,3%igen benzolischen Lösung des zu prüfenden Kohlenwasserstoffs, wobei epitheliale Tumoren (Carcinome) an der Pinselungsstelle entstehen *(Pinselungsmethode)*. Im amerikanischen Arbeitskreis wurde dagegen die *Injektionsmethode* bei Inzuchtmäusen angewendet, bei welcher entweder 5—10 mg der mit etwas Glycerin vermischten Substanz bzw. ihre Lösung in Schmalz, Sesamöl oder Tricaprylin einmalig subcutan injiziert, oder mit etwas Cholesterin verschmolzene Substanz subcutan implantiert werden; dabei entstehen an der Applikationsstelle Tumoren des Bindegewebes (Sarkome). Das Maß für die Wirksamkeit der zu prüfenden Substanz stellt neben dem Prozentsatz der mit Tumoren behafteten Tiere (bezogen auf die Zahl der Tiere, die bei der Entstehung des 1. Tumors noch leben) die Entstehungszeit der Tumoren dar. Die mit beiden Methoden erzielten Ergebnisse stimmen im allgemeinen überein. Die Tumoren erscheinen bei den behandelten Tieren erst nach einer Latenzzeit, die von 1—2 Monaten für die aktivsten Verbindungen (9,10-Dimethyl-1,2-benzanthracen, 3-Methylcholanthren, 3,4-Benzpyren) bis zu 2 Jahren für die sehr schwach wirksamen Verbindungen variieren kann (s. Abschnitt: Biologische Wirkung, S. 120).

[1] Cook und Hewett 1933. [2] Berenblum und Schoental 1943. [3] Berenblum 1945b.
[4] Berenblum und Schoental 1947. [5] Falk und Steiner 1952a, b.
[6] Falk, Steiner, Goldfein, Breslow und Hykes 1951.
[7] Cook, Hieger, Kennaway und Mayneord 1932, Cook 1932, Barry, Cook, Haslewood, Hewett, Hieger und Kennaway 1935, Bachmann, Cook, Dansi, de Worms, Haslewood, Hewett und Robinson 1937, Badger, Cook, Hewett, Kennaway, Kennaway, Martin und Robinson 1940, Badger, Cook, Hewett, Kennaway, Kennaway und Martin 1942.
[8] Shear 1936a, b, 1938b, 1939, Fieser, Fieser, Hershberg, Newman, Seligman und Shear 1937, Shear, Leiter und Perrault 1940. Shear und Leiter 1941.

Einfluß von Ringgröße und Methylgruppen[1]. Alle bisher bekannten carcinogenen Kohlenwasserstoffe gehören zur Klasse der *polycyclischen aromatischen Kohlenwasserstoffe*. Die einfachsten aromatischen Kohlenwasserstoffe *Benzol* und *Naphthalin* sind unwirksam. Auch *Anthracen* und *Phenanthren*, die aus 3 kondensierten Ringen bestehen, sind als solche inaktiv; die Einführung von *Methylgruppen* an geeigneten Stellen führt aber bei den beiden letztgenannten Kohlenwasserstoffen zu Verbindungen mit schwacher krebserzeugender Wirksamkeit: *9,10-Dimethyl-anthracen* (IV)[1], *1,2,3,4-Tetramethyl-phenanthren* (V)[1] und *4-Methyl-1,2-cyclopenteno-phenanthren* (VI)[2].

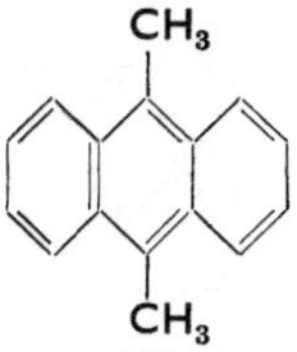

IV 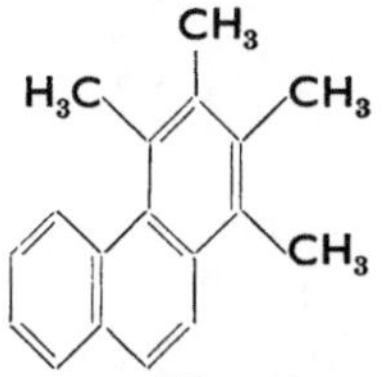 V 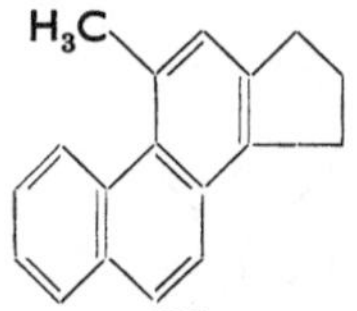 VI

Von den 7 möglichen tetracyclischen aromatischen Kohlenwasserstoffen sind alle auf ihre carcinogene Wirksamkeit untersucht worden, aber nur das *3,4-Benzphenanthren* (VII) und das *1,2-Benzanthracen* (I)[3] haben als solche eine schwache aber deutliche Wirksamkeit. Von *Chrysen* (VIII) und besonders *1,2-Benzanthracen* (I) leiten sich aber Verbindungen mit zum Teil sehr hoher Wirksamkeit ab, wenn Methylgruppen in das Molekül eingeführt werden.

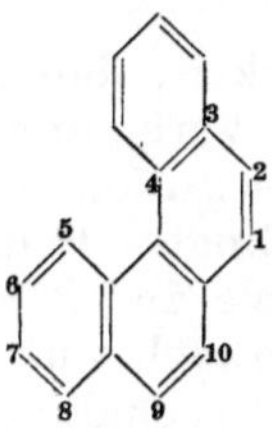

VII 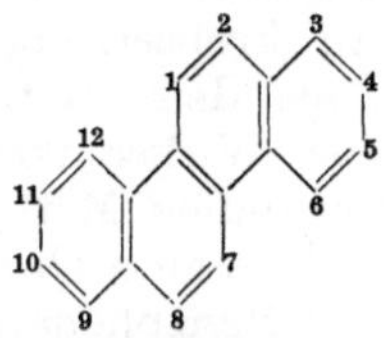 VIII 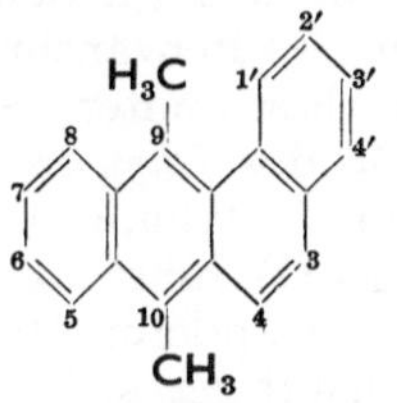 IX

Am besten untersucht sind die *Methylhomologen des 1,2-Benzanthracens*. Von diesem Kohlenwasserstoff sind sämtliche Methylderivate hergestellt und geprüft worden. Dabei hat sich gezeigt, daß der Grad der Wirksamkeit sehr von der Stellung der Methylgruppen im Grundskelet abhängt. Die „wirksamsten" Stellen sind 5, 9 und 10. *5-Methyl-*, *9-Methyl-* und *10-Methyl-1,2-benzanthracen* sind recht wirksame carcinogene Stoffe. Zu weniger wirksamen Verbindungen gehören die 6-, 7-, 8-, 3- oder 4-Methylhomologen, während die Einführung von Methylgruppen im angularen Ring an 1′, 2′, 3′ und 4′ nicht zu carcinogenen Verbindungen führt.

Die Einführung einer weiteren Methylgruppe verstärkt im allgemeinen die biologische Wirksamkeit, wenn beide Methylgruppen an „wirksamen" Stellen stehen: *5,10-* (X) und insbesondere *9,10-Dimethyl-1,2-benzanthracen* (IX) gehören zu den am stärksten wirksamen Verbindungen. Entsprechendes gilt für die Trimethylderivate. Weitere Methylgruppen scheinen die carcinogene Wirksamkeit nicht mehr zu erhöhen. Es scheint, als ob bei der Einführung von 3 Methylgruppen ein Optimum läge.

---

[1] Literatur s., wenn nicht anders angegeben, vorstehende Zitate; s. auch BADGER 1948.
[2] BUTENANDT und DANNENBERG 1953. [3] STEINER und EDGCOMB 1952.

Die hohe Wirksamkeit bleibt auch erhalten, wenn die beiden Methylgruppen des 5,10-Dimethyl-1,2-benzanthracens (X) miteinander verbunden werden, wenn also an Stelle der beiden Methylgruppen eine Dimethylenbrücke tritt (XI): dieser Kohlenwasserstoff hat den Trivialnamen *Cholanthren* erhalten, da ein Methylhomologes, das *3-Methylcholanthren* (XII), zuerst aus Gallensäuren dargestellt wurde (s. Abschnitt endogene Krebsentstehung S. 148). Cholanthren und Methylcholanthren sind substituierte Benzanthracene, welche die Substituenten an den „wirksamsten" Stellen tragen; sie gehören zu den Verbindungen mit der stärksten krebserzeugenden Wirkung.

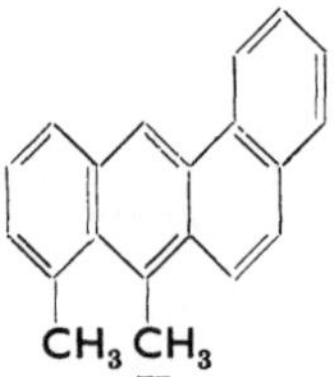

CH_3 CH_3
X

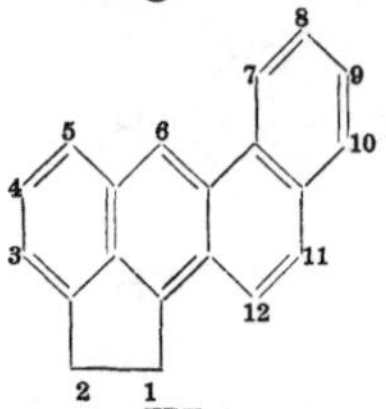

XI

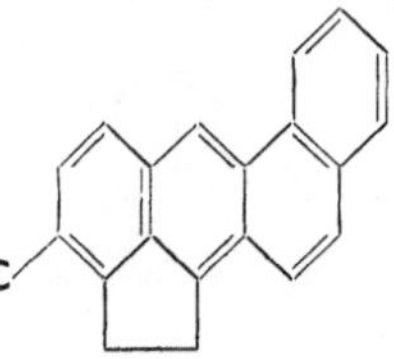

H_3C
XII

Die hohe Wirksamkeit des Cholanthrens und Methylcholanthrens führte zu der Frage, ob Dimethylenbrücken von besonderer Bedeutung für die biologische Wirkung sind; aber ein Vergleich entsprechender Verbindungspaare zeigt, daß Dimethylverbindungen und Dimethylenverbindungen (Ace-Verbindungen) in ihrer Wirksamkeit einander entsprechen. Es treten bei den Ace-Verbindungen keine Besonderheiten auf, sondern die carcinogene Wirksamkeit richtet sich ebenso wie bei den Dimethylverbindungen nach der Substitution an den „wirksamen Stellen" des 1,2-Benzanthracens.

Die beim 1,2-Benzanthracen gefundene Gesetzmäßigkeit, daß nur Methylgruppen an bestimmten Stellen zu krebserzeugenden Verbindungen führen, gilt auch für das *Chrysen* (VIII), bei dem Methylsubstitution in 1-, 6- und besonders in 2-Stellung carcinogene Wirksamkeit bedingt. Beim *3,4-Benzphenanthren* (VII) führt nur eine 2-ständige Methylgruppe zu einer Wirkungssteigerung. Die anderen Methylhomologe sind ebenso schwach wirksam wie das 3,4-Benzphenanthren selbst. Alle 3,4-Benzphenanthren-Verbindungen sind im Injektionstest weniger wirksam als im Pinselungstest. Die Einführung einer 2. Methylgruppe führt beim 3,4-Benzphenanthren nicht zu einer Wirkungssteigerung.

Von den tetracyclischen Kohlenwasserstoffen: *Naphthacen*, *Triphenylen*, *Pyren* und *Benzanthren* sind bisher noch keine carcinogenen Methylhomologe gefunden worden.

Die 15 möglichen pentacyclischen aromatischen Kohlenwasserstoffe sind alle auf krebserzeugende Wirkung untersucht worden, aber nur 5 wurden als wirksam gefunden: *1:2, 5:6-Dibenzanthracen* (II) (stark wirksam), *1:2,7:8-Dibenzanthracen* (XIII) (schwach wirksam), der wirksame Kohlenwasserstoff des Teers *3,4-Benzpyren* (III) (sehr stark wirksam), *1:2,5:6-Dibenzphenanthren* (XIV) und *1:2,3:4-Dibenzphenanthren* (XV) (beide mäßig wirksam).

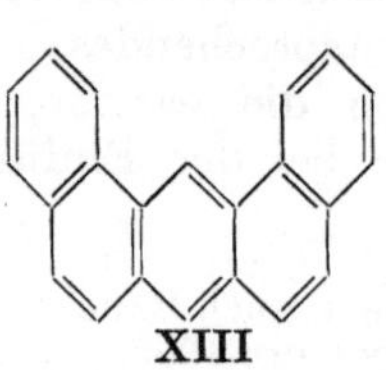

XIII 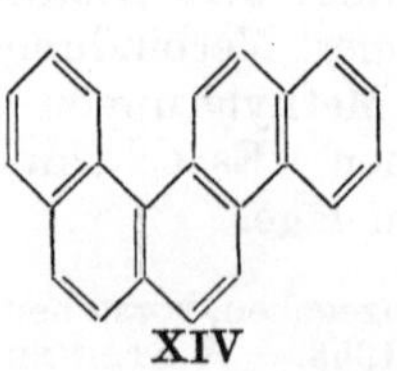 XIV 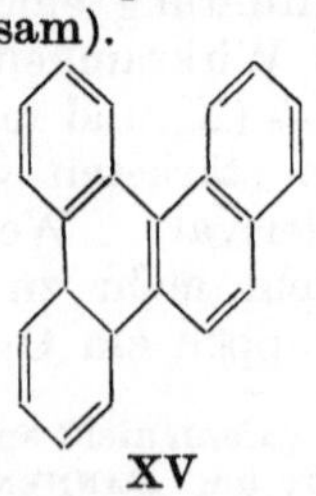 XV

1:2, 5:6- und 1:2, 7:8-Dibenzanthracen und 3,4-Benzpyren können aufgefaßt werden als substituierte 1:2-Benzanthracene. Ebenso wie bei den Methylderivaten des 1,2-Benzanthracens ist die Wirksamkeit abhängig vom Substitutionsort. Methylgruppen und ankondensierte Benzolringe haben den gleichen Einfluß. Entsprechendes gilt auch für 1:2,5:6- und 1:2,3:4-Dibenzphenanthren, die sich vom 3:4-Benzphenanthren oder Chrysen ableiten. Ihre Wirksamkeit ist nur gering und läßt sich mit entsprechenden Methylderivaten des 3,4-Benzphenanthrens oder des Chrysens vergleichen.

Beim *3,4-Benzpyren* läßt sich durch Einführung von Methylgruppen keine Wirkungssteigerung mehr erreichen; bei Substitution in 2'- und 3'-Stellung (III) tritt sogar ein vollkommener Wirkungsverlust ein[1].

Von den hexacyclischen Kohlenwasserstoffen sind bisher nur einige dargestellt und untersucht worden. Als wirksam gefunden wurden nur die Abkömmlinge

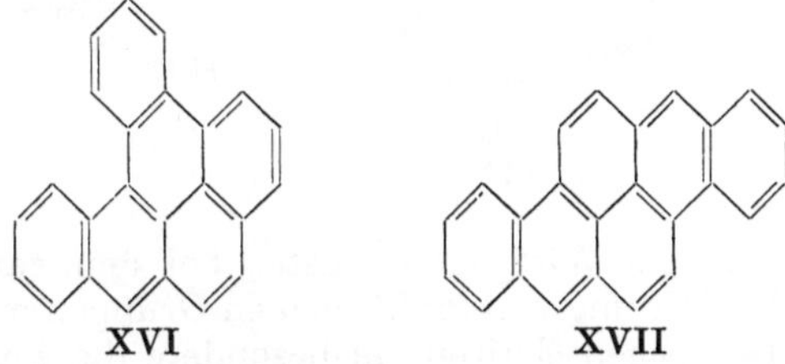

des 3,4-Benzpyrens: *1:2, 3:4-Dibenzpyren* (XVI) und *3:4, 8:9-Dibenzpyren* (XVII). Ihre Wirksamkeit geht aber wie bei den Methylhomologen des 3,4-Benzpyrens nicht über diejenige des Grundkörpers hinaus, so daß man sagen kann, *die krebserzeugende Wirksamkeit hat ihr Optimum bei den tetracyclischen und pentacyclischen Kohlenwasserstoffen.*

Homologe Alkylderivate. Die Einführung von einer oder mehreren Methylgruppen in „günstigen" Stellungen kann bei gewissen polycyclischen aromatischen Kohlenwasserstoffen einen nichtcarcinogenen Kohlenwasserstoff in einen carcinogenen Kohlenwasserstoff überführen oder zu einer deutlichen Aktivitätssteigerung des Grundkohlenwasserstoffs führen. Von Interesse ist der Einfluß höherer Alkylgruppen auf die biologische Wirksamkeit. Ausführlich sind die *5-Alkyl-1:2-benzanthracene* (XVIII) im Pinselungstest geprüft worden, wobei die Wirksamkeit in der Reihe: Methyl-, Äthyl-, n-Propyl-, n-Butyl-, n-Amyl-, n-Hexyl- und n-Heptylderivat abnimmt[2]. Im Injektionstest sind die höheren Glieder vom Butylderivat ab bereits unwirksam. Auch beim Methylcholanthren (XII) sinkt die Wirksamkeit, wenn an Stelle der Methylgruppe der Äthyl-, Isopropyl- oder *tertiäre* Butylrest eingeführt wird, so daß allgemein gesagt werden kann, daß der Ersatz einer Methylgruppe durch einen größeren Alkylrest eine Schwächung der krebserzeugenden Wirksamkeit verursacht.

Einfluß anderer Substituenten. Die Einführung von funktionellen Gruppen (—OH, —NO_2, —CH_2Cl, —CH_2OCH_3, —COOH, —CO · CH_3, —SO_3H) hebt die carcinogene Wirksamkeit meist vollkommen auf oder schwächt sie zumindest sehr. Bei hoch wirksamen Verbindungen, wie beim *10-Methyl-1,2-benzanthracen* (XIX) zeigen auch Derivate, welche an Stelle der Methylgruppe Substituenten wie —CH_2OH, —CH_2 · O · $COCH_3$, —CN oder —OCH_3 tragen, noch eine beachtliche Wirksamkeit[3]. Auffallend ist, daß die 10-Chlorverbindung Tumoren

[1] SCHÜRCH und WINTERSTEIN 1935, FIESER und HEYMANN 1941.
[2] s. BADGER 1948. [3] BADGER 1954.

erzeugt, während die entsprechende Bromverbindung inaktiv ist[1]. Die Einführung saurer Gruppen (phenolische Hydroxylgruppe, Carboxylgruppe, Sulfonsäuregruppe) in aromatische Kohlenwasserstoffe führt im allgemeinen um so sicherer zum Erlöschen ihrer carcinogenen Wirksamkeit, je saurer die Eigenschaften des Substituenten sind. So geht die hohe carcinogene Wirksamkeit des 3,4-Benzpyrens beinahe vollkommen verloren, wenn in 8-Stellung eine Oxygruppe eingeführt wird, während der entsprechende Methyläther *(8-Methoxy-3,4-benzpyren)*, welcher keine sauren Eigenschaften mehr hat, fast genau so wirksam ist wie das 3,4-Benzpyren selbst[2]. Die *Chinone* der krebserzeugenden Kohlenwasserstoffe zeigen keine Aktivität mehr.

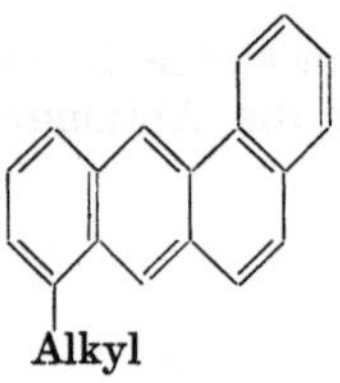

XVIII 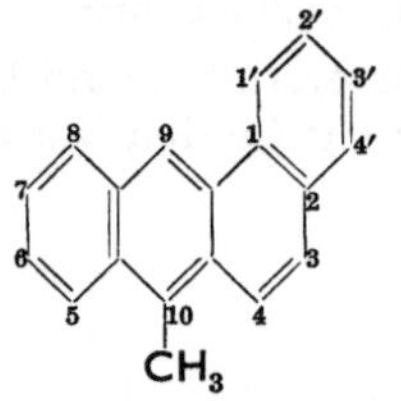 XIX 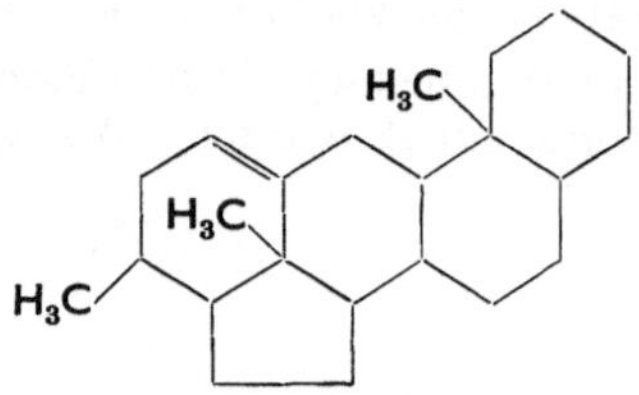 XX

Bei der Erörterung des Wirkungsverlustes bei den cancerogenen Kohlenwasserstoffen durch Einführung von funktionellen Gruppen muß beachtet werden, daß die physikalischen Eigenschaften, insbesondere die Löslichkeit, durch die Substituenten sehr verändert werden können; dadurch werden ganz andere Verhältnisse in den Beziehungen zwischen der chemischen Verbindung und dem Wirkungsort geschaffen. Das wird besonders deutlich bei carcinogenen aromatischen Aminen, die im Pinselungstest meist unwirksam sind, während sie unter anderen physiologischen Bedingungen (z. B. nach dauernder Verfütterung) starke Carcinogene mit organotroper Wirkung sein können (s. Abschnitt: Aromatische Amine).

Partiell hydrierte Verbindungen. Nicht nur die Einführung funktioneller Gruppen ist mit einem Verlust oder einer Verminderung der krebserzeugenden Wirksamkeit verbunden, sondern auch die Störung des aromatischen Systems durch partielle Hydrierung. Es genügt bereits die Anlagerung von Wasserstoff an ein oder zwei Doppelbindungen, um aus einem hochaktiven Kohlenwasserstoff eine unwirksame Verbindung zu machen. So verliert 10-Methyl-1,2-benzanthracen (XIX) seine hohe Wirksamkeit vollkommen, wenn Hydrierung in *meso*-Stellung (9 und 10), in 1′-, 2′-, 3′-, 4′- oder in 5-, 6-, 7-, 8-Stellung erfolgt, und Methylcholanthren (XII) wird unwirksam nach Anlagerung von Wasserstoff an die Doppelbindung vom Phenanthrentyp (K-Region, s. S. 116).

Vollkommen hydrierte Verbindungen wie das *Dehydronorcholen* (XX), die hydroaromatische Vorstufe des Methylcholanthrens bei seiner Darstellung aus Steroiden, vermögen keine Tumoren zu erzeugen, was im Hinblick auf einen möglichen Übergang von Steroiden in carcinogene Verbindungen *in vivo* wichtig ist (s. Abschnitt: Endogene Krebsentstehung).

Heterocyclen und Fluorenanaloge. Im Verlaufe der Untersuchungen zwischen Konstitution und krebserzeugender Wirksamkeit bei den polycyclischen aromatischen Kohlenwasserstoffen sind auch *heterocyclische Verbindungen* dargestellt und geprüft worden, Verbindungen also, bei denen ein oder mehrere Kohlenstoffatome im Skelet durch andere Elemente ersetzt worden sind.

---

[1] LACASSAGNE, BUU-HOI, HOAN und RUDALI 1948. [2] COOK und SCHOENTAL 1952.

Wird im 1,2-Benzanthracen das C-Atom 9 durch ein Stickstoffatom ersetzt: *1,2-Benzacridin* (XXI), so ist diese Verbindung als solche unwirksam, aber das 5-Methylderivat und besonders die Di- und Trimethylderivate mit den Methylgruppen in 5-, 7-, 8- oder 9-Stellung sind sowohl im Pinselungs- als auch im Injektionstest sehr stark wirksame Verbindungen[1]. Dagegen sind die entsprechenden Derivate des *3,4-Benzacridins* (XXII) nur sehr schwach wirksam oder unwirksam[1]. Der Ersatz eines endständigen Benzolringes beim 9,10-Dimethyl-1:2-benzanthracen durch einen Tiophenring: *4,9-Dimethyl-5,6-benzthiophenanthren* (XXIII) verursacht kaum einen Wirkungsverlust[2], während der Ersatz eines mittleren Ringes: 4,7-Dimethyl-2:3,5:6-dibenzthionaphthen (XXIV) wohl eine Verminderung, aber keinen Verlust der Wirksamkeit verursacht[3].

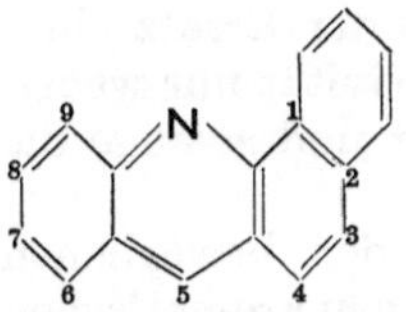

XXI 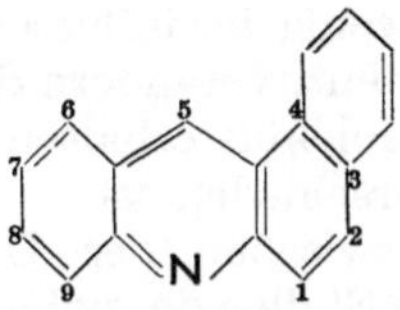 XXII 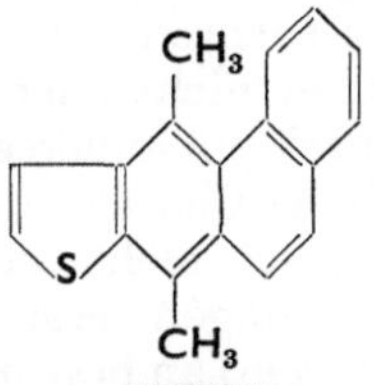 XXIII 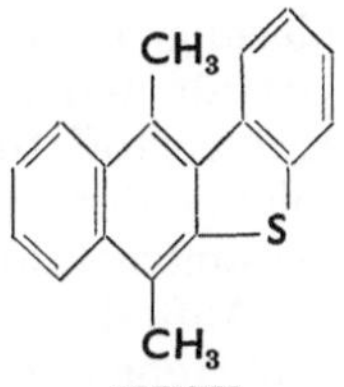 XXIV

Etwa die gleiche Wirksamkeit wie das 1:2, 5:6-Dibenzanthracen (II) haben auch das *1:2, 5:6-Dibenzfluoren* (XXV), das *1:2, 5:6-Dibenzcarbazol* (XXVI) und das *1:2,5:6-Dibenzacridin* (XXVII), während die beiden Verbindungen mit 2 Heteroatomen in *meso*-Stellung: *1:2,5:6-Dibenzphenacin* (XXVIII) und *iso-Naphthathioxin* (XXIX) unwirksam sind. Ähnliche Gesetzmäßigkeiten bestehen beim Fluoren und den Stickstoffheterocyclen, die sich vom 1:2, 7:8-Dibenzanthracen (XIII) ableiten. Dabei ist besonders das *3:4, 5:6-Dibenzcarbazol* (XXX) zu erwähnen, da es bei Mäusen außer Tumoren der Haut[4] auch Tumoren der Leber[5] hervorruft und somit die krebserzeugenden Eigenschaften der aromatischen Kohlenwasserstoffe und der aromatischen Amine in sich vereinigt (s. Abschnitt: Aromatische Amine).

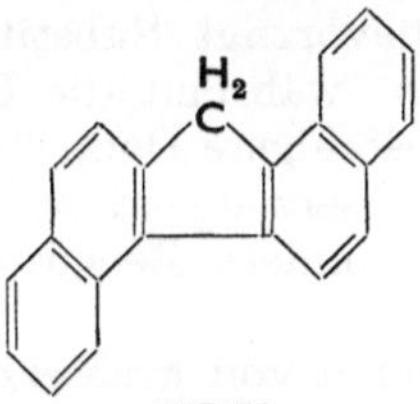

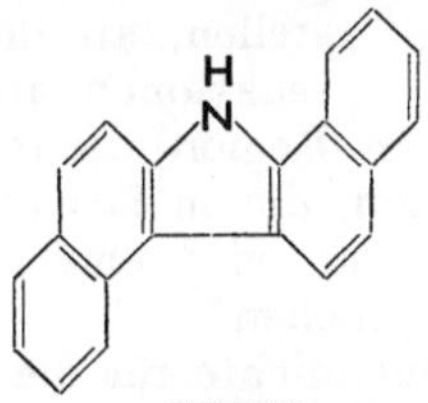

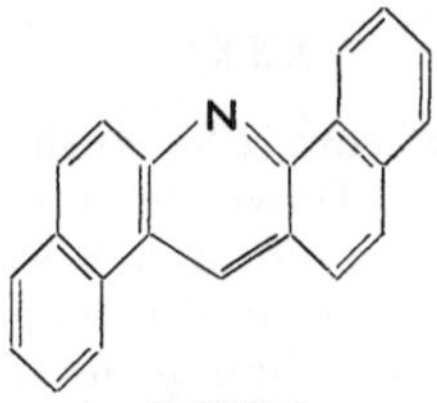

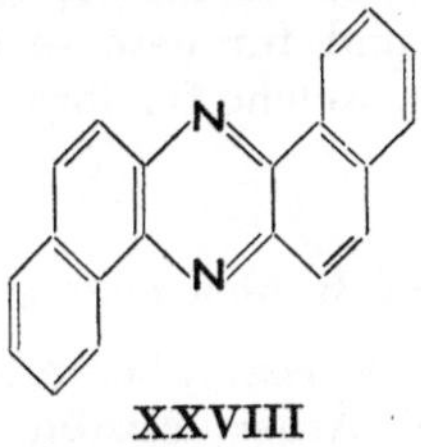

XXV XXVI XXVII

XXVIII 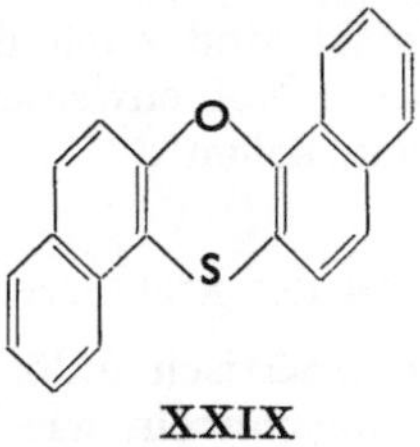 XXIX 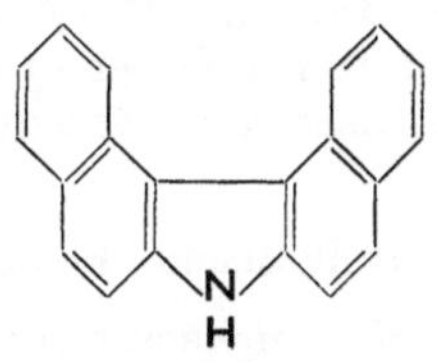 XXX

[1] LACASSAGNE, BUU-HOI, LECOCQ und RUDALI 1946.
[2] DUNLAP und WARREN 1941. [3] TILAK 1951. [4] BOYLAND und BRUES 1937.
[5] STRONG, SMITH und GARDNER 1938.

Zusammenfassung. Über die Beziehungen zwischen Konstitution und krebserzeugender Wirksamkeit bei den *aromatischen Kohlenwasserstoffen* kann gesagt werden, daß die Wirksamkeit ein aus 3—4 kondensierten Ringen bestehendes, völlig aromatisches Grundskelet (Anthracen, Phenanthren, 1:2-Benzanthracen) voraussetzt, das als solches noch nicht wirksam ist, aber bereits „cancerophore" Eigenschaften[1] besitzt. Erst die Einführung von Methylgruppen oder die Angliederung (Anellierung) weiterer aromatischer Ringe in geeigneter Position („auxocancerogener Effekt"[1]) bedingen die krebserzeugende Wirkung. Alle Einflüsse, welche das aromatische System konjugierter Doppelbindungen oder die ebene Anordnung stören oder die Form des Moleküls sehr verändern (längere aliphatische Seitenketten), führen zu einer Verminderung der Aktivität. Einen gleichen Effekt haben auch Substituenten mit reaktionsfähigen Atomgruppierungen oder Substituenten mit sauren Eigenschaften. Eingriffe, welche Form, Gestalt und Löslichkeit nicht oder nur wenig beeinflussen, wie der Ersatz eines Kohlenstoffatoms durch ein anderes Element, verändern die Aktivität nur wenig, solange der aromatische Charakter des Moleküls erhalten bleibt und solange die Gesamtreaktionsfähigkeit nicht allzu verschieden ist.

Auffallende Beziehungen bestehen zwischen der Dichte der beweglichen Elektronen (π-Elektronen) an bestimmten Stellen der polycyclischen aromatischen Kohlenwasserstoffe und ihrer krebserzeugenden Wirksamkeit, worauf erstmalig O. SCHMIDT[2] hingewiesen hat. Von Bedeutung sind die *K-Region* und die *L-Region* (XXXI). Diese beiden Regionen haben auch chemisch die größte Reaktionsfähigkeit, wobei die *meso*-Stellungen (L-Region) die reaktionsfähigsten Zentren darstellen, an denen bevorzugt Substitutionsreaktionen angreifen, während die Doppelbindung vom Phenanthrentyp (K-Region) die reaktionsfähigste Doppelbindung darstellt. Dieser letzteren Region, die in fast allen krebserzeugend wirksamen Kohlenwasserstoffen vorhanden ist, wird eine ganz besondere Bedeutung für die carcinogene Wirkung zugesprochen[3].

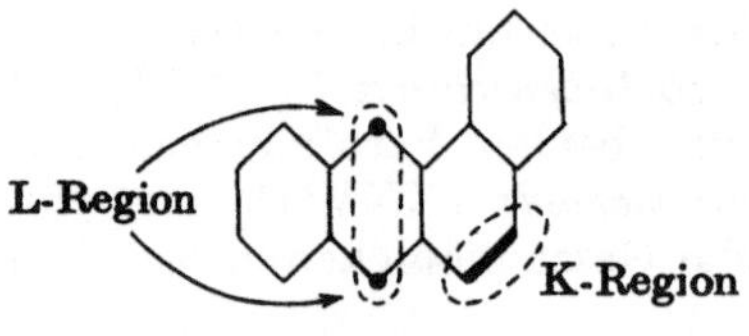

L-Region

K-Region

XXXI

Die Berechnung der Elektronendichte für die K-Region von krebserzeugend wirksamen und unwirksamen Kohlenwasserstoffen auf quantenmechanischer Grundlage (A. und B. PULLMAN, P. und R. DAUDEL, COULSON und GREENWOOD)[4, 5] hat ergeben, daß die Dichte der π-Elektronen an der K-Region einen kritischen Wert überschritten haben muß, damit ein Kohlenwasserstoff krebserzeugend wirkt. Andererseits geht aus der colorimetrisch meßbaren Geschwindigkeit, mit der sich Osmiumsäure an die K-Region anlagert, hervor, daß die Dichte der π-Elektronen der K-Region in direkter Beziehung steht zur chemischen Reaktionsfähigkeit der K-Region[5]. — Die hohe π-Elektronendichte und die dadurch bedingte Protonenaffinität sind auch der Grund für gewisse *basische* Eigenschaften höherer aromatischer Kohlenwasserstoffe, welche für ihre carcinogene Wirksamkeit wesentlich sein sollen[6].

b) Physikalische Eigenschaften der krebserzeugenden Kohlenwasserstoffe.

Alle Kohlenwasserstoffe sind praktisch unlöslich in Wasser aber mehr oder weniger gut löslich in Lipoidlösungsmitteln wie Benzol, Äther, Aceton, Chloro-

[1] DRUCKREY 1950 b, BOYLAND 1950 a. [2] SCHMIDT 1940, 1941. [3] ROBINSON 1946.
[4] Zusammenfassung: COULSON 1953. [5] Zusammenfassung: BADGER 1954.
[6] DRUCKREY, SCHMÄHL und DANNEBERG 1952.

form, Ölen und Fetten. Unter gewissen Bedingungen lassen sich aber auch wäßrige Präparate darstellen: kolloidale Suspensionen in Wasser oder in wäßriger Gelatinelösung[1], Lösungen in Serum[2], Emulsionen öliger Lösungen[3] oder wäßrige Lösungen von Komplexen mit Gallensäuren[4,5], mit Cholestenonsulfonsäure[6], mit Alkalisalzen von Fettsäuren[5,7], mit Natriumlaurylsulfat, mit Tween 40[5], mit Buttersäure und Milchsäure[8] oder mit Purinen[9] und Nucleinsäuren[10]. Mit Purinen bilden sich, wie aus JR- und UV-Spektren hervorgeht, Komplexe[11]. Keines dieser wäßrigen Präparate ist ideal für alle Zwecke, und die Wahl wird sich jeweils nach dem Verwendungszweck zu richten haben. Sehr feine wäßrige Emulsionen hoher Konzentration sollen sich unter Verwendung von Polyäthylenoxydverbindungen herstellen lassen[12].

Während die Einführung von funktionellen Gruppen zur Löslichkeitserhöhung in Wasser zum Verlust der carcinogenen Wirksamkeit führt, stellen die Natriumsalze der Additionsprodukte von Maleinsäureanhydrid an einige Kohlenwasserstoffe *wasserlösliche* Verbindungen mit krebserzeugender Wirksamkeit dar, da sie im Gewebe wieder zerfallen und den Kohlenwasserstoff als wirksames Agens zurückliefern[13]. Die Wirksamkeit dieser Additionsprodukte hängt ab von der Geschwindigkeit, mit der sie im Gewebe wieder zerfallen.

Alle aromatischen Kohlenwasserstoffe sind ausgezeichnet durch charakteristische *Absorptionsspektren*, deren Lage und Intensität von der Größe und von der Art des aromatischen Systems abhängen. Einige Kohlenwasserstoffe zeigen auch charakteristische *Fluorescenzspektren*. Aber weder zwischen Fluorescenz und krebserzeugender Wirksamkeit noch zwischen Absorption und Wirksamkeit haben sich allgemeine spezifische Zusammenhänge ergeben, wenn auch in Einzelfällen bei der Absorption gewisse Beziehungen zu bestehen scheinen (Methylderivate des Benzanthracens)[14]. Sowohl Fluorescenz- als auch Absorptionsspektren lassen sich mit Vorteil zum Nachweis oder zur Bestimmung der krebserzeugenden Kohlenwasserstoffe verwenden[15].

Untersucht worden sind auch die *Infrarotspektren* polycyclischer Kohlenwasserstoffe, ohne daß bisher deutliche Beziehungen zwischen Spektrum und cancerogener Wirksamkeit erkannt worden sind[16], und ähnliches gilt auch für das magnetische Verhalten[17].

c) Verhalten der krebserzeugenden Kohlenwasserstoffe im Stoffwechsel[18].

Aromatische Kohlenwasserstoffe werden vom Säugetierorganismus zum Teil unverändert, zur Hauptsache aber in abgewandelter Form ausgeschieden. Die jeweils isolierten und charakterisierten Umwandlungsprodukte stellen nur einen kleinen Teil der verabreichten Menge des Kohlenwasserstoffs dar, der größte Teil wird weiter abgewandelt und nach Versuchen mit durch Isotopen gekennzeichneten Verbindungen (1:2, 5:6-Dibenzanthracen)[19] weiter abgebaut. Von den

---

[1] Boyland 1932, Berenblum 1932.
[2] Lorenz und Andervont 1936, Wunderly und Pezold 1952.
[3] Lorenz und Stewart 1940, Lorenz 1949. [4] Winterstein und Vetter 1934.
[5] Ekwall, Setälä und Sjöblom 1951. [6] Windaus und Kuhr 1937. [7] Beck 1943.
[8] Ekwall und Sjöblom 1952.
[9] Druckrey 1938, Brock, Druckrey und Hamperl 1938, Weil-Malherbe 1946, Neish 1948, Booth und Boyland 1953.
[10] Boyland 1952. [11] Booth, Boyland und Orr 1954. [12] Stamer 1945.
[13] Burrows und Cook 1936, Warren 1939. [14] Iversen 1949, Jones 1940.
[15] Zusammenfassung: Berenblum, Holiday und Jope 1947.
[16] Orr und Thompson 1950. [17] Rondoni, Mayr und Gallico 1949.
[18] Zusammenfassungen: Badger 1948, Boyland 1949, 1950b, Cook 1950, Dannenberg 1950.
[19] Zusammenfassung: Heidelberger 1953.

bisher identifizierten Verbindungen mit intaktem Grundskelet sind folgende Typen bekannt, wie am Beispiel des *Naphthalins* (XXXII) angeführt sei: *trans-1,2-Dioxydihydro-Verbindungen* (XXXIII) und *Phenole* (XXXIV), sowie deren *Glucuronsäureester* oder *Schwefelsäureester* und *Mercaptursäuren* (XXXV). Ob die

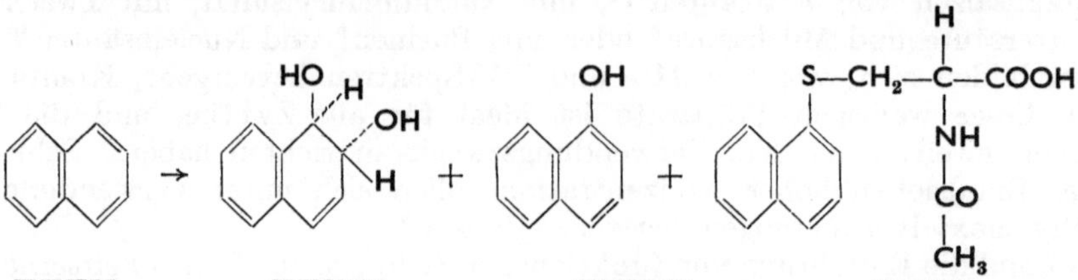

XXXII XXXIII XXXIV XXXV

1,2-Dioxydihydro-Verbindungen („perhydroxylation") und die Phenole („hydroxylation") unabhängig voneinander entstehen oder ob die Phenole, die sich unter sehr milden Bedingungen (Erwärmen mit verdünnten Säuren) durch Wasserabspaltung aus den Diolen darstellen lassen, auch im Organismus aus den Diolen entstehen, ist noch nicht geklärt.

Über die *Mercaptursäuren* als Ausscheidungsprodukte der höheren aromatischen Kohlenwasserstoffe ist noch wenig bekannt. 3,4-Benzpyren und 1:2,5:6-Dibenzanthracen sollen im Gegensatz zu Benzol, Naphthalin, Anthracen und vielleicht auch Phenanthren nicht als Mercaptursäuren ausgeschieden werden[1]. Eine größere Bedeutung haben aber die *1,2-Dioxydihydro-Verbindungen* und die *Phenole* als Umwandlungsprodukte gewonnen, doch scheint kein Unterschied zwischen dem Verhalten der krebserzeugend wirksamen und demjenigen der unwirksamen Kohlenwasserstoffe im Stoffwechsel zu bestehen. Die 1,2-Dioxydihydro-Verbindungen sind besonders nach Verabfolgung von Naphthalin, Anthracen und Phenanthren aus dem Harn isoliert worden, bei den höheren Kohlenwasserstoffen sind meist nur die entsprechenden Phenole aufgefunden worden, wobei die Struktur der Umwandlungsprodukte eine interessante Übereinstimmung in der Eintrittsstelle der phenolischen Hydroxylgruppe zeigt.

Aus Versuchen an Ratten hat sich ergeben, daß sowohl das unwirksame 1,2-Benzanthracen als auch das carcinogen wirksame 9,10-Dimethyl-1:2-benzanthracen als *4'-Oxy-Verbindungen* (XXXVI, R = H bzw. CH_3) und Chrysen als *3-Oxy-Derivat* (XXXVII) ausgeschieden werden. 1:2, 5:6-Dibenzanthracen wird in Ratte und Maus zum *4',8'-Dioxy-1:2, 5:6-dioxybenzanthracen* (XXXVIII) oxydiert, während es im Kaninchen in ein anderes Dioxyderivat übergeführt wird, dessen Konstitution noch nicht geklärt ist. Diese Tatsache ist bemerkenswert, da 1:2, 5:6-Dibenzanthracen bei Ratten und Mäusen nach Injektion sehr leicht Tumoren erzeugt, während die tumorerzeugende Wirksamkeit beim Kaninchen nur sehr gering ist.

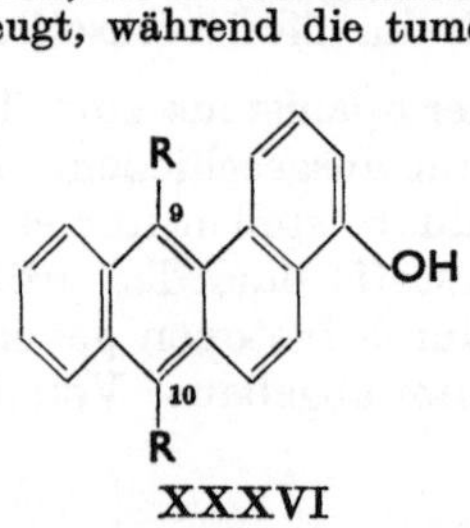

XXXVI 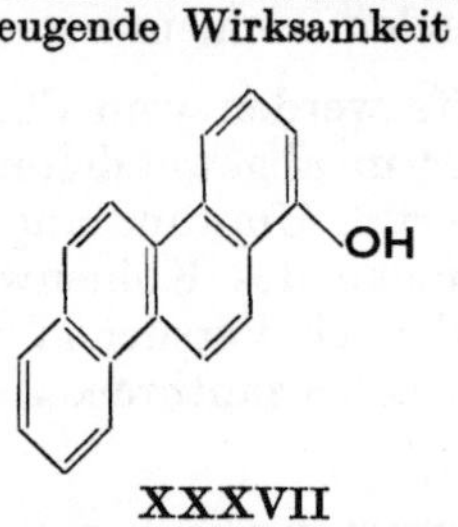 XXXVII 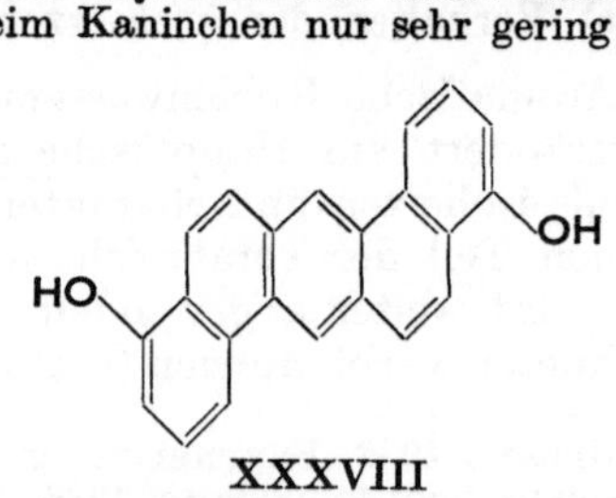 XXXVIII

3,4-Benzpyren wird bei Ratte und Kaninchen als *8-Oxy-* (XXXIX) und *10-Oxy-Verbindung* (XL) wiedergefunden, beim Kaninchen wird aber mehr 10-Oxy-3,4-benzpyren gefunden als bei der Ratte. Daneben werden auch noch, wahrscheinlich bei der Aufarbeitung entstandene, Oxydationsprodukte der Phenole (Chinone) isoliert. Näher untersucht ist die Umwandlung des 3,4-Benzpyrens unter Anwendung speziell entwickelter Methoden[2] im lebenden Tier nach intravenöser Injektion[3] und nach Pinselung sowie an der isolierten Mäusehaut[4]. Danach scheint Benzpyren zuerst in Derivate des *8,9-Dioxy-8,9-dihydro-3,4-*

[1] Gutmann und Wodd 1950, Elson, Goulden und Warren 1945.
[2] Weigert und Mottram 1946a. [3] Weigert und Mottram 1946b.
[4] Weigert, Calcutt und Powell 1947.

benzpyrens (XLI) umgewandelt zu werden, die nach intravenöser Injektion in der Galle ausgeschieden, im Dünndarm in 8-Oxy-3,4-benzpyren (XXXIX) übergeführt und als solches

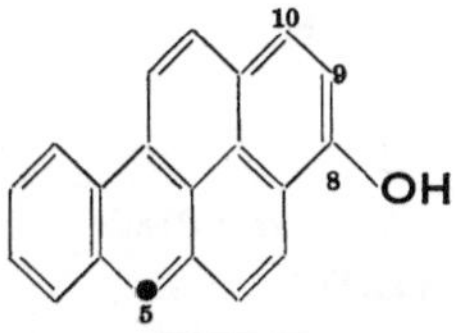

XXXIX 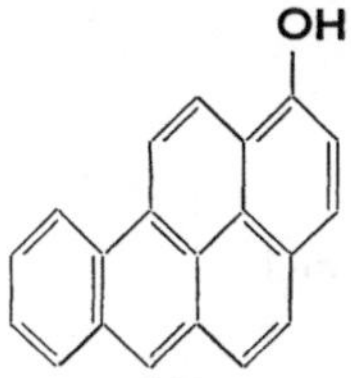 XL 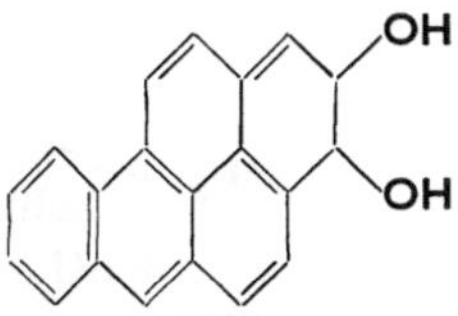 XLI

mit den Faeces ausgeschieden werden. Die Dioxydihydro-Verbindung läßt sich auch in der Haut nach Pinselung nachweisen.

Aus mit 3,4-Benzpyren gepinselter Haut von Mäusen läßt sich ein *3,4-Benzpyren-Eiweißkomplex* isolieren. Die Haut eben getöteter Mäuse vermag diesen Komplex nicht mehr zu bilden[1]. Auch bei der Pinselung von Mäusen mit 1:2,5:6-Dibenzanthracen entstehen *in vivo* Komplexe des Kohlenwasserstoffs oder eines Umwandlungsproduktes mit Proteinen oder Nucleoproteiden der Haut[2].

Die Oxy-Verbindungen mit intakter Struktur des Kohlenstoffskelets sind nicht die Endprodukte der Umwandlung der Kohlenwasserstoffe, sondern es erfolgt, wie am 1:2,5:6-Dibenzanthracen gezeigt worden ist, ein weiterer Abbau unter oxydativer Sprengung des Ringsystems[3].

Bemerkenswert ist, daß die Umwandlung der einzelnen Kohlenwasserstoffe nicht bei allen Tierarten gleichartig verläuft, sondern daß eine gewisse Artspezifität zu bestehen scheint, derart, daß sich bei verschiedenen Tierarten die Umwandlungsprodukte stereochemisch voneinander unterscheiden (*trans*-1,2-Dioxydihydronaphthalin bei Ratten und Kaninchen) oder die Umwandlungsprodukte selbst (verschiedene Dioxy-1:2,5:6-dibenzanthracene bei Ratten und Kaninchen) oder ihre Mengenverhältnisse (8-Oxy- und 10-Oxy-3,4-benzpyren bei Ratten und Kaninchen) verschieden sein können. Dieses könnte der chemische Ausdruck für die unterschiedliche Reaktion der Haut verschiedener Tierarten sein, wie sie durch histologische Untersuchungen bekannt ist.

Die Umwandlung der polycyclischen aromatischen Kohlenwasserstoffe im Organismus gewinnt an Bedeutung, wenn man die biologischen Umwandlungsprodukte mit den Reaktionsprodukten bei chemischen Additions- und Substitutionsprodukten vergleicht. Substitutionsreaktionen führen beim 1:2-Benzanthracen ausschließlich zu in *meso*-Stellung (L-Region in Formel XXXI) substituierten Verbindungen, beim 3,4-Benzpyren bevorzugt in 5-Stellung (s. Formel XXXIX), welches jeweils die reaktionsfähigsten Zentren sind. Die Reaktion mit Osmiumsäure vollzieht sich an der reaktionsfähigsten Doppelbindung (K-Region, XXXI), wobei nach Hydrolyse *cis*-1,2-Dioxy-1,2-dihydro-Verbindungen entstehen. Sowohl die biologische „perhydroxylation“ als auch die biologische „hydroxylation“ greifen aber weder an den reaktionsfähigsten Zentren noch an den reaktionsfähigsten Doppelbindungen an, sondern die Hydroxylgruppen treten stets *neben* der reaktionsfähigsten Doppelbindung ein. Danach muß sich primär ein Komplex zwischen einem Gewebebestandteil und dem Kohlenwasserstoff an der K-Region bilden (XLII)[4]. Die Auffindung von Benzpyren- bzw. 1:2,5:6-Dibenzanthracen-Eiweißkomplexen (s. oben) spricht dafür, daß dieser Gewebebestandteil ein Protein oder ein Nucleoproteid ist. Bei den unwirksamen Kohlenwasserstoffen könnte dieser Komplex wenig stabil sein, seine Stabilität könnte aber mit zunehmender π-Elektronendichte in der K-Region

[1] E. C. MILLER 1951. [2] WIEST und HEIDELBERGER 1953b.
[3] HEIDELBERGER und WIEST 1951.
[4] Zur Formulierung des Komplexes s. PULLMAN und BAUDET 1954, PULLMAN und PULLMAN 1954.

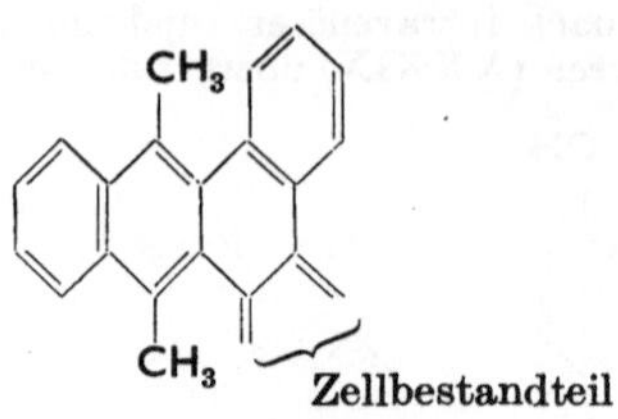

CH_3 Zellbestandteil CH_3 — XLII

CH_3 OH H OH H Zellbestandteil CH_3 — XLIII

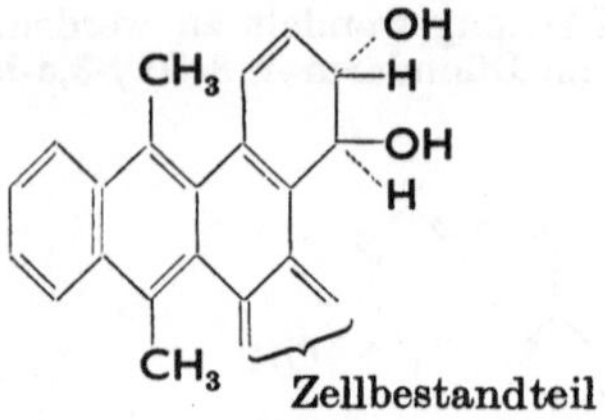

zunehmen und bei den krebserzeugend wirksamen Verbindungen verhältnismäßig groß sein. An diesem Komplex findet wohl auch die biologische Oxydation statt; sie tritt ein neben der im Komplex festgelegten, reaktionsfähigen K-Region (XLIII)[1].

Die bisher isolierten Stoffwechselprodukte der carcinogenen Kohlenwasserstoffe sind sämtlich unwirksam oder sehr viel schwächer wirksam als der Kohlenwasserstoff selbst. Die wirksame Verbindung muß demnach der Kohlenwasserstoff selbst oder der Kohlenwasserstoff-Zellbestandteilkomplex sein, wenn man nicht die Stoffwechselreaktion selbst mit der krebserzeugenden Wirkung in Zusammenhang bringen will.

d) Biologische Wirkung der carcinogenen Kohlenwasserstoffe[2].

Kennzeichnend für die aromatischen Kohlenwasserstoffe ist, daß sie vornehmlich am Ort der Applikation krebserzeugend wirken; es lassen sich mit ihnen bei lokaler Anwendung in vielen Geweben des Organismus Tumoren erzeugen. Nicht alle carcinogenen Kohlenwasserstoffe haben die gleiche Wirksamkeit. Die Tumoren erscheinen bei den behandelten Tieren erst nach einer Latenzzeit, die von 1—2 Monaten für die hoch aktiven Verbindungen bis zu etwa 2 Jahren für die sehr schwach wirksamen Verbindungen variieren kann. Viele Versuche sind unternommen worden, ein brauchbares System zum genauen Vergleich der krebserzeugenden Wirksamkeit der Kohlenwasserstoffe zu finden. Derartige Methoden sind angegeben worden von Iball[3] und von Berenblum[4] Für vergleichende Untersuchungen ist es zweckmäßig, Mäuseinzuchtstämme[5] zu wählen. Die Empfindlichkeit gegenüber der krebserzeugenden Wirkung von Kohlenwasserstoffen ist nicht bei allen Mäusestämmen gleich. Die Latenzzeiten können recht verschieden sein[6]. Das Auftreten von Spontantumoren braucht nicht mit der Empfindlichkeit der Haut gegenüber krebserzeugenden Kohlenwasserstoffen parallel zu gehen.

Untersuchungen über die Tumorhäufigkeit und Latenzzeit nach einmaliger Injektion sind besonders von Bryan und Shimkin[7] durchgeführt worden. Danach können beim C3H-Mäusestamm noch mit 0,125 mg Methylcholanthren, 0,5 mg 3,4-Benzpyren und 0,062 mg 1:2,5:6-Dibenzanthracen bei 100% aller Tiere in einer durchschnittlichen Latenzzeit von 3—5 Monaten Tumoren erzeugt werden. Bei kleineren Dosen sinkt die Tumorhäufigkeit und steigt die Latenzzeit. Die zur Erzeugung von Tumoren notwendigen Dosen sind bei den stark krebserzeugend wirksamen Kohlenwasserstoffen von der gleichen Größenordnung wie

[1] Zur Formulierung des Komplexes s. Pullman und Baudet 1954, Pullman und Pullman 1954.

[2] Zusammenfassung: Berenblum 1954. [3] Iball 1939. [4] Berenblum 1945a.

[5] Zusammenfassung von Mäuseinzuchtstämmen s. Standardized Nomenclature for Inbred Strains of Mice: Cancer Res. *12*, 602 (1952); s. auch Stains (1954).

[6] Andervont 1934, 1938. [7] Bryan und Shimkin 1941, 1943.

bei Hormonen und Vitaminen. Die Wirksamkeit der Kohlenwasserstoffe wird beeinflußt von dem Lösungsmittel, in dem sie appliziert werden[1]. Über den Einfluß von Alter, Geschlecht, hormonalen Faktoren und Nahrung s.[2].

Die Wirkung eines cancerogenen Kohlenwasserstoffs gegenüber verschiedenen Tierarten und die Empfindlichkeit verschiedener Gewebe der gleichen Tierart können sehr unterschiedlich sein. Außer bei der Maus sind mit aromatischen Kohlenwasserstoffen Tumoren erzeugt worden bei Ratten, Kaninchen, Goldhamstern, Meerschweinchen und einigen Vogelarten; nicht gelungen ist es bisher beim Hund und beim Affen. Für die Empfindlichkeit des Menschen zumindest gegen Teer und Ruß, in denen 3,4-Benzpyren nachgewiesen worden ist, spricht das Auftreten von Hauttumoren in bestimmten Berufen.

2. Aromatische Amine[3].

a) Konstitution und Wirksamkeit.

Auch zur Auffindung der krebserzeugenden aromatischen Amine hat ein Berufskrebs geführt: der von REHN (1895) entdeckte „Anilinkrebs". Blasenkrebs ist seitdem häufig als Berufskrankheit gefunden worden[4]. Die systematische Suche nach der Ursache führte zur Auffindung zahlreicher aromatischer Amine mit krebserzeugender Wirkung. Diese unterscheidet sich von derjenigen der carcinogenen Kohlenwasserstoffe darin, daß die carcinogenen Amine nicht lokal wirken und die Tumorbildung am Orte der Applikation auslösen, sondern auf Grund ihrer größeren Löslichkeit eine resorptive Wirkung entfalten. Die Tumoren, die als Folge *oraler* oder *subcutaner* Gaben von aromatischen Aminen auftreten, zeigen meist bevorzugte Lokalisation an bestimmten Organen z. B. an Leber oder Blase. Auch in der Klasse der aromatischen Amine scheint sich eine ähnliche Gesetzmäßigkeit in bezug auf die Wirkung von Substituenten zu ergeben, wie sie im Gebiet der aromatischen Kohlenwasserstoffe besprochen wurde.

Anilin (I) selbst ist in seiner Wirkung noch umstritten, in reiner Form wirkt es an der Ratte nicht krebserzeugend[5]. In steigendem Maße tritt die krebserzeugende Wirksamkeit aber mit zunehmender Größe des aromatischen Systems auf: *β-Naphthylamin* (II), *β-Anthramin* (III), *2-Aminofluoren* besonders als Acetat (IV). Schwache carcinogene Wirkung sollen auch schon *o-Toluidin* (V) und *Benzidin* (VI) haben.

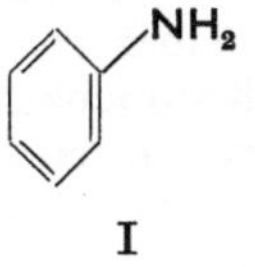

I 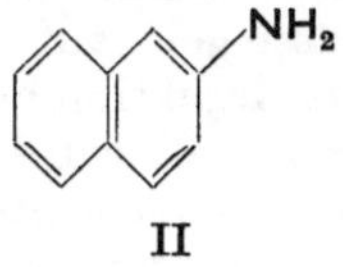 II 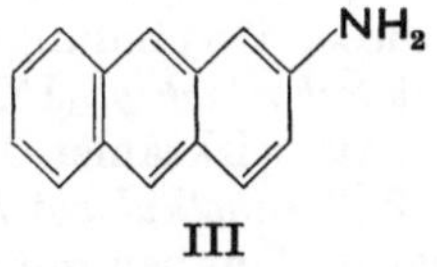 III 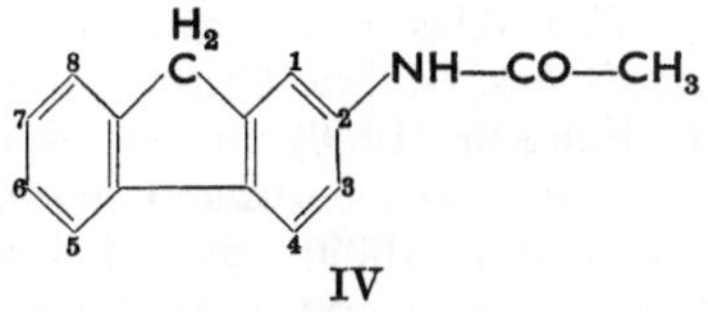 IV

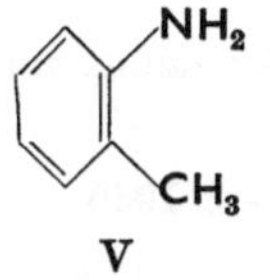

V 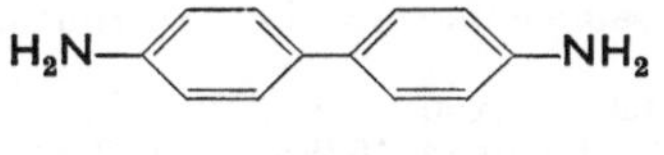 VI 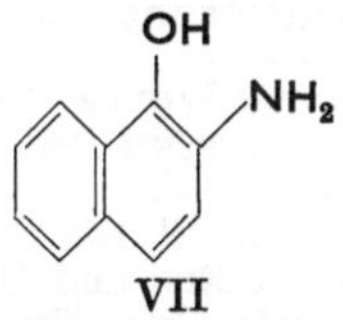 VII

[1] Zusammenfassung: DICKENS 1947. [2] Zusammenfassung: BERENBLUM 1954.
[3] Zusammenfassungen: E. C. MILLER und J. A. MILLER 1952 a, BADGER und LEWIS 1952, ORR 1947 b.
[4] MÜLLER 1949. Zusammenfassung: GOLDBLATT 1947. [5] DRUCKREY 1950 a.

β-Naphthylamin verursacht beim Hund Tumoren der Blase[1], an Mäusen entstehen nach subcutaner Injektion Sarkome[2] und Hepatome[3]. Die carcinogene Wirkung des β-Naphthylamins kommt, zumindest bei der Entstehung von Blasentumoren, wahrscheinlich einem Umwandlungsprodukt des Amins im Organismus, dem *2-Aminonaphthol-(1)* (VII) zu, das bei lokaler Applikation am Blasenepithel Tumoren hervorruft[3]. Durch Fluorescenzmikroskopie läßt sich auch eine spezifische Affinität eines Umwandlungsproduktes von β-Naphthylamin zur Blasenschleimhaut nachweisen[4]. *β-Anthramin* ruft bei Mäusen multiple Hepatome hervor[5] und an Ratten nach Pinselung Carcinome an der Applikationsstelle[6]. Noch stärker wirksam ist das *2-Acetaminofluoren*, dessen krebserzeugende Wirksamkeit anläßlich einer Toxicitätsbestimmung als Insekticid gefunden wurde[7]. Diese Verbindung, die eingehend untersucht worden ist[8], weist eine besondere Vielseitigkeit der Blastogenese auf; es induziert bei jeder Tierart nach Fütterung verschiedenartige gutartige und bösartige Tumoren (Leber- und Blasentumoren beim Hund s. [9]).

Ein sehr wichtiger Beitrag zum Wirkungsmechanismus der Entstehung von Tumoren durch 2-Acetaminofluoren wird durch den Befund gegeben, daß bei Parabioseratten nur bei dem mit dem carcinogenen Agens gefütterten Partner Tumoren entstehen, niemals bei dem ungefütterten — kastrierten — Partner[10].

Von den Aminen des Naphthalins, Anthracens und Fluorens sind nur die Verbindungen mit β-ständiger Aminogruppe wirksam. Alle anderen Amine sind unwirksam. Beim 2-Acetaminofluoren kann die Acetaminogruppe auch ersetzt werden durch die Aminogruppe ($—NH_2$), die Diacetaminogruppe [$—N(CO \cdot CH_3)_2$], die Nitrogruppe ($—NO_2$)[11], die im Organismus wahrscheinlich in die Aminogruppe umgewandelt wird, durch die Monomethylamino- ($—NHCH_3$) und die Dimethylaminogruppe [$—N(CH_3)_2$][12], ohne daß die Wirksamkeit verloren geht. In bezug auf die Tumorentstehung in der Leber erweist sich 2-Acetaminofluoren bei der Ratte als stärkstes, N-Dimethylaminofluoren als schwächstes Carcinogen; in bezug auf die Tumorbildung in anderen Geweben unterscheiden sich die beiden Verbindungen dagegen nicht[12]. Auch diejenigen Verbindungen, in denen die ringständige Methylengruppe des 2-Acetaminofluorens durch andere Atome ersetzt ist (VIII), sind noch wirksam[13]. Die carcinogene Wirkung des 2-Acetaminofluorens scheint noch verstärkt zu werden, wenn eine weitere Acetaminogruppe oder ein Fluoratom in 7-Stellung (also in p'-Stellung bezogen auf die direkte Verknüpfung der aromatischen Ringe; s. Formel IV) eingeführt wird: 2,7-Bisacetaminofluoren[14] bzw. 7-Fluor-2-acetaminofluoren[15].

Zur Klasse der aromatischen Amine gehören auch einige *krebserzeugende Azofarbstoffe*. Die Untersuchung dieser Verbindungsklasse geht auf Arbeiten von B. FISCHER (1906) zurück, der mit *Scharlachrot* (IX) bei Injektion an Kaninchen atypische Wucherungen erzielte. Als wirksamer Bestandteil wurde schon von HAYWARD (1909) das *4-Amino-2',3-dimethylazotoluol (o-Aminoazotoluol)* (X) erkannt, aber erst SASAKI und YOSHIDA[16] haben mit dieser Verbindung bei Ratten nach Verfütterung Lebertumoren erzeugt. Die danach erfolgte Untersuchung

[1] HUEPER und WOLFE 1937. Zusammenfassung über experimentelle Erzeugung von Blasentumoren: BONSER 1947.
[2] HACKMANN 1951. [3] BONSER, CLAYSON, JULL und PYRAH 1952.
[4] MELLORS und HLINKA 1952. [5] SHEAR 1938a. [6] BIELSCHOWSKY 1946.
[7] WILSON, DE EDS und COX 1941, 1947a, b, c.
[8] Zusammenfassung: BIELSCHOWSKY 1947.
[9] MORRIS und EYESTONE 1953. [10] BIELSCHOWSKY und HALL 1951.
[11] MORRIS, DUBNIK und JOHNSON 1950. [12] BIELSCHOWSKY und BIELSCHOWSKY 1952.
[13] E. C. MILLER, J. A. MILLER, SANDIN und BROWN 1949. [14] MORRIS und DUBNIK 1950.
[15] J. A. MILLER, E. C. MILLER, SANDIN und RUSCH 1952. [16] SASAKI und YOSHIDA 1935.

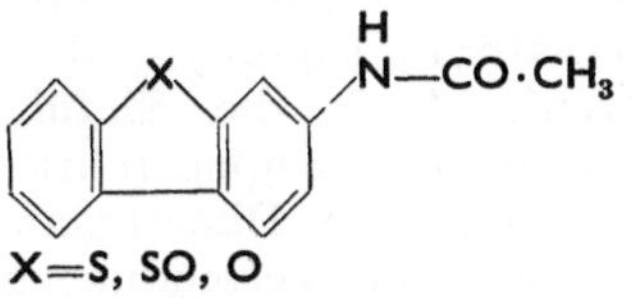

X=S, SO, O

VIII 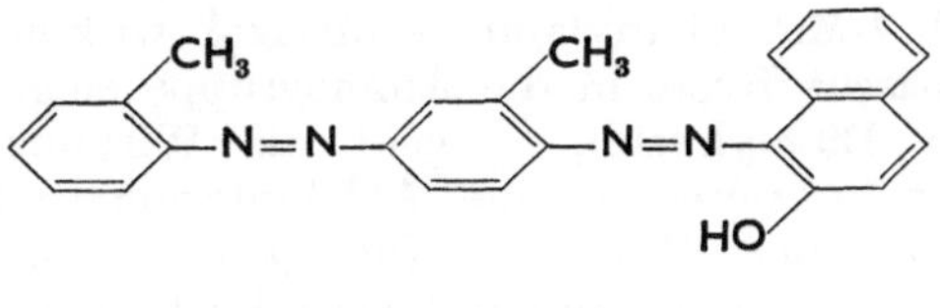 IX

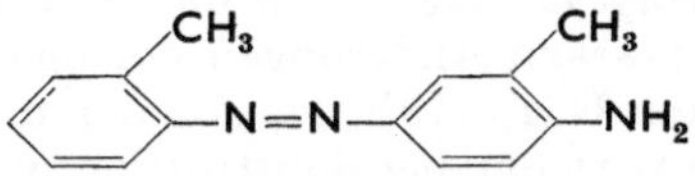

X

vieler verwandter Substanzen führte zur Auffindung des für Ratten viel stärker wirksamen *4-Dimethylaminoazobenzols* (Buttergelb) (XI) durch KINOSITA (1936).

Der Grundkörper der Azoverbindungen, das *Azobenzol* (XII) selbst, ist unwirksam, aber die Einführung von Methylgruppen an bestimmten Stellen oder die Angliederung von Benzolringen in bestimmter Anordnung: *2,3'-Azotoluol*[1] (XIII) bzw. *2,2'-Azonaphthalin*[2] (XIV), führt bereits zu, allerdings schwach wirksamen, carcinogenen Verbindungen.

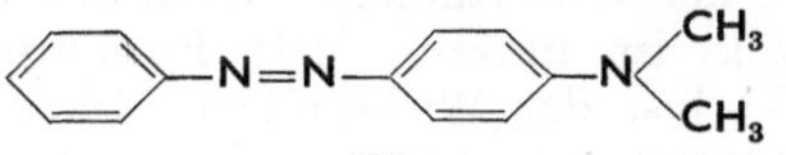

XI 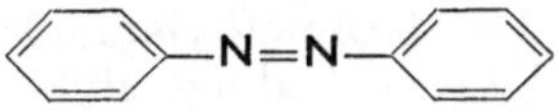 XII

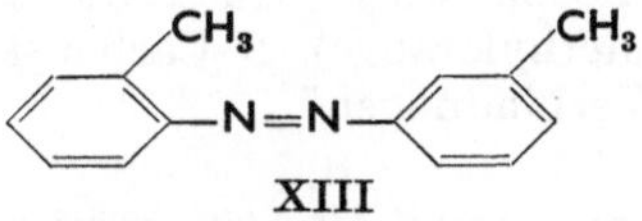

XIII

Im Hinblick auf die Gesetzmäßigkeit, daß der Eintritt saurer Gruppen meist zum Verlust der carcinogenen Wirksamkeit führt, ist die leberkrebserzeugende Wirkung des *Phenylazo-β-naphthols* („Sudan I") (XV) bei parenteraler Verabfolgung überraschend[3]. In dieser Verbindung liegt die phenolische Hydroxylgruppe aber nicht in freier Form vor, sondern die Verbindung hat Chelatstruktur und ist daher in gewisser Beziehung mehr mit den cancerogenen polycyclischen Heterocyclen zu vergleichen[4].

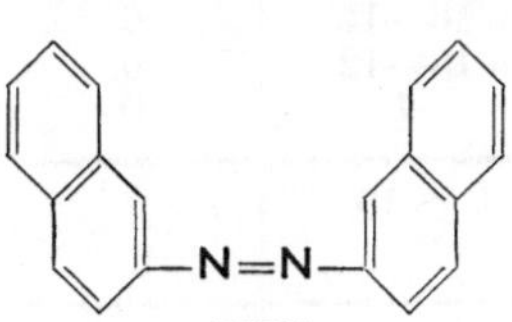

XIV 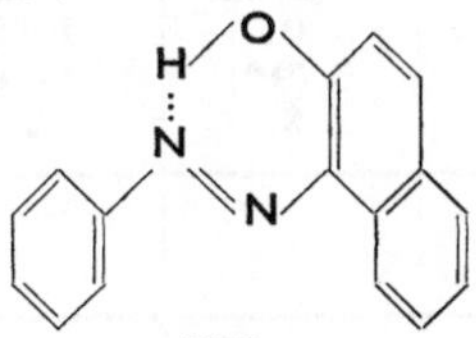 XV 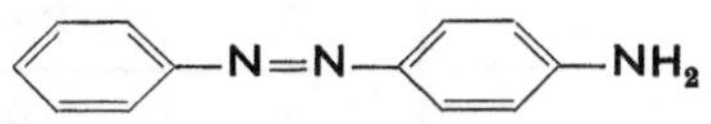 XVI

Alle stark wirksamen Azoverbindungen leiten sich von *4-Aminoazobenzol* (XVI) ab, dessen Wirksamkeit selbst noch umstritten ist. Einführung von ringständigen Methylgruppen an bestimmten Stellen kann allein bereits krebserzeugende Wirksamkeit bedingen (s. o-Aminoazotoluol)[5], aber hochwirksame Verbindungen liegen erst dann vor, wenn mindestens eine Methylgruppe in die Aminogruppe eingeführt wird. So sind 4-Dimethylaminoazobenzol, 4-Monomethylaminoazobenzol

---

[1] LAW 1941a. [2] COOK, HEWETT, KENNAWAY und KENNAWAY 1940.
[3] KIRBY und PEACOCK 1949. [4] DRUCKREY, SCHMÄHL und DANNEBERG 1952.
[5] CRABTREE 1949.

und 4-Methyläthylaminoazobenzol wirkungsgleich. Werden aber andere aliphatische Reste in die Aminogruppe eingeführt (Diäthyl-, Dipropyl-, Dibutyl- oder Diamylreste), so geht die Wirkung verloren[1]. Auch die Einführung eines Benzylrestes, einer Aldehydgruppe oder einer Oxyäthylgruppe führt zum Verlust der Wirkung[2]. Die gleich starke Wirksamkeit von Dimethylamino- und Monomethylaminoazobenzol ist verständlich, da beide Verbindungen im Stoffwechsel ineinander übergehen können[3].

Die *Einführung von Ringsubstituenten* in das Molekül des 4-Dimethylaminoazobenzols (XI) führt zu starken Änderungen der spezifischen Aktivität. Diese hängt sowohl von der Art der Gruppe ab, wie von deren Lokalisation (s. Tabelle 1). Bei den Methylhomologen tritt nur bei Substitution in 3'-Stellung eine beträchtliche Wirkungssteigerung auf, alle anderen Methylderivate sind weniger wirksam oder unwirksam, ähnliches gilt für die Nitro- und die Chlorverbindung[2], während die 3'-Bromverbindung unwirksam ist[4]. Bei Einführung eines *Fluor*atoms, gleichgültig in welcher Stellung, bleibt die volle Wirksamkeit des Grundmoleküls erhalten, teilweise ist sie sogar erhöht[5]. Die 2',4'-Difluor- und 2',4',6'-Trifluor-Verbindungen sind bisher die einzigen polysubstituierten Abkömmlinge mit nachgewiesener carcinogener Aktivität. Ersatz aller Wasserstoffatome in einer ringständigen Methylgruppe durch Fluor (Trifluormethylderivate) führt dagegen immer zu einem vollkommenen Verlust der Wirksamkeit[6]. Auch das 4'-Aminoderivat des 4-Dimethylaminoazobenzols ist inaktiv. Die Einführung einer Hydroxylgruppe bedingt stets einen Verlust der Wirksamkeit. Dieses ist von besonderem Interesse, da das 4-Dimethylaminoazobenzol teilweise in Form der Oxyverbindungen ausgeschieden wird. Auch die Einführung anderer *saurer Gruppen:* 4'-Sulfonsäure (Methylorange), 2'-Carbonsäure (Methylrot), 4'-Arsensäure, ergibt unwirksame Verbindungen[7].

Tabelle 1. *Die relative carcinogene Aktivität einiger ringsubstituierter Derivate des 4-Dimethylaminoazobenzols*[8].

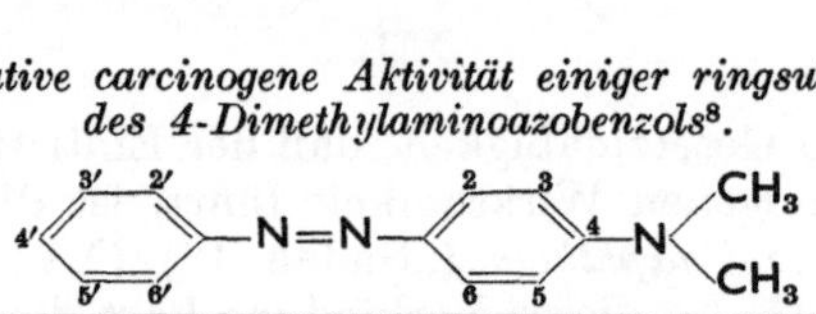

Stellung der Substituenten	Relative Aktivität (unsubstituierter Farbstoff = 6)					
	—OH	$—CH_3$	$—NO_2$	—Cl	—F	$—CF_3$
4'	0	<1	0	1—2	10—12	0
3'	0	10—12	5 (9*)	5—6	10—12	0
2'	0	2—3	3	2	7	0
2	0	0			>10	
3		0				
2', 4'		0			>10	
2', 5'		0		0		
3', 5'		0				
2', 4', 6'				0	~10	

* Nach Berücksichtigung der schlechten Resorbierbarkeit des Farbstoffes im Magen-Darm-Kanal.

[1] Sugiura, Halter, Kensler und Rhoads 1945. [2] J. A. Miller und E. C. Miller 1948.
[3] J. A. Miller, E. C. Miller und Baumann 1945. [4] Kuhn und Quadbeck 1949.
[5] J. A. Miller, E. C. Miller und Sapp 1951, J. A. Miller, E. C. Miller und Finger 1953.
[6] J. A. Miller, Sapp und E. C. Miller 1949.
[7] J. A. Miller und E. C. Miller 1948. Sugiura 1948. Kinosita 1937.
[8] Nach E. C. Miller und J. A. Miller 1952a.

Die Azobrücke des 4-Dimethylaminoazobenzols als solche hat für die carcinogene Wirkung keine spezifische Bedeutung, ist insofern aber für die carcinogene Wirkung wichtig, als sie eine verhältnismäßig stabile Doppelbindung darstellt, welche die Konjugation zwischen den Benzolkernen aufrecht erhält; sie kann durch eine Äthylenbrücke ersetzt werden (Dimethylaminostilben, s. unten). Die SCHIFFschen Basen (XVII, XVIII) mit hydrolytisch leicht spaltbaren —CH=N-Brücken sind dagegen unwirksam[1, 2]. Auch die Amine, die durch vollständige

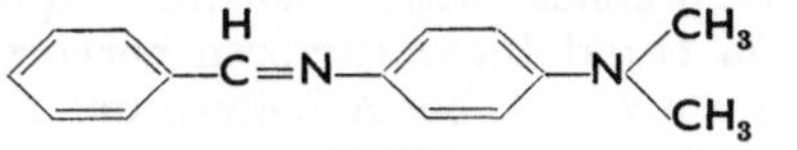

XVII

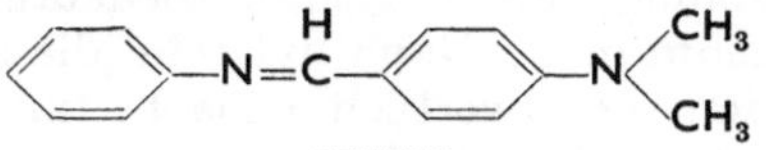

XVIII

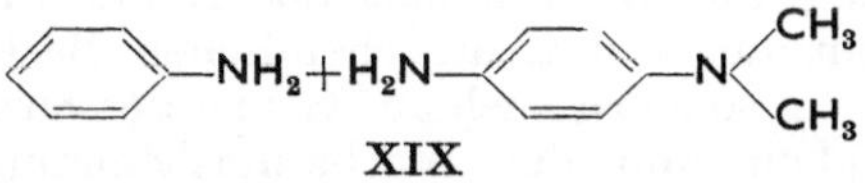

XIX

Reduktion der Azobindung des 4-Dimethylaminoazobenzols entstehen, sind ohne Wirkung, so hat weder die Verfütterung von N,N-Dimethyl-p-phenylendiamin oder von Anilin (s. oben) oder äquimolaren Gemischen an *Anilin* und *N,N-Dimethyl-p-phenylendiamin* (XIX) als Hydrochloride zur Entstehung von Tumoren geführt[1, 3]. Auch andere als Stoffwechselprodukte des 4-Dimethylaminoazobenzols bekannte oder mögliche Verbindungen (p-Phenylendiamin, o-Aminophenol, p-Aminophenol, Hydrochinon, 4-Oxyazobenzol) sind unwirksam[2].

Die carcinogene Wirksamkeit bleibt erhalten, wenn im 4-Dimethylaminoazobenzol die Azobrücke durch eine *Äthylenbrücke* ersetzt wird. Das *4-Dimethylaminostilben* (XX) erzeugt bei Verfütterung an Ratten Lebertumoren (Cholangiome), und weist eine gewisse Vielseitigkeit der Blastogenese auf; es ähnelt in dieser Hinsicht dem 2-Acetaminofluoren, ist aber toxischer. Als Gesetzmäßigkeiten zwischen Konstitution und Wirksamkeit bei den Stilbenen wurde von HADDOW und Mitarbeitern[4] gefunden, daß eine basische Gruppe in 4- oder 2-Stellung für die krebserzeugende Wirkung notwendig ist, ferner muß die 4′-Stellung frei sein. Einführung einer Methylgruppe in 2′ oder Angliederung

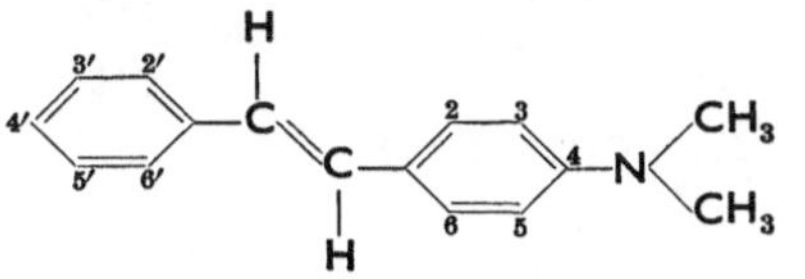

XX

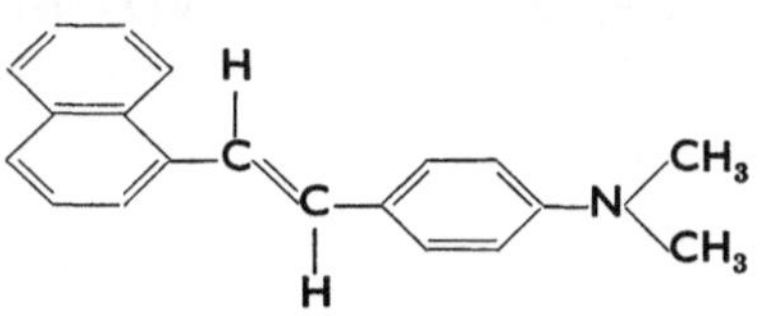

XXI

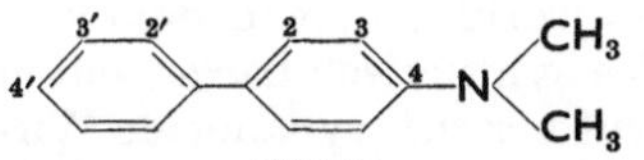

XXII

eines Benzolringes (XXI) bewirken eine Wirkungssteigerung. Die Äthylenbrücke darf keine anderen Substituenten an Stelle von Wasserstoff tragen. Nur die Verbindungen mit *trans*-Konfiguration, die eben gebaut sind, zeigen Wirksamkeit; das gilt auch für die Azoverbindungen. Alle Einflüsse, welche die ebene, flache Form des Moleküls beeinträchtigen oder aufheben (z. B. *cis*-Konfiguration) verursachen Wirkungsverlust. Auch die Aufhebung der Konjugation der π-Elek-

[1] J. A. MILLER und E. C. MILLER 1948. [2] J. A. MILLER und BAUMANN 1945.
[3] SUGIURA, HALTER, KENSLER und RHOADS 1945.
[4] HADDOW, HARRIS, KON und ROE 1948.

tronen (Hydrierung, Brücken mit 1- oder 3 C-Atomen) bewirkt Inaktivität, während bei vollkommenem Fortfall der Äthylenbrücke [*4-Dimethylaminodiphenyl* (XXII)] die Wirkung erhalten bleibt[1]. Letztere Verbindung bildet die Brücke zu den oben besprochenen polycyclischen aromatischen Aminen. Das *4-Aminodiphenyl* wirkt tumorerzeugend bei der Ratte[2] und beim Hund (Blasentumoren)[3] und diese Wirksamkeit wird noch verstärkt durch Einführung von Methylgruppen: *3,2'-Dimethyl-4-aminodiphenyl*, wobei der Substitution in 3-Stellung eine besondere Bedeutung zugesprochen wird[2]. 4-Aminodiphenyl, Benzidin und β-Naphthylamin, die alle beim Hund Blasentumoren hervorrufen, werden verantwortlich gemacht für den „Anilinkrebs" bei Arbeitern der Anilin- und Azofarbstoffindustrie.

Auf die krebserzeugende Wirksamkeit der Aminostilbene und seiner Verwandten ist man nicht nur durch die chemischen Beziehungen zu den Azoverbindungen gekommen, sondern auch auf Grund der Zusammenhänge zwischen carcinogener Wirksamkeit und der Wachstumshemmung von Impftumoren. Schon 1937 hatten Haddow und Robinson[4] gefunden, daß das Wachstum des Jensen-Sarkoms und des Rous-Sarkoms durch wiederholte Injektionen kolloidaler Suspensionen von Kohlenwasserstoffen (15—40 mg) gehemmt wird. Wirksam sind dabei zum größten Teil nur *carcinogene* Kohlenwasserstoffe. Im weiteren Verlauf dieser Untersuchungen stießen Haddow und Mitarbeiter[5] dabei auf die 4-Aminostilbene, deren wachstumshemmende Wirkung etwa 10mal stärker ist als diejenige der polycyclischen Kohlenwasserstoffe. Unter den hemmenden Verbindungen der 4-Aminostilbenreihe befindet sich unter anderen heterocyclischen Verbindungen auch das *2-(4'-Dimethylamino)-styrylchinolin* (XXIII), das auf einen Vorschlag Haddows[5] auf seine carcinogene Wirksamkeit geprüft werden sollte.

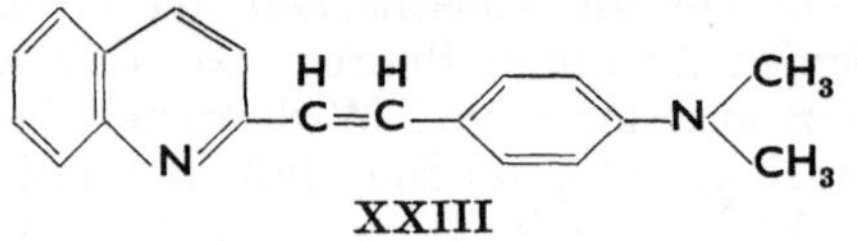

H H
C=C
N
N
CH_3
CH_3

XXIII

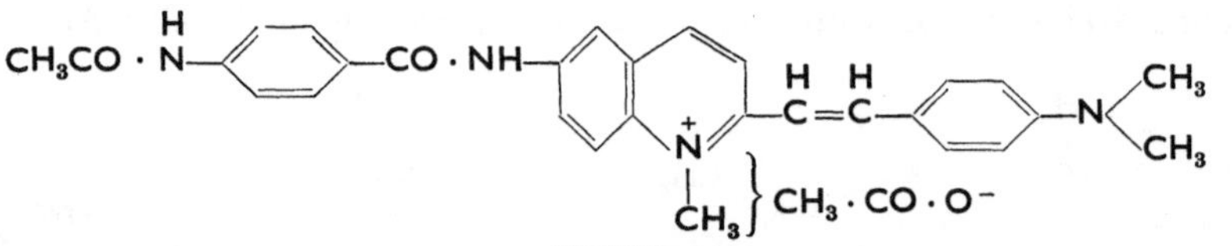

$CH_3CO \cdot N(H)$—C$_6$H$_4$—CO · NH—
H H
C=C
$\overset{+}{N}$
CH_3
$CH_3 \cdot CO \cdot O^-$
N
CH_3
CH_3

XXIV

Seine Wirksamkeit könnte auch die krebserzeugende Wirkung des Farbstoffes „*Styryl 430*" (XXIV) erklären, von dem sie einen Bestandteil darstellt. Die carcinogene Wirkung des synthetisch dargestellten, wasserlöslichen Farbstoffs „Styryl 430" war bei der Prüfung auf trypanocide Wirksamkeit entdeckt worden[6]. Das „Styryl 430" stellte bisher eine wenig verständliche Ausnahme dar.

Zusammenfassend kann über die wirkungsbestimmenden Eigenschaften der krebserzeugenden aromatischen Amine gesagt werden, daß diese Verbindungen ebenso wie die krebserzeugenden Kohlenwasserstoffe (s. S. 116) ein System konjugierter Doppelbindungen („cancerophores System") enthalten müssen. Die Wirksamkeit wird aber erst manifestiert durch Aminogruppen („auxo-

[1] E. C. Miller, J. A. Miller, Sandin und Brown 1949.
[2] Walpole, Williams und Roberts 1952.
[3] Walpole, Williams und Roberts 1954.
[4] Haddow und Robinson 1937, 1939.
[5] Haddow und Kon 1947.
[6] Browning, Gulbransen und Niven 1936, Dittmar 1941a.

cancerogener Effekt"). Ferner muß das Molekül eben gebaut sein, darf nur ein Minimum an solubilisierenden Gruppen und keine sauren Gruppen enthalten. Das gilt schon für die phenolische Hydroxylgruppe, mehr noch für die stark saure Sulfonsäuregruppe[1]. (Eine Ausnahme bildet der zur Vitalfärbung verwendete Azofarbstoff *Trypanblau*[2].)

Das System konjugierter Doppelbindungen der cancerogenen Amine hat aber keine spezifische Bedeutung für diese Richtung der Wirkung, es bestimmt nur ihre Stärke. Die *Richtung* der Wirkung hängt ausschließlich von der Art der funktionellen Gruppen ab. Einführung einer basischen Aminogruppe bedingt *carcinogene* Wirkung, werden dagegen an Stelle der basischen Gruppe saure phenolische Hydroxylgruppen eingeführt, so werden Verbindungen mit *oestrogener* Wirkung erhalten: *4,4'-Dioxyazobenzol* (XXV) oder *4,4'-Dioxystilben* (XXVI)[3].

HO—C₆H₄—N=N—C₆H₄—OH

XXV

HO—C₆H₄—CH=CH—C₆H₄—OH

XXVI

b) Biologische Aktivität.

Die krebserzeugende Wirksamkeit des 4-Dimethylamino-azobenzols ist nach Dauerfütterungsversuchen an Ratten eine Funktion der Menge und unabhängig von der Zeit, d. h. bei der Entstehung von Lebertumoren unter der Wirkung von Dimethylamino-azobenzol ist das Produkt aus der täglichen Dosis (c) und der Zeit (t), während welcher das Amin verabfolgt wird, konstant ($c \cdot t =$ konst)[4]. (Die zahlenmäßige Größe der benötigten Gesamtdosis hängt vom verwendeten Rattenstamm und von den Versuchsbedingungen ab; sie kann zwischen 350 mg[5] und 1200 mg[6] 4-Dimethylamino-azobenzol je Ratte betragen). Diese Gesetzmäßigkeit gilt auch für andere krebserzeugende Agentien (aromatische Kohlenwasserstoffe[7], Röntgenstrahlen[8]), und es folgte aus ihr, daß die *krebserzeugenden Effekte kleinster Einzeldosen über die ganze Lebenszeit der behandelten Individuen voll summationsfähig sind; die einzelnen Schädigungen bleiben irreversibel.* Die carcinogenen Agentien sind „*Summationsgifte*" und keine „Konzentrationsgifte". Dieses Ergebnis ist für den Wirkungsmechanismus der krebserzeugenden Agentien von Bedeutung[6] (vgl. S. 153).

Während die Entstehung von Tumoren durch krebserzeugende Kohlenwasserstoffe ziemlich unabhängig ist von der Art der Ernährung, kann die Entstehung von Tumoren durch aromatische Amine durch die Nahrung beeinflußt werden[9]. Besonders beim 4-Dimethylamino-azobenzol ist die Latenzzeit der Entstehung von Lebertumoren bei der Ratte abhängig von der Art und Zusammensetzung des Futters. Für vergleichende Untersuchungen sind daher synthetische oder halbsynthetische Diäten kontrollierter Zusammensetzung bevorzugt worden. Die stärkste Beeinflussung wird durch *Vitamin* B_2 (Lactoflavin)

---

1 Wingler 1953.
2 Gillman, Gillman und Gilbert 1949, Simpson 1952, Marshall 1953.
3 Druckrey, Schmähl und Danneberg 1952. 4 Druckrey und Küpfmüller 1948.
5 White und Hein 1951.
6 Zusammenfassung: Druckrey: In „Grundlagen und Praxis chemischer Tumorbehandlung". Berlin-Göttingen-Heidelberg 1954.
7 Bryan und Shimkin 1941. 8 Bloch 1924.
9 Zusammenfassungen: Orr 1947 b, Tannenbaum und Silverstone 1953, Berenblum 1954.

ausgeübt, welches die Entstehung von Lebertumoren durch 4-Dimethylamino-azobenzol besonders in Gegenwart genügender Mengen von Eiweiß (Casein) sehr verzögern kann[1]. Diese Schutzwirkung ist wahrscheinlich auf die Beteiligung von Flavin-adenin-dinucleotid bei der Spaltung der Azobrücke des Dimethyl-amino-azobenzols zurückzuführen (s. S. 131). Im Gegensatz zum 4-Dimethyl-amino-azobenzol scheint beim 2-Acetamino-fluoren die carcinogene Wirksamkeit durch Vitamin B_2 nicht beeinflußt zu werden[2]; Art und Menge des Futters üben aber auch eine Wirkung auf die Latenzzeit der Tumorentstehung aus[3]. Durch die Diät kann beim 2-Acetamino-fluoren auch die Spezifität der Tumorentstehung für ein bestimmtes Gewebe beeinflußt werden; so entstehen bei Ratten durch Zusatz von *Tryptophan* zur 2-Acetamino-fluorendiät Blasentumoren, die ohne Tryptophanzusatz nicht entstehen (Lebertumoren treten in beiden Fällen auf)[4]. Auch beim 4-Dimethylamino-stilben ist der Ort der Tumorbildung durch die Nahrung beeinflußbar; eiweißarme Diät begünstigt das frühzeitige Auftreten von Cholangiomen, eiweißreiche Diät dagegen das Auftreten extrahepatischer Tumoren[5].

c) Verhalten im Stoffwechsel.

Aromatische Amine werden im Organismus umgewandelt in die *Acetate*, indem die Aminogruppe acetyliert wird, und in *Oxy*-Verbindungen, wobei die Hydroxylgruppen in p-Stellung und in o-Stellung zur Aminogruppe in das Molekül eintreten. Das Mengenverhältnis von p- und o-Oxy-Verbindungen ist von den sterischen Verhältnissen abhängig. Die Amino-phenole kommen nicht nur in freier Form vor, sondern werden zum Teil auch verestert mit Schwefelsäure oder mit Glucuronsäure ausgeschieden[6].

β-Naphthylamin (II) wird von der *Ratte* nach oraler oder subcutaner Verabfolgung im Harn zum Teil unverändert ausgeschieden, daneben als *2-Acetamino-*

OH, NH_2 — XXX; NH_2 — II; Hund, Ratte; Ratte; $O \cdot SO_3H$, NH_2 — XXIX; H, $N \cdot CO \cdot CH_3$ — XXVII; Ratte; H, $N \cdot CO \cdot CH_3$, HO — XXVIII

naphthalin (XXVII), als *2-Acetamino-naphthol-(6)*[7] (XXVIII) und als *2-Amino-1-naphthyl-schwefelsäure*[8] (XXIX). Das 2-Acetamino-naphthol-(6) entsteht wahrscheinlich nicht direkt aus dem freien β-Naphthylamin, sondern aus seinem Acetat (XXVII). Im Gegensatz zur Ratte ist beim *Hund* nur *2-Amino-1-naphthyl-schwefelsäure*[9] (XXIX) isoliert worden, daneben möglicherweise noch das

[1] KENSLER, SUGIURA, YOUNG, HALTER und RHOADS 1941. [2] HARRIS 1947.
[3] ENGEL und COPELAND 1951, 1952. [4] DUNNING, CURTIS und MAUN 1950.
[5] ELSON 1952. [6] SMITH 1950. [7] DOBRINER, HOFMANN and RHOADS 1941.
[8] MANSON und YOUNG 1950. [9] WILEY 1938.

entsprechende Glukuronid. Während bei der Ratte β-Naphthylamin in 2 Richtungen umgewandelt wird, erfolgt beim Hund, bei welchem das Amin krebserzeugend wirkt, die Umwandlung nur in einer Richtung, wobei als Zwischenprodukt das *2-Amino-naphthol-(1)* (XXX) auftritt, welches bei örtlicher Applikation an der Blase als solches tumorerzeugend wirken soll (s. S. 122). Zwischen der Menge an ausgeschiedenem 2-Amino-naphthol-(1) und der Entstehung von Blasentumoren bei verschiedenen Species sollen Beziehungen bestehen.

2-Acetamino-fluoren (IV) wird nach Verfütterung oder subcutaner Injektion bei der Ratte schnell im ganzen Organismus verteilt, wobei ein großer Teil in nichtdiazotierbare Verbindungen umgewandelt wird[1]. In der Leber treten proteingebundene Abwandlungsprodukte auf[2]. Ein Abbau des Moleküls erfolgt sehr wahrscheinlich nicht[3], dagegen erfolgt schnell hydrolytische Abspaltung der Acetylgruppe, die zum Teil als CO_2 ausgeatmet wird[4] (Versuche mit C^{14}- und N^{15}- gekennzeichnetem 2-Acetamino-fluoren.) Die Ausscheidung erfolgt relativ

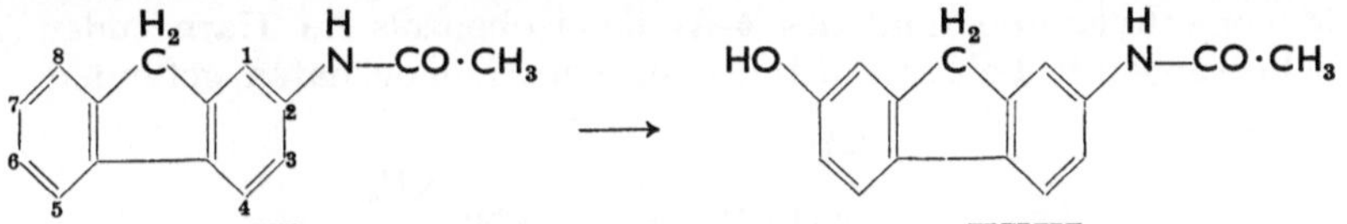

IV $\longrightarrow$ XXXI

schnell mit dem Harn und den Faeces; Ausscheidungsprodukte sind außer 2-Acetamino-fluoren selbst *2-Aminofluoren*[4], *2-Acetamino-7-oxy-fluoren*[5] (XXXI) (nicht carcinogen wirkend[6]) und andere Oxy-Verbindungen sowie die Glucuronide sämtlicher Oxy-Verbindungen[7]. — Die Verteilung des 2-Acetamino-fluorens nach intraperitonealer Injektion ist beim Meerschweinchen eine andere als bei der Ratte[8].

Das *4-Dimethylamino-azobenzol* (DAB) (XI) unterliegt im Stoffwechsel wenigstens 4 verschiedenen Reaktionen[9]: 1. einer Demethylierung, 2. einer Hydroxylierung, 3. einer reduktiven Aufspaltung der Azobrücke und 4. einer Bildung eines Komplexes mit Leberproteinen. Die Reihenfolge, in der diese Umwandlungen erfolgen, ist teilweise noch unbekannt. Neben *in vivo*-Untersuchungen haben auch besonders Untersuchungen mit Leberhomogenaten[10] und Leberschnitten[11] von Ratten zur Aufklärung beigetragen. Für einige Ergebnisse ist auch die Verwendung von *3-Methyl-4-monomethylamino-azobenzol* zweckmäßig gewesen, da diese Verbindung von Leberhomogenaten nicht reduktiv an der Azobrücke gespalten wird[12].

1. DAB wird im Organismus *entmethyliert* zu *4-Monomethylamino-azobenzol* (XXXIII) und *4-Aminoazobenzol* (XVI). Nur die 1. Stufe ist reversibel, denn

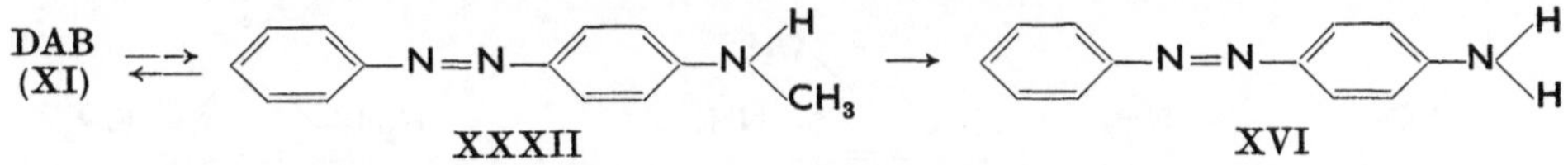

DAB (XI) $\rightleftarrows$ XXXII $\longrightarrow$ XVI

nach Verfütterung sowohl von DAB als vom Monomethylderivat finden sich beide Verbindungen und 4-Amino-azobenzol in der Rattenleber. Dagegen ist

[1] Dyer, Ross und Morris 1951, Gutman und Peters 1953.
[2] E. K. Weisburger, J. H. Weisburger und Morris 1953.
[3] Dyer, Damron und Morris 1953. [4] Morris, J. H. Weisburger und E. K. Weisburger 1950.
[5] Bielschowsky 1945. [6] Hoch-Ligeti 1947b.
[7] J. H. Weisburger, E. H. Weisburger und Morris 1954. [8] Meade und Ray 1954.
[9] Ausführliche Zusammenfassung: E. C. Miller und J. A. Miller 1952a, J. A. Miller und E. C. Miller 1953.
[10] Mueller und J. A. Miller 1948, 1949, 1950. [11] Kensler und Chu 1950.
[12] Mueller und J. A. Miller 1953.

der Verlust beider Methylgruppen weitgehend irreversibel, denn nach Verabfolgung von 4-Amino-azobenzol lassen sich methylierte Verbindungen nur in sehr geringer Menge nachweisen[1]. Im Blut wird, gleichgültig welche der 3 Verbindungen verfüttert worden ist, nur 4-Amino-azobenzol gefunden[2]. Die Demethylierung erfolgt oxydativ über Formaldehyd[3] und 50—70% der Methylgruppen erscheinen im Laufe von 48 Std in der Atemluft[4, 5], 10—30% erscheinen im Harn, 4—9% in den Faeces und ein kleiner aber signifikanter Teil der Aktivität erscheint in den N-Methylgruppen des Cholins und in β-Stellung des Serins der Körper- und Leberproteine[5]. Für optimale Demethylierungsaktivität in Leberhomogenaten ist die Gegenwart von Sauerstoff, Di- und Tri-phosphopyridinnucleotid (Codehydrase I und II), Adenosintriphosphat und Magnesiumionen notwendig[3].

2. In geringer Menge erfolgt vor einem weiteren Angriff an der Azobrücke eine *Hydroxylierung* des intakten Moleküls, wobei neben dem *2'- und 4'-Oxy-Derivat* des DAB (XXXIII und XXXIV) auch die entsprechenden Verbindungen des 4-Monomethylamino- und des 4-Amino-azobenzols im Harn[6] oder *in vitro* nach Bebrütung mit Leberschnitten oder Leberhomogenaten gefunden werden.

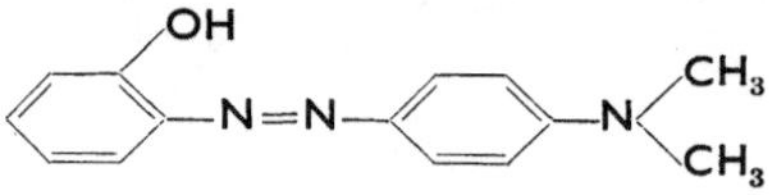

XXXIII

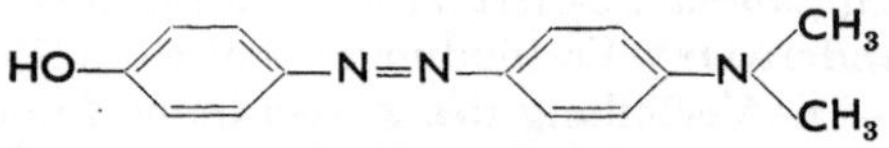

XXXIV 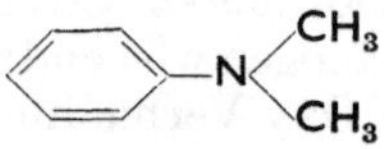 XXXV

Diese Umwandlung entspricht vollkommen derjenigen des einfachen aromatischen Amins Dimethylanilin (XXXV) im Organismus[7], sie ist die normale Entgiftung aromatischer Amine. Die Oxy-Verbindungen des DAB und seiner entmethylierten Derivate wirken nicht mehr carcinogen.

3. Die in den ersten beiden Reaktionstypen besprochenen Umwandlungsprodukte stammen nur aus einem kleinen Teil des verabfolgten DAB, der größte Teil (etwa 50%) erleidet *reduktive Aufspaltung an der Azobrücke* und erscheint als *Gemisch konjugierter Monophenylamine* im Harn[6]. Verbindlich bewiesen

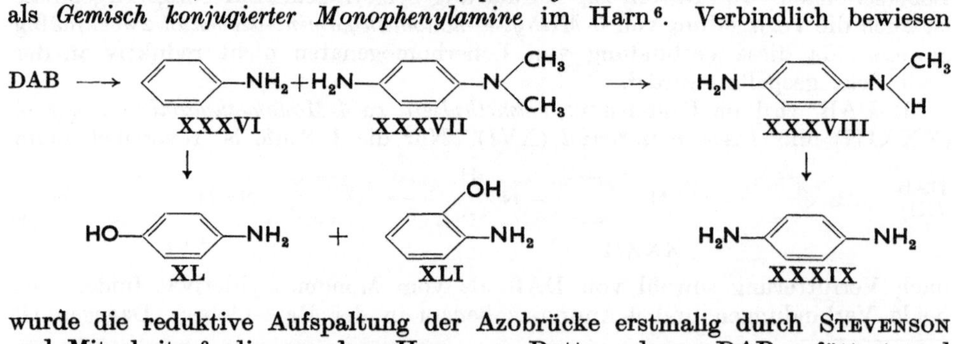

DAB ⟶ XXXVI + XXXVII ⟶ XXXVIII

XL + XLI XXXIX

wurde die reduktive Aufspaltung der Azobrücke erstmalig durch Stevenson und Mitarbeiter[8], die aus dem Harn von Ratten, denen DAB gefüttert und

[1] J. A. Miller und E. C. Miller 1952a.
[2] J. A. Miller und Baumann 1945, J. A. Miller, E. C. Miller und Baumann 1945.
[3] Mueller und J. A. Miller 1951, 1953.
[4] Boissonnas, Turner und du Vigneaud 1949.
[5] Miller, Plescia, Miller und Heidelberger 1952, MacDonald Plescia, E. C. Miller und J. A. Miller 1952.
[6] J. A. Miller und E. C. Miller 1947.
[7] Zusammenfassung: Smith 1950.
[8] Stevenson, Dobriner und Rhoads 1942.

injiziert worden war, *p-Aminophenol* (XL) und *p-Phenylendiamin* (XXXIX) sowie acetylierte Derivate dieser Verbindungen isolieren konnten. Mit einer empfindlichen Nachweismethode stellten auch MILLER und MILLER[1] fest, daß etwa 50% des von Ratten aufgenommenen DAB als *p-Phenylendiamin* (XXXIX) und als *p-Aminophenol* (XL) (beide in konjugierter Form) im Harn erscheinen, daß daneben aber noch kleine Mengen von konjugiertem *N-Methyl-p-phenylendiamin* (XXXVIII), *Anilin* (XXXVI) und *o-Aminophenol* (XLI) und Spuren von *N,N-Dimethyl-phenylendiamin* (XXXVII) ausgeschieden werden. Die gefundenen Produkte entsprechen jeweils vollkommen denjenigen, die auch im Harn nach Verabfolgung der primären Spaltprodukte Anilin (XXXVI) und N,N-Dimethyl-p-phenylendiamin (XXXVII) enthalten sind.

Auch durch Leberschnitte und Leberhomogenate (s. oben) wird DAB schnell zerstört, wobei in Homogenaten sich die primären Spaltamine in den theoretischen Mengen fassen lassen. Das Maximum der Spaltung läßt sich dabei nur erreichen, wenn das System mit *Di-* und *Triphosphopyridin-nucleotid* (Codehydrase I und II), *Magnesiumionen* und einem oxydablen Substrat angereichert ist. Im Anschluß an eine Behandlung des Homogenates mit Kohlendioxyd tritt ein Bedarf an *Lactoflavin-adenin-dinucleotid* auf. Auch bei den Leberschnitten ist an der Zerstörung des DAB ein *Lactoflavin-Coenzym* beteiligt, denn die Zerstörung des DAB geht dem jeweiligen Gehalt der Schnitte an Lactoflavin parallel. Da den Aminen, die bei der reduktiven Aufspaltung des DAB entstehen, nach den bisherigen Kenntnissen nur geringe oder überhaupt keine carcinogene Wirkung zukommt (s. S. 125), dürfte die Schutzwirkung von verfüttertem Lactoflavin bei der Tumorbildung durch DAB zumindest teilweise auf der Beteiligung des Lactoflavins am Abbau des Carcinogens zu relativ inaktiven Produkten beruhen.

Umlagerungsprodukte des an der Azobrücke reduzierten DAB[2], das Spaltungsprodukt N,N-Dimethyl-p-phenylendiamin[3] (XXXVII) oder chinoide Oxydationsprodukte der Spaltungsamine[4] sind teilweise als die eigentlichen Carcinogene postuliert worden, da derartige Verbindungen hemmend auf gewisse Fermente wirken. Keine der in Betracht kommenden Verbindungen zeigt aber, wenn überhaupt, die hohe krebserzeugende Wirksamkeit des DAB.

Sowohl in Versuchen mit Schnitten als auch mit Homogenaten ist die hohe zerstörende Aktivität für DAB spezifisch für die Leber. Die Niere zeigt nur einen Teil dieser Aktivität, alle anderen untersuchten Gewebe sind praktisch inaktiv.

4. Schon 3—4 Tage nach Beginn einer laufenden Verfütterung von DAB lassen sich in der Rattenleber *Farbstoffe in fester Bindung an Eiweiß* feststellen (s. S. 174). Sie erreichen ihre höchste Konzentration in der 3.—5. Woche nach Fütterungsbeginn, danach fällt der Gehalt an fixiertem Farbstoff wieder ab und die schließlich entstehenden Tumoren sind völlig frei davon[5]. In diesen ist auch das zur Farbstoffbindung dienende Protein stark vermindert. Bei der Aufarbeitung lassen sich die gebundenen Azokörper erst nach tryptischer Verdauung oder nach Hydrolyse mit Alkali in Freiheit setzen. Sie sind daher nicht einfach an das Protein adsorbiert, sondern mit diesem durch echte chemische Bindungen verknüpft. Der größte Teil des durch alkalische Hydrolyse in Freiheit gesetzten Farbstoffes ist verschieden von DAB und zeigt streng polare Eigenschaften, in geringer Menge werden nur noch 4-Monomethylamino- und 4-Amino-azobenzol erhalten.

[1] J. A. MILLER und E. C. MILLER 1947, E. C. MILLER, J. A. MILLER, SAPP and WEBER 1949.
[2] ELSON und HOCH-LIGETI 1946. [3] KENSLER, DEXTER und RHOADS 1942.
[4] KUHN und BEINERT 1943.
[5] E. C. MILLER und J. A. MILLER 1947, E. C. MILLER, J. A. MILLER, SAPP und WEBER 1949.

Obwohl die Bildung von Farbstoffproteiden in der Leber gegen die übrigen *in vivo*-Umsetzungen des DAB quantitativ stark zurücktritt (unter 1%), kann sie für den Prozeß der Carcinogenese von direkter und größerer Bedeutung sein als alle anderen Reaktionen, denn unter verschiedenen Bedingungen geht der jeweilige Gehalt an fixiertem Farbstoff der Wahrscheinlichkeit der Tumorbildung parallel. Farbstoffproteide nach Verfütterung von DAB sind bisher bevorzugt bei Ratten und außer wenig im Blutplasma nur in deren Lebern gefunden worden. In Lebern von Hühnern, Meerschweinchen, Hamstern, Kaninchen, bei welchen Tierarten DAB unwirksam ist, ließen sich keine Farbstoffproteide nachweisen, während in der Leber von Mäusen — entsprechend der geringeren Empfindlichkeit gegenüber DAB — der Gehalt niedriger ist als in Rattenlebern. Das praktisch überhaupt nicht krebserzeugende 4-Aminoazobenzol liefert nach seiner Verfütterung nur niedrige Gehalte an Farbstoffproteid in der Leber der Ratte, während umgekehrt für DAB-Abkömmlinge mit hoher carcinogener Wirksamkeit (Methyl- oder Fluorderivate) auch ein hoher Gehalt an gebundenem Farbstoff charakteristisch ist. Ferner ist bis zur Erreichung maximaler Konzentrationen eine längere bzw. kürzere Dauer der Verfütterung des Carcinogens nötig, je nachdem ob eine weniger oder stärker tumorbildende Verbindung benützt wird. Gaben von Lactoflavin, welche die Entstehung von Lebertumoren durch DAB unterdrücken, vermindern auch den Gehalt der Leber an gebundenem Farbstoff[1].

3. Mustards, Äthylenimine und Epoxyde[2].

Diese Klasse von Verbindungen hat als ein gemeinsames Kennzeichen eine *alkylierende Wirkung.*

Mustards. Die Untersuchungen von *Mustardgas* (Senfgas, Lost) (I) und seinen Verwandten während des Krieges hat gezeigt, daß diese Stoffklasse in vielen biologischen Wirkungen denen der ionisierenden Strahlen ähnelt. Derartige Verbindungen werden daher als *radiomimetische* Verbindungen bezeichnet, ihre Wirkung als *radiomimetische* Wirkung[3]. Diese Beziehungen und die hemmende Wirkung auf Impftumoren sind die Gründe für die Untersuchung dieser Verbindungsklasse auf krebserzeugende Wirkung.

Mustardgas [Bis-(2-chloräthyl)-sulfid], Senfgas, Gelbkreuz, Lost (abgeleitet von *Lo*mmel und *St*einkopf, den ersten Darstellern dieser Verbindung) (I), erhöht bei Mäusen vom A-Stamm nach intravenöser Injektion[4] oder als Gas der Atmungsluft beigemengt[5] das Auftreten von Lungentumoren und bewirkt bei Mäusen[2] und Ratten[6] nach subcutaner Injektion die Bildung von Tumoren am

$$S(CH_2{-}CH_2Cl)_2 \quad \text{I}$$

$$H_3C{-}N(CH_2{-}CH_2{-}Cl)_2 \quad \text{II}$$

$$Cl{-}H_2C{-}H_2C{-}N(CH_2{-}CH_2{-}Cl)_2 \quad \text{III}$$

Injektionsort. Eine stärkere Wirkung zeigen die Stickstoffanalogen des Mustards, das *Stickstofflost* oder *Nitrogenmustard: Methyl-bis-(2-chloräthyl)-amin* (II) und *das Tri-(2-chloräthyl)-amin* (III), die, wie BOYLAND und HORNING[7] zuerst an Verbindungen dieser Klasse fanden, bei Mäusen Tumoren der verschiedensten Lokalisation erzeugen (s. auch[6]). Beide Verbindungen wirken nicht nur bei

[1] E. C. MILLER and J. A. MILLER 1952b. [2] Zusammenfassung: HADDOW 1953.
[3] DUSTIN 1947. [4] HESTON 1950. [5] HESTON und LEVILLAIN 1953.
[6] HESTON 1953. [7] BOYLAND und HORNING 1949.

Mäusen, sondern auch bei Ratten nach intravenöser, subcutaner und intraperitonealer Verabfolgung carcinogen[1].

Aber nicht nur die aliphatischen Mustards (II und III) wirken cancerogen, auch Verbindungen, in denen die Methylgruppe des Stickstoffmustards II durch aromatische Reste: *α-Naphthyl-* und *β-Naphthyl*rest, ersetzt sind (IV und V), erzeugen bei Injektion an der Ratte Sarkome an der Applikationsstelle[2]. Beide Verbindungen sind als Derivate der aromatischen Amine α-Naphthylamin bzw. β-Naphthylamin aufzufassen, wobei dem letzteren schon selbst carcinogene Wirkung zukommt. Der Wirkungsmechanismus dürfte aber ein anderer sein. Die aromatischen Verbindungen dieses Typs sind weniger toxisch als die aliphatischen.

Zur Wirkung der Mustards sind wenigstens 2 Chloräthylgruppen notwendig, eine Chloräthylgruppe genügt nicht: *Dimethyl-β-chloräthyl-amin* (VI) ist zumindest in bezug auf die wachstumshemmende Eigenschaft von Tumoren bei Ratten und Mäusen unwirksam[3]. Tumorerzeugende und tumorhemmende Wirkung brauchen bei den „alkylierend wirkenden Verbindungen“ aber nicht parallel zu gehen (s. Acyl-Verbindungen der Äthylenimine, S. 134).

$C_{10}H_7{-}N(CH_2{-}CH_2{-}Cl)_2$ IV

$C_{10}H_7{-}N(CH_2{-}CH_2{-}Cl)_2$ V

$H_3C{-}N(CH_3){-}CH_2{-}CH_2{-}Cl$ VI

$\left[H_3C{-}\overset{+}{N}(CH_2{-}CH_2{-}Cl)(CH_2)(H_2C)\right]Cl^-$ VII

Stickstoffmustard (II) ist wie alle anderen Verbindungen dieser Gruppe sehr reaktionsfähig. Es wirkt *alkylierend* auf Verbindungen mit freien Aminogruppen, Carboxyl- oder Phosphorsäuregruppen und SH-Gruppen. Unter den Zellbestandteilen gehören dazu Aminosäuren, Proteine und Nucleinsäuren. Zucker und Fette werden dagegen nicht angegriffen[4]. Die reaktionsfähige Form ist dabei die *Äthylenimonium*form VII. Da die wirksamen Verbindungen 2 derartige reaktionsfähige Gruppen haben, können sie mit 2 verschiedenen Gruppen reagieren und daher verknüpfend oder vernetzend wirken. Die spezifischen Chromosomenschädigungen, welche die Mustards hervorrufen, können auf einem derartigen Mechanismus beruhen (Reaktionen mit Desoxyribonucleinsäure)[5]. Die biologische Wirkung monofunktioneller Verbindungen (Äthylenimine) kann durch diesen Mechanismus aber nicht erklärt werden.

Mustard-Verbindungen wirken spezifisch *mutagen* (Neurospora[6], Drosophila[7]) und *wachstumshemmend auf Tumoren*[8]. In letzterer Wirkung liegt auch die besondere Bedeutung dieser Verbindungen; sie werden in der Therapie angewendet

[1] Griffin, Brandt und Tatum 1951.
[2] Haddow, Horning, Koller nach Haddow 1949.
[3] Boyland, Clegg, Koller, Rhoden und Warwick 1948.
[4] Zusammenfassung: Ross 1953.
[5] Goldacre, Loveless und Ross 1949, Loveless und Revell 1949.
[6] Stevens und Mylroie 1950, Auerbach und Moser 1950.
[7] Bird 1950, Jensen, Kirk und Westergaard 1950, Burdette 1952.
[8] Zusammenfassung: Haddow 1953.

bei Lymphogranulomatose und Lymphosarkomen[1] (experimentelle Krebstherapie s. [2]). Es sind *Cytostatica*[3], die auf den Ruhekern wirken, und keine Mitosegifte[4], deren Wirkung sich nur auf die Zellelemente erstreckt, die im Mechanismus der Mitose eine Rolle spielen. Die Entdeckung der cytostatischen Wirkung des Stickstofflosts, des Prototyps dieser Verbindungen, ist wohl induziert durch die Beobachtung, daß bei Mäusen die Vorbehandlung der Haut mit Lost die carcinogene Wirkung des 3,4-Benzpyrens aufhebt[5]. Lost wirkt also anticarcinogen; Stickstofflost hat aber auch eine cytostatische Wirkung auf Tumorzellen[6], die aber nur graduell abgestuft ist gegenüber derjenigen auf normale Zellen.

Desoxyribonucleinsäure verliert unter der Einwirkung von Lost oder Stickstofflost ihre „Strukturviscosität" wie nach Behandlung mit Röntgenstrahlen[7]. Lost und Stickstofflost hemmen auch einige Enzyme, sie sind aber keine allgemeinen Enzymgifte[8]. Spezifisch gehemmt werden die Enzyme des Cholinstoffwechsels (Cholinacetylase[9], Cholinesterasen[10] und Cholinoxydase[9, 11]) und abgesehen von einigen Proteinasen vor allem Phosphokinasen[8] (Hexokinase[12]). Auf der Hemmung der Phosphokinasen des Enzymsystems der Glykolyse beruht wohl auch die hemmende Wirkung von Stickstofflost auf die Glykolyse von Tumoren[13]. Lost hemmt die oxydative Phosphorylierung, beeinflußt aber nicht die Sauerstoffaufnahme der Zellen[8]. (Zur Pharmakologie des Stickstofflost s.[14].)

Äthylenimine und Epoxyde. Zu den radiomimetischen Verbindungen gehören auch Äthylenimine und Epoxyde. In beiden Verbindungsklassen sind krebserzeugende Verbindungen gefunden worden. Ihre Wirkungsweise dürfte derjenigen der Mustards entsprechen, da auch sie alkylierend wirken[15]. Das *Äthylenimin* (VIII), welches der wirksamen Gruppierung des Stickstofflost entspricht (vgl. Formel VII, S. 133), erzeugt bei Ratten nach wiederholter Injektion Sarkome an der Injektionsstelle, und noch ausgeprägter ist diese Wirkung bei den *N-Acyläthyleniminen* (IX). Die entsprechenden N-Sulfon-Verbindungen *Äthyleniminsulfonyl-alkane* (X) sind dagegen unwirksam[16]. Das *4-N-cyclo-Äthylenureidoazobenzol* (XI), welches zwei cancerogen wirksame Gruppierungen enthält: die

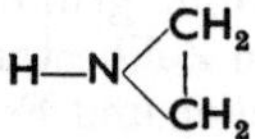

$$H{-}N\langle{}^{CH_2}_{CH_2}\rangle \quad \text{VIII}$$

$$CH_3{-}(CH_2)_n{-}CO{-}N\langle{}^{CH_2}_{CH_2}\rangle \quad n = 0{-}16 \quad \text{IX}$$

$$CH_3{-}(CH_2)_n{-}SO_2{-}N\langle{}^{CH_2}_{CH_2}\rangle \quad n = 2, 4, 6 \quad \text{X}$$

$$C_6H_5{-}N{=}N{-}C_6H_4{-}NH{-}CO{-}N\langle{}^{CH_2}_{CH_2}\rangle \quad \text{XI}$$

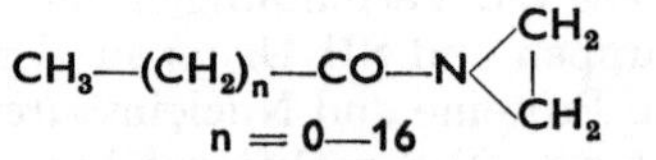

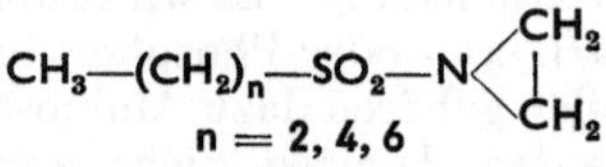

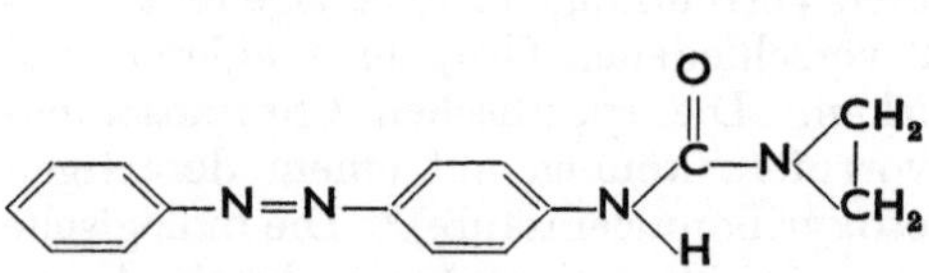

$$C_6H_5{-}N{=}N{-}C_6H_4{-}NH{-}CO{-}N(CH_3)_2 \quad \text{XII}$$

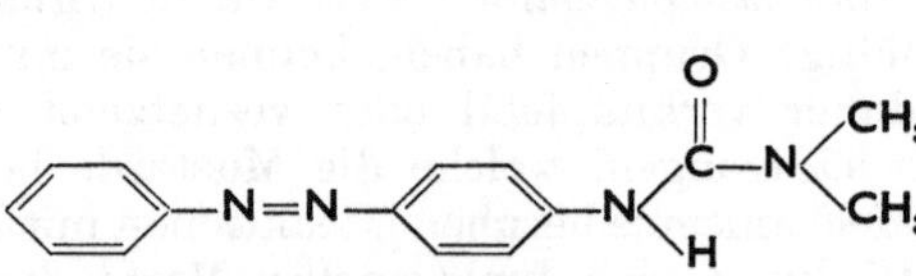

Äthylenimingruppierung und die 4-Amino-azobenzol-Gruppierung, verursacht bei Ratten Sarkome an der Injektionsstelle; die kennzeichnende Gruppierung ist

[1] HEILMEYER 1954. [2] Zusammenfassung: STOCK 1954. [3] LETTRÉ 1954.
[4] LETTRÉ 1950. [5] BERENBLUM 1931, 1935. [6] CRABTREE 1941a, b.
[7] BUTLER, GILBERT und SMITH 1950. [8] NEEDHAM 1948.
[9] BARRON, BARTLETT und MILLER 1948. [10] ADAMS und THOMPSON 1948.
[11] COLTER und QUASTEL 1950.
[12] DIXON und NEEDHAM 1946, BOYLAND, GOSS und WILLIAMS-ASHMAN 1951.
[13] BERENBLUM, KENDAL und ORR 1936. [14] BOYLAND 1948.
[15] Zusammenfassung: ROSS 1953.
[16] WALPOLE, ROBERTS, ROSE, HENDRY und HOMER 1954.

also die Äthyleniminigruppierung. Das *4-N,N-Dimethylureido-azobenzol* (XII) dagegen bewirkt bei allen Tieren Leberschädigungen und vereinzelt Gallengangscystadenome und Hepatome; für diese Verbindung ist also die 4-Amino-azobenzol-Gruppierung charakteristisch[1]. Krebserzeugend wirksam ist ferner das *Tris-äthylenimin-melamin*[2] (XIII). Dieser Verbindung in der Reaktionsfähigkeit nahe verwandt ist das *Trimethylol-melamin* (XIV), welches auch eine, allerdings geringe, cancerogene Wirkung zu haben scheint[3].

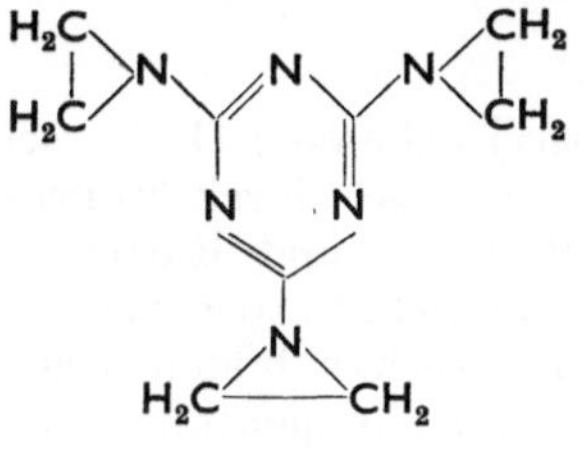

XIII 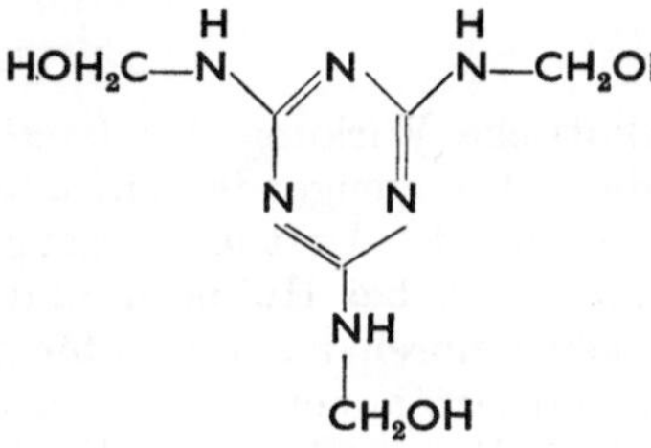 XIV

Eine weitere Gruppe krebserzeugender Verbindungen scheinen in den Diepoxyden vorzuliegen, so lassen sich bei Mäusen und Ratten mit *1,2,3,4-Diepoxybutan* (XV) Tumoren erzeugen, und noch ausgeprägter ist diese Wirkung bei einem technischen *4-Vinyl-cyclohexan-dioxyd* (XVI) gefunden worden[4], während die reine Verbindung unwirksam ist[1]. Zu den alkylierend wirkenden Verbindungen gehört auch das *β-Propiolacton* (XVII), welches bei Ratten an einem sehr hohen Prozentsatz der Tiere Sarkome an der Injektionsstelle hervorruft[1]

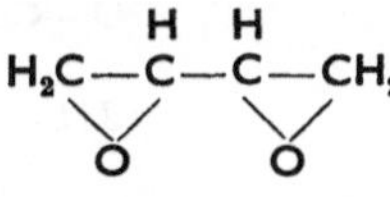

XV 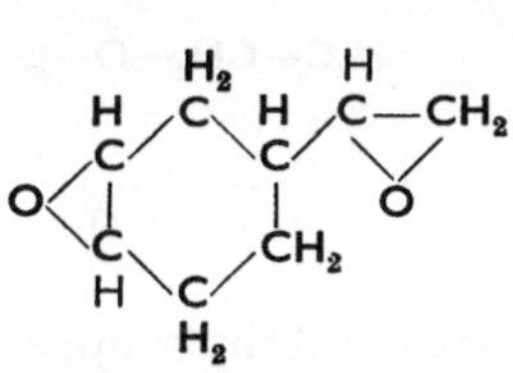 XVI 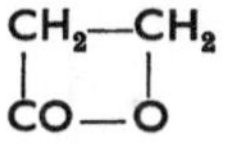 XVII

Eine mutationsauslösende Wirkung ist von Äthylenimin-pikrat[5], Diepoxybutan[6] und β-Propiolacton[7] bekannt (daraufhin erfolgte bei dieser Verbindung auch die Prüfung auf cancerogene Wirkung[1]). Wachstumshemmend auf Impftumoren wirken Äthyleniminverbindungen[8], Methylolamide[3], α,ω-Dimethansulfonoxy-alkane[9] (XVIII) und Epoxyde[4]. Tumorhemmende oder cytotoxische und tumorerzeugende Wirkung gehen aber nicht parallel; so wirken die *bifunktionellen Acyl-äthylenimin-Verbindungen* (XIX) und die *Bis-(äthylenimino-sulfonyl)-alkane* (XX) nur wachstumshemmend auf Impftumoren und cytotoxisch, während die *monofunktionellen Acyl-äthylenimino-Verbindungen* (IX, s. S. 134) nur krebserzeugend wirken. Auch das (monofunktionelle) cancerogene β-Propiolacton zeigt keine tumorhemmenden und cytotoxischen Eigenschaften[1].

[1] WALPOLE, ROBERTS, ROSE, HENDRY und HOMER 1954.
[2] HENDRY, HOMER, ROSE und WALPOLE 1951b.
[3] HENDRY, ROSE und WALPOLE 1951. [4] HENDRY, HOMER, ROSE und WALPOLE 1951a.
[5] CARDINALI 1954. [6] BIRD und FAHMY 1953. [7] SMITH und SRB 1951.
[8] LEWIS und CROSSLEY 1950, HENDRY, HOMER, ROSE und WALPOLE 1951b.
[9] TIMMIS 1951, HADDOW und TIMMIS 1953.

$$\underset{\displaystyle CH_3}{O_2S}-O-(CH_2)_n-O-\underset{\displaystyle CH_3}{SO_2}$$

XVIII

$$\left(\begin{matrix}H_2C\\|\\H_2C\end{matrix}\right)\!N-CO-(CH_2)_n-CO-N\!\left(\begin{matrix}CH_2\\|\\CH_2\end{matrix}\right)$$

XIX

$$\left(\begin{matrix}H_2C\\|\\H_2C\end{matrix}\right)\!N-SO_2-(CH_2)_n-SO_2-N\!\left(\begin{matrix}CH_2\\|\\CH_2\end{matrix}\right)$$

XX

4. Urethan.

Die narkotische Wirkung des *Urethans* (Äthylcarbamat) (I) ist schon lange bekannt[1], die krebserzeugende Wirkung wurde erst 1943 durch Nettleship und Henshaw[2] entdeckt. Urethan erzeugt bei Mäusen[2] und Ratten[3] spezifisch Lungentumoren, ist bei Hühnern und Meerschweinchen aber ohne Wirkung[4].

Die Lungentumoren nach Verabfolgung von Urethan bilden sich nicht nur bei solchen Mäusestämmen, in denen auch spontan Lungentumoren auftreten, sondern auch in Mäusestämmen, die keine spontanen Lungentumoren zeigen[5]. Sehr junge, schnell wachsende Mäuse, bei denen die Proliferationsaktivität des Lungengewebes groß ist, sind empfindlicher als ältere Tiere[6]. Auch bei den Nachkommen von mit Urethan behandelten Mäusen treten Lungentumoren vermehrt auf[7]. Urethan wirkt nicht nur bei oraler oder intraperitonealer Verabfolgung, sondern auch nach Pinselung[8].

Die Wirkung des Urethans ist spezifisch; andere Narkotica oder Schlafmittel (Barbitursäurederivate, Chloralhydrat, Paraaldehyd) wirken nicht tumor-

$$H_3C-CH_2-O-C\!\left\langle\begin{matrix}NH_2\\O\end{matrix}\right.$$

I

$$H_3C-CH_2-O-C\!\left\langle\begin{matrix}\overset{H}{N}-\overset{H}{C}\!\left\langle\begin{matrix}CH_3\\CH_3\end{matrix}\right.\\O\end{matrix}\right.$$

II

$$H_2C\!\left\langle\begin{matrix}O-C\!\left\langle\begin{matrix}NH_2\\O\end{matrix}\right.\\O-C\!\left\langle\begin{matrix}NH_2\\O\end{matrix}\right.\end{matrix}\right.$$

III

erzeugend[9]. Auch ein Ersatz der Äthylgruppe des Urethans durch andere Reste (Methyl, Propyl, Butyl, Phenyl) oder die Einführung von Alkylgruppen in die Aminogruppe führt zu einer starken Verminderung oder zum Verlust der Wirksamkeit; gut wirksam sind dagegen noch *N-Isopropylcarbamat* (II), *Methylendiurethan* (III) und *Äthylendiurethan*[10].

Urethan ist sehr leicht wasserlöslich; diese Eigenschaft wird bei tumorerzeugenden Verbindungen nur selten gefunden. Die Mengen, die zur Erzeugung der Tumoren gebraucht werden, sind relativ hoch. Das mag vor allem daran liegen, daß Urethan im Organismus sehr schnell abgebaut und ausgeschieden wird. Die Resorption erfolgt sowohl nach intramuskulärer als auch nach oraler oder rectaler Applikation rasch und fast vollständig. Etwa 9% werden im Harn unverändert ausgeschieden. 90% finden sich im ganzen Organismus verteilt, sind nach 24 Std aber nicht mehr nachweisbar. Nach Versuchen mit Urethan, das radioaktives C^{14} im Carbamatrest enthält, erscheint 90% der mit dem

[1] Schmiedeberg 1886.
[2] Nettleship, Henshaw und Meyer 1943, Baló, Juhász und Kendrey 1953.
[3] Mostofi und Larsen 1951, Jaffé 1947, Rosin 1949. [4] Cowen 1950a.
[5] Jaffé 1944, nach Haddow und Kon 1947. [6] Rogers 1951.
[7] Larsen, Weed und Rhoads 1947, Klein 1952. [8] Cowen 1950b.
[9] Orr 1947a, Larsen und Heston 1945, Larsen, Rhoads und Weed 1946.
[10] Larsen 1947, 1948, Larsen und Heston 1945.

Urethan verabfolgten Radioaktivität in der Atemluft. Abbauprodukte oder Umwandlungsprodukte sind bisher nicht isoliert worden. In Ratten mit WALKER-Tumoren ist die Ausscheidung gegenüber der normaler Ratten verzögert[1].

Fast gleichzeitig mit der Entdeckung der tumorerzeugenden Wirkung wurde im Anschluß an die Beobachtung, daß Urethan wachstumshemmende Wirkung auf Experimentaltumoren hat[2], gefunden, daß Urethan einen günstigen Einfluß bei der Behandlung der Leukämie zeigt[3]. Eine selektive Affinität zu bestimmten Zellformen des normalen oder des leukämischen Blutes ist nicht nachzuweisen[4]. Urethan ist ein Zellkerngift und vermindert die mitotische Aktivität[5].

5. Halogenierte, aliphatische Kohlenwasserstoffe.

Die Entstehung von Hepatomen bei Mäusen nach oraler Verabfolgung von *Tetrachlorkohlenstoff* (I) wurde erstmals von EDWARDS (1941) beschrieben und zumindest für einige Mäuseinzuchtstämme sichergestellt[6]. Viele kleine Dosen sind dabei wirksamer als eine oder wenige große Gaben[7]. So verursachen 3 Einzelanwendungen von zusammen 0,12 cm³ Tetrachlorkohlenstoff zwar Lebernekrosen aber keine Tumoren, während die gleiche Gesamtmenge, in 25—30 Einzeldosen in Abständen von 2—3 Tagen gegeben, bei 71% der Mäuse zu Tumoren der Leber führt.

```
     Cl                 Cl
     |                  |
Cl—C—Cl            H—C—Cl
     |                  |
     Cl                 Cl
     I                  II
```

Auch die wiederholte orale Verabfolgung von *Chloroform* (II) führt bei weiblichen Mäusen des A-Stammes zu Hepatomen, histologisch vom gleichen Typ wie die unter der Einwirkung von Tetrachlorkohlenstoff entstandenen[8]. Bei den Mäusemännchen entstehen so schwere Nekrosen der Niere, daß die Tiere vor Entstehung der Lebertumoren sterben.

Soweit bekannt ist, erzeugen die halogenierten, aliphatischen Kohlenwasserstoffe nur Hepatome und keine anderen Tumoren bei Mäusen. Bei Ratten verursacht Tetrachlorkohlenstoff ausgesprochene Lebercirrhose, aber keine Hepatome[9].

6. Kunststoff-Folien.

Nach Implantation von Plättchen aus dem Kunststoff „*Bakelit*“ unter die Haut von Ratten beobachtete TURNER (1941) die lokale Entstehung von Sarkomen. Auch nach Implantation von *Hydrocellulosefolie* (Cellophan) unter die Haut bzw. in die Bauchhöhle entstehen Sarkome[10, 11]. Benzolextrakte der Folie sind unwirksam, während die mit Benzol oder Alkohol extrahierte Folie die Wirksamkeit behält. Die krebserzeugende Wirkung muß also der Folie selbst

---

1 BOYLAND und RHODEN 1949, SKIPPER, BRYAN, WHITE und HUTCHISON 1948, BEICKERT 1950b.
2 HADDOW und SEXTON 1946.
3 PATERSON, AP THOMAS, HADDOW und WATKINSON 1946, HEILMEYER 1954.
4 BEICKERT 1950a. 5 DUSTIN 1947.
6 EDWARDS 1941, EDWARDS und DALTON 1942, EDWARDS, HESTON und DALTON 1942, RUDALI und MARIANI 1950.
7 ESCHENBRENNER und MILLER 1944.
8 ESCHENBRENNER und MILLER 1945a, b.
9 CAMERON und KARUNARATNE 1936, GYÖRGY, SEIFTER, TOMARELLI und GOLDBLATT 1946.
10 OPPENHEIMER, OPPENHEIMER und STOUT 1948.
11 DRUCKREY und SCHMÄHL 1952, 1954.

zukommen. Ähnlich wirksam sind auch Folien, Filme, Kapseln oder Scheiben aus *Polyamid* (ε-Caprolactam-Polymere), *Polyäthylen*, *Polyvinylchlorid*, *Polymethacrylat* oder *Polystyrol*[1-4] (Glasplättchen, Glaswolle oder Watte in gleicher Weise implantiert, erzeugen dagegen keine Tumoren). Die krebserzeugende Wirkung ist aber nicht nur auf Kunststoffe beschränkt; in gleicher Ausbeute entstehen Tumoren der gleichen Art bei Ratten und Mäusen auch nach Implantation von Rundscheiben aus *Gold*, *Platin*, *Silber* oder *Elfenbein*[5]. Wichtig für die Tumorentstehung scheint die Form und nicht nur die Art des Materials. Bei Implantation perforierter Folien oder Scheiben entstehen in der gleichen Zeit nur etwa halb so viel Tumoren wie nach Implantation unperforierter Folien oder Scheiben aus dem gleichen Material. Pulverförmige Implantate, Textilien aus Kunstfasern oder Fäden aus Kunststoff sind ohne Wirkung[4, 6].

7. Anorganische Verbindungen.

In der anorganischen Industrie kommt Krebs als Berufskrankheit vor als *Arsenkrebs*, *Chromatkrebs* und als Krebs bei Arbeitern der *Asbest*industrie[7].

Der Arsenberufskrebs ist schon lange bekannt. Gefährdet sind alle, die bei der Verhüttung sulfidischer Arsenerze oder der weiteren Verarbeitung beschäftigt sind oder mit arsenhaltigen Präparaten (Winzer)[8] umgehen. Die Aufnahme kann durch Lunge, Magen und Haut erfolgen. Tumoren bilden sich auf der Haut und den Schleimhäuten.

Der bei Arbeitern der Erzgruben von Schneeberg und Joachimsthal häufig auftretende Lungenkrebs ist nicht auf Arsen zurückzuführen, wie man lange Zeit angenommen hatte, sondern auf den Gehalt der Luft an dem radioaktiven Gas Emanation (s. S. 142). An Versuchstieren ist es bisher noch nie gelungen, mit Arsen Tumoren zu erzeugen[9].

Dauernd eingeatmeter Chromatstaub soll zu Lungen- und Nasenkrebs führen. Die schädigenden Stoffe sind *Chromtrioxyd* (CrO_3, Chromsäure) und *chromsaure Alkalisalze*[10]. Versuche zur Erzeugung von Chromatkrebs am Tier blieben bisher erfolglos.

Bei Arbeitern der Asbestindustrie kann sich auf der Grundlage einer Asbestose Lungenkrebs bilden[11]. Die Latenzzeit beträgt 12—42 Jahre. Krebserzeugend wirken wohl die zahlreichen und scharfen *Asbestkristalle*. Auch bei Mäusen können durch Bestäubung mit Asbeststaub Plattenepithelcarcinome erzeugt werden[12].

In neuerer Zeit sind auch *Berylliumverbindungen* als krebserzeugend erkannt worden. *Berylliumoxyd* ruft, täglich als Staub der Atemluft beigemengt, bei Kaninchen nach einer Latenzzeit von etwa 17 Monaten osteogene Sarkome hervor. Ähnliche Tumoren sollen sich auch nach Injektion oder Inhalation anderer schwer löslicher Berylliumverbindungen bilden[13].

Zinksulfat erzeugt unmittelbar als Lösung in die Hoden von Hähnen eingespritzt transplantierbare Teratome[14], entsprechend wirkt auch *Kupfersulfat*[15]. Bei Ratten ruft die Injektion von *Zinksalzen* Liposarkome hervor[16], und *Kobaltsalze* verursachen injiziert bei Ratten und Kaninchen[17] Sarkome.

Bei Ratten bilden sich Sarkome unter der Einwirkung von metallischem *Nickel*[18] oder von *Uran*[19], wobei noch nicht geklärt ist, ob diese Wirkung dem Uran als solchem zukommt oder den von ihm ausgesandten Strahlen. Scheiben aus Gold, Silber oder Platin s. oben (Abschnitt 6).

---

1 DRUCKREY und SCHMÄHL 1952, 1954.
2 OPPENHEIMER, OPPENHEIMER und STOUT 1952, OPPENHEIMER, OPPENHEIMER, STOUT und DANISHEFSKY 1953.
3 ZOLLINGER 1952. 4 NOTHDURFT 1955b. 5 NOTHDURFT 1955a.
6 OPPENHEIMER, OPPENHEIMER, DANISHEFSKY, STOUT und EIRICH 1955.
7 Zusammenfassung: BAUER 1949. 8 HANSER und SIMON 1941.
9 Zusammenfassungen: CURRIE 1947, NEUBAUER 1947.
10 LETTERER, NEIDHARDT und KLETT 1944. 11 BOEMKE 1953.
12 NORDMANN und SORGE 1941.
13 BARNES, DENZ und SISSONS 1950, DUTRA, LARGENT und ROTH 1951.
14 MICHALOWSKY 1928, 1929, BAGG 1936, FALIN 1940, CARLETON, FRIEDMAN und BOMZE 1953.
15 FALIN 1940. 16 THOMAS und THIERY 1953. 17 HEATH 1954.
18 HUEPER 1951. 19 HUEPER, ZUEFLE, LINK und JOHNSON 1952.

8. Physikalische Einflüsse[1].

Ähnlich wie bei der Krebsentstehung unter der Einwirkung chemischer Verbindungen sind auch die krebserzeugenden Wirkungen physikalischer Einflüsse zuerst beim Menschen beobachtet worden. Hierzu gehören *Ultraviolettlicht* und *ionisierende Strahlung (Röntgenstrahlen* und *die Strahlung natürlicher und künstlicher radioaktiver Elemente).*

a) Ultraviolettlicht.

Es ist schon lange bekannt, daß bei bestimmten Berufen, in denen die Menschen dauernd intensiver Sonnenbestrahlung ausgesetzt sind, besonders in südlichen Ländern, Hautkrebs an den der Sonne ausgesetzten Körperteilen verhältnismäßig häufig vorkommt. Als Vorstufe bildet sich unter der Einwirkung der Sonnenbestrahlung die ,,Seemanns"-, ,,Landmanns"- oder ,,Farmerhaut" mit ihren charakteristischen Veränderungen (Pigmentierungen, Atrophie, Hyperkeratose, Warzenbildung). Lichtkrebs kommt häufiger bei hellhaarigen und hellhäutigen Menschen als bei dunkelhäutigen Menschen (Negern) vor.

Die ersten sicheren experimentellen Nachweise, daß innerhalb des Sonnenlichtes nur die *ultravioletten Strahlen* krebserzeugend wirken, wurden von FINDLAY (1928) und HOLTZ und PUTSCHAR (1930)[2] erbracht. FINDLAY konnte bei Mäusen Tumoren erzeugen, wenn periodisch mit dem Licht einer Quarzlampe (UV-Licht) bestrahlt wurde und HOLTZ und PUTSCHAR konnten durch Dauerbestrahlung mit ultraviolettem Licht bei Ratten nach 37 Wochen Krebs, besonders an den Ohren, erzeugen. Durch Sonnenlicht und reines UV-Licht konnte auch ROFFO[3] bei weißen Mäusen und Ratten bösartige Tumoren an den von Haaren unbedeckten Stellen hervorrufen. Die Latenzzeit beträgt stets einige Monate und kann auch durch Erhöhung der Dosis nicht unter eine bestimmte Zeit verkürzt werden[4].

Eine wichtige Rolle spielt die Gewöhnung, d. h. die Frage, ob die Anpassungs- und Abwehrreaktionen mit der Schädigung Schritt zu halten vermögen. Nach Versuchen an Mäusen hängt die Krebsentstehung nicht nur von der absoluten Größe der Einzeldosis und der Gesamtdosis ab, sondern auch davon, wie weit der Haut die Möglichkeit zur Anpassung gegeben wird[5]. Ebenso wie bei Menschen ist die Empfindlichkeit abhängig von der Haut- und Haarfarbe. Albinotiere sind empfindlicher als pigmentierte Tiere[6]. Die Entstehung von Spontantumoren wird durch UV-Bestrahlung wenig beeinflußt[7].

Die Tumoren, die sich in den Versuchstieren entwickeln, bilden sich hauptsächlich in der Dermis (Sarkome), während sie beim Menschen hauptsächlich in der Epidermis (Carcinome) entstehen. Dieser Unterschied ist auf die verschiedene Durchdringungskraft der wirksamen Strahlung durch die Gewebe bei den einzelnen Arten zu erklären[8]. Bei Mäusen nimmt das Verhältnis von Carcinomen zu Sarkomen mit der Häufigkeit der Bestrahlung zu[9].

Das Gebiet der wirksamen Strahlung liegt unterhalb 334 $m\mu$[10], so daß die Wirksamkeit intensiver Sonnenbestrahlung verständlich ist, denn Sonnenlicht enthält Strahlen bis etwa 290 $m\mu$. Maximale Tumorentstehung wird aber mit Strahlung um 290 $m\mu$ erreicht. Unter Verwendung von streng monochromatischem Licht haben gemeinsame Untersuchungen mit W. FRIEDRICH und H. FRIED-

---

[1] Zusammenfassungen: LACASSAGNE 1945a, 1945b.
[2] PUTSCHAR und HOLTZ 1931. [3] ROFFO 1934, 1939. [4] BLUM 1950.
[5] MIESCHER 1939. [6] PUTSCHAR und HOLTZ 1931, RUSCH und BAUMANN 1939.
[7] CLARK, LUCE-CLAUSEN und MIDER 1952. [8] KIRBY-SMITH, BLUM und GRADY 1942.
[9] GRADY, BLUM und KIRBY-SMITH 1943.
[10] RUSCH, KLINE und BAUMANN 1941, HELLER 1950.

RICH-FREKSA[1] gezeigt, daß Strahlen der Wellenlänge 297 mμ imstande sind, bei der Maus starke Erytheme mit nachfolgender Bildung von Tumoren zu erzeugen. Mit Strahlung von 253,7 mμ, die auch Erytheme erzeugt, und 313 mμ konnte Krebsbildung dagegen nicht beobachtet werden. Das vollkommene Wirkungsspektrum ist noch nicht bekannt.

Als Minimaldosis für das Entstehen von Tumoren bei der Maus, wenn nur die Ohren bestrahlt werden, werden für monochromatisches Licht 297 mμ 2×10^7 Erg/cm² benötigt (Einzeldosen von 300000—400000 Erg/cm²)[1], für das Gebiet 290—300 mμ bei Ganzbestrahlung $63—84 \times 10^7$ Erg/cm²[2].

Welcher Photoprozeß in der Haut für die Tumorentstehung verantwortlich zu machen ist, ist noch unbekannt. Von den 3 bekannten Photoprozessen in der normalen menschlichen Haut: Hautbräunung, Erythembildung und Vitamin D-Bildung, ist die Hautbräunung mit Sicherheit auszuschließen, da sie im langwelligen UV-Gebiet oberhalb 310 mμ, das keine Tumorbildung hervorruft, stattfindet. Die Erythembildung steht zumindest bei der Maus nicht in Zusammenhang mit der Entstehung von Tumoren, da der Prozeß der Erythembildung außer im Gebiet um 297 mμ, dem Bereich maximaler Tumorbildung, noch ein 2. Maximum unterhalb 260 mμ hat, Tumoren mit Strahlung von 253,7 mμ aber nur schwer oder überhaupt nicht erzeugt werden können. Für einen Zusammenhang der krebserzeugenden Wirkung mit der *Rachitisschutzwirkung* der UV-Strahlung hat sich bisher noch kein Anhaltspunkt ergeben. Die antirachitische Wirkung beruht auf der photochemischen Umwandlung von 7-Dehydrocholesterin über isomere Lumiderivate in Vitamin D_3. Aber weder die Vorstufen noch Vitamin D wirken als solche carcinogen. Die Auffassung, daß photochemische Abwandlungsprodukte des Cholesterins als krebserzeugende Noxe des UV-Krebses wirken[3], ließ sich nicht bestätigen[4], und die durch UV-Bestrahlung aus Cholestenon und den Steroidhormonen entstehenden Lumisteroide, hormonal inaktive Verbindungen, sind nicht carcinogen[5, 6], und unwirksam sind auch bestrahlte Fette der Hautoberfläche[7].

Ausgeschlossen ist die Bildung einer carcinogenen Substanz durch die Einwirkung von UV-Strahlen in der Haut dadurch aber nicht, und Berechnungen, die auf der zur Krebserzeugung bei der Maus notwendigen Energie der UV-Strahlung beruhen, ergeben, daß, unter der Annahme eines Einquantenprozesses, die aufgenommene Energie Substanzmengen von der Größenordnung „Milligramm" umwandeln kann. Das ist aber die gleiche oder eine höhere Größenordnung, mit der einige bekannte chemische Verbindungen bei der Maus Tumoren erzeugen können[6].

Gegen den oft diskutierten Zusammenhang zwischen mutationsauslösender und krebsauslösender Wirkung der UV-Strahlen spricht bisher noch die Verschiedenheit des Wirkungsspektrums. Das Mutationswirkungsspektrum für das Lebermoos[8] und Bact. prodigiosum[9] hat ein Maximum um 265 mμ und entspricht dem Absorptionsspektrum der Nucleinsäuren; das Wirkungsspektrum der Krebserzeugung ist aber nach unserem heutigen Wissen verschieden davon, sein Maximum liegt längerwellig.

---

[1] FRIEDRICH 1949. [2] RUSCH, KLINE und BAUMANN 1941.
[3] ROFFO und CORREA 1938.
[4] STAVELY und BERGMANN 1937, WINDAUS, BURSIAN und RIEMANN 1941.
[5] BUTENANDT, WOLFF und POSCHMANN nach BUTENANDT 1949.
[6] Zusammenfassung: DANNENBERG 1954. [7] SNAPP, NIEDERMAN und ROTHMAN 1950.
[8] KNAPP 1944. [9] KAPLAN 1952.

b) Ionisierende Strahlung[1].

α) *Röntgenstrahlen.* Erfahrungen über die krebserzeugende Wirkung von *Röntgenstrahlen* lagen schon bald nach ihrer Entdeckung (1895) vor; der erste Röntgenberufskrebs wurde von FRIEBEN (1902) mitgeteilt. Die Zahl der veröffentlichten Röntgencarcinome nach Bestrahlung bis 1942 wird von GRÜTZMACHER (1942) mit 148 angegeben. Die wirkliche Zahl dürfte ein Vielfaches davon betragen. Der Röntgenkrebs ist meist ein Hautkrebs, der sich an den Stellen bildet, die von den Strahlen getroffen werden.

Im Tierexperiment wurden durch Röntgenstrahlen bei Mäusen, Ratten und Kaninchen Carcinome erzeugt. Wie beim Menschen ist auch hier die Latenzzeit verhältnismäßig groß. In eingehenden Versuchen an Kaninchen hat BLOCH (1924) gezeigt, daß die Entstehung des Röntgenkrebses weniger von der einzelnen Dosis, der Strahlenqualität (harte oder weiche Strahlung) oder der Dauer bzw. der Zeitfolge der Bestrahlungen, als vielmehr praktisch ausschließlich von der Größe der gesamten *Strahlendosis* abhängt (vgl. Wirkung von 4-Dimethylamino-azobenzol, S. 127 u. 154). Studien über die Toleranzdosen für Röntgenstrahlen haben ergeben, daß das Auftreten von malignen Lymphomen, Lungentumoren, Mammacarcinomen und anderen Tumoren bei Mäusen bereits durch etwa 9 r täglich über mehrere Monate vermehrt wird [2]. Schädigungskurven für einmalige Röntgenbestrahlung mit verschiedenen Dosen bei Mäusen sind von RAJEWSKY und SCHRAUB (1948) angegeben worden.

β) *Natürliche und künstliche radioaktive Elemente.* Das charakteristische Kennzeichen der radioaktiven Elemente ist, daß sie sich unter Aussendung von Strahlung in andere Elemente umwandeln. Auf dieser Strahlung beruht die krebserzeugende Wirkung. Folgende Komponenten der Strahlung sind bekannt:

1. α-Strahlen = positiv geladene Heliumteilchen.
2. β-Teilchen = freie Elektronen.
3. γ-Strahlen = Röntgenstrahlen sehr kleiner Wellenlänge (um 0,014 Å) und hoher Durchdringungsfähigkeit.

Jedes reine radioaktive Element sendet bestimmte Strahlen aus und besitzt eine charakteristische mittlere Lebensdauer (Halbwertzeit). Präparate natürlicher radioaktiver Elemente senden meist — so sehr auch eine Strahlungsart im Vordergrund steht — alle 3 Strahlenarten aus, da sie die jeweiligen Zwischenstufen der betreffenden Zerfallsreihen enthalten.

Das wichtigste natürliche radioaktive Element ist das *Radium* (Halbwertzeit 1580 Jahre). Radiumpräparate senden auf Grund des weiteren Zerfalls der Umwandlungsprodukte α,- β- und γ-Strahlen aus. Die strahlenbiologische Wirkung der vom Radium ausgesandten Strahlung wurde schon zur Zeit der Entdeckung des Radiums bekannt. Ebenso wie Röntgenstrahlen verursacht auch Radiumstrahlung Krebs. Die ersten Beobachtungen über den Radiumkrebs betrafen Menschen, die auf Grund ihres Berufes Radiumstrahlung ausgesetzt waren. Bei Einwirkung von außen führt Radiumstrahlung bevorzugt zu Hautkrebs. Gelangen Radiumsalze in den Körper, so wird das Radium in den Knochen abgelagert, da es sich chemisch wie Calcium verhält und ruft dort Knochentumoren hervor. Außerdem treten Veränderungen des Blutbildes auf. Die Ausscheidung erfolgt nur langsam.

---

[1] Zusammenfassung: BRUES 1954.
[2] LORENZ, ESCHENBRENNER, HESTON und UPHOFF 1951.

Experimentell sind mit Radiumsalzen verschiedener Konzentration und verschiedener Applikation bei Mäusen, Ratten, Meerschweinchen und Hühnern Tumoren verschiedener Lokalisation erzeugt worden[1].

Tumoren bei Menschen unter der Einwirkung des Röntgenkontrastmittels *Thorotrast* sind verschiedentlich beschrieben worden[2].

Die Entstehung von Lungenkrebs bei Arbeitern der Erzbergwerke von Schneeberg und Joachimsthal beruht auf dem Gehalt der Grubenluft an *Radiumemanation* (Radon). Die wirksame Strahlung ist in diesem Falle α-Strahlung, die beim Zerfall der Emanation frei wird (Halbwertszeit 3,85 Tage). Der experimentelle Beweis für die Radiumemanation als carcinogene Noxe ist von Rajewsky (1943)[3] an weißen Mäusen erbracht worden, bei denen nach Dauereinwirkung von Radiumemanation bekannter Konzentration Lungentumoren auftraten. Für die Dauereinwirkung von eingeatmeter Radiumemanation im Dosenbereich von $1{,}2 \cdot 10^{-9}$ bis $6{,}5 \cdot 10^{-4}$ Curie/cm^3 (1 „Curie" ist die Radiumemanationmenge (0,06 mm^3), die sich mit 1 g Radium in radioaktivem Gleichgewicht befindet) ist auch die Schädigungskurve aufgestellt worden[4]. Der Bereich der Krebsentstehung befindet sich im Bereich der kleinsten Dosen (um 10^{-9} Curie/cm^3).

Auf die Bedeutung der *künstlichen radioaktiven Elemente* für die Entstehung von Tumoren sei nur hingewiesen. Ein Hauptproblem für die Atomindustrie ist der Schutz der Arbeiter vor der bei der Kernspaltung entstehenden Strahlung und vor der Strahlung der entstehenden radioaktiven Isotopen. Werden Ratten der Strahlung des *radioaktiven Phosphor-Isotopen* P^{32} ausgesetzt durch Haltung in Ställen aus P^{32}-haltigem Kunststoff, so entstehen Tumoren der Haut und der subcutanen Gewebe[5], bei innerer Applikation von P^{32} entstehen dagegen Knochentumoren[6]. Bei Ratten entwickeln sich nach intraperitonealer Injektion des *radioaktiven Jod-Isotopen* J^{131} Tumoren der Schilddrüse[7].

Parallel mit der Fähigkeit der ionosierenden Strahlen, Tumoren zu erzeugen, geht ihre Fähigkeit Mutationen auszulösen.

Inwieweit die Entstehung spontaner Tumoren[8] oder chemisch induzierter Tumoren[9] durch *kosmische Strahlung* begünstigt wird, müssen erst weitere Untersuchungen ergeben.

III. Bedingt krebsauslösende Verbindungen[10].

Entsprechend der verschiedenartigen Wirkungsqualität (s. S. 108) findet man „*bedingt krebsauslösende*" Stoffe in vielen chemischen Verbindungsklassen; es fehlt ihnen ein gemeinsames konstitutionelles Merkmal.

Ein Stoff, der von den beiden Phasen der Geschwulstentwicklung nur die zweite Phase, die „Entwicklungsphase" beeinflußt, ist das *Crotonöl.* Wird die Haut von Mäusen mit unterschwelligen Dosen des carcinogenen Benzpyrens oder mit dem nichtcarcinogenen Crotonöl allein gepinselt, so entstehen in beiden Fällen keine Tumoren. Verabfolgt man jedoch Crotonöl *im Anschluß* an eine Pinselung mit unterschwelligen Dosen des carcinogenen Benzpyrens, so bilden sich Tumoren in gleicher Weise, als ob man ausschließlich das carcinogene Agens

[1] Daels und Baeten 1926, Daels und Biltris 1931, 1937.
[2] Literatur s. Matthes 1954. [3] Rajewsky, Schraub und Kahlau 1943.
[4] Rajewsky und Schraub 1948. [5] Henshaw, Snider und Riley 1949.
[6] Koletsky, Bonte und Friedell 1950. [7] Goldberg und Chaikoff 1951.
[8] Eugster und Hess 1940.
[9] Figge 1947, George, George, Booth und Horning 1949.
[10] Butenandt 1949, 1951.

in einer für die Krebsbildung ausreichenden Dosis verabfolgt hätte[1]. Die Entstehung der Tumoren durch die nacheinander erfolgende Behandlung mit unterschwelligen Dosen eines carcinogenen Agens, welches auch ionisierende Strahlen sein können[2], und Crotonöl wird so gedeutet, daß die verabfolgten Dosen des krebserzeugenden Stoffes nur „unterschwellig" waren in bezug auf die Entwicklung der Geschwulst, nicht aber auf die Abwandlung normaler Zellen zu Krebszellen. Die in der „Initialphase" entstandenen Krebszellen bedurften aber noch der fördernden Wirkung des Crotonöls, um in die zweite Phase einzutreten und sich zum „Krebs" zu entwickeln.

Eine weniger ausgeprägte Wirksamkeit wie das Crotonöl hat bei der Maus das *Terpentin*, das auch beim Kaninchen, nach Pinselung mit Teer verabfolgt, Tumoren zur Entwicklung bringt[3]. Ähnlich wirkt auch die basische Fraktion des *Creosotöls (Cocarcinogene)*[4].

Die Wirksamkeit dieser Stoffe ist nicht bei allen Tieren gleich groß, so ist Crotonöl bei Kaninchen, Meerschweinchen und Ratten unwirksam[5]. Diese Stoffe reizen alle die Haut, aber nicht alle hautreizenden Verbindungen oder Stoffe wirken „bedingt krebsauslösend"[4].

Den gleichen Effekt wie Crotonöl bei der Maus hat beim Kaninchen nach Pinselung des Ohres mit Teer, Benzpyren oder Methylcholanthren das Setzen von Wunden (Verbrennungen oder mechanisch erzeugte Wunden) an der Pinselungsstelle[6]. In diesem Falle wirkt die Wundheilung als „bedingt krebsauslösender" Faktor bzw. die natürlichen proliferationsfördernden Stoffe des Organismus. Ähnliche Effekte dürften auch bei dem oft diskutierten Zusammenhang zwischen Trauma und Krebs beim Menschen eine Rolle spielen.

Man wird ferner erwarten, daß alle „Proliferationshormone" zu den „bedingt krebsauslösenden" Stoffen gehören und der Befund, daß langdauernde Verabfolgung von *Wachstumshormon des Hypophysenvorderlappens* (Somatotropin) zur Erhöhung der Tumorrate bei Ratten führt[7] (nicht dagegen bei Mäusen)[8], findet auf dieser Basis seine Erklärung. Voraussetzung für diese Wirkung des Wachstumshormons ist eine intakte Hypophyse, denn hypophysektomierte Ratten erhielten bei gleicher Behandlung keine Tumoren[9], woraus aber auch hervorgeht, daß das Wachstumshormon als solches keine krebserzeugenden Eigenschaften besitzt.

Zu den „bedingt krebsauslösenden" Stoffen gehören aber auch alle Hormone, die durch eine Proliferationswirkung auf bestimmte Erfolgsorgane gekennzeichnet sind. Das am besten bekannte Beispiel für einen Vertreter dieser Stoffklasse liegt im *Follikelhormon* (Oestron, Oestradiol) vor. Die Beeinflussung der Krebsentstehung bei der Maus durch Follikelhormon ist der Gegenstand zahlreicher Untersuchungen gewesen[10], und häufig ist die Frage diskutiert worden, ob dieses Hormon cancerogene Wirkung zeigt. Die zahlreichen zur Klärung dieser Frage durchgeführten Untersuchungen am Mammacarcinom der Maus haben ergeben, daß das Follikelhormon sicher *nicht* carcinogen wirkt, sondern auf Grund seiner spezifisch organotropen Wirkung nur eine der notwendigen Voraussetzungen

---

[1] Berenblum 1941a, b, Mottram 1944a, b, Berenblum und Shubik 1947a, b, Graffi 1954.
[2] Shubik, Goldfarb, Ritchie und Lisco 1953. [3] Rous und Kidd 1941.
[4] Zusammenfassung: Berenblum 1944, 1954. [5] Shubik 1950.
[6] Friedewald und Rous 1944a, b.
[7] Moon, Simpson, Li und Evans 1950a, b, c, Koneff, Moon, Simpson, Li und Evans 1951.
[8] Moon, Simpson, Li und Evans 1952.
[9] Moon, Simpson, Li und Evans 1951.
[10] Zusammenfassungen Lacassagne 1939, Gardner 1939. Friedrich-Freksa 1940, 1941, Gardner, Pfeiffer, Trentin und Wolstenholme 1953, „Symposium on mammary tumors in mice". Amer. Assoc. for Advances of Science Nr 22 (1945).

für die Entwicklung eines anlagemäßig bereits vorhandenen Mammatumors der Maus ist. Bei Mäusen *ohne* Belastung für Mammakrebs ist auch durch hohe Gaben von Follikelhormon kein Mammacarcinom auszulösen. Nur bei Mäusen mit einer Belastung für Brustdrüsencarcinom, die sich bei den Weibchen in einer bestimmten Höhe der Spontantumorrate manifestiert, wird bei einer starken Übersteigerung der Proliferation der Brustdrüse durch Verabfolgung von *Oestron* (I) in sehr hohen Dosen (3000facher Wert der physiologischen Dosis) über das ganze Leben eine Erhöhung der Tumorrate und ein zeitliches Vorverlegen der Tumormanifestation erreicht[1]. Verschiedene natürliche Oestrogene zeigen nach Verabfolgung gleicher Hormoneinheiten genau den gleichen Effekt und ebenso verhält sich auch das synthetische Oestrogen *Stilboestrol* (II), das chemisch von den natürlichen Oestrogenen vollkommen verschieden ist. Die Männchen der mit Mammatumoren belasteten Mäusestämme entwickeln normalerweise keine Mammacarcinome, aber unter der Einwirkung oestrogener Hormone, welche das Mammagewebe zur Proliferation anregen, bekommen sie zur gleichen Zeit und zur gleichen Höhe Mammacarcinome wie die Weibchen. Durch Pinselung lassen sich an der Maus durch Oestrogene nie Carcinome an der Pinselungsstelle erzeugen, auch nicht bei Kombination mit Crotonöl[2].

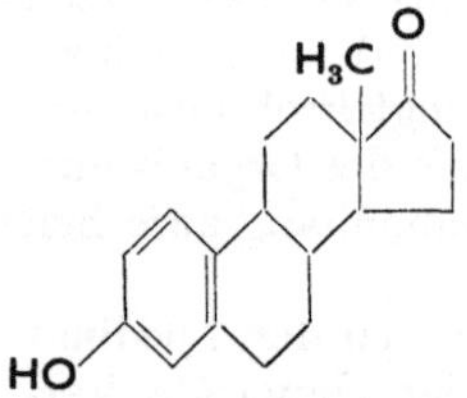

H_3C O HO — I

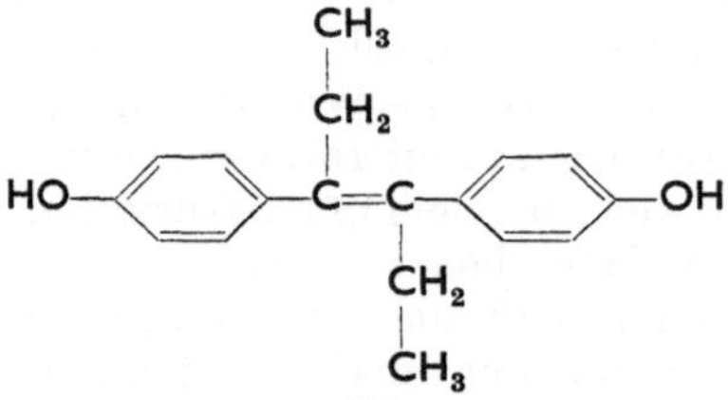

CH_3 CH_2 HO—C=C—OH CH_2 CH_3 — II

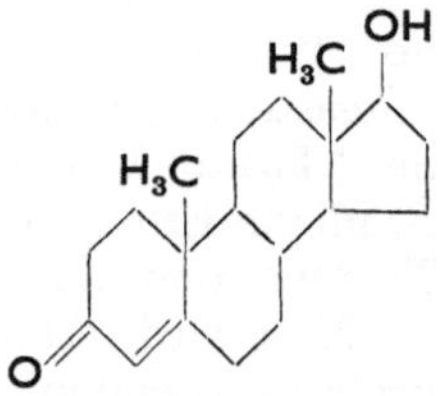

H_3C OH H_3C O — III

Eine so weitgehende Wirkungsanalyse, wie sie für oestrogene Stoffe durchgeführt worden ist, liegt für das *androgene Hormon* Testosteron (III) bisher nicht vor, weil die Ungunst der tierexperimentellen Situation z. B. die nähere Aufklärung der Rolle des Testikelhormons für die Entwicklung des Prostatacarcinoms verhinderte. Aber aus klinischer Erfahrung[3] weiß man, daß die am Mammacarcinom gewonnenen Erfahrungen sich auf das Prostatacarcinom übertragen lassen. Das Prostatacarcinom entwickelt sich aus Gewebeelementen, die unter der Wirkung des Testosterons proliferieren. Zur Manifestation einer Anlage für das Prostatacarcinom ist die proliferierende Wirkung des Testikelhormons im gleichen Sinne nötig wie die oestrogene Wirkung an den Epithelien der Drüsenelemente einer Brustdrüse für die Manifestation des Mammacarcinoms. Die aus dieser Vorstellung gezogene klinische Folgerung für die Therapie des Brustdrüsen- bzw. Prostatacarcinoms stützt die theoretische Deutung stark: bekanntlich läßt sich durch Ausschaltung der fördernd wirkenden Proliferationshormone durch Kastration oder durch Verabfolgung ihrer hormonalen Gegenspieler weitgehende Besserung erzielen.

Man vermag zu verallgemeinern: für die Ausbildung eines Tumors an einem Organ, dessen Proliferation unter hormonaler Kontrolle steht, ist das für dieses Erfolgsorgan spezifische organotrope Hormon als „bedingt krebsauslösender“ Stoff notwendig. An einer Reihe von experimentellen und klinischen Arbeiten

[1] KAUFMANN, MÜLLER, BUTENANDT und FRIEDRICH-FREKSA 1949.
[2] GRAFFI und GUMMEL 1952. [3] BAUER 1953.

durch die Proliferationswirkung des *thyreotropen Hormons* des Hypophysenvorderlappens gefördert wird. Thyreostatica bewirken auf dem Weg über eine Hemmung der Thyroxinsynthese eine vermehrte Ausschüttung von thyreotropem Hormon. Daraus erklären sich folgende Befunde: durch gleichzeitige Gaben von 2-Acetaminofluoren und *Allylthioharnstoff*[1] oder *Thiouracil*[2] an Ratten entstehen Schilddrüsencarcinome. Unter der Wirkung des vermehrt produzierten thyreotropen Hormons wird die krebserzeugende Wirkung des Acetaminofluorens, das sonst bevorzugt Leber-, Parotis-, Pankreas- und Mammatumoren erzeugt, auf die Schilddrüse umgelenkt. Nach alleiniger Verabfolgung von *Thioharnstoff*[3] oder *Thiouracil*[4] an Ratten, von *Propylthiouracil* an Mäusen[5] bilden sich Schilddrüsenadenome.

Diesen experimentellen Erfahrungen entsprechen einige klinische Befunde der letzten Jahre, in denen bei Behandlung mit *Methylthiouracil*[6] oder *Thiouracil*[7] maligne Entartungen der Schilddrüsen beobachtet wurden.

Nach diesen experimentellen und klinischen Erfahrungen erscheinen die verwendeten Thyreostatica zunächst selbst als „bedingt krebsauslösende" Agentien, jedoch kennen wir in diesem Fall einen Teil des Weges, auf dem sie in das Geschehen eingreifen: sie mobilisieren — wie oben bereits ausgeführt — das thyreotrope Hormon des Hypophysenvorderlappens, das somit in voller Parallele zu den übrigen besprochenen organotropen Proliferationshormonen als das eigentliche bedingt krebsauslösende Hormon anzusprechen ist.

Die Spontantumorrate von virginellen Weibchen des Bl. H.-Mäuseinzuchtstammes läßt sich durch fortgesetzte Injektion von reinem Öl nicht beeinflussen, Pinselung der Rückenhaut dieser Weibchen mit reinem *Benzol* bedingt dagegen eine Erhöhung der Tumorrate des Mammacarcinoms[8], so daß man auch das Benzol zu den „bedingt krebsauslösenden" Stoffen rechnen muß. In die gleiche Richtung weisen auch Versuche, nach denen durch Injektion von *Desoxycholsäure* nur bei einem stark mit Lungentumoren belasteten Stamm eine Erhöhung der Tumorrate an Lungencarcinom erzielt wurde, bei drei anderen (nichtbelasteten) Stämmen kein derartiger Effekt auftrat[9]. Auch der angebliche Gehalt an „krebserzeugenden Stoffen" in Organextrakten (aus Leber, Galle, Tumoren) (s. S. 151) dürfte durch „bedingt krebsauslösende" Stoffe in den verschiedenen Extrakten hervorgerufen sein[10].

Viele Beobachtungen der Literatur über das vereinzelte Auftreten von Tumoren nach Verabfolgung von Stoffen aus verschiedensten chemischen Verbindungsklassen finden wahrscheinlich ihre Deutung durch die Realisation von schon vorhandenen Geschwulstanlagen unter der Wirkung von bedingt krebsauslösenden Stoffen, deren Wirkung viel unspezifischer ist als diejenige der krebserzeugenden Verbindungen. Die bedingt krebsauslösenden Stoffe haben möglicherweise auch für die Auslösung von Geschwülsten beim Menschen eine größere Bedeutung als die verhältnismäßig geringe Zahl von Einwirkungen, die zu den sog. Berufskrebsen führen.

---

[1] Bielschowsky 1944. [2] Paschkis, Cantarow und Stasney 1948.
[3] Purves und Griesbach 1946, 1947.
[4] Money und Rawson 1950.
[5] Moore, Brackney und Bock 1953.
[6] Hagen und Schürmeyer 1947, Bassalleck 1950.
[7] Payne, Crane und Price 1947.
[8] Kaufmann, Müller, Butenandt und Friedrich-Freksa 1949.
[9] Law 1941b. [10] Butenandt 1949.

IV. Tumorerzeugende Virusarten[1].

Eine ganz andere Art der Tumorerzeugung als bisher betrachtet, stellt die Erzeugung von Tumoren durch Virusarten dar, die auf die grundlegende Entdeckung von P. ROUS (1910)[2] zurückgeht, daß sich ein Hühnertumor durch zellfreie Extrakte übertragen läßt (ROUS-Sarkom). Heute sind eine ganze Reihe von Tumoren bei Hühnern und anderen Tierarten bekannt, die sich durch zellfreie Tumorfiltrate übertragen lassen. Das wirksame, tumorerzeugende Agens stellt in allen Fällen ein für den jeweiligen Tumor spezifisches *Virus* dar. Die am besten untersuchten Viren sind das Virus des ROUS-Sarkoms Nr. 1, das Kaninchenpapillomvirus und der Mammacarcinomfaktor der Maus (Milchfaktor von BITTNER.)

Unter einem Virus wird eine biologische Einheit verstanden, die wegen ihrer geringen Größe feinporige, bakteriendichte Filter zu passieren vermag und die Eigenschaft besitzt, sich in einer lebenden Zelle zu vermehren und im befallenen Organismus die Bildung von Antikörpern hervorzurufen. Zum Unterschied von den Bakterien vermag sich ein Virus nicht auf einem künstlichen Nährboden zu vermehren; es benötigt zu seiner identischen Reduplikation lebende Zellen. Das Virus schaltet sich in den Stoffwechsel dieser Zellen ein und zwingt diese also allein durch seine Gegenwart, es selbst zu synthetisieren.

Virus des ROUS-*Sarkoms Nr. 1*[3]. Das ROUS-Sarkom ist histologisch ein Spindelzellsarkom. Die Latenzzeit liegt bei zellfreier Übertragung (mittlere Dosis) in der Größenordnung von 10 Tagen. Die Wirkung erfolgt also, verglichen mit anderen krebserzeugenden Agentien, sehr schnell. Es darf daher angenommen werden, daß das Virus unmittelbar wirkt und nicht nur als auslösendes Agens für eine latente Krebsbereitschaft.

Mittels differenzierter Ultrazentrifugation kann aus Extrakten des ROUS-Sarkoms eine hochaktive tumorerzeugende Komponente abgetrennt werden[4]. Andere Reinigungsmethoden verwenden Adsorption an Aluminiumhydroxydgel[5] oder Celit[6]. Eine sehr gute Methode zur Reinigung und Isolierung soll die Kombination von Ultrazentrifugation und enzymatischer Reinigung mittels Hyaluronidase und Trypsin sein[7]. Aus polysaccharidfreien Filtraten wird das Agens durch Papain oder Kalbsthymushiston gefällt[8].

Das ROUS-Agens ist ein lipoidhaltiges Nucleoproteid, welches als Nucleinsäurekomponente Ribonucleinsäure enthält. Der Lipoidanteil beträgt 35—47% (s. auch Tabelle 1); die Lipoide können nicht völlig ohne Verlust der Wirksamkeit abgetrennt werden[9]. Das ROUS-Agens ist empfindlich gegen äußere Einflüsse; es wird bei 37° ziemlich schnell inaktiv; Tumorextrakte lassen sich bei 0° nur 2—3 Tage halten; gereinigte Präparate sollen aber nach Gefriertrocknung unter geeigneten Bedingungen lange Zeit ohne Wirksamkeitsverlust haltbar sein[10]. Die Lösungen des ROUS-Agens zeigen im UV ein Maximum der Absorption um 260 mμ entsprechend dem Gehalt an Nucleinsäure. Bestrahlung mit UV führt zum Verlust der Wirksamkeit[11].

Mit den gleichen Methoden, die zur Abtrennung des ROUS-Agens angewendet worden sind, lassen sich auch aus Hühnerembryonen, Mäuseembryonen und Mäusetumoren Zellkomponenten sehr ähnlicher Größe und Zusammensetzung isolieren (Tabelle 1), die aber keine krebserzeugende Wirkung besitzen[12]. Ob die bisher isolierten Partikel aus dem ROUS-Sarkom schon das reine Virus dar-

---

[1] Zusammenfassungen: HAAGEN und MAURER 1939, SHRIGLEY 1951, MINER und RHOADS 1952, OBERLING und GUÉRIN 1954, SCHRAMM 1954.
[2] ROUS 1910. [3] Zusammenfassung: HARRIS 1953. [4] CLAUDE 1937, POLLARD 1939.
[5] DMOCHOWSKI 1948. [6] RILEY 1950a, b. [7] CARR und HARRIS 1951b.
[8] SHEMIN und SPROUL 1942. [9] HARRIS und CARR nach HARRIS 1953.
[10] CARR und HARRIS 1951a. [11] CLAUDE und ROTHEN 1940. [12] CLAUDE 1940.

stellen, ist daher noch nicht sicher, zumal die serologischen Untersuchungen über das Rous-Virus noch nicht widerspruchsfrei sind[1].

Tabelle 2. *Zusammensetzung von Partikeln aus normalen Zellen und Tumoren.*

(Nach Claude 1940.)

Partikel aus	% N	% P	Gesamt-lipoide %	Auf fettfreier Basis % N	Auf fettfreier Basis % P	Ribonu-cleinsäure %	Sedimen-tations-konstante S	Durch-messer der Partikel mμ
Hühnertumor Nr. 1 (Rous-Agens)	8,60	1,54	36,5	12,74	1,16	10—15	500	70
Hühnerembryo	8,22	2,10	51,0	13,80	1,21	10—15	500	70
Mäuseembryo	8,54	2,07	46,0	14,30	1,37	—	—	—
Maussarkom 180	8,00	1,52	49,1	14,51	1,21	—	—	—
Maussarkom 1549	9,26	1,88	42,4	14,90	1,24	—	—	—

Kaninchenpapillom-Virus. Aus den Papillomen von Baumwollschwanzkaninchen (Cottontailkaninchen) ist zuerst von Beard und Wyckhoff[2] durch abwechselndes hoch- und niedrigtouriges Zentrifugieren ein einheitliches, hochmolekulares Nucleoproteid mit infektiöser Wirkung dargestellt worden. Die Ausbeute an reinem Virus beträgt 200 mg aus 400 g Warzenmaterial[3] (zur Darstellung in größeren Mengen s. [4]). Das Agens ist einheitlich in Ultrazentrifuge und Elektrophorese. Seine physikalischen Eigenschaften sind (s. [5]): Sedimentationskonstante 280 S, Diffusionskonstante $D_{20} = 0{,}66 \cdot 10^{-7}$, spezifisches Volumen 0,757. Das spezifische Volumen stimmt mit dem eines normalen Proteins überein. Aus den Daten berechnet sich das Molekulargewicht zu $45 \cdot 10^6$ und für ein sphärisches Molekül ein Durchmesser von 48 mμ. Der Reibungsfaktor f/f_0 beträgt 1,35. Nach elektronenmikroskopischen Messungen erscheinen die Viruspartikel rund und von einheitlicher Größe mit einem Durchmesser von 44 mμ. Der isoelektrische Punkt liegt bei $p_H = 5{,}0$.

Das Kaninchenpapillomvirus hat folgende Zusammensetzung[6]: 15,0% N, 0,94% P, 2,2% S. Die Nucleinsäurekomponente ist Desoxyribonucleinsäure (8,7%), der Lipoidanteil beträgt 1,5%. Der Proteinanteil besteht aus mindestens 18 Aminosäuren, von denen aber keine in außergewöhnlichen Mengen vorkommt[7]. Das Virus ist sehr stabil und behält in 50%igem Glycerin bei 4° jahrelang seine Aktivität[8]. Auch gegenüber Röntgenstrahlen ist es verhältnismäßig beständig[9].

Mammacarcinomfaktor der Maus[10]. Für die Entstehung von Mammatumoren bei belasteten Mäuseinzuchtstämmen ist neben der *genetischen Konstitution*, der *hormonalen Anregung der Brustdrüsen* und einem *Umweltfaktor* im besonderen die Gegenwart eines virusartigen Agens, des *Milchfaktors von* Bittner (1936) notwendig[11]. Die besten Quellen für den Milchfaktor sind Milch und laktierende Drüsen belasteter Mäusestämme und die spontanen Tumoren selbst. Er kommt bei diesen Stämmen aber auch in vielen Organen und im Blut vor. Schon 0,1 cm³ der auf 1:1000 verdünnten Milch einer Maus aus einem Stamm hoher Tumorbelastung kann bei einem Jungtier aus einem Stamm niedriger Tumorbelastung in 8—12 Monaten Mammacarcinome erzeugen. Der Milchfaktor befindet sich in der nicht in Äther löslichen Fraktion der Milch; er ist ultrafiltrierbar, aber

[1] Oberling und Guérin 1954. [2] Beard und Wyckhoff 1937.
[3] Neurath, Cooper, Sharp, Taylor, Beard und Beard 1941. [4] Taylor 1946.
[5] Schramm 1954. [6] Taylor, Beard, Sharp und Beard 1942.
[7] Knight 1950. [8] Fischer und Green 1947.
[9] Syverton, Berry und Warren 1941. [10] Zusammenfassung: Dmochowski 1953.
[11] Zusammenfassung: Bittner 1948, Mühlbock 1952.

mit Salzen fällbar und in der Ultrazentrifuge sedimentierbar. In eingefrorenem Zustand oder in Glycerin ist er einige Zeit beständig, durch Erhitzen auf 50—60° wird er aber in 30—60 min zerstört. Im p_H-Gebiet von 5—10,2 ist er stabil[1].

Da bei der Isolierung und Reindarstellung des Milchfaktors die Wirksamkeit der einzelnen Fraktionen nur im Tiertest an einem ansprechenden Mäusestamm niedriger Krebsbelastung geprüft werden kann und die Entstehung der Mammatumoren etwa 9 Monate dauert, sind die entsprechenden Aufarbeitungen sehr langwierig und schwierig. Die bisherigen Ergebnisse über die Reindarstellung des Milchfaktors sind noch nicht widerspruchsfrei. GRAFF und Mitarbeiter[2] isolierten nur aus der Milch eines hochbelasteten Mäusestammes durch Ultrazentrifugierung und Behandlung mit Chymotrypsin eine wirksame Fraktion mit einem für Nucleinsäuren charakteristischen Absorptionsmaximum bei 260 mμ. Die durch Ultrazentrifugierung bei 120000 g erhaltene Fraktion bestand aus 2 Komponenten. Auch durch Elektrophorese waren 2 Komponenten nachweisbar, aber nicht trennbar. Elektronenoptische Aufnahmen ergaben kugelförmige Teilchen mit einem Durchmesser zwischen 50 und 150 mμ. Durch Trypsin wurde die Wirksamkeit zerstört. PASSEY und Mitarbeiter[3] isolierten aus Milch, Tumoren und normalem Gewebe anfälliger Mäusestämme durch Ultrazentrifugierung und Behandeln mit Trypsin eine Fraktion mit Partikeln zwischen 20 und 120 mμ, meist um 30 mμ. Auch hier wurden in tumorfreien Mäusestämmen keine oder nur sehr wenige entsprechende Partikel gefunden.

V. Zur endogenen Krebsentstehung.

Der hochwirksame krebserzeugende Kohlenwasserstoff *Methylcholanthren* zeigt eine bemerkenswerte Beziehung zur Stoffklasse der Sterine und Steroide, er ist im Laboratorium durch Abwandlung von Gallensäuren[4, 5] und Cholesterin[6] darstellbar. Bei der von WIELAND und DANE[4] durchgeführten Reaktionsfolge zur Umwandlung von Desoxycholsäure (I) in Methylcholanthren (IV) treten 12-Ketocholansäure (II) und Dehydronorcholen (III) als Zwischenprodukte auf. Die Steroide und das Methylcholanthren enthalten in ihrem Grundskelet eine gleiche Verknüpfungsart der Kohlenstoffatome; der wesentliche Unterschied zwischen beiden Stofftypen liegt darin, daß die Steroide weitgehend gesättigte „hydroaromatische" Verbindungen darstellen, während im Methylcholanthren wie in allen übrigen krebserzeugenden Kohlenwasserstoffen aromatische Verbindungen vorliegen. Die strukturelle Ähnlichkeit zwischen Steroiden und Methylcholanthren und die im Laboratorium gelungene Überführung hat zu der arbeitshypothetischen Frage geführt, ob mit der endogenen Entstehung krebserzeugender Verbindungen vom Typ des Methylcholanthrens im Sterinstoffwechsel als Ursache für das Auftreten bösartiger Tumoren zu rechnen sei (COOK, DODDS, KENNAWAY). Der Übergang von Desoxycholsäure in Methylcholanthren stellt in den Hauptphasen eine Ringschlußreaktion und eine Dehydrierung dar, er erscheint grundsätzlich zellmöglich[7]. Für die Aromatisierung einfacher hydroaromatischer Verbindungen *in vivo* und auch mit Organschnitten sind Beispiele bekannt[8], und eine Aromatisierung von Steroiden unter physiologischen Bedingungen wird dadurch besonders wahrscheinlich gemacht, daß in den weiblichen Keimdrüsenhormonen Oestron (V), Equilin (VI) und Equilenin (VII) natürlich vorkommende Steroide vorliegen, die bereits teilweise aromatisiert sind.

---

[1] Zusammenfassung: BARNUM und HUSEBY 1950.
[2] GRAFF, MOORE, STANLEY, RANDALL und HAAGENSEN 1949.
[3] PASSEY, DMOCHOWSKI, REED und ASTBURG 1950.
[4] WIELAND und DANE 1933. [5] COOK und HASLEWOOD 1933, FIESER und NEWMAN 1935.
[6] ROSSNER 1937. [7] BUTENANDT 1938, 1949. [8] Zusammenfassung: DICKENS 1950.

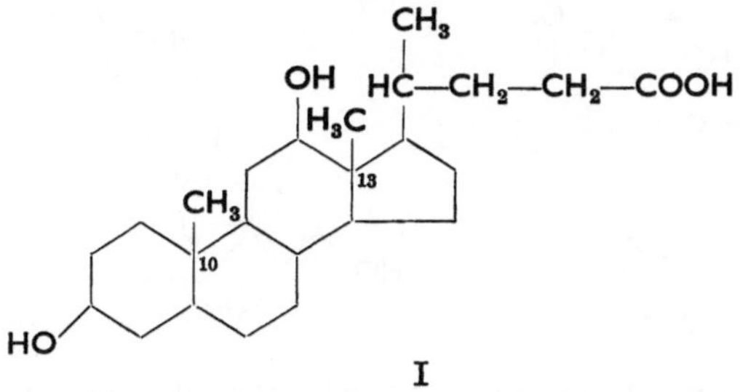

I 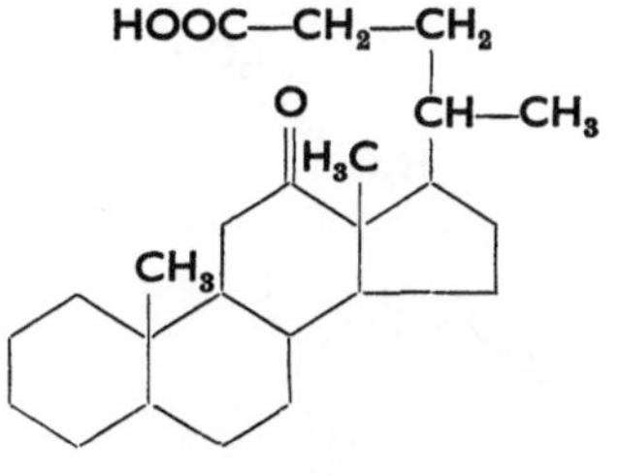 II

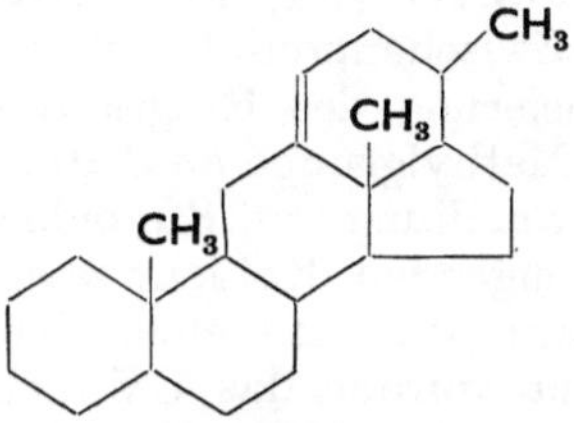

III 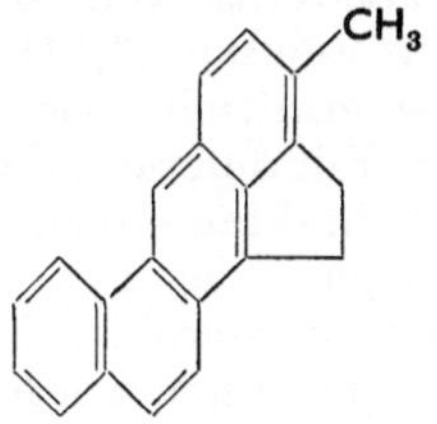 IV

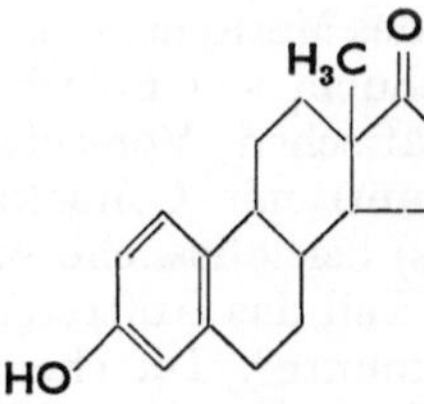

V 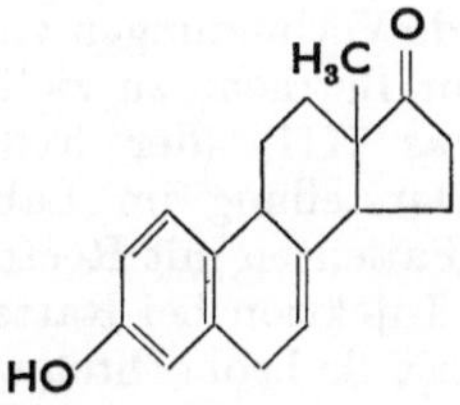 VI 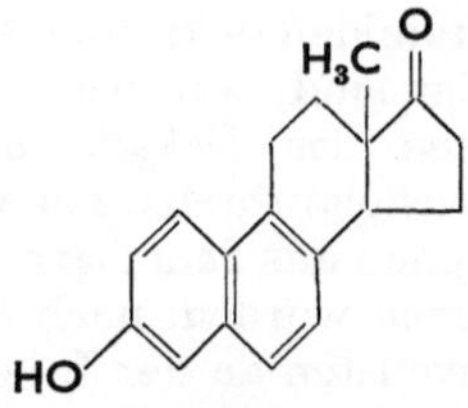 VII

Die Suche nach Enzymen, unter deren Einfluß eine fortschreitende Dehydrierung von Steroiden bis zu vollaromatischen Typen erfolgt, ist bisher ohne Erfolg geblieben. Sicher stellt ein derartiger Aromatisierungsprozeß einen über mehrere Stufen verlaufenden Prozeß dar, weil eine einfache Dehydrierung des Steranskelettes durch das Vorliegen der angulären Methylgruppen an den C-Atomen 10 und 13 (I), die in gewisser Hinsicht sogar als Schutz der Natur gegen eine zu leichte Aromatisierung aufgefaßt werden können, erschwert wird. Es ist aber interessant, daß Mikroorganismen in α,β-ungesättigte Steroidketone vom Typ VIII eine weitere Doppelbindung (IX) einführen können[1]. Verbindungen mit einer derartigen „Chinolgruppierung" (IX) dienen im Laboratorium als Zwischenprodukte für die Synthese des Oestrons (V) bzw. analoger Verbindungen

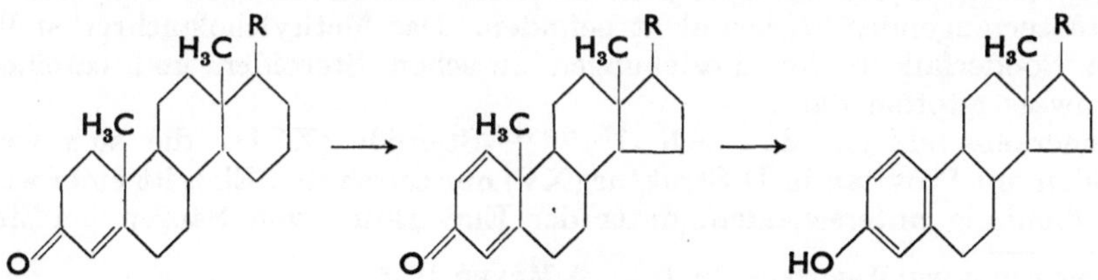

VIII IX X

[1] Vischer und Wettstein 1953, s. auch Fried, Thoma und Klingenberg 1953.

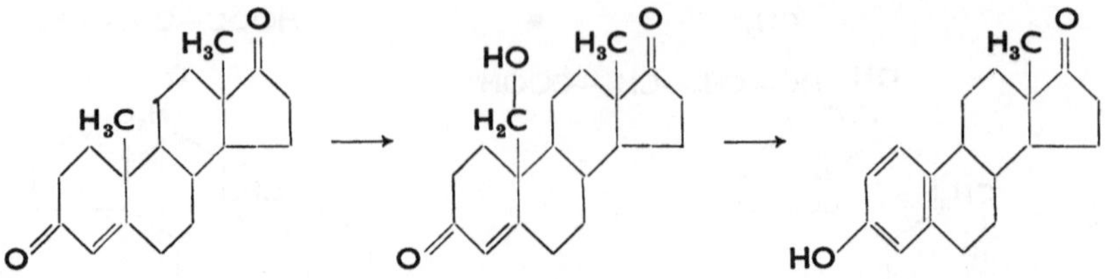

XI → XII → V

mit aromatischem Ring A (X)[1]. Kürzlich wurde in Säugetiergewebe die enzymatische Umwandlung von Androstendion-(3,17) (XI) in Oestron (V) über 19-Oxy-Δ^4-androstendion-(3,17) (XII) als Zwischenprodukt aufgefunden und damit ein Weg ermittelt, wie die Aromatisierung des Ringes A der Steroid-Hormone unter Eliminierung der angulären Methylgruppe an C-10 vor sich geht[2].

Außer einer direkten enzymatischen Umwandlung von Steroiden in aromatische Verbindungen vom Typ der krebserzeugenden Kohlenwasserstoffe durch einen fehlgeleiteten Steroidstoffwechsel könnte auch mit einer Beteiligung von Außenfaktoren gerechnet werden. Als solche wurden das UV-Licht (s. S. 139) und die Einwirkung von Mikroorganismen der Darmflora diskutiert.

Die Möglichkeit, daß Mikroorganismen der Darmflora an der Überführung von Steroiden in krebserzeugende Verbindungen vom Typ des Methylcholanthrens beteiligt sind, war besonders in Betracht zu ziehen, nachdem aus Bebrütungsansätzen des *Dehydronorcholens* (III) (der hydroaromatischen Vorstufe des Methylcholanthrens bei der Darstellung im Laboratorium) mit Colibakterien (gewonnen aus dem Darm von Patienten mit Rectumkrebs) benzollösliche Anteile gewonnen wurden, nach deren Injektion bei Ratten zum Teil das Auftreten von Geschwülsten an der Injektionsstelle beobachtet werden konnte[3]. Die chemische Analyse derartiger Bebrütungsansätze sowie die Untersuchung der Absorptions-[4] und der Fluorescenzspektren[5] entsprechend hergestellter Benzolextrakte haben jedoch keinen Anhaltspunkt dafür gegeben, daß unter dem Einfluß der Colibakterien eine Abwandlung des Dehydronorcholens in Richtung Methylcholanthren (IV) erfolgt.

Abgesehen von einem Übergang im Organismus von Steroiden in Methylcholanthren kann auch die Umwandlung von Steroiden in andere aromatische Kohlenwasserstoffe oder in Stoffe ganz anderen Typs für die Entstehung von Spontantumoren in Frage kommen. Alle Steroide, insbesondere die Steroidhormone, können bei energischer Dehydrierung in Verbindungen des *1,2-Cyclopentenophenanthrens* (XIII) oder des *Chrysens* (XIV) übergehen, wobei die angulären Methylgruppen abgespalten werden oder unter Wanderung zum Auftreten von Mono- und Dimethylderivaten dieser Grundkohlenwasserstoffe führen können.

Systematische Untersuchungen haben ergeben, daß sich auch unter den Methylhomologen des 1,2-Cyclopenteno-phenanthrens und des Chrysens Stoffe mit krebserzeugender Wirksamkeit befinden. Das Methylcholanthren stellt also keinen Sonderfall in den Beziehungen zwischen Steroiden und carcinogenen Kohlenwasserstoffen dar[6].

Bemerkenswert ist, daß sich $\Delta^{5,7,9(11)}$-Steroide (XVI), die sich von den Steroiden mit Provitamin D-Struktur (XV) nur durch den Eintritt einer weiteren Doppelbindung unterscheiden, unter der Einwirkung von Säuren bei Zimmer-

---

[1] Zusammenfassung: INHOFFEN 1947. [2] MEYER 1955.
[3] DRUCKREY, RICHTER und VIERTHALER 1941.
[4] BUTENANDT und DANNENBERG 1942a, b, 1950.
[5] FRIEDRICH und KOYENUMA 1942. [5] BUTENANDT und DANNENBERG 1953.

temperatur in partiell aromatische Verbindungen vom Typ XVII umlagern[1]. Auch diese Reaktion kann für die endogene Entstehung krebserzeugender Verbindungen aus Steroiden von Bedeutung sein. Man kann auch darüber dis-

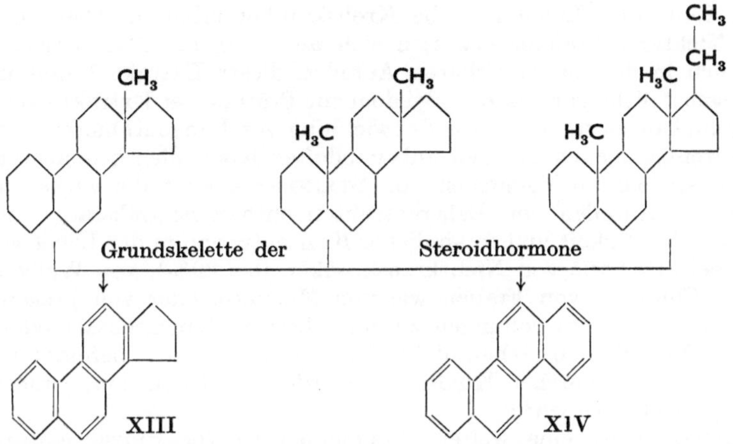

CH_3 CH_3 H_3C CH_3 H_3C CH_3 H_3C CH_3

Grundskelette der Steroidhormone

XIII
1,2-Cyclopenteno-phenanthren

XIV
Chrysen

und deren Monomethyl- bzw. Dimethylderivate

kutieren, ob nicht Zwischenprodukte auf dem Wege zwischen den Steroiden und den aromatischen Kohlenwasserstoffen (Methylcholanthren) bereits eine krebserzeugende Wirksamkeit besitzen[2].

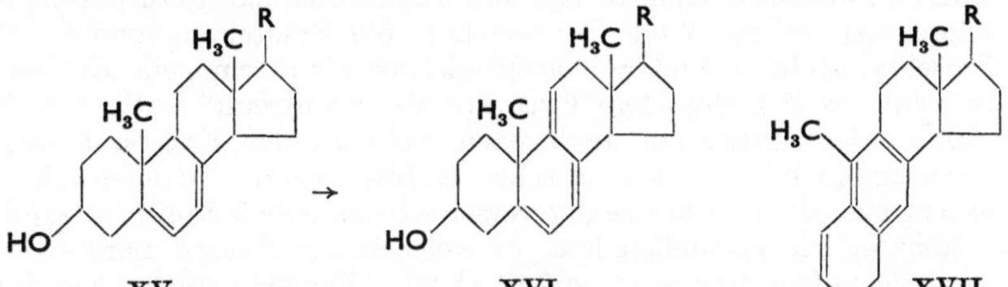

H_3C R H_3C HO XV → H_3C R H_3C HO XVI H_3C R H_3C XVII

Die carcinogene Wirksamkeit von rohem Progesteron[3], das durch Bromierung, Oxydation und Debromierung von Cholesterin erhalten wurde[4], und die Auffindung des oxydationsempfindlichen Δ^7-Cholestenols-(3) als Beiprodukt des Körpercholesterins[5] veranlaßt FIESER[5], Diepoxyde (s. S. 135) von Steroiden als Carcinogene in Betracht zu ziehen. — Da die Sterine im Organismus zum Teil verestert vorkommen, könnten auch die Säurekomponenten dieser Ester bei der endogenen Krebsentstehung eine Rolle spielen. Dafür hat sich bis jetzt aber noch kein Anhaltspunkt ergeben[6].

Die strukturellen Beziehungen zwischen Cholesterin und Gallensäuren zum krebserzeugenden Kohlenwasserstoff Methylcholanthren sind der Anlaß gewesen zu Untersuchungen darüber, ob sich carcinogene Stoffe in Organen oder Körperflüssigkeiten Krebskranker nachweisen lassen[7]. Der erste experimentelle Hinweis

[1] NES und MOSETTIG 1953. [2] INHOFFEN 1951. [3] BISCHOFF und RUPP 1946.
[4] SPIELMAN und MEYER 1939. [5] FIESER 1951, IDLER und BAUMANN 1952.
[6] FIESER und SCHNEIDER 1952, Zusammenfassung: FIESER 1954.
[7] Zusammenfassungen: SHABAD 1945, HIEGER 1947a, LACASSAGNE 1950.

in dieser Richtung wurde 1937 von Shabad[1] gegeben, dem es gelang, durch mehrfache Injektion von Benzolextrakten aus der Leber eines Kranken mit Magencarcinom und Lungenmetastasen bei Mäusen Geschwülste zu erzeugen. Wirksame Extrakte wurden in späteren Versuchen nicht nur aus Leber, sondern auch aus Galle und Lungengewebe Krebskranker erhalten, aber auch Leberextrakte Nichtkrebskranker erwiesen sich als wirksam. Das wirksame Agens befindet sich in den unverseifbaren Anteilen dieser Extrakte[2] und ist in den Tumoren selbst nicht vorhanden. Bei dem zur Prüfung der Extrakte verwendeten Mäusestamm kam es vor allem zur Entwicklung von Lungentumoren, die in geringerem Prozentsatz auch bei den unbehandelten Kontrollen beobachtet wurden.

Nach ausgedehnten Versuchen von Steiner[3] kommt die wirksame, in den unverseifbaren Anteilen von Leberextrakten enthaltene Substanz mit beinahe gleich großer Häufigkeit und in ähnlicher Konzentration in der Leber von Krebskranken (bei 21%) wie von Nichtkrebskranken (bei 20%), von Weißen wie von Negern (in Chicago), von Frauen wie von Männern, oder von jungen wie von alten Menschen vor. Beziehungen zu einer bestimmten Krebsart oder zu einer bestimmten Krankheit bestehen nicht. Das wirksame Agens befindet sich bereits in den Lebern totgeborener Kinder; es wurde in Schweineleber, nicht aber in Rinderleber nachgewiesen[4].

Von Hieger[5] ist eine weitere Fraktionierung der Extrakte durchgeführt worden, wobei sich zeigte, daß die wirksamste Fraktion zu 85% aus Cholesterin besteht. Parallelversuche haben ergeben, daß bereits mit handelsüblichem Cholesterin bei Mäusen Sarkome erzeugt werden können, aber auch schon die Injektion von tierischen und pflanzlichen Fetten führt bei Mäusen vereinzelt zur Entstehung von Sarkomen.

Sicher ist, daß die tumorerzeugende Wirkung der Leberextrakte nicht auf einen Gehalt an krebserzeugenden Kohlenwasserstoffen zurückzuführen ist, denn im Pinselungstest an der Maus, bei welchem die Entstehung von Carcinomen an der Pinselungsstelle besonders charakteristisch für carcinogene Kohlenwasserstoffe ist, erwiesen sich derartige Extrakte als unwirksam[6, 7]. Spektroskopisch ließen sich in den Extrakten auch nach weitgehender Fraktionierung keine Absorptionsbanden höherer aromatischer Kohlenwasserstoffe nachweisen.

Vergleicht man die Ergebnisse der verschiedenen Arbeitskreise, so ergibt sich:

1. es konnten in Versuchsreihen, in welchen bei Mäusen Sarkome an der Injektionsstelle aufgetreten sind, entsprechende Tumoren auch nach Injektion von anderen Stoffen (tierischen und pflanzlichen Fetten, erhitztes Sesamöl) beobachtet werden (Hieger, Steiner) oder

2. es wurde bei Mäusen, entfernt von der Injektionsstelle, ein verfrühtes oder vermehrtes Auftreten einer Geschwulstart gefunden, die auch bei den Kontrolltieren auftritt (Shabad: Lungentumoren; Butenandt, Dannenberg und Friedrich-Freksa[6]: Uterussarkome),

3. schließlich wurden in anderen Versuchsreihen bei Mäusen und auch bei Ratten überhaupt keine Tumoren beobachtet (Gummel[7], Nothdurft[8]).

Die Wirkung der Extrakte aus Leber ist nicht mit derjenigen der krebserzeugenden Stoffe zu vergleichen, sie ist unspezifischer, und die Leberextrakte sind wahrscheinlich zur Klasse der *bedingt krebsauslösenden Stoffe* (s. Abschnitt III) zu rechnen[9].

---

[1] Shabad 1937. [2] Kleinenberg, Neufach und Shabad 1940.
[3] Steiner 1942, 1943. [4] Steiner, Stanjer und Bolyard 1947.
[5] Hieger 1946, 1947b, 1949.
[6] Butenandt, Dannenberg und Friedrich-Freksa nach Butenandt 1949.
[7] Gummel 1941. [8] Nothdurft 1949. [9] Butenandt 1949.

Bei den Bantunegern Südafrikas wird Leberkrebs besonders häufig beobachtet und DES LIGNERIS[1] hat mit den unverseifbaren Anteilen von Leberextrakten krebskranker und nichtkrebskranker Bantuneger durch Pinselung bei Mäusen Tumoren an der Pinselungsstelle erzeugen können. Möglicherweise liegen hier aber besondere Verhältnisse vor, denn die hohe Anfälligkeit dieser Neger für Lebercarcinome soll in Zusammenhang stehen mit der reichlichen medikamentösen Anwendung von Seneciopflanzen. Durch Verfütterung von Senecioalkaloiden konnte bei Ratten Leberkrebs hervorgerufen werden[2].

Ein Übergang von Gallensäuren in krebserzeugende Verbindungen im Organismus war in Erwägung zu ziehen, nachdem durch Applikation von Desoxycholsäure in fester Form oder in öliger Lösung bei Ratten und Mäusen Tumoren beobachtet worden waren[3]. Eingehende Untersuchungen bei verschiedenen Mäusestämmen ergaben aber nur bei einem Mäusestamm eine Erhöhung der Rate an Lungentumoren nach Injektion einer öligen Lösung von desoxycholsaurem Natrium, während Cholsäure bei allen Stämmen ohne Wirkung war[4]. In anderen Versuchen wurden bei Ratten und Mäusen nur negative Ergebnisse erhalten[5]. Spezifische Tumoren entstanden weder bei Mäusen noch Ratten nach Injektion oder Pinselung von Gallenextrakten[6].

Ferner haben sich bisher auch im Harn Krebskranker noch keine krebserzeugenden Stoffe nachweisen lassen[7].

Unter den endogenen Faktoren, die zur Entstehung von Spontantumoren führen könnten, ist bisher vor allem die Entstehung von krebserzeugenden Verbindungen aus Steroiden infolge eines fehlerhaften Steroidstoffwechsels in Betracht gezogen worden, aber sicher können auch ganz andere Faktoren eine Rolle spielen, und es ist in diesem Zusammenhang von Interesse, daß bei Ratten und Kücken Tumoren besonders in der Leber entstehen, wenn mit einer Nahrung gefüttert wird, die arm an *Cholin* ist[8]. Riboflavin verhindert das Auftreten dieser Tumoren; Inosit und Pyridoxin sind ohne Einfluß[9].

VI. Zur Frage der Tumorentstehung: Über den Wirkungsmechanismus krebserzeugender Stoffe.

Die Entdeckung carcinogener Noxen hat es ermöglicht, im Tierexperiment willkürlich Krebs zu erzeugen und den Ablauf dieses Geschehens zu analysieren. Die Kenntnis der Gesetzmäßigkeiten, unter denen sich eine Cancerisierung normaler Zellen durch carcinogene Stoffe oder carcinogene Strahlen vollzieht, läßt Schlüsse zu auf die Art des Vorganges, der durch die Wirkung der Noxen eingeleitet wird.

Soweit chemische Substanzen als Krebsursachen in Frage kommen, liegt ein pharmakologisches Problem vor; der Mechanismus ihrer Wirkung kann daher mit pharmakologischen Methoden in quantitativen Untersuchungen geklärt werden[10]. Am Beispiel des „Buttergelb-Krebses“ der Ratte (vgl. S. 127) wurde gezeigt, daß der Wirkungsmechanismus carcinogener Stoffe auf ihrer Eigenschaft

[1] DES LIGNERIS 1940. [2] COOK, DUFFY und SCHOENTAL 1950, SCHOENTAL 1953.
[3] GHIRON 1938, COOK, KENNAWAY und KENNAWAY 1940. [4] LAW 1941b.
[5] SHEAR, LEITER und PERRAULT 1941, NOTHDURFT 1949.
[6] BUTENANDT, DANNENBERG und FRIEDRICH-FREKSA nach BUTENANDT 1949, TURNER 1939.
[7] SOBOTKA und BLOCH 1939, BOWMAN und MOTTSCHAW 1941, HACKMANN 1942, STEELE, KOCH und STEINER 1941.
[8] COPELAND und SALMON 1946, SCHAEFER, COPELAND und SALMON 1949, STAUB, VIOLLIER und WERTHEMANN 1948.
[9] SCHAEFER, COPELAND, SALMON und HALE 1950. [10] DRUCKREY 1942.

als „Summationsgifte" beruht[1]. Füttert man Ratten mit bestimmten Tagesdosen des Farbstoffs solange, bis Krebs auftritt, so ergibt sich eine umgekehrte Proportionalität zwischen der Größe der Tagesdosis und der Behandlungsdauer (Tabelle 3)[2]. Krebs tritt auf, wenn die Summe aller Einzeldosen einen kritischen Schwellenpunkt überschreitet, dessen zahlenmäßige Größe von dem verwendeten Rattenstamm und den Versuchsbedingungen abhängt. Bei dieser Versuchsanordnung wird die krebserzeugende Wirkung des betreffenden Stoffes nur von der gesamten Dosis, unabhängig von ihrer zeitlichen Verteilung, bestimmt. Die Wirkung hat demnach hier die Dimension einer Menge[3]. Grundsätzlich gleiche Ergebnisse wurden mit carcinogenen Kohlenwasserstoffen[4] und mit Strahlen[5] erhalten. Es folgt aus ihnen, daß die carcinogenen Effekte kleinster Einzeldosen über die ganze Lebenszeit der behandelten Individuen voll summationsfähig sind; die einmal gesetzten Schädigungen bleiben irreversibel.

Tabelle 3. *Abhängigkeit der Latenzzeit t bis zum Auftreten von Tumoren und Unabhängigkeit der dafür notwendigen Gesamtdosis „Buttergelb" $C \cdot t$ von der Höhe der täglich gegebenen Dosis an einem Ratteninzuchtstamm.* (Nach DRUCKREY 1954.)

C Einzeldosis mg/Tag	t Latenzzeit (corr) Tage	$C \cdot t$ Gesamtdosis mg	n Ratten Zahl
0,1		?	158
0,3		?	148
1	700	700	169
3	350	1050	70
5	190	950	70
10	95	950	30
20	52	1040	15
30	34	1020	30

Hier liegt ein praktisches, auch auf den Menschen übertragbares Ergebnis vor: Krebserzeugende Agenzien sind auch dann als gefährlich anzusehen, wenn sie in kleinsten Dosen dauernd über ein langes Leben einwirken. Die Länge der Latenzzeit beim Krebs ist als biologische Zeitgröße ein erbliches Merkmal. 120 Tage bei der Ratte entsprechen etwa 10 Jahren beim Menschen[6].

Die Irreversibilität einer carcinogenen Wirkung ist am Beispiel des Buttergelbtumors der Ratte zusätzlich in sog. „Stop-Versuchen" gezeigt worden[7]: Behandelt man Ratten vom 100. Lebenstage, also von frühester Jugend ab, mit der konstanten Tagesdosis von 5 mg Buttergelb und setzt die Behandlung nach Verabfolgen von 200, 300, 500 oder 700 mg ab, so verhalten sich die Tiere nach dem Abbruch der Behandlung zunächst normal, bekommen aber später — zum Teil erst in hohem Lebensalter — Leberkrebs. Die Zeitdauer bis zum Auftreten der Wirkung erweist sich als abhängig von der verabfolgten Buttergelbdosis (Tabelle 4)[2].

Tabelle 4. *Die Dauer der „Latenzzeit" t_2 vom „Stop" der Fütterung mit 4-Dimethylaminoazobenzol bis zum Auftreten von Krebs und die Häufigkeit der Krebsentstehung in Abhängigkeit von der Gesamtdosis $D = d\, t_1$ bei konstanter Tagesdosis d = 5 mg/Ratte. Gewertet wurden nur Leberzell- und Gallengangscarcinome* ($n = 268$) (Nach DRUCKREY 1954.)

„1. Vorgang" Exposition: kausale Faktoren			„2. Vorgang" Krebsentstehung: konditionelle Faktoren	
d Tagesdosis mg/Tag	t_1 Behandlungsdauer Tage	$D = dt_1$ Gesamtdosis mg/Ratte	t_2 „Latenzzeit" (Medianwert) Tage	Krebs %
5	200	1000	0	81
5	140	700	110	80
5	100	500	240	49
5	60	300	280	26
5	40	200	320	20

[1] DRUCKREY und KÜPFMÜLLER 1949. [2] DRUCKREY 1954.
[3] DRUCKREY und KÜPFMÜLLER 1948. [4] BRYAN und SHIMKIN 1941.
[5] BLOCH 1924. [6] HADFIELD und GARROD 1938, nach DRUCKREY 1954.
[7] DRUCKREY 1951.

Aus diesen Versuchsergebnissen folgt, daß bei geringen Dosen carcinogener Noxen die Zeit einen entscheidenden Beitrag zur Wirkung leistet. *Demnach enthält die carcinogene Wirkung als Gesamtvorgang die Dimensionen: Menge und Zeit*[1]. Die Ursache eines im Alter auftretenden Krebses kann also bereits in der frühen Jugend liegen. Die Stopversuche bestätigen zugleich den früher (s. S. 107) diskutierten zweiphasigen Verlauf im Gesamtvorgang der Krebsentstehung in eindrucksvoller Weise.

Da die zu beobachtende verlustlose Summation der Wirkung carcinogener Noxen auch für lange Versuchszeiten gilt, die fast die ganze Lebensdauer ausmachen können, erscheint die Folgerung berechtigt, daß die in den betroffenen Zellen eingetretenen Veränderungen über häufige Zellteilungen erhalten bleiben, also auf die Tochterzellen übertragbar sein müssen. Dieser wichtige Befund findet seine Deutung durch die einleuchtende Annahme, daß *die carcinogenen Noxen an vermehrungsfähigen (selbstreproduzierbaren) Zellbestandteilen, sog. „Duplikanten", angreifen* und diese so verändern, daß sie entweder eliminiert oder in veränderter Gestalt redupliziert werden. Damit ist zugleich erklärt, daß die einmal maligne gewordene Zelle des cancerisierenden Agens nicht mehr bedarf. Die Leichtigkeit, mit der eine Abänderung normaler Duplikanten erfolgt, wäre nach dieser Vorstellung zugleich ein Maß für die „Disposition" einer Zelle für krebsige Entartung.

Die Frage nach der Natur der vom carcinogenen Agens angegriffenen und veränderten Duplikanten und ihrer Lokalisation in der Zelle läßt sich nach dem gegenwärtigen Stand unserer Kenntnisse noch nicht beantworten. Die mathematische Auswertung der Dosis- und Wirkungsbeziehung[2] bei der Entstehung von Leberkrebs der Ratte durch Buttergelb läßt jedoch einige diese Frage präzisierende Schlüsse zu:

Die Cancerisierung einer Körperzelle beruht auf der Summation einer Vielzahl von „Treffern", die sicher erheblich größer ist als 2, vermutlich sogar in der Größenordnung von 100 liegen kann. Diese Vielzahl der benötigten Treffer bedingt notwendig verschiedene Stufen der Malignität, d. h. es handelt sich bei der Cancerisierung einer Zelle nicht um einen sprunghaften „Alles- oder Nichts-Effekt". Danach ist es fraglich geworden, ob man den Vorgang der Cancerisierung als somatische Gen- oder Chromosomenmutation deuten kann[3]; es ist wesentlich wahrscheinlicher, daß der Angriff des cancerogenen Agens an Zellduplikanten erfolgt, die im Gegensatz zu den Genen *vielfach* in der Zelle vorhanden sein müssen.

Auch über das Wesen der Veränderung der von carcinogenen Noxen getroffenen Duplikanten kann man noch keine gesicherte Aussage machen; nach O. Warburg[4] soll sie immer mit einer irreversiblen „Schädigung der Atmung" gekoppelt sein (s. S. 194); es ist noch nicht entscheidbar, ob Duplikanten unter Erhaltung ihrer Autoreproduzierbarkeit verändert werden, oder ob es sich lediglich um eine Eliminierung, einen Verlust spezifischer Duplikanten, handelt.

Die erste Annahme schlägt eine Brücke zur Lehre von der Virusätiologie der Tumoren. *Viren* teilen mit Zellduplikanten die Autoreproduzierbarkeit in lebenden Zellen. Da es virusbedingte Tumoren gibt (s. S. 146) hat man nach Beziehungen zwischen den durch cancerogene Stoffe veränderten Duplikanten und Viren gesucht. So ist daran gedacht worden, daß Duplikanten mit cancerogener Veränderung in besonders gelagerten Fällen zugleich ihre obligate Bindung an die Zelle verlieren und andere Zellen cancerisieren können[5]. Nimmt man als

---

[1] Druckrey 1954. [2] Druckrey und Küpfmüller 1948.
[3] Siehe dazu Burdette 1955. [4] Warburg 1955. [5] Rondoni 1949.

Ursache der Krebsentstehung allgemein das — bisher nicht bewiesene — Neuauftreten von bestimmten selbstreproduzierbaren Einheiten in der Zelle an, die „spontan" oder unter der Einwirkung cancerogener Noxen aus normalen Duplikanten entstehen, so ließen sich die folgenden graduellen, aber nicht prinzipiellen Unterschiede zwischen verschiedenen Tumortypen verstehen[1]: 1. bei echten Virustumoren sind die carcinogenen Duplikanten aus der Zelle ohne Änderung ihrer spezifischen Natur zu extrahieren und imstande, gesunde Gewebe der gleichen Art zu infizieren und virusspezifische Tumoren zu erzeugen; 2. beim Brustdrüsenkrebs der Maus (s. S. 147) stellen die im BITTNERschen „Milch-Faktor" vorliegenden virusähnlichen Gebilde hochspezifische Ansprüche an die für ihre Vermehrung notwendigen Bedingungen innerhalb von besonders disponierten und vorbereiteten Geweben; 3. bei allen anderen Tumoren bleiben die carcinogenen Duplikanten an die Zellen gebunden, in denen sie entstanden sind, und können aus ihnen nicht ohne Verlust ihrer physiologischen Eigenschaften gelöst werden.

Die Alternativannahme, daß die unter der Wirkung carcinogener Noxen eintretende Veränderung an den normalen Duplikaten ein rein quantitatives Geschehen darstellt, d. h. in einem Ausfall normaler Duplikanten besteht, wird durch die Erfahrung gestützt, daß Zellen durch ihre Cancerisierung eher Eigenschaften verlieren als neue hinzugewinnen. Die kennzeichnendste Eigenschaft der Krebszellen ist ihr ungeordnetes und infiltrierendes Wachstum; es beruht darauf, daß sie gegenüber den normalen Mutterzellen die Fähigkeit eingebüßt haben, ihre Wachstumspotenz dem Bedürfnis des Gesamtorganismus unterzuordnen, daß sie nicht mehr der normalen Wachstumsregulation gehorchen. Vorstellungen über das Wesen der krebsigen Entartung einer Zelle können erst befriedigen, wenn sie das autonome Verhalten der Krebszellen zu erklären vermögen. Da unsere Kenntnis über das Wesen der Zelldifferenzierung und der normalen Wachstumsregulation noch gering ist, wird man erst dann zu einem tieferen Verständnis der Carcinogenese kommen können, wenn man die Lücken unseres Wissens über Zelldifferenzierung und geordnetes Wachstum geschlossen hat[2].

Der Verlust von Eigenschaften der Normalzelle bei ihrer Cancerisierung kommt besonders überzeugend in dem Befund zum Ausdruck, daß Leberzellen der Ratte unter dem Einfluß von Buttergelb ihre organspezifischen Antigene verlieren[3]. Dieser Verlust erfolgt *allmählich*; bevor es zum Tumor kommt, wird ein Teil der organspezifischen Mikrosomen der Leberzelle durch unspezifische ersetzt. Solange Zellen leberspezifisches Antigen enthalten, zeigen sie kein krebsiges Wachstum, und die teilweise umgestimmten — noch nicht neoplastischen — Zellen behalten die Verminderung ihres Gehaltes an leberspezifischem Antigen bei. Noch 4 Monate nach dem Aufhören der Buttergelbfütterung kann man derart veränderte Zellareale mit Hilfe von fluorescierendem, leberspezifischem Antikörper fluorescenzmikroskopisch beobachten[4]; das ist zu erwarten, wenn diese serologische Veränderung etwas mit der Tumorgenese zu tun hat. *Die Hepatomzellen sind frei von leberspezifischen Antigenen*, sie enthalten zwar andere Antigene als die normalen Mutterzellen, aber keine spezifischen Tumorantigene, die etwa ausschließlich in der malignen Zelle vorkämen. Die Tumorzellen enthalten keine dem Organismus fremden Antigene, sondern es erfolgt in ihnen nur eine Verschiebung des Antigenspektrums, innerhalb der dem Organismus vertrauten und genetisch festgelegten Norm. Völlig entsprechende Ergebnisse

[1] BUTENANDT 1949. [2] BUTENANDT 1949, 1955, RUSCH 1954. [3] WEILER 1952.
[4] WEILER 1956a.

wurden bei der Entwicklung von Nierentumoren des Goldhamsters unter der Wirkung von Stilböstrol beobachtet[1]. Wieweit der Verlust organspezifischer Antigene ein allgemein gültiges Charakteristikum für den Übergang normaler Zellen in Krebszellen darstellt, und ob den organspezifischen — im Tumor nicht mehr nachweisbaren — Antigenen eine Bedeutung für die normale organspezifische Wachstumsregulation zukommt, muß weiteren Untersuchungen vorbehalten bleiben[2].

Für die *Entstehung einer Krebsgeschwulst aus vorhandenen Krebszellen* sind aus den Versuchsergebnissen über den Wirkungsmechanismus carcinogener Noxen auf der Basis der Vorstellung des zweiphasigen Geschehens 2 Grenzfälle denkbar: 1. Eine Geschwulst kann sich theoretisch aus *einer* Krebszelle nur bilden, wenn extrem günstige Bedingungen für ihren Eintritt in die Entwicklungsphase geschaffen werden. Daß die Wachstumsbilanz *einer* Krebszelle unter dem Einfluß von bedingt krebsauslösenden Stoffen positiv wird und dadurch zum Krebs führt, ist jedoch auf Grund der experimentellen Erfahrungen nicht häufig. Aus den Resultaten der quantitativen Versuche mit Buttergelb läßt sich berechnen, daß die Mindestzahl der primär erzeugten Krebszellen in der Rattenleber größer als 1000 sein muß[3]. Das JENSEN-Sarkom der Ratte muß in erwachsene Tiere mit etwa 12000 Zellen verimpft werden, damit in der Hälfte der Fälle eine Geschwulst angeht[4]. Im Einzelfall hängt die Größe der Zellenzahl von der Art der Geschwulst und von den Milieubedingungen ab. 2. Eine Geschwulst kann sich aus einer großen Zahl von primär aus Normalzellen entstehenden Krebszellen entwickeln, ohne daß zusätzlich fördernde Einflüsse zum Eintritt in die Entwicklungsphase notwendig sind. Die positive Wachstumsbilanz, die zum Krebs führt, ist in diesem Grenzfall durch die hohe Zahl der primär entstehenden Krebszellen allein bedingt. Dieses Ergebnis kann im Experiment unter der fortlaufenden Einwirkung eines hochwirksamen cancerogenen Stoffes eintreten, doch dürfte es für die Entstehung der meisten Tumoren ebenfalls selten verifiziert sein. Für diese gelten 3. die *Bedingungen der Norm:* daß sich aus einer Vielzahl von Krebszellen ein Tumor erst unter der zusätzlichen Wirkung von bedingt krebsauslösenden Stoffen oder beim Versiegen natürlicher Abwehrkräfte des Organismus entwickelt.

B. Chemie und Stoffwechsel der Tumoren[5,6].

I. Anorganische Bestandteile.

Da die Literatur dieses Gebietes bis 1942 ausführlich zusammengefaßt worden ist[5], sollen nur die Ergebnisse aus den wichtigsten Arbeiten wiedergegeben und durch neuere Angaben ergänzt werden.

Der Gehalt der Tumoren an Mineralstoffen wird recht widersprechend angegeben. Dieses kann zum Teil besonders bei älteren Arbeiten auf ungenügende Bestimmungsmethoden zurückzuführen sein, ist sicher aber auch durch die Verschiedenheit der einzelnen Tumoren bedingt. Angaben für das transplantable Rattenhepatom im Vergleich zu normaler Leber s. Tabelle 5.

---

[1] WEILER 1956b. [2] BUTENANDT 1955. [3] DRUCKREY und KÜPFMÜLLER 1948.
[4] DRUCKREY 1950c.
[5] Zusammenfassungen: HINSBERG 1942, STERN und WILLHEIM 1943.
[6] Zusammenfassungen: DITTMAR 1952, WINZLER 1953a.

Tabelle 5. *Zusammensetzung der normalen Rattenleber und des transplantablen Rattenhepatoms*[1].

	Normale Leber		Hepatom	
	Frisch-gewicht %	Trocken-gewicht %	Frisch-gewicht %	Trocken-gewicht %
Wasser	71,38	0	81,93	0
Asche	1,634	5,71	1,391	7,70
N	3,200	11,18	2,315	12,81
P	0,321	1,12	0,235	1,40
S	0,264	0,921	0,207	1,148
Na	0,305	1,064	0,314	1,737
K	0,029	0,101	0,089	0,492
Ca	0,009	0,031	0,0034	0,019
Ma	0,019	0,066	0,023	0,126
Fe	0,0035	0,0121	0,0014	0,008
J	0,0025	0,009	0,0018	0,0098
Cl	0,161	0,564	0,180	0,998
Phosphatide	2,60	9,06	1,48	8,17
Cholesterin frei	0,184	0,643	0,233	1,289
Cholesterin total	0,268	0,936	0,357	1,976
Fettsäuren	3,09	10,81	1,09	6,00
Phosphorsäure total, d	0,321	1,120	0,253	1,400
Anorgan-P, a	0,063	0,221	0,064	0,354
Total säurelöslich P, b	0,094	0,326	0,104	0,576
Lipoid-P, c	0,103	0,360	0,059	0,327
Protein-P, d—(b—c)	0,124	0,434	0,090	0,498
Organisch-P, (d—a)	0,258	0,899	0,189	1,046
Nichteiweiß-N	0,172	0,601	0,227	1,256
Amino-N	0,107	0,374	0,138	0,764
Kreatinin	0,005	0,017	0,003	0,017
Kreatin	0,005	0,017	0,005	0,028
Harnstoff	0,030	0,105	0,041	0,227
Harnsäure	0,014	0,049	0,020	0,111

1. Metalle.

Tumoren weisen in ihrem Gehalt an *Natrium* keine charakteristischen Veränderungen auf.

Für *Kalium* wird allgemein eine Zunahme im Tumor gegenüber Normalgewebe angegeben[2]. Junge und aktiv wachsende Tumorgewebe sind reicher an Kalium als langsam wachsende. Der erhöhte Kaliumbedarf des Tumors wird aus dem umgebenden Gewebe gedeckt. Die Beziehung zwischen Malignität und Kaliumgehalt ist besonders von EPSTEIN (1933) betont worden. Die Zunahme des Kaliums ist aber nicht charakteristisch für Tumoren, denn auch in regenerierendem Gewebe wird ein höherer Kaliumgehalt gefunden, zum Unterschied von Tumoren aber ohne Änderung des Calciumgehaltes[2]. Das Verhältnis von Kalium zu Desoxyribonucleinsäure zeigt keinen Unterschied zwischen normalen Geweben und Krebsgeweben und ist ziemlich konstant[3]. Kalium soll unentbehrlich für die Eiweißsynthese sein[4].

Eine Ausnahme bildet das ROUS-Sarkom, in welchem das Kalium auf $^1/_6$ des Gehaltes des umgebenden Muskels vermindert ist[5]; die Summe der ein-

[1] NAKAHARA, KISHI und FUJIWARA 1936, 1937, KISHI, FUJIWARA und NAKAHARA 1937, FUJIWARA, NAKAHARA und KISHI 1937.
[2] EPSTEIN 1933, DE LONG, COMAN und ZEIDMAN 1950, ARAKI, FUJITA und EBIHARA 1952.
[3] ASIMOV, LEMON, REGUERA, DAVISON und WALKER 1951.
[4] CANNON, FRAZIER und HUGHES 1952. [5] MORÁVEK 1933.

wertigen Kationen Natrium und Kalium ändert sich in der Geschwulstmitte aber nicht bedeutend. Im ROUS-Sarkom ist das Kalium also weitgehend durch Natrium ersetzt.

Eine interessante aber bis jetzt noch unerklärbare Beobachtung liegt über das Verhältnis der Kaliumisotope $K^{39}:K^{41}$ vor. Dieses soll sowohl in menschlichen als auch in tierischen Tumoren größer sein als in normalen Geweben[1].

Charakteristisch für fast alle Tumoren ist eine Verminderung des *Calciumgehaltes*[2]; dieses kommt auch in neueren Arbeiten zum Ausdruck[3]. Angaben über einen erhöhten Calciumgehalt können vielleicht durch die Beobachtung erklärt werden, daß es in nekrotischen Zentren von Tumoren zu einer Anhäufung von Calcium und sogar zur Bildung von Calciumphosphatkristallen kommen kann[4]. Der geringe Calciumgehalt der Tumoren ist in Zusammenhang gebracht worden mit der verminderten Haftfestigkeit der Tumorzellen untereinander, welche die Ursache für eine leichtere Abwanderung einzelner Tumorzellen zu anderen Stellen des Organismus sein soll[5].

Der Quotient K:Ca ist häufig als Kennzeichen der Bösartigkeit von Tumoren betrachtet worden. Bei schnell wachsenden Tumoren wurde dieser Quotient größer gefunden als bei langsam wachsenden oder bei Normalgewebe. Die Erhöhung des K:Ca-Verhältnisses darf aber nicht als spezifisch für Tumoren angesehen werden, sondern es nimmt auch in normalen Organen höherer Tiere im Verhältnis der Wachstumsrate zu, während es beim Altern abnimmt. — Unter den Tumoren bildet das ROUS-Sarkom wieder eine Ausnahme, denn bei diesem ist der K:Ca-Quotient im Tumor kleiner als im umgebenden Muskel[6].

Für das *Magnesium* sind normale Werte gefunden worden, zum Teil verminderte, besonders für das ROUS-Sarkom; für menschliche Tumoren ist in wenigen Fällen aber über eine Vermehrung berichtet worden.

Dem Magnesium wurde besondere Aufmerksamkeit gewidmet auf Grund der Magnesiummangeltheorie von DELBET[7], nach welcher verminderter Magnesiumgehalt von Trinkwasser und Nahrung eine Krebsdisposition bedingen soll. Die Ansicht von DELBET schien gestützt durch statistische Untersuchungen, die einen Zusammenhang zwischen dem Magnesiumgehalt des Bodens und der Krebshäufigkeit in Europa aufgedeckt haben sollten und in gleicher Weise die Seltenheit von Neoplasmen in Ägypten mit dem Magnesiumreichtum im Boden zu erklären versuchten[8]. Nachuntersuchungen haben die DELBETsche Theorie nicht bestätigen können, z. B. für das Elsaß[9], und auch ausgedehnte Tierversuche anderer Autoren sind widersprechend.

Eisen kommt im Organismus in sehr verschiedenen Bindungen vor, in der Hauptmenge im Hämoglobin. Wegen der Schwierigkeit, Gewebe vollkommen hämoglobinfrei zu bekommen, sind sehr viele Untersuchungen über das Eisen mit Vorsicht aufzunehmen. Eine Ursache des hohen Eisengehaltes von Tumoren sind sehr oft Hämorrhagien. Von Interesse ist aber nur das Nichthämoglobineisen. Es ist bei Ratten in Hepatomen vermindert gegenüber normaler Leber und auch menschliche Tumoren haben einen verhältnismäßig kleinen Eisengehalt[10]. Dieses ist von Interesse im Hinblick auf die Verminderung von Eisen enthaltenden Enzymen im Hepatom und anderen Tumoren. Metastasen sind eisenärmer als die Primärtumoren.

---

1 LASNITZKI und BREWER 1942. 2 SHEAR 1933.
3 BRUNSCHWIG, DUNHAM und NICHOLS 1946, DUNHAM, NICHOLS und BRUNSCHWIG 1946.
4 KLEINMANN und REMESOW 1928.
5 COMAN 1947. Zusammenfassung über den Mechanismus der Metastasenbildung: COMAN 1953.
6 MORÁVEK 1932a. 7 DELBET 1928, DELBET, DEPEYRE und HEINEMANN 1951.
8 ROBINET 1930, 1931, 1932. 9 SARTORY, SARTORY, MEYER und KELLER 1932.
10 BUCHWALD und HUDSON 1944, LOEWENTHAL und PROBST 1935.

Beachtung haben noch die Spurenelemente *Kupfer*, *Zink* und *Mangan* gefunden, die als Bestandteile oder Aktivatoren gewisser Enzyme erkannt worden sind. Der Kupfergehalt der Tumoren ist nicht höher als derjenige der entsprechenden normalen Gewebe, er schwankt sowohl bei Primärtumoren wie bei Metastasen in sehr weiten Grenzen[1]. Nekrotische Teile enthalten mehr Kupfer als die intakten Teile der Tumoren. Gegenüber menschlicher Epidermis finden sich in Carcinomen der Mäusehaut geringere Mengen an Kupfer und auch Zink[2], während andererseits gefunden wurde, daß Tumoren und auch Organe des Tumorträgers (Leber) viel Zink enthalten[3]. Zink ist aber auch vermehrt bei experimentellen Entzündungen und Wachstumsprozessen. Tumorgewebe nimmt nach Applikation von Zink (Versuche mit radioaktivem Zink Zn^{65}) mehr Zink auf als normales Gewebe. Das aufgenommene Zink wurde an Desoxyribonucleoproteide der Zellkerne gebunden wiedergefunden[4]. Mangan soll in menschlichen Tumoren vermindert vorkommen[5]. Auch der Gehalt an anderen Spurenelementen in Tumoren ist gering[6].

Besondere Erwähnung verdienen die Arbeiten von CARRUTHERS und SUNTZEFF (1944, 1945, s. a.[2]), in denen quantitative Änderungen der Metalle in der Mäuseepidermis während der Carcinogenese durch Methylcholanthren untersucht wurden. Zehn Tage nach der ersten Applikation von Methylcholanthren in Benzol sind besonders Calcium und Eisen, aber auch Zink und Kupfer in der hyperplastischen Epidermis gegenüber der normalen Epidermis vermindert. Diese Abnahme bleibt auch bei wiederholter Applikation bestehen und wird im Carcinom noch ausgeprägter. Der Gehalt an Natrium, Kalium und Magnesium ändert sich dagegen nur wenig (Tabelle 6). Nekrotisches Tumorgewebe hat mehr Calcium und Natrium und weniger Kalium und Magnesium als der feste kleine Tumor.

Tabelle 6. *γ-Metall je 100 mg Epidermis.*

	Kalium	Natrium	Calcium	Magnesium	Zink	Kupfer
			Maus:			
Normale Epidermis	347	168	44	19,0	5,2	0,58
Benzolbehandelte Epidermis	351	163	42	19,0	5,5	0,58
Methylcholanthrenbehandelte Epidermis	346	141	19	22,6	3,8	0,33
Carcinom	326	141	9	18,0	1,7	0,10
			Mensch:			
Normale Epidermis	322	123	16	18,0	2,4	0,54
Carcinom	—	—	8,5	—	1,7	0,16

2. Nichtmetalle.

Angaben über den *Chlor*gehalt menschlicher Tumoren sind überhaupt nicht vorhanden. Für das ROUS-Sarkom des Huhns wird eine Erhöhung der Chloride bis auf das Vierfache gegenüber dem umgebenden Muskel angegeben; dabei war die Tumormitte reicher an Chlorid als der Tumorrand[7]. Chlor- und Jodgehalt in normaler Rattenleber und im Hepatom s. Tabelle 5, S. 158.

[1] GERLACH 1935, EDLBACHER und GERLACH 1935.
[2] Zusammenfassungen: CARRUTHERS 1950b, COWDRY 1953.
[3] ADDINK 1951. [4] HEATH und LIQUIER-MILWARD 1950.
[5] MAROT und DURAND 1944. [6] OLSON, HEGGEN, EDWARDS und GORHAM 1954.
[7] MORÁVEK 1932b.

Bei einer großen Zahl experimenteller Tiertumoren wurde gefunden, daß sie mehr *Jod* enthalten als Leber oder Muskel[1]. Allgemein gilt aber, daß in Geweben mit krankhaft gesteigertem Stoffwechsel, wozu auch nichtnekrotische Tumorgewebe gehören, der Jodgehalt zunimmt, besonders an löslichen Jodeiweißverbindungen[2]. Der Befund, daß ein Knochentumor, dessen Entstehung als Metastase eines Schilddrüsencarcinoms histologisch bewiesen wurde, beinahe den gleichen Jodgehalt wie die Schilddrüse aufwies, mag von Interesse für den Zusammenhang zwischen Tumor und Metastasen sein[3].

Phosphorsäure kommt im Gewebe zum größten Teil in Form organischer Phosphorsäureester vor, welche im Abschnitt „Organische Verbindungen" besprochen werden. P^{32} (als Phosphat) wird von Tumoren und wachsenden Geweben stärker aufgenommen als von ruhenden Geweben[4].

3. Wassergehalt und Wasserstoffionenkonzentration.

In Tumorgeweben ist nach vielen übereinstimmenden Analysen der Wassergehalt allgemein höher als in normalen Geweben. Dabei ist zu bemerken, daß die Schwankungen im Wassergehalt normaler Organe ziemlich beträchtlich sind, aber die Werte für den Wassergehalt der Tumorgewebe übersteigen die normale Variationsbreite. Sarkome sind wasserärmer als Carcinome, aber doch noch wasserreicher als normale Organe. Der hohe Wassergehalt ist aber nicht spezifisch für Tumoren, denn auch junges, wachsendes Gewebe, besonders Embryonengewebe, ist wasserreich. Eine Ausnahme von der Regel, daß Tumoren einen höheren Wassergehalt als normale Gewebe haben, wird für Interstitialzelltumoren von Hundetestis angegeben[5].

Die Ergebnisse der Messungen der *Wasserstoffionenkonzentration* in Tumoren sind zum Teil sehr widersprechend[6]. Alle Bestimmungen, die an isolierten Tumoren durchgeführt worden sind, sind mit großer Vorsicht aufzunehmen, da nach dem Tode sofort Änderungen des p_H-Wertes eintreten können. Von größerem Wert sind daher Methoden, welche die Bestimmung der Wasserstoffionenkonzentration im lebenden Gewebe gestatten. Derartige Messungen sind mit Hilfe einer Kapillarglaselektrode an lebenden Tieren mit Tumoren (JENSEN-Sarkom, WALKER-Carcinom, spontane Mäusetumoren[7] und Rattenhepatom[8]) durchgeführt worden und haben ergeben, daß das p_H der tierischen Tumoren im Durchschnitt 6,9 beträgt gegenüber 7,4 in normalem Gewebe. Die erhöhte Wasserstoffionenkonzentration in den Tumoren ist vor allem eine Folge der vermehrten Glykolyse in den Tumoren. Nach Verabfolgung von Glucose erhöht sich die Wasserstoffionenkonzentration in den Tumoren (p_H 6,3) aber kaum im Gewebe der Tumorumgebung (p_H 7,2).

II. Organische Bestandteile.

1. Lipoide.

Aus Tumoren sind aus der Lipoidfraktion keine anderen Verbindungen als aus normalen Geweben isoliert worden. Die Angaben über den Gehalt an Lipoiden sind recht widersprechend. Die Gründe dafür sind: Abhängigkeit des Lipoidgehaltes vom Entwicklungsgrad und vom Alter der Tumoren, Unterschiede

[1] TOYODA, KISHI und NAKAHARA 1935. [2] STURM und ROCKMANN 1936. [3] GIERKE 1903.
[4] Zusammenfassungen: HEVESY 1948, HEIDELBERGER 1953, CRAMER und PABST 1952.
[5] HUGGINS und EICHELBERGER 1944.
[6] Zusammenfassung: STERN und WILLHEIM 1943.
[7] VOEGTLIN, FITCH, KAHLER, JOHNSON und THOMPSON 1935.
[8] KAHLER und ROBERTSON 1943.

zwischen wachsendem und nekrotischem Tumorgewebe und verschiedenes Verhalten der einzelnen Tumorarten.

Die Gesamtlipoide setzen sich im wesentlichen zusammen aus Fetten, Phosphatiden und Cholesterin (frei und verestert). Ausführliche Lipoidanalysen von menschlichen Tumoren sind von LUSTIG und MANDLER (1932a, b, c, 1933 a, b) und von BIERICH und LANG (1933) durchgeführt worden; Lipoidzusammensetzung des Rattenhepatoms im Vergleich zu normaler Leber[1] s. Tabelle 5, S. 158, von Mammacarcinomen im Vergleich zu normalem Mammagewebe und zu schwangerschaftstimuliertem Mammagewebe der Maus[2] s. Tabelle 7, des WALKER-Tumors 256 s. [3].

Unter den einzelnen Zellbestandteilen haben die Mitochondrien den größten Gehalt an Lipoiden. Bei verschiedenen Tumoren sind Untersuchungen über die Lipoidverteilung in der Zelle durchgeführt worden[4].

Tabelle 7. *Zusammensetzung der Lipoide von Brustdrüsengeweben der Maus.* (Nach JOHNSON und DUTCH 1952).

Lipoid	Normale, ruhende Drüse*	Schwangerschaftstimulierte Drüse*	Carcinom*
Gesamtlipoide	67,2	43,0	1,03
Jodzahl	71,9	72,9	101,0
Neutralfett	66,5	42,4	0,35
Cholesterin:			
Gesamt	0,16	0,065	0,13
Frei	0,14	0,057	0,11
Verestert	0,02	0,008	0,02
Phosphatide:			
Gesamt	0,52	0,53	0,55
Sphingomyelin	0,10	0,10	0,12
Lecithin	0,17	0,26	0,08
Cephalin	0,25	0,17	0,35

* Milligramm je Milligramm Protein-N.

Nach Bebrütung von Gewebeschnitten in einer Lösung, die C^{14}-markierte Glucose enthält, wird in den Lipoiden des Hepatoms eine größere Aktivität gefunden als in denjenigen normaler Leber[5]. Die Synthese von Lipoiden aus Essigsäure oder aus Glucose verläuft bei schnell wachsenden Tumoren wahrscheinlich nicht schnell genug, um den Lipoidbedarf zu decken, so daß der Tumor außerdem noch vorgebildete Lipoide von seinem Wirt entnehmen muß[6].

Hinsichtlich des *Cholesterin*gehaltes der Tumoren sind die Angaben verhältnismäßig einheitlich. Übereinstimmend wird eine mehr oder weniger ausgesprochene Steigerung des Cholesteringehaltes im Vergleich mit homologen, normalen Geweben oder mit gutartigen Tumoren gefunden. An dieser Steigerung nehmen besonders die Cholesterinester teil (vgl. aber Tabelle 7). Zu berücksichtigen ist aber dabei, daß der Cholesteringehalt des gesamten Krebsgewebes während des Alterns zunimmt[7]; dies geht deutlich aus Untersuchungen am FLEXNER-JOBLING-Carcinom hervor[8] (s. Tabelle 8).

Ein Begleitstoff des Cholesterins ist, wie erst in neuerer Zeit gefunden wurde (s. S. 151), das *Δ^7-Cholestenol-(3)*. Der Gehalt dieses Sterins an der Gesamtsterinfraktion beträgt in primären und transplantierten Tumoren von Ratten wie in normalen Geweben 1,1—3,5% (mit Ausnahme der Hautgewebe, die einen viel höheren Gehalt haben, bis zu 39% der Gesamtsterinfraktion). Der größte Teil des Δ^7-Cholestenols im Gewebe ist verestert[9].

Parallel mit der Zunahme an Cholesterin erfolgt eine Abnahme der Phosphatide. Mit der Änderung der Lipoidzusammensetzung der Tumoren während

[1] FUJIWARA, NAKAHARA und KISHI 1937. [2] JOHNSON und DUTCH 1952.
[3] BOYD und McEWEN 1952. [4] DITTMAR 1941b, GRAFFI und JUNKMANN 1946.
[5] ZAMECNIK, LOFTFIELD, STEPHENSON und STEELE 1951.
[6] MEDES, THOMAS und WEINHOUSE 1953.
[7] BENNETT 1914. [8] URAMOTO 1932. [9] KANDUTSCH und BAUMANN 1954.

Tabelle 8. *Änderung der Lipoidzusammensetzung des* FLEXNER-JOBLING-*Carcinoms der Ratte während des Tumorwachstums (Durchschnittswerte).*

Zeit nach der Implantation (Tage)	Untersuchter Tumoranteil	Wassergehalt %	Lipoidphosphor %	Cholesterin gesamt %	Cholesterin frei %	Cholesterin verestert %
14	Rand	79,5	0,299	1,22	0,917	0,30
	Mitte	80,6	0,335	1,55	1,16	0,39
21	Rand	80,8	0,250	1,61	1,24	0,37
	Mitte	81,7	0,266	2,02	1,52	0,50
30	Rand	81,7	0,229	1,79	1,41	0,38
	Mitte	82,3	0,221	2,27	1,74	0,53
40	Rand	81,4	0,205	2,11	1,64	0,47
	Mitte	82,7	0,195	2.68	2,12	0,56

des Wachstums steht auch in Einklang, daß nach Transplantation des JENSEN-Sarkoms bei der Ratte das sich neubildende Gewebe wesentlich cholesterinärmer ist als das Transplantat, dessen Cholesterin- und Neutralfettgehalt mit dem Alter immer mehr zunimmt, während die Phosphatide gleichzeitig abnehmen[1]. Änderung des Cholesteringehaltes ist aber keine Eigentümlichkeit des wachsenden Gewebes, denn charakteristische Unterschiede zwischen normalen Organen jugendlicher Ratten gegenüber den gleichen Organen ausgewachsener Tiere bestehen nicht[2] und ähnliches gilt für fetale menschliche Leber gegenüber Normalorganen Erwachsener[3]. Beim WALKER-Tumor 256 erfolgt innerhalb von 4 Wochen des Wachstums keine Änderung des Cholesteringehaltes; und sogar eine Zunahme der Phosphatide[4].

Ähnliche Veränderungen wie beim Altern, aber noch ausgesprochener, vollziehen sich in Tumoren bei der Bildung von Nekrosen. Die Zusammensetzung der Lipoide des nekrotischen Zentrums zeigt bei ähnlichem Gesamtlipoidgehalt gegenüber der Tumorrandzone eine starke Abnahme der Phosphatide und eine bedeutende Zunahme an Cholesterin, insbesondere an Cholesterinester (z. B. WALKER-Tumor 256[5] [s. Tabelle 9], JENSEN-Sarkom[6]).

Tabelle 9. *Lipoidgehalt in nekrotischen Tumoren.*
WALKER-Tumor 256; Prozent der Trockensubstanz. (Nach HAVEN 1937a).

	Gesamtlipoide	Phosphatide	Cholesterin gesamt	Cholesterin verestert	Neutralfette	Gesamtfettsäuren
Randzone	14,94	7,62	1,67	0,37	5,37	10,65
Nekrotisches Zentrum . .	16,39	3,8	4,2	2,0	6,88	10,62

Ähnliche Verhältnisse wie bei den nekrotischen Teilen der Tumoren in bezug auf die Lipoidwerte finden sich auch bei atrophischem Gewebe, z. B. bei Rattenhoden, die durch Abbinden der abführenden Vene eine Schädigung erlitten haben[7].

Die Bösartigkeit menschlicher Tumoren soll parallel mit der Erhöhung an Gesamtcholesterin gehen, und die Überlebensdauer der Geschwulstträger nach der operativen Tumorentfernung soll sich umgekehrt verhalten wie der Gesamtcholesteringehalt der Tumoren. Gutartige Geschwülste besitzen den niedrigsten

[1] LANG und ROSENBOHM 1939. [2] LANG 1937. [3] WILLHEIM und FUCHS 1932.
[4] BOYD und MCEWEN 1952. [5] HAVEN 1937a [6] BIERICH und LANG 1933.
[7] LANG 1940.

Cholesteringehalt. Eine Erklärung hierfür dürfte die verschiedene Verteilung des Cholesterins in Tumorparenchym und im Stroma (Bindegewebe) sein, da Bindegewebe im allgemeinen nur wenig Cholesterin enthalten[1]. Außerdem dürften Alter der Tumoren und nekrotische Veränderungen daran mitbeteiligt sein.

Cholesterinfütterung hat auf das Tumorwachstum keinen Einfluß und verfüttertes Cholesterin wird im Tumor nicht gestapelt[2].

Der Gehalt an *Phosphatiden* soll in menschlichen bösartigen Tumoren größer sein als in gutartigen[3]. Andererseits enthalten Rattenhepatom und Leber gleiche Mengen (s. Tabelle 5) und auch Mammatumoren und ruhende Mammadrüsen von Mäusen unterscheiden sich in ihrem Phosphatidgehalt nicht oder nur wenig voneinander (s. Tabelle 7[4]).

Versuche mit radioaktivem Phosphor (P^{32}) bei Mäusen mit verschiedenen Tumoren haben ergeben, daß sowohl die Menge des in die Phosphatide eingeführten P^{32} (als Phosphat) wie auch die Geschwindigkeit des Phosphoraustausches für jede Tumorart charakteristisch ist. Die Verschiedenheit hängt nicht vom Tumorwirt ab, sondern nur vom Tumor[5]. Mit P^{32} gekennzeichnete Phosphatide sind in Tumoren weder besonders angereichert (Leber) noch besonders verringert (Muskel)[6]. In Mammatumoren von Mäusen wird P^{32}-Phosphat schneller als in ruhendes Brustdrüsengewebe, aber weniger schnell als in die durch Schwangerschaft stimulierte Drüse in die Phosphatide eingebaut[4].

Die Phosphatide aus Tumoren (JENSEN-Sarkom, FLEXNER-JOBLING-Carcinom) sollen beinahe ebensoviel *Cephalin* wie *Lecithin* enthalten[7], aber auch *Sphingomyelin* ist im Rattencarcinosarkom 256 in beträchtlicher Menge enthalten[8]. Mit P^{32} ist gezeigt worden, daß Lecithin im Ratten-WALKER-Tumor 256 einem schnelleren Umbau unterliegt als Cephalin, woraus geschlossen wird, daß Lecithin allgemeiner im Stoffwechsel verwendet wird[9]. In Mammacarcinomen der Maus ist der Gehalt an Sphingomyelin ebenso hoch wie in der ruhenden und der durch Schwangerschaft angeregten Drüse, während im Gehalt an Lecithin und Cephalin Unterschiede auftreten (s. Tabelle 7).

Der von OUTHOUSE (1936) aus malignen Tumoren isolierte *Phosphorsäureester des Colamins* (Aminoäthanol) ist nicht charakteristisch für Tumoren. Diese Verbindung ist sowohl in den Eingeweiden von Kaninchen und Meerschweinchen[10] als auch in beinahe allen Rattengeweben enthalten[11]. Wichtig scheint aber, daß (P^{32}-haltiger) Colaminphosphorsäureester bei Ratten am schnellsten in die Phosphatide von Tumoren aufgenommen wird[12].

Im WALKER-Carcinom der Ratte sollen mehr ungesättigte Fettsäuren enthalten sein als in den übrigen Körpergeweben der Ratte[13]. Die unphysiologische, der Ölsäure isomere *Elaidinsäure* wird in die Tumorphosphatide langsamer eingebaut als in diejenigen von Rattenmuskel und Leber und verschwindet auch langsamer[14].

2. Kohlenhydrate und Zwischenprodukte des Kohlenhydratabbaus und des Citronensäurecyclus.

Die ältere Literatur dieses Gebietes ist zusammengefaßt von HINSBERG (1942) und STERN und WILLHEIM (1943).

Glykogen. Der Gehalt an Glykogen schwankt bei verschiedenen Tumoren sehr; er wird außer von der Lokalisation und Wachstumsrate des Tumors auch

[1] BIERICH und LANG 1936. [2] BREUSCH 1939.
[3] YASUDA und BLOOR 1932, BIERICH, DETZEL und LANG 1931.
[4] ALBERT, JOHNSON und COHAN 1951. [5] JONES, CHAIKOFF und LAWRENCE 1940.
[6] HEVESY 1948. [7] WITRANOWSKI 1931. [8] HAVEN und LEVY 1941.
[9] HAVEN 1940. [10] COLOWICK und CORI 1939. [11] AWAPARA, LANDUA und FUERST 1950.
[12] CHARGAFF und KESTON 1940. [13] HAVEN, BLOOR und RANDALL 1951.
[14] HAVEN 1937b.

von der Ernährung des Tumorträgers beeinflußt. Im Hepatom der Ratte verschwindet beim Hungern das Glykogen sowohl in der Leber als auch im Tumor[1]. Die Lokalisation beeinflußt den Glykogengehalt insofern, als Tumoren, die von einem glykogenreichen Muttergewebe stammen, häufig auch einen verhältnismäßig hohen Glykogengehalt haben. In diesem Falle muß man die Fähigkeit, das Glykogen zu speichern, als eine vom Muttergewebe ererbte Eigenschaft betrachten. Dem entspricht, daß der Glykogengehalt dem Differenzierungsgrad der Tumoren parallel geht (Uteruscarcinome[2]). Transplantierte Tumoren sind viel ärmer an Glykogen als primäre Tumoren (s. Tabelle 10[3]), was darauf beruhen kann, daß primäre Tumoren häufig mit normalen Zellen vermischt sind. Langsam wachsende Transplantate des WALKER-Carcinoms 256 der Ratte enthalten mehr Glykogen als schnell wachsende Transplantate[4].

Tabelle 10. *Analysen von normalen Geweben und Tumoren**. (Nach LEPAGE 1948a).

Komponenten	Normale Gewebe		Primäre Tumoren		Transplantierte Tumoren (Durchschnittswerte)	
	Muskel (Ratte)	Leber (Ratte)	primäres Leber-carcinom (Ratte)	mensch-liches Brust-carcinom	WALKER-Carcino-sarkom 256	JENSEN-Sarkom
Milchsäure	188	230	582	1545	824	637
Glykogen **	3480	28450	462	1600	65	43
Säurelösl. P	5070	3040	2720	2010	2430	2130
Anorgan. P	748	417	795	368	622	580
Organ. P	4322	2623	1925	1642	1808	1550
Phosphocreatin	1630	274	0	32	116	78
Adenylsäure	155	144	255	141	171	183
Adenosin-diphosphat (ADP)	59	330	129	51	25	46
Adenosin-triphosphat (ATP)	542	8	58	55	152	142
Glucose-1-phosphat	80	42	106	115	130	106
Glucose-6-phosphat	250	423	542	478	454	393
Fructose-6-phosphat	33	24	28	17	14	17
Hexose-diphosphat	7	17	19	20	6	5
Phosphoglycerinsäure	140	183	122	168	148	98

* Werte in Mikromole je 100 g. ** Als Hexose.

Das durch Fütterung mit Dimethylaminoazobenzol hervorgerufene Hepatom der Ratte enthält bedeutend weniger Glykogen als normale Leber[5], entsprechendes gilt für das 2-Acetaminofluorenhepatom beim Hund[6]. Während in der Leber Glykogen das Substrat für die Glykolyse ist, wird im Hepatom Glucose als Substrat verwendet[7].

Glucose und phosphorylierte Verbindungen des Kohlenhydratabbaus.

Freie Glucose kommt in Tumoren nur in sehr geringer Konzentration vor, da sie sofort in den Stoffwechsel einbezogen wird.

LEPAGE (1948a) hat die phosphorylierten Zwischenprodukte des Kohlenhydratabbaus in Tumoren und normalen Geweben quantitativ bestimmt (s. Tabelle 10) und dabei alle Zwischenprodukte, die nach dem Schema der phosphorylierenden

[1] ZAMECNIK, LOFTFIELD, STEPHENSON und STEELE 1951. [2] STERN und WILLHEIM 1943.
[3] LEPAGE 1948a. [4] BALL, SCHOTT und SAMUELS 1942.
[5] DICKENS und WEIL-MALHERBE 1943, WHITE, DALTON und EDWARDS 1942.
[6] LEATHAM und ALLISON 1953. [7] ORR und STICKLAND 1941.

Glykolyse von EMBDEN-MEYERHOF auftreten, in transplantablen und primären Tumoren in sehr ähnlichen Mengen gefunden. Dieses beweist zugleich eindeutig, daß die Glykolyse in Tumorgeweben vom gleichen phosphorylierenden Typ ist wie in normalen Geweben, woran früher gezweifelt worden war[1]. Auch die phosphorsäureübertragenden Verbindungen (Adenosindi- und -triphosphorsäure und Phosphocreatin) kommen in Tumoren und normalen Geweben in gleichen Mengen vor[2].

Der Gehalt der Tumoren an phosphorylierten Zwischenprodukten kann von der Stoffwechselaktivität des Tumors abhängen. Schnell wachsende Mammatumoren des Mäuse-drb-B-Stammes zeigen einen deutlich höheren Gehalt an Glucose-1-phosphat und Adenosintriphosphat (ATP) als langsamer wachsende Mammatumoren des C3H-Stammes. Das Gleichgewicht ATP-Phosphor zu anorganischem Phosphor wird bei letzterem auch langsamer erreicht[3] (Untersuchungen mit P^{32}).

α-Ketosäuren. Bestimmungen von Brenztraubensäure, welche im intermediären Stoffwechsel eine zentrale Stellung einnimmt (Verknüpfung von Kohlenhydrat-, Eiweiß-, Fettstoffwechsel und Citronensäurecyclus) sind in transplantierten Rattentumoren ausgeführt worden. Der Gehalt (um 1,5 mg-%) ist in den Tumoren höher als in normalen Geweben und in arteriellem Blut, aber tiefer als in venösem Blut[4]. Im EHRLICHschen Ascitestumor ist der Brenztraubensäuregehalt meist ebenso groß wie im Blut der gleichen Tiere (keine Unterscheidung von venösem und arteriellem Blut), in manchen Fällen höher. Nach Adrenalingaben erfolgt nur im Ascites eine Zunahme der Brenztraubensäurekonzentration, nicht dagegen im Blut[5].

Der Gehalt an *Oxalessigsäure* ist in Tumoren und normalen Geweben sehr gering; in Blut und Hirn ist sie überhaupt nicht nachweisbar. *α-Keto-glutarsäure* ist bei Ratten am meisten in der Niere und in Tumoren (Größenordnung 1 bis 2 mg-%) enthalten[4]. In menschlichen Tumoren dagegen ist die Konzentration dieser Ketosäure niedriger als der physiologische Durchschnittswert[6].

Milchsäure. Milchsäure ist das Endprodukt der Glykolyse. Tumoren haben einen abnorm hohen Milchsäuregehalt[7]. Die Glykolyse ist in Tumoren aktiver als die weitere Oxydation oder Umwandlung von Milchsäure bzw. Brenztraubensäure, so daß eine Anhäufung von Milchsäure erfolgt. Das gilt sowohl für tierische Impftumoren und Primärtumoren als auch für spontane Tumoren beim Menschen (s. Tabelle 10). Tumoren enthalten wie normale Gewebe l(+)-Milchsäure[8].

Nach dem Tode ändert sich der Milchsäuregehalt sehr rasch, und zwar nimmt er in den ersten Minuten am schnellsten zu, so daß der wirkliche Wert im lebenden Organismus nur schwer zu erfassen ist, am besten durch Extrapolation[9]. Daß Milchsäure von Tumoren nicht nur in den *in vitro*-Versuchen mit Tumoren vermehrt gebildet wird, sondern auch *in vivo*, wurde durch Untersuchungen gezeigt, in denen Milchsäure und Glucose im venösen Blut, das den Tumor verläßt, bestimmt wurden[10]. Im Blut, das den Tumor verläßt, ist mehr Milchsäure und weniger Glucose enthalten als im venösen Blut auf der anderen Körperseite des Versuchstieres. Deutliche Unterschiede in der Milchsäurekonzentration wurden dagegen im Blut der Nabelgefäße oder der Aorta und der Uterusvenen von schwangeren Meerschweinchen nicht gefunden[11].

---

[1] Zusammenfassung dieser Kontroverse: DORFMAN 1943.
[2] LEPAGE 1948a, GOLDFEDER und ALBAUM 1951.
[3] ALBAUM, GOLDFEDER und EISLER 1952, GOLDFEDER und ALBAUM 1951.
[4] LEPAGE 1950b. [5] SCHMIDT 1944. [6] GEY 1953. [7] BIERICH 1923, 1926.
[8] WARBURG 1925, BRIN 1953. [9] BIERICH und ROSENBOHM 1932.
[10] WARBURG, WIND und NEGELEIN 1926, CORI und CORI 1925, BIERICH und ROSENBOHM 1932.
[11] WIND und v. OETTINGEN 1928.

Die Bildung von Milchsäure wird auch angezeigt durch die p_H-Änderung im Tumor *in vivo* nach Verabfolgung von Glucose. Direkte Messungen der H-Ionenkonzentration im Tumor des lebenden Tieres ergaben nach subcutaner oder intraperitonealer Verabfolgung von Glucose eine p_H-Änderung von 6,9 auf 6,3[1].

Noch eindeutiger ist ein Vergleich zwischen einem transplantablen Hepatom und normaler Rattenleber. Im Hepatom sinkt die Wasserstoffionenkonzentration von 7,0 auf 6,4 nach Glucosegabe, während unter den gleichen Bedingungen das p_H der Leber (7,4) sich nicht ändert[2].

In Einklang mit der starken Milchsäurebildung in Tumoren steht auch, daß Sulfopyrazin im Krebsgewebe nach Injektion von Glucose vermehrt ausgefällt wird[3].

Propandiol-(1,2). Der Stoffwechsel der Brenztraubensäure vollzieht sich im tierischen Gewebe auf verschiedenen Wegen, darunter Überführung in Milchsäure, Alanin, Serin, Kondensation zu C_4-Verbindungen, Decarboxylierung zu C_2- und C_1-Fragmenten. In Homogenaten des FLEXNER-JOBLING-Carcinoms der Ratte ist unter anaeroben Bedingungen die Überführung in Milchsäure der Hauptweg. LEPAGE fand 1948[4], daß in derartigen Homogenaten Brenztraubensäure aber auch noch auf anderem Wege als durch Reduktion zu Milchsäure verschwindet. Als neues Stoffwechselprodukt, das etwa $^1/_3$ der gebildeten Milchsäure ausmacht und unter aeroben und anaeroben Bedingungen entsteht und dessen Bildung Diphosphopyridinnucleotid und Adenosintriphosphat benötigt, wurde *Propandiol-(1,2)-phosphorsäure-(1)* ($CH_3 \cdot CH(OH) \cdot CH_2 \cdot O \cdot PO_3H_2$) gefunden. Als Zwischenprodukt tritt dabei wahrscheinlich Acetol-phosphorsäure ($CH_3 \cdot CO \cdot CH_2 \cdot O \cdot PO_3H_2$) auf[5]. Propandiol-phosphorsäure, die von LINDBERG (1947) zuerst in tierischen Geweben gefunden worden ist, war schon früher aus FLEXNER-JOBLING-Carcinom isoliert worden, in dem es in gleicher Menge wie in Leber und Niere von Ratten vorkommt[6].

Citronensäure. In verschiedenen tierischen und menschlichen Tumoren wurde der Citronensäuregehalt von F. DICKENS[7] höher gefunden als in den meisten normalen Geweben mit Ausnahme von Haut, Knochen, Haaren und den die Samenbläschen enthaltenden Geweben. Ein hoher Citronensäuregehalt soll aber nicht charakteristisch für Tumoren, sondern für alle schnell wachsenden und regenerierenden Gewebe sein. In den wachsenden Teilen des CROCKER-Mäusesarkoms 180 soll mehr Citronensäure enthalten sein als in den nekrotischen Teilen. Demgegenüber wurde für das Ratten-WALKER-Carcinom 256 viel mehr Citronensäure im nekrotischen Zentrum als in der wachsenden Peripherie gefunden (20—30 mg/100 g Frischgewicht gegenüber 3,4—10,0 mg). Der Anhäufung der Citronensäure in nekrotischen Teilen des WALKER-Carcinoms entspricht ein Mangel an dem Ferment Aconitase, so daß der Abbau der Citronensäure im Citronensäurecyclus gestört sein könnte[8]. Bei einer Reihe von Mäusetumoren wurde gezeigt, daß alle Tumoren einen sehr ähnlichen Gehalt an Citronensäure zeigen, während die normalen Gewebe jeweils einen für sie charakteristischen Gehalt aufweisen. In der Epidermis der Maus gehen Abnahme von Citronensäure und Calcium bei Pinselung mit Methylcholanthren einander parallel[9]. In

[1] VOEGTLIN, FITCH, KAHLER, JOHNSON und THOMPSON 1935.
[2] KAHLER und ROBERTSON 1943.
[3] STEVENS, QUINLIN, MEINKEN und KOCK 1950.
[4] LEPAGE 1948d, siehe auch GROTH und LEPAGE 1954.
[5] GROTH, LE PAGE, HEIDELBERGER und STOESZ 1952.
[6] LEPAGE 1948b. [7] DICKENS 1941. [8] HAVEN, RANDALL und BLOOR 1949.
[9] H. MILLER und CARRUTHERS 1950.

menschlichen Tumoren ist Citronensäure teils erhöht[1], teils normal gefunden worden[2]. Bei gutartiger Prostatahypertrophie beim Menschen beträgt der Gehalt um 645 mg je 100 g Frischprobe, bei Prostatakrebs dagegen nur 74 mg[3] (s. oben).

Citronensäure ist ein Glied des Citronensäurecyclus beim oxydativen Abbau der Brenztraubensäure. Durch Fluoracetat wird der Citronensäurecyclus unterbrochen und es kommt bei Injektion von Natriumfluoracetat *in vivo* zu einer Anhäufung von Citronensäure in den Geweben des Versuchstieres[4]. In Tumoren von Ratten wurde aber keine Anhäufung von Citronensäure gefunden[5]. Der Grund dafür ist noch unbekannt, da Tumoren alle Enzyme des Citronensäurecyclus in ähnlichen Mengen wie normale Gewebe enthalten[6] (s. auch S. 190). In Lebern von Ratten erfolgt nach Verabfolgung von Natrium-fluoracetat bei Weibchen Citronensäureanhäufung, nicht dagegen bei Männchen. Bei geringem Proteingehalt der Nahrung erfolgt aber auch bei diesen eine Zunahme der Citronensäure[7].

3. Aminosäuren und Proteine.

Über die ältere Literatur dieses Gebietes existieren ausführliche Zusammenfassungen[8], wobei besonders auf die kritische und ausführliche Arbeit von G. TOENNIES[9] hingewiesen sei.

Freie Aminosäuren. Die Komponenten, aus denen die Proteine aufgebaut sind, die *Aminosäuren*, kommen in *freier Form* weder in normalen Geweben noch in Tumoren in großer Menge vor; ihr Gehalt ist in Tumoren meist aber geringer als in den entsprechenden normalen Geweben[10]. Freies *Cystein* soll weder in Tumoren noch in normalen Geweben vorkommen, wenn die Bestimmung sofort nach der Isolierung des Gewebes durchgeführt wird[11]. In Mäusecarcinomen, Ratten- und Hühnersarkomen wurde freies *Arginin* vermehrt[12], im Carcinom der Mäusehaut im Vergleich zu normaler Haut aber verringert gefunden[13].

ROBERTS und TISHKOFF (1949) untersuchten die Verteilung der freien Aminosäuren mit Hilfe der Papierchromatographie in Epidermis von Mäusen und fanden, daß hyperplastische Epidermis und Epidermis neugeborener Mäuse, die beide histologisch sehr ähnlich sind, größere Mengen freier Aminosäuren enthielten als normale Epidermis, während das transplantierte Carcinom eine Gesamtabnahme der freien Aminosäuren aufwies. Mit Hilfe der gleichen Methode wurde an verschiedenen Mäusetumoren gezeigt, daß alle neoplastischen Gewebe in vieler Hinsicht eine sehr ähnliche Verteilung der freien Aminosäuren besitzen, gleichgültig aus welchem Gewebe sie entstanden sind, während normale Gewebe jeweils eine für das Gewebe charakteristische Verteilung besitzen[10]. Lymphome der Maus enthalten im Vergleich zu normalen lymphatischen Geweben einen deutlich höheren Gehalt an freiem Alanin, Glykokoll und Prolin[14].

Harnstoff ist im Rattenhepatom gegenüber normaler Leber etwas vermehrt (s. Tabelle 5, S. 158), im transplantierten Carcinom der Maus im Vergleich zu normaler Epidermis aber vermindert[13]. Der Gehalt an *Kreatin* und *Kreatinin* ist in normalen und regenerierenden Lebern und Hepatomen von Ratten und von Mäusen gleich groß (s. auch Tabelle 5, S. 158); die absoluten Werte sind bei der Maus aber nur halb so hoch wie bei der Ratte[15].

Die ältesten Gehaltsangaben für das Tripeptid *Glutathion* (γ-Glutaminyl-cysteinyl-glycin) sind widerspruchsvoll, da die Bestimmung mit unspezifischen

[1] DICKENS 1941. [2] GEY 1953. [3] BARRON und HUGGINS 1946a.
[4] BUFFA und PETERS 1949. [5] POTTER und BUSCH 1950.
[6] WENNER, SPIRTES und WEINHOUSE 1952. [7] POTTER 1951.
[8] HINSBERG 1942, STERN und WILLHEIM 1943. [9] TOENNIES 1947.
[10] ROBERTS und FRANKEL 1949b, ROBERTS und TISHKOFF 1949.
[11] BIERICH und KALLE 1928. [12] KLEIN und ZIESE 1932.
[13] ROBERTS und FRANKEL 1949a. [14] KIT und AWAPARA 1953. [15] GREENSTEIN 1942c.

Methoden erfolgte. Der Gehalt der Tumoren an Glutathion ist von derselben Größenordnung wie derjenige anderer Gewebe (WALKER-Carcinom, Philadelphia Nr. 1-Sarkom, Hepatom der Ratte). Röntgenbestrahlung von Tumoren (WALKER-Carcinom 256), die eine Wachstumshemmung bewirkt, senkt den Glutathiongehalt. Das Glutathion ist besonders in den wachsenden Teilen der Tumoren vorhanden, in nekrotischen Teilen nimmt es sehr ab[1].

Subletale Dosen von *Dibenzcarbazol*, die eine Gewebsproliferation in der Leber hervorrufen, die später zur Tumorbildung führt, bewirken nach BOYLAND[2] eine deutliche Steigerung des Glutathiongehaltes. Diese dauert aber nur so lange wie die typischen Regenerations- und Proliferationserscheinungen; bei der Entwicklung des echten Lebertumors geht die Glutathionmenge auf die Norm zurück. Auch nach Fütterung von Ratten mit Dimethylamino-azobenzol steigt nach IKI (1939) der Glutathiongehalt der Leber an, um später im Tumor wieder auf den Wert der normalen Leber zurückzugehen. Diese Tatsachen legen die Vermutung nahe, daß Proliferationsprozesse mit der Zunahme des Glutathiongehaltes zusammenhängen.

Aminosäuren der Proteine. Zahlreiche Angaben existieren über den Gehalt einzelner Aminosäuren im Gesamteiweiß oder in bestimmten Eiweißfraktionen von Tumoren. Auf Grund mangelnder Methoden sind viele der älteren Angaben ungenau.

Häufig ist in Tumoren im Vergleich zu homologen Normalgeweben eine Zunahme der basischen Aminosäuren[3] (Arginin[4]) sowie von Methionin[5] gefunden worden, eine Abnahme dagegen von Tryptophan[6] und Cystin[7].

Andere Angaben für Lysin, Histidin, Tryptophan, Tyrosin aber auch für Glutaminsäure und Glykokoll sind widersprechend, was wohl zum Teil auf die Verschiedenheit der untersuchten Tumoren zurückgeführt werden kann.

Sicherer sind die Angaben über den Gehalt der Gesamtproteine von Tumoren an einzelnen Aminosäuren, die in neuerer Zeit mit Hilfe moderner Methoden (mikrobiologische Bestimmung[8], Stärkechromatographie[9]) quantitativ bestimmt worden sind. Die Bestimmung erfolgte nach Hydrolyse des gesamten Gewebes oder des entfetteten Gewebes beim FLEXNER-JOBLING-Carcinom, Methylcholanthrensarkom, Azofarbstoffhepatom, Fibrosarkome der Ratte im Vergleich zu normalen Rattengeweben, Hautcarcinom und Neuroblastom der Maus im Vergleich zu normaler und hyperplastischer Haut bzw. zu normalem Mäusegehirn. Obwohl in einzelnen Tumoren Abweichungen im Gehalt einzelner Aminosäuren von den normalen Geweben gefunden worden sind, hat sich aus diesen Untersuchungen keine allgemein charakteristische Verteilung der Aminosäuren in Tumoren ergeben. In den Rattentumorhydrolysaten, in denen 12[10] bzw. 18[11] Aminosäuren bestimmt wurden, sind alle Aminosäuren in allen Tumoren

[1] WOODWARD 1935. [2] BOYLAND und MAWSON 1938.

[3] BERGELL 1907, YOSHIMOTO 1909, KOCHER 1915, DRUMMOND 1916, WASHIZU 1937, CASPERSSON, NYSTRÖM und SANTESSON 1941, MÜTING und LANGHOF 1953.

[4] KOCHER 1915, DRUMMOND 1916, SCHENCK 1934, ROSEDALE 1928, KLEIN und ZIESE 1932, ANNAU und GÖZSY 1934, ZBARSKII, ZBARSKII und MARDASHEV 1944, THOMAS und STEINITZ 1950, DI BELLA 1952.

[5] GREENSTEIN und LEUTHARDT 1944a, DI BELLA 1952.

[6] EDLBACHER und BAUMANN 1938b, FÜRTH, KAUNITZ und SCHERF 1934, LANG 1938.

[7] GREENSTEIN und LEUTHARDT 1944a, c.

[8] DUNN, FEAVER und MURPHY 1949, SAUBERLICH und BAUMANN 1951, ROBERTS, CALDWELL, CLOWES, SUNTZEFF, CARRUTHERS und COWDRY 1949.

[9] ZAMECNIK und FRANTZ jr. 1949, RAFELSON, PEARSON und WINZLER 1953 nach WINZLER 1953a.

[10] DUNN, FEAVER, MURPHY 1949.

[11] SAUBERLICH und BAUMANN 1951, ROBERTS, CALDWELL, CLOWES, SUNTZEFF, CARRUTHERS und COWDRY 1949.

Tabelle 11. *Aminosäurezusammensetzung von Tumoren und Normalgewebe*[1]. (Die Werte geben den Prozentgehalt der Aminosäuren in fettfreiem Trockengewebe nach Hydrolyse an, korrigiert auf 16% N.)

	Ratten-muskel	Ratten-leber	4-Ratten-tumoren *	Spontanes Mamma-fibrosarkom der Ratte	Trans-plantiertes[2] Fibrosarkom der Ratte	Mensch-liches Colon-gewebe	Mensch-licher Colon-tumor
Alanin	7,5	4,7	6,4— 7,6	8,0	—	6,3	7,8
Arginin	6,0	5,0	5,4— 6,2	6,8	5,9	6,2	6,6
Asparaginsäure	8,6	7,6	8,3— 9,1	6,7	—	8,3	7,5
Cystin	2,0	1,6	1,1— 2,0	1,9	—	1,8	1,0
Glutaminsäure .	15,0	12,3	11,7—13,3	10,2	12	11,8	12,8
Glykokoll . . .	5,6	5,4	5,0— 6,3	17,1	4,5	8,0	11,0
Histidin. . . .	2,0	2,0	1,9— 2,7	1,2	2,5	2,1	2,0
Isoleucin . . .	5,2	4,9	5,0— 5,6	2,5	4,5	5,0	4,3
Leucin	7,7	8,2	7,2— 8,9	4,9	7,5	8,1	7,8
Lysin	8,3	5,2	6,5— 8,3	5,2	7,5	8,1	7,7
Methionin . . .	2,5	2,2	1,9— 2,0	1,2	1,8	2,0	1,4
Phenylalanin .	3,6	4,3	3,7— 4,4	3,5	3,8	3,7	3,4
Prolin	4,1	4,1	4,3— 5,4	9,8	—	5,1	6,4
Serin	3,9	4,7	4,8— 5,6	4,7	—	4,8	4,3
Threonin . . .	4,1	3,8	3,1— 5,1	2,4	3,8	3,6	3,2
Tryptophan . .	1,2	1,3	0,9— 1,2	0,26	—	1,3	0,85
Tyrosin	3,1	3,6	3,3— 3,6	1,7	—	3,6	3,1
Valin	4,3	5,2	4,7— 5,3	3,2	5,2	5,3	5,3

* Flexner-Jobling-Carcinom, Methylcholanthrensarkom, Dimethylaminoazobenzol- und m-Methyl-dimethylaminoazobenzol-Hepatom.

vorhanden und im allgemeinen in gleichen Mengen wie in normalen Rattengeweben (s. Tabelle 11). Auch beim transplantierten Carcinom, das ursprünglich nach Pinselung mit Methylcholanthren entstanden war, zeigt die Aminosäurezusammensetzung keine grundsätzlichen Unterschiede gegenüber normaler Epidermis; am ausgeprägtesten ist eine Zunahme des Lysins[3]. Auch ein Basaliom läßt im Vergleich zu normaler menschlicher Haut keine bedeutenden Unterschiede erkennen[4], während andere menschliche Tumoren besonders Glutaminsäure, Threonin und Tyrosin vermehrt enthalten sollen[5].

Die Konstanz der Aminosäurezusammensetzung, die in den Angaben für die Rattentumoren zum Ausdruck kommt, bezieht sich auf die Gesamtproteine der Tumoren. Alle Gewebe enthalten aber eine Vielzahl von Proteinen, und es ist durchaus möglich, daß in bestimmten Proteinfraktionen oder in einzelnen Proteinen Unterschiede in der Zusammensetzung der Aminosäuren auftreten. Derartige Untersuchungen sind durchgeführt worden an einzelnen Homogenatfraktionen normaler Lebern von Ratten, solchen von 1 Monat lang mit Dimethylaminoazobenzol gefütterten Ratten und ferner von entsprechenden Lebertumoren; auch hier ergeben sich aber nur geringe Unterschiede in der Aminosäurezusammensetzung[6]. Auch in Nucleoproteidpräparaten normaler Rattenleber und eines transplantierten Rattenhepatoms war das Verhältnis der meisten Aminosäuren gleich (s. Tabelle 12), desgleichen wird für Thymonucleoproteide aus spontanen Mammatumoren der Maus qualitativ und quantitativ ein normaler Gehalt an Aminosäuren angegeben[7]. Auch für isolierte Mitochondrien von Tumoren im Vergleich zu normalen Geweben haben sich keine wesentlichen Unterschiede ergeben[8].

[1] Sauberlich und Baumann 1951. [2] Dunn, Feaver und Murphy 1949.
[3] Roberts und Mitarbeiter 1949. [4] Liefländer und Tronnier 1954.
[5] Mondolfo und Camboni 1950.
[6] Schweigert, Guthneck, Price, Miller und Miller 1949.
[7] Nunez und Hauszwalb-Nunez 1951. [8] Li und Roberts 1949.

Die analytischen Werte von Nucleoproteidpräparaten aus Leber (Tabelle 12) zeigen zugleich, daß auch die Zusammensetzung innerhalb verschiedener Tierarten sehr ähnlich ist; die Proteinfraktionen der einzelnen Species unterscheiden sich aber in dem relativen Verhältnis von Cystin zu Cystein. Während das gesamte Cystein-Cystin in Kaninchenleber beinahe ausschließlich aus Cystein besteht, liegt es bei der Ratte zum größten Teil als Cystin vor. Das Cystin-Cysteinverhältnis ist also für die Tierart charakteristisch und das Rattenhepatom verhält sich in dieser Beziehung wie Rattenleber. Nach weiteren Untersuchungen von GREENSTEIN (s. Tabelle 13) an gesamtextrahierbaren Proteinen ist die Schwefelverteilung in einzelnen Geweben bei einer Tierart ziemlich konstant und für jede Tierart charakteristisch. Rattentumoren haben das für Rattengewebe charakteristische Cystein-Cystinverhältnis, der BROWN-PEARCE-Tumor des Kaninchens weist dagegen den für Kaninchengewebe charakteristischen Wert auf. Die Schwefelverteilung des Proteins des Rattenhepatoms entspricht mehr derjenigen der anderen Rattentumoren als derjenigen von normaler Leber. Dieses zeigt, daß Tumoren einer Tierart größere Ähnlichkeit untereinander besitzen als gegenüber normalem Gewebe, was auch in manchen anderen Eigenschaften von Tumoren zum Ausdruck kommt.

d-Aminosäuren. Die Proteine höherer Tiere sind aus Aminosäuren aufgebaut, die ein und derselben sterischen Reihe angehören, nämlich der l-Reihe. Die „unnatürlichen" d-Aminosäuren hat man in der Natur nur ausnahmsweise oder in geringer Konzentration bei Pflanzen und in niederen Organismen (Schimmelpilzen und Bakterien) angetroffen. KÖGL (1939)[1] zeigte nun, daß das Aminosäuregemisch, welches durch Hydrolyse von Tumorprotein erhalten wird, einen Teil einiger Aminosäuren auch in der d-Form (bzw. als Racemat) enthält. Außer Leucin, Lysin und Valin (3—4% d-Form) sollte vor allem Glutaminsäure, die im Stoffwechsel eine zentrale Stellung einnimmt, in der d-Form vorkommen. Bei Einhaltung der angegebenen Versuchsbedingungen und unter Berücksichtigung ihrer Fehlerbreite konnte KÖGL keine d-Aminosäuren im Eiweiß normaler Gewebe feststellen, kleine Mengen aber in gutartigen Tumoren und größere Mengen in bösartigen Tumoren, sowohl in menschlichen als auch in experimentell erzeugten Tiertumoren.

[1] KÖGL und ERXLEBEN 1939, KÖGL 1949.

Tabelle 12. *Analytische Daten für fettfreie Nucleoproteidpräparate aus Leber*.*

	N	Amid-N	P	Gesamt S	Freies SH als Cystein: in nativem Protein	Freies SH als Cystein: in denaturiertem Protein	Cystin-Cystein	Methionin	Tyrosin	Tryptophan
	%	%	%	%	%	%	%	%	%	%
Kaninchen	15,6	1,0	0,8	1,0—1,2	1,2—1,4	1,2—1,4	1,3—1,5	2,9—3,1	3,8—4,0	1,3—1,5
Kalb	15,6—15,7	1,0	0,8	1,1	0,7	0,7	1,4	3,1—3,2	3,9	1,4—1,5
Kuh	15,8	1,0	0,9	1,2	0,6	0,6	1,5	3,1	3,7	1,7
Ratte	15,6—15,7	0,9—1,0	0,9	1,2	0,2	0,2	1,3—1,4	3,0—3,1	3,8	1,5
Transplantiertes Rattenhepatom	15,8	0,9	0,7	1,1	0,2	0,2	1,4	2,9	3,6	1,5

* GREENSTEIN und JENRETTE 1940, GREENSTEIN, JENRETTE und WHITE 1941 c.

Tabelle 13. *Cystin und Cystein in extrahierbaren Proteinen von Tumoren und normalen Geweben*[1]. (Alle Werte in Milligramm je Milligramm Total-N im Gewebeextrakt.)

Gewebe	Cystin: Cystein		Cystein		Cystin		Cystin: Cystein	
	Ratte	Kaninchen	Ratte	Kaninchen	Ratte	Kaninchen	Ratte	Kaninchen
Normale Leber								
Erwachsene Leber	0,41	0,43	0,10	0,25	0,31	0,18	3,1	0,7
Regenerierende Leber	0,40	—	0,10	—	0,30	—	3,0	—
Fetale Leber	0,26	0,11	0,06	0,05	0,20	0,06	3,3	1,2
Niere	0,40	0,44	0,10	0,24	0,30	0,20	3,2	0,8
Milz	0,38	0,28	0,09	0,16	0,29	0,12	3,2	0,8
Hirn	0,36	0,36	0,11	0,24	0,25	0,12	2,3	0,5
Herz	0,38	0,40	0,11	0,20	0,27	0,20	2,4	1,0
Skeletmuskel	0,28	0,26	0,08	0,18	0,20	0,08	2,5	0,5
Lunge	0,20	0,20	0,04	0,11	0,16	0,09	4,0	0,8
Pankreas	0,26	0,24	0,05	0,16	0,21	0,08	4,2	0,5
Durchschnitt							3,1	0,7
Transplantable Tumoren								
Hepatom 31	0,24		0,06		0,18		3,0	
Jensen-Sarkom	0,23		0,05		0,18		3,6	
Walker-Carcinom 256	0,26		0,06		0,20		3,3	
Flexner-Jobling-Carcinom	0,28		0,07		0,21		3,0	
Brown-Pearce-Tumor		0,31		0,18		0,13		0,7
Durchschnitt							3,2	0,7

Die höchsten Werte für d-Glutaminsäure (bis zu 25%) wurden in dem besonders bösartig wachsenden Brown-Pearce-Tumor des Kaninchens gefunden.

Mit der Auffindung von d-Aminosäuren in Tumoren schien ein grundlegender qualitativer Unterschied zwischen Tumoren und normalen Geweben festgestellt zu sein, der eine Erklärung für die Sonderstellung der Tumoren und ihr autonomes Wachstum hätte geben können. Die Befunde von Kögl wurden daher in vielen Laboratorien nachgeprüft, wobei man sich hauptsächlich auf die Bestimmung der Glutaminsäure beschränkte; aber die Ergebnisse dieser Nachprüfungen sind widersprechend. Die meisten Autoren konnten keine d-Glutaminsäure in Tumoren nachweisen, auch nicht, wenn statt der von Kögl angegebenen Methode zur Isolierung von Glutaminsäure in reiner Form aus Tumorhydrolysaten enzymatische Methoden und die Isotopenverdünnungsmethode zum Nachweis von d-Glutaminsäure angewendet wurden. Zum Studium der großen Zahl von vorliegenden Arbeiten sei auf die Zusammenfassungen von Kögl (1949) und J. A. Miller (1950) verwiesen. Kögl[2] hatin neuerer Zeit die Ergebnisse von Stoffwechseluntersuchungen mit deuterierter und C^{14}-markierter Glutaminsäure zur Stützung seiner ursprünglichen Befunde mitgeteilt.

Im Einklang mit dem Vorkommen von d-Glutaminsäure in Tumoren steht seine Beobachtung, daß Hunde nach Verfütterung von gekochten Tumoren in Harn und Faeces große Mengen von Peptiden ausscheiden, welche nach Hydrolyse stark razemisierte Glutaminsäure liefern[3], und daß aus dem Harn von Hunden und Ratten nach Verfütterung gekochter Benzpyren-Rattentumoren optisch reine *d-α-Pyrrolidoncarbonsäure* isoliert werden kann[4]. (Nur d-Glutaminsäure

[1] Greenstein und Leuthardt 1944a, Greenstein 1954.
[2] Kögl, Klein, Erxleben und van Veersen 1950, Kögl, Erxleben, Klein und van Veersen 1950a, b.
[3] Kögl und Erxleben 1940. [4] Kögl, Barendregt und Klein 1948.

liefert bei Verfütterung an Ratten das entsprechende Lactam, während nach Verfütterung von l-Glutaminsäure keine l-α-Pyrrolidoncarbonsäure im Harn vorhanden ist[1]). Bei Nachuntersuchungen wurde gefunden, daß eine geringe Ausscheidung von d-α-Pyrrolidoncarbonsäure im Harn auch bereits nach Verfütterung normaler Gewebe erfolgt, doch könnte der Gehalt an diesem Lactam nach Verfütterung von Tumoren größer sein[2]. Es ist denkbar, daß d-Glutaminsäure eine größere, allgemeine physiologische Bedeutung hat, als man bisher angenommen hat[2]. Die Annahme ihres spezifischen Vorkommens in Tumoren erscheint nicht mehr gerechtfertigt.

Proteine. Quantitative Bestimmungen von Proteinen in Tumoren oder von einzelnen Proteinfraktionen sind schon früher durchgeführt worden, aber erst die modernen Methoden der Eiweißforschung haben die Voraussetzung für eine saubere Trennung und Charakterisierung von Proteinen geliefert.

Im Verlauf ihrer Arbeiten über die chemische Zusammensetzung der Zellfraktionen von normalen Rattenlebern im Vergleich zu Lebern nach Fütterung mit carcinogenen Azofarbstoffen (etwa 1 Monat) und zu — mit Dimethylaminoazobenzol erzeugten — Lebertumoren bestimmten PRICE und Mitarbeiter[3] neben Nucleinsäuren (s. Abschnitt Nucleinsäuren) und Lactoflavin auch den Eiweißgehalt in den Zellfraktionen. In der *Zellkernfraktion* des Tumors wurde dabei vollkommen parallel mit der Zunahme an Desoxyribosenucleinsäure eine beträchtliche Zunahme der Proteine gefunden (von 16,4 auf 42,5 mg/g Frischgewicht). Eine gleiche aber nicht ganz so große Änderung erfolgt bereits in der Leber der Ratten nach Fütterung der am stärksten wirksamen Azoverbindungen 4'-Fluor- und 3'-Methyl-dimethylaminoazobenzol. In der *Fraktion der großen Granula* (Mitochondrien) nehmen Ribosenucleinsäure und Eiweiß nach Fütterung der wirksamen Azofarbstoffe ab, auch hier ist die Änderung am ausgeprägtesten im Tumor (Abnahme von 40 auf 13 mg/g Frischgewicht). Im *Zellsaft* (überstehende Flüssigkeit) dagegen ändert sich der Proteingehalt (50 mg/g Frischgewicht) weder in der Leber der mit Azoverbindungen gefütterten Tiere noch im Tumor, während der Ribosenucleinsäuregehalt sich in dieser Fraktion verdoppelt. Gegenüber der entsprechenden Fraktion in normaler Leber steigt das Verhältnis von Ribosenucleinsäure zu Eiweiß an. Dieser Quotient wurde auch von STOWELL (1949) für das Plasma von Tumorzellen (Fütterung mit Dimethylaminoazobenzol) hoch gefunden im Vergleich zu normalen Zellen. Analoge Untersuchungen sind auch an Lebern nach Verfütterung von 2-Acetamino-fluoren und an den Acetaminofluoren-Hepatomen von Ratten durchgeführt worden[4].

Unwirksame Methylhomologe des 4-Dimethylamino-azobenzols bewirken die vorstehend beschriebenen Veränderungen in den einzelnen Zellfraktionen der Rattenleber nicht. Andererseits treten diese auch nach Verfütterung von 4-Dimethylamino-azobenzol an Hamster, bei welchen dieser Stoff keine Tumoren erzeugt, nicht auf[5].

Die auf Frischgewicht bezogenen Veränderungen im Gehalt an Nucleinsäuren und Proteinen sind zum Teil auf die Unterschiede zwischen den Zellen von Leber und Lebertumoren zurückzuführen. Die Tumorzellen sind kleiner als Leberzellen, haben als solche aber den gleichen Gehalt an Desoxyribonucleinsäure wie Leberzellen; andererseits ist die Zahl der Mitochondrien in der einzelnen Tumorzelle kleiner als in der Leberzelle. Auf die einzelne Zelle bezogen, sollen alle Tumoren

[1] RATNER 1944. [2] HILLMANN, HILLMANN-ELIES und METHFESSEL 1954a, b.
[3] PRICE, E. C. MILLER und J. A. MILLER 1948, PRICE, E. C. MILLER, J. A. MILLER und WEBER 1949.
[4] GRIFFIN, COOK und CUNNINGHAM 1949, LAIRD und MILLER 1953, RUTMAN, CANTAROW und PASCHKIS 1954a.
[5] PRICE, J. A. MILLER und E. C. MILLER 1951.

eine sehr ähnliche Verteilung von Nucleinsäuren und Proteinen in den verschiedenen Zellfraktionen haben, während normale Gewebe Unterschiede aufweisen[1].

Von J. A. Miller und E. C. Miller (1947) ist der wichtige Befund erbracht worden, daß nach Fütterung von carcinogenen Azofarbstoffen in der Leber von Ratten proteingebundene Derivate der Azofarbstoffe auftreten. Dieses Proteid tritt bei der Ratte nur in der Leber, dem Ort der Tumorbildung, auf und wird bei anderen Tierarten, bei denen die Verfütterung der Azoverbindungen keine Tumoren her. vorruft (Hühnern, Meerschweinchen, Hamstern oder Kaninchen) nicht gefunden, während der Gehalt in der Leber der Mäuse entsprechend ihrer geringeren Empfindlichkeit gegenüber diesen Verbindungen geringer ist als bei der Ratte. Der Gehalt an Farbstoffproteid in der Rattenleber ist um so höher, je stärker wirksam der verfütterte Farbstoff ist. Ferner ist bis zur Erreichung maximaler Konzentrationen eine längere bzw. kürzere Dauer der Verfütterung der Carcinogene nötig, je nachdem ob eine weniger oder stärker tumorbildende Verbindung benutzt wird[2].

Bei der Unterteilung der Leberzellen von Ratten mittels differentieller Zentrifugation ließen sich proteingebundene Derivate in jeder Zellfraktion nachweisen. Der größere Teil des fixierten Farbstoffs erwies sich aber als mit *löslichen Zellproteinen* assoziiert[3]. Bei weiterer Fraktionierung durch Elektrophorese fanden sich 70—90% des an lösliches Eiweiß gebundenen Farbstoffs speziell mit langsam wandernden Proteinen (h-Komponente) gekoppelt. Letztere machen nur etwa 7—15% der entsprechenden Gesamteiweißfraktion aus[4]. Aus den löslichen Proteinen läßt sich mit Hilfe der Ultrazentrifuge eine Fraktion mit der Sedimentationskonstante 3,6 S abtrennen, die den Hauptteil der proteingebundenen Azoverbindungen enthält. Nach elektrophoretischen Untersuchungen besteht diese Fraktion zu $^1/_4$ aus der h-Komponente und zu $^3/_4$ aus einem anderen Protein (b-Komponente). Normale Leber und Leber nach Verfütterung verschiedener krebserzeugend wirksamer und unwirksamer Azoverbindungen verhalten sich in bezug auf das „3,6-Protein" gleichartig[5].

Die Bildung von proteingebundenen krebserzeugenden Verbindungen am Ort der späteren Tumorentstehung wird nicht allein in der Klasse der krebserzeugenden aromatischen Amine vom Typ des 4-Dimethylamino-azobenzols gefunden. Auch bei den krebserzeugenden Kohlenwasserstoffen (3,4-Benzpyren, 1,2,5,6-Dibenzanthracen) sind proteingebundene Derivate am Ort ihrer Wirksamkeit (Haut) beobachtet worden[6].

Durch 4-Dimethylamino-azobenzol induzierte Lebertumoren enthalten keine proteingebundenen Farbstoffe mehr, die entsprechende Eiweißfraktion der löslichen Proteine ist im Elektrophoreseversuch vermindert. Während die Rattenleber also ein spezifisches Protein enthält, welches die carcinogenen Azoverbindungen bindet, fehlt dieses Protein in dem entstandenen Tumor. Damit ist ein qualitativer Unterschied zwischen Tumor und Muttergewebe gefunden. In diesem Zusammenhang sind serologische Untersuchungen von Weiler (1952) von Interesse, die ergaben, daß in Mikrosomen und Mitochondrien von Dimethylaminoazobenzol-Lebertumoren der Ratte das organspezifische Leberantigen ver-

[1] Laird 1951.
[2] E. C. Miller, J. A. Miller, Sapp und Weber 1949, J. A. Miller, Sapp und E. C. Miller 1949; Zusammenfassungen: Miller und Miller 1952a, b, 1953.
[3] Price, E. C. Miller und J. A. Miller 1948, Price, E. C. Miller, J. A. Miller und Weber 1949, Price, J. A. Miller, E. C. Miller und Weber 1950.
[4] Sorof, Cohen, Miller und Miller 1951. [5] Sorof, Golder und Ott 1954.
[6] E. C. Miller 1951, Heidelberger und Weiss 1951, Wiest und Heidelberger 1953a, b, c, Bhargava und Heidelberger 1954.

schwunden ist. In nichtneoplastischem Lebergewebe von Ratten, die mit Dimethylaminoazobenzol verschieden lange Zeit behandelt worden waren und in denen sich zum Teil ein Tumor gebildet hat, war das organspezifische Antigen in der Leber nur verringert aber nie verschwunden. In den Mikrosomen und Mitochondrien des Tumors treten im Vergleich zu Leber neue Antigene auf, diese sind aber nicht tumorspezifisch, sondern sind in anderen Organen (Hoden, Milz) normalerweise vorhanden. Der Tumor entfaltet somit nur ein anderes „Antigenspektrum" aus dem Bereich der Antigene, die der Organismus auf Grund seines Erbgutes zu bilden vermag. Da sich ein Hepatom aus Leberparenchymzellen erst bildet, wenn alle leberspezifischen Antigene verschwunden sind, haben die Befunde WEILERS Bedeutung für die Tumorgenese (s. S. 156). Ferner sind Versuche von HOGEBOOM und SCHNEIDER (1951) zu erwähnen, die in den löslichen Proteinen isolierter und mechanisch zerstörter Mitochondrien aus transplantiertem Mäusehepatom 98/15 des C3H-Stammes bei Sedimentation mit der Ultrazentrifuge eine Proteinkomponente nicht mehr fanden, die in normaler Mäuseleber dieses Stammes vorhanden ist. Charakteristisch für alle zuletzt genannten Untersuchungen ist, daß sie qualitative Veränderungen zwischen Tumor und Muttergewebe aufzeigen.

Quantitative Unterschiede in der Zusammensetzung der löslichen Proteine durch elektrophoretische Untersuchungen wurden bei Ratten- und Mäusetumoren gefunden[1]. Die löslichen Proteine der Dimethylaminoazobenzol-Hepatome der Ratte zeigen im Vergleich zu Leber eine Verringerung einer langsam wandernden Komponente und die Zunahme von schneller wandernden Komponenten[2]. In die gleiche Richtung gehende Veränderungen sollen aber bereits schon in der Leber der mit dem Azofarbstoff gefütterten Ratten und auch in regenerierender Leber auftreten, so daß HOFFMAN und SCHECHTMAN (1952) die Hypothese aufstellen, daß der beobachtete elektrophoretische Verteilungstyp der löslichen Proteine allem schnell wachsenden Gewebe, also Geweben mit schnell verlaufender Proteinsynthese, zukommt. Einen elektrophoretisch ähnlichen Verteilungstyp wie die Buttergelbtumoren und ihre Metastasen zeigen auch das JENSEN-Sarkom, das WALKER-Carcinosarkom-256, das JOBLING-Carcinom und etwas weniger ausgeprägt das langsam wachsende chloroforminduzierte, transplantable Mäusehepatom 112 B[3]. Das Cytoplasma normaler und neoplastischer Gewebe enthält nach Untersuchungen mit Ultrazentrifuge und Elektrophorese hauptsächlich 4 Komponenten (Sedimentationskonstanten 28, 40, 54 und 70 S) (Nucleoproteide mit 45% Ribonucleinsäure im Durchschnitt). Zwei von diesen Komponenten sind bei allen Tumoren und bei regenerierender Leber beträchtlich vermehrt[4]. Auch hier scheinen alle Tumoren einem Typ anzugehören.

Die Proteinfraktion des Rhabdomyosarkoms der Maus enthält elektrophoretisch 7 Hauptkomponenten, während normaler Muskel 3 Hauptkomponenten aufweist: nur 1 Komponente scheint bei beiden Geweben auf Grund der Wanderungsgeschwindigkeit identisch zu sein. Auch die Myosinpräparate der beiden Gewebe (der Myosingehalt ist im Tumor viel geringer als im Muskel) unterscheiden sich in der Wanderungsgeschwindigkeit. Die spezifische Viscosität des Tumormyosins ist geringer als diejenige des Muskelmyosins (0,133—0,144 gegenüber 0,24—0,33 je mg/cm³), was dahin gedeutet wird, daß das Tumormyosin

[1] G. L. MILLER, GREEN, KOLB und E. E. MILLER 1950, BARRY 1950, SOROF und COHEN 1951, SOROF, COHEN, MILLER und MILLER 1951, HOFFMAN und SCHECHTMAN 1952, ELREDGE und LUCK 1952.

[2] SOROF und COHEN 1951, SOROF, COHEN, MILLER und MILLER 1951, HOFFMAN und SCHECHTMAN 1952.

[3] SOROF, COHEN, MILLER und MILLER 1951.

[4] PETERMANN, MIZEN und HAMILTON 1953, 1954, PETERMANN, HAMILTON und MIZEN 1954.

weniger asymmetrisch ist[1]. Elektrophoretische Untersuchungen der löslichen Proteine von transplantierten Rattenfibrosarkomen ergaben, daß das durch Methylcholanthren induzierte Sarkom 3 deutlich definierte Komponenten aufweist, während das durch Benzpyren induzierte Sarkom 4 Komponenten hat[2].

Für strukturelle Unterschiede zwischen Proteinen von normalen Geweben und solchen von Tumoren sprechen die Versuche von Maver und Barrett (1943), welche die Kathepsine von Rattenhepatomen und normaler Leber serologisch verschieden fanden, und die Untersuchungen von A. Fischer (1950) mit der Methode der Gewebezüchtung, wobei *in vitro* gezüchtete Herzfibroblasten eine stärkere Wachstumsbeschleunigung nach Zusatz von enzymatisch abgebauten Proteinen normaler Gewebe zeigten als nach Zusatz von abgebauten Proteinen aus bösartigem Tumorgewebe. Vielleicht weisen in die gleiche Richtung auch die Befunde von Rodewald und Klein (1943), die nur nach Verfütterung von Krebsgewebe aber nicht nach Verfütterung von normalem Gewebe Leberschädigungen beobachteten. Andererseits fanden Kubowitz und Ott (1943) für kristallisierte Milchsäuredehydrase aus Jensen-Sarkom und Rattenmuskel weder physikalische noch chemische, serologische oder enzymatische Unterschiede.

Stoffwechsel. Ausführliche Zusammenfassungen über dieses Gebiet sind in der neueren Zeit von Mider (1951) und Zamecnik (1950) erschienen. Mider behandelt den Stickstoff- und Energiestoffwechsel im Tumor und im krebskranken Organismus, während Zamecnik besonders auf die Untersuchungen über den Proteinstoffwechsel im Tumor eingeht, die mit gekennzeichneten Aminosäuren durchgeführt worden sind.

Bösartige Tumoren wachsen auf Kosten des tumortragenden Organismus. Der Hauptbestandteil des Tumors (abgesehen von Wasser) ist Eiweiß; die Wachstumstendenz des Tumors und seine Begierde, Baustoffe aus dem Wirtsorganismus aufzunehmen und Proteine zu synthetisieren, ist so groß, daß er auch bei Abwesenheit ausreichender Stickstoffquellen der Nahrung auf Kosten des normalen Körpergewebes wächst. Dieses zeigen auch neuere Stickstoffbilanzuntersuchungen an Ratten[3] und Menschen[4]. Ein transplantables Mammaadenocarcinom der Maus kann genügend Stickstoff für sein Wachstum auch dann aus dem Wirtsorganismus erhalten, wenn die Nahrung beinahe keine stickstoffhaltigen Verbindungen enthält[5], und das Walker-Carcinom 256 der Ratte wächst auch dann noch — wenn auch langsamer — falls durch Injektion von Cortisonacetat im Wirtsorganismus eine stark negative Stickstoffbilanz hervorgerufen wird[6].

Einen weiteren Einblick in den Aminosäure- und Proteinstoffwechsel der Tumoren gewähren die Untersuchungen mit Aminosäuren, die durch radioaktive Isotope (N^{15} oder C^{14}) markiert sind. Während der Einbau von gekennzeichneten Aminosäuren *in vivo* in die Tumorproteine mit etwa der gleichen Geschwindigkeit erfolgt wie in die Proteine der Vergleichsgewebe[7], ist die Einbaugeschwindigkeit der Aminosäuren in Proteine bei Schnitten im Rattenhepatom dagegen größer als in normaler Leber erwachsener Tiere[8]. Das gilt auch für isolierte Mitochondrien[9]. Dieser Unterschied kann dadurch erklärt werden, daß die Aufnahme-

[1] G. L. Miller, Green, Kolb und E. E. Miller 1950a, b.
[2] Barry 1950. [3] Mider, Fenninger, Haven und Morton 1951, Babson 1954.
[4] Fenninger, Waterhouse 1951, Waterhouse, Fenninger und Keutmann 1951.
[5] White 1945. [6] Ingle, Prestrud und Rice 1950.
[7] Griffin, Bloom, Cunningham, Teresi und Luck 1950, Shemin und Rittenberg 1943, 1944, Zamecnik und Frantz jr. 1949, Bloch, Hitchcock und Kremen 1951, Tyner, Heidelberger und LePage 1952.
[8] Zamecnik, Frantz jr., Loftfield und Stephenson 1948.
[9] Winnick 1950, Rutman, Cantarow und Paschkis 1954b.

fähigkeit des Tumors *in vivo* begrenzt ist durch die relativ geringe und hauptsächlich periphere Versorgung des Tumors, während *in vitro* Tumorschnitte einer Umgebung ausgesetzt sind, die reicher an Aminosäuren ist als Blut. Wenn sich somit eine beschleunigte Aufnahme von Aminosäuren für Tumoren ergibt, so braucht dieses nicht charakteristisch für neoplastisches Gewebe zu sein, sondern kann allgemein schnell wachsenden Geweben zukommen. Dafür spricht, daß die Einbaugeschwindigkeit der gekennzeichneten Aminosäuren in Proteine von Hepatomschnitten nicht größer ist als in solche fetaler Leber[1] und daß auch markiertes Glycin in Proteine von Zellsuspensionen von Lymphosarkomen bzw. Milz von Mäusen gleich schnell eingebaut wird[2].

Charakteristisch für Proteine zum mindesten schnell wachsender Tumoren ist aber, daß sie die aufgenommenen gekennzeichneten Aminosäuren langsamer abgeben, d. h. die Tumorproteine haben eine längere Halblebensdauer[3]. Auch beim Hungern, wenn sich Körpergewicht oder Leberproteine schon beträchtlich vermindern, sind die Tumorproteine (FLEXNER-JOBLING-Carcinom der Ratte) nicht für den Wirtsorganismus verfügbar[4].

Diese Tatsachen, zusammen mit den Ergebnissen der Stickstoffbilanzversuche, rechtfertigen es, den Tumor als „Stickstoff-Falle" („nitrogen trap") zu betrachten, wie MIDER (1948)[5] es ausgedrückt hat, oder den Eiweißstoffwechsel zumindest schnell wachsender Tumoren (FLEXNER-JOBLING-Carcinom der Ratte) als vorwiegend „one-way-passage" zu bezeichnen[4].

Hingewiesen sei auf das Verhalten des EHRLICHschen Mäuse-Ascitestumors gegenüber freien Aminosäuren. Das Ascitesserum enthält freie Aminosäuren in ähnlicher Konzentration wie das Plasma, während der Gehalt an freien Aminosäuren in den Asciteszellen selbst wesentlich höher ist als im Ascitesserum. Asciteszellen vermögen auch Aminosäuren *in vitro*[6] und *in vivo*[7] stärker aufzunehmen als normale Zellen. Im Gegensatz zu Erythrocyten können Asciteszellen auch einige Peptide ohne vorherige Hydrolyse aufnehmen[8]; ferner können Taurin, β-Alanin und Trijodthyronin durch Asciteszellen konzentriert werden[9].

4. Nucleinsäuren[10].

Die Nucleinsäuren beanspruchen unter den Zellbestandteilen besonderes Interesse, da sie eine grundlegende Rolle bei der Zellteilung, beim Zellwachstum und bei der Proteinsynthese spielen.

Schon aus älteren Arbeiten[11] geht hervor, daß der Gehalt von Tumoren an Nucleinsäuren größer ist als derjenige normaler Gewebe. Dabei sind aber selten die Nucleinsäuren selbst oder Nucleoproteide bestimmt worden, sondern die Quotienten: Nucleinphosphor : Gesamtphosphor, Purinstickstoff : Gesamtstickstoff oder der Gesamtpuringehalt.

Weitere Fortschritte auf diesem Gebiet wurden erst erzielt, nachdem man näheren Einblick gewonnen hatte in den Aufbau der Nucleinsäuren und in ihre Verteilung in der Zelle und nachdem Mikromethoden zur Bestimmung von

---

[1] ZAMECNIK, FRANTZ jr., LOFTFIELD und STEPHENSON 1948.
[2] FARBER, KIT und GREENBERG 1951, KIT und GREENBERG 1951a, b.
[3] SHEMIN, RITTENBERG 1944, GRIFFIN, BLOOM, CUNNINGHAM, TERESI und LUCK 1950.
[4] LE PAGE, POTTER, BUSCH, HEIDELBERGER und HURLBERT 1952.
[5] MIDER, TESLUK und MORTON 1948.
[6] CHRISTENSEN und RIGGS 1952, CHRISTENSEN, RIGGS, FISCHER und PALATINE 1952a, b.
[7] CHRISTENSEN und HENDERSON 1952. [8] CHRISTENSEN und RAFN 1952.
[9] CHRISTENSEN, HESS und RIGGS 1954.
[10] Zusammenfassung: SCHMIDT 1953.
[11] ROFFO und PILONE 1930, v. EULER und SCHMIDT 1934, EDLBACHER und JUCKER 1936, BARRENSCHEEN und PEHAM 1942, RONDONI 1940, RONDONI und GOLDFISCH 1941.

Desoxyribonucleinsäure (DNS) und *Ribonucleinsäure* (RNS) und zur Trennung dieser beiden Gruppen von Nucleinsäuren entwickelt worden waren. In jeder Zelle kommen sowohl DNS als auch RNS vor. DNS ist ausschließlich im Zellkern enthalten, während RNS im Zellkern (im Nucleolus) und im Cytoplasma enthalten ist.

Desoxyribonucleinsäure. Tumoren enthalten im allgemeinen *bezogen auf die Gewichts- oder Volumeneinheit* mehr DNS als ihre Muttergewebe (Azofarbstoff- oder Acetaminofluorenhepatome der Ratte[1], menschliche Tumoren[2]). Diese Vermehrung ist auf eine größere Zell- und damit Kernzahl des Tumorgewebes zurückzuführen.

Im Einklang mit den Ergebnissen der Bestimmungen der DNS im Gesamtgewebe von Tumoren ist der DNS-Gehalt der *Zellkern*fraktion des Azofarbstoffhepatoms der Ratte auch sehr erhöht, wenn die Werte auf Gewebsgewicht bezogen werden[3] (vgl. auch S. 173).

In neuerer Zeit hat sich zeigen lassen, daß der DNS-Gehalt des einzelnen Zellkerns für somatische Zellen einer Tierart konstant und doppelt so hoch ist wie in haploiden Zellen (Spermatozoen)[4]. Bei Säugetieren liegen die Werte je Zellkern meist um $6 \cdot 10^{-9}$ mg[5]. Gewebe, in denen polyploide Zellen häufig vorkommen, wie Lebern von Nagetieren, weisen einen erhöhten DNS-Gehalt je Zellkern auf. Beim Hungern bleibt der DNS-Gehalt in der Leber von Ratten konstant[6]. Für Hepatome und Cholangiome von Ratten (hervorgerufen durch Azofarbstoffe oder Acetaminofluoren) werden nun die gleichen oder etwas geringere Werte je Zelle angegeben wie für normale Leber[7], wenn auch die absoluten Werte bei den einzelnen Autoren etwas verschieden sind (vgl. dazu[6]). Normale oder nur wenig verschiedene DNS-Werte werden auch angegeben für das als Ascites gezüchtete KREBS-RASK-NIELSEN-WAGNER-Sarkom der Maus[8], für das DBA-Lymphom der Maus[9] (s. Tabelle 14), für Milzzellen von Mäusen mit Leukämie[10] und für Knochenmarkszellen[11] und Leukocyten[12] von Menschen mit Leuk-

Tabelle 14. *Nucleinsäure- und Proteingehalt isolierter Zellkerne (chemische Analyse).* (Nach LEUCHTENBERGER, KLEIN und KLEIN 1952.)

Material	Gesamt NS je Zellkern in 10^{-9} mg	DNS je Zellkern in 10^{-9} mg	RNS je Zellkern in 10^{-9} mg	Protein je Zellkern in 10^{-9} mg	RNS/DNS
EHRLICH-Ascitestumor (Maus) . . .	17,3	12,9	4,4	48,0	0,34
DBA-Lymphom-Ascitestumor (Maus)	8,2	6,6	1,6	27,9	0,24
Rinderleber	6,7	6,2	0,5	21,5	0,08
Stiersperma	3,4	3,3	0,1	14,0	0,03

[1] MASAYAMA und YOKOYAMA 1940, DAVIDSON und WAYMOUTH 1944a, THOMPSON, HEAGY, HUTCHISON und DAVIDSON 1953, SCHNEIDER 1945, GRIFFIN, NYE, NODA und LUCK 1949, RUTMAN, CANTAROW und PASCHKIS 1954a.

[2] STOWELL 1945, 1946, STOWELL und COOPER 1945, DAVIDSON und WAYMOUTH 1944b.

[3] PRICE, E. C. MILLER und J. A. MILLER 1948, PRICE, E. C. MILLER, J. A. MILLER und WEBER 1949, 1950.

[4] BOIVIN, VENDRELY und VENDRELY 1948, VENDRELY und VENDRELY 1948, 1949. Zusammenfassung: DAVIDSON und LESLIE 1950.

[5] MIRSKY und RIS 1949.

[6] THOMPSON, HEAGY, HUTCHISON und DAVIDSON 1953.

[7] MARK und RIS 1949, THOMPSON, HEAGY, HUTCHISON und DAVIDSON 1953, CUNNINGHAM, GRIFFIN und LUCK 1950a, b, 1951, PRICE und LAIRD 1950, LAIRD und MILLER 1953, RUTMAN, CANTAROW und PASCHKIS 1954a.

[8] KLEIN und KLEIN 1950. [9] LEUCHTENBERGER, KLEIN und KLEIN 1952.

[10] MIZEN und PETERMANN 1952, MENTEN, WILLENS und WRIGHT 1953.

[11] DAVIDSON und LESLIE 1950, MENTEN und WILLENS 1953.

[12] MÉTAIS und MANDEL 1950, DAVIDSON, LESLIE und WHITE 1951.

ämie. Da das Chromosomenmaterial und damit der Gehalt an DNS in der Zelle während der Zellteilung verdoppelt wird, kann die Häufigkeit der Mitosen in einer Zellpopulation die durchschnittlichen DNS-Werte je Zelle beeinflussen. Die Zahl der Zellteilungen zu einer bestimmten Zeit ist jedoch zu gering im Vergleich zu der Zahl aller Zellen, als daß sie die durchschnittlichen DNS-Werte in den meisten Geweben, und das gilt auch für Tumoren, beeinflussen könnte. Allerdings wird die Zunahme des durchschnittlichen DNS-Gehaltes je Zelle in der Milz von Mäusen mit transplantierter Leukämie von etwa 45% auf die hohe Zellteilungsrate dieses Tumors zurückgeführt[1].

Eine Verdoppelung des DNS-Wertes je Zelle wurde bisher gefunden beim EHRLICHschen Ascitestumor der Maus[2] (s. Tabelle 14) (chemische und mikrophotometrische Bestimmungen liefern identische Werte[3]) und beim GRCH-15-Impftumor des Huhns[4].

Die Ergebnisse am EHRLICHschen Ascitestumor und dem DBA-Lymphom stimmen mit der Chromosomenzahl überein; der Ascitestumor ist tetraploid, während das Lymphom diploid ist[5]. Beim EHRLICHschen Ascitestumor sind aber Änderungen in der Chromosomenzahl bekannt, so ist der in Amerika gehaltene Stamm tetraploid, während der in Deutschland gehaltene Stamm hyperdiploid ist[6]. Man sollte also erwarten, daß diese beiden Stämme sich auch in dem DNS-Gehalt je Zelle unterscheiden. Mikrophotometrische Bestimmungen der DNS in einzelnen Zellkernen des Sarkoms 180 und des Lymphosarkoms 180 von Mäusen haben statistisch ausgezählt eine Gruppierung um Werte für den diploiden Kern und für nichtmultiple Kerne ergeben (Durchschnittswerte entsprechen etwa dem tetraploiden Kern)[7]. Bei normalen Zellen und Krebszellen der menschlichen Cervix uteri wurde bei mikrophotometrischer Bestimmung der Gesamtnucleinsäuren in Interphasenkernen statistisch eine verschiedene Verteilung gefunden[8].

Auf Grund der Konstanz der DNS in Zellkernen ist der Vorschlag gemacht worden, alle Analysendaten von Geweben auf ihren Gehalt an DNS zu beziehen. Beim Vergleich von Tumoren mit normalen Geweben würden alle Analysen dann, da die Menge der DNS der Anzahl der Zellkerne bzw. der Zellen direkt proportional ist, die Änderung in der Zelle widerspiegeln. Derartige Vergleiche sind besser geeignet, Einblicke in die Unterschiede in der Zusammensetzung zwischen normalen Zellen und Krebszellen und in die Änderungen beim Cancerisierungsprozeß zu gewähren als der Vergleich von Analysendaten, die auf das Gewebsgewicht oder auf die Volumeneinheit bezogen sind[9].

Ribonucleinsäure. Im Gegensatz zu normalen Geweben, die in der Gewichtseinheit recht unterschiedliche Werte im RNS-Gehalt aufweisen, ist der RNS-Gehalt verschiedener Tumoren häufig recht ähnlich[10] und verhältnismäßig hoch[11]. In Hepatomen der Ratte, die nach Fütterung mit Verbindungen vom Typ des 4-Dimethylamino-azobenzols oder mit 2-Acetamino-fluoren entstehen, ist der RNS-Gehalt im Vergleich zu normaler Rattenleber vermindert[12]. Dieses ist zum Teil auf die verschiedenen Cytoplasmavolumina der beiden Gewebe zurückzuführen.

[1] PETERMANN, ALFIN-SLATER und LARACK 1949, PETERMANN und SCHNEIDER 1951.
[2] GOLDBERG, KLEIN und KLEIN 1950. [3] LEUCHTENBERGER, KLEIN und KLEIN 1952.
[4] MCINDOE und DAVIDSON 1952. [5] HAUSCHKA und LEVAN 1951.
[6] Nach LETTRÉ 1953a. [7] CARNES, WEISSMAN und GOLDBERG 1952.
[8] MELLORS, KEANE jr. und PAPANICOLAOU 1952. [9] DAVIDSON und LESLIE 1950.
[10] SCHNEIDER und KLUG 1946.
[11] SCHNEIDER und KLUG 1946, KHOUVINE und GRÉGOIRE 1945.
[12] DAVIDSON und WAYMOUTH 1944a, THOMPSON, HEAGY, HUTCHISON und DAVIDSON 1953, PRICE, E. C. MILLER und J. A. MILLER 1948, GRIFFIN, NYE, NODA und LUCK 1949, GRIFFIN, COOK und CUNNINGHAM 1949.

Das Verhältnis Cytoplasmavolumen zu Kernvolumen ist für die Rattenleberzellen 5,85 gegenüber 3,04 für die Hepatomzellen[1], während bei beiden Geweben die Größenverteilung der Zellkerne gleich ist[2]. Aber auch wenn die RNS-Werte auf den DNS-Gehalt von Leber bzw. Hepatom bezogen werden, also die RNS-Werte der einzelnen Zellen miteinander verglichen werden (s. oben), ist die RNS im Hepatom vermindert[3]. In der Milz von Mäusen mit Leukämie wird ein deutlich höheres RNS:DNS-Verhältnis gefunden als in normaler Milz[4].

Die Ergebnisse der chemischen Bestimmung der RNS in Tumoren je Gewichtseinheit werden den besonderen Verhältnissen, wie sie im Tumor vorliegen, nicht gerecht, da sie Mittelwerte für alle Tumorzellen darstellen. Nach CASPERSSON[5] (s. auch[6]) ist, wie mit Hilfe der UV-Absorptionsmessung von Zellbezirken gezeigt werden kann, erhöhtes Wachstum von Zellen mit erhöhtem RNS-Gehalt verbunden, und RNS ist bei Tumoren besonders reichlich im Cytoplasma der schnell wachsenden Zellen der Peripherie (A-Zellen) enthalten, während die mehr im Inneren gelegenen Zellen (B-Zellen, s. unten) arm an RNS sind und die nekrotischen Bezirke nur noch Spuren davon enthalten. Histochemische Untersuchungen (Anfärbung der Nucleinsäuren mit Gallocyanin-Chromalaun) ergaben im Vergleich zum Ausgangsgewebe bei menschlichen Tumoren in manchen Fällen eine Zunahme der RNS (aber immer eine Zunahme der DNS)[7].

Einen auffallend hohen RNS-Gehalt je Zelle (etwa 5mal höher als z. B. Exsudatzellen bei steriler Peritonitis) haben die Zellen des EHRLICHschen Ascitestumors der Maus von GOLDBERG, KLEIN und KLEIN (1950). Dieses wird darauf zurückgeführt, daß es sich bei diesem Ascitestumor ausschließlich um A-Zellen im Sinne CASPERSSONs handelt. Das RNS:DNS-Verhältnis ist bei diesem Tumor 1,84, während es bei den im Gewebsverband wachsenden Tumoren der Maus 0,57—0,90 ist[8]. Auch das Ascitesthymom der Maus hat in der Periode seines größten Wachstums einen hohen RNS-Gehalt und einen großen RNS/DNS-Quotienten[9]. Ein hoher RNS-Gehalt ist aber nicht charakteristisch für alle Ascitestumoren, so zeigen die Zellen des als Ascites gezogenen KREBS-RASK-NIELSEN-WAGNER-Sarkoms keinen besonders hohen RNS-Gehalt, und das RNS:DNS-Verhältnis liegt mit 0,83 innerhalb der Grenzen der soliden Mäusetumoren[10].

Ascitestumoren sind besonders gut geeignet zur Bestimmung der Konzentration von RNS in Tumorzellen unter verschiedenen Wachstumsbedingungen[11]. Aufbewahren des EHRLICHschen Ascitestumors, der einen besonders hohen RNS-Gehalt hat (s. oben), bei 4° bedingt eine Abnahme der RNS der Zellen[12] und eine verminderte Virulenz bei anschließender Verimpfung.

RNS kommt in der Zelle sowohl im Zellkern (im Nucleolus) als auch im Cytoplasma vor, wie von CASPERSSON und SCHULTZ (1939, 1940) durch UV-Absorptionsanalyse und von BRACHET (1940) mit Hilfe von Färbungsmethoden gezeigt worden ist. Im Gegensatz zur DNS ist der Gehalt der *RNS des Zellkerns* nicht konstant, sondern wechselt von Gewebe zu Gewebe. In Ascitestumoren der Maus[13] (s. Tabelle 14) und in der Milz von Mäusen mit Leukämie sind die Werte für die RNS des Zellkerns höher als bei normalen Geweben[14]; im Acetamino-

[1] SCHNEIDER 1945. [2] BIESELE 1944.
[3] THOMPSON, HEAGY, HUTCHISON und DAVIDSON 1953, DAVIDSON und LESLIE 1950.
[4] PETERMANN, ALFIN-SLATER und LARACK 1949.
[5] CASPERSSON, NYSTRÖM und SANTESSON 1941, CASPERSSON und SANTESSON 1942.
[6] MOBERGER 1954. [7] SANDRITTER 1952. [8] SCHNEIDER 1947.
[9] LEVY, DAVIDSON und SCHADE 1952. [10] KLEIN und KLEIN 1950.
[11] KLEIN 1951. [12] KLEIN, KURNICK und KLEIN 1950.
[13] LEUCHTENBERGER, KLEIN und KLEIN 1952. [14] PETERMANN und SCHNEIDER 1951.

fluoren-Hepatom[1] ist mehr, im Dimethylamino-azobenzol-Hepatom[2] dagegen weniger RNS im Zellkern (je Kern) enthalten als in normaler Rattenleber.

Die *RNS des Cytoplasmas* ist verteilt in den Mitochondrien, Mikrosomen und im „Überstand". Alle krebserzeugend wirksamen Dimethylamino-azobenzol-Verbindungen verursachen bei Verfütterung an Ratten eine gewisse Verminderung des RNS-Gehaltes der Fraktion der großen Granula (Mitochondrien), bezogen auf Frischgewicht. Diese Verminderung ist am meisten ausgeprägt bei den am stärksten wirksamen Verbindungen und maximal in der Mitochondrienfraktion des Hepatoms (Tumor 0,7 mg/g Frischgewicht; Leber 1,8 mg); im gleichen Sinne erfolgt eine Änderung des Proteingehaltes. Im „Überstand" der Leber nimmt, bezogen auf Frischgewicht, die RNS nach Verfütterung der Azoverbindungen nicht zu, erreicht aber im „Überstand" des Hepatoms etwa doppelt so hohe Werte wie in der entsprechenden Fraktion aus Normalleber (Tumor 3,1 mg/g Frischgewicht; Leber 1,2 mg). Die Hauptmenge der RNS findet sich beim Tumor im Überstand (Verteilung der Proteine in den verschiedenen Zellfraktionen von Leber und Hepatom s. S. 173)[3]. Auf die Zelle bezogen ergibt sich im Hepatom vor allem eine starke Verminderung der Mitochondrien-RNS im Vergleich zu normaler Leber[4]. Ähnliche Veränderungen treten auch im Acetamino-fluoren-induzierten Hepatom der Ratte auf[5].

Nekrose. Die in den nekrotischen Teilen von Tumoren beobachtete Verminderung der Nucleinsäuren[6] beruht besonders auf einer Abnahme der RNS[7] (s. oben); auch Mäuseleber zeigt bei der Nekrose eine entsprechende Veränderung[8]. Die Angaben über das Verhalten der DNS sind weniger einheitlich[7].

Zusammensetzung der Nucleinsäuren. Von besonderem Interesse ist die Frage, ob zwischen den Nucleinsäuren von normalen Geweben und Tumoren Unterschiede in der Zusammensetzung bestehen. Ältere Angaben, nach denen Thymonucleinsäure (DNS) aus menschlichen Tumoren sich im P- und N-Gehalt von entsprechend dargestellter Nucleinsäure aus Leber und Kalbsthymus unterscheiden sollte[9], konnten nicht bestätigt werden, nachdem die Nucleinsäurepräparate weiter gereinigt worden waren. Das N:P-Verhältnis (1,77) wies dann keine Unterschiede mehr auf[10]. Aus den Tumornucleinsäuren konnte Guanin, Adenin, Thymin und Cytosin isoliert werden. Ähnliche Resultate lieferten die Untersuchungen einer Nucleinsäure aus Jensen-Sarkom[11] und einer Nucleinsäure aus Hepatomen[12].

Die quantitative Analyse der Basen von Nucleinsäuren durch Papierchromatographie und mikrophotometrische Bestimmung[13] hat ergeben, daß für die *DNS* der Gehalt an den Purinen (Adenin und Guanin) und den Pyrimidinen (Cytosin und Thymin) für jede Species spezifisch ist; verschiedene Gewebe der gleichen Tierart besitzen aber die gleiche Basenzusammensetzung. Weit auseinanderliegende Arten wie z. B. Säugetiere einerseits und Mikroorganismen andererseits haben DNS mit völlig verschiedener Basenzusammensetzung. Tumoren scheinen sich in bezug auf die Basenzusammensetzung ihrer DNS wie

[1] Rutman, Cantarow und Paschkis 1954a.
[2] Thompson, Heagy, Hutchison und Davidson 1953.
[3] Price, E. C. Miller und J. A. Miller 1948, Price, E. C. Miller, J. A. Miller und Weber 1949, 1950.
[4] Price und Laird 1950.
[5] Laird und Miller 1953, Rutman, Cantarow und Paschkis 1954a.
[6] Edlbacher und Jucker 1936.
[7] Khouvine 1946, Cerecedo, Reddy, Pircio, Lombardo und Travers 1951.
[8] Berenbom, Chang und Stowell 1954. [9] Stern und Willheim 1934.
[10] Klein und Beck 1935. [11] Vowles 1940. [12] Brues, Tracy, und Cohn 1944.
[13] Vischer und Chargaff 1947, 1948.

ihr Wirtsorganismus zu verhalten; dafür sprechen Untersuchungen eines Lebercarcinoms beim Menschen im Vergleich zu normaler Leber[1] und eines Rattenepithelioms und seiner Metastasen[2]. Da die DNS von Tumoren (transplantiertes Lymphom der Maus) auch ein ähnliches physikalisch-chemisches Verhalten wie die DNS aus Kalbsthymus zeigt[3], wäre nach diesen Ergebnissen der Schluß berechtigt, daß sich Tumoren in ihrer DNS nicht von normalen Geweben unterscheiden. Vielleicht sind Unterschiede in einem Bereich vorhanden, zu dem wir mit unseren heutigen Untersuchungsmethoden noch nicht vorgedrungen sind. So werden aus Placenta und Ovartumoren je nach der Art der Darstellung verschiedene DNS erhalten, und dabei sollen die DNS der Tumoren in bezug auf ihre Purin- und Pyrimidinbasen eine variable und von der DNS der normalen Gewebe verschiedene Zusammensetzung haben[4].

Im Gegensatz zur DNS ist bei der *RNS* der relative Anteil der verschiedenen Basen für verschiedene Gewebe einer Tierart verschieden; dagegen scheinen die gleichen Gewebe bei verschiedenen Tierarten eine ähnliche Basenzusammensetzung zu haben[5]. Bei Tumoren wurde bisher nur die RNS von Lebermetastasen beim Menschen im Vergleich zu den nicht befallenen Partien der gleichen Leber[6] und die RNS des Hühnersarkoms GRCH 15[7] untersucht (s. Tabelle 15). Vergleiche

Tabelle 15. *Zusammensetzung von RNS.* [Nach Chargaff, Magasanik, Vischer, Green, Doniger and Elson 1950 bzw. Beale, Harris and Roe 1950:

Material	N %	P %	N/P	Adenylsäure*	Guanylsäure	Cytidylsäure	Uridylsäure	Purin/Pyrimidin
Schweineleber	15,8	8,7	1,82	10	16,3	16,1	7,7	1,1
Schafleber	15,1	8,4	1,80	10	16,8	13,4	5,6	1,4
Kalbleber	14,2	7,7	1,85	10	16,2	11,1	5,3	1,6
Ochsenleber	14,6	7,8	1,87	10	14,6	10,9	6,6	1,4
Carcinomleber (Mensch)								
nicht befallen	14,9	8,5	1,76	10	32,9	28,8	8,3	1,1
Metastasen	13,2	8,5	1,56	10	41,4	43,2	7,2	1,0
				Adenin	Guanin	Cytosin	Uracil	
Sarkom-GRCH-15	13,8	8,2	1,7	10	33,3	20	9,0	2,8

* Alle Werte bezogen auf Adenylsäure bzw. Adenin = 10.

der Basenzusammensetzung der gesamten RNS liefern aber nur ein ganz grobes Bild, denn die RNS der verschiedenen Zellfraktionen von Leber (Ratte) zeigen eine verschiedene Zusammensetzung; so soll in der RNS des Zellkerns Guanin und Uracil, in der RNS der Mitochondrien Uracil, in der RNS der Mikrosomen Guanin und Cytosin und in der RNS des „Überstands" Adenin vorherrschen. Jeder Zellbestandteil der normalen Leber scheint also eine spezifische RNS zu enthalten. Beim Dimethylamino-azobenzol-induzierten Hepatom der Ratte scheint diese Spezifität verloren zu gehen, denn die Zusammensetzung der verschiedenen RNS soll beim Hepatom sehr ähnlich sein[8].

In normalen Geweben kommen wohl als Vorläufer der Nucleinsäuren freie Nucleotide vor und zwar außer Adenosin-monophosphat, -diphosphat und

[1] Chargaff 1950. [2] Khouvine und Grégoire 1953.
[3] Shack, Jenkins und Thompsett 1953, Shack und Thompsett 1953.
[4] Khouvine 1954. [5] Chargaff 1950.
[6] Chargaff, Magasanik, Vischer, Green, Doniger und Elson 1950.
[7] Beale, Harris und Roe 1950. [8] de Lamirande und Allard 1954.

-triphosphat auch die entsprechenden Analogen der Basen Guanin, Cytosin und Uracil, ferner Uridin-5'-diphosphat-Derivate (UDP-Glucose, UDP-Galaktose, UDP-Acetylglucosamin und UDP-Glucuronsäure). Diese Verbindungen sind auch in Tumoren enthalten: JENSEN-Sarkom[1] und WALKER-Carcinom[2] der Ratte und Ascitestumor der Maus[3].

Stoffwechsel[4]. In Tumoren ist, wie in allen schnell wachsenden Geweben (z. B. regenerierende Leber), der Stoffwechsel lebhafter als in ruhenden Geweben, von denen vor allem die Leber als Vergleich herangezogen worden ist. Dieses gilt sowohl für die DNS als auch für die RNS. Bei Verabfolgung von Glykokoll-C^{14} [5] oder gleichzeitiger Verabfolgung von P^{32} (als Phosphat) und Glykokoll-C^{14} [6] zeigen Rattenleber und JENSEN-Sarkom qualitativ völlig gleichartiges Verhalten beim Einbau von diesen Verbindungen in DNS und RNS der verschiedenen Zellfraktionen (Kern, Mitochondrien, Mikrosomen, „Überstand"); die Aktivitäten sind beim Tumor aber stets größer. Im Vergleich zu normalen Geweben scheint der Stoffwechsel der Tumoren in bezug auf die Nucleinsäuren demnach also im wesentlichen nur quantitativ aber nicht qualitativ verschieden zu sein.

Vermehrter Einbau oder größere Einbaugeschwindigkeit von markierten Verbindungen in Nucleinsäuren von Tumoren als Zeichen eines lebhafteren Stoffwechsels ist auch gefunden worden in Versuchen mit *P^{32}* [7], mit *Adenin*-C^{14} [8], mit *4-Amino-5-imidazol-carboxamid*-C^{14} [9], *Glykokoll*-C^{14} [10], *Orotsäure*-C^{14} [11], *Uracil*-N^{15} [12], *Uracil*-C^{14} [13] und *Glucose-1*-C^{14} [14]. Ein spezifischer Einbau von *Guanin* in Nucleinsäuren von Mäusetumoren[15] konnte mit Guanin-N^{15} [16] oder Guanin-C^{14} [17] nicht bestätigt werden. *Orotsäure*-C^{14} wird *in vivo* in Pyrimidine der Tumornucleinsäuren weniger eingebaut als in die Pyrimidine der Lebernucleinsäuren[18]. Im allgemeinen wird angenommen, daß höhere Organismen zugeführtes Uracil nicht für Nucleinsäuresynthese verwenden können; im Gegensatz dazu scheint Uracil als solches in die Nucleinsäuren des Hepatoms eingebaut zu werden[12, 13]. *Jod-Uracil-5*-J^{131}, *Jod-uridin-5*-J^{131} oder *Jod-orotsäure-5*-J^{131} werden weder von normaler Leber, regenerierender Leber noch von Tumoren aufgenommen[19].

In Gewebeschnitten von normalen Organen (Leber, Niere) erfolgt in Gegenwart von P^{32} (als Phosphat) und *Glucose* eine Verminderung des Einbaus von P^{32} in Nucleinsäure und Phosphorproteide um 50—70% beim Übergang von aeroben zu anaeroben Bedingungen infolge Ausfalls der aeroben Oxydation. Tumorgewebe vermögen infolge ihrer hohen Glykolyse noch soviel Energie bereitzustellen, daß nur eine etwa 15%ige Hemmung des P^{32}-Einbaus resultiert[20].

[1] SCHMITZ, POTTER, HURLBERT und WHITE 1954. [2] SCHMITZ 1954a.
[3] SCHMITZ 1954b. [4] Zusammenfassung: HEIDELBERGER 1953.
[5] TYNER, HEIDELBERGER und LEPAGE 1952.
[6] TYNER, HEIDELBERGER und LEPAGE 1953.
[7] TUTTLE, ERF und LAWRENCE 1941, KOHMAN und RUSCH 1941, MARSHAK 1941, v. EULER und v. HEVESY 1944, BRUES, TRACY und COHN 1944, GRIFFIN, CUNNINGHAM, BRANDT und KUPKE 1951, ALBERT, JOHNSON und COHAN 1951, BARNUM, HUSEBY und VERMUND 1953.
[8] GRIFFIN, DAVIS jr. und TIFFT 1952.
[9] CONZELMANN jr., MANDEL und SMITH 1953, MANDEL und CARLÓ 1953.
[10] LEPAGE und HEIDELBERGER 1951, LE PAGE 1953.
[11] WEED und WILSON 1951, WEED 1951. [12] LAGERKVIST und REICHARD 1954.
[13] RUTMAN, CANTAROW, PASCHKIS und ALLANHOFF 1953, RUTMAN, CANTAROW und PASCHKIS 1954c.
[14] SCHMITZ, POTTER und HURLBERT 1954.
[15] KIDDER, DEWEY, PARKS jr. und WOODSIDE 1949.
[16] BROWN, BENDICH, ROLL und SUGIURA 1949.
[17] GRAFF, ENGELMAN, GILLESPIE und GRAFF 1951, MANDEL und CARLÓ 1953.
[18] HURLBERT und POTTER 1952. [19] PRUSOFF, HOLMES und WELCH 1953.
[20] MANN und GRUSCHOW 1949.

Röntgenbestrahlung verursacht, gemessen an der Aufnahme von P^{32}, eine vorübergehende Hemmung der Bildung von DNS in Tumoren (Jensen-Sarkom der Ratte[1], transplantiertes Mammcarcinom der Maus[2]) aber auch in normalen Geweben. Der Einbau von P^{32} in RNS, Phospholipoide und „Phosphoprotein" wird zumindest beim Mammatumor der Maus nicht beeinflußt[2]. 2,4-Dinitrophenol vermag *in vivo* die Aufnahme von P^{32} in RNS und DNS beim Jensen-Sarkom[3] und *in vitro* die Aufnahme von Glycin-C^{14} in die RNS beim Ehrlichschen Ascitestumor[4] zu hemmen.

5. Vitamine.

Beziehungen zwischen Tumoren und ihrem Gehalt an Vitaminen oder ihrer Beeinflussung durch Vitamine sind häufig gesucht worden, um zu einem Verständnis des anormalen Verhaltens von Tumoren im Organismus zu gelangen. Überblickt man aber die Vielzahl der Arbeiten auf diesem Gebiet, so finden sich nur wenige eindeutige Zusammenhänge. Eine ausführliche Darstellung dieses Gebietes ist von Burk und Winzler (1944a, b) gegeben worden.

Der Gehalt verschiedener Tumoren an den einzelnen Vitaminen ist gleichartiger als derjenige der Gewebe, aus denen die Tumoren stammen und verhältnismäßig gering. Das gilt zum mindesten für die Vitamine der B-Gruppe[5] (s. Tabelle 16), für Vitamin C[6] und für Vitamin E (Tocopherol)[7]. Dieses kann

Tabelle 16. *Gehalt an Vitaminen der B-Gruppe in einer Gruppe von normalen Geweben und Tumoren bei Mensch und Ratte.*

Pollack, Taylor and Williams 1942: Nach Winzler 1953a

Vitamin*	Mensch			Ratte		
	Normale Gewebe**	Tumoren	Normales Gewebe / Tumoren × 100	Normale Gewebe**	Tumoren	Normales Gewebe / Tumoren × 100
Vitamin B_1 . .	1,80	1,28	71	3,7	1,54	42
Vitamin B_2 . .	8,10	2,35	29	9,6	3,4	35
Nicotinsäure . .	31,20	23,50	75	87,0	23,6	27
Pantothensäure	10,30	5,54	54	20,4	7,7	32
Pyridoxin . . .	0,52	0,11	21	0,87	0,196	22
Biotin	0,18	0,038	21	0,22	0,05	23
Inosit	632,0	877,0	138	924,0	516,0	56
Folsäure*** . .	1,4	2,86	200	3,7	3,54	96

* Alle Werte in Gamma je Gramm Feuchtgewicht.

** Normale Gewebe: Lunge, Herzmuskel, Milz, Nierenrinde, Hirn, Skeletmuskel und Nebenniere.

*** Gamma der „Wirksamkeit" 40000 Einheiten.

als weiterer Hinweis dafür angesehen werden, daß Tumoren weniger differenzierte Gewebe sind als homologe erwachsene Gewebe und daß sie eine Gruppe von Geweben von ähnlichem biochemischem Typ bilden, zu welcher Auffassung besonders Stoffwechseluntersuchungen (Glykolyse) und Enzymbestimmungen geführt haben.

[1] v. Euler und v. Hevesy 1944, Ahlström, v. Euler und v. Hevesy 1945, Holmes 1947, 1949.

[2] Vermund, Barnum, Huseby und Stenstrom 1953. [3] Holmes und Mee 1953.

[4] Malkin und Greenberg 1953. [5] Taylor, Pollack und Williams 1943.

[6] Robertson 1943. [7] Swick und Baumann 1951.

Am auffallendsten sind die Veränderungen im Gehalt einzelner Vitamine beim Übergang von normaler Rattenleber zum Hepatom. Die Leber stellt für viele Vitamine ein Vorratsorgan dar, und das Hepatom hat diese Eigenschaft verloren, was in einer starken Abnahme fast aller Vitamine zum Ausdruck kommt. Eine Ausnahme bildet lediglich der *Inosit*, dessen physiologische Bedeutung noch unklar ist. Dieser Wirkstoff ist im Hepatom gegenüber Leber vermehrt und auch im transplantablen Carcinom gegenüber normaler Mäuseepidermis (s. Tabelle 17). Dieses Carcinom ist auch durch einen viel höheren Gehalt an *Cholin* ausgezeichnet als normale Epidermis.

Für viele Vitamine der B-Gruppe ist sichergestellt, daß sie Bestandteile von Coenzymen bilden, und auch diese Coenzyme sind im Hepatom gegenüber Leber vermindert[1]. Auch das *Coenzym A*, das Pantothensäure als integrierenden Bestandteil enthält, ist in primären und transplantierten Rattenhepatomen im Vergleich zu normaler Leber ebenso wie *Pantothensäure* selbst vermindert. Während Pantothensäure und Coenzym A in normaler Leber bevorzugt in den Mitochondrien enthalten sind, befindet sich in den Hepatomen die Hauptmenge von beiden Verbindungen im Überstand[3].

Tabelle 17. *Gehalt von Mäuseepidermis und transplantiertem Carcinom an einigen Vitaminen*[2].

	Epidermis	Transplantiertes Carcinom
	γ je g Trockengewebe	
Biotin	0,196	0,149
B_6-Komplex	2,45	4,10
p-Amino-benzoesäure	2,40	3,09
Cholin	2471	6240
Inosit	526	1154

Der Gehalt von Tumorgeweben an *Vitamin A* hängt nach Bestimmungen von POPPER und RAGINS[4] mit einer Histofluorescenztechnik sehr vom Gehalt der Muttergewebe ab. Meist enthält der Tumor weniger Vitamin A als das Muttergewebe (vgl. auch Leber und Metastasen beim Menschen[5]). Auch der *Vitamin C*-Gehalt menschlicher Tumoren variiert je nach dem Muttergewebe, übersteigt aber nie 4,5 mg-%, auch wenn das umgebende Gewebe reicher an Vitamin C ist[6]. Ähnliches gilt auch für Tumoren von Ratten und Mäusen, nur daß die Werte hier allgemein höher liegen[7]. Im Gegensatz zu diesen beiden Vitaminen besteht im Gehalt von *Vitamin B_6* und *Biotin* menschlicher Krebsgewebe keine Beziehung zu den umgebenden normalen Geweben. Die Werte für ganz verschiedene Tumoren liegen in einem engen Bereich und entsprechen normalen Geweben mit einem geringen Gehalt an Vitamin B_6 und Biotin[8] (Vitamin B_6 bei der Maus s. [9]). Ähnliches gilt für den Vitamin B_2-Gehalt menschlicher Tumoren[10] und tierischer Tumoren[11].

Vitamin E wird vom Hepatom, das durch Fütterung mit 3′-Methyl-4-dimethylamino-azobenzol entsteht, und von transplantierten Tumoren der Ratte schneller aufgenommen und angereichert als von normaler Leber und Muskel und langsamer wieder abgegeben, wenn mit einer Vitamin E-armen Diät gefüttert wird[12]. Der Gehalt an Vitamin E im Hepatom beträgt 9,2 γ/g, derjenige der normalen Leber 37,2; die entsprechenden Werte für Vitamin A sind 9,1 γ im Tumor und 52,0 γ in normaler Leber. Das Verhalten von Tumoren gegenüber Vitamin E scheint

[1] OLSON 1951, s. auch STRENGTH und SEIBERT 1954.
[2] Nach RITCHEY, WICKS u. TATUM 1947. [3] HIGGINS, MILLER, PRICE und STRONG 1950.
[4] POPPER und RAGINS 1941. [5] BÜRGER und PLÖTNER 1941.
[6] GÓTH und LITTMANN 1948. [7] ROBERTSON 1943, WOODWARD 1935.
[8] BALLANTYNE und MCHENRY 1949. [9] SHAPIRO, SHILS und DIETRICH 1953.
[10] VERMES und RAFFY 1945. [11] ROBERTSON und KAHLER 1942.
[12] SWICK und BAUMANN 1951.

ein Sonderfall zu sein, denn für Vitamin A und Vitamin D gilt die schnelle Aufnahme durch Tumoren nicht. Andererseits verschwindet Vitamin B_2 bei Fütterung mit einer Mangeldiät aus dem Tumor ebenso schnell wie aus der Leber[1]. Eine Anreicherung in Tumoren wird bei keinem anderen Vitamin gefunden.

Folsäure, die für die Leukocytenreifung notwendig ist[2], wird in menschlichen Leukocyten bei Leukämie vermehrt gefunden[3].

Bemerkenswert ist eine Vitamin B_{12}-Schutzwirkung, die bei Jungen von mit entsprechender Mangeldiät gefütterten Mäusen mit spontanen Mammatumoren beobachtet worden ist. Dieses könnte für eine *Synthese von Vitamin B_{12}* in diesen Tumoren sprechen; transplantierte Tumoren zeigen diese Wirkung nicht[4].

Der Einfluß von Vitaminen auf das Angehen und Wachstum von Impftumoren und auf die Entstehung von Tumoren unter der Wirkung krebserzeugender Agentien ist häufig untersucht worden. Eindeutige Beziehungen, die allgemein für Tumoren gelten, sind dabei nicht gefunden worden. Sekundäre Einflüsse (s. Ernährung und Krebs)[5] spielen sicherlich eine maßgebende Rolle. Spezifisch ist eine gewisse Schutzwirkung des Vitamins B_2 (Lactoflavin) bei der Entstehung von Lebertumoren nach Verfütterung von 4-Dimethylamino-azobenzol und seinen Homologen (s. S. 128). Nach Verfütterung von 4-Dimethylamino-azobenzol sinkt der Gehalt an Vitamin B_2 in der Leber; steigt beim Absetzen des Farbstoffs aber wieder auf normale Werte an[6]. Vitamin B_2 ist in normaler Rattenleber und im Hepatom vor allem in der Mitochondrienfraktion und im „Überstand" enthalten. Der Gehalt ist, bezogen auf Gramm Frischgewicht, im „Überstand" von Leber und Hepatom gleich groß, in der Mitochondrienfraktion des Hepatoms gegenüber normaler Leber aber vermindert[7]. In dieser Fraktion nimmt der Gehalt an Vitamin B_2 auch bereits nach Verfütterung von 4-Dimethylamino-azobenzol und seinen krebserzeugenden Verwandten zusammen mit dem Gehalt an Proteinen stark ab. Diese Abnahme ist meist um so ausgeprägter, je wirksamer die Verbindung ist (Ausnahme 4'-Fluor-4-dimethylamino-azobenzol) und tritt bei den unwirksamen Verbindungen dieses Typs nicht auf[8].

III. Enzymsysteme.

1. Enzyme des Kohlenhydratabbaus und der biologischen Oxydation.

Im tierischen Gewebe werden Glucose oder Glykogen unter anaeroben Bedingungen zu Milchsäure abgebaut. Diese Umwandlung, die „Glykolyse", erfolgt über eine große Anzahl phosphorylierter Zwischenprodukte; sie ist an das Vorhandensein spezifischer Enzyme und an Adenosin-triphosphorsäure (ATP) geknüpft (s. Schema 1).

Unter aeroben Bedingungen ist ein Abbauweg der Kohlenhydrate bis zur Brenztraubensäure der gleiche wie unter anaeroben Bedingungen. Der oxydative Abbau der Brenztraubensäure erfolgt im Citronensäurecyclus (s. Schema 2), wobei die Aufnahme von Sauerstoff nicht direkt von den Cofermenten der Dehydrasen (Diphospho- oder Triphospho-pyridinnucleotid), sondern nur über die aus mehreren Stufen bestehende „Atmungskette" (s. Schema 3) erfolgt. Die oxydativen Prozesse sind gekoppelt mit Phosphorylierungen (oxydative Phosphorylierung, Bildung von ATP), die für die Energieversorgung nötig sind.

[1] Morris und Robertson 1943. [2] Daft und Sebrell 1943.
[3] Swendseid, Bethell und Bird 1951. [4] Woolley 1953.
[5] Zusammenfassung: Tannenbaum und Silverstone 1953.
[6] Consbruch und Schmähl 1952. [7] Maver und Greco 1951.
[8] Price, E. C. Miller und J. A. Miller 1948, Price, E. C. Miller, J. A. Miller und Weber 1949, 1950, Price. J. A. Miller, E. C. Miller und Weber 1949.

In den Tumoren laufen alle Prozesse des Kohlenhydratabbaus grundsätzlich genau so ab wie in normalen Geweben. Die bisher gefundenen Unterschiede sind nur quantitativer und nicht qualitativer Art. Der Stand unseres heutigen Wissens über den intermediären Kohlenhydratstoffwechsel im Tumorgewebe ist in einem Symposium wiedergegeben[1].

a) Glykolyse.

WARBURG (1926) fand in seinen grundlegenden Arbeiten über den Kohlenhydratstoffwechsel von Geweben, daß Tumoren durch eine hohe aerobe Glykolyse ausgezeichnet sind. WARBURGs Versuche haben als Grundlage die vergleichende Untersuchung von Atmung, anaerober Glykolyse und aerober Glykolyse in Schnitten von normalen Geweben und von Tumoren in Gegenwart von Glucose. Tumorschnitte können auch Mannose und Fructose im Stoffwechsel umsetzen, die Geschwindigkeit des Umsatzes ist bei dem letzteren Zucker aber geringer. Die Aufnahme von Sauerstoff, die Atmung, liegt bei Tumoren im allgemeinen im gleichen Bereich wie bei normalen Geweben, dagegen ist die Glykolyse unter anaeroben und aeroben Bedingungen in Tumoren sehr hoch. Starke anaerobe Glykolyse wird auch in einigen normalen wachsenden Geweben gefunden, die Gegenwart von Sauerstoff hemmt jedoch die Milchsäurebildung in den meisten dieser Gewebe (PASTEUR-Effekt). Tumoren zeigen hohe Glykolyse auch in Gegenwart von Sauerstoff und keinen, oder nur einen geringen, PASTEUR-Effekt.

Die Ergebnisse WARBURGs wurden von vielen Seiten bestätigt[2], es wurde aber auch gezeigt, daß die Bildung von Milchsäure unter aeroben Bedingungen auch in einigen normalen Geweben erfolgt[3]. (Die hohe Glykolyse der Retina von Warmblütern soll auf einer Schädigung des sehr empfindlichen Gewebes während der Präparation zurückzuführen sein)[4]. Eine hohe aerobe Glykolyse ist also keine Eigenschaft, die ausschließlich bei Tumoren gefunden wird, aber eine Eigenschaft, in der sich alle Tumoren gleichen. Sie läßt sich nicht nur in Schnitten von Tumoren nachweisen, sondern auch im Tumor selbst[5]. Auch intakte Zellen des EHRLICHschen Mäuse-Ascitestumors zeigen sowohl unter anaeroben als auch unter aeroben Bedingungen eine hohe Glykolyse[6]. Weitere Anhaltspunkte für die starke Glykolyse bzw. Milchsäurebildung von Tumoren sind bereits S. 166 angeführt worden.

Lange Zeit ist mit der Möglichkeit gerechnet worden, daß die Glykolyse in Tumoren einem anderen Mechanismus unterliegt als demjenigen der phosphorylierenden Glykolyse von MEYERHOF-EMBDEN (s. Schema 1)[7]. Das ist aber nicht der Fall. LEPAGE[8] hat bei Analysen von primären und transplantierten Tumoren die meisten phosphorylierten Zwischenprodukte des Glykolyseschemas von MEYERHOF-EMBDEN in gleichen Mengen nachweisen oder isolieren können wie in normalen Geweben (s. Tabelle 10, S. 165). Weiterhin sind die meisten Enzyme der Glykolyse in Tumoren nachgewiesen worden (s. unten).

Daß einige Reaktionsschritte der Glykolyse in manchen Untersuchungen mit Homogenaten und Extrakten nicht haben nachgewiesen werden können, beruht

[1] POTTER 1951, OLSON 1951, WEINHOUSE 1951, ZAMECNIK, LOFTFIELD, STEPHENSON und STEELE 1951, s. a. LETTRÉ 1953b, HIRSCH 1952.
[2] CRABTREE 1929, DICKENS und ŠIMER 1930, 1931, DICKENS und WEIL-MALHERBE 1943, ELLIOTT und GREIG 1937, ELLIOTT 1942, BURK 1939.
[3] DICKENS und WEIL-MALHERBE 1936, 1941, MURPHY und HAWKINS 1925, WARREN 1943.
[4] NEGELEIN 1925. [5] LEPAGE 1948c.
[6] WARBURG und HIEPLER 1952, TIEDEMANN 1952, MCKEE, LONBERG-HOLM und JEHL 1953, KUN, TALALAY und WILLIAMS-ASHMAN 1951, WARBURG 1955.
[7] Zusammenfassung: DORFMAN 1943, POTTER und SIEKEVITZ 1952.
[8] LEPAGE 1948a, b.

auf einem Mangel an notwendigen Cofaktoren. So läßt sich auch in Homogenaten von Tumoren (FLEXNER-JOBLING-Carcinom, JENSEN-Sarkom, WALKER-Carcinosarkom 256) eine sehr aktive Glykolyse nachweisen, wenn Diphosphopyridinnucleotid (DPN), Nicotinsäureamid zum Schutze des DPN, ATP und

Schema 1. *Glykolyse.*

Phosphat ist durch ph abgekürzt. ADP = Adenosindiphosphorsäure. ATP = Adenosintriphosphorsäure.

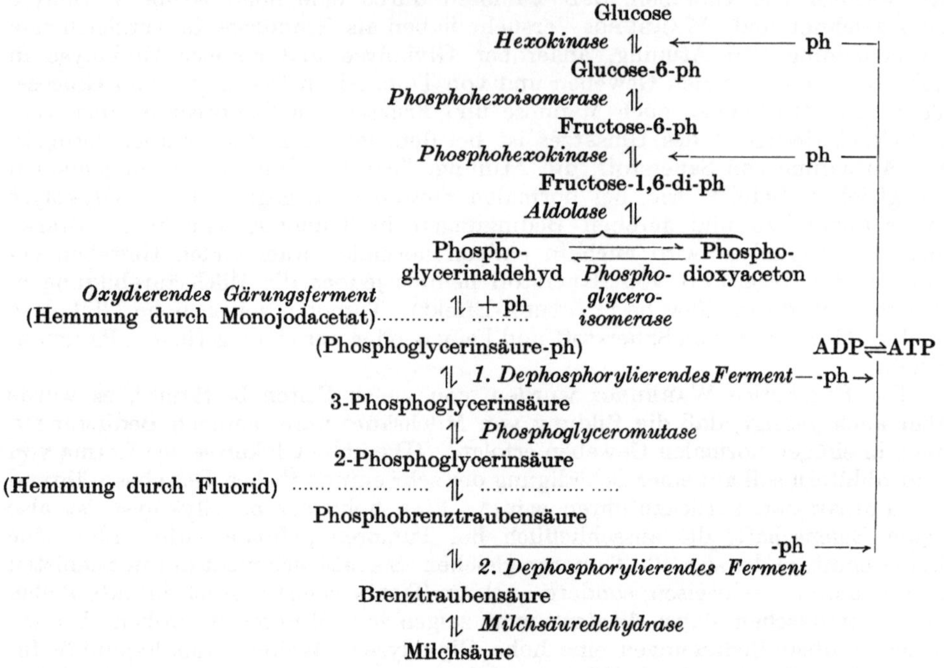

Glucose
Hexokinase ⇅ ← ph
Glucose-6-ph
Phosphohexoisomerase ⇅
Fructose-6-ph
Phosphohexokinase ⇅ ← ph
Fructose-1,6-di-ph
Aldolase ⇅
Phosphoglycerinaldehyd ⇄ Phosphodioxyaceton (*Phosphoglyceroisomerase*)
Oxydierendes Gärungsferment (Hemmung durch Monojodacetat) ⇅ + ph
(Phosphoglycerinsäure-ph) ADP⇄ATP
⇅ *1. Dephosphorylierendes Ferment* — -ph →
3-Phosphoglycerinsäure
⇅ *Phosphoglyceromutase*
2-Phosphoglycerinsäure
(Hemmung durch Fluorid) ⇅
Phosphobrenztraubensäure
⇅ *2. Dephosphorylierendes Ferment* — -ph →
Brenztraubensäure
⇅ *Milchsäuredehydrase*
Milchsäure

Hexosediphosphat zugefügt werden. In Gegenwart von Fluorid und Brenztraubensäure erfolgt in Tumorhomogenaten eine gekoppelte Oxydoreduktion unter Bildung von Phosphoglycerinsäure und Milchsäure, eine Reaktion, welche für das Glykolyseschema von MEYERHOF-EMBDEN charakteristisch ist. Die Aufnahme von anorganischem Phosphat ist proportional der Milchsäurebildung und des eingesetzten Gewebes[1].

Nach Untersuchungen an Zellfraktionen des FLEXNER-JOBLING-Carcinoms erfolgt die Milchsäurebildung, also die Glykolyse, wie in normalen Geweben im „Überstand". Mitochondrien und Mikrosomen allein sind unwirksam. Zusatz dieser Fraktionen zum „Überstand" verursacht aber eine starke Zunahme der Milchsäureproduktion und eine Abnahme des Verhältnisses P: Milchsäure. Dieses spricht dafür, daß die Glykolyse des „Überstandes" begrenzt ist durch das Vorhandensein von Phosphatacceptoren[2].

Bestimmend für die Glykolyserate in Homogenaten und zentrifugierten Extrakten ist das Gleichgewicht zwischen den Aktivitäten der Hexokinase und der Adenosintriphosphatase (ATP-ase). Im Gegensatz zu normalen Geweben

[1] LE PAGE 1948d, 1950a, NOVIKOFF, VAN POTTER und LE PAGE 1948, REIF, POTTER und LE PAGE 1953.
[2] LE PAGE und SCHNEIDER 1948.

überwiegt in Tumoren die Aktivität der ATP-ase sehr stark; eine stetige Glykolyse läßt sich bei Tumorhomogenaten daher nur durch Zusatz von Hexokinase oder durch spezifische Hemmung der ATP-ase durch Octylalkohol oder Azid erzielen (ATP-ase von normalen Geweben und Tumoren verhält sich gegenüber Inhibitoren verschieden)[1].

In Tumoren steht einem stark gesteigerten Kohlenhydratumsatz ein relativer Mangel an Atmungsfermenten gegenüber (die Atmung ist bei Tumoren von ähnlicher Größe wie bei normalen Geweben, das Atmungssystem hat bei den Tumoren aber keine Leistungsreserven). Dadurch kommt es zu einer vermehrten Ansammlung von unvollständig oxydierten Zwischenprodukten im Citronensäurecyclus, die in Bausteine der Zelle umgewandelt werden können. Die Milchsäurebildung ist dabei wahrscheinlich nur eine Nebenreaktion, welche lediglich die überschüssige Brenztraubensäure aus der Zelle entfernt. Charakteristisch für den Tumorstoffwechsel ist nach LETTRÉ[2] die „unvollständige Oxydation", welche die Voraussetzung für das lebhafte Wachstum der Tumoren schafft.

Nach WARBURG (1955) soll der erste Schritt zur Cancerisierung einer Zelle in einer irreversiblen „Schädigung ihrer Atmung" bestehen; diejenigen atmungsgeschädigten Zellen, die in einem sich anschließenden Selektionsprozeß (der die Latenzzeit der Krebsentstehung ausfüllen soll) die „unwiederbringlich verlorene Atmungsenergie" durch Gärungsanstieg „energetisch kompensieren" können, werden zu Krebszellen. Diese Betrachtung der Stoffwechseländerungen als Primärreaktionen der Carcinogene läßt jedoch noch keine kausale Beziehung zum irregulären Wachstumsverhalten der Krebszellen erkennen (s. S. 155).

b) Enzyme der Glykolyse.

Das Enzym *Hexokinase*, welches Glucose in Gegenwart von ATP in Glucose-6-phosphat (ROBINSON-Ester) überführt, ist in Tumoren (untersucht wurden transplantable Carcinome und Sarkome von Ratten und Mäusen) in genügender Menge vorhanden, um alle vorhandene Glucose umzusetzen. Das Tumorenzym phosphoryliert Glucose und Mannose leicht; zur optimalen Phosphorylierung von Fructose ist eine höhere Konzentration erforderlich. Das Enzym wird *in vitro* durch Methyl-bis-(2-chloräthyl)-amin gehemmt[3].

Die Umwandlung der Rattenleber in einen Tumor ist mit einer Zunahme von *Hexokinase* und *Phosphohexokinase* (Übergang von Fructose-6-phosphat in Fructose-1,6-diphosphat in Gegenwart von ATP) verbunden. Beide Enzyme besitzen in der Leber nur eine geringe Aktivität, damit eine genügende Abgabe von aus Glykogen gebildeter Glucose an das Blut vor ihrem weiteren Abbau erfolgt. Im Lebertumor dagegen herrscht die Glykolyse vor, wodurch Glucosekohlenstoff zur Bildung von Lipoiden, Aminosäuren, Purinen und Pyrimidinen oder zur weiteren Oxydation zu CO_2 verfügbar wird[4].

Für die *Aldolase* oder „Zymohexase" (Spaltung von Hexose-1,6-diphosphat in 2 Moleküle Triosephosphat) wurden in Sarkom 39 und WALKER-Carcinosarkom 256 gleiche Aktivitäten gefunden wie in normalen Geweben wie Herz, Hirn und Leber[5], aber sehr viel geringere Aktivitäten als in Muskel[6], der besonders reich an Aldolase ist. Zellen des EHRLICHschen Ascitestumors der Maus geben *in vitro* ohne Zusatz von Glucose Aldolase an das Ascitesserum ab; diese Abgabe ist anaerob wesentlich größer als aerob[7]. Bei Gegenwart von Glucose geben die

[1] MEYERHOF und WILSON 1949a, b, c. [2] LETTRÉ 1953b, HIRSCH 1952.
[3] BOYLAND, GOSS und WILLIAMS-ASHMAN 1951. [4] OLSON 1951.
[5] SIBLEY und LEHNINGER 1949.
[6] SIBLEY und LEHNINGER 1949, MEYERHOF und WILSON 1949b.
[7] WARBURG und HIEPLER 1952, SCHADE 1953.

Zellen unter anaeroben und aeroben Bedingungen keine Aldolase an das Ascitesserum ab, sondern nehmen umgekehrt Aldolase aus ihrer Umgebung auf[1].

Der Hexokinasegehalt von Tumoren scheint dem Aldolasegehalt zu entsprechen[2], während die *Triosephosphat-Isomerase* in großem Überschuß vorhanden ist (für Rattensarkom Verhältnis von Aldolase- zu Isomeraseeinheiten etwa 1:100). Ein entsprechender Überschuß ist aber auch in Muskel und Hirn vorhanden[3].

Die *Milchsäuredehydrase*, welche zur Brenztraubensäure-Milchsäure-Umwandlung als Coenzym Diphosphopyridinnucleotid (DPN, Cozymase, Codehydrase I) benötigt, wurde aus Rattenmuskel und JENSEN-Sarkom in kristallisierter Form isoliert. Beide Präparate waren vollkommen identisch miteinander[4]. In dialysierten Extrakten des JENSEN-Sarkoms sind beträchtliche Milchsäuredehydraseaktivitäten nachgewiesen worden[5], während die Fähigkeit des Philadelphiasarkoms und des WALKER-Sarkoms 256 zur Oxydation von Milchsäure zu Brenztraubensäure mangelhaft sein soll[6], und auch die Milchsäuredehydraseaktivitäten von transplantierten Mäusetumoren, einem Adenocarcinom und einem Sarkom, im Vergleich zu normalen Geweben gering sein sollen[7]. Neuere systematische Untersuchungen an einer Reihe von primären und transplantierten Mäusetumoren unter Anwendung einer spektrophotometrischen Methode haben aber gezeigt, daß die Aktivitäten für die Milchsäuredehydrase in den Tumoren untereinander ähnlich sind und derjenigen der meisten normalen Gewebe entsprechen[8].

Amylase. Sowohl Mäuse- als auch Rattenhepatome weisen etwa die gleiche Amylaseaktivität wie normale Lebern auf[9], obwohl zwar Mäusehepatome aber nicht Rattenhepatome Glykogen enthalten. Auch das JENSEN-Sarkom besitzt viel Amylase und enthält wenig oder kein Glykogen[10].

Die glykolytischen Fermente des FLEXNER-JOBLING-Carcinoms befinden sich, aerob unter optimalen Bedingungen gemessen, hauptsächlich in der nicht sedimentierbaren oder löslichen Fraktion[11]. Entsprechendes dürfte für alle Tumoren gelten.

c) Citronensäurecyclus.

Die Anhäufung von Milchsäure in Tumoren könnte auf einer verminderten Fähigkeit des Tumors beruhen, Brenztraubensäure oxydativ abzubauen. Aus Versuchen mit Verbindungen, die mit C^{14} gekennzeichnet sind[12], geht aber hervor, daß O_2-Aufnahme und CO_2-Abgabe bei Gegenwart von Milchsäure, Glucose, Palmitinsäure und Essigsäure in Schnitten von Tumorgewebe ungefähr gleich sind[13]. (Für Essigsäure-1-C^{14} ist aber auch eine viel geringere Überführung in $C^{14}O_2$ angegeben als von normalen Geweben)[14]. Der Abbau erfolgt in Tumoren genau so wie in normalen Geweben über den Citronensäurecyclus (s. Schema 2), denn Tumoren enthalten alle Enzyme dieses Cyclus. In einer Reihe von transplantierten Tumoren von Maus und Ratte entsprechen die Aktivitäten des „kondensierenden" Enzyms, Isocitronensäuredehydrase, Fumarase und Malicodehydrase denjenigen normaler Gewebe, nur die Aktivität der Aconitase und der Bernsteinsäuredehydrase (s. unten) ist verringert[15].

---

1 WARBURG, GAWEHN und LANGE 1954. 2 BOYLAND, GOSS und WILLIAMS-ASHMAN 1951.
3 OESPER und MEYERHOF 1950. 4 KUBOWITZ und OTT 1943.
5 v. EULER, ADLER und GÜNTHER 1937. 6 ELLIOTT, BENOY und BAKER 1935.
7 LENTA und RIEHL 1949. 8 MEISTER 1950.
9 GREENSTEIN, EDWARDS, ANDERVONT und WHITE 1942.
10 EDLBACHER und BAUMANN 1938a. 11 LEPAGE und SCHNEIDER 1948.
12 Zusammenfassung: HEIDELBERGER 1953.
13 WEINHOUSE, MILLINGTON und WENNER 1950, 1951, WEINHOUSE 1951, OLSON 1951.
14 PARDEE, HEIDELBERGER und POTTER 1950.
15 WENNER, SPIRTES und WEINHOUSE 1952.

Schema 2. *Citronensäurecyclus.*

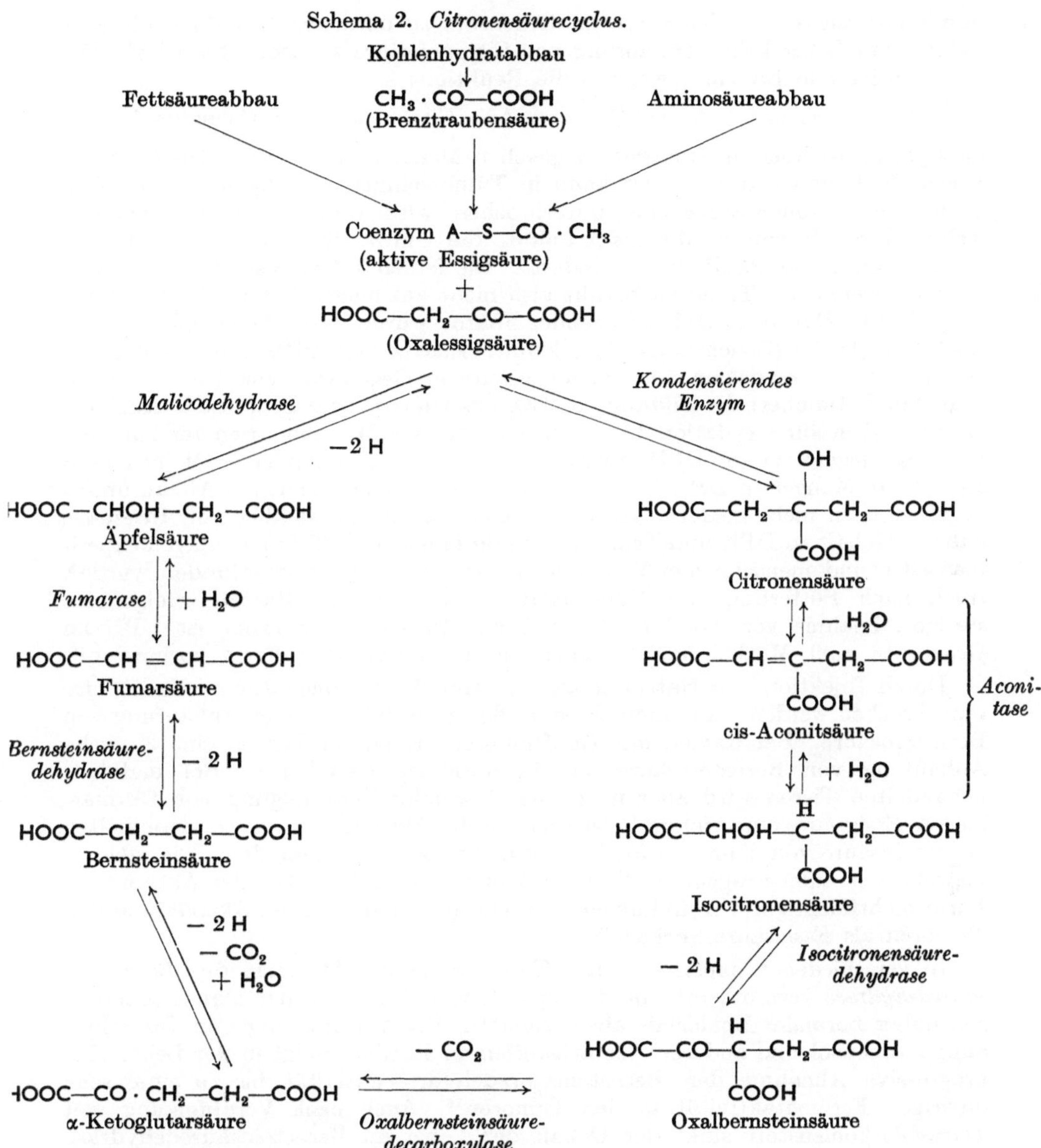

Aus dem Befund, daß Homogenate von Tumoren (FLEXNER-JOBLING-Carcinom, WALKER-Carcinom) Oxalessigsäure in Gegenwart von Brenztraubensäure nicht oxydativ abbauen können, auch wenn ATP zugegen ist, während Homogenate normaler Gewebe diese Oxydation unter gleichen Bedingungen durchführen können[1], ist von POTTER geschlossen worden, daß ein Schlüsselenzym des Citronensäurecyclus, das „kondensierende Enzym", in Tumoren fehlt[2]. Dafür schien auch zu sprechen, daß bei Ratten *in vivo* nach Verabfolgung

[1] POTTER, LEPAGE und KLUG 1948, POTTER und LYLE 1951.
[2] POTTER und LEPAGE 1949.

von Fluoressigsäure in Tumoren im Gegensatz zu normalen Geweben mit Ausnahme von Leber keine Anhäufung von Citronensäure zu beobachten ist[1]. Das „kondensierende Enzym“, welches die Reaktion:

$$\text{Oxalessigsäure} + \text{Acetyl-Coenzym A} \rightarrow \text{Citronensäure} + \text{Coenzym A}$$

katalysiert, ist aber in Tumoren in gleichen Mengen wie in normalen Geweben vorhanden[2], und Citronensäure kann in Tumorschnitten nachgewiesen werden, wenn der Citronensäurecyclus unterbrochen wird durch *trans*-Aconitsäure[3], welche durch Hemmung der *cis*-Aconitase die Umwandlung von Citronensäure zu *cis*-Aconitsäure spezifisch verhindert[4]. Die fehlende Oxalessigsäureoxydation im Homogenat der Tumoren beruht also nicht auf einem Defekt der Citronensäure-Cyclus-Enzyme. Als begrenzender Faktor wurde dafür Diphosphopyridinnucleotid (DPN) (Codehydrase I) erkannt. Zusatz von DPN zum Homogenat ermöglicht die Oxydation von Oxalessigsäure in Gegenwart von Brenztraubensäure[5] und stimuliert die Bildung von CO_2 aus Glucose oder Fructose[6]. Auch die Brenztraubensäureoxydation durch Suspensionen von Mitochondrien aus Tumoren ist an die Gegenwart von DPN in ausreichenden Mengen gebunden[7]. Ob im Tumor an sich ein Mangel an DPN besteht oder ob DPN einem schnellen Abbau unterliegt, ist noch nicht geklärt. In diesem Zusammenhang ist aber von Interesse, daß der Gehalt an DPN und Triphosphopyridinnucleotid (TPN) in einigen experimentellen und menschlichen Tumoren verhältnismäßig gering gefunden wurde[8]. Auch nach Fütterung von Dimethylaminoazobenzol an Ratten erfolgt eine stetige Abnahme von DPN in der Leber[9]. Im Jensen-Sarkom ist DPN im Gegensatz zum Muskel hauptsächlich in der reduzierten Form vorhanden[10].

Durch Injektion von Natriummalonat kann der Citronensäurecyclus *in vivo* unterbrochen werden; es kommt dabei in den Geweben zu einer Anhäufung von Bernsteinsäure. Bei Ratten mit Impftumoren erfolgt im Tumor eine ähnliche Anhäufung von Bernsteinsäure wie in normalen Geweben[11]. Bei malonatbehandelten Tieren wird aber nach anschließender Verabfolgung von C^{14}-markierter Essigsäure eine viel geringere spezifische Aktivität in der angesammelten Bernsteinsäure von Tumoren als bei normalen Geweben gefunden. Die meisten Gewebe der tumortragenden Tiere enthalten den größten Teil der Aktivität in Form nichtflüchtiger Verbindungen, während der Hauptteil der Aktivität in den Tumoren als Essigsäure vorliegt[12].

In verschiedenen experimentellen Tumoren ist die Aktivität der *Bernsteinsäuredehydrase* vermindert[13], im transplantierten Carcinom der Mäuseepidermis gegenüber normaler Epidermis aber erhöht[14]. Bei Verfütterung von Dimethylaminoazobenzol und anderen Azofarbstoffen an Ratten erfolgt in der Leber eine progressive Abnahme der Bernsteinsäuredehydraseaktivität bis zu einer sehr niedrigen Fermentaktivität in den Tumoren[15]. Auch nach Verabfolgung von Tetrachlorkohlenstoff sinkt der Gehalt der Leber an Bernsteinsäuredehydrase zuerst, steigt zwischendurch auf übernormale Werte und ist im Tumor schließlich

[1] Potter und Busch 1950. [2] Wenner, Spirtes und Weinhouse 1952.
[3] Weinhouse, Millington und Wenner 1951. [4] Saffran und Prado 1949.
[5] Weinhouse 1951, Potter und Lyle 1951.
[6] Wenner, Dunn und Weinhouse 1953.
[7] Wenner, Spirtes und Weinhouse 1951.
[8] Bernheim und v. Felsovanyi 1940, Kensler, Sugiura und Rhoads 1940.
[9] Bernheim und v. Felsovanyi 1940. [10] v. Euler, Malmberg und Günther 1937.
[11] Busch und Potter 1952a, b. [12] Busch and Potter 1953, Busch 1953.
[13] Breusch 1938, Schneider und Potter 1943.
[14] Carruthers und Suntzeff 1947.
[15] Hoch-Ligeti 1947c, Potter, Price, Miller und Miller 1950, Viollier 1950b.

gering[1], während nach Verfütterung von Acetaminofluoren der Bernsteinsäuredehydrasegehalt der Rattenleber unverändert bleibt und auch im Tumor normal ist[2].

Für einige Enzyme, für welche von WEINHOUSE und Mitarbeitern[3] in Tumoren und normalen Geweben ähnliche Aktivitäten gefunden sind, wird von anderer Seite auch ein geringerer Gehalt in Tumoren angegeben, so für die Isocitronensäuredehydrase des transplantierten Mäusehepatoms, deren Aktivität durch spektrophotometrische Bestimmung der Reduktion von zugesetztem Triphosphopyridinnucleotid bestimmt wurde[4], und für die Malicodehydrase des Rattenhepatoms[5] und des transplantierten Sarkoms 180 und Adenocarcinoms der Maus[6], deren Aktivität manometrisch bestimmt wurde. Von WEINHOUSE[7] wird aber darauf aufmerksam gemacht, daß bei manometrischen Methoden zur Bestimmung von Dehydrasen und Oxydationsfermenten eventuell zu niedrige Werte gefunden werden können.

Die Enzyme des Citronensäurecyclus sind lokalisiert in den Mitochondrien der Zelle, und Mitochondrien aus Tumoren vermögen als solche die Oxydation von Substraten des Citronensäurecyclus durchzuführen[8, 9]; die Oxydationsfähigkeit der Mitochondrien aus Tumoren scheint geringer als diejenige der Mitochondrien aus Leber oder Niere, entspricht jedoch nach Zusatz von DPN derjenigen der Mitochondrien normaler Gewebe, die, mit Ausnahme der aus Gehirn gewonnenen, keinen Effekt auf Zusatz von DPN zeigen[8, 10]. Der stimulierende Effekt von DPN bei Tumormitochondrien ist für DPN spezifisch; Triphosphopyridinnucleotid (TPN), Flavin-adenin-dinucleotid, Coenzym A oder Adeninnucleotide zeigen diesen Effekt nicht. Die Mitochondrien von Tumorzellen sollen sich von denjenigen der Zellen normaler Gewebe dadurch unterscheiden, daß sie DPN weniger stark binden können, wodurch die DPN-Konzentration in der Zellfraktion „Überstand", welche die Enzyme der Glykolyse enthält, erhöht sein könnte, was eine Förderung der Glykolyse bedeuten würde.

Der Hauptteil der Bernsteinsäuredehydrase ist in Tumoren ebenso wie in Leber in den Mitochondrien enthalten[11]. Die Bernsteinsäuredehydrase zeigt in Leberzellen von Ratten und Mäusen eine andere Verteilung zwischen den Partikeln des Cytoplasmas (Mitochondrien, kleine und große Mikrosomen) als in Zellen des Mammagewebes von Mäusen. Mammagewebe von Mäusestämmen mit hoher und niedriger Belastung für Mammatumoren und Mammatumoren selbst verhalten sich in bezug auf die Größe und die Verteilung der Aktivität des Enzyms in den einzelnen Zellfraktionen aber gleichartig[12].

Dehydrasen lassen sich in Mitochondrien von Tumorzellen mit Triphenyltetrazolium-chlorid (Übergang in rotes Formazan) nachweisen[13]. Die Nachweismethoden der Dehydrasen sind im EHRLICHschen Ascitestumor mit der THUNBERG-Methode einerseits und mit der Formazanmethode andererseits verglichen worden[14].

d) Oxydationsfermente.

Die bei den Oxydationsstufen des Citronensäurecyclus reduzierten Cofermente der verschiedenen Dehydrasen, Diphosphopyridinnucleotid (DPN, Codehydrase I)

---

[1] KRETCHMER, TSUBOI und BARNUM 1947. [2] HOCH-LIGETI 1947 a.
[3] WENNER, SPIRTES und WEINHOUSE 1952. [4] HOGEBOOM und SCHNEIDER 1950.
[5] POTTER 1946. [6] LENTA und RIEHL 1949.
[7] WEINHOUSE, MILLINGTON und WENNER 1951.
[8] WENNER, SPIRTES und WEINHOUSE 1951.
[9] KIELLEY 1952. [10] WENNER und WEINHOUSE 1953.
[11] SCHNEIDER und HOGEBOOM 1950. [12] DMOCHOWSKI und STICKLAND 1953.
[13] HOELSCHER 1951, GODDARD und SELIGMAN 1953. [14] SCHMITZ 1950.

und Triphosphopyridinnucleotid (TPN, Codehydrase II), können den aufgenommenen Wasserstoff nicht direkt an Sauerstoff abgeben, sondern nur über eine Kette von Oxydationsfermenten (Atmungskette, s. Schema 3).

Schema 3. *Atmungskette.*

Substrat ⟶ Dehydrasen ⟶ Flavinenzyme— ⟶
⟶ Cytochrome ⟶ Cytochrom-oxydase ⟶ O_2

Tumoren enthalten alle Enzyme, welche für die biologische Oxydation notwendig sind, so daß der Wasserstoff- und Elektronentransport nach unserem heutigen Wissen in Tumoren auf dem gleichen Wege erfolgt wie in normalen Geweben. Die Sauerstoffaufnahme (die Atmung) ist in Tumoren von der gleichen Größe wie in vielen anderen normalen Geweben. Im Gegensatz zu diesen ist die Atmung aber in den Tumoren stets maximal; Tumoren haben keine Leistungsreserven.

Zu den Enzymen, die in ihrem Coferment Lactoflavin als integrierenden Bestandteil enthalten, gehören die Diaphorase, DPN-Cytochromreduktase, TPN-Cytochromreduktase, aber auch die direkt auf ihre Substrate eingestellten Enzyme Xanthinoxydase und d-Aminosäureoxydase. Parallel mit dem geringen Gehalt an Lactoflavin geht eine verhältnismäßig geringe Aktivität aller dieser Enzyme in Tumoren; die Werte für ihre Aktivitäten in Tumoren liegen in einem verhältnismäßig engen Bereich; sie sind aber nicht kleiner als in normalen Geweben mit geringer Aktivität: *Diaphorase* und *DPN-Cytochromreduktase*[1, 2], *Xanthinoxydase*[3]. Die Aktivität der *d-Aminosäureoxydase* ist in Tumoren nur gering oder überhaupt nicht nachweisbar, obwohl das entsprechende Coferment (Flavin-adenin-dinucleotid) auch in diesen Tumoren vorhanden ist[4]. Die Aktivitätsverminderung der d-Aminosäureoxydase in Tumoren beruht also nicht nur auf einem Mangel an Coferment (JENSEN-Sarkom s. [5]) sondern auch zum großen Teil auf einem Mangel an dem Apoenzym (Zugabe von Coferment bedingt nur eine geringe Zunahme der Aktivität)[6].

Kennzeichnend für alle Tumoren ist ein geringer Gehalt an *Cytochrom c*[7, 8] und *Cyocthromoxydase* (WARBURGschem Atmungsferment.)[8, 9] (s. auch bei DOMAGK, S. 297). Beide Fermente enthalten ebenso wie die Katalase als Wirkungsgruppen Eisen-Porphyrinkomplexe (Zellhämine). Parallel mit dem Mangel an Fermenten mit häminartigem Coferment, denn auch die Katalase ist in Tumoren vermindert (s. unten), geht ein ausgesprochener Porphyrinmangel in Tumoren[10].

Alle normalen Gewebe verfügen über eine große Leistungsreserve des Cytochrom-Cytochromoxydase-Systems, die durch Zunahme des Sauerstoffverbrauchs von Gewebeschnitten oder Suspensionen in Gegenwart von überschüssigem Substrat (p-Phenylendiamin oder Bernsteinsäure) bestimmt werden kann. Diese ist in normalen Geweben viel größer als in Tumoren[11]. Der begrenzende Faktor

---

[1] v. EULER und HELLSTRÖM 1938, RHIAN und POTTER 1947, REIF, POTTER und LEPAGE 1953.
[2] LENTA und RIEHL 1952. [3] Zusammenfassung: GREENSTEIN 1945.
[4] SHACK 1943. [5] WARBURG und CHRISTIAN 1938. [6] LAN 1944b.
[7] HOLMES 1926, v. EULER, GÜNTHER und FORSMAN 1940, STOTZ 1939, DU BOIS und POTTER 1942.
[8] GREENSTEIN, WERNE, ESCHENBRENNER und LEUTHARDT 1944, LENTA und RIEHL 1952.
[9] ELLIOTT und GREIG 1938, CRAIG, BASSETT und SALTER 1941, SHACK 1943, SCHNEIDER und POTTER 1943.
[10] BINGOLD, STICH und CRAMER 1951.
[11] CRAIG, BASSETT und SALTER 1941, ROSKELLEY, MAYER, HORWITT und SALTER 1943, MAYER 1944, KIDD, WINZLER, BURK, HESSELBACH und MACNARY 1944, ROSENTHAL und DRABKIN 1944.

ist das Cytochrom c, denn ein Zufügen von Cytochrom c in Gegenwart von Substrat bedingt bei Tumoren eine größere Aufnahme von Sauerstoff als bei normalen Geweben. Auch konnte bei 3 Tumortypen eine Oxydation von Dihydro-DPN erst nach Zugabe von Cytochrom c beobachtet werden[1]. In allen Geweben ist die Cytochromoxydase in bezug auf das Cytochrom c im Überschuß vorhanden. Tumoren, und zwar besonders bösartige Tumoren, sind dadurch charakterisiert, daß sie bei niedrigstem Cytochrom c-Gehalt den größten Unterschied zwischen Cytochromoxydase und Cytochrom c aufweisen. Nach neueren Untersuchungen soll beim EHRLICHschen Ascitestumor der begrenzende Faktor nicht das Cytochrom c sondern Cytochrom b sein (der Gehalt an den Cytochromen a und a_3 entspricht demjenigen normaler Gewebe)[2].

Die intracelluläre Verteilung der Cytochromfermente entspricht bei den Hepatomen von Ratte[3] und Maus[4] derjenigen der normalen Lebern. Die Aktivität ist an die Mitochondrien geknüpft, und die verminderte Aktivität des Cytochromsystems von Tumoren kann zum Teil auf die verminderte Zahl von Mitochondrien in den Tumoren zurückgeführt werden. Ähnliches gilt auch für andere Oxydationsfermente und Dehydrasen. In Tumoren ist die Mitochondrienzahl je Gramm Frischgewicht und je Zelle mit wenigen Ausnahmen geringer als in den normalen Geweben[5]. In manchen Fällen kann die im Vergleich zu normalen Geweben geringere Aktivität der mitochondriengebundenen Enzyme durch die geringere Zahl der Mitochondrien in den Tumorzellen erklärt werden; in anderen Fällen dagegen liegt eine absolute Verminderung der mit den Mitochondrien assoziierten Enzyme vor.

Von der *Katalase* ist besonders durch GREENSTEIN und Mitarbeiter[6] bekannt, daß sie in allen Tumoren, gleichgültig aus welchem Muttergewebe sie stammen, äußerst wenig vorhanden ist oder dort überhaupt nicht nachgewiesen werden kann. Auch im Körper selbst und in der morphologisch gesunden Umgebung ist weniger Katalase als in den entsprechenden normalen Geweben vorhanden.

e) Oxydative Phosphorylierung[7].

Die unmittelbare Energiequelle für alle Zelleistungen ist die Aufspaltung von energiereichem Phosphat, das beim anaeroben und aeroben Abbau der Nährstoffe gebildet wird. Der wichtigste Energiespeicher der Zelle ist neben Kreatinphosphorsäure vor allem die Adenosintriphosphorsäure (ATP), welche durch Phosphorylierung von Adenosindiphosphorsäure (ADP) gebildet wird. Die ATP-Synthese ist mit zwei prinzipiell verschiedenen Mechanismen verknüpft, mit der *Substratphosphorylierung* und der *Atmungskettenphosphorylierung*[8]. Eine Substratphosphorylierung findet bei der Glykolyse (unter anaeroben und aeroben Bedingungen) statt; sie geht in der Zellfraktion „Überstand" vor sich. Die Atmungskettenphosphorylierung oder „oxydative Phosphorylierung" findet bei der Endoxydation der Nährstoffe statt und ist an die Mitochondrien geknüpft (andere Zellbestandteile katalysieren den ATP-Abbau).

Auch Tumorzellen sind befähigt, die oxydative Phosphorylierung durchzuführen, und sie ist wie in normalen Geweben an die Mitochondrien gebunden.

[1] LOCKHARDT und POTTER 1941. [2] CHANCE und CASTOR 1952.
[3] SCHNEIDER 1946. [4] SCHNEIDER und HOGEBOOM 1950.
[5] ALLARD, DE LAMIRANDE und CANTERO 1952a, b, 1953, WENNER und WEINHOUSE 1953, LAIRD 1954.
[6] GREENSTEIN, JENRETTE und WHITE 1941a, GREENSTEIN, JENRETTE, MIDER und ANDERVONT 1941, GREENSTEIN, EDWARDS, ANDERVONT und WHITE 1942, GREENSTEIN und THOMPSON 1944, GREENSTEIN und LEUTHARDT 1946c, GREENSTEIN 1943a.
[7] Zusammenfassungen: POTTER 1944, POTTER und SIEKEVITZ 1952.
[8] Zusammenfassung: HOLZER 1952.

Oxydative Phosphorylierung ist nachgewiesen worden in Homogenaten[1] (frühere Versuche mit Homogenaten s. [2]) und in isolierten Mitochondrien[3] von Tumoren, wenn dephosphorylierende Reaktionen auf ein Minimum beschränkt werden. Manche Tumoren zeigen eine wesentlich geringere oxydative Phosphorylierung als normale Gewebe (vgl. auch die geringere Zahl der Mitochondrien, s. S. 195). Das System ist in Tumoren labiler als in normalen Geweben und zeigt einen größeren Bedarf an Diphosphopyridin-nucleotid[4] (s. S. 193).

In Zellen des EHRLICH-Ascitestumors stammen nach Messung der Einbaurate von P^{32} nur etwa 30% von der oxydativen und etwa 70% von der glykolytischen Phosphorylierung[5] und auch beim WALKER-Tumor 256 ist die Bildung des energiereichen Phosphats mehr mit der Glykolyse als mit Oxydationsprozessen verknüpft[6]. Untersucht worden ist bei Tumoren die Beeinflussung der oxydativen Phosphorylierung durch Fluoride, Jodessigsäure, 2,4-Dinitrophenol und Dinitrokresol[7]. Bei den einzelnen Tumorarten ist die Wirkung von Fluorid und 2,4-Dinitrophenol sehr verschieden[8]. Das bei der Oxydation von Bernsteinsäure als Substrat aufgenommene organisch gebundene Phosphat wird in Phospholipoide, Nucleinsäuren und in die „Phosphoprotein"-Fraktion der Cytoplasmapartikel eingebaut (Versuche mit P^{32})[4].

2. Enzyme des Eiweißstoffwechsels.

Der Grundvorgang, welcher durch die Proteasen katalysiert wird, ist die Hydrolyse der Peptidbindung. Die Proteasen werden eingeteilt nach ihrem Angriffsort; man unterscheidet *Proteinasen* oder *Endopeptidasen* (Pepsin, Trypsin, Kathepsin), welche bevorzugt hochmolekulare Proteine an bestimmten Peptidbindungen innerhalb der Peptidkette spalten und *Exopeptidasen*, welche Proteine und Peptide von den Enden der Peptidkette aus spalten. An die Peptidasen können noch die *Amidasen* angeschlossen werden, welche Aminosäureamide in Aminosäuren und Ammoniak spalten. Außerdem gibt es noch Enzyme, welche spezifisch auf die Peptidbindung bestimmter Aminosäuren eingestellt sind.

Tierische Gewebe enthalten Proteinasen vom Kathepsintyp und Exopeptidasen. Die Kathepsinwirksamkeit von Tumorgeweben liegt innerhalb des Wirksamkeitsbereiches normaler Gewebe[9–11]. Das gleiche gilt auch für die Exopeptidasen. In nekrotischen Teilen von Tumoren fehlt die katheptische Proteinase vollkommen, und auch die Dipeptidasenaktivität ist vermindert[10]. Im Rattenhepatom ist sowohl die Proteinaseaktivität (gegenüber Hämoglobin) als auch die Peptidaseaktivität (gegenüber d,l-Leucylglycin) im Vergleich zu normaler Leber vermehrt[11]. Der Kathepsingehalt spontaner Tumoren soll höher sein als der von Impftumoren und dem Gehalt von Organen höchster Aktivität wie Milz und Lymphknoten nahekommen; es besteht aber keine Beziehung zwischen Tumorgröße bzw. Wachstumsgeschwindigkeit und Kathepsingehalt eines Tumors. Das Kathepsin des

---

[1] POTTER und LYLE 1951, SIEKEVITZ und VAN POTTER 1953, CLOWES und KELTCH 1951,1952.
[2] POTTER und SIEKEVITZ 1952.
[3] KUN, TALALAY und WILLIAMS-ASHMAN 1951, WILLIAMS-ASHMAN und KENNEDY 1952, KIELLEY 1952, LINDBERG, LJUNGGREN, ERNSTER und RÉVÉSZ 1953.
[4] WILLIAMS-ASHMAN und KENNEDY 1952.
[5] EL'CINA und SEJC 1951, s. auch LINDBERG, LJUNGGREN, ERNSTER und RÉVÉSZ 1953, KUN, TALALAY und WILLIAMS-ASHMAN 1951.
[6] CLOWES und KELTCH 1951, 1952.
[7] CLOWES und KELTCH 1952, SIEKEVITZ und POTTER 1953.
[8] SIEKEVITZ und POTTER 1953. [9] KLEINMANN und WERR 1931a—c, KREBS 1931.
[10] MASCHMANN und HELMERT 1933. [11] MAVER und DUNN 1945.

Rattenhepatoms ist aber serologisch verschieden vom Kathepsin aus Rattenleber und gleicht in seiner Spezifität zum Teil dem Kathepsin aus JENSEN-Sarkom[1].

Kathepsin ist in allen Fraktionen der Zelle enthalten; die höchste Aktivität zeigen in Leber, Milz und Niere der Ratte und auch im Dimethylamino-azobenzol-Hepatom die Mitochondrien[2]. Die Zellkerne normaler Leber weisen nur etwa 5% der Kathepsinaktivität des Homogenates auf, während in den Dimethylamino-azobenzol- und Acetaminofluoren-induzierten Hepatomen die Zellkerne 23—46% der Aktivität der Homogenate haben. Eine ähnliche Zunahme wird auch bei regenerierender Leber gefunden[3]. Durch Dimethylamino-azobenzol wird Kathepsin (aber nicht Peptidase, Arginase, Desoxyribonuclease, Purindesaminase oder ATP-ase) *in vitro* gehemmt; Cystein hebt diese Wirkung auf[4].

Pepsin und *Renin*, die spezifischen Proteinasen der Magenschleimhaut, fehlen in Tumoren dieses Gewebes[5].

Spezifisch auf Peptide mit einer Doppelbindung in α,β-Stellung zu einer Peptidgruppe sind die *Dehydropeptidasen* eingestellt, welche Dehydropeptide folgendermaßen spalten:

$$H_2C = C(NH{-}CO{-}CH_2{-}R){-}COOH \rightarrow R \cdot CH_2{-}COOH + NH_3 + CH_3 \cdot CO \cdot COOH$$

$$H_2C = C(NH{-}CO{-}CH_2{-}NH_2){-}COOH \qquad H_2C = C(NH{-}CO{-}CH_2{-}Cl){-}COOH$$

Glycyl-dehydroalanin — Chloracetyl-dehydroalanin

Man unterscheidet Dehydropeptidase I, welche nur Dehydropeptide mit einer freien Aminogruppe in der Seitenkette R des Acylaminorestes spaltet, z. B. Glycyl-dehydroalanin, und Dehydropeptidase II, welche auf Dehydropeptide vom Typ des Chloracetyl-dehydroalanins einwirkt. Dehydropeptidase I kommt in allen Geweben vor, und in allen untersuchten Tumoren ist ihre Aktivität ähnlich und überraschend hoch[6]. In Extrakten des primären Hepatoms der Ratte ist die Aktivität größer als in Extrakten normaler Leber, während die entsprechenden gesättigten Peptide (Glycin-l-alanin und Glycin-d-alanin) von Hepatomextrakten langsamer als von Extrakten normaler Leber gespalten werden[7]. Die hohe Aktivität der Dehydropeptidase in Tumoren könnte nach GREENSTEIN (1948) ein Zeichen dafür sein, daß dieses Enzym im Tumorstoffwechsel eine besondere Rolle spielt und möglicherweise an der Proteinsynthese beteiligt ist.

Dehydropeptidase II kommt nur in Leber, Niere und Pankreas vor, und ihre Aktivität ist in transplantierten Tumoren, wenn überhaupt vorhanden, nur gering[6].

Cystin wird durch die *Cystin-desulfurase* in Brenztraubensäure, Schwefelwasserstoff, Schwefel und Ammoniak gespalten. Das gleiche Enzym greift auch Peptide mit einem endständigen Cystinrest an, wobei unter Abspaltung von Schwefelwasserstoff wahrscheinlich Dehydropeptide gebildet werden. Die Cystindesulfurase ist vor allem in Leber, Niere und Milz gefunden worden; sie fehlt in allen Tumoren, auch in primären und transplantierten Hepatomen[8].

---

[1] MAVER und BARRETT 1943. [2] MAVER und GRECO 1951.
[3] MAVER, GRECO, LØVTRUP und DALTON 1952.
[4] SIEBERT, LANG und WOLF 1952. [5] GREENSTEIN und STEWART 1942.
[6] GREENSTEIN und LEUTHARDT 1946c, d, 1949, CARTER und GREENSTEIN 1946b, GREENSTEIN, FODOR und LEUTHARDT 1949, LEVINTOW, FU, PRICE und GREENSTEIN 1950.
[7] PRICE und GREENSTEIN 1948.
[8] GREENSTEIN 1943b, GREENSTEIN und LEUTHARDT 1944b, 1946a, c, d.

Die Angaben von Kögl und Erxleben (1939) über das Vorkommen von d-Aminosäuren in Tumorproteinen (s. S. 292) lösten zahlreiche Untersuchungen darüber aus, ob in Gewebeextrakten Peptidasen vorkommen, die spezifisch d-Aminosäure-enthaltende Peptide spalten *(d-Peptidasen)* und ob ihre Aktivität in Tumorgeweben und in normalen Geweben verschieden ist. Die d-Peptidaseaktivität ist aber in normalen Geweben und Tumorgeweben von gleicher Größenordnung, auch das Verhältnis l-Peptidasen/d-Peptidasen ist in Krebsgeweben nicht verändert, und d-Peptidasen aus normalem Gewebe und Tumorgewebe werden gleich stark durch Manganionen bzw. Cystein aktiviert[1]. Im Rattenhepatom ist die d-Peptidasenaktivität beträchtlich geringer als in normaler Leber[2].

Nach Untersuchungen an menschlichen Tumoren soll *d-Leucin* die *l-Leucylglycin-Peptidase*wirkung von Tumoren aber nicht von normalen Geweben steigern; umgekehrt soll *l-Leucin* die *d-Leucylglycin-Peptidase*wirkung von normalen Geweben aber nicht von Krebsgeweben hemmen[3]. Dieses könnte die widersprechenden Ergebnisse erklären, die sich bei der Spaltung von racemischen und optisch aktiven Peptiden ergeben haben.

Histidase, welche den Imidazolring des l-Histidins spaltet und ausschließlich in der Leber vorkommt, fehlt im Hepatom[4] oder ist verringert. Auch in den gutartigen Lebertumoren, die bei Ratten bei Fütterung mit cholinarmer Diät entstehen, ist die Histidaseaktivität kleiner als in normaler Leber[5].

Für die *Arginase*, welche l-Arginin in l-Ornithin und Harnstoff spaltet, sind die älteren Angaben der Literatur widerspruchsvoll. Eingehende Untersuchungen von Greenstein und Mitarbeitern[6] haben gezeigt, daß die Aktivität der Arginase in den Tumoren im Bereich der Werte normaler Gewebe liegt. Gegenüber der Leber, die das arginasereichste Gewebe des Organismus ist, ist die Arginaseaktivität im Dimethylamino-azobenzol-Hepatom und in transplantierten Hepatomen sehr vermindert. Auch die Synthese von Citrullin, der Vorstufe des Arginins im Harnstoffbildungscyclus nach Krebs-Henseleit, ist im Hepatom sehr vermindert[7], und eine Synthese von Harnstoff aus Citrullin und Ammoniak läßt sich mit Serumsuspensionen des transplantierten Rattenhepatoms 31 nicht mehr nachweisen[8]. Die nach cholinarmer Diät bei Ratten auftretenden Lebertumoren haben eine ähnliche Arginaseaktivität wie normale Leber[5]. Andererseits ist die Aktivität der Arginase im Carcinom der Mäusehaut gegenüber normaler Haut sehr vermehrt[9], ähnliches gilt für spontane Mammatumoren der Maus im Vergleich zu normalem Mammagewebe.

Die Kathepsine der tierischen Zelle können durch ihre Einwirkung auf spezifische synthetische Substrate voneinander unterschieden und teilweise charakterisiert werden. Ein Kathepsin ist dadurch gekennzeichnet, daß es die freie Säureamidgruppe des Benzoyl-l-argininamids hydrolysiert, es besitzt also die Wirkung einer *Amidase*. Spaltung des Benzoylargininamids erfolgt bei p_H 6,9 in gleichem Ausmaße von Extrakten des primären Rattenhepatoms und eines transplantierten Mäusehepatoms im Vergleich zu normaler Ratten- bzw. Mäuseleber[10], beim p_H-Optimum des Enzyms (p_H 6,2) und noch ausgesprochener bei p_H 5 ist die Hydrolyserate von Extrakten des primären Rattenhepatoms jedoch größer

[1] Bamann und Schimke 1941, Herken 1942, Maschmann 1942a, b, Waldschmidt-Leitz 1943.
[2] Price und Greenstein 1948. [3] Vescia, Albano und Jacano 1953.
[4] Masayama, Iki, Yokoyama und Hasimoto 1938. [5] Viollier 1950a.
[6] Greenstein, Jenrette, Mider und White 1941, Greenstein, Edwards, Andervont und White 1942.
[7] Tung und Cohen 1950. [8] Greenstein 1942d.
[9] Roberts und Frankel 1949a. [10] Greenstein und Leuthardt 1946b.

im Vergleich zu Extrakten normaler Leber[1]. Homogenate von Leber und Hepatom zeigen mit Benzoylargininamid als Substrat mehr als ein p_H-Optimum. Die Mitochondrien der normalen Leber haben ihre höchste spezifische Aktivität bei p_H 6,2, während die gleiche Fraktion des Hepatoms eine viel höhere Aktivität bei p_H 5,0 hat[2].

Studien an einer Serie homologer Säureamide ergaben, daß Glykokollamid im primären Rattenhepatom viel schneller gespalten wird als in normaler Rattenleber, Alaninamid in beiden Geweben gleich schnell hydrolysiert wird, während die höheren Amide viel schneller in der Leber gespalten werden[3].

Bei den *Glutaminasen*, welche die Amidgruppe des Glutamins hydrolysieren, sind zu unterscheiden *Glutaminase I*, welche recht hitzestabil ist, mit der Ultrazentrifuge sedimentierbar, also an Partikel gebunden ist, durch Phosphat oder Arsenat aktivierbar ist und in allen Geweben (normalen und neoplastischen) gefunden wird, und *Glutaminase II*, die relativ hitzelabil ist, mit der Ultrazentrifuge nicht sedimentierbar, also wasserlöslich ist, durch α-Ketosäuren aktivierbar ist und nur in Leber und den daraus entstehenden Tumoren vorkommt. Entsprechendes gilt für *Asparaginase I und II*, welche spezifisch Asparagin spalten. Transplantierte Mäusehepatome und das primäre Rattenhepatom besitzen ebenso wie fetale Rattenleber sehr viel höhere Aktivitäten an Glutaminase I als normale Mäuse- bzw. Rattenleber, während die Aktivitäten für Glutaminase II und Asparaginase II, spezifische Leberfunktionen, in den Hepatomen vermindert sind[4]. Die Aktivität der Asparaginase der Leber sinkt bereits bei der Verfütterung von Dimethylaminoazobenzol[5].

Die Glutamindeamidierung von Extrakten und Homogenaten normaler Leber wird durch α,γ-Diketosäuren beschleunigt; dieser Effekt tritt nicht bei Lebertumoren auf[6]. Der Grund für die beschleunigende Wirkung in normaler Leber beruht auf der enzymatischen Spaltung der α,γ-Diketosäure zur α-Ketosäure, welche als Aktivitator für die Glutaminase II wirkt; die Aktivität des α, γ-Diketosäurespaltenden Enzymes (Acylpyruvase) ist in Hepatomen sehr vermindert[7].

Die in allen Geweben vorkommenden *Transaminasen* übertragen Aminogruppen von l-Aminosäuren auf α-Ketosäuren. Man unterscheidet nach dem Aminosäure-Ketosäuresystem besonders *Glutaminsäure-Oxalessigsäure-Transaminase* und *Glutaminsäure-Brenztraubensäure-Transaminase*. Letztere fehlt in Tumoren oder ist nur von geringer Aktivität[8]; erstere, die im allgemeinen in Geweben viel aktiver ist, ist gewöhnlich auch in Tumoren vorhanden, aber auch ihre Aktivität ist geringer als in normalen Geweben[9]. Im Laufe der Fütterung mit Dimethylaminoazobenzol an Ratten sinkt die Glutaminsäure-Oxalessigsäure-Transaminase-Aktivität der Leber, um schließlich im Hepatom nur $^1/_3$ derjenigen normaler Leber zu haben[10]. In menschlichen Prostataadenomen wurde eine hohe Aktivität beider Transaminasen gefunden, aber normales Prostatagewebe des Hundes zeigt Aktivitäten gleicher Größenordnung[11]. In Lymphosarkomen der Maus sind die Aktivitäten beider Transaminasen recht hoch[12].

Die Konfigurationsspezifität der Transaminase von Tumoren ist im Hinblick auf die Befunde von Kögl und Erxleben (1939), daß Glutaminsäure in bösartigen Tumoren racemisiert sein soll (s. S. 171), verschiedentlich untersucht

[1] Zamecnik und Stephenson 1947, Greenstein und Leuthardt 1947.
[2] Maver und Greco 1951. [3] Errera und Greenstein 1947.
[4] Greenstein und Leuthardt 1948, Greenstein, Fodor und Leuthardt 1949.
[5] Kishi und Haruno 1952. [6] Meister und Greenstein 1948. [7] Meister 1948.
[8] v. Euler, Günther und Forsman 1940.
[9] Braunstein und Azarkh 1939, Cohen und Hekhuis 1941.
[10] Cohen, Hekhuis und Sober 1942. [11] Barron und Huggins 1946b.
[12] Kit und Awapara 1953.

worden. In Tumoren ist die Transaminase aber genau so spezifisch für l-Aminosäuren wie in normalen Geweben. Anzeichen für eine geringe Transaminisierung der d-Aminosäuren sollen auf experimentellen Fehlern beruhen[1].

3. Nucleinsäurespaltende Enzyme.

Die Gruppe der nucleinsäurespaltenden Enzyme kann unterteilt werden in:

1. *Nucleasen* (Nucleodepolymerasen), welche Nucleinsäuren depolymerisieren,
2. *Nucleophosphatasen*, welche Phosphorsäure in Freiheit setzen,
3. *Nucleosidasen*, welche freie Basen bilden, und
4. *Nucleodesaminasen*, welche Ammoniak in Freiheit setzen.

Der erste Schritt der Nucleinsäurespaltung ist stets die Depolymerisierung. Ribonucleinsäuren (RNS) und Desoxyribonucleinsäuren (DNS) werden jeweils durch spezifische Depolymerasen gespalten.

Desoxyribonuclease und Ribonuclease (gemessen bei p_H 7) sind in beträchtlichem Ausmaß in verschiedenen experimentellen Tumoren vorhanden[2]. Die Aktivitäten dieser Enzyme sind in den Tumoren von der gleichen Größenordnung wie in vielen anderen normalen Organen. Bei Ratten steigt nach Fütterung mit Dimethylaminoazobenzol[3] oder seiner 3′-Methylverbindung[4] die Aktivität beider Enzyme in der Leber an. Im Dimethylamino-azobenzol-Hepatom selbst ist dagegen kein Unterschied gegenüber normaler Leber vorhanden[3]. In bösartigen menschlichen Tumoren, aber auch in Kalbsleber und Stiertestis, kommt ein spezifischer Inhibitor der Desoxyribonuclease vor. Dieser Inhibitor ist ein Protein und bildet mit dem Enzym einen dissoziierbaren Komplex[5].

Im Lymphom[6] und im leukämischen Gewebe[7] der Maus ist eine Desoxyribonuclease mit einem p_H-Optimum um 5 enthalten, im Serum dagegen solche mit einem p_H-Optimum von 7—8. In der Leber scheinen beide Enzyme vorhanden zu sein; nur die Desoxyribonuclease mit dem p_H-Optimum von 7—8 ist durch Mg-Ionen aktivierbar und durch Citrat hemmbar[6]. In der Leber (von Ratten) existieren auch 2 Ribonucleasen; eine mit einem p_H-Optimum von 5,8 (durch Mg-Ionen etwas aktivierbar, und durch Heparin zum Teil hemmbar) und eine andere Ribonuclease mit einem p_H-Optimum bei 8,2 (durch Heparin nur wenig hemmbar)[8]. Beide Enzyme sind zur Hauptmenge in den Mitochondrien enthalten; diese Zellfraktion erweist sich auch bei der Prüfung auf Desoxyribonucleasewirksamkeit bei p_H 5 am wirksamsten.

Dephosphorylierung und Desaminierung von RNS und DNS (nach Depolymerisierung) erfolgen in frischen Extrakten von transplantierten Hepatomen (Maus und Ratte) schneller als in normaler Leber[9]. Andere Tumoren besitzen jedoch die gleiche oder geringere Aktivität als die entsprechenden normalen Gewebe. Durch Dialyse der Extrakte normaler Gewebe wird die Menge des in Freiheit gesetzten Phosphats erhöht[10]. Dialyse der Hepatomextrakte beeinflußt dagegen die Aktivität nicht. Die dialysierten Extrakte unterscheiden sich auch in der Ultraviolettabsorption[11].

---

[1] BRAUNSTEIN 1947.
[2] GREENSTEIN und JENRETTE 1941, GREENSTEIN, JENRETTE, MIDER und ANDERVONT 1941, GREENSTEIN, EDWARDS, ANDERVONT und WHITE 1942, GREENSTEIN 1943c.
[3] CANTERO, DAOUST und DE LAMIRANDE 1950.
[4] SCHNEIDER, HOGEBOOM, SHELTON und STRIEBICH 1953.
[5] COOPER, TRAUTMANN und LASKOWSKI 1950. [6] SHACK 1953. [7] WEBB 1953.
[8] DE LAMIRANDE, ALLARD, DE COSTA und CANTERO 1954.
[9] GREENSTEIN, CARTER, CHALKLEY und LEUTHARDT 1946.
[10] GREENSTEIN, CARTER und LEUTHARDT 1946. [11] CARTER und GREENSTEIN 1946a.

Die Abspaltung von Orthophosphat aus Adenylsäure, Guanylsäure, Cytidylsäure und Uridylsäure erfolgt in gleichem Ausmaß von Extrakten aus normaler Leber und transplantiertem Mäusehepatom, bei beiden sowohl in frischen wie in dialysierten Extrakten[1].

Normales Gewebe und Tumoren von Mäusen und Kaninchen enthalten eine *Desaminase*, welche 8-Azaguanin (einen Hemmstoff für das Wachstum einiger experimenteller Tumoren) zu dem unwirksamen 8-Azaxanthin desaminiert. Die Desaminierung ist hoch in azaguaninresistenten Tumoren und gering bei solchen Tumoren, die auf diese Verbindung gut reagieren[2]. Normales menschliches Hirn zeigt die größte Desaminaseaktivität gegenüber 8-Azaguanin im Vergleich zu anderen Organen; Homogenate aus dem Hirntumor Glioblastoma multiforme vermögen 8-Azaguanin dagegen nicht meßbar zu desaminieren[3].

4. Hydrolasen.

a) Fett- und esterspaltende Enzyme.

Zu diesen Enzymen, welche Carbonsäureester spalten, gehören die *Lipasen*, welche Fette (Glycerinester) aber auch einfache Ester wie Buttersäuremethylester (unspezifische Esterase) hydrolysieren, wobei die Aktivität der Lipasen aus verschiedenen Organen gegenüber beiden Substraten aber nicht immer gleich ist, und *Esterasen*, welche auf andere spezifische Alkohol- oder Säurekomponenten eingestellt sind, wie z. B. die *Cholinesterase*.

Die Lipase- bzw. unspezifische Esteraseaktivität aller Tumoren ist gering und gegenüber dem Muttergewebe häufig beträchtlich vermindert, aber nicht tiefer als in normalen Geweben mit geringer Lipaseaktivität (Muskel). Chemische Bestimmungen wurden durchgeführt am FLEXNER-JOBLING-Carcinom und normalen Organen der Ratte[4] und besonders an Mäuseorganen und Tumoren[5]. Die Lipase in Hepatomen der Ratte hat nur etwa 10% der Leberaktivität[6], und auch Mammatumoren von Mäusen zeigen eine Verminderung der Lipaseaktivität gegenüber normalem Mammagewebe[7].

Auch histochemisch konnte in zahlreichen menschlichen Tumoren nur sehr wenig oder gar keine unspezifische Esterase nachgewiesen werden; nur Schilddrüsentumoren enthielten beachtliche Aktivitäten, ohne daß aber ein Zusammenhang mit dem Differenzierungsgrad der Tumoren bestand[8].

Auch in Organen tumortragender Ratten tritt eine Verminderung der Lipaseaktivität auf[9].

Cholinesterase. In Impftumoren von Ratten und Mäusen[10] und in manchen menschlichen Gehirntumoren[11], besonders in bösartigen Tumoren, ist die Aktivität der spezifischen Esterase, welche Cholinester spaltet, gering. Im Gegensatz zum transplantierten Hepatom zeigt das nach Fütterung von 4-Dimethylaminoazobenzol[12] oder seines 3'-Methylhomologen[13] entstandene Hepatom der Ratte eine höhere Aktivität als normale Leber. Auch im Plasma dieser Tiere tritt eine Zunahme der Aktivität dieses Enzyms auf[12].

---

[1] GREENSTEIN, CARTER und LEUTHARDT 1946.
[2] HIRSCHBERG, KREAM und GELLHORN 1952.
[3] HIRSCHBERG, MURRAY, PETERSON, KREAM, SCHAFRANEK und POOL 1953.
[4] FALK, NOYES und SUGIURA 1924. [5] GREENSTEIN 1944.
[6] LANGEMANN und KENSLER 1951a, VIOLLIER und WASER 1950.
[7] COHEN und BITTNER 1951.
[8] COHEN, NACHLAS und SELIGMAN 1951, s. auch WACHSTEIN und MEISEL 1952, GOMORI 1946a, MENK und HYER 1949.
[9] EDLBACHER und NEBER 1935. [10] GOVIER, FEENSTRA, PETERING und GIBBONS 1952.
[11] YOUNGSTROM, WOODHALL und GRAVES 1941. [12] VIOLLIER und WASER 1950.
[13] LANGEMANN und KENSLER 1951a, b, KENSLER, RUDDEN und LANGEMANN 1952.

b) Phosphatasen.

Phosphorsäureester werden von Phosphatasen unter Abspaltung von Phosphorsäure hydrolysiert. Außer den Phosphomonoesterasen, welche nach dem p_H-Optimum ihrer Aktivität in *saure Phosphatase* (p_H-Optimum um 5,0) und *alkalische Phosphatase* (p_H-Optimum um 9,0) unterschieden werden, sind noch *Pyrophosphatasen*, welche Pyrophosphorsäureester spalten, und *Phosphoamidasen*, welche N-Phosphorsäureester spalten, von Interesse.

Saure Phosphatase. Die Aktivität dieses Enzyms, die nach Untersuchungen von GREENSTEIN[1] in normalen Geweben von Ratten und Mäusen von ähnlicher Größe ist, ist in Tumoren dieser Tiere gegenüber dem Muttergewebe meist etwas vermindert. Erhöhungen gegenüber dem Muttergewebe sind vorhanden in transplantierten Hepatomen von Ratten und Mäusen, im osteogenen Sarkom der Maus[1] und auch in menschlichen Tumoren[2].

Ungewöhnlich reich an saurer Phosphatase sind menschliches Prostatagewebe (im Gegensatz zu vielen Tieren)[3], Prostatatumoren und ihre Metastasen[4]. Der hohe Gehalt von Prostatatumoren an saurer Phosphatase kann bei der Behandlung mit Oestrogenen[5] derart ausgenutzt werden, daß an Stelle der freien Oestrogene ihre Phosphorsäureester appliziert werden. Die Spaltung der Phosphorsäureester zu den freien, wirksamen Oestrogenen erfolgt hauptsächlich im Prostatagewebe also, dem Wirkungsort (organspezifische Chemotherapie)[6].

Beim metastasierenden Prostatakrebs ist auch die Aktivität der sauren Phosphatase des Serums sehr erhöht (s. S. 209). Diese Serumphosphatase gleicht in ihrem chemischen Verhalten der sauren Phosphatase der Prostata, so lassen sich beide Enzyme spezifisch durch l-Tartrat hemmen[7]. Während die saure Phosphatase in menschlichen Tumoren ausschließlich im Zellkern lokalisiert ist, ist sie im Prostatagewebe im Zellkern und im Cytoplasma vorhanden[2]. Darauf ist wohl auch zurückzuführen, daß die Aktivität des Enzyms im Serum bei anderen Tumoren des Menschen nicht erhöht ist. Ob die saure Phosphatase aus normalem Prostatagewebe mit der aus Prostatacarcinom identisch ist, wurde noch nicht geklärt[8].

Alkalische Phosphatase. Im Gegensatz zu dem relativ einheitlichen Gehalt normaler Gewebe an saurer Phosphatase schwankt der Gehalt der alkalischen Phosphatase bereits in normalen Geweben sehr; besonders reich sind Darmschleimhaut, Niere und Knochen. Die Aktivität experimenteller Tumoren entspricht mit wenigen Ausnahmen meist derjenigen normaler Gewebe mit geringem Gehalt. Gegenüber dem Muttergewebe wird manchmal eine Erhöhung der Aktivität gefunden[1]. Im primären Rattenhepatom, das durch Fütterung von 4-Dimethylamino-azobenzol hervorgerufen wird, im entsprechenden transplantierten Hepatom und im chloroforminduzierten Hepatom der Maus ist die Aktivität sehr viel höher als in normaler Leber (25—135fache Werte), in anderen transplantierten Hepatomen aber geringer[9].

Besonders reich an alkalischer Phosphatase sind das osteogene Sarkom und osteoblastische Metastasen beim Menschen[10]. In osteoblastischen Metastasen des

---

[1] GREENSTEIN 1942a, 1945. [2] LEMON und WISSEMANN 1949, GOMORI 1941.
[3] KUTSCHER und WOLBERGS 1935, GUTMAN und GUTMAN 1938a.
[4] GUTMAN, SPROUL und GUTMAN 1936, GUTMAN und GUTMAN 1938b.
[5] Zusammenfassung: HUGGINS 1943. [6] DRUCKREY und RAABE 1952.
[7] FISHMAN und LERNER 1953, FISHMAN, LERNER und HOMBURGER 1953.
[8] SCHWARTZ, ASIMOV und WOTIZ 1953.
[9] GREENSTEIN 1942a, 1945, WOODARD 1943b, GREENSTEIN und LEUTHARDT 1946d, MULAY und FIRMINGER 1952.
[10] GREENSTEIN 1942a, 1945, FRANSEEN und McLEAN 1935, GOMORI 1946b.

Prostatacarcinoms ist auch die saure Phosphatase vermehrt. Die Erhöhung der alkalischen Phosphatase in einem transplantierten osteogenen Sarkom der Maus verschwand bei fortgesetzter Transplantation mit Abnahme des Differenzierungsgrades des Tumors und konnte nur solange beobachtet werden, solange noch eine Knochenbildung in den Tumoren nachweisbar war[1].

Die alkalische Phosphatase läßt sich auch histochemisch in Tumoren nachweisen[2]. Frische Tumorzellen enthalten mehr alkalische Phosphatase als nekrotische Zellen[3].

Die *Pyrophosphatase*aktivität des Mäusehepatoms 587 ist gegenüber normaler Leber bei p_H 6,8 etwas vermindert; bei beiden Geweben werden Mg-Ionen als Aktivatoren benötigt[4]. In 3,4-Benzpyrensarkomen der Ratte nimmt die Pyrophosphatase nach Behandlung des Tieres mit Colchicin ab[5]. In allen Geweben läßt sich histochemisch in geringer Menge eine *Phosphoamidase* nachweisen, im grauen Gewebe des Zentralnervensystems und in bösartigen Epitheltumoren ist der Gehalt besonders hoch; in Sarkomen ist der Gehalt wechselnd[6].

5. Andere Enzymsysteme.

Hyaluronidase baut das Mucopolysaccharid Hyaluronsäure ab. Ein Zusammenhang zwischen infiltrierendem Wachstum von Tumoren und Hyaluronidasegehalt von Tumoren, der früher vermutet worden ist, besteht nicht.

Da Bakterien reich sind an Hyaluronidase, können Hyaluronidaseaktivitäten in Geweben auf Grund von Infektionen gefunden werden. In aseptischen gutartigen und bösartigen menschlichen Tumoren ließ sich überhaupt keine Hyaluronidaseaktivität nachweisen, auch nicht im Mammaadenocarcinom der Maus[7] und im EHRLICHschen Carcinom, während im WALKER-Carcinosarkom der Ratte wechselnde Aktivitäten gefunden wurden, in nekrotischem Gewebe aber stets mehr als in frischem Gewebe[8]. Möglicherweise wird bei der Autolyse das Enzym aus einem gebundenen Zustand in Freiheit gesetzt.

Die *β-Glucuronidase*, ein Enzym, welches Glucuronide spaltet, ist nach FISHMAN[9] in menschlichen Tumoren gegenüber dem angrenzenden normalen Gewebe vermehrt. In gutartigen Cervixcarcinomen ist die Aktivität dieses Enzyms niedrig, in bösartigen dagegen hoch; erhöhte Werte werden aber auch in der Schwangerschaft gefunden, so daß eine Beziehung zum Zellwachstum zu bestehen scheint[10]. Eine Zunahme wird auch in allen Mammatumoren bei verschiedenen Mäusestämmen gefunden; ein Zusammenhang zwischen der Änderung der β-Glucuronidaseaktivität in diesen Tumoren und der Tumorbelastung des Stammes besteht aber nicht[11]. Eine Zunahme der β-Glucuronidaseaktivität ist aber nicht charakteristisch für alle Tumoren, denn im Dimethylamino-azobenzol-induzierten Rattenhepatom ist die Aktivität nur halb so groß wie in normaler Leber[12]. In Blasentumoren des Menschen ist die Aktivität erhöht[13].

Die *Cholinoxydase* ist im transplantierten Hepatom 31 der Ratte[14] und in Hepatomen, die durch Fütterung von krebserzeugenden Azofarbstoffen entstehen, im Vergleich zu normaler Leber sehr verringert[15] (5% des Wertes

---

[1] BARRETT, DALTON, EDWARDS und GREENSTEIN 1944.
[2] GOMORI 1946b, MANHEIMER und SELIGMAN 1948, BIESELE und WILSON 1951, ARNOLD und OECH 1950.
[3] ARNOLD und OECH 1950. [4] GREENSTEIN, CARTER und LEUTHARDT 1946.
[5] BLOCH-FRANKENTHAL und BACK 1951. [6] GOMORI 1949.
[7] KIRILUK, KREMEN und GLICK 1950. [8] BALAZS und V. EULER 1952.
[9] FISHMAN und ANLYAN 1947a, b, c. [10] ODELL und BURT 1949.
[11] COHEN und BITTNER 1951. [12] MILLS und SMITH 1951.
[13] BOYLAND, WALLACE und WILLIAMS 1954. [14] LAN 1944a.
[15] VIOLLIER 1950b, WOODWARD 1951, LANGEMANN und KENSLER 1951b.

normaler Leber). Eine Abnahme erfolgt bereits bei Verfütterung der Azofarbstoffe, bevor Tumoren entstanden sind, während nach Verfütterung des unwirksamen 2-Methyl-4-dimethylamino-azobenzols sogar eine Zunahme erfolgt[1]. Weniger ausgesprochen ist die Aktivitätsverminderung in den Leberadenomen, die infolge langandauernder cholinarmer Diät entstehen (50% des Wertes normaler Leber)[2].

C. Chemie und Stoffwechsel des Tumorträgers[3].

Obwohl die Tumorgenese ein celluläres Problem ist, sind Entstehung und Wachstum der Tumoren in hohem Maße vom allgemeinen Zustand des Organismus abhängig, und dieser allgemeine Zustand wiederum wird durch den sich entwickelnden Tumor beeinflußt. Es treten Veränderungen in den chemischen Bestandteilen und in Stoffwechselvorgängen des ganzen Organismus und Änderungen in den Ausscheidungsprodukten auf. Bei derartigen Änderungen ist zu unterscheiden zwischen solchen, die durch die Anwesenheit des Tumors an sich und solchen, die durch die besondere Tumorlokalisation verursacht werden.

Die Zahl der Arbeiten, die sich mit der Biochemie des tumortragenden Organismus befassen, ist sehr groß. Die meisten dieser Untersuchungen sind an Blut und Harn durchgeführt worden in der Hoffnung, Methoden zur Diagnose und Prognose von neoplastischen Krankheiten beim Menschen zu gewinnen. Bei einigen bestimmten Tumorlokalisationen sind Veränderungen im Blut gefunden worden, die fast immer eindeutige Aussagen gestatten, aber bisher ist noch kein chemisches Kennzeichen bekannt, das man mit Sicherheit als für alle Tumoren spezifisch bezeichnen oder mit dem man bösartiges Wachstum im frühesten Stadium erkennen könnte[4].

Durch das Vorhandensein eines Tumors wird der *Stickstoff- und Energiestoffwechsel* des Tumorwirtes beeinflußt[5]. Sowohl aus Untersuchungen bei Spontantumoren des Menschen als auch bei transplantierten Tumoren von Versuchstieren ergibt sich, daß Stickstoff während des Tumorwachstums solange gestapelt wird, wie die Nahrungsaufnahme genügend groß ist und die Fettvorräte des Organismus ausreichen, um genügend Energie für den Tumor und den Tumorwirt bereitzustellen. Der Tumor kann jedoch auch bei einer negativen Stickstoffbilanz weiterwachsen. Wenn die Nahrungsaufnahme ungenügend wird, entzieht der Tumor dem Tumorwirt Stickstoff.

Im folgenden sollen nur die markantesten Veränderungen wiedergegeben werden, die im tumortragenden Organismus auftreten, wobei das Gebiet beschränkt werden soll auf die Veränderungen, die vor sich gehen:

I. in der Leber und in der Nebenniere,
II. im Blut und im Serum,
III. in den Steroiden des Harns.

I. Leber und Nebenniere.

Leber und Milz sind bei Versuchstieren mit Tumor häufig vergrößert[6]. Die Leber (und auch andere Gewebe) tumortragender Tiere sind *wasserreicher* als bei normalen Tieren[7]. Der *Kupfer*gehalt[8] und auch der *Eisen*gehalt[9] liegen

[1] Kensler, Langemann und Shapiro 1953. [2] Viollier 1950b.
[3] Ausführliche Wiedergabe: Greenstein 1954.
[4] Zusammenfassungen: Stern und Willheim 1943, Homburger 1953.
[5] Fenninger und Mider 1954.
[6] Appleman, Skavinski und Stein 1950, Yeakel und Tobias 1951, v. Euler 1952.
[7] Robertson und Kahler 1942, Aoki 1938.
[8] Edlbacher und Gerlach 1935, Greenstein und Thompson 1943, Sandberg, Gross und Holly 1942.
[9] Sandberg, Gross und Holly 1942.

meist über der Norm. Auch für *Zink* ist eine Erhöhung in der Leber Krebskranker angegeben worden[1]. Bei Mäusen mit transplantiertem Mammatumor erfolgt nach Verabfolgung von (radioaktivem) Kobalt oder Kupfer eine höhere Aufnahme in der Leber (und eine geringere Aufnahme in der Niere) als in normaler Leber (bzw. Niere)[2]. Die *Gesamtlipoide* des Wirtsorganismus verringern sich mit fortschreitendem Wachstum des Tumors[3]. *Citronensäure* ist in Leber (Niere und Milz) bei Ratten mit WALKER-Tumor-256 etwas erhöht[4]. Der Gehalt an *Vitamin C* ist bei Tieren mit Impftumoren in der Leber verringert[5]; bei Verabfolgung von 1,2,5,6-Dibenzanthracen[6], 4-Dimethylamino-azobenzol, 2-Acetamino-fluoren oder Azobenzol[7] erfolgt dagegen eine Zunahme des Vitamins C in der Leber der Mäuse oder Ratten. Dieses kann vielleicht, wenigstens zum Teil, durch die erhöhte Stoffwechselaktivität der Leber zwecks Entgiftung der Stoffe erklärt werden.

Der Stoffwechsel der *Nucleinsäuren* ist nicht nur in Tumoren erhöht (s. S. 183), sondern auch in Leber und Milz tumortragender Tiere, was sich durch einen höheren Nucleinsäuregehalt und durch einen vermehrten Einbau markierter Verbindungen in Nucleinsäuren ausdrückt. Ein derartiger Einfluß ist aber nicht spezifisch für Tumoren, sondern wohl nur ein Zeichen für eine höhere Proliferationsaktivität des Organismus, denn entsprechende Veränderungen werden auch bei Schwangerschaft beobachtet. Die Zunahme der Nucleinsäure in Organen von Ratten[8] und Mäusen[9] mit Impftumoren betrifft sowohl die DNS als auch die RNS; sie scheint der Wachstumsrate des Tumors parallel zu gehen[9]. Ein vermehrter Einbau von gekennzeichneten Verbindungen (Phosphat-P^{32} [10], Formiat-C^{14} und Glykokoll-C^{14} [11]) erfolgt dagegen nur in die DNS und nicht in die RNS.

Von den *Enzymen der Leber* erleidet die auffallendste Veränderung in tumortragenden Individuen die Aktivität der *Katalase*. Parallel mit der geringen Aktivität dieses Enzyms in Tumoren (s. S. 195) geht eine Abnahme in der Leber des tumortragenden Organismus, wie bereits seit längerer Zeit bekannt ist[12], aber erst von GREENSTEIN und Mitarbeitern[13] näher untersucht worden ist. Dieser Effekt scheint allgemein zu gelten; er wurde bei Menschen und bei allen untersuchten Tierarten und Stämmen beobachtet. Er wird von fast allen genügend schnell wachsenden Tumoren gegeben, gleichgültig wie sie entstanden sind. Die Abnahme der Aktivität der Katalase tritt erst dann auf, wenn der Tumor eine bestimmte Mindestgröße erreicht hat, nimmt dann aber progressiv mit fortschreitendem Tumorwachstum zu. Exstirpation des Tumors oder spontane Regression bedingen Rückkehr zu normalen Werten. Sehr langsam wachsende Tumoren, Implantation von Embryonalgewebe oder Schwangerschaft haben keinen Einfluß[13]. Die Abnahme der Aktivität ist bei tumortragenden Mäusen[14] und Ratten[15] bei den Weibchen stets größer als bei den Männchen. Von Infektionen bewirkt nur diejenige mit Leprabacillen bei Ratten eine Abnahme der Katalaseaktivität in der Leber[16].

---

[1] ADDINK 1950. [2] ROSENFELD und TOBIAS 1951.
[3] MIDER, SHERMAN jr. and MORTON 1949, HAVEN, BLOOR und RANDALL 1949, 1951, AOKI 1938.
[4] HAVEN, RANDALL und BLOOR 1949. [5] EDLBACHER und JUNG 1934.
[6] ELSON, KENNAWAY und TIPLER 1949.
[7] DAFF, HOCH-LIGETI, KENNAWAY und TIPLER 1948. [8] ŘEŘABÉK 1947.
[9] REDDY und CERECEDO 1951, CERECEDO, REDDY, PIRCIO, LOMBARDO und TRAVERS 1951, LOMBARDO, TRAVERS und CERECEDO 1952.
[10] KELLY, PAYNE, WHITE und JONES 1951, PAYNE, KELLY und WHITE 1952, KHOUVINE und MORTREUIL 1954.
[11] PAYNE, KELLY, BEACH und JONES 1952. [12] ROSENTHAL 1912, BRAHN 1916.
[13] GREENSTEIN, JENRETTE und WHITE 1941 b, d, GREENSTEIN und ANDERVONT 1942, 1943, GREENSTEIN 1942 b, 1943 a, GREENSTEIN, ANDERVONT und THOMPSON 1942.
[14] ADAMS 1950, 1951 a, b, 1952. [15] HARGREAVES und DEUTSCH 1952.
[16] DOUNCE und SHANEWISE 1950.

In der Leber normaler Ratten ist der Hauptteil der Aktivität der Katalase zu etwa gleichen Teilen zwischen den Mitochondrien und der mikrosomenhaltigen Flüssigkeit verteilt. In der letzteren vermindert sich die Aktivität beim Tumorwachstum zuerst[1]. Die Abnahme der Aktivität beruht nicht auf dem hohen Proteinbedarf der schnell wachsenden Tumoren, denn die Verminderung ist unabhängig von der Nahrungszufuhr oder vom Proteingehalt der Nahrung[2], sondern wird vor allem durch einen Hemmstoff verursacht, der vom Tumor gebildet wird. Dafür spricht auch, daß bei Ratten in Parabiose, bei denen in einem Partner ein Tumor implantiert wird (WALKER-Tumor), die Aktivität der Katalase auch in der Leber des tumorfreien Partners absinkt[3]. Außer einer Verminderung der Aktivität der Katalase in der Leber tumortragender Tiere durch einen spezifischen Inhibitor soll das Enzym selbst gegenüber der Norm vermindert sein[4].

Der erste Nachweis des *Katalasehemmstoffes* gelang W. NAKAHARA und F. FUKUOKA[5] durch Darstellung einer Fraktion aus menschlichem Krebsgewebe, welches bei Mäusen *in vivo* die Aktivität der Katalase in der Leber senkt (von diesen Autoren „*Toxohormon*“ genannt). Frischhomogenate von Tumoren oder Fraktionen daraus wirken nur *in vivo* (bei der Maus)[6]; Kochsaft von Tumoren verursacht dagegen sowohl eine Senkung der Aktivität der Katalase *in vitro* (Leberhomogenat von Ratten und kristallisierte Katalase)[7] als auch *in vivo*[8]. Demnach liegt der Hemmstoff in den Tumoren selbst wohl in gebundener Form vor und wird beim Kochen in Freiheit gesetzt. Vom Tumor wird er aber in freier Form abgegeben, denn die Ascitesflüssigkeit von Ascitestumoren ist bereits als solche *in vitro* wirksam[8]. Der Hemmstoff läßt sich in geringer Konzentration auch im Kochsaft der Leber und der Milz normaler Ratten und im Harn von Ratten und Menschen nachweisen; er ist also nicht spezifisch für Tumoren, sondern wird von diesen nur in größerer Menge gebildet. Er ist wasserlöslich, dialysabel, recht hitzestabil und stabil gegen Säure. Aktive Kochsaftpräparate haben eine starke UV-Absorption bei 270—280 mμ; sie bewirken eine Änderung des Absorptionsspektrums kristallisierter Katalase (Bande um 405 mμ), so daß ein Angriff am Porphyrinsystem zu vermuten ist. Damit steht in Einklang, daß auch Cytochromoxydase und Peroxydase (allerdings auch Phenoloxydase, aber nicht Dehydrasen, Cholinesterase und Arginase) *in vitro* gehemmt werden[7]. Eine Hemmung der Cytochromoxydase in der Leber tumortragender Tiere scheint aber nicht zu erfolgen[9].

Leber und Niere sind besonders reich an *d-Aminosäureoxydase*. Die Aktivität ist in diesen Organen bei Ratten mit wachsenden transplantierten Tumoren vermindert[10]. Die Abnahme kann bis auf $^1/_3$ des normalen Wertes erfolgen; sie ist proportional der Wachstumsrate des implantierten Tumors und reversibel bei Exstirpation des Tumors[11]. Die verminderte Aktivität des Enzyms ist nicht nur auf eine Verringerung an Lactoflavin, das ein Bestandteil des Coenzyms dieses Fermentes ist, in der Leber[12] zurückzuführen, sondern vor allem auf eine Abnahme des Apoenzyms[11].

---

[1] v. EULER und HELLER 1949. [2] WEIL-MALHERBE und SCHADE 1948.
[3] LUCKÉ, BERWICK und ZECKWER 1952. [4] PRICE und GREENFIELD 1954.
[5] NAKAHARA und FUKUOKA 1949, 1950.
[6] GREENFIELD und MEISTER 1951, GREENFIELD und PRICE 1953.
[7] HARGREAVES und DEUTSCH 1952. [8] HIRSCH und PFÜTZER 1953.
[9] SHACK 1943, GREENSTEIN, WERNE, ESCHENBRENNER und LEUTHARDT 1944.
[10] WESTPHAL und LANG 1942, WESTPHAL 1943a, b, LAN 1944a.
[11] WESTPHAL und LANG 1942, WESTPHAL 1943a, b.
[12] ROBERTSON und KAHLER 1942.

Vermindert sind in der Leber und in anderen Geweben tumortragender Tiere die Aktivitäten der *Esterase* und der *Lipase* (Ratten mit JENSEN-Sarkom)[1]. Auch die *Aldolase* zeigt in der Leber bei Tieren mit Tumoren eine verminderte Aktivität[2]; diese ist besonders auffallend, da die Aktivität dieses Enzyms im Serum gleichzeitig erhöht ist (s. S. 208).

Folgende Enzyme der Leber erfahren im tumortragenden Organismus keine Veränderung ihrer Aktivität: *Cytochromoxydase*[3], *Xanthinoxydase*[4], *Glyoxalase*[5], *Desoxyribonuclease*[4], *saure* und *alkalische Phosphatase*[6], *Phosphorylase* und *Cystindesulfurase*[7]. Auch der Gehalt der Leber an *Vitamin A* ändert sich nicht[8].

Nebenniere. Bei Tieren mit Impftumoren ist die Nebenniere vergrößert. Diese Hypertrophie, die vor allem in den ersten Stadien des Tumorwachstums auftritt, betrifft besonders die Rinde. In späteren Stadien des Tumorwachstums treten degenerative Veränderungen in den Vordergrund. Die Gesamtlipoide der Nebenniere sind in tumortragenden Tieren vermindert[9], was auch in histologischen Untersuchungen zu erkennen ist[10]. Außer dem Cholesterin sind auch die Gesamtsteroide vermindert[11]. Der Gehalt an Vitamin C (Ascorbinsäure) ist bei Tieren[12] und auch bei Menschen mit Tumoren[13] geringer als der Norm entspricht.

II. Bestandteile von Blut und Serum.

Der *Zink*gehalt im Blut Krebskranker soll höher sein als im Blut Gesunder oder an anderen Krankheiten Leidender[14]. Bei tumortragenden Tieren ist die Konzentration der *Brenztraubensäure* im Blut gegenüber der Norm erhöht, besonders bei Ratten mit JENSEN-Sarkom; sie geht parallel dem Wachstum des Tumors. Im Blut krebskranker Menschen ist der Brenztraubensäuregehalt nur wenig, oft überhaupt nicht höher als im menschlichen Normalblut[15]. Bei Patienten mit Carcinomen innerer Organe wurde in 36 von 45 Fällen eine Zunahme der Brenztraubensäure gefunden[16].

Bei vielen Tierarten wird als charakteristische Begleiterscheinung neoplastischer Krankheiten häufig eine fortschreitende *Anämie* gefunden (z. B. bei WALKER-Carcinom und JENSEN-Sarkom)[12]. Schon bevor der Tumor erkennbar ist, kann eine deutliche Verminderung der Hämoglobinkonzentration des Blutes auftreten, die dann mit zunehmendem Tumorwachstum immer ausgeprägter wird[17]. Dieser Effekt wird sowohl bei spontanen Tumoren (Mammatumor der Maus), als auch bei Impftumoren und chemisch induzierten Tumoren (Injektion mit Methylcholanthren oder Fütterung mit 4-Dimethylamino-azobenzol) gefunden. Das Blutvolumen nimmt bei Ratten mit Impftumoren auf der Höhe des Wachstums um 25—50% zu, so daß dadurch eine Anämie vorgetäuscht werden kann[18].

Proteine des Serums[19]. Die Gesamtproteine sind im Serum bei neoplastischen Krankheiten häufig vermindert, besonders bei fortgeschrittenem Tumorwachstum.

---

[1] GREEN und JENKINSON 1934, EDLBACHER und NEBER 1935.
[2] SIBLEY und LEHNINGER 1949. [3] Siehe S. 206 [9].
[4] GREENSTEIN, EDWARDS, ANDERVONT und WHITE 1942.
[5] PLATT und SCHROEDER 1934. [6] GREENSTEIN 1942a.
[7] GORANSON, MCBRIDE und WEBER 1954. [8] ABELS, GORHAM, PACK und RHOADS 1941.
[9] HAVEN, BLOOR und RANDALL 1949. [10] DALTON und PETERS 1944.
[11] HAVEN, BLOOR und RANDALL 1949, BEGG 1951. [12] BEGG 1951.
[13] STEPP und SCHROEDER 1936. [14] ADDINK 1950.
[15] v. EULER, AHLSTRÖM, RÖNNESTAM-SÄBERG und PETTERSON 1944.
[16] PICCO und DOGLIOTTI 1951.
[17] STRONG und FRANCES 1937, 1940, TAYLOR und POLLACK 1942.
[18] APPLEMAN, SKAVINSKI und STEIN 1950.
[19] Zusammenfassungen: TOENNIES 1947, HUGGINS 1949, WINZLER 1953b, GUTMAN 1948.

Die Hypoproteinämie beruht auf einer Abnahme der Albumine, während dagegen der Gehalt an Fibrinogen, α_1-Globulin und besonders derjenige von α_2-Globulin erhöht ist; die Veränderung des γ-Globulins ist weniger einheitlich[1]. Sekundärinfektionen spielen bei der Veränderung des Diagramms der Serumproteine eine wichtige Rolle.

Bei Ratten tritt nach Verfütterung von Dimethylaminoazobenzol und noch ausgeprägter bei Verfütterung seines 3'-Methylhomologen eine Abnahme des Albumins und eine Zunahme des γ-Globulins auf[2]. Entsprechende Veränderungen treten aber immer bei Leberschädigungen auf[3]. Acetaminofluoren verursacht erst bei Verfütterung in sehr hoher Konzentration eine Verminderung des Albuminspiegels aber keine Änderung des γ-Globulinspiegels[4]. Bei Kaninchen mit 1,2,5,6-Dibenzanthracentumoren tritt weder eine signifikante Änderung des Gehaltes an Gesamtproteinen noch an Albuminen auf. Alte Tiere mit Lebermetastasen zeigen aber eine Erhöhung des Globulinspiegels[5].

Der einzige Tumor, bei dem eine Vermehrung der Gesamtproteine (Globuline) im Plasma beobachtet wird, ist das *multiple Myelom* oder *Plasmacytom* (physikochemische und chemische Eigenschaften der Myelom-Plasma-Proteine s. [6], Aminosäurezusammensetzung s. [7]). Außerdem ist mit dieser Tumorart das Auftreten eines bestimmten Proteins (BENCE-JONES-*Eiweiß*) im Harn verbunden[3] (physikochemische und chemische Eigenschaften s. [8]).

An *Eiweiß gebundene Polysaccharide* im Serum sind bei Krebspatienten[9] und bei Versuchstieren mit Tumoren[10] vermehrt. Eine Vermehrung wird aber auch bei anderen Krankheiten gefunden.

Das Serum Krebskranker soll eine Substanz enthalten, die sehr toxisch gegen *Paramaecium caudatum* ist[11]. Zwar zeigen alle Seren einen toxischen Effekt, aber die Toxicität der Seren Krebskranker soll darüber hinausgehen. Diese Beobachtung ist bestätigt worden, andererseits bestehen aber auch Zweifel an der Spezifität für Krebsseren[12].

Enzyme im Serum. Im Serum tumortragender Tiere ist die *Aldolase* beträchtlich vermehrt (JENSEN-Sarkom[13], EHRLICH-Ascitestumor und Thymomascites der Maus[14]). Die Zunahme erfolgt erst, wenn der Tumor eine bestimmte Größe erreicht hat, und sie vergrößert sich dann bei weiterem Wachstum des Tumors, während Exstirpation des Tumors Rückkehr zu normalen Werten bedingt[15]. Virulente Tumoren verursachen eine stärkere Zunahme als nekrotisierende Tumoren. Bei Menschen mit Tumoren wurde nur bei etwa 20% der Fälle eine abnormal hohe Aktivität im Serum gefunden[15], beim fortgeschrittenen Prostatacarcinom ist die Prozentzahl aber viel größer (etwa 75%)[16]. Bei Behandlung mit Oestrogenen oder nach Prostataexstirpation sinken die Aldolasewerte sehr ab;

---

[1] SEIBERT, SEIBERT, ATNO und CAMPBELL 1947, MIDER, ALLING und MORTON 1950, ESSER, HEINZLER und WILD 1953.
[2] COOK, GRIFFIN und LUCK 1949, HOCH-LIGETI, HOCH und GOODALL 1949, DE LAMIRANDE und CANTERO 1952.
[3] GUTMAN 1948. [4] LEATHEM 1949. [5] WILLIAMS und STANSFIELD 1949.
[6] PUTNAM und UDIN 1953, HILLMANN, HILLMANN und LOHSS 1953, LOHSS, HILLMANN-ELIES und HILLMANN 1953, LOHSS, WEILER und HILLMANN 1953, LOHSS und HILLMANN 1953.
[7] GRISOLIA und COHEN 1953.
[8] JIRGENSONS, LANDUA und AWAPARA 1952, PUTNAM und STELOS 1953.
[9] SHETLAR, SHETLAR, RICHMOND und EVERETT 1950, GREENSPAN, LEHMAN, GRAFF und SCHOENBACH 1951.
[10] SHETLAR, ERWIN und EVERETT 1950. [11] ROSKIN 1946.
[12] EGAN 1950, HARRISON, SANO, FOWLER, SHELLHAMER und BOCHER 1948.
[13] WARBURG und CHRISTIAN 1943. [14] SCHADE 1953.
[15] SIBLEY und LEHNINGER 1949. [16] BAKER und GOVAN 1953.

sie steigen nach Testosterongaben wieder an. (Normale Werte der Aldolaseaktivität von Serum und roten Blutzellen beim Menschen und bei verschiedenen Tierarten s. [1]).

Außer der Aldolase ist auch die *α-Glycerophosphat-dehydrase*[2] und die *Phosphohexoisomerase*[2, 3] im Serum oder Blutplasma tumortragender Tiere (JENSEN-Sarkom, EHRLICH-Ascitestumor, Mäuse-Thymomascites) vermehrt, während andere Enzyme der Glykolyse im Serum keine Änderung erfahren[3]. Auch bei krebskranken Menschen ist die Isomerase gegenüber der Norm etwas erhöht[4].

BEVILOTTI[5] berichtete 1944, daß Erythrocyten von Menschen mit bösartigen Tumoren *in vitro* Pentosen abzubauen vermögen. Auch das Serum Krebskranker soll diese Eigenschaft haben[6], und da bei diesem Abbau der Glykolyse entsprechend Milchsäure und Brenztraubensäure entstehen sollte, wurde er von MENKÈS[6] als „*Pentolyse*" bezeichnet. Ausführliche Nachprüfungen an Seren Krebskranker und an Seren von Ratten mit Impftumoren und chemisch induzierten Tumoren sind bisher aber negativ gewesen[7].

Der Gehalt des Serums an *saurer Phosphatase* ist bei Menschen und Tieren gering und wird im allgemeinen auch durch Krebs und andere Krankheiten nur wenig beeinflußt. Eine Ausnahme bildet der metastasierende Prostatakrebs beim Menschen[8]. Weder die normale noch die hypertrophische Prostata oder ein beginnendes Prostatacarcinom geben saure Phosphatase ins Blut ab. Erst wenn einzelne Tumorzellen die Prostatakapsel durchbrochen haben und mit dem Lymph- oder Blutstrom fortgeschwemmt sich als Metastasen an anderer Stelle des Organismus ansiedeln, tritt eine Phosphatase, die in ihrem chemischen Verhalten der sauren Phosphatase der Prostata gleicht (s. S. 202), im Blut auf. Widersprechende Befunde können darauf beruhen, daß bereits bei geringfügiger Hämolyse durch die saure Phosphatase der Erythrocyten eine erhöhte Aktivität im Serum gefunden wird oder daß die schnelle Inaktivierung der sauren Phosphatase (z. B. durch Wärme[9]) nicht beachtet worden ist. Diese Fehlerquellen können durch spezifische Hemmung der Erythrocytenphosphatase mit Formaldehyd und durch quantitative Aktivierung der sauren Serumphosphatase mit Ascorbinsäure ausgeschaltet werden[10]. Die Bestimmung der sauren Phosphatase im Serum ermöglicht nicht nur eine sehr empfindliche Diagnosestellung im Hinblick auf einen metastasierenden Prostatakrebs, sondern sie stellt auch eine zuverlässige quantitative Beurteilung therapeutischer Maßnahmen dar[11].

Der normale Gehalt des Serums an *alkalischer Phosphatase* stammt zum größten Teil aus den Osteoblasten des Skelets. Alle Krankheiten, bei denen histologisch eine Vermehrung der osteoblastischen Elemente nachweisbar ist, führen zur Erhöhung der Aktivität der alkalischen Phosphatase im Serum. Der einzige Primärtumor, der einen starken Anstieg der Aktivität im Serum verursacht, ist das osteogene Sarkom. Metastasen bedingen nur eine Zunahme dieser Phosphatase im Serum, wenn die Metastasierung in den Knochen erfolgt und zwar ausschließlich in den Osteoblasten. Osteoclastische Metastasen sind ohne Einfluß[12]. Bei Knochenmetastasen des Prostatacarcinoms nehmen die Werte

[1] BRUNS und KIRSCHNER 1954. [2] SCHADE 1953. [3] WARBURG und CHRISTIAN 1943.
[4] BRUNS und JACOB 1954. [5] BEVILOTTI 1944. [6] MENKÈS 1949a, b, c, d.
[7] KUBOWITZ und WIEDING 1951, DRUCKREY und KAISER 1951, BRUNS, BÜLZEBRUCK und HINSBERG 1951, DANNEEL und KÖNIG 1952, ROE, CASSIDY, TATUM und RICE 1952, DREVON und ROULLET 1952.
[8] GUTMAN und GUTMAN 1938b, BARRINGER und WOODARD 1938, SULLIVAN, GUTMAN und GUTMAN 1942.
[9] WOODARD 1951. [10] RAABE 1952. [11] GRÜNING 1950, DAMMERMANN und KIRBERGER 1951.
[12] WOODARD 1942, 1943a, RAABE 1952, FRANSEEN und MCLEAN 1935.

für die alkalische Phosphatase im Serum fast immer zu (etwa 90% der Fälle), weniger häufig wenn der Primärkrebs eine andere Lokalisation hat[1].

Der von ROCHE[2] beschriebene Test, der darauf beruht, daß die alkalische Phosphatase im Serum normalerweise durch Zn-Ionen aktiviert, bei Krebskranken aber gehemmt wird, wurde von anderer Seite für nicht empfindlich oder spezifisch genug gehalten, um für diagnostische Zwecke Verwendung zu finden oder konnte überhaupt nicht bestätigt werden[3].

Im Blut[4], Plasma[5] oder Serum[6] des tumortragenden Organismus tritt eine Abnahme der *Lipase*- bzw. *Esterase*aktivität auf. Während die Gesamtlipaseaktivität im Serum Krebskranker eine Verminderung zeigt, ist die *atoxylresistente Lipase* im Serum Krebskranker vermehrt vorhanden[7].

Im Serum Krebskranker ist die Aktivität der *Cholinesterase* meist beträchtlich vermindert; dieses wird aber auch bei Lebererkrankungen, bei Anämie oder Unterernährung beobachtet[8]. Im Plasma von Ratten, bei denen sich nach Fütterung mit Dimethylaminoazobenzol Hepatome gebildet haben, ist die Aktivität aber erhöht[5].

III. Ausscheidung von Steroiden im Harn[9].

Steroide kommen im Harn, fast ausschließlich in konjugierter Form, als Stoffwechselprodukte der Hormone der Keimdrüsen und der Nebennierenrinde vor. Der Isolierung von Steroiden aus dem Harn gesunder und kranker Menschen ist besonders im letzten Jahrzehnt große Aufmerksamkeit geschenkt worden. Im Laufe dieser Arbeiten sind über 50 Steroide aus dem Harn isoliert und identifiziert worden. Besonders hervorzuheben sind hierbei die Arbeiten von DOBRINER, LIEBERMAN, JONES und Mitarbeitern[10] zur Isolierung und Identifizierung der Steroide des Harns durch Gruppentrennung der Steroide nach geeigneter Hydrolyse, systematischer fraktionierter Chromatographie und Infrarotspektroskopie. Verschiedentlich sind aus dem Harn Krebskranker besonders bei Tumoren der Nebennierenrinde Steroide isoliert worden, die im normalen Harn noch nicht gefunden worden sind, aber meist handelt es sich um Einzelfälle, so daß aus den bisher bekannten qualitativen Veränderungen noch keine allgemeinen Aussagen gemacht werden können.

In quantitativer Hinsicht[11] sind besonders die Veränderungen der *„17-Ketosteroide“* (d.h. der Gruppe von Verbindungen, die durch den ZIMMERMANN-Test[12] erfaßt werden und bei denen es sich wohl nicht ausschließlich um 17-Ketosteroide handelt) untersucht worden. Von diagnostischem Wert ist die Zunahme der „17-Ketosteroide“ bei Tumoren der Nebennierenrinde[13], die bis zum 2000fachen

[1] WOODARD 1953.
[2] ROCHE, THOAI, MARCELET und DESRUISSEAUX 1946, ROCHE, CORNIL, DESSRUISSEAUX, BAUDOIN und LONG 1947, ROCHE, THOAI, MARCELET, DESRUISSEAUX und DURAND 1946.
[3] ELLERBROCK, LIPPINCOTT und CHIPPS 1951, BODANSKY und BLUMENFELD 1949, FISHMAN, WAYNE und HOMBURGER 1949.
[4] TROESCHER und NORRIS 1940. [5] VIOLLIER und WASER 1950.
[6] GREEN und JENKINSON 1934. [7] BERNHARD 1933. [8] FABER 1943, SCHMIDT 1947.
[9] Zusammenfassungen: MASON 1948, ENGEL 1953.
[10] DOBRINER, GORDON, RHOADS, LIEBERMAN und FIESER 1942, DOBRINER, LIEBERMAN und RHOADS 1948, DOBRINER, LIEBERMAN, RHOADS, JONES, WILLIAMS und BARNES 1948, LIEBERMAN, DOBRINER, HILL, FIESER und RHOADS 1948, JONES 1948, LIEBERMAN und DOBRINER 1948.
[11] Zusammenfassungen über quantitative Bestimmungen von Steroiden im Harn: ENGEL 1950, PINCUS 1954.
[12] Zusammenfassung: ZIMMERMANN 1951.
[13] CROOKE und CALLOW 1939, WOLFE, FIESER und FRIEDGOOD 1941, DOBRINER, RHOADS, LIEBERMAN, HILL und FIESER 1944, WARREN 1945.

des normalen Wertes betragen kann[1]. Eine Vermehrung dieser Fraktion wird aber auch im Harn bei einer Hyperplasie der Nebennierenrinde gefunden, so daß eindeutige Aussagen, besonders bei Werten, die verhältnismäßig wenig über der Norm liegen, nicht gemacht werden können.

Literatur.

Zusammenfassungen.

BAUER, K. H.: Das Krebsproblem. Berlin-Göttingen-Heidelberg 1949. — BOYLAND, E.: The biochemistry of malignant tissue. Ann. Rev. Biochem. 3, 400 (1934). ~ Chemistry of neoplastic tissue. Ann. Rev. Biochem. 18, 217 (1949). — BRUES, A. M., and E. S. G. BARRÓN: Biochemistry of cancer. Ann. Rev. Biochem. 20, 343 (1951). — BURK, D., and R. J. WINZLER: The biochemistry of malignant tissue. Ann. Rev. Biochem. 13, 487 (1944).

CARRUTHERS, C.: The biochemistry of neoplastic tissue. Ann. Rev. Biochem. 19, 389 (1950).

DODDS, E. C., and F. DICKENS: The biochemistry of malignant tissue. Ann. Rev. Biochem. 9, 423 (1940).

EULER, H. v., u. B. SKARZYNSKI: Biochemie der Tumoren. Stuttgart 1942.

GREENSTEIN, J. P.: The biochemistry of malignant tissues. Ann. Rev. Biochem. 14, 643 (1945). ~ Biochemistry of cancer, New York, N. Y.: 1. Aufl. 1947, 2. Aufl. 1954. — GRIFFIN, A. C.: Biochemistry of cancer. Ann. Rev. Biochem. 23, 345 (1954).

HADDOW, A.: The biochemistry of cancer. Ann. Rev. Biochem. 24, 689 (1955) — HOLMES, B. E.: The biochemistry of malignant disease. Ann. Rev. Biochem. 4, 469 (1935). — HOMBURGER, F., and W. H. FISHMAN: The physiopathology of cancer. New York, N. Y. 1953.

KENSLER, C. J., and M. L. PETERMANN: The chemistry of neoplastic tissue. Ann. Rev. Biochem. 22, 319 (1953).

LETTRÉ, H.: Biochemie der Tumoren. Fiat Rev. 40, 137 (1953) (Biochemie II).

PIRWITZ, J.: Grundlagen und Praxis chemischer Tumorbehandlung. Berlin-Göttingen-Heidelberg 1954.

RUSCH, H. P., and G. A. LE PAGE: The biochemistry of carcinogenesis. Ann. Rev. Biochem. 17, 471 (1948).

STERN, K., and R. WILLHEIM: The biochemistry of malignant tumors. Brooklyn, N. Y. 1943.

ZAMECNIK, P. C.: The biochemistry of neoplastic tissue. Ann. Rev. Biochem. 21, 411 (1952).

Verein deutscher Chemiker: Chemie und Krebs. 7 Aufsätze. Berlin 1940.

Einzelarbeiten.

ABELS, J. C., A. T. GORHAM, G. T. PACK and C. P. RHOADS: Metabolic studies in patients with gastrointestinal cancer. III. The hepatic concentrations of vitamin A. Proc. Soc. Exper. Biol. a. Med. 48, 488 (1941). — ADAMS, D. H.: The mechanism of the liver catalase-depressing action of tumors in mice. Brit. J. Canc. 4, 183 (1950). ~ Further observations on the liver catalase depressing action of tumors. Brit. J. Canc. 5, 115 (1951 a). ~ Mouse liver catalase. The antagonistic effect of tumor tissue upon the hormonal control mechanismus. Brit. J. Canc. 5, 409 (1951 b). ~ Hormonal factors influencing liver catalase activity in mice. Testicular and adrenal factors. Biochemic. J. 50, 486 (1952). — ADAMS, D. H., and R. H. S. THOMPSON: The selective inhibition of cholinesterases. Biochemic. J. 42, 170 (1948). — ADDINK, N. W. H.: A possible correlation between the zinc content of liver and blood and the cancer problem. Nature (Lond.) 166, 693 (1950). ~ Quantitative spectrochemical analysis by means of the direct current carbon arc. Part. II. Biological materials. A possible correlation between the zinc content of liver and blood and the cancer problem. Recueil Trav. chim. Pays-Bas 70, 168 (1951). — AHLSTRÖM, L., H. v. EULER u. G. v. HEVESY: Über die indirekte Wirkung von Röntgenstrahlen auf das Jensen-Sarkom. Ark. Kemi, Mineral. Geol. A 19, Nr 13 (1945). — ALBAUM, H., A. GOLDFEDER and L. EISLER: Incorporation and turnover of radiophosphorus in mouse mammary tumors (dbr B and C3H). Cancer Res. 12, 188 (1952). — ALBERT, S., R. M. JOHNSON and M. S. COHAN: Phosphorus metabolism in certing and pregnancy-stimulated mammary glands and in spontaneous mammary carcinomas of mice. Cancer Res. 11, 772 (1951). — ALLARD, C., G. DE LAMIRANDE and A. CANTERO: Mitochondrial population of mammalian cells. II. Variation in the mitochondrial population of the average rat liver cell during regeneration. Use of the mitochondrien as a unit of measurment. Cancer Res. 12, 580 (1952 a). ~ Mitochondrial population in mammalian cells. IV. Preliminary results on the variation in the mitochondrial population of the average rat liver cell

[1] BROSTER und PATTERSON 1948.

during azodyes carcinogenesis. Canad. J. Med. Sci. **30**, 543 (1952b). ~ Mitochondrial population of mammalian cells. III. Number of mitochondria per average cell of rat liver tumor induced by 4-dimethylaminoazobenzene. Significance in the comparative study of the mitochondrial fraction properties of normal tissues and tumors. Canad. J. Med. Sci. **31**, 103 (1953). — ANDERVONT, H. B.: The production of dibenzanthracene tumors in pure strain mice. U.S. Public Health Serv. Public Health Rep. **49**, 620 (1934). ~ Susceptibility of mice to spontaneous, induced, and transplantable tumors. A comparative study of eight strains. U.S. Public Health Serv., Public Health Rep. **53**, 1647 (1938). — ANNAU, E., u. B. GÖZSY: Die Verteilung des Arginins im Jensen-Rattensarkom. Z. Krebsforsch. **40**, 572 (1934). — AOKI, C.: Über den Cholesterin-, Phosphatid- und Fettsäuregehalt der Organe von hepatomgeimpften Ratten. Gann (jap.) **32**, 100 (1938). — APPLEMAN, D., E. R. SKAVINSKI and A. M. STEIN: Catalase studies on normal and cancerous rats. Cancer Res. **10**, 498 (1950). — ARAKI, M., M. FUJITA u. M. EBIHARA: Der K-Gehalt und seine Bedeutung im Tumorgewebe. Gann (jap.) **43**, 230 (1952). — ARNOLD, W., u. ST. OECH: Histochemische Phosphataseuntersuchungen bei malignen Tumoren. Z. Krebsforsch. **56**, 543 (1950). — ASIMOV, I., H. M. LEMON, R. M. REGUERA, M. M. DAVISON and B. S. WALKER: Ratio of desoxypentose nucleic acid to potassium in normal and malignant human tissue. J. Cellul. a. Comp. Physiol. **37**, 355 (1951). — AUERBACH, C., and H. MOSER: Production of mutations by monochloro-„mustards". Nature (Lond.) **166**, 1019 (1950). — AWAPARA, J., A. J. LANDUA and R. FUERST: Free aminoethylphosphoric ester in rat organs and human tumors. J. of Biol. Chem. **183**, 545 (1950).

BABSON, A. L.: Some host-tumor relationships with respect to nitrogen. Cancer Res. **14**, 89 (1954). — BACHMANN, W. E., J. W. COOK, A. DANSI, G. G. M. DE WORMS, G. A. D. HASLEWOOD, C. L. HEWETT and A. M. ROBINSON: The production of cancer by pure hydrocarbons IV. Proc. Roy. Soc. Lond., Ser. B **123**, 343 (1937). — BADGER, G. M.: The carcinogenic hydrocarbons: Chemical constitution and carcinogenie activity. Brit. J. Canc. **2**, 309 (1948). ~ Chemical constitutions and carcinogenesis. Adv. Canc. Res. **2**, 73 (1954). — BADGER, G. M., J. W. COOK, C. L. HEWETT, E. L. KENNAWAY, N. M. KENNAWAY and R. H. MARTIN: The production of cancer by pure hydrocarbons. VI. Proc. Roy. Soc. Lond., Ser. B **131**, 170 (1942). — BADGER, G. M., J. W. COOK, C. L. HEWETT, E. L. KENNAWAY, N. M. KENNAWAY, R. H. MARTIN and A. M. ROBINSON: The production of cancer by pure hydrocarbons. V. Proc. Roy. Soc. Lond., Ser. B **129**, 439 (1940). — BADGER, G. M., and G. E. LEWIS: The carcinogenic azo compounds: Chemical constitution and carcinogenic activity. Brit. J. Canc. **6**, 270 (1952). — BAGG, H. J.: Experimental production of teratoma testis in the fowl. Amer. J. Canc. **26**, 69 (1936). — BAKER, R., and D. GOVAN: The effect of hormonal therapy of prostatic cancer on serum aldolase. Cancer Res. **13**, 141 (1953). — BALAZS, E. A., and J. v. EULER: The hyaluronidase content of necrotic tumor and testis tissue. Cancer Res. **12**, 326 (1952). — BALL, H. A., H. F. SCHOTT and L. T. SAMUELS: Glycogen in Walker tumor 256. Cancer Res. **2**, 146 (1942). — BALLANTYNE, R. M., and E. W. MCHENRY: Vitamin B_6 and biotin in human cancer tissue. Cancer Res. **9**, 689 (1949). — BALÓ, I. A. J., J. JUHÁSZ u. G. KENDREY: Über die geschwulsterzeugende Wirkung des Urethans im Schlafmittel. Z. Krebsforsch. **59**, 561 (1953). — BAMANN, E., u. O. SCHIMKE: „d-Peptidase" im menschlichen Organismus. Ein Beitrag zur „Köglschen Geschwulsttheorie" und zur „stereochemischen Analyse von Proteinen". Zur Kenntnis der Peptidasen. III. Mitt. Biochem. Z. **310**, 131 (1941). — BARNES, J. M., F. A. DENZ and H. A. SISSONS: Beryllium bone sarcomata in rabbits. Brit. J. Canc. **4**, 212 (1950). — BARNUM, C. P., and R. A. HUSEBY: The chemical and physical characteristics of preparations containing the milk agent virus. A review. Cancer Res. **10**, 523 (1950). — BARNUM, C. P., R. A. HUSEBY and H. VERMUND: A time study of the incorporation of radiophosphorus into the nucleic acids and other compounds of a transplanted mouse mamary carcinoma. Cancer Res. **13**, 880 (1953). — BARRENSCHEEN, H. K., u. A. PEHAM: Über den Gehalt der Organe an Purin-Nucleotiden, - Nucleosiden und freien Purinen. Hoppe-Seylers Z. **272**, 87 (1942). — BARRETT, M. K., A. J. DALTON, J. E. EDWARDS and J. P. GREENSTEIN: A transplantable osteogenic sarcoma originating in a C3H mouse. J. Nat. Canc. Inst. **4**, 389 (1944). — BARRINGER, B. S., and H. Q. WOODARD: Prostatic carcinoma with extensive intra-prostatic calcification, with discussion of possible rôle to prostatic phosphatase. Trans. Amer. Assoc. Genito Urin. Surgeons **31**, 363 (1938). — BARRON, E. S. G., G. R. BARTLETT and Z. B. MILLER: The effect of nitrogen mustards on enzymes and tissue metabolism. I. The effect on enzymes. J. of Exper. Med. **87**, 489 (1948). — BARRON, E. S. G., and C. HUGGINS: The citric acid and aconitase content of the prostate. Proc. Soc. Exper. Biol. a. Med. **62**, 195 (1946a). ~ The metabolism of the prostate: Transamination and citric acid. J. Urol. **55**, 385 (1946b). — BARRY, G., J. W. COOK, G. A. D. HASLEWOOD, C. L. HEWETT, I. HIEGER and E. L. KENNAWAY: The production of cancer by pure hydrocarbons. Part III. Proc. Roy. Soc. Lond., Ser. B **117**, 318 (1935). — BARRY, G. T.: Cytoplasmic proteins. A partial physical and chemical characterization of the cytoplasmic proteins. Cancer Res. **10**, 694 (1950). — BASSALLECK, H.: Die praktisch wichtigen

Früh- und Spätschäden durch Methyl-thiouracil und ihre Verhütung. Med. Klin. **1950**, 924. — BAUER, K. H.: Das Krebsproblem. Berlin-Göttingen-Heidelberg: Springer 1949. ~ Hormone und Krebs. Dtsch. med. Wschr. **1953**, 1525. — BAYON, H.: Epithelial proliferation induced by the injection of gasworks tar. Lancet **1912 II**, 1579. — BEALE, R. N., R. J. C. HARRIS and E. M. F. ROE: The nucleic acids of normal and tumor tissues. The preparation and composition of a pentosenucleic acid from the fowl sarcoma G. R. C. H. 15. J. Chem. Soc. (Lond.) **1950**, 1397. — BEARD, J. W., and R. W. G. WYCKHOFF: The isolation of a homogeneous heavy protein from virus-induced rabbit papillomas. Science (Lancaster, Pa.) **85**, 201 (1937). — BECK, S.: Aqueous soap solutions of carcinogenic hydrocarbons. Nature (Lond.) **152**, 537 (1943). — BEGG, R. W.: Systemic effects of tumors in rats. Cancer Res. **11**, 341 (1951). — BEICKERT, A.: Über die Affinität des Urethans zu verschiedenen Zellformen des normalen und leukämischen Blutes. Arch. exper. Path. u. Pharmakol. **210**, 473 (1950a). ~ Über das Schicksal des Urethans im menschlichen Organismus. Z. inn. Med. **5**, 143 (1950b). — BELLA, S. DI: Free amino acids in Jensen sarcoma of rats studied by chromatography. Ark. Kemi (Stockh.) **5**, 89 (1952). — BENNET, C. B.: The cholesterol content of cancers in rat. J. of Biol. Chem. **17**, 13 (1914). — BERENBLUM, I.: The anti-carcinogenic action of dichloro-diethylsulphide (mustard gas.) J. of Path. **34**, 731 (1931). ~ Note on a stable suspension of dibenzanthracene in water. Lancet **1932**, 1107. ~ Experimental inhibition of tumor induction by mustard gas and other compounds. J. of Path. **41**, 549 (1935). ~ Cocarcinogenic action of croton resin. Cancer Res. **1**, 44 (1941a). ~ Mechanism of carcinogenesis. Study of significance of cocarcinogenic action and related phenomena. Cancer Res. **1**, 807 (1941b). ~ Irradiation and carcinogenesis. Arch. of Path. **38**, 233 (1944). ~ A system of grading carcinogenic potency. Cancer Res. **5**, 561 (1945a). ~ 3,4-Benzpyrene from coal tar. Nature (Lond.) **156**, 601 (1945b). ~ Cocarcinogenesis. Brit. Med. Bull. **4**, 343 (1947). ~ Carcinogenesis and tumor pathogenesis. Adv. Canc. Res. **2**, 129 (1954). — BERENBLUM, I., E. R. HOLIDAY and E. M. JOPE: Some physical methods of investigating carcinogenic hydrocarbons. Brit. Med. Bull. **4**, 326 (1947). — BERENBLUM, I., L. P. KENDAL and J. W. ORR: Tumour metabolism in the presence of anti-carcinogenic substances. Biochemic. J. **30**, 709 (1936). — BERENBLUM, I., and R. SCHOENTAL: Carcinogenic constituents of shale oil. Brit. J. Exper. Path. **24**, 232 (1943). ~ Carcinogenic constituents of coal-tar. Brit. J. Canc. **1**, 157 (1947). — BERENBLUM, I., and P. SHUBIK: The rôle of croton oil applications, associated with a single painting of a carcinogen, in tumour induction of the mouse's skin. Brit. J. Cancer **1**, 379 (1947a). ~ A new, quantitative approach to the study of the stages of chemical carcinogenesis in the mouse's skin. Brit. J. Canc. **1**, 383 (1947b). — BERENBOM, M., P. I. CHANG and R. E. STOWELL: Chemical and enzymatic studies of in vitro and in vivo necrosis of mouse liver. Proc. Amer. Assoc. Canc. Res. **1** (2), 5 (1954). — BERGELL, P.: Zur Chemie der Krebsgeschwülste. Z. Krebsforsch. **5**, 204 (1907). — BERNHARD, F.: Über das Auftreten atoxylfester Lipase im Serum bei dem Carcinom und ihre klinische Bedeutung. Z. Krebsforsch. **38**, 450 (1933). — BERNHEIM, F., and A. v. FELSOVANYI: Coenzyme concentration of tissues. Science (Lancaster, Pa.) **91**, 76 (1940). — BEVILOTTI, V.: Attività pentosiolitica degli eritrociti di soggetti normali o portatori di neoplasmi. Boll. Soc. ital. Biol. sper. **19**, 261 (1944). — BHARGAVA, P. M., and C. HEIDELBERGER: Further studies on the structure of the protein-bound compounds in mouse skin following the topical application of dibenzanthracene-9,10-C^{14}. Proc. Amer. Assoc. Canc. Res. **1** (2), 5 (1954). — BIELSCHOWSKY, F.: Tumors of the thyroid produced by 2-acetyl-amino-fluorene and allylthiourea. Brit. J. Exper. Path. **25**, 90 (1944). ~ A metabolite of 2-acetamidofluorene. Biochemic. J. **39**, 287 (1945). ~ Tumors produced by 2-anthramine. Brit. J. Exper. Path. **27**, 54 (1946). ~ The carcinogenic action of 2-acetylaminofluorene and related compounds. Brit. Med. Bull. **4**, 382 (1947). — BIELSCHOWSKY, F., and M. BIELSCHOWSKY: The carcinogenic activity of N-monomethyl-and N-dimethyl-2-aminofluorene. Brit. J. Canc. **6**, 89 (1952). — BIELSCHOWSKY, F., and W. H. HALL: Carcinogenesis in parabiotic rats. Tumors of liver and seminal vesicle induced by acetylaminofluorene in normal males joined to castrated males or females. Brit. J. Canc. **5**, 106 (1951). — BIERICH, R.: Untersuchungen über Krebsbildung. Münch. med. Wschr. **1923**, 1145. ~ Untersuchungen über das Zustandekommen der bösartigen Geschwülste. I. Der Milchsäuregehalt der Gewebe. Hoppe-Seylers Z. **155**, 245 (1926).— BIERICH, R., A. DETZEL u. A. LANG: Über den Lipoidgehalt bösartiger Geschwülste. Hoppe-Seylers Z. **201**, 157 (1931). — BIERICH, R., u. K. KALLE: Untersuchungen über das Zustandekommen der bösartigen Geschwülste. 5. Der Gehalt von normalen und Tumorgeweben an freiem Cystein. Hoppe-Seylers Z. **175**, 292 (1928). — BIERICH, R., u. A. LANG: Über den Lipoidgehalt bösartiger Geschwülste. Hoppe-Seylers Z. **216**, 217 (1933). ~ Über Beziehungen der Geschwulstlipoide zur Lebensdauer der Geschwulstträger. Klin. Wschr. **1936**, **667**. — BIERICH, R., u. A. ROSENBOHM: Über den Milchsäuregehalt von normalen und von Krebsgeweben. Hoppe-Seylers Z. **214**, 271 (1932). — BIESELE, J. J.: Size and synthetic activity of the chromosomes of two rat neoplasms. Cancer Res. **4**, 540 (1944). — BIESELE, J. J., and A. Y. WILSON: Alkaline phosphat substrate specificities in cultured normal and malignant cells of mouse, rat, and fowl. Cancer Res. **11**, 174 (1951). — Bingold, K., W. Stich u. H. Cramer: Porphyrine und Krebs. Z. Krebsforsch. **57**, 653 (1951). — Bird, M. J.: Production of mutations in drosophila using four aryl-2-halogeno-alkylamines. Nature (Lond.) **165**, 491 (1950). — Bird, M. J., and O. G. Fahmy: Cytogenetic analysis of the action of carcinogens and tumour inhibitors in drosophila melanogaster: I. 1,2,3,4-diepoxybutan. Proc. Roy. Soc. Lond., Ser. B **140**, 556 (1953). — Bischoff, F., and J. J. Rupp: Production of carcinogenic agent in degradation of cholesterol to progesterone. Cancer Res. **6**, 403 (1946). — Bittner, J. J.: Some possible effects of nursing on the mammary gland tumor incidence in mice. Science (Lancaster, Pa.) **84**, 162 (1936). ~ Some enigmas associated with the genesis of mammary cancer in mice. Cancer Res. 8, 625 (1948). — Bloch, B.: Die experimentelle Erzeugung von Röntgen-Carcinomen beim Kaninchen, nebst allgemeinen Bemerkungen über die Genese der experimentellen Carcinome. Schweiz. med. Wschr. **1924**, 857. — Bloch, B., u. W. Dreifuss: Über die experimentelle Erzeugung von Carcinomen mit Lymphdrüsen- und Lungenmetastasen durch Teerbestandteile. Schweiz. med. Wschr. **1921**, 1033. — Bloch, H. S., C. R. Hitchcock and A. J. Kremen: The distribution of S^{35} from labeled DL-methionine in mice bearing carcinoma of the breast, neoplasms of the hematopoietic system, or liver abscesses. Cancer Res. **11**, 313 (1951). — Bloch-Frankenthal, L., and A. Back: Effect of colchicine on tumor growth and tumor pyrophosphatase. Proc. Soc. Exper. Biol. a. Med. **76**, 105 (1951). — Blum, H. F.: On the mechanism of cancer induction by ultraviolet radiation. J. Nat. Canc. Inst. **11**, 463 (1950). — Bodansky, O., and O. Blumenfeld: Effect of zinc on serum alkaline phosphatase activity in patients with and without cancer. Proc. Soc. Exper. Biol. a. Med. **70**, 546 (1949). — Boemke, F.: Das Lungencarcinom in der Asbeststaublunge. Med. Mschr. **7**, 77 (1953). — Boissonnas, R. A., R. A. Turner and V. du Vigneaud: Metabolic study of the methylgroups of butter yellow. J. of Biol. Chem. **180**, 1053 (1949). — Boivin, A., R. Vendrely et C. Vendrely: L'acide désoxyribonucléique du noyau cellulaire; dépositaire des caractères héréditaires; arguments d'ordre analytique. C. r. Acad. Sci. Paris **226**, 1061 (1948). — Bonser, G. M.: Experimental cancer of the bladder. Brit. Med. Bull. **4**, 379 (1947). — Bonser, G. M., D. B. Clayson, J. W. Jull and L. N. Pyrah: The carcinogenic properties of 2-amino-1-naphthol hydrochloride and its parent amine 2-naphthylamine. Brit. J. Canc. **6**, 412 (1952). — Booth, J., and E. Boyland: The reaction of the carcinogenic dibenzcarbazoles and dibenzacridines with purines and nucleic acid. Biochim. et Biophysica Acta **12**, 75 (1953). — Booth, J., E. Boyland and S. F. D. Orr: A spectroscopic study of the nature of the complexes of purines with aromatic compounds. J. Chem. Soc. (Lond.) **1954**, 598 (1954). — Bowman, R. O., and H. R. Mottschaw: Failure to find carcinogens in urine from patients with cancer. Cancer Res. **1**, 308 (1941). — Boyd, E. M., and H. D. McEwen: The concentration and accumulation of lipides in the tumor component of a tumor-host organism, Walker carcinoma 256, in albino rats. Canad. J. Med. Sci. **30**, 163 (1952). — Boyland, E.: Colloidal solutions of 1:2:5:6-dibenzanthracene. Lancet **1932**, 1108. ~ The biochemistry of malignant tissue. Annual. Rev. Biochem. **3**, 400 (1934). ~ The pharmacology of chloroethylamines. Biochem. Soc. Symposia **2**, 61 (1948). ~ Chemistry of neoplastic tissue. Annual. Rev. Biochem. **18**, 217 (1949). ~ The structure of chemical carcinogens. Acta univ. internat. contra Cancrum (Bruxelles) **7**, 59 (1950a). ~ The biological significance of metabolism of polycyclic compounds. Biochem. Soc. Symposia **5**, 40 (1950b). ~ Different types of carcinogens and their possible modes of action. Cancer Res. **12**, 77 (1952). — Boyland, E., and A. M. Brues: The carcinogenic action of dibenzcarbazoles. Proc. Roy. Soc. Lond., Ser. B **122**, 429 (1937). — Boyland, E., J. W. Clegg, P. C. Koller, E. Rhoden and O. H. Warwick: The effects of chloroethylamines on tumors with special reference to bronchogenic carcinoma. Brit. J. Canc. **2**, 17 (1948). — Boyland, E., G. C. L. Goss and H. G. Williams-Ashman: The hexokinase activity of animal tumours. Biochemic. J. **49**, 321 (1951). — Boyland, E., and E. S. Horning: The induction of tumours with nitrogen mustards. Brit. J. Canc. **3**, 118 (1949). — Boyland, E., and E. H. Mawson: Changes in the livers of mice after administration of 3,4,5,6-dibenzcarbazole. Biochemic. J. **32**, 1460 (1938). — Boyland, E., and E. Rhoden: The distribution of urethane in animal tissues, as determined by a microdiffusion method, and the effect of urethane treatment on enzymes. Biochemic. J. **44**, 528 (1949). — Boyland, E., D. M. Wallace and D. C. Williams: The activity of the enzymes sulphatase and glucuronidase in the urine of normal and cancer patients. Biochemic. J. **56**, Proc. xxix (1954). — Brachet, J.: La détection histochimique des acides pentose nucléiques. C. r. soc. biol. **133**, 88 (1940). — Brahn, B.: Weitere Untersuchungen über Fermente in der Leber von Krebskranken. Sitzgsber. preuß. Akad. Wiss., Physik.-math. Kl. **1916**, 478. — Braunstein, A. E.: Transamination and the integrative functions of the dicarboxylic acids in nitrogen metabolism. Adv. Protein Chem. **3**, 1 (1947). — Braunstein, A. E., and R. M. Azarkh: Transamination of l- and d-amino acids in normal muscle and in malignant tumours. Nature (Lond.) **144**, 669 (1939). — Breusch, F. L.: Die quantitativen Verhältnisse von Fumarase und Succinodehydrase in verschiedenen Geweben. Biochem. Z. **295**, 101 (1938). ~ Sterol metabolism in tumor-mice. Amer. J. Canc.

36, 609 (1939). — Brin, M.: The production of l(+)-lactic acid by Ehrlich mouse ascites tumor cells. Cancer Res. **13**, 748 (1953). — Brock, N., H. Druckrey u. H. Hamperl: Zur Wirkungsweise cancerogener Substanzen. Arch. exper. Path. u. Pharmakol. **189**, 709 (1938). — Broster, R. L., and J. Patterson: An unusual case of adrenal carcinoma with a note on the application of a new colour test. Brit. Med. J. **1948**, 781. — Brown, G. B., A. Bendich, P. M. Roll and K. Sugiura: Utilization of guanine by the C 57 black mouse bearing adenocarcincma E o 771. Proc. Soc. Exper. Biol. a. Med. **72**, 501 (1949). — Browning, C. H., R. Gulbransen and J. S. F. Niven: Sarcoma production in mice by a single subcutaneous injection of a benzoylamino quinoline styryl compound. J. of Path. **42**, 155 (1936). — Brues, A. M.: Ionizing radiation and cancer. Adv. Canc. Res. **2**, 177 (1954). — Brues, A. M., and E. S. G. Barrón: Biochemistry of cancer. Annual Rev. Biochem. **20**, 343 (1951). — Brues, A. M., M. M. Tracy and W. E. Cohn: Nucleic acids of rat liver and hepatoma: their metabolic turnover in relation to growth. J. of Biol. Chem. **155**, 619 (1944). — Bruns, F., A. Bülzebruck u. K. Hinsberg: Zur Frage einer „Pentolyse" im Krebsserum. Z. Krebsforsch. **57**, 626 (1951). — Bruns, F. H., u. W. Jacob: Studien über Serumenzyme bei Erkrankungen der Leber. Klin. Wschr. **1954**, 1041. — Bruns, F., u. C. Kirschner: Über Aldolaseaktivität von Serum und roten Blutzellen verschiedener Spezies. Naturwiss. **41**, 141 (1954). — Brunschwig, A., L. J. Dunham and S. Nichols: Potassium and calcium content of gastric carcinoma. Cancer Res. **6**, 230 (1946). — Bryan, W. R., and M. B. Shimkin: Quantitative analysis of dose-response data obtained with carcinogenic hydrocarbons. J. Nat. Canc. Inst. **1**, 807 (1941). ~ Quantitative analysis of dose-response data obtained with three carcinogenic hydrocarbons in strain C3H male mice. J. Nat. Canc. Inst. **3**, 503 (1943). — Buchwald, K. W., and L. Hudson: The distribution of Fe and Cu in malignant neoplastic disease. Cancer Res. **4**, 645 (1944). — Bürger, M., u. K. Plötner: Vergleichende Untersuchungen über die chemische Zusammensetzung des Leber- und Krebsgewebes. Klin. Wschr. **1941**, 1209. — Buffa, P., and R. A. Peters: Formation of citrate in vivo induced by fluoracetate poisoning. Nature (Lond.) **163**, 914 (1949). — Burdette, W. J.: Effect of nitrogen mustard on tumor incidence and lethal mutation rate in Drosophila. Cancer Res. **12**, 366 (1952). ~ The significance of mutation in relation to the origin of tumors: A review. Cancer Res. **15**, 201 (1955). — Burk, D.: A colloquial consideration of the Pasteur and neo-Pasteur effects. Cold Spring Harbor Symp. Quant. Biol. **7**, 420 (1939). — Burk, D., and R. J. Winzler: Vitamins and Cancer. Vitamins a. Hormones **2**, 305 (1944a). ~ The biochemistry of malignant tissue. Annual Rev. Biochem. **13**, 487 (1944b). — Burrows, H., and J. W. Cook: Spindle-celled tumours and leucaemia in mice after injection with a water soluble compound of 1,2,5,6-dibenzanthracene. Amer. J. Canc. **27**, 267 (1936). — Busch, H.: Studies on the metabolism of acetate-1-C^{14} in tissues of tumor bearing rats. Cancer Res. **13**, 789 (1953). — Busch, H., and Van R. Potter: Studies on tissue metabolism by means of in vivo metabolic blocking technics. I. A survey of changes induced by malonate in tissues of tumor-bearing rats. Cancer Res. **12**, 660 (1952a). ~ Succinate accumulation in vivo following injection of malonate. J. of Biol. Chem. **198**, 71 (1952b). ~ Studies on tissue metabolism by means of in vivo metabolic blocking technics. II. Metabolism of acetate-1-C^{14} in malonate treated rats. Cancer Res. **13**, 168 (1953). — Butenandt, A.: Über cancerogene Stoffe. Arch. exper. Path. u. Pharmakol. **190**, 74 (1938). ~ Biochemische Untersuchungen zum Problem der Krebsentstehung. Verh. dtsch. Ges. inn. Med. **55**, 342 (1949). ~ Karzinogene Stoffe und Tumorgenese. Verh. dtsch. Ges. Path. **35**, 70 (1951). ~ Neuere Ergebnisse der biologischen Chemie in ihrer Bedeutung für das Krebsproblem. Tendances actuelles en gynécologie et obstétrique, 1955, 1. — Butenandt, A., u. H. Dannenberg: Über die Einwirkung von Colibakterien auf Dehydronorcholen. Naturwiss. **30**, 52 (1942a). ~ Zur Frage der Abwandlung von Dehydronorcholen unter der Einwirkung von Colibakterien. Naturwiss. **30**, 585 (1942b). ~ Über einige Abwandlungen des Dehydronorcholens. Liebigs Ann. **568**, 83 (1950). ~ Untersuchungen über die krebserzeugende Wirksamkeit der Methylhomologen des 1,2-Cyclopentenophenanthrens. Arch. Geschwulstforsch. **6**, 1 (1953). — Butler, J. A. V., L. A. Gilbert and K. A. Smith: Radio mimetic action of sulphur and nitrogen „mustards" on deoxyribonucleic acid. Nature (Lond.) **165**, 714 (1950).

Cameron, G. R., and W. A. E. Karunaratne: Carbon tetrachloride cirrhosis in relation to liver regeneration. J. of. Path. **42**, 1 (1936). — Cannon, P. R., L. E. Frazier and R. H. Hughes: Influence of potassium on tissue protein synthesis. Metabolism **1**, 49 (1952). — Cantero, A., R. Daoust and G. de Lamirande: Nucleodepolymerase activity of precancerous rat liver. Science (Lancaster, Pa.) **112**, 221 (1950). — Cardinali, G.: Mutagenic activity of ethylenimin picrate. Nature (Lond.) **173**, 825 (1954). — Carleton, R. L., N. B. Friedman and E. J. Bomze: Experimental teratomas of the testis. Cancer (N.Y.) **6**, 464 (1953). — Carnes, W. H., N. Weissman and B. Goldberg: Desoxyribonucleic acid (DNA) content of tumor cells determined microphotometrically. Federat. Proc. **11**, 410 (1952). — Carr, J. G., and R. J. C. Harris: Preservation of the agent of the Rous sarcoma No. 1 by freeze-drying. Brit. J. Canc. **5**, 95 (1951a). ~ Preparation and assay of the Rous No. 1 sarcoma agent.

Brit. J. Canc. 5, 83 (1951b). — Carruthers, C.: The biochemistry of neoplastic tissue. Annual. Rev. Biochem. 19, 389 (1950a). ~ Chemical studies on transformation of mouse epidermis to squamous-cell carcinoma: A review. Cancer Res. 10, 255 (1950b). — Carruthers, C., and V. Suntzeff: Chemical studies on the transformation of mouse epidermis by methylcholanthren to squamous cell carcinoma. J. Biol. Chem. 155, 459 (1944). ~ Copper and zinc in epidermal carcinogenesis induced by methylcholanthrene. J. of Biol. Chem. 159, 647 (1945). ~ Succinic dehydrogenase and cytochrome oxidase in epidermal carcinogenesis induced by methylcholanthrene in mice. Cancer Res. 7, 9 (1947). — Carter, C. E., and J. P. Greenstein: Studies on the enzymic degradation of nucleic acids. J. Nat. Canc. Inst. 7, 29 (1946a). ~ Spectrophotometric determination of dehydropeptidase activity in normal and neoplastic tissues. J. Nat. Canc. Inst. 7, 51 (1946b). — Caspersson, T., C. Nyström u. L. Santesson: Zytoplasmatische Nukleotide in Tumorzellen. Naturwiss. 29, 29 (1941). — Caspersson, T., u. L. Santesson: Studies on protein metabolism in the cells of epithelial tumours. Acta radiol. (Stockh.) Suppl. 46, (1942). — Caspersson, T., and J. Schultz: Pentose nucleotides in the cytoplasm of growing tissues. Nature (Lond.) 143, 602 (1939). ~ Ribonucleic acids in both nucleus and cytoplasm, and the function of the nucleolus. Proc. Nat. Acad. Sci. U.S.A. 26, 507 (1940). — Cerecedo, L. R., D. V. N. Reddy, A. Pircio, M. E. Lombardo and J. J. Travers: Nucleic acid changes in tumor-bearing mice. Proc. Soc. Exper. Biol. a. Med. 78, 683 (1951). — Chance, B., and L. N. Castor: Some patterns of the respiratory pigments of ascites tumors of mice. Science (Lancaster, Pa.) 116, 200 (1952). — Chargaff, E.: Chemical specifity of nucleic acids and mechanism of their enzymatic degradation. Experientia (Basel) 6, 201 (1950). — Chargaff, E., and A. S. Keston: The metabolism of aminoethylphosphoric acid, followed by means of the radioactive phosphorus isotope. J. of Biol. Chem. 134, 515 (1940). — Chargaff, E., B. Magasanik, E. Vischer, C. Green, R. Doniger and D. Elson: Nucleotide composition of pentose nucleic acids from yeast and mammalian tissues. J. of Biol. Chem. 186, 51 (1950). — Christensen, H. N., and M. E. Henderson: Comparative uptakes of free amino acids by mouse-acsites carcinoma cells and normal tissues. Cancer Res. 12, 229 (1952). — Christensen, H. N., B. Hess and T. R. Riggs: Concentration of taurine, β-alanine, and triiodothyronine by ascites carcinoma cells. Cancer Res. 14, 124 (1954). — Christensen, H. N., and M. L. Rafn: Uptake of peptides by a free-cell neoplasm. Cancer Res. 12, 495 (1952). — Christensen, H. N., and T. R. Riggs: Concentrative uptake of amino acids by the Ehrlich mouse ascites carcinom cell. J. of Biol. Chem. 194, 57 (1952). — Christensen, H. N., T. R. Riggs, H. Fischer and I. M. Palatine: Amino acid concentration by a free cell neoplasm: relations among amino acids. J. of Biol. Chem. 198, 1 (1952a). ~ Intense concentration of α, γ-diaminobutyric acid by cells. J. of Biol. Chem. 198, 17 (1952b).— Clar, E.: Aromatische Kohlenwasserstoffe, 2. Aufl. Berlin-Göttingen-Heidelberg 1952. ~ Zur Kenntnis mehrkerniger aromatischer Kohlenwasserstoffe und ihrer Abkömmlinge. I. Dibenzanthracene und ihre Chinone. Ber. dtsch. chem. Ges. 62, 350 (1929). — Clark, J. W., E. M. Luce-Clausen and G. B. Mider: The effect of ultraviolet radiation on the production of spontaneous mammary tumors in C3H mice. Cancer Res. 12, 451 (1952). — Claude, A.: Properties of the causative agent of a chicken tumor. XIII. Sedimentation of the tumor agent, and separation from the associated inhibitor. J. of Exper. Med. 66, 59 (1937). ~ Particulate components of normal and tumor cells. Science (Lancaster, Pa.) 91, 77 (1940). — Claude, A., and A. Rothen: Properties of the causative agent of a chicken tumor. XIV. Relation between a tumor nucleoprotein and the active principle. J. of Exper. Med. 71, 619 (1940). — Clowes, G. H. A., and A. K. Keltch: A non-particulate, dinitrocresol-resistant, glycolytic, phosphorylating mechanism present in malignant and certain normal tissues. Proc. Soc. Exper. Biol. a. Med. 77, 369 (1951). ~ Action of fluoride and other reagents on phosphorylation in malignant and certain normal tissues. Proc. Soc. Exper. Biol. a. Med. 81, 356 (1952). — Cohen, P. P., and G. L. Hekhuis: Transamination in tumors, fetal tissues, and regenerating liver. Cancer Res. 1, 620 (1941). — Cohen, P. P., G. L. Hekhuis and E. K. Sober: Transamination in liver from rats fed butter yellow. Cancer Res. 2, 405 (1942). — Cohen, S. L., and J. J. Bittner: The effect of mammary tumors on the glucuronidase and esterase activities in a number of mouse strains. Cancer Res. 11, 723 (1951). — Cohen, R. B., M. M. Nachlas and A. M. Seligman: Histochemical demonstration of esterase in malignant tumors. Cancer Res. 11, 709 (1951). — Colowick, S. P., and C. F. Cori: Aminoethyl phosphoric ester in the small intestine of rabbits and pigs. Proc. Soc. Exper. Biol. a. Med. 40, 586 (1939). — Colter, J. S., and J. H. Quastel: Protection of enzymes by anticholineoxidases against inactivation by nitrogen mustard. Nature (Lond.) 166, 773 (1950). — Coman, D. R.: Mechanism of the invasiveness of cancer. Science (Lancaster, Pa.) 105, 347 (1947). ~ Mechanisms responsible for the origin and distribution of blood-borne tumor metastases: a review. Cancer Res. 13, 397 (1953). — Consbruch, U., u. D. Schmähl: Der Lactoflavingehalt der Leber von Ratten nach Fütterung mit 4-Dimethylaminoazobenzol. Hoppe-Seylers Z. 289, 28 (1952). — Conzelmann jr., G. M., H. G. Mandel and P. K. Smith: The incorporation of radiocarbon from 4-amino-5-imidazolecarboxamide into the purins of tumor-bearing mice. J. of Biol. Chem. **201**, 329 (1953). — Cook, H. A., A. C. Griffin and J. M. Luck: Tissue proteins and carcinogenesis. II. Electrophoretic studies on serum proteins during carcinogenesis due to azo dyes. J. of Biol. Chem. **177**, 373 (1949). — Cook, J. W.: The production of cancer by pure hydrocarbons. II. Proc. Roy. Soc. Lond., Ser. B **111**, 485 (1932). ~ Carcinogenic chemical agents. Yale J. Biol. a. Med. **11**. No. 1 (1938). ~ Chemistry and biological properties of the carcinogenic substances. Erg. Vitamin- u. Hormonforsch. **2**, 213 (1939). ~ Lectures on chemistry and cancer. Royal Institute of Chemistry, Lecture London 1943. ~ Polycyclic aromatic hydrocarbons. J. Chem. Soc. (Lond.) **1950**, 1210. — Cook, J. W., E. Duffy and R. Schoental: Primary liver tumours in rats following feeding with alkaloids of senecio jacobaea. Brit. J. Canc. **4**, 405 (1950). — Cook, J. W. and G. A. D. Haslewood: The conversion of a bile acid into a hydrocarbon derived from 1,2-benzanthracene. Chem. a. Ind. **52**, 758 (1933). — Cook, J. W., G. A. D. Haslewood, C. L. Hewett, I. Hieger, E. L. Kennaway and W. V. Mayneord: Chemical compounds as carcinogenic agents. Amer. J. Canc. **29**, 219 (1937). — Cook, J. W., and C. L. Hewett: The isolation of a cancer-producing hydrocarbon from coal tar. III. Synthesis of 1,2- and 4,5-Benzpyrenes. J. Chem. Soc. (Lond.) **1933**, 398. — Cook, J. W., C. L. Hewett, E. L. Kennaway, and N. M. Kennaway: Effects produced in the livers of mice by azonaphthalenes and related compounds. Amer. J. Canc. **40**, 62 (1940). — Cook, J. W., I. Hieger, E. L. Kennaway and W. V. Mayneord: The production of cancer by pure hydrocarbons. I. Proc. Roy. Soc. Lond., Ser. B **111**, 455 (1932). — Cook, J. W., and E. L. Kennaway: Chemical compounds as carcinogenic agents. Amer. J. Canc. **33**, 50 (1938). ~ Chemical compounds as carcinogenic agents, second supplementary report: Literature of 1938 and 1939. Amer. J. Canc. **39**, 381, 521 (1940). — Cook, J. W., E. L. Kennaway and N. M. Kennaway: Production of tumors in mice by deoxycholic acid. Nature (Lond.) **145**, 627 (1940). — Cook, J. W., and R. Schoental: Carcinogenic activity of metabolic products of 3:4-benzpyrene: application to rats and mice. Brit. J. Canc. **6**, 400 (1952). — Cooper, E. J., M. L. Trautmann and M. Laskowski. Occurence and distribution of an inhibitor for desoxyribonuclease in animal tissues. Proc. Soc. Exper. Biol. a. Med. **73**, 219 (1950). — Copeland, D. H., and W. D. Salmon: The occurence of neoplasms in the liver, lungs, and other tissues of rats as a result of prolonged choline deficiency. Amer. J. Path. **22**, 1059 (1946). — Cori, C. F., and G. T. Cori: The carbohydrate metabolism of tumors. II. Changes in the sugar, lactic acid, and CO_2-combining power of blood passing through a tumor. J. of Biol. Chem. **65**, 397 (1925). — Coulson, C. A.: Electronic configuration and carcinogenesis. Adv. Canc. Res. **1**, 1 (1953). — Cowdry, E. V.: Epidermal carcinogenesis. Adv. Canc. Res. **1**, 57 (1953). — Cowen, P. N.: Strain differences in mice to the carcinogenic action of urethane and its non-carcinogenicity in chicks and guinea-pigs. Brit. J. Canc. **4**, 245 (1950a). ~ The absorption of urethane from mouse skin. Brit. J. Canc. **4**, 337 (1950b). — Crabtree, H. G.: Observations on the carbohydrate metabolism of tumours. Biochemic. J. **23**, 536 (1929). ~ Stimulation of tumor induction by inhibitor of cell glycolysis. Cancer Res. **1**, 34 (1941a). ~ Retardation of rats of tumor induction by hydrolyzing chlor-compounds. Cancer Res. **1**, 39 (1941b). ~ The relative carcinogenic activity of six isomeric amino azo toluenes. Brit. J. Canc. **3**, 387 (1949). — Craig, F. N., A. M. Bassett and W. T. Salter: Artificial benignancy of neoplasm. VI. The oxidative behavior of tumors, artificially benign tumors and homologous normal tissues. Cancer Res. **1**, 869 (1941). — Cramer, H., u. H. W. Pabst: Tumordiagnostik mit radioaktiven Isotopen. Z. Krebsforsch. **58**, 163 (1952). — Crooke, A. C., and R. K. Callow: The differential diagnosis of forms of basophilism (Cushing's Syndrome), particularly by the estimation of urinary androgens. Quart. J. Med. **8**, 233 (1939). — Cunningham, L., A. C. Griffin and J. M. Luck: Effect of a carcinogenic azo dye on liver-cell structure, isolation of nuclei, and cytoplasmic granules. Cancer Res. **10**, 194 (1950a). ~ The desoxyribonucleic acid content per nucleus in normal, precancerous, and cancerous tissues of the rat. Cancer Res. **10**, 211 (1950b). ~ Polyploidy and Cancer. The desoxypentose nucleic acid content of nuclei of normal, precancerous, and neoplastic rat tissues. J. Gen. Physiol. **34**, 59 (1951). — Currie, A. N.: The role of arsenic in carcinogenesis. Brit. Med. Bull. **4**, 402 (1947).

Daels, F., et G. Baeten: Production d'épithélioma expérimental au moyen du radium. Bull. Assoc. franç. Étude Canc. **15**, 162 (1926). — Daels, F., et R. Biltris: Contribution à l'étude de la provocation de tumeurs malignes expérimentales au moyen de substances radioactives. Bull. Assoc. franç. Étude Canc. **20**, 32 (1931). ~ Essai de production de néoplasmes chez la poule par introduction de substances radiocatives. Bull. Assoc. franç. Étude Canc. **26**, 587 (1937). — Daff, M., C. Hoch-Ligeti, E. L. Kennaway and M. M. Tipler: The effect of carcinogenic compounds on the ascorbic acid content of the liver in mice and rats. Cancer Res. **8**, 376 (1948). — Daft, F. S., and W. H. Sebrell: The successful treatment of granulocytopenia and leukopenia in rats with cristalline folic acid. U.S. Public. Health. Serv. Public Health Rep. **58**, 1542 (1943). — Dalton, A. J., and V. B. Peters: Histologic changes in the adrenal glands of tumor-bearing mice. J. Nat. Canc. Inst. **5**, 99 (1944). — Dammermann, H. J., u. E. Kirberger: Die „saure“ Serumphosphatase bei der Diagnose und Therapie des

Prostatacarcinoms. Dtsch. med. Wschr. **1951**, 886. — Danneel, R., u. W. König: Untersuchungen über die angebliche pentolytische Wirkung des Serums Krebskranker. Z. Krebsforsch. **58**, 374 (1952). — Dannenberg, H.: Über das Verhalten der krebserzeugenden Kohlenwasserstoffe im Stoffwechsel. Neue med. Welt **1**, 1374 (1950). ~ Photochemische Umwandlungen der Steroidhormone (Zur Frage des Ultraviolett-Strahlenkrebses). Strahlenther. **93**, 610 (1954). — Davidson, J. N., and I. Leslie: Nucleic acids in relation to tissue growth. A review. Cancer Res. **10**, 587 (1950). — Davidson, J. N., I. Leslie and J. C. White: The nucleic acid content of the cell. Lancet **1951**, 1287. — Davidson, J. N., and C. Waymouth: Tissue nucleic acids. III. The nucleic acid and nucleotide content of liver tissue. Biochemic J. **38**, 379 (1944a). ~ The nucleic acid and nucleotide content of tumors. Brit. J. exp. Pathol. **25**, 164 (1944b). — Delbet, P.: Actions biologiques des sels halogènes de magnésium. Bull. Acad. Méd. (Paris) **100**, 793 (1928). — Delbet, P., G. P. Depeyre et H. Heinemann: Appauvrissement du sol en magnésium et ses conséquences. Bull. Acad. Nat. Méd. (Paris) **1951**, 169. — Des Ligneris, M. J. A.: The production of benign and malignant skin tumours in mice painted with Bantu liver extracts. Amer. J. Cancer **39**, 489 (1940). — Dickens, F.: The citric acid content of animal tissues, with reference to its occurrence in bone and tumour. Biochemic. J. **35**, 1011 (1941). ~ The influence of the solvent on the carcinogenic response. Brit. Med. Bull. **4**, 348 (1947). ~ Biological aromatisation of hydroaromatic compounds. Biochem. Soc. Symposia **5**, 66 (1950). — Dickens, F., and F. Šimer: The metabolism of normal and tumour tissue. II. The respiratory quotient, and the relationship of respiration to glycolysis. Biochemic. J. **24**, 1301 (1930). ~ The metabolism of normal and tumour tissue. IV. The respiratory quotient in bicarbonate-media. Biochemic. J. **25**, 985 (1931). — Dickens, F., and H. Weil-Malherbe: Metabolism of normal and tumour tissue. XIV. A note on the metabolism of medulla of kidney. Biochemic. J. **30**, 659 (1936). ~ Metabolism of normal and tumor tissue. The metabolism of intestinal mucons membrane. Biochemic. J. **35**, 7 (1941). ~ The metabolism of normal and tumor tissue. XX. A comparison of the metabolism of tumors of liver and skin with that of the tissue of origin. Cancer Res. **3**, 73 (1943). — Dittmar, C.: Über den lokalen Reiz und die Fernwirkung einiger carcinogenen Substanzen. Z. Krebsforsch. **52**, 17 (1941a). ~ Über den chemischen Aufbau von Mitochondrien normaler Zellen und von Tumorzellen und den Einfluß carcinogener Stoffe auf Mitochondrien. I. Die Zusammensetzung der Lipoide von Mitochondrien. Z. Krebsforsch. **52**, 46 (1941b). ~ Untersuchung von Tumoren. In Hoppe-Seyler/Thierfelder, 10. Aufl., Bd. 5, S. 683, (1952). — Dixon, M., and D. M. Needham: Biochemical research on chemical warfare agents. Nature (Lond.) **158**, 432 (1946). — Dmochowski, L.: Investigations on the properties of agents causing fowl tumors. II. Attempts at isolation of the fowl-tumor agents freed from extramous protein. J. Nat. Canc. Inst. **9**, 69 (1948/49). ~ The milk agent in the origin of mammary tumours in mice. Adv. Canc. Res. **1** 103 (1953). — Dmochowski L., and L. H. Stickland: The distribution of succinoxidase in various fractions of the cytoplasm of some normal and malignant cells of mice. Brit. J. Canc. **7** 250 (1953). — Dobriner K., E. Gordon, C. P. Rhoads, S. Lieberman and L. F. Fieser: Steroid hormone excretion by normal and pathological individuals. Science (Lancaster, Pa.) **95**, 534 (1942). — Dobriner, K., K. Hofmann and C. P. Rhoads: The metabolism of ß-naphthylamine by rats, rabbits and monkeys. Science (Lancaster, Pa.) **93**, 600 (1941). — Dobriner, K., S. Lieberman and C. P. Rhoads: Studies in steroid metabolism. I. Methods for the isolation and quantitative estimation of neutral steroids present in human urine. J. of Biol. Chem. **172**, 241 (1948). — Dobriner, K., S. Lieberman, C. P. Rhoads, R. N. Jones, V. Z. Williams and R. B. Barnes: Studies in steroid metabolism. III. The application of infra-red spectrometry to the fractionation of urinary ketosteroids. J. of Biol. Chem. **172**, 297 (1948). — Dobriner, K., C. P. Rhoads, S. Lieberman, B. R. Hill and L. F. Fieser: Abnormal alpha ketosteroid excretion in patients with neoplastic disease. Science (Lancaster, Pa.) **99**, 494 (1944). — Dodds, E. C., and F. Dickens: The biochemistry of malignant tissue. Annual. Rev. Biochem. **9**, 423 (1940). — Dorfman, A.: Pathways of glycolysis. Physiologic. Rev. **23**, 124 (1943). — Dounce, A. L., and R. P. Shanewise: Liver catalase of tumor-bearing and leprous rats. Cancer Res. **10**, 103 (1950). — Drevon, B., et M. Roullet: A propos de la pentolyse de l'arabinose par le sérum cancéreux. C. r. Soc. biol. (Paris) **146**, 1935 (1952). — Druckrey, H.: Zur Wirkungsweise cancerogener Stoffe. Arch. exper. Path. u. Pharmakol. **190**, 184 (1938). ~ Die Entstehung von Krebs als pharmakologische Wirkung. Klin. Wschr. **1942**, 559. ~ Beiträge zur Pharmakologie cancerogener Substanzen. Versuche mit Anilin. Arch. exper. Path. u. Pharmakol. **210**, 137 (1950a). ~ Die Pharmakologie krebserregender Substanzen. Z. Krebsforsch. **57**, 70 (1950b). ~ Die Grundprobleme der Krebsentstehung und des Krebswachstums. Neue med. Welt **1950** c, Nr. 49—52. ~ Experimentelle Beiträge zum Mechanismus der cancerogenen Wirkung. Arzneimittel-Forsch. **1**, 383 (1951). ~ Die Grundlagen der Krebsentstehung. In: Grundlagen und Praxis chemischer Tumorbehandlung. Berlin-Göttingen-Heidelberg 1954. — Druckrey, H., u. K. Kaiser: Zur „Pentolyse"-Reaktion im Serum Krebskranker nach Menkès. Naturwiss. **38**, 193 (1951). — Druckrey, H., u. K. Küpfmüller: Quantitative Analyse der Krebsentstehung. Z. Naturforsch. 3b, 254 (1948). ~ Dosis und Wirkung. Aulendorf, Württemberg: Edit. Cantor 1949. — DRUCKREY, H., u. S. RAABE: Organspezifische Chemotherapie des Krebs (Prostata-Karzinom). Klin. Wschr. **1952**, 882. — DRUCKREY, H., R. RICHTER u. R. VIERTHALER: Zur endogenen Entstehung krebserregender Stoffe beim Menschen. Klin. Wschr. **1941**, 781. — DRUCKREY, H., u. D. SCHMÄHL: Cancerogene Wirkung von Kunststoff-Folien. Z. Naturforsch. **7**b, 353 (1952). ~ Cancerogene Wirkung von Polyäthylen-Folien an Ratten. Z. Naturforsch. **9**b, 529 (1954). — DRUCKREY, H., D. SCHMÄHL u. P. DANNEBERG: Konstitution und Wirkung cancerogener aromatischer Substanzen. Naturwiss. **39**, 393 (1952). — DRUMMOND, J. C.: A study of the distribution of nitrogen in the proteins of tumours and normal tissues. Biochemic. J. **10**, 473 (1916). — DU BOIS, K. P., and VAN R. POTTER: Biocatalysis in cancer tissue. I. Cytochrome C. Cancer Res. **2**, 290 (1942). — DUNHAM, L. J., S. NICHOLS and A. BRUNSCHWIG: Potassium and calcium content of carcinomas and papillomas of the colon. Cancer Res. **6**, 233 (1946). — DUNLAP, C. E., and S. WARREN: Chemical configuration and carcinogenesis. Cancer Res. **1**, 953 (1941). — DUNN, M. S., E. R. FEAVER and E. A. MURPHY: The amino acid composition of a fibrosarcoma and its normal homologous tissue in the rat. Cancer Res. **9**, 306 (1949). — DUNNING, W. F., M. R. CURTIS and M. E. MAUN: The effect of added dietary tryptophan on the occurence of 2-acetylaminofluorene-induced liver and bladder cancer in rats. Cancer Res. **10**, 454 (1950). — DUSTIN, P.: Some new aspects of mitotic poisoning. Nature (Lond.) **159**, 794 (1947). — DUTRA, F. R., E. L. LARGENT and J. L. ROTH: Osteogenic sarcoma after inhalation of beryllium oxide. Arch. of Path. **51**, 473 (1951). — DYER, H. M., C. M. DAMRON and H. P. MORRIS: A comparison of the recovery of isotopic and of diazotizable nitrogen following gastric intubation of 2-acetylaminofluorene-N^{15} to rats. J. Nat. Canc. Inst. **14**, 93 (1953). — DYER, H. M., H. E. ROSS and H. P. MORRIS: Further studies on the recovery of 2-acetylaminofluorene from rats following oral administration. Cancer Res. **11**, 307 (1951).

EDLBACHER, S., u. W. BAUMANN: Der Glykogen- und der Amylasegehalt in Tumor und Nekrose des Jensen-Sarkoms der Ratte. Z. Krebsforsch. **47**, 191 (1938a). ~ Der Tryptophangehalt des Jensen-Sarkoms und der Nekrose. Z. Krebsforsch. **47**, 198 (1938b). — EDLBACHER, S., u. W. GERLACH: Über den Kupfergehalt des JENSEN-Sarkoms und seine Beziehungen zum Organkupfer. Z. Krebsforsch. **42**, 272 (1935). — EDLBACHER, S., u. P. JUCKER: Der Purinstickstoffgehalt der Organe der Ratte bei variierter Ernährungsweise. Avitaminose und Jensen-Sarkom. Hoppe-Seylers Z. **240**, 78 (1936). — EDLBACHER, S., u. A. JUNG: Zur Kenntnis der reduzierenden Substanzen der Gewebe. Hoppe-Seylers Z. **227**, 114 (1934). — EDLBACHER, S., u. M. NEBER: Über das Lipasespaltungsvermögen der Säugerorgane im gesunden und tumorkranken Organismus. Hoppe-Seylers Z. **233**, 265 (1935). — EDWARDS, J. E.: Hepatomas in mice induced with carbon tetrachloride. J. Nat. Canc. Inst. **2**, 197 (1941). — EDWARDS, J. E., and A. J. DALTON: Induction of cirrhosis of the liver and of hepatomas in mice with carbon tetrachloride. J. Nat. Canc. Inst. **3**, 19 (1942). — EDWARDS, J. E., W. E. HESTON and A. J. DALTON: Induction of carbon tetrachloride hepatoma in strain L mice. J. Nat. Canc. Inst. **3**, 297 (1942). — EGAN, R. W.: Investigation of the paramecium toxicity test for the detection of human malignant tumors. Cancer (N. Y.) **3**, 26 (1950). — EKWALL, P., K. SETÄLÄ u. L. SJÖBLOM: Further investigations on the solubilization of carcinogenic hydrocarbons by association colloids. Acta chem. scand. (Copenh.) **5**, 175 (1951). — EKWALL, P., u. L. SJÖBLOM: Butyric acid and lactic acid in aqueous solutions as solubilizers for carcinogenic hydrocarbons. Acta chem. scand. (Copenh.) **6**, 96 (1952). — EL'CINA, N. V., i I. F. SEJC: Atmungs- und glykolytische Phosphorylierung in der Krebszelle. Dokl. Akad. Nauk SSSR., N. S. **77**, 653 (1951). — ELLERBROOK, L. D., S. W. LIPPINCOTT and H. D. CHIPPS: Various tests for malignant neoplastic diseases. IV. The effect of zinc ion upon the serum alkaline phosphatase activity. J. Nat. Canc. Inst. **11**, 739 (1951). — ELLIOTT, K. A. C.: Symposium on respiratory enzymes. Madison: Univ. Wisconsin Press 1942. — ELLIOTT, K. A. C., M. P. BENOY and Z. BAKER: The metabolism of lactic and pyruvic acids in normal and tumour tissues. II. Rat kidney and transplantable tumours. Biochemic. J. **29**, 1937 (1935). — ELLIOTT, K. A. C., and M. E. GREIG: The metabolism of lactic and pyruvic acids in normal and tumour tissues. IV. The formation of succinate. Biochemic. J. **31**, 1021 (1937). ~ The distribution of the succinic oxydase system in animal tissues. Biochemic. J. **32**, 1407 (1938). — ELREDGE, N. T., and J. M. LUCK: Electrophoretic studies on the water-soluble proteins of liver during azo dye carcinogenesis in the rat. Cancer Res. **12**, 801 (1952). — ELSON, L. A.: The carcinogenic action of aminostilbene derivatives in rats maintained on high- and low- protein diets. Brit. J. Cancer **6**, 392 (1952). — ELSON, L. A., F. GOULDEN and L. F. WARREN: The urinary partition of sulphur in rats treated with aromatic hydrocarbons, with special reference to growth retardation. Biochemic. J. **39**, 301 (1945). — ELSON, L. A., and C. HOCH-LIGETI: The inhibition of urease and succinoxidase by metabolic products of p-dimethylamino-azobenzene and by some related amines. Biochemic. J. **40**, 380 (1946). — ELSON, L. A., E. L. KENNAWAY and M. M. TIPLER: The effect of 1,2,5,6-dibenzanthracene on the ascorbic acid content of the liver of rats maintained on high- and low-protein diets. Brit. J. Cancer 3, 148 (1949). — ENGEL, L. L.: The chemical estimation of steroid hormone metabolites. Recent Progr. Hormon Res. 5, 335 (1950). ~ Steroid metabolism in cancer. In: The physiopathology of cancer by F. HOMBURGER and W. H. FISHMAN. 1953. — ENGEL, R. W., and D. H. COPELAND: Influence of diet on the relative incidence of eye, mammary, ear-duct, and liver tumors in rats fed 2-acetyl-aminofluorene. Cancer Res. 11, 180 (1951). ~ Protective action of stock diets against the cancer-inducing action of 2-acetyl-aminofluorene in rats. Cancer Res. 12, 211 (1952). — EPSTEIN, A.: Zur Frage des Kaliumgehaltes in Krebsgeschwülsten. Z. Krebsforsch. 38, 63 (1933). ERRERA, M., and J. P. GREENSTEIN: Enzymic hydrolysis of homologous amino acid amides in normal and neoplastic tissues. J. Nat. Canc. Inst. 8, 71 (1947). — ESCHENBRENNER, A. B., and E. MILLER: Studies on hepatomas. I. Size and spacing of multiple doses in the induction of carbon tetrachloride hepatomas. J. Nat. Cancer Inst. 4, 385 (1944). ~ Induction of hepatomas in mice by repeated oral administration of chloroform, with observations of sex differences. J. Nat. Canc. Inst. 5, 251 (1945a). ~ Sex differences in kidney morphology and chloroform necrosis. Science (Lancaster, Pa.) 102, 302 (1945b). — ESSER, H., F. HEINZLER u. H. WILD: Serumeiweißwerte beim Carcinom. Klin. Wschr. 1953, 321. — EUGSTER, J., u. V. F. HESS: Die Weltraumstrahlung und ihre biologische Wirkung. Zürich 1940. — EULER, H. v.: Krebserregung durch chemisch definierte Noxen. Ark. Kemi (Stockh.) 5, 469 (1952). — EULER, H. v., E. ADLER u. G. GÜNTHER: Vergleichende Studien über Dehydrasesysteme im Muskel und Jensen-Sarkom der Ratte. Hoppe-Seylers Z. 247, 65 (1937). — EULER, H. v., L. AHLSTRÖM, J. RÖNNESTAM-SÄBERG u. I. PETTERSON: Über den Brenztraubensäuregehalt im Blut tumortragender Ratten und Mäuse. Z. Krebsforsch. 55, 15 (1944). — EULER, H. v., G. GÜNTHER u. N. FORSMAN. Zur Biochemie der Tumoren. Enzymsysteme im Jensen-Sarkom. Z. Krebsforsch. 49, 46 (1940). — EULER, H. v., u. L. HELLER: Katalaseaktivität in Leberfraktionen normaler und sarkomtragender Ratten. Z. Krebsforsch. 56, 393 (1949). — EULER, H. v., u. H. HELLSTRÖM: Zur Kenntnis der Enzymsysteme der Atmung in Muskel, Jensen-Sarkom, Lunge und Milz. Hoppe-Seylers Z. 255, 159 (1938). — EULER, H. v., u. G. v. HEVESY: Wirkung der Röntgenstrahlen auf den Umsatz der Nucleinsäure im Jensen-Sarkom. II. Ark. Kemi, Mineral. Geol. A 17, (30), 1 (1944). — EULER, H. v., M. MALMBERG u. G. GÜNTHER: Zur Biochemie des Jensen-Sarkoms. Z. Krebsforsch. 45, 425 (1937). — EULER, H. v., u. G. SCHMIDT: Einfluß des Carotins (Vitamins A) auf den Puringehalt wachsender normaler und pathologischer Gewebe. Hoppe-Seylers Z. 223, 215 (1934). — EULER, H. v., u. B. SKARZYNSKI: Biochemie der Tumoren. Stuttgart 1942.

FABER, M.: Serum cholinesterase in diseases. Acta med. scand. (Stockh.) 114, 59 (1943). — FALIN, L. I.: Experimental teratoma testis in the fowl. Amer. J. Canc. 38, 199 (1940). — FALK, H., G. M. NOYES and K. SUGIURA: Studies on enzyme action. XXV. Comparative lipase and protease actions of the FLEXNER-JOBLING rat carcinoma and of different rat tissues. J. of Biol. Chem. 59, 183 (1924). — FALK, H. L., and P. E. STEINER: The identification of aromatic polycyclic hydrocarbons in carbon blacks. Cancer Res. 12, 30 (1952a). ~ The adsorption of 3,4-benzpyrene and pyrene by carbon blacks. Cancer Res. 12, 40 (1952b). — FALK H. L., P. E. STEINER, S. GOLDFEIN, A. BRESLOW and R. HYKES: Carcinogenic hydrocarbons and related compounds in processed rubber. Cancer Res. 11, 318 (1951). — FARBER, E., S. KIT and D. M. GREENBERG: Tracer studies on the metabolism of the Gardner lymphosarcoma. I. The uptake of radioactive glycine into tumor protein. Cancer Res. 11, 490 (1951). — FENNINGER, L. D., and G. B. MIDER: Energy and nitrogen metabolism in cancer. Adv. Canc. Res. 2, 229 (1954). — FENNINGER, L. D., and C. WATERHOUSE: The interrelationships of nitrogen, phosphorus, and potassium in some neoplastic diseases. Cancer Res. 11, 247 (1951). — FIESER, L. F.: Carcinogenic activity, structure, and chemical reactivity of polynuclear aromatic hydrocarbons. Amer. J. Canc. 34, 37 (1938). ~ A companion of cholesterol. J. Amer. Chem. Soc. 73, 5007 (1951). ~ Some aspects of the chemistry and biochemistry of cholesterol. Science (Lancaster, Pa.) 119, 710 (1954). — FIESER, L. F., M. FIESER, E. B. HERSHBERG, M. S. NEWMAN, A. M. SELIGMAN and M. J. SHEAR: Carcinogenic activity of the cholanthrenes and of other 1,2-benzanthracene derivatives. Amer. J. Canc. 29, 260 (1937). — FIESER, L. F., and H. HEYMANN: Synthesis of 2-hydroxy-3,4-benzpyrene and 2-methyl-3,4-benzpyrene. J. Amer. Chem. Soc. 63, 2333 (1941). — FIESER, L. F., and M. S. NEWMAN: Methylcholanthrene from cholic acid. J. Amer. Chem. Soc. 57, 961 (1935). — FIESER, L. F., and W. P. SCHNEIDER: Abnormal esters of cholesterol. J. Amer. Chem. Soc. 74, 2254 (1952). — FIGGE, F. H. J.: Cosmic radiation and cancer. Science (Lancaster, Pa.) 105, 323 (1947). — FINDLAY, G. M.: Ultraviolet light and skin cancer. Lancet 1928, 1070. — FISCHER, A.: Structural differences of proteins from normal and malignant tissues assayed on tissue cells in vitro. Enzymologia (Den Haag) 14, 15 (1950). — FISCHER, B.: Die experimentelle Erzeugung atypischer Epithelwucherungen und die Entstehung bösartiger Geschwülste. Münch. med. Wschr. 1906, 2041. — FISCHER, R. G., and R. G. GREEN: Viability of the rabbit papilloma virus. Proc. Soc. Exper. Biol. a.

Med. **64**, 452 (1947). — FISHMAN, W. H., and A. J. ANLYAN: Comparison of the β-glucuronidase activity of normal, tumor and lymph node tissues of surgical patients. Science (Lancaster, Pa.) **106**, 66 (1947a). ~ The presence of high β-glucuronidase activity in cancer tissue. J. of Biol. Chem. **169**, 449 (1947b). ~ β-Glucuronidase activity in human tissues. Some correlations with processes of malignant growth and with the physiology of reproduction. Cancer Res. **7**, 808 (1947c). — FISHMAN, W. H., and F. LERNER: A method for estimating serum acid phosphatase of prostatic origin. J. of Biol. Chem. **200**, 89 (1953). — FISHMAN, W. H., F. LERNER and F. HOMBURGER: Studies on prostatic cancer employing a method for estimating serum acid phosphatase of prostatic origin. Proc. Amer. Assoc. Canc. Res. **1** (1), 17 (1953). — FISHMAN, W. H., A. WAYNE and F. HOMBURGER: The evaluation of diagnostic tests for cancer. II. Inhibition of serum alkaline phosphatase by zinc ion (the Roche test). Cancer Res. **9**, 681 (1949). — FRANSEEN, C. C., and R. MCLEAN: The phosphatase activity of tissues and plasma in tumors of bone. Amer. J. Canc. **24**, 299 (1935). — FRIEBEN: Demonstration eines Cancroids des rechten Handrückens nach langjähriger Einwirkung von Röntgenstrahlen. Dtsch. med. Wschr. **1902**, 335. — FRIED, J., R. W. THOMA and A. KLINGENBERG: Oxidation of steroids by microorganisms. III. Side chain degradation, ring D-cleavage and dehydrogenation in ring A. J. Amer. Chem. Soc. **75**, 5764 (1953). — FRIEDEWALD, W. F., and P. ROUS: The initiating and promoting elements in tumor production. An analysis of the effects of tar, benzpyrene, and methylcholanthrene on rabbit skin. J. of Exper. Med. **80**, 101 (1944a). ~ The determining influence of tar, benzpyrene, and methylcholanthrene on the character of the benign tumors induced therewith in rabbit skin. J. of Exper. Med. **80**, 127 (1944b). — FRIEDRICH, W.: Licht und Krebs. Arch. Geschwulstforsch. **1**, 137 (1949). — FRIEDRICH, W., u. N. KOYENUMA: Zur Frage der endogenen Entstehung krebserregender Stoffe beim Menschen. Naturwiss. **30**, 145 (1952). — FRIEDRICH-FREKSA, H.: Sexualhormone und Entstehung bösartiger Geschwülste. Ber. Gynäk. **40**, 225 (1940). ~ Follikelhormon und kanzerogene Wirksamkeit. Geburtsh. u. Frauenheilk. **3**, 199 (1941). — FÜRTH, O., H. KAUNITZ u. F. SCHERF: Über den Tyrosin- und Tryptophangehalt der Leberproteine unter normalen und pathologischen Verhältnissen. Biochem. Z. **272**, 88 (1934). — FUJIWARA, I., W. NAKAHARA u. S. KISHI: Comparison of chemical composition between hepatoma and normal liver tissues. III. Phosphorus compounds, cholesterol and fatty acids. Gann (jap.) **31**, 51 (1937).

GARDNER, W. U.: Estrogens in carcinogenesis. Arch. of Path. **27**, 138 (1939). — GARDNER, W. U., C. A. PFEIFFER, J. J. TRENTIN and J. T. WOLSTENHOLME: In: The physiopathology of cancer by F. HOMBURGER and W. H. FISHMAN. New York 1953. — GEORGE, E. P., M. GEORGE, J. BOOTH and E. S. HORNING: Influence of cosmic radiation on induced carcinogenesis in mice. Nature (Lond.) **164**, 1044 (1949). — GERLACH, W.: Über den Kupfergehalt menschlicher Tumoren in Beziehung zum Kupfergehalt der Leber. Z. Krebsforsch. **42**, 290 (1935). — GEY, K. F.: Über das quantitative Vorkommen von α-Ketoglutarsäure im Blut bei verschiedenen pathologischen Zuständen im Vergleich mit anderen α-Ketosäuren und der Citronensäure. Hoppe-Seylers Z. **294**, 128 (1953). — GHIRON, V.: Ulteriori risultati nelli ricerche sulle sostanze cancerogene. Boll. Acad. med. Roma **64**, 134 (1938). — GIERKE, E.: Über den Jodgehalt von Knochentumoren mit Schilddrüsenbau. Hofmeisters Beitr. **3**, 286 (1903). — GILLMAN, J., T. GILLMAN and C. GILBERT: Reticulosis and reticulum-cell tumours of the liver produced in rats by trypan blue with reference to hepatetic necrosis and fibrosis. S. Afric. J. Med. Sci. **14**, 21 (1949). — GODDARD, J. W., and A. M. SELIGMAN: Histochemical demonstration of succinic dehydrogenase in rat hepatomas. Cancer (N. Y.) **6**, 385 (1953). — GOLDACRE, R. J., A. LOVELESS and W. C. J. ROSS: Mode of production of chromosome abnormalities by the nitrogen mustards. Nature (Lond.) **163**, 667 (1949). — GOLDBERG, L., E. KLEIN and G. KLEIN: The nucleic acid content of mouse ascites tumor cells. Exper. Cell Res. **1**, 543 (1950). — GOLDBERG, R. C., and I. L. CHAIKOFF: Development of thyroid neoplasms in the rat following a single injection of radioactive iodine. Proc. Soc. Exper. Biol. a. Med. **76**, 563 (1951). — GOLDBLATT, M. W.: Occupational cancer of the bladder. Brit. Med. Bull. **4**, 405 (1947). — GOLDFEDER, A., and H. G. ALBAUM: Phosphorylated intermediates in glycolysis of analogous mouse mammary tumors. I. Mouse mammary tumors of the dba and C3H strains. Cancer Res. **11**, 118 (1951). — GOMORI, G.: Distribution of acid phosphatase in the tissues under normal and under pathologie conditions. Arch. of Path. **32**, 189 (1941). ~ Distribution of lipase in the tissues under normal and under pathologic conditions. Arch. of Path. **41**, 121 (1946a). ~ The study of enzymes in tissue sections. Amer. J. Clin. Path. **16**, 347 (1946b). ~ Phosphamidase in neoplasms. Cancer Res. **9**, 609 (1949). — GORANSON, E. S., J. MCBRIDE and G. WEBER: Phosphorylase activity in rat hepatoma and mouse mammary carcinoma transplants. Cancer Res. **14**, 227 (1954). — GÓTH, A., and I. LITTMANN: Ascorbic acid content in human cancer tissue. Cancer Res. 8, 349 (1948). — GOVIER, W. M., E. S. FEENSTRA, H. G. PETERING and A. J. GIBBONS: Cholinesterase in experimental tumors. Arch. of Biochem. **39**,

276 (1952). — Grady, H. G., H. F. Blum and J. S. Kirby-Smith: Types of tumor induced by ultraviolet radiation and factors influencing their relative incidence. J. Nat. Canc. Inst. 3, 371 (1943). — Graff, S., M. Engelmann, H. B. Gillespie and A. M. Graff: Guanine in Cancer. Cancer Res. 11, 388 (1951). — Graff, S., D. H. Moore, W. M. Stanley, H. T. Randall and C. D. Haagensen: Isolation of mouse mammary carcinoma virus. Cancer 2, 755 (1949). — Graffi, A.: Untersuchungen über den Mechanismus der Cancerogenese und die Wirkungsweise cancerogener Reize. In: Probleme der Krebsforschung und Krebsbekämpfung. Abh. dtsch. Akad. Wiss. Berlin 1954. — Graffi, A., u. H. Gummel: Zur Frage der cancerogenen Wirkung der steroiden Geschlechtshormone. Dtsch. Gesundheitswesen 7, 1250 (1952). — Graffi, A., u. K. Junkmann: Beitrag zum chemischen Aufbau normaler und maligner Zellen. Klin. Wschr. 1946, 78. — Green, H. N., and C. N. Jenkinson: Changes in the esterase and fat content of the serum induced by cancer and cancer- producing agents. Brit. J. exper. Path. 15, 1 (1934). — Greenfield, R. E., and A. Meister: The effect of injections of tumor fractions on liver catalase activity of mice. J. Nat. Canc. Inst. 11, 997 (1951). — Greenfield, R. E., and V. E. Price: Inhibition of liver catalase by a tumor factor. Proc. Amer. Assoc. Canc. Res. 1 (1), 21 (1953). — Greenspan, E. M., I. Lehman, M. M. Graff and E. B. Schoenbach: A comparative study of the serum glycoproteins in patients with parenchymatous hepatic disease or metastatic neoplasia. Cancer (N. Y.) 4, 972 (1951). — Greenstein, J. P.: Distribution of acid and alkaline phosphatase in tumors, normal tissues and the tissues of tumor-bearing rats and mice. J. Nat. Canc. Inst. 2, 511 (1942a). ~ Titration of the liver catalase activity of normal and of tumor-bearing rats and mice. J. Nat. Canc. Inst. 2, 525 (1942b). ~ Creatine and creatinine contents of transplanted hepatomas and of normal and regenerating liver. J. Nat. Canc. Inst. 3, 287 (1942c). ~ Incubation of citrulline and ammonia with normal and neoplastic hepatic tissues. J. Nat. Canc. Inst. 3, 293 (1942d). ~ Further studies of the liver catalase activity of tumor-bearing animals. J. Nat. Canc. Inst. 3, 397 (1943a). ~ Degradation of cystine by normal liver but not by transplanted hepatoms. J. Nat. Canc. Inst. 3, 491 (1943b). ~ Depolymerases for yeast and for thymus nucleic acids in normal and neoplastic tissues. J. Nat. Canc. Inst. 4, 55 (1943c). ~ Esterase (butyric esterase) activity of normal and neoplastic tissues of mouse. J. Nat. Canc. Inst. 5, 31 (1944). ~ The biochemistry of malignant tissues. Annual Rev. Biochem. 14, 643 (1945). ~ Dehydropeptidases. Adv. Enzymol. 8, 117 (1948). ~ Biochemistry of cancer. New York: Academic Press Inc., Publ. 1. Aufl. 1947; 2. Aufl. 1954. — Greenstein, J. P., and H. B. Andervont: The liver catalase activity of tumor-bearing mice and the effect of spontaneous regression and of removal of certain tumors. J. Nat. Canc. Inst. 2, 345 (1942). ~ Note on the liver catalase activity of pregnant mice and of mice bearing embryonic implants. J. Nat. Canc. Inst. 4, 283 (1943). — Greenstein, J. P., H. B. Andervont and J. W. Thompson: Kidney and blood catalase activity of tumor-bearing animals. J. Nat. Canc. Inst. 2, 589 (1942). — Greenstein, J. P., C. E. Carter, H. W. Chalkley and F. M. Leuthardt: Enzymic desamination and dephosphorylation of ribosenucleic and desoxyribosenucleic acids. J. Nat. Canc. Inst. 7, 9 (1946). — Greenstein, J. P., C. E. Carter and F. M. Leuthardt: Activity of phosphatases in fresh and dialyzed extracts of normal mouse liver and of mouse hepatoma. J. Nat. Canc. Inst. 7, 47 (1946). — Greenstein, J. P., J. E. Edwards, H. B. Andervont and J. White: Comparative enzymic activity of transplanted hepatomas and of normal, regenerating and fetal liver. J. Nat. Canc. Inst. 3, 7 (1942). — Greenstein, J. P., P. J. Fodor and F. M. Leuthardt: The neoplastic transformation as a biological fractionation of related enzyme systems. J. Nat. Canc. Inst. 10, 271 (1949). — Greenstein, J. P., and W. V. Jenrette: Chemical studies on the components of normal and neoplastic tissues. II. The nucleoprotein fraction of normal animal liver. J. Nat. Canc. Inst. 1, 91 (1940). ~ The depolymerization of thymonucleic acid by an enzyme system in normal and cancerous hepatic and mammary tissues and in the milk and serums of several species. J. Nat. Canc. Inst. 1, 845 (1941). — Greenstein, J. P., W. V. Jenrette, G. B. Mider and H. B. Andervont: Relative enzymic activity of certain mouse tumors and normal control tissues. J. Nat. Canc. Inst. 2, 293 (1941). — Greenstein, J. P., W. V. Jenrette, G. B. Mider and J. White: Chemical studies on the components of normal and neoplastic tissues. V. The relative arginase activities of certain tumors and normal control tissues. J. Nat. Canc. Inst. 1, 687 (1941). — Greenstein, J. P., W. V. Jenrette and J. White: The relative activity of xanthine dehydrogenase, catalase, and amylase in normal and cancerous hepatic tissues of the rat. J. Nat. Canc. Inst. 2, 17 (1941a). ~ Liver catalase activity of tumor-bearing rats and the effect of exstirpation of the tumors. J. Nat. Canc. Inst. 2, 283 (1941b). ~ Note on the composition of the nucleoprotein fraction of normal liver and of the transplanted hepatic tumor in the rat. J. Nat. Canc. Inst. 2, 305 (1941c). ~ The liver catalase activity of tumor-bearing rats and the effect of exstirpation of the tumors. J. of Biol. Chem. 141, 327 (1941d).— Greenstein, J. P., and F. M. Leuthardt: S distribution in extracts of normal and neoplastic tissues. J. Nat. Canc. Inst. 5, 111 (1944a). ~ Degradation of cystine peptides

by tissues. III. Absence of exocystine desulfurase and dehydropeptidase in tumors. J. Nat. Canc. Inst. 5, 249 (1944b). ~ Cystine and cysteine in the water-extractable proteins of rat and rabbit tissues. J. biol. Chem. 156, 349 (1944c). ~ Degradation of cystine peptides by tissues. IV. Dehydropeptidase activity in normal and neoplastic tissues. J. Nat. Canc. Inst. 6, 197 (1946a). ~ Enzymic hydrolysis of benzoylarginineamide in normal and neoplastic tissues. J. Nat. Canc. Inst. 6, 203 (1946b). ~ Enzymic activity in primary and transplanted rat hepatoma. J. Nat. Canc. Inst. 6, 211 (1946c). ~ Note on the enzymic activity of normal and neoplastic tissues of the rat. J. Nat. Canc. Inst. 6, 317 (1946d). ~ Note on benzoylarginineamidase activity in extracts of rat liver and hepatoma. J. Nat. Canc. Inst. 8, 77 (1947). ~ Effect of added phosphate on glutamine desamidation in tumors. J. Nat. Canc. Inst. 8, 161 (1948). ~ Dehydropeptidase activity in tumors. J. Nat. Canc. Inst. 9, 389 (1949). — GREENSTEIN, J. P., and H. L. STEWART: Note on the enzymic activity of a transplanted adenocarcinoma of the glandular stomach of a mouse. J. Nat. Canc. Inst. 2, 631 (1942). — GREENSTEIN, J. P., and J. W. THOMPSON: Note of the copper content of the tissues of tumor-bearing animals. J. Nat. Canc. Inst. 3, 405 (1943). ~ Enzymic activity of normal adult, regenerating, fetal and neoplastic hepatic tissues of the rat. J. Nat. Cancer Inst. 4, 271 (1944). — GREENSTEIN, J. P., J. WERNE, A. B. ESCHENBRENNER and F. M. LEUTHARDT: Chemical studies on human cancer. I. Cytochrome oxidase, cytochrome C, and Cu in normal and neoplastic tissues. J. Nat. Canc. Inst. 5, 55 (1944). — GRIFFIN, A. C.: Biochemistry of cancer. Annual Rev. Biochem. 23, 345 (1954). — GRIFFIN, A. C., S. BLOOM, L. CUNNINGHAM, J. D. TERESI and J. M LUCK: Uptake of labeled glycine by normal and cancerous tissues in the rat. Cancer (N. Y.) 3, 316 (1950). — GRIFFIN, A. C., E. L. BRANDT and E. L. TATUM: Induction of tumors with nitrogen mustards. Cancer Res. 11, 253 (1951). — GRIFFIN, A. C., H. COOK and L. CUNNINGHAM: Tissue proteins and carcinogenesis. III. Precancerous changes in the liver and serum proteins of rats fed acetylaminofluorene. Arch. of Biochem. a. Biophysics 24, 190 (1949). — GRIFFIN, A. C., L. CUNNINGHAM, E. L. BRANDT and D. W. KUPKE: Effect of a carcinogenic azo dye on radio-phosphorus turnover in rat liver nuclei and cytoplasm. Cancer (N. Y.) 4, 410 (1951). — GRIFFIN, A. C., WM. E. DAVIS jr. and M. O. TIFFT: The liver nuclei acid incorporation of adenine-8-C^{14} during azo dye carcinogenesis. Cancer Res. 12, 707 (1952). — GRIFFIN, A. C., W. N. NYE, L. NODA and J. M. LUCK: Tissue proteins and carcinogenesis. The effect of carcinogenic azo dyes on liver proteins. J. of Biol. Chem. 176, 1225 (1949). — GRISOLIA, F. T., and P. P. COHEN: Amino acid analysis of serum proteins in multiple myeloma. Cancer Res. 13, 851 (1953). — GROTH, D. P., and G. A. LEPAGE: The anaerobic metabolism of pyruvate in homogenates of normal and neoplastic rat tissues. Proc. Amer. Assoc. Canc. Res. 1 (2), 17 (1954). — GROTH, D. P., G. A. LEPAGE, CH. HEIDELBERGER and P. A. STOESZ: Metabolism of pyruvate in tumor homogenates. Cancer Res. 12, 529 (1952). — GRÜNING, W.: Die Serumphosphatase bei dem Prostatacarcinom. Klin. Wschr. 1950, 644. — GRÜTZMACHER, K. T.: Beitrag zur Frage des Röntgenkarzinoms. Strahlenther. 72, 330 (1942). — GUMMEL, H.: Beitrag zur Frage des Nachweises körpereigener cancerogener Substanzen. Klin Wschr. 1941, 448. — GUTMAN, A. B.: The plasma proteins in disease. Adv. Protein Chem. 4, 155 (1948). — GUTMAN, A. B., and E. B. GUTMAN: „Acid" phosphatase and functional activity of the prostate (man) and preputial glands (rat). Proc. Soc. Exper. Biol. a. Med. 39, 529 (1938a). ~ An „acid" phosphatase occuring in the serum of patients with metastasing carcinoma of the prostate gland. J. Clin. Invest. 17, 473 (1938b). — GUTMAN, E. B., E. E. SPROUL and A. B. GUTMAN: Significance of increased phosphatase activity of bone at the site of oesteoplastic metastases secondary to carcinoma of the prostate gland. J. Amer. Canc. 28, 485 (1936). — GUTMANN, H. R., and J. H. PETERS: Studies on the metabolism of 2-benzoyl-amino-fluorene-9-C^{14} and 2-acetaminfluorene-9-C^{14} in the rat. Cancer Res. 13, 415 (1953). — GUTMANN, H. R., and J. L. WOOD: The urinary excretion of mercapturic acids after administration of bromobenzene and 3,4-benzopyrene. Cancer Res. 10, 701 (1950). — GYÖRGY, P., J. SEIFTER, R. M. TOMARELLI and H. GOLDBLATT: Influence of dietary factors and sex on the toxicity of carbon tetrachloride in rats. J. of Exper. Med. 83, 449 (1946).

HAAGEN, E., u. G. MAURER: Virustumoren. In: Handbuch der Viruskrankheiten von E. GILDEMEISTER, E. HAAGEN u. O. WALDMANN, Jena 1939. — HACKMANN, C.: Über den Einfluß der Keimdrüsenwirkstoffe auf Entstehung und Wachstum maligner Tumoren. Hoppe-Seylers Z. 274, 31 (1942). ~ Beitrag zur Kenntnis der cancerogenen Wirkung des Beta-Naphtylamins. Z. Krebsforsch. 58, 56 (1951). — HADDOW, A.: Mode of action of chemical carcinogens. Brit Med. Bull. 4, 331 (1947). ~ Newer concepts in the chemistry of growth. Proc. 1. Nat. Cancer Conf. (Memphis) 1949, S. 88. ~ Mechanisms of carcinogenesis. In: The physiopathology of cancer by F. HOMBURGER and W. H. FISHMAN, New York 1953. ~ The biochemistry of cancer. Annual. Rev. Biochem. 24, 689, (1955). — HADDOW, A., R. J. C. HARRIS, G. A. R. KON and E. M. F. ROE: The growth-inhibitory and carcinogenic properties of

4-aminostilbene and derivatives. Philosophic. Trans. Roy. Soc. Lond., Ser. A **241**, 147 (1948). — Haddow, A., E. S. Horning and P. C. Koller: Zit. nach A. Haddow, Newer concepts in the chemistry of growth. Proc. 1. Nat. Cancer Conf. (Memphis) 1949, S. 88. — Haddow, A., and G. A. R. Kon: Chemistry of carcinogenic compounds. Brit. Med. Bull. **4**, 314 (1947). — Haddow, A., and A. M. Robinson: The influence of various polycyclic hydrocarbons on the growth rate of transplantable tumours. Proc. Roy. Soc. Lond. Ser. B **122**, 442 (1937). ~ Association of carcinogenicity and growth-inhibiting power in the polycyclic hydrocarbons and other substances. Proc. Roy. Soc. Lond., Ser. B **127**, 277 (1939). — Haddow, A., and W. A. Sexton: Influence of carbamic esters (urethanes) on experimental animal tumours. Nature (Lond.) **157**, 500 (1946). — Haddow, A., and G. M. Timmis: „Myleran" (1,4-dimethanesulphonoxybutane) in the treatment of chronic myeloid leukaemia. Lancet **1953I**, 207. — Hagen, J., u. A. Schürmeyer: Die Behandlung der Hyperthyreosen mit Methylthiouracil. Med. Klin. **1947**, 847. — Hanau, A.: Erfolgreiche experimentelle Übertragung von Carcinom. Fortschr. Med. **7**, 321 (1889). — Hanser, R., u. L. Simon: Carcinom auf der Basis chronischer Arsenvergiftung. (Zur Frage des Berufskrebses.) Z. Krebsforsch. **51**, 305 (1941). — Hargreaves, A. B., and H. F. Deutsch: The in vitro inhibition of catalase by a tumor factor. Cancer Res. **12**, 720 (1952). — Harris, P. N.: Production of tumors in rats by 2-aminofluorene and 2-acetylaminofluorene. Failure of liver extract and of dietary protein level to influence liver tumor production. Cancer Res. **7**, 88 (1947). — Harris, R. J. C.: Properties of the agent of Rous No. 1 sarcoma. Adv. Canc. Res. **1**, 233 (1953)—Harrison, J. A., M. E. Sano, E. H. Fowler, R. H. Shellhamer and C. A. Bocher: Toxicity for paramecia of sera from cancerous and non-cancerous persons. Federat. Proc. **7**, 306 (1948). — Hartwell, J. L.: Survey of compounds which have been tested for cancerogenic activity. U.S. Public Health Serv. Nat. Canc. Inst. Bethesda, Md. **1951**. — Hauschka, T. S., and A. Levan: Characterization of five ascites tumors with respect to chromosome ploidy. Anat. Rec. **111**, 467 (1951). — Haven, F. L.: The comparative lipid content of the periphery and center. Amer. J. Canc. **29**, 57 (1937a). ~ The phospholipid metabolism of tumors. J. of Biol. Chem. **118**, 111 (1937b). ~ The rate of turnover of the lecithins and cephalins of carcinoma 256 as mesured by radioactive phosphorus. J. Nat. Canc. Inst. **1**, 205 (1940). — Haven, F. L., W. R. Bloor and C. Randall: Lipides of the carcass, blood plasma and adrenals of the rat in cancer. Cancer Res. **9**, 511 (1949). ~ The nature of the fatty acids of rats growing Walker carcinoma 256. Cancer Res. **11**, 619 (1951). — Haven, F. L., and S. R. Levy: The occurrence and rate of turnover of tumor sphingomyelin. J. of Biol. Chem. **141**, 417 (1941). — Haven, F. L., C. Randall and W. R. Bloor: The citric acid content of tumor tissue and of tumorbearing rats. Cancer Res. **9**, 90 (1949). — Hayward, E.: Weitere klinische Erfahrungen über die Anwendung der Scharlachfarbstoffe und deren Komponenten zur beschleunigten Epithelialisierung granulierender Flächen. Münch. med. Wschr. **1909**, 1836. — Heath, J. C.: Cobalt as a carcinogen. Nature (Lond.) **173**, 822 (1954). — Heath, J. C., and J. Liquier-Milward: The distribution and function of zinc in normal and malignant tissues. Part. I. Uptake and distribution of radioactive zinc, ^{65}Zn. Biochim. et Biophysica Acta **5**, 404 (1950). — Heidelberger, C.: Applications of radioisotopes to studies of carcinogenesis and tumor metabolism. Adv. Canc. Res. **1**, 273 (1953). — Heidelberger, C., and S. M. Weiss: The distribution of radioactivity in mice following administration of 3,4-benzopyrene-5-C^{14} and 1,2,5,6-dibenzanthracene-9,10-C^{14}. Cancer Res. **11**, 885 (1951). — Heidelberger, C., and W. G. Wiest: The metabolic degradation in the mouse of 1,2,5,6-dibenzanthracene-9,10-C^{14}. II. 5-hydroxy-1,2-napthalic acid., a new metabolite. Cancer Res. **11**, 511 (1951). — Heilmeyer, L.: Chemische Krebsbehandlung. In: Grundlagen und Praxis chemischer Tumorbehandlung von J. Pirwitz. Berlin-Göttingen-Heidelberg 1954. — Heller, W.: Experimentelle Untersuchungen über den Lichtkrebs. 1. Mitteilung. Der Einfluß der Wellenlänge auf die Entstehung des Lichtkrebses bei der weißen Maus. Strahlenther. **81**, 387 (1950). — Hendry, J. A., R. F. Homer, F. L. Rose and A. L. Walpole: Cytotoxic agents. II. Bisepoxides and related compounds. Brit. J. Pharmacol. **6**, 235 (1951a). ~ Cytotoxic agents. III. Derivatives of ethylenimine. Brit. J. Pharmacol. **6**, 357 (1951b). — Hendry, J. A., F. L. Rose and A. L. Walpole: Cytotoxic agents. I. Methylolamides with tumour-inhibiting activity, and related inactive compounds. Brit. J. Pharmacol. **6**, 201 (1951). — Henry, S. A.: Occupational cutaneous cancer attributable to certain chemicals in industry. Brit. Med. Bull. **4**, 389 (1947). — Henshaw, P. S., R. S. Snider and E. F. Riley: Aberrant tissue developments in rats exposed to beta rays. Radiology **52**, 401 (1949). — Herken, H.: Über die Hydrolyse von d-Peptiden durch Fermente aus Gewebeextrakten und Seren. Z. Krebsforsch. **52**, 455 (1942). — Heston, W. E.: Carcinogenic action of the mustards. J. Nat. Canc. Inst. **11**, 415 (1950). ~ Occurence of tumors in mice injected subcutaneously with sulfur mustard and nitrogen mustard. J. Nat. Canc. Inst. **14**, 131 (1953). — Heston, W. E., and W. D. Levillain: Pulmonary tumors in strain A mice exposed to mustard gas. Proc. Soc. Exper. Biol. a. Med. **82**, 457 (1953). — Hevesy, G. v.: Radioactive Indicators. New York: Interscience Publ. Inc. 1948. — Hieger, I.: The spectra of cancer-producing tars and oils and of related substances. Biochemic. J. **24**, 505 (1930). ~ The isolation of a cancer-producing hydrocarbon from coal tar. Part. I. Concentration of the active substance. J. Chem. Soc. (Lond.) **1933**, 395. ~ Carcinogenic substance in human tissues. Cancer Res. **6**, 657 (1946). ~ Carcinogenic substances in human tissues. Brit. Med. Bull. **4**, 360 (1947 a). ~ Carcinogenic activity of preparations rich in cholesterol. Nature (Lond.) **160**, 270 (1947 b). ~ Carcinogenic activity of lipoid substances. Brit. J. Canc. **3**, 123 (1949).—HIGGINS, H., J. A. MILLER, J. M. PRICE and F. M. STRONG: Levels and intracellular distribution of coenzyme A and pantothenic acid in rat liver and tumors. Proc. Soc. Exper. Biol. a. Med. **75**, 462 (1950). — HILLMANN, A., G. HILLMANN u. F. LOHSS: Plasma Proteine beim Myelom. I. Chemische und physikalische Eigenschaften der γ-Globuline. Z. Naturforsch. 8b, 28 (1953). — HILLMANN, G, A. HILLMANN-ELIES u. F. METHFESSEL: Zur optischen Spezifität des Eiweißstoffwechsels. I. Über den Nachweis von d(—)-Glutaminsäure nach Verfütterung von Tumoren. Z. Naturforsch. **9**b, 660 (1954 a). ~ Metabolism and the occurrence of d(—) glutamic acid in tumor proteins. Nature (Lond.) **174**, 403 (1954 b). — HINSBERG, K.: Das Geschwulstproblem in Chemie und Physiologie. Dresden u. Leipzig 1942. — HIRSCH, H. H.: Über den Tumorstoffwechsel. Z. Krebsforsch. **58**, 646 (1952). — HIRSCH, H. H., u. W. PFÜTZER: Über den Katalasehemmstoff in Ascitestumoren. Z. Krebsforsch. **59**, 611 (1953). — HIRSCHBERG, E., J. KREAM and A. GELLHORN: Enzymatic deamination of 8-azaguanin in normal and neoplastic tissues. Cancer Res. **12**, 524 (1952). — HIRSCHBERG, E., M. E. MURRAY, E. R. PETERSON, J. KREAM, R. SCHAFRANEK and J. L. POOL: Enzymatic deamination of 8-azaguanine in normal human brain and in glioblastoma multiforme. Cancer Res. **13**, 153 (1953). — HOCH-LIGETI, C.: Succinoxidase activity of hepatic tumours produced in rats by feeding 2-acetaminofluorene. Nature (Lond.) **159**, 780 (1947 a). ~ Effect of feeding 7-hydroxy-2-acetaminofluorene to albino rats. Brit. J. Canc. **1**, 391 (1947 b).~ Changes in the succinic oxidase activity of livers from rats during the development of hepatic tumors on feeding p-dimethylaminoazobenzene. Cancer Res. **7**, 148 (1947 c). — HOCH-LIGETI, C., H. HOCH u. K. GOODALL: Investigations on the serum proteins in rats during the development of hepatic tumours due to feeding p-dimethylaminoazobenzene. Brit. J. Canc. **3**, 140 (1949). — HOELSCHER, H. A.: Zur Frage des Fermentgehalts der Granula von Tumorzellen. Z. Krebsforsch. **57**, 353 (1951). — HOFFMAN, H. E., u. A. M. SCHECHTMAN: Electrophoretic changes in proteins from livers of rats fed 4-dimethylamino-azobenzene. Cancer Res. **12**, 129 (1952). — HOGEBOOM, G. H., and W. C. SCHNEIDER: Intracellular distribution of enzymes. VIII. The distribution of diphosphopyridine nucleotide cytochrome c reductase in normal mouse liver and mouse hepatoma. J. Nat. Canc. Inst. **10**, 983 (1950). ~ Proteins of liver and hepatoma mitochondria. Science (Lancaster, Pa.) **113**, 355 (1951). — HOLMES, B. E.: Oxidative mechanisms of tumour tissue. I. The anaerobic habit of tumour tissue. Biochemic. J. **20**, 812 (1926). ~ The biochemistry of malignant disease. Annual. Rev. Biochem. **4**, 469 (1935). ~ The inhibition of ribo- and thymo-nucleic acid synthesis in tumor tissue by irradiation with X-rays. Brit. J. Radiol. **20**, 450 (1947). ~ The indirect effect of X-rays on the synthesis of nucleic acid in vivo. Brit. J. Radiol. **22**, 487 (1949). — HOLMES, B. E., and L. K. MEE: Effect of chemical agents on nucleic acid and protein synthesis in rat tumor tissue in vivo. Brit. J. Radiol. **26**, 326 (1953). — HOLZER, H.: Acetyl-Coenzym A und andere S-Acyl-Verbindungen bei der Energieausnützung in der lebenden Zelle. Angew. Chem. **64**, 248 (1952). — HOMBURGER, F.: Clinical investigation in cancer research. In: The physiopathology of cancer by F. HOMBURGER and W. H. FISHMAN. New York, N.Y. 1953. — HOMBURGER, F., and W. H. FISHMAN: The physiopathology of cancer. New York, N.Y. 1953. — HUEPER, W. C.: Experimental studies in metal carcinogenesis. I. Nickel sarcomas in rats. Cancer Res. **11**, 257 (1951). — HUEPER, W. C., and H. D. WOLFE: Experimental production of aniline tumors of the bladder in dogs. Amer. J. Path. **13**, 656 (1937). — HUEPER, W. C., J. H. ZUEFLE, A. M. LINK and M. G. JOHNSON: Experimental uranium cancers in rats. J. Nat. Canc. Inst. **13**, 291 (1952). — HUGGINS, C.: Endocrine control of prostatic cancer. Science (Lancaster, Pa.) **97**, 541 (1943). ~ Serum proteins in cancer. Cancer Res. **9**, 321 (1949). — HUGGINS, C., and L. EICHELBERGER: Studies on tumors on the testis. I. Water and electrolyte content of testicular tumors and of normal, cryptorchid and oestrogenized testis. Cancer Res. **4**, 447 (1944). — HURLBERT, R. B., and VAN R. POTTER: A survey of the metabolism of orotic acid in the rat. J. of Biol. Chem. **195**, 257 (1952).

IBALL, J.: The relative potency of carcinogenic compounds. Amer. J. Canc. **35**, 188 (1939). — IDLER, D. R., and C. A. BAUMANN: Skin sterols. II. Isolation of Δ^7-cholestenol. J. of Biol. Chem. **195**, 623 (1952). — IKI, H.: Free cysteine and reduced glutathione in liver tissue. Gann (jap.) **33**, 216 (1939). — INGLE, D. J., M. C. PRESTRUD and K. L. RICE: The effect of cortisone acetate upon the growth of the Walker rat carcinoma and upon urinary nonprotein nitrogen sodium, chloride, and potassium. Endocrinology **46**, 510 (1950). — INHOFFEN, H. H.: Der Weg vom Cholesterin zum Follikelhormon Oestradiol. Angew. Chem. **59**, 207 (1947). ~ Aromatisierungsreaktion in der Gallensäure-Reihe und ihre möglichen Beziehungen zum Krebsproblem. Angew. Chem. **63**, 297 (1951). — IVERSEN, S.: A possible correlation between absorption spectra and carcinogenity. Kopenhagen: Muncksgaard 1949.

JAFFÉ, W. G.: Carcinogenic action of ethyl urethane on rats. Cancer Res. **7**, 107 (1947). — JENSEN, K. A., J. KIRK and M. WESTERGAARD: Mutagenic activity of some „mustard gas" compounds. Nature (Lond.) **166**, 1020 (1950). — JIRGENSONS, B., A. J. LANDUA u. J. AWAPARA: The physicochemical and chemical properties of Bence-Jones protein from multiple myeloma. Biochim. et biophysica Acta **9**, 625 (1952). — JOHNSON, R. M., and P. H. DUTCH: The composition of the lipids of resting and pregnancy-stimulated mammary glands and mammary carcinomas. Arch. of Biochem. a. Biophysics **40**, 239 (1952). — JONES, H. B., I. L. CHAIKOFF and J. H. LAWRENCE: Radioactive phosphorus as an indicator of phospholipid metabolism. X. The phospholipid turnover of fraternal tumors. J. of Biol. Chem. **133**, 319 (1940). — JONES, R. N.: The ultraviolet absorption spectra of some derivatives of 1,2-benzanthracene. J. Amer. Chem. Soc. **62**, 148 (1940). ~ The characterization of sterol hormones by ultraviolet and infrared spectroscopy. Recent Progr. in Hormone Res. **2**, 3 (1948).

KAHLER, H., and W. VAN B. ROBERTSON: Hydrogen-ion concentration of normal liver and hepatic tumors. J. Nat. Canc. Inst. **3**, 495 (1943). — KANDUTSCH, A. A., and C. A. BAUMANN: Skin sterols. VI. Δ^7-cholestenol in tumors and an effect of methylcholanthrene on the sterols of mouse skin. Cancer Res. **14**, 667 (1954). — KAPLAN, R. W.: Auslösung von Farbsektor- und anderen Mutationen bei Bacterium prodigiosum durch monochromatisches Ultraviolett verschiedener Wellenlängen. Z. Naturforsch. **7b**, 291 (1952). — KAUFMANN, C., H. A. MÜLLER, A. BUTENANDT u. H. FRIEDRICH-FRESKA: Experimentelle Beiträge zur Bedeutung des Follikelhormons für die Carcinomentstehung. Z. Krebsforsch. **56**, 482 (1949). — KELLY, L. S., A. H. PAYNE, M. R. WHITE and H. B. JONES: The effect of neoplasia or pregnancy on the tissue desoxypentose nucleic acid. Cancer Res. **11**, 694 (1951). — KENNAWAY, E. L.: The formation of a cancer-producing substance from isoprene (2-methylbutadiene). J. of Path. **27**, 233 (1924). ~ Experiments on cancer-producing substances. Brit. Med. J. **1925 II**, 1. — KENNAWAY, E. L., and I. HIEGER: Carcinogenic substances and their fluorescence spectra. Brit. Med. J. **1930 I**, 1044. — KENSLER, C. J., and W. C. CHU: The metabolism of compounds related to the carcinogen N,N-dimethyl-p-aminoazobenzene by rat liver slices. Arch. of Biochem. **25**, 66 (1950). — KENSLER, C. J., S. O. DEXTER and C. P. RHOADS: Inhibition of a diphosphopyridine nucleotide system by split products of dimethylaminoazobenzene. Cancer Res. **2**, 1 (1942). — KENSLER, C. J., H. LANGEMANN and E. SHAPIRO: The influence of 2-methyl-4-dimethylamino-azobenzene on the enzymatic activity of rat liver. Proc. Amer. Assoc. Canc. Res. **1** (1), 29 (1953). — KENSLER, C. J., and M. L. PETERMANN: The chemistry of neoplastic tissue. Annual. Rev. Biochem. **22**, 319 (1953). — KENSLER, C. J., M. RUDDEN and H. LANGEMANN: A comparison of the enzymatic activity of rat and mouse liver tumors. Cancer Res. **12**, 274 (1952). — KENSLER, C. J., K. SUGIURA and C. P. RHOADS: Coenzyme I and riboflavin content of livers of rats fed butter yellow. Science (Lancaster, Pa.) **91**, 623 (1940). — KENSLER, C. J., K. SUGIURA, N. F. YOUNG, C. R. HALTER and C. P. RHOADS: Partial protection of rats by riboflavin with casein against liver cancer caused by dimethylaminoazobenzene. Science (Lancaster, Pa.) **93**, 308 (1941). — KHOUVINE, Y.: Métabolisme des acides nucléiques de l'épithélioma atypique du rat. Helvet chim. Acta **29**, 1348 (1946). ~ Acides désoxyribonucléiques de tissus normaux et cancéreux d'origine humaine. C. r. Acad. Sci. Paris **239**, 782 (1954). — KHOUVINE, Y, et J. GRÉGOIRE: Dosage d'acide ribonucléique dans des tissus cancéreux et sains. C. r. Soc. Biol. Paris **139**, 142 (1945). — ~ Désoxyribonucléoprotéides de l'épithélioma atypique du rat. II. Acides désoxyribonucléiques. Bull. Soc. Chim. biol. Paris **35**, 603 (1953). — KHOUVINE, Y., et M. MORTREUIL: Cinétique de l'incorporation de ^{32}P dans les acides désoxyribonucléiques du foie et de l'épithélioma atypique du rat. C. r. Acad. Sci. Paris **238**, 2129 (1954). — KIDD, J. G., R. J. WINZLER, D. BURK, M. L. HESSELBACH and D. F. MACNARY: Comparative glycolytic and respiratory metabolism of homologous normal, benign and malignant rabbit tissues; with particular reference to the benign virus papilloma (Shope) and a transplanted cancer derived there from (the V2 carcinoma). Cancer Res. **4**, 547 (1944). — KIDDER, G. W., V. C. DEWEY, R. E. PARKS jr. and G. L. WOODSIDE: Purine metabolism in tetrahymena and its relation to malignant cells in mice. Science (Lancaster, Pa.) **109**, 511 (1949). — KIELLEY, R. K.: Oxydative phosphorylation by mitochondria of transplantable mouse hepatoma and mouse liver. Cancer Res. **12**, 124 (1952). — KINOSITA, R.: Researches on cancerogenesis of various chemical substances. Gann (jap.) **30**, 423 (1936). ~ Studies on the cancerogenic chemical substances. Jap. Path. Soc. Trans. **27**, 665 (1937). — KIRBY, A. H. M., and P. R. PEACOCK: Liver tumors in mice injected with commercial food dyes. Glasgow. Med. J. **30**, 364 (1949). — KIRBY-SMITH, J. S., H. F. BLUM and H. G. GRADY: Penetration of ultraviolet radiation into skin, as a factor in carcinogenesis. J. Nat. Canc. Inst. **2**, 403 (1942). — KIRILUK, L. B., A. J. KREMEN and D. GLICK: Mucolytic enzyme systems. XII. Hyaluronidase in human and animal tumors, and further studies on the serum hyaluronidase inhibitor in human cancer. J. Nat. Canc. Inst. **10**, 993 (1950). — KISHI, S., T. FUJIWARA and W. NAKAHARA: Comparison of chemical composition between hepatoma and normal liver tissues. II. Sodium, potassium, calcium, magnesium, iron, iodine, and chloride, including sodium chloride. Gann (jap.) **31**, 1 (1937). — KISHI, S., u. K. HARUNO: Über die Leber-Asparaginase von mit p-Dimethyl-amino-azobenzol gefütterten Ratten. Chem. Ber. **85**, 836 (1952). — KIT, S., and J. AWAPARA: Free amino acid content and transaminase activity of lymphatic tissues and lymphosarcomas. Cancer Res. **13**, 694 (1953). — KIT, S., and D. M. GREENBERG: Tracer studies on the metabolism of the Gardner lymphosarcoma. II. Energy-yielding reactions and amino acid uptake into protein of the tumor cell. Cancer Res. **11**, 495 (1951a). ~ III. The rate of radioactive alanine and glycine uptake into the protein of lymphosarcoma cells and normal spleen cells. Cancer Res. **11**, 500 (1951b). — KLEIN, E., and G. KLEIN: Nucleic acid content of tumour cells. Nature (Lond.) **166**, 832 (1950). — KLEIN, E., N. B. KURNICK and G. KLEIN: The effect of storage on the nucleic acid content and virulence of mouse ascites tumour. Exper. Cell. Res. **1**, 127 (1950). — KLEIN, G.: The production of ascites tumors in mice and their use in studies on some biological and chemical characteristics of neoplastic cells. Uppsala: Almqvist a. Wiksell 1951. — KLEIN, G., u. J. BECK: Die chemische Zusammensetzung der Nucleinsäuren maligner Gewebe. Z. Krebsforsch. **42**, 163 (1935). — KLEIN, G., u. W. ZIESE: Arginase und Arginin im Stoffwechsel der Tumoren. Z. Krebsforsch. **37**, 323 (1932). — KLEIN, M.: The transplacental effect of urethan on lung tumorigenises in mice. J. Nat. Canc. Inst. **12**, 1003 (1952). — KLEINENBERG, H. E., S. A. NEUFACH and L. SHABAD: Endogenic blastogenic substances. Amer. J. Canc. **39**, 463 (1940). — KLEINMANN, H., u. J. REMESOW: Über die Bedingungen der Kalkablagerung in tierischen Geweben. II. Mitt. Biochem. Z. **196**, 146 (1928). — KLEINMANN, H., u. F. WERR: Untersuchungen über tierische Gewebsproteasen. III. Über proteolytische Fermente in menschlichen bösartigen Geschwülsten. Biochem. Z. **241**, 108 (1931a). ~ Untersuchungen über tierische Gewebsproteasen. IV. Über proteolytische Fermente in menschlichen bösartigen Geschwülsten. Biochem. Z. **241**, 140 (1931b). ~ Untersuchungen über tierische Gewebsproteasen. V. Über proteolytische Fermente in menschlichen bösartigen Tumoren. Biochem. Z. **241**, 181 (1931c). — KNAPP, E.: Das Problem der Erbsubstanz. Naturwiss. **32**, 139 (1944). — KNIGHT, C. A.: Amino acids of the shope papilloma virus. Proc. Soc. Exper. Biol. a. Med. **75**, 843 (1950). — KOCHER, R. A.: The hexone bases of malignant tumors. J. of Biol. Chem. **22**, 295 (1915). — KÖGL, F.: Chemische und biochemische Untersuchungen über Tumorproteine. Experientia (Basel) **5**. 173 (1949). — KÖGL, F., T. J. BARENDREGT and A. J. KLEIN: Excretion of D-pyrrolidone carboxylic acid by rat and dog fed with tumour proteins. Nature (Lond.) **162**, 732 (1948). — KÖGL, F., u. H. ERXLEBEN: Zur Ätiologie der malignen Tumoren. 1. Mitt. Über die Chemie der Tumoren. Hoppe-Seylers Z. **258**, 57 (1939). ~ Über das Verhalten normaler Verdauungsfermente gegenüber Tumorproteinen. 5. Mitt. Über die Chemie der Tumoren. Hoppe-Seylers Z. **264**, 108 (1940). — KÖGL, F., H. ERXLEBEN, A. J. KLEIN et G. J. VAN VEERSEN: Studien über den D-Glutaminsäure-Stoffwechsel von Tumoren. II. Fütterungsversuche mit Deuterio-DL-glutamat. 15. Mitt. Über die Chemie der Tumoren. Rec. Trav. chim. Pays-Bas **69**, 834 (1950a). ~ Studien über den D-Glutamin-Stoffwechsel von Tumoren. III. Injektionsversuche mit der DL-, L- und D-Form von Deuterioglutamat. 16. Mitt. Über die Chemie der Tumoren. Rec. Trav. chim. Pays-Bas **69**, 841 (1950b). — KÖGL, F., A. J. KLEIN, H. ERXLEBEN et G. J. VAN VEERSEN: Studien über den D-Glutaminsäure-Stoffwechsel von Tumoren. I. Erhöhung des D_2O-Gehalts der Körperflüssigkeit von Tumorratten. 14. Mitt. Über die Chemie der Tumoren. Rec. Trav. chim. Pays-Bas **69**, 822 (1950). — KOHMAN, T. P., and H. P. RUSCH: Relative metabolic activities of normal and tumors liver nucleoproteins indicated by radiophosphorus. Proc. Soc. Exper. Biol. a. Med. **46**, 403 (1941). — KOLETSKY, S., F. J. BONTE and H. L. FRIEDELL: Production of malignant tumors in rats with radioactive phosphorus. Cancer Res. **10**, 129 (1950). — KONEFF, A. A., H. D. MOON, M. E. SIMPSON, C. H. LI and H. M. EVANS: Neoplasms in rats treated with pituitary growth hormone. IV. Pituitary gland. Cancer Res. **11**, 113 (1951). — KREBS, H. A.: Über die Proteolyse der Tumoren. Biochem. Z. **238**, 174 (1931). — KRETCHMER, N., K. K. TSUBOI and C. P. BARNUM: Succinoxydase studies of the liver cells of mice fed carbon tetrachloride. Cancer Res. **7**, 714 (1947). — KUBOWITZ, F., u. P. OTT: Isolierung und Kristallisation eines Gärungsfermentes aus Tumoren. Biochem. Z. **314**, 94 (1943). — KUBOWITZ, F., u. I. WIEDING: Gibt es eine „Pentolyse" im Krebsserum? Z. inn. Med. **6**, 142 (1951). — KUHN, R., u. H. BEINERT: Über das aus krebserregenden Azofarbstoffen entstehende Fermentgift. Ber. dtsch. chem. Ges. **76**, 904 (1943). — KUHN, R., u. G. QUADBECK: Zur Kenntnis der krebserregenden Azofarbstoffe. Z. Krebsforsch. **56** 242 (1949). — KUN, E., P. TALALAY and H. G. WILLIAMS-ASHMAN: The Ehrlich ascites tumor. I. The enzymic and metabolic activities of the ascitic cells and the ascitic plasma. Cancer Res. **11**, 855 (1951). — KUTSCHER, W., u. H. WOLBERGS: Prostataphosphatase. Hoppe-Seylers Z. **236**, 237 (1935).

LACASSAGNE, A.: Les rapports entre les hormones sexuelles et la formation du cancer. Erg. Hormon- u. Vitaminforsch. **2**, 259 (1939). ~ Les cancers produits par des rayonnements électromagnétiques. Paris: Hermann & Cie. 1945a. ~ Les cancers produits par des rayonnements corpusculaires. Paris: Hermann & Cie. 1945b. ~ Les cancers produits par des substances chimiques exogènes. Paris 1946. ~ Les cancers produits par des substances chimiques endogènes. Paris: Hermann & Cie. 1950. — LACASSAGNE, A., P. N. BUU-HOI, J. LECOQ et G. RUDALI: Activité cancérigène, sur la peau de la souris, de substances du groups des benz-acridines angulaires. Bull. Assoc. franç. Étude Canc. 33, 48 (1946). — LACASSAGNE, A., N. P. BUU-HOI, NGUYEN HOAN et G. RUDALI: Sur le pouvoir cancérigène des dérivés 10-halogénés du 1,2-benzanthracène. C. r. Acad. Sci. Paris 226, 1852 (1948). — LAGERKVIST, U., u. P. REICHARD: Uracil, a precursor of polynucleotide pyrimidines in the mouse. Acta chem. scand. (Copenh.) 8, 361 (1954). — LAIRD, A. K.: Cell fractionation of rat and mouse tumors: Comparison with normal adult rat liver, kidney and thymus. Cancer Res. 11, 265 (1951). ~ Cell fractionation of normal and malignant tissues. Exper. Cell Res. 6, 30 (1954). — LAIRD, A. K., and E. C. MILLER: Studies on the intracellular composition of livers from rats fed 2-acetylaminofluorene. Cancer Res. 13, 464 (1953). — LAMIRANDE, G. DE, and C. ALLARD: Nucleotides composition of the ribonucleic acid of the different cell proteins of normal rat liver and of p-dimethylamino-benzene-induced tumors. Proc. Amer. Assoc. Canc. Res. 1 (2), 27 (1954). — LAMIRANDE, G. DE, C. ALLARD, H. C. DE COSTA and A. CANTERO: Intracellular distributions of acid and alkaline ribonuclease in normal rat liver. Science (Lancaster, Pa.) 119, 351 (1954). — LAMIRANDE, G. DE, and A. CANTERO: Electrophoretic analysis of plasma protein constituents in rats bearing regenerating and pre-neoplastic livers. Cancer Res. 12, 330 (1952). — LAN, T. H.: D-Amino acid oxidase, uricase and choline oxidase in the livers and in isolated liver cell nuclei of rats bearing transplanted tumors. Cancer Res. 4, 37 (1944a).~ The d-amino acid oxidase, uricase and choline oxidase in two transplanted rat tumors and in isolated nuclei of tumor cells. Cancer Res. 4, 42 (1944b). — LANG, A.: Über den Lipoidgehalt jugendlicher Rattenorgane. Hoppe-Seylers Z. 246, 219 (1937). ~ Der Tryptophangehalt von Tumoren. Z. Krebsforsch. 48, 29 (1938). ~ Über die Bedeutung der Tumorlipoide. Z. Krebsforsch. 49, 20 (1940). — LANG, A., u. R. ROSENBOHM: Das Verhalten der Lipoide von Impftumoren im Wirtskörper. Z. Krebsforsch. 48, 183 (1939). — LANGEMANN, H., and C. J. KENSLER: Cholinesterase and tributyrinase activity of rat liver and rat liver tumors. Cancer Res. 11, 265 (1951a). ~ Cholinesterase, choline oxidase and tributyrinase activity of rat liver and rat liver tumors. Federat. Proc. 10, 317 (1951b). — LARSEN, C. D.: Evaluation of the carcinogenicity of a series of esters of carbamic acid. J. Nat. Canc. Inst. 8, 99 (1947). ~ Pulmonary-tumor induction with allylated urethans. J. Nat. Canc. Inst. 9, 35 (1948). — LARSEN, C. D., and W. E. HESTON: Induction of pulmonary tumors in mice by anesthetic agents. Cancer Res. 5, 592 (1945). — LARSEN, C. D., P. B. RHOADS jr. and L. L. WEED: Survey of hypnotics in general with regard to pulmonary-tumor induction in mice. J. Nat. Canc. Inst. 7, 5 (1946). — LARSEN, C. D., L. L. WEED and P. B. RHOADS: Pulmonary-tumor induction by transplancental exposure to urethan. J. Nat. Canc. Inst. 8, 63 (1947). —LASNITZKI, A., and A. K. BREWER: The isotopic constitution of potassium in normal tissue and cancer from human subjects. Cancer Res. 2, 494 (1942). — LAW, L. W.: Cancer-producing of azo compounds in mice. Cancer Res. 1, 397 (1941a). ~ Bile acids and the pulmonary tumor incidence in a strain mice. Proc. Soc. Exper. Biol. a. Med. 47, 37 (1941b). — LEATHEM, J. H.: Plasma and liver protein levels in rats fed the carcinogen 2-acetylaminofluorene. Science (Lancaster, Pa.) 110, 216 (1949). — LEATHAM, J. H., and J. B. ALLISON: Histochemical studies on dog tissues following the feeding of 2-acetylaminofluorene or beta-naphthylamine. Proc. Amer. Assoc. Canc. Res. 1(1), 32 (1953). — LEITCH, A.: Paraffin cancer and its experimental production. Brit. Med. J. 1922 II, 1104. — LEMON, H. M., and C. L. WISSEMANN: Acid phosphomonesterase acitivity of human neoplastic tissue. Science (Lancaster, Pa.) 109, 233 (1949). — LENTA, M. P., u. M. A. RIEHL: Dehydrogenase studies of tissue from normal and tumor-bearing mice. II. Lactic and malic dehydrogenases. Cancer Res. 9, 47 (1949). ~ The coenzyme I oxidase system in normal and tumor tissues. Cancer Res. 12, 498 (1952). — LE PAGE, G. A.: Phosphorylated intermediates in tumor glycolysis. I. Analysis of tumors. Cancer Res. 8, 193 (1948a). ~ Phosphorylated intermediates in tumor glycolysis. II. Isolation of phosphate esters from tumors. Cancer Res. 8, 197 (1948b). ~ Phosphorylated intermediates in tumor glycolysis. III. Cancer Res. 8, 201 (1948c). ~ Glycolysis in tumor homogenates. J. of Biol. Chem. 176, 1009 (1948d). ~ A comparison of tumor and normal tissues with respect to factors affecting the rate of anaerobic glycolysis. Cancer Res. 10, 77 (1950a). ~ Measurements of keto acids in normal and neoplastic rat tissue. Cancer Res. 10, 393 (1950b). ~ In vitro incorporation of glycine-2-C^{14} into purines and proteins. Cancer Res. 13, 178 (1953). — LE PAGE, G. A., and C. HEIDELBERGER: Incorporation of glycine-2-C^{14} into proteins and nucleic acids of the rat. J. of Biol. Chem. 188, 593 (1951). — LE PAGE, G. A., VAN R. POTTER, H. BUSCH, C. HEIDELBERGER and R. B. HURLBERT: Growth of carcinoma implants in fed and fasted rats. Cancer Res. 12, 153 (1952). — LE PAGE, G. A., and W. C. SCHNEIDER: Centrifugal fractionation of glycolytic enzymes in tissue homogenates. J. of Biol. Chem. 176, 1021 (1948).—LETTERER, E., K. NEIDHARDT u. W. KLETT: Chromatlungenkrebs und Chromatstaublunge. Eine klinische, pathologisch-anatomische und gewerbehygienische Studie. Arch. Gewerbepath. 12, 323 (1944). — LETTRÉ, H.: Über Mitosegifte. Erg. Physiol. usw. 46, 397

(1950). ~ Eigenschaftsänderungen von Tumorzellen. Z. Krebsforsch. **59**, 568 (1953a). ~ Der Stand der Krebsforschung. Medizinische **1953** b, Nr. 27/28. ~ Biochemie der Tumoren. Fiat Rev. **40**, 137 (1953c). ~ Cytostatische Substanzen und ihre Wirkung. In: Grundlagen und Praxis chemischer Tumorbehandlung von J. Pirwitz. Berlin-Göttingen-Heidelberg 1954. — Leuchtenberger, C., G. Klein and E. Klein: The estimation of nucleic acids in individual isolated nuclei of ascites tumors by ultraviolet microspectrophotometry and its comparison with the chemical analysis. Cancer Res. **12**, 480 (1952). — Levintow, L., S.-C. J. Fu, V. E Price and J. P. Greenstein: Preparation and enzymatic hydrolysis of three new homologous dehydropeptides. J. of Biol. Cem. **184**, 633 (1950). — Levy, H. B., H. M. Davidson and A. L. Schade: The concentration of PNA and DNA in DBA mouse ascites thymoma as a function of age and growth rate of the tumor. Cancer Res. **12**, 278 (1952). — Lewis, M. R., and M. L. Crossley: Retardation of tumour growth in mice by oral administration of ethyleneimine derivates. Arch. of Biochem. **26**, 319 (1950). — Li, C., and E. Roberts: Amino acids in the mitochondrial fractions of tissues as determined by paper partition chromatography. Science (Lancaster, Pa.) **110**, 559 (1949). — Lieberman, S., u. K. Dobriner: Steroid excretion in health and disease. Recent Progr. in Hormone Res. **3**, 71 (1948). — Lieberman, S., K. Dobriner, B. R. Hill, L. F. Fieser and C. P. Rhoads: Studies in steroid metabolism. II. Identification and characterization of ketosteroids isolated from urine of healthy and diseased persons. J. of Biol. Chem. **172**, 263 (1948). — Liefländer, M., u. H. Tronnier: Über die Aminosäureverteilung in normaler menschlicher Haut und in Epitheliomen. Naturwiss. **41**, 282 (1954). — Lindberg, O.: On the ocurrence of propanediol phosphate and its effect on the carbohydrate metabolism in animal tissues. Ark. Kem. Mineral. Geol. **23**, Nr 2, 1 (1947). — Lindberg, O., M. Ljunggren, L. Ernster and L. Révész: Isolation and some enzymic properties of Ehrlich ascites tumor mitochondria. Exper. Cell Res. **4**, 243 (1953). — Lockhardt, E. E., and Van R. Potter: Studies on the mechanism of hydrogen transport in animal tissues. II. Reactions involving cytochrome C. J. of Biol. Chem. **137**, 1 (1941). — Loewenthal, S., u. H. Probst: Über den Eisengehalt von malignen Tumoren und seine Bedeutung für die Strahlentherapie. Z. Krebsforsch. **42**, 222 (1935). — Lohss, F., u. G. Hillmann: Myelom-Plasma-Proteine, IV. Mitt. Zur Immunochemie der α- und β-Myelomproteine. Z. Naturforsch. 8b, 706 (1953). — Lohss, F., A. Hillmann-Elie su. G. Hillmann: Myelom-Plasma-Proteine. II. Mitt. Z. Naturforsch. 8b, 619 (1953). — Lohss, F., E. Weiler u. G. Hillmann: Myelom-Plasma-Proteine. III. Mitt. Z. Naturforsch. 8b, 625 (1953). — Lombardo, M. E., J. J. Travers and L. R. Cerecedo: Effects of tumors on nucleic acids and their purine constituents in the mouse. J. of Biol. Chem. **195**, 43 (1952). — Long, R. P. de, D. R. Coman and I. Zeidman: The significance of low calcium and high potassium content in neoplastic tissue. Cancer (N.Y.) **3**, 718 (1950). — Lorenz, E.: Preparation of emulsions and suspensions containing carcinogenic hydrocarbons. J. Nat. Canc. Inst. **10**, 355 (1949). — Lorenz, E., and H. B. Andervont: Note on the preparation of dispersions of carcinogenic hydrocarbons in serum. Amer. J. Canc. **26**, 783 (1936). — Lorenz, E., A. B. Eschenbrenner, W. E. Heston and D. Uphoff: Mammary-tumor incidence in female C 3 Hb mice following long-continued gamma irradiation. J. Nat. Canc. Inst. **11**, 947 (1951). — Lorenz, E., and H. L. Stewart: Intestinal carcinoma and other lesions in mice following oral administration of 1,2,5,6-dibenzanthracene and 20-methylcholanthrene. J. Nat. Canc. Inst. **1**, 17 (1940). — Loveless, A., and St. Revell: New evidence on the mode of action of „mitotic poisons". Nature (Lond.) **164**, 938 (1949). — Lucké, B., M. Berwick and J. Zeckwer: Liver catalase activity in parabiotic rats with one partner tumor-bearing. J. Nat. Canc. Inst. **13**, 681 (1952). — Lustig, B., u. E. Mandler: Die Zusammensetzung der Lipoide normaler und pathologischer Organe. I. Die Lipoide der Lymphdrüsen des Rindes. Biochem. Z. **249**, 344 (1932a). ~ II. Die Lipoide der normalen Leber, sowie deren Veränderung bei Lebercarcinom und Melanosarkom. Biochem. Z. **249**, 352 (1932b). ~ III. Die Lipoide der normalen und melanosarkomatösen Pferdemilz. Biochem. Z. **249**, 366 (1932c). ~ V. Die Lipoide carcinomatöser, sarkomatöser und tuberkulöser Lymphdrüsen des Menschen. Biochem. Z. **263**, 30 (1933a). ~ VI. Die Zusammensetzung der Lipoide bei Melanocarcinom und bei Melanosarkom des Menschen. Biochem. Z. **263**, 58 (1933b).

MacDonald, J. C., A. M. Plescia, E. C. Miller and A. J. Miller: Studies on the metabolism of various N-methyl-C^{14}-substituted aminoazo dyes. Cancer Res. **12**, 280 (1952). — Malkin, H. M., and D. M. Greenberg: Inhibition of protein and ribonucleic acid syntheses in the Ehrlich ascites tumour. Proc. Amer. Assoc. Canc. Res. **1** (1), 36 (1953). — Mandel, H. G., and P.-E. Carló: The incorporation of guanine into nucleic acids of tumor-bearing mice. J. of Biol. Chem. **201**, 335 (1953). — Manheimer, L. H., and A. M. Seligman: Improvement in the method for the histochemical demonstration of alkaline phosphatase and its use in a study of normal and neoplastic tissues. J. Nat. Canc. Inst. **9**, 181 (1948). — Mann, W., and J. Gruschow: Synthesis of nucleic acio and phosphoprotein in normal and cancer tissue slices studied with radio phosphorus. Prdc. Soc. Exper. Biol. a. Med. **71**, 658

(1949). — MANSON, L. A., and L. YOUNG: Biochemical studies of toxic agents. II. The metabolism of 2-naphthylamine and 2-acetamidonaphthalene. Biochemic. J. **47**, 170 (1950). — MARK, D. D., and H. RIS: A comparison of desoxyribonucleic acid content in certain nuclei of normal liver and liver tumors. Proc. Soc. Exper. Biol. a. Med. **71**, 727 (1949). — MAROT, R., et M. DURAND: Le manganèse dans les tumeurs. C. r. Acad. Sci. Paris **219**, 287 (1944). — MARSHAK, A.: P^{32} uptake by nuclei. J. Gen. Physiol. **25**, 275 (1941). — MARSHALL, A. H.: The production of tumors of the reticular tissue by di-azo vital dyes. Acta path. scand. (København.) **33**, 1 (1953). — MASAYAMA, T., H. IKI, T. YOKOYAMA and M. HASIMOTO: Biochemisches Studium beim Verlauf der Leberkrebsentstehung durch die Verfütterung von Dimethylaminoazobenzol. Gann (jap.) **32**, 303 (1938). — MASAYAMA, T., and T. YOKOYAMA: Changes in the thymonucleic acid content of liver during cancer development. Gann (jap.) **34**, 174 (1940). — MASCHMANN, E.: Zur Kenntnis tierischer Peptidasen. XIII. Mitt. Über die d-Leucyl-glycin-, Glycyl-d-leucin- und Glycyl-d-alanin-spaltenden Peptidasen. Biochem. Z. **313**, 129 (1942a). ~ Zur Kenntnis tierischer Peptidasen. XV. Mitt. Über l- und d-Peptidasen von Organen und des Blutserums normaler, Sarkom-resistenter, sarkomatöser und spontan geheilter Ratten und des Jensen-Sarkoms. Biochem. Z. **313**, 156 (1942b). — MASCHMANN, E., u. E. HELMERT: Über Kathepsin und Peptidasen in carcinomatösen und sarkomatösen Tieren. Hoppe-Seylers Z. **216**, 161 (1933). — MASON, H. L.: Urinary steroids in adrenal disease and the metabolism of adrenal hormones. Recent Progr. in Hormone Res. **3**, 103 (1948). — MATTHES, T.: Thorotrastschäden und Krebsgefahr. Arch. Geschwulstforsch. **6**, 162 (1954). — MAVER, M. E., and M. K. BARRETT: Serologic and anaphylactic reactions of the cathepsins of normal and neoplastic tissues. J. Nat. Canc. Inst. **4**, 65 (1943). — MAVER, M. E., and T. B. DUNN: Catheptic activities of neoplasms and of the tissues of normal and tumor-bearing mice correlated with histologic changes. J. Nat. Canc. Inst. **6**, 49 (1945). — MAVER, M. E., and A. E. GRECO: The intracellular distribution of cathepsin, benzoylarginine amidase, and leucine amidase activities in normal rat tissues and primary rat hepatoma. J. Nat. Canc. Inst. **12**, 37 (1951). — MAVER, M. E., A. E. GRECO, E. LØVTRUP and J. A. DALTON: Catheptic activities of the nuclei of normal, regenerating, and neoplastic tissues of the rat. J. Nat. Canc. Inst. **13**, 687 (1952). — MAYER, N.: Studies in cancer. X. Oxidative capacity of tumors. Cancer Res. **4**, 345 (1944). — MCINDOE, W. M., and J. N. DAVIDSON: The phosphorus compounds of the cell nucleins. Brit. J. Canc. **6**, 200 (1952). — MCKEE, R. W., K. LONBERG-HOLM and J. A. JEHL: Substrate utilization by Ehrlich mouse ascites carcinoma cells. Cancer Res. **13**, 537 (1953). — MEADE, J. M., and R. E. RAY: The metabolism of 2-aminofluorene in the guinea pig. Arch. of Biochem. **49**, 43 (1954). — MEDES, G., A. THOMAS and S. WEINHOUSE: Metabolism of neoplastic tissue. IV. A study of lipide synthesis in neoplastic tissue slices in vitro. Cancer Res. **13**, 27 (1953). — MEISTER, A.: Acylpyruvase activity of certain normal and neoplastic tissues. J. Nat. Canc. Inst. **9**, 125 (1948). ~ Lactic dehydrogenase activity of certain tumors and normal tissues. J. Nat. Canc. Inst. **10**, 1263 (1950). — MEISTER, A., and J. P. GREENSTEIN: Enzymatic hydrolysis of 2,4-diketo acids. J. of Biol. Chem. **175**, 573 (1948). — MELLORS, R. C., and J. HLINKA: The cellular localisation of material after the administration of the carcinogen β-naphthylamine: Fluorescence microspectroscopy of epithelial cells of the bladder. Cancer (N. Y.) **5**, 242 (1952). — MELLORS, R. C., J. F. KEANE jr. and G. N. PAPANICOLAOU: Nucleic acid content of the squamous cancer cell. Science (Lancaster, Pa.) **116**, 265 (1952). — MENK, K. F., and H. HYER: Histochemical demonstration of a lipase in carcinoma of the lung. Arch. of Path. **48**, 305 (1949). — MENKÈS, G.: Une nouvelle méthode de diagnostic du cancer. Méd. et Hyg. **158**, 369 (1949a). ~ Recherches sur la propriété pentolytique du sérum sanguin. Bull. Acad. suisse Sci. méd. **5**, 280 (1949b). ~ Recherches sur la propriété pentolytique du sérum sanguin: étude du ferment et du processus de dégradation. Arch. des Sci. **2**, 337 (1949c). ~ Pentolyse et glycolyse. Arch. des Sci. **2**, 386 (1949d). — MENTEN, M. L., and M. WILLENS: Nucleic acid content of cells of bone marrow aspirated from patients with leukemia. Cancer Res. **13**, 733 (1953). — MENTEN, M. L., M. WILLENS and W. D. WRIGHT: Nucleic acid content of splenic lymphocytes in normal and leukemic mice. Cancer Res. **13**, 729 (1953). — MÉTAIS, P., et P. MANDEL: Teneur en acide désoxypentosenucléique des leucocytes chez l'homme normal et à l'état pathologique. C. r. Soc. Biol. Paris **144**, 277 (1950). — MEYER, A. S.: Conversion of 19-hydroxy-Δ^4-androstene-3,17-dione to estrone by endocrine tissue. Biochim. et biophysica Acta **17**, 441 (1955). — MEYERHOF, O., and J. R. WILSON: Studies on the enzymatic system of tumor glycolysis. I. Glycolysis of free sugar in homogenates and extracts of transplanted rat sarcoma. Arch. of Biochem. **21**, 1 (1949a). ~ Studies on the enzymatic system of tumor glycolysis. II. Comparative study of rat and mouse tumor homogenates. Arch. of Biochem. **21**, 22 (1949b). ~ Comparative study of the glycolysis and ATP-ase activity in tissue homogenates. Arch. of Biochem. **23**, 246 (1949c). — MICHALOWSKY, J.: Eine experimentelle Erzeugung teratoider Geschwülste der Hoden beim Hahn. (II. Mitt.) Virchows Arch. **267**, 27 (1928). ~ Das 10. experimentelle Zink-Teratom. Virchows Arch. **274**, 319 (1929). — MIDER, G. B.: Some aspects of nitrogen and energy metabolism in cancerous subjects: A Review. Cancer Res. **11**, 821 (1951). — MIDER, G. B., E. L. ALLING and J. J. MORTON: The effect of neoplastic and allied diseases on the concentration of the plasma proteins. Cancer (N. Y.) **3**, 56 (1950). — MIDER, G. B., L. D. FENNINGER, F. L. HAVEN and J. J. MORTON: The energy expediture of rats bearing Walker carcinoma 256. Cancer Res. **11**, 731 (1951). — MIDER, G. B., C. D. SHERMAN jr. and J. J. MORTON: The effect of Walker carcinoma 256 on the total lipide content of rats. Cancer Res. **9**, 222 (1949).— MIDER, G. B., H. TESLUK et J. J. MORTON: Effects of Walker carcinoma 256 on food intake, body weight and nitrogen metabolism of growing rats. Acta Un. internat. contra Cancrum (Bruxelles) **6**, 409 (1948). — MIESCHER, G.: Lichtgewöhnung und Lichtkrebs bei der weißen Maus. Z. Krebsforsch. **49**, 399 (1939). — MILLER, E. C.: Studies on the formation of proteinbound derivatives of 3,4-benzopyrene in the epidermal fraction of mouse skin. Cancer Res. **11**, 100 (1951). — MILLER, E. C., and J. A. MILLER: The presence and significance of bound aminoazo dyes in the livers of rats fed p-dimethylaminoazobenzene. Cancer Res. **7**, 468 (1947). ~ Die Biochemie der Krebsentstehung in der Leber. Herne i. W.: Unger u. Domröse 1952a. ~ In vivo combinations between carcinogens and tissue constituents and their possible role in carcinogenesis. Cancer Res. **12**, 547 (1952b). — MILLER, E. C., J. A. MILLER, R. B. SANDIN and R. K. BROWN: The carcinogenic activities of certain analogs of 2-acetylaminofluorene in the rat. Cancer Res. **9**, 504 (1949). — MILLER, E. C., J. A. MILLER, R. W. SAPP and G. M. WEBER: Studies on proteinbound aminoazo-dyes formed in vivo from 4-dimethylaminoazobenzene and its C-monomethyl derivatives. Cancer Res. **9**, 336 (1949). — MILLER, E. C., A. M. PLESCIA, A. J. MILLER and C. HEIDELBERGER: The metabolism of methylated amino dyes. I. The demethylation of 3′-methyl-4-dimethyl-C^{14}-aminoazobenzene. J. of Biol. Chem. **196**, 863 (1952). — MILLER, G. L., E. U. GREEN, J. J. KOLB and E. E. MILLER: Studies on proteins of rhabdomyosarcoma and normal muscle of mice. I. Cancer Res. **10**, 141 (1950a). ~ Studies on proteins of rhabdomyosarcoma and normal muscle of mice. II. Cancer Res. **10**, 148 (1950b). — MILLER, H., and CH. CARRUTHERS: Citric acid metabolism in carcinogenesis and its relations to calcium metabolism. Cancer Res. **10**, 636 (1950). — MILLER, J. A.: Do tumor proteins contain D-amino-acids? A review of the controversy. Cancer Res. **10**, 65 (1950). — MILLER, J. A., and C. A. BAUMANN: The carcinogenicity of certain azo dyes related to p-dimethylaminoazobenzene. Cancer Res. **5**, 227 (1945). — MILLER, J. A., and E. C. MILLER: The metabolism and carcinogenicity of p-dimethylaminoazobenzene and related compounds in the rat. Cancer Res. **7**, 39 (1947). ~ The carcinogenicity of certain derivatives of p-dimethylaminoazobenzene in the rat. J. of Exper. Med. **87**, 139 (1948). ~ On the carcinogenicity and methylation in vivo of 4-aminoazobenzene and its 3′-methyl- and 4′-fluoro derivatives in the rat. Cancer Res. **12**, 283 (1952a). ~ In vivo combination between carcinogens and tissue constituents and their possible role in carcinogenesis. Cancer Res. **12**, 547 (1952b). ~ The carcinogenic aminoazo dyes. Adv. Canc. Res. **1**, 339 (1953). — MILLER, J. A., E. C. MILLER and C. A. BAUMANN: On the methylation and demethylation of certain carcinogenic azo dyes in the rat. Cancer Res. **5**, 162 (1945). — MILLER, J. A., E. C. MILLER and G. C. FINGER: On the enhacement of the carcinogenicity of 4-dimethylaminoazobenzene by fluoro-substitution. Cancer Res. **13**, 93 (1953). — MILLER, J. A., F. C. MILLER, R. B. SANDIN and H. P. RUSCH: Further studies on the carcinogenic activities of derivatives of 2-acetyl-aminofluorene in the rat. Cancer Res. **12**, 283 (1952). — MILLER, J. A., E. C. MILLER and R. W. SAPP: Evidence against the participation of benzidine and semidine rearrangements in carcinogenesis by 4-dimethylaminoazobenzene. Cancer Res. **11**, 269 (1951). — MILLER, J. A., R. W. SAPP and E. C. MILLER: Carcinogenic activities of certain halogen derivatives of 4-dimethylaminoazobenzene in rat. Cancer Res. **9**, 652 (1949). — MILLS, G. T., and E. E. B. SMITH: The β-glucuronidase activity of chemically induced rat hepatoma. Science (Lancaster, Pa.) **114**, 690 (1951). — MINER, R. W., and C. P. RHOADS: Viruses as causative agents in cancer. Ann. New York Acad. Sci. **54**, 869 (1952). — MIRSKY, A. E., and H. RIS: Variable and constant components of chromosomes. Nature (Lond.) **163**, 666 (1949). — MIZEN, N. A., and M. L. PETERMANN: Nuclei from normal and leukemic mouse spleen. III. The desoxypentose nucleic acid content per nucleus calculated from total cell counts. Cancer Res. **12**, 727 (1952). — MOBERGER, G.: Malignant transformation of squamous epithelium. Acta radiol. (Stockh.) Suppl. **112** (1954). — MONDOLFO, U., e V. CAMBONI: Ricerche sugli amino acidi che compongono i tessuti neoplastici. Boll. Soc. ital. Biol. sper. **26**, 131 (1950). — MONEY, W. L., and R. W. RAWSON: The experimental production of thyroid tumors in the rat exposed to prolonged treatment with thiouracil. Cancer (N. Y.) **3**, 321 (1950). — MOON, H. D., M. E. SIMPSON, C. H. LI and H. M. EVANS: Neoplasm in rats treated with pituitary growth hormone. I. Pulmonary and lymphatic tissues. Cancer Res. **10**, 297 (1950a). ~ Neoplasm in rats treated with pituitary growth hormone. II. Adrenal glands. Cancer Res. **10**, 364 (1950b). ~ Neoplasms in rats treated with pituitary growth hormone. III. Reproductive organs. Cancer Res. **10**, 549 (1950c). ~ Neoplasms in rats treated with pituitary growth hormone. V. Absence of neoplasms in hypophysectomised rats. Cancer Res. **11**, 535 (1951). ~ Effect of pituitary growth hormone in mice. Cancer Res. **12**, **448** (1952). — MOORE, G. E., E. L. BRACKNEY and F. G. BOCK: Production of pituitary tumors in mice by chronic administration of thiouracil derivative. Proc. Soc. Exper. Biol. a. Med. **82**, **643** (1953). — MORÁVEK, V.: Biochemie des Rous-Sarkoms der Hühner. II. Biochemie. 4. Calcium. Z. Krebsforsch. **36**, 386 (1932a). ~ Biochemie des Rous-Sarkoms der Hühner. II. Biochemie. 7. Chlor. 9. Phosphor. Z. Krebsforsch. **37**, 293, 305 (1932b). ~ Über die anorganischen Elemente im malignen Gewebe (Rous-Sarkom der Hühner). Biochem. Z. **258**, 340 (1933). — MORRIS, H. P., and C. S. DUBNIK: Carcinogenic properties of 2,7-diacetylamino-fluorene, 2,2′-diacetylamino-9,9′-bifluoryl and bifluorylidene. Cancer Res. **10**, 233 (1950). — MORRIS, H. P., C. S. DUBNIK and J. M. JOHNSON: The carcinogenic action in the rat of 2-nitro-, 2-amino-, 2-acetylamino-, and 2-diacetylaminofluorene after ingestion and after painting. J. Nat. Canc. Inst. **10**, 1201 (1950). — MORRIS, H. P., and W. E. EYESTONE: Tumors of the liver and urinary bladder of the dog after ingestion of 2-acetylaminofluorene. J. Nat. Canc. Inst. **13**, 1139 (1953). — MORRIS, H. P., and W. v. B. ROBERTSON: Growth rate and number of spontaneous mammary carcinomas and riboflavin concentration of liver, muscle and tumor of C3H mice as influenced by dietary riboflavin. J. Nat. Canc. Inst. **3**, 479 (1943). — MORRIS, H. P., J. H. WEISBURGER and E. K. WEISBURGER: The distribution of radioactivity following the feeding of carbon^{14}-labeled 2-acetylaminofluorene to rats. Cancer Res. **10**, 620 (1950). — MOSTOFI, F. K., and C. D. LARSEN: Carcinogenic and toxic effects of urethane in animals. Amer. J. Clin. Path. **21**, 342 (1951). — MOTTRAM, J. C.: A developing factor in experimental blastogenesis. J. of Path. **56**, 181 (1944a). ~ Sensitising factor in experimental blastogenesis. J. of Path. **56**, 391 (1944b). — MÜHLBOCK, O.: Über die ursächlichen Faktoren bei der Entwicklung des Mammacarcinoms der Maus. Klin. Wschr. **30**, 241 (1952). — MÜLLER, A.: Rückblick auf die gewerblichen Blasen- und Nierenschädigungen in der Baseler Farbstoffindustrie. Schweiz. med. Wschr. **1949**, 445. — MUELLER, G. C., and J. A. MILLER: The metabolism of 4-dimethylaminoazobenzene by rat liver homogenates. J. of Biol. Chem. **176**, 535 (1948). ~ The reductive cleavage of 4-dimethylaminoazobenzene by rat liver: The intracellular distribution of the enzyme system and its requirement for triphosphopyridine nucleotide. J. of Biol. Chem. **180**, 1125 (1949). ~ The reductive cleavage of 4-dimethylaminoazobenzene by rat liver: Reactivation of carbon dioxide-treated homogenates by riboflavin-adenine dinucleotide. J. of Biol. Chem. **185**, 145 (1950). ~ The oxydative demethylation of N-methylamino dyes by rat liver homogenates. Cancer Res. **11**, 271 (1951). ~ The metabolism of methylated aminoazodyes. II. Oxidative demethylation by rat liver homogenates. J. of Biol. Chem. **202**, 579 (1953). — MÜTING, D., u. H. LANGHOF: Über die Aminosäurezusammensetzung gesunder und kranker menschlicher Haut. Klin. Wschr. **31**, 618 (1953). — MULAY, A. S., and H. I. FIRMINGER: Acid and alkaline phosphatase of serums and hepatic tissue of rats fed carcinogens. J. Nat. Canc. Inst. **12**, 917 (1952). — MURPHY, J. B., and J. A. HAWKINS: Comparative studies on the metabolism of normal and malignant cells. J. Gen. Physiol. **8**, 115 (1925).

NAKAHARA, W., and F. FUKUOKA: Toxohormone: A characteristic toxic substance produced by cancer tissue. Gann (jap.) **40**, 45 (1949). ~ Purification of toxohormone. A second study on toxohormone, a characteristic toxic substance produced by cancer tissues. Gann (jap.) **41**, 47 (1950). — NAKAHARA, W., S. KISHI and T. FUJIWARA: Comparison of chemical composition of hepatoma and normal liver tissues. I. Water, ash, nitrogen, phosphorus, and sulphur content. Gann. (jap.) **30**, 499 (1936). ~ Comparison of chemical composition between hepatoma and normal liver tissues. IV. Non-protein nitrogen, amino nitrogen, creatinine and creatine, urea, and uric acid. Gann (jap.) **31**, 355 (1937). — NEEDHAM, D. M.: Reactions of mustard gas with enzymes in tissues and in vitro. Biochemic. J. **42** xxv (1948). — NEGELEIN, E.: Über die glykolytische Wirkung des embryonalen Gewebes. Biochem. Z. **165**, 122 (1925). — NEISH, W. J. P.: On the solubilisation of aromatic amines by purines. Rec. Trav. chim. Pays-Bas **67**, **361** (1948). — NES, W. R., and E. MOSETTIG: The rearrangement of dehydroergosteryl acetate to a s-octahydroanthracene derivate. J. Amer. Chem. Soc. **75**, 2787 (1953). — NETTLESHIP, A., P. S. HENSHAW and H. L. MEYER: Induction of pulmonary tumors in mice with ethyl carbamate (urethan). J. Nat. Cancer Inst. **4**, **309** (**1943**). — NEUBAUER, O.: Arsenical cancer. A review. Brit. J. Cancer **1**, 192 (1947). — NEURATH, H., G. R. COOPER, D. G. SHARP, A. R. TAYLOR, D. BEARD and J. W. BEARD: Molecular size, shape, and homogeneity of the rabbit papilloma virus protein. J. of Biol. Chem. **140**, 293 (1941). — NORDMANN, M., u. A. SORGE: Lungenkrebs durch Asbeststaub im Tierversuch. Z. Krebsforsch. **51**, 168 (1941). — NOTHDURFT, H.: Vereinzelte Hautcarcinome bei Mäusen nach Pinselung mit Extrakten aus dem Harn von Frauen mit Gebärmutterkrebs. Z. Krebsforsch. **56**, 379 (1949). ~ Die experimentelle Erzeugung von Sarkomen bei Ratten und Mäusen durch Implantation von Rundscheiben aus Gold, Silber, Platin oder Elfenbein. Naturwiss. **42**, 75 (1955a). ~ Über die Sarkomauslösung durch Fremdkörperimplantation bei Ratten in Abhängigkeit von der Form der Implantate. Naturwiss. **42**, 106 (1955b). — NOVIKOFF, A. B., VAN R. POTTER and G. A. LEPAGE: Phosphorylated intermediates in tumor glycolysis. IV. Glycolysis in tumor homogenates. Cancer Res. 8, 203 (1948). — NUNEZ, G., e P. HAUSZWALB-NUNEZ: Timonucleoproteine nei tumori del topo (Estrazione e cromatografia). Tumori 37, 93 (1951).

OBERLING, C., and M. GUÉRIN: The role of viruses in the production of cancer. Adv. Canc. Res. 2, 353 (1954). — ODELL, L. D., and J. C. BURT: β-Glucuronidase activity in human female genital cancer. Cancer Res. 9, 362 (1949). — OESPER, P., and O. MEYERHOF: The determination of triose phosphate isomerase. Arch. of Biochem. 27, 223 (1950). — OLSON, K. B., G. HEGGEN, C. F. EDWARDS and L. W. GORHAM: Trace element content of cancerous and noncancerous human liver tissue. Science (Lancaster, Pa.) 119, 772 (1954). — OLSON, R. E.: Oxidation of C^{14}-labeled carbohydrate intermediates in tumor and normal tissue. Cancer Res. 11, 571 (1951). — OPPENHEIMER, B. S., E. T. OPPENHEIMER, J. DANISHEFSKY, A. P. STOUT and F. R. EIRICH: Further studies of polymers as carcinogenic agents in animals. Cancer Res. 15, 333 (1955). — OPPENHEIMER, B. S., E. T. OPPENHEIMER and A. P. STOUT: Sarcomas induced in rats by implanting cellophane. Proc. Soc. Exper. Biol. a. Med. 67, 33 (1948). ~ Sarcomas induced in rodents by imbedding various plastic films. Proc. Soc. Exper. Biol. a. Med. 79, 366 (1952). — OPPENHEIEMR, B. S., E. T. OPPENHEIMER, A. P. STOUT and J. DANISHEFSKY: Malignant tumors resulting from imbedding plastics in rodents. Science (Lancaster, Pa.) 118, 305 (1953). — ORR, J. W.: The induction of pulmonary adenomata in mice by urethane. Brit. J. Canc. 1, 311 (1947a). ~ The production of liver tumours by azo compounds. Brit. Med. Bull. 4, 385 (1947b). — ORR, J. W., and L. H. STICKLAND: The metabolism of rat liver during carcinogenesis by butter yellow. Biochemic. J. 35, 479 (1941). — ORR, S. F. D., and H. W. THOMPSON: The infra-red spectra of carcinogens. Part. II. Polynuclear hydrocarbons. J. Chem. Soc. (Lond.) 1950, 218. — OUTHOUSE, E. L.: Aminoethyl phosphoric ester from tumours. Biochemic. J. 30, 197 (1936).

PARDEE, A. B., C. HEIDELBERGER and VAN R. POTTER: The oxidation of acetate-1-C^{14} by rat tissue in vitro. J. of Biol. Chem 186, 625 (1950). — PASCHKIS, K. E., A. CANTAROW and J. STASNEY: Influence of thiouracil on carcinoma induced by 2-acetaminofluorene. Cancer Res. 8, 257 (1948). — PASSEY, R. D.: Experimental soot cancer. Brit. Med. J. 1922 II, 1112. — PASSEY, R. D., L. DMOCHOWSKI, R. REED and W. T. ASTBURG: Biophysical studies of extracts of tissues of high- and low-breast-cancer-strain mice. Biochim. et Biophysica Acta 4, 391 (1950). — PATERSON, E., I. AP THOMAS, A. HADDOW and J. M. WATKINSON: Leukaemia treated with urethane compared with deep X-ray therapy. Lancet 1946 I, 677. — PAYNE, A. H., L. S. KELLY, G. BEACH and H. B. JONES: The effect of neoplasia on the turnover of nucleic acids studied with formate-C^{14} and glycine-2-C^{14}. Cancer Res. 12, 426 (1952). — PAYNE, A. H., L. S. KELLY and M. R. WHITE: Effect of neoplastic tissue on the turnover of liver nucleic acids. Cancer Res. 12, 65 (1952). — PAYNE, R. L., A. R. CRANE and J. G. PRICE: Thiouracil and carcinoma of thyroid. Surg. etc. 22, 496 (1947). — PETERMANN, M. L., R. B. ALFIN-SLATER and A. M. LARACK: The nucleic acid distribution in normal and leukemic mouse spleen. Cancer (N. Y.) 2, 510 (1949). — PETERMANN, M. L., M. H. HAMILTON and N. A. MIZEN: Electrophoretic analysis of the macromolecular nucleoprotein particles of mammalian cytoplasm. Cancer Res. 14, 360 (1954). — PETERMANN, M. L., N. A. MIZEN and M. G. HAMILTON: The macromolecular particles of normal and regenerating rat liver. Cancer Res. 13, 372 (1953). ~ The macromolecular nucleoprotein particles of normal and tumor tissue. Proc. Amer. Assoc. Canc. Res. 1 (2), 37 (1954). — PETERMANN, M. L., and R. M. SCHNEIDER: Nuclei from normal and leukemic mouse spleen. II. The nucleic acid content of normal and leukemic nuclei. Cancer Res. 11, 485 (1951). — PICCO, A., e G. DOGLIOTTI: Ricerche sulla piruvicemia dei cancerosi e sul suo compartamento in rapporto alla radiotherapie. Tumori 37, 270 (1951). — PINCUS, G.: Recent Progr. in Hormone Res. 9 (1954). — PIRWITZ, J.: Grundlagen und Praxis chemischer Tumorbehandlung. Berlin-Göttingen-Heidelberg 1954. — PLATT, M. E., and E. F. SCHROEDER: Glyoxalase. II. The distribution of glyoxalase in tissues of normal and cancerous albino rats. J. of Biol. Chem. 106, 179 (1934). — POLLACK, M. A., A. TAYLOR and R. J. WILLIAMS: The B vitamins in human, rat and mouse neoplasms. Univ. Texas Publ. 1942, No 4237, 56. — POLLARD, A.: The chemical composition of the active agent of the Rous sarcoma No 1 and of some related products. Brit. J. Exper. Path. 20, 429 (1939). — POPPER, H., and A. B. RAGINS: Histologic demonstration of vitamin A in tumors. Arch. of Path. 32, 258 (1941). — POTTER, VAN R.: Biological energy transformations and the cancer problem. Adv. Enzymol. 4, 201 (1944). ~ The assay of animal tissues for respiratory enzymes. V. The malic dehydrogenase system. J. of Biol. Chem. 165, 311 (1946). ~ Studies of the reactions of the Krebs citric acid cycle in tumor, with homogenates, slices, and in vivo technics. Cancer Res. 11, 565 (1951). — POTTER, VAN R., and H. BUSCH: Citric acid content of normal and tumor tissues in vivo following injection of fluoroacetate. Cancer Res. 10, 353 (1950). — POTTER, VAN R., and G. A. LE PAGE: Metabolism of oxalacetate in glycolyzing tumor homogenates. J. of Biol. Chem. 177, 237 (1949). — POTTER, VAN R., G. A. LE PAGE and H. L. KLUG: The assay of animal tissues for respiratory enzymes. VII. Oxalacetic acid oxidation and the coupled phosphorylations in isotonic homogenates. J. of Biol. Chem. 175, 619 (1948). — POTTER,

VAN R., and G. G. LYLE: Oxidative phosphorylation in homogenates of normal and tumor tissues. Cancer Res. 11, 355 (1951). — POTTER, VAN R., J. M. PRICE, E. C. MILLER and J. A. MILLER: Studies on the intracellular composition of livers from rats fed various aminoazo dyes. III. Effects on succinoxidase and oxalacetic acid oxidase. Cancer Res. **10**, 28 (1950). — POTTER, VAN R., and P. SIEKEVITZ: In W. D. MCELROY and B. GLASS, Pathways of phosphate metabolism in cancer tissue. Phosphorus Metabolism, Bd. 2, S. 665. Baltimore 1952. — PRICE, V. E., and R. E. GREENFIELD: Liver catalase, II. Catalase fractions from normal and tumor-bearing rats. J. of Biol. Chem. **209**, 363 (1954). — PRICE, J. M., and A. K. LAIRD: Comparison of intracellular composition of regenerating livers and induced liver tumors. Cancer Res. **10**, 650 (1950). — PRICE, J. M., E. C. MILLER and J. A. MILLER: The intracellular distribution of protein, nucleic acids, riboflavin, and protein-bound aminoazo dye in the livers of rats fed p-dimethylaminoazobenzene. J. of Biol. Chem. **173**, 345 (1948). — PRICE, J. M., E. C. MILLER, J. A. MILLER and G. M. WEBER: Studies on intracellular composition of livers from rats fed various aminoazo dyes. I. Cancer Res. **9**, 398 (1949). ~ Studies on intracellular composition of livers from rats fed various aminoazo dyes. II. Cancer Res. **10**, 18 (1950). — PRICE, J. M., J. A. MILLER and C. E. MILLER: The intracellular distribution of protein, nucleic acids, and riboflavin in the livers of mice and hamsters fed 4-dimethylaminoazobenzene. Cancer Res. **11**, 523 (1951). — PRICE, J. M., J. A. MILLER, E. C. MILLER and G. M. WEBER: Studies on intracellular composition of liver and liver tumor from rats fed 4-dimethylaminoazobenzene. Cancer Res. **9**, 96 (1949). — PRICE, V. E., and J. P. GREENSTEIN: Enzymatic hydrolysis of analogous saturated and unsaturated peptides. J. of Biol. Chem. **175**, 969 (1948). — PRUSOFF, W. H., W. L. HOLMES and A. D. WELCH: Non-utilization of radioactive iodinated uracil, uridin and orotic acid by animal tissues in vivo. Cancer Res. **13**, 221 (1953). — PULLMAN, A., et B. PULLMAN: Sur les transformations métaboliques des hydrocarbures cancérogènes. Bull. Soc. Chim. France **1954**, 1097. — PULLMAN, B., et J. BAUDET: Sur le métabolisme des hydrocarbures cancérogènes. C. r. Acad. Sci. Paris **238**, 964 (1954). — PURVES, H. D., and W. E. GRIESBACH: Studies of experimental goitre. VII. Thyroid carcinomata in rats treated with thiourea. Brit. J. Exper. Path. **27**, 294 (1946). ~ VIII. Thyroid tumors in rats treated with thiourea. Brit. J. Exper. Path. **28**, 46 (1947). — PUTNAM, F. W., and P. STELOS: Proteins in multiple myeloma. II. Bence-Jones proteins. J. of Biol. Chem. **203**, 347 (1953). — PUTNAM, F. W., and B. UDIN: Proteins in multiple myeloma. I. Physicochemical study of serum proteins. J. of Biol. Chem. **202**, 727 (1953). — PUTSCHAR, W., u. F. HOLTZ: Erzeugung von Hautkrebsen bei Ratten durch langdauernde Ultraviolettbestrahlung. Z. Krebsforsch. **33**, 219 (1931).

RAABE, S.. Die Bedeutung der menschlichen Phosphatasen für die Geschwulstforschung. Z. Krebsforsch. **58**, 654 (1952). — RAJEWSKY, B., u. A. SCHRAUB: Strahlenschädigungen. In: Naturforschung und Medizin in Deutschland 1939—1946, Bd. 21, S. 123. 1948. — RAJEWSKY, B., A. SCHRAUB u. G. KAHLAU: Experimentelle Geschwulsterzeugung durch Einatmung von Radiumemanation. Naturwiss. **31**, 170 (1943). — RATNER, S.: Conversion of d-glutamic acid to pyrrolidonecarboxylic acid by the rat. J. of Biol. Chem. **152**, 559 (1944). — REDDY, D. V. N., and L. R. CERECEDO: Nucleic acid changes in the mouse during gestation. J. of Biol. Chem. **192**, 57 (1951). — REHN, L.: Blasengeschwülste bei Fuchsin-Arbeitern. Arch. klin. Chir. **50**, 588 (1895). — REIF, A. E., VAN R. POTTER and G. A. LE PAGE: Aerobic glycolysis in homogenates of normal and tumor tissues. Cancer Res. **13**, 807 (1953). — ŘEŘABÉK, J.: Quantitative estimations of nucleic acids in organs of normal and cancerous animals. Ark. Kemi, Mineral. Geol. A **24**, Nr 35, 1 (1947). — RHIAN, M., and VAN R. POTTER: The DPN-cytochrome reductase content of cancer tissue. Cancer Res. **7**, 714 (1947). — RILEY, V. T.: Chromatographic studies on the seperation of the virus from chicken tumor I. I. Effect of salt concentration on adsorption, elution, and purification. J. Nat. Canc. Inst. **11**, 199 (1950a). ~ Chromatographic studies on the separation of the virus from chicken tumor I. II. Zoning, purification and recovery of the agent from the column. J. Nat. Canc. Inst. **11**, 215 (1950b). — RITCHEY, M. G., L. F. WICKS and E. L. TATUM: Biotin, choline, inositol, p-aminobenzoic acid, and vitamin B_6 in transplantable mouse carcinomas and in mouse blood. J. of Biol. Chem. **171**, 51 (1947). — ROBERTS, E., A. L. CALDWELL, G. H. A. CLOWES, V. SUNTZEFF, C. CARRUTHERS and E. V. COWDRY: Amino acids in epidermal carcinogenesis in mice. Cancer Res. **9**, 350 (1949). — ROBERTS, E., and S. FRANKEL: Arginase activity and nitrogen content in epidermal carcinogenesis in mice. Cancer Res. **9**, 231 (1949a). ~ Free amino acids in normal and neoplastic tissues of mice as studied by paper chromatography. Cancer Res. **9**, 645 (1949b). — ROBERTS, E., and G. H. TISHKOFF: Distribution of free amino acids in mouse epidermis in various phases of growth as determined by paper partition chromatography. Science (Lancaster, Pa.) **109**, 14 (1949). — ROBERTSON, W. v. B.: Ascorbic acid content of tumors and homologues normal tissues. J. Nat. Canc. Inst. **4**, 321 (1943). — ROBERTSON, W. v. B., and H. KAHLER: Riboflavin content of tumor tissues. J. Nat. Canc. Inst. **2**, 595 (1942). — ROBINET, L.: Terrains magnésiens et cancer: Haut Rhin, Bas Rhin, Moselle. Bull. Assoc. franç. Étude Canc. **18**, 243 (1930). ~ Angleterre et Pays de Galles; terrains magnésiens et cancer. Bull. Assoc. franç. Étude Canc. **20**, 434 (1931). ~ Terrains magnésiens et cancer. Grand duché de Bade. Bull. Assoc. franç. Étude Canc. **21**, 464 (1932). — ROBINSON, R.: Some aspects of chemistry related to medicine. Brit. Med. J. **1946 I**, 943. — ROCHE, J., L. CORNIL, G. DESRUISSEAUX, N. BAUDOIN et S. LONG: Action de l'ion zinc sur la phosphatase alcaline du sérum humain et cancers. C. r. Soc. Biol. Paris **141**, 1251 (1947). — ROCHE, J., N.-V. THOAI, J. MARCELET et G. DESRUISSEAUX: L'action de l'ion zinc sur la phosphatase alcaline du sérum humain à l'état normal et dans divers états pathologiques en particulier chez les cancéreux. C. r. Soc. Biol. Paris **140**, 632 (1946). — ROCHE, J., N.-V. THOAI, J. MARCELET, G. DESRUISSEAUX et S. DURAND: Sur l'inversion de l'activation de la phosphatase alcaline du sérum par l'ion zinc chez nombreux cancéreux. Bull. Acad. Méd. Paris **130**, 294 (1946). — RODEWALD, W., u. H. KLEIN: Über Leberveränderungen nach Verfütterung von bösartigen Tumoren. Naturwiss. **31**, 277 (1943). — ROE, J. H., J. W. CASSIDY, A. C. TATUM and E. W. RICE: Failure to observe pentolysis by the serum of rats bearing malignant tumors. Cancer Res. **12**, 238 (1952). — ROFFO, A. H.: Krebs und Sarkom durch Ultraviolett- und Sonnenstrahlen. Z. Krebsforsch. **41**, 448 (1934). ~ Über die physikalisch-chemische Ätiologie der Krebskrankheit. Strahlenther. **66**, 328 (1939). — ROFFO, A. H., y L. M. CORREA: Untersuchung der chemischen Formel der durch Ultraviolettbehandlung aus Cholesterin entstehenden carcinogenen Substanzen. Bol. Inst. Med. exper. Cánc., Buenos Aires **14**, 681 (1938). Zit. nach Chem. Zbl. **1938 II**, 2764. — ROFFO, A. H., y P. PILONE: Der Index des Nucleinphosphors bei normalen und neoplastischen Geweben. Bol. Inst. Med. exper. Cánc., Buenos Aires **7**, 623 (1930). — ROGERS, S.: Age of the host and other factors affecting the production with urethane of pulmonary adenomas in mice. J. of Exper. Med. **93**, 427 (1951). — RONDONI, P.: Untersuchungen über Tumorproteine: N- und P-Fraktionierungsversuche. Hoppe-Seylers Z. **265**, 102 (1940). ~ Mikroskopisch-chemische Beiträge zum Krebsproblem. Wien 1949. — RONDONI, P., u. L. GOLDFISCH: Untersuchungen über Tumorproteine: der Gehalt der Benzpyrensarkome an Nucleoproteid-P. Schweiz. med. Wschr. **1941**, 1364. — RONDONI, P., G. MAYR u. E. GALLICO: On magnetic behaviour of some carcinogenic substances. Experientia (Basel) **5**, 357 (1949). — ROSEDALE, J. L.: The amino-acids of flesh. II. Comparison of the diaminoacid content of some normal and pathological tissues. Biochemic. J. **22**, 826 (1928). — ROSENFELD, I., and C. A. TOBIAS: Distribution of Co^{60}, Cu^{64}, and Zn^{65} in the cytoplasm and nuclei of tissues. J. of Biol. Chem. **191**, 339 (1951). — ROSENTHAL, E.: Untersuchungen über den Katalasegehalt der Leber und des Blutes von Krebsmäusen. Dtsch. med. Wschr. **1912**, 2270. — ROSENTHAL, O., and D. L. DRABKIN: The oxidative response of normal and neoplastic tissues to succinate and to p-phenylenediamine. Cancer Res. **4**, 487 (1944). — ROSIN, A.: Early changes in lungs of rats treated with urethane (ethyl carbamate). Cancer Res. **9**, 583 (1949). — ROSKELLEY, R. C., N. MAYER, B. N. HORWITT and W. T. SALTER: Studies in cancer. VII. Enzyme deficiency in human and experimental cancer. J. Clin. Invest. **22**, 743 (1943). — ROSKIN, G.: Cytotoxic factor in blood of cancer patients. Amer. Rev. Sov. Med. **4**, 115 (1946). — ROSS, W. C. J.: The chemistry of cytotoxic alkylating agents. Adv. Canc. Res. **1**, 397 (1953). — ROSSNER, W.: Über neue Derivate des Methylcholanthrens und über einige vom Cholesterin abgeleitete heterocyclische Verbindungen. Hoppe-Seylers Z. **249**, 267 (1937). — ROUS, P.: A transmissible avian neoplasm (sarcoma of the common fowl). J. of Exper. Med. **12**, 696 (1910). — ROUS, P., and J. G. KIDD: Conditional neoplasms and subthreshold neoplastic states. A study of the tar tumors of rabbits. J. of Exper. Med. **73**, 365 (1941). — RUDALI, G., et P. L. MARIANI: Sur la production des tumeurs du foie, chez la souris XVII Ivry, à l'aide du tétrachlorure de carbone. C. r. Soc. Biol. Paris **144**, 1626 (1950). — RUSCH, H. P.: Carcinogenesis: A facet of living processes. Cancer Res. **14**, 407 (1954). — RUSCH, H. P., and C. A. BAUMANN: Tumor production in mice with ultraviolet irradiation. Amer. J. Canc. **35**, 55 (1939). — RUSCH, H. P., B. E. KLINE and C. A. BAUMANN: Carcinogenesis by ultraviolet rays with reference to wave length and energy. Arch. of Path. **31**, 135 (1941). — RUSCH, H. P., and G. A. LE PAGE: The biochemistry of carcinogenesis. Annual Rev. Biochem. **17**, 471 (1948). — RUTMAN, R. J., A. CANTAROW and K. E. PASCHKIS: Studies in 2-acetylaminofluorene carcinogenesis. I. The intracellular distribution of nucleic acids and protein in rat liver. Cancer Res. **14**, 111 (1954a). ~ Studies in 2-acetylaminofluorene carcinogenesis. II. The in-vitro uptake of alanin-1-C^{14} by preneoplastic liver and hepatoma mitochondrial protein. Cancer Res. **14**, 115 (1954b). ~ Studies in 2-acetaminofluorene carcinogenesis. III. The utilization of uracil-2-C^{14} by preneoplastic rat liver and rat hepatoma. Cancer Res. **14**, 119 (1954c). — RUTMAN, R. J., A. CANTAROW, K. E. PASCHKIS and B. ALLANHOFF: Studies on uracil utilization in normal and acetaminofluorene-treated rats. Science (Lancaster, Pa.) **117**, 282 (1953).

SAFFRAN, M., and J. L. PRADO: Inhibition of aconitase by trans-aconitate. J. of Biol. Chem. **180**, 1301 (1949). — SANDBERG, M., H. GROSS and O. M. HOLLY: Changes in retention of copper and iron in liver and spleen in chronic diseases accompanied by secondary anemia. Arch. of Path. **33**, 834 (1942). — SANDRITTER, W.: Über den Nukleinsäuregehalt in malignen

Geschwülsten. Naturwiss. 39, 46 (1952). — Sartory, A., R. Sartory, J. Meyer et E. Keller: La détermination de la quantité de magnesium contenue dans les aliments essentiels et de l'eau de différentes communes d'Alsace et de Lorraine et son influence sur la mortalité cancéreuse. C. r. Acad. Sci. Paris 195, 400 (1932). — Sasaki, T., u. T. Yoshida: Experimentelle Erzeugung des Lebercarcinoms durch Fütterung mit o-Amidoazotoluol. Virchows Arch. 295, 175 (1935). — Sauberlich, H. E., and C. A. Baumann: The amino acid content of certain normal and neoplastic tissues. Cancer Res. 11, 67 (1951). — Schade, A. L.: Enzymic studies on ascitic tumors and their host's blood plasmas. Biochim. et biophysica Acta 12, 163 (1953). — Schaefer, A. E., D. H. Copeland and W. D. Salmon: Occurence of neoplasms in chickens as result of prolonged choline deficiency. Cancer Res. 9, 608 (1949). — Schaefer, A. E., D. H. Copeland, W. D. Salmon and O. M. Hale: Influence of riboflavin, pyridoxine, inositol, and protein depletion-repletion upon choline deficiency induced neoplasms. Cancer Res. 10, 786 (1950). — Schenck, E. G.: Untersuchung über die Beeinflussung des Baues der Gewebeeiweißstoffe durch krankhafte Vorgänge im Organismus. (Tumor und Kachexie; Bestrahlung mit Röntgenstrahlen.) Arch. exper. Path. u. Pharmakol. 175, 401 (1934). — Schmidt, G.: Nucleoproteins and cancer. In: The physiopathology of cancer by F. Homburger and W. Fishman. New York 1953. — Schmidt, H. W.: Untersuchungen über den Brenztraubensäuregehalt in Blut und Tumor bei Ascitescarcinommäusen. Z. Krebsforsch. 54, 170 (1944). ~ Untersuchung über die Cholinesterase bei Krebskranken und Tumormäusen. Schweiz. med. Wschr. 1947, 458. — Schmidt, O.: Das Kastenmodell in Theorie und Praxis der aromatischen Verbindungen. Ber. dtsch. chem. Ges. A 73, 97 (1940). ~ Charakterisierung und Mechanismus der Krebs erzeugenden Kohlenwasserstoffe. Naturwiss. 29, 146 (1941). — Schmiedeberg, O.: Über die pharmakologischen Wirkungen und die therapeutische Anwendung einiger Carbaminsäureester. Arch. exper. Path. u. Pharmakol. 20, 203 (1886). — Schmitz, H.: Nachweis von Dehydrasen am Ascitestumor der Maus (Thunberg-Effekt). Z. Krebsforsch. 56, 596 (1950). ~ Isolierung von freien Nukleotiden aus verschiedenen Geweben. I. Isolierung der 5'-Mono-, Di- und Triphosphate von Adenosin, Guanosin, Cytidin und Uridin sowie von Uridin-5'-diphosphat-derivaten aus dem Walker-Carcinom. Naturwiss. 41, 120 (1954a). ~ Isolierung von freien Nucleotiden aus verschiedenen Geweben. II. Isolierung der 5'-Mono-, Di- und Triphosphate von Adenosin, Guanosin, Cytidin und Uridin aus dem Ascites-Tumor der Maus. Biochim. et biophysica Acta 14, 160 (1954b). — Schmitz, H., Van R. Potter and R. B. Hurlbert: Alternative pathways of glucose metabolism. I. Distribution of radioactivity from glucose-1-C^{14} in acid-soluble and acid-insoluble fractions of tumor and normal tissue. Cancer Res. 14, 58 (1954). — Schmitz, H., Van R. Potter, R. B. Hurlbert and D. M. White: Alternative pathways of glucose metabolism. II. Nucleotides from the acid-soluble fraction of normal and tumor tissues and studies on nucleic acid synthesis in tumors. Cancer Res. 14, 66 (1954). — Schneider, W. C.: Phosphorus compounds in animal tissues. II. The nucleic acid content of homologous normal and cancer tissues. Cancer Res. 5, 717 (1945). ~ Intracellular distribution of enzymes. II. Cancer Res. 6, 685 (1946). ~ Nucleic acids in normal and neoplastic tissues. Cold Spring Harbor Symp. Quant. Biol. 12, 169 (1947). — Schneider, W. C., and G. H. Hogeboom: Intracellular distribution of enzymes. VI. The distribution of succinic oxidase and cytochrome oxidase activities in normal mouse liver and mouse hepatoma. J. Nat. Canc. Inst. 10, 969 (1950). — Schneider, W. C., G. H. Hogeboom, E. Shelton and M. J. Striebich: Enzymatic and chemical studies on the livers and liver mitochondria of rats fed 2-methyl- or 3'-methyl-4-dimethyl-aminoazobenzene. Cancer Res. 13, 285 (1953). — Schneider, W. C., and H. L. Klug: Phosphorus compounds in animal tissues. IV. The distribution of nucleic acids and other phosphorus-containing compounds in normal and malignant tissues. Cancer Res. 6, 691 (1946). — Schneider, W. C., and Van R. Potter: Biocatalysts in cancer tissue. III. Succinic dehydrogenase and cytochrome oxidase. Cancer Res. 3, 353 (1943). — Schoental, R.: Primary liver tumours in rats as a result of feeding of senecio alkaloids. Proc. Amer. Assoc. Canc. Res. 1 (I), 47 (1953). — Schramm, G.: Biochemie der Viren. Berlin-Göttingen-Heidelberg 1954. — Schürch, O., u. A. Winterstein: Über die krebserregende Wirkung aromatischer Kohlenwasserstoffe. Hoppe-Seylers Z. 236, 79 (1935). — Schwartz, M. K., I. Asimov and H. H. Wotiz: The action of acid phosphatase from cancerosis and noncancerosis human prostate on various substrates. Cancer (N. Y.) 6, 924 (1953). — Schweigert, B. S., B. T. Guthneck, J. M. Price, J. A. Miller and E. C. Miller: Amino acid composition of morphological fractions of rat livers and induced liver tumors. Proc. Soc. Exper. Biol. a. Med. 72, 495 (1949). — Seibert, F. B., M. V. Seibert, A. J. Atno and H. W. Campbell: Variation in protein and polysaccharide content of sera in the chronic diseases, tuberculosis, sarcoidosis, and carcinoma. J. Clin. Invest. 26, 90 (1947). — Shabad, L. M: Production expérimentale de tumeurs malignes par un extrait benzénique du fois d'un cancéreux. A propos de la question des substances cancérigènes endogènes. C. r. Soc. Biol. Paris 124, 213 (1937). — Shabad, L. M.: On tumor-producing chemical substances. Cancer Res. 5, 405 (1945). — Shack, J.: Cytochrome oxidase and d-amino acid oxidase in tumor tissue. J. Nat. Canc.

Inst. 3, 389 (1943). ~ The desoxyribonucleases of transplantable lymphoma 1 and of other tissues of the strain A mouse. Proc. Amer. Assoc. Canc. Res. 1 (1), 49 (1953). — SHACK, J., R. J. JENKINS and J. M. THOMPSETT: Deoxypentose nucleic acids and nucleoproteins of malignant tissues. II. Physicochemical studies of the deoxypentose nucleic acid of a transplantable mouse lymphoma. J. Nat. Canc. Inst. **13**, 1453 (1953). — SHACK, J., and J. M. THOMPSETT: Deoxypentose nucleic acids and nucleoproteins of malignant tissues. I. The nucleohistone of a transplantable lymphoma. J. Nat. Canc. Inst. **13**, 1425 (1953). — SHAPIRO, D. M., M. E. SHILS and L. S. DIETRICH: Quantitative biochemical differences between tumor and host as a basis for cancer chemotherapy. I. Vitamin B_6. Cancer Res. **13**, 703 (1953). — SHEAR, M. J.: The role of sodium, potassium, calcium, and magnesium in cancer. A review. Amer. J. Canc. **18**, 924, 1018 (1933). ~ Studies in carcinogenesis. I. The production of tumors in mice with hydrocarbons. Amer. J. Canc. **26**, 322 (1936a). ~ Studies in carcinogenesis. III. Amer. J. Canc. **28**, 334 (1936b). ~ Carcinogenic activity of some anthracene derivatives. J. of Biol. Chem. **123**, Proc. cviii (1938a). ~ Studies in carcinogenesis. V. Methyl- derivatives of 1:2-benzanthracene. Amer. J. Canc. **33**, 499 (1938b). ~ Studies in carcinogenesis. VII. Compounds related to 3:4-benzpyrene. Amer. J. Canc. **36**, 211 (1939). — SHEAR, M. J., and J. LEITER: Carcinogenesis. XVI. Production of subcutaneous tumors in mice by miscellaneous polycyclic compounds. J. Nat. Canc. Inst. **2**, 241 (1941). — SHEAR, M. J., J. LEITER and A. PERRAULT: Studies in carcinogenesis. XIV. 3-Substituted and 10-substituted derivatives of 1,2-benzanthracene. J. Nat. Canc. Inst. **1**, 303 (1940). ~ Studies in carcinogenesis. XV. Compounds related to 20-methylcholanthrene. J. Nat. Canc. Inst. **2**, 99 (1941). — SHEMIN, D., and D. RITTENBERG: Evidence for the totally asymmetric synthesis of amino acids in vivo. J. of Biol. Chem. **151**, 507 (1943). ~ Some interrelationships in general nitrogen metabolism. J. of Biol. Chem. **153**, 401 (1944). — SHEMIN, D., and E. E. SPROUL: Studies of the transmissible agent of chicken sarcoma. I. Isolation of virus from basic protein-virus complex. Cancer Res. **2**, 514 (1942). — SHETLAR, M. R., C. P. ERWIN and M. R. EVERETT: Serum polysaccharide levels in rats bearing the Walker 256 tumor. Cancer Res. **10**, 445 (1950). — SHETLAR, M. R., C. L. SHETLAR, V. RICHMOND and M. R. EVERETT: The polysaccharide content of serum fractions in carcinoma, arthritis, and infections. Cancer Res. **10**, 681 (1950). — SHRIGLEY, E. W.: Virus-induced tumors of animals. Annual Rev. Microbiol. **5**, 241 (1951). — SHUBIK, P.: Studies on the promoting phase in the stages of carcinogenesis in mice, rats, rabbits, and guinea pigs. Cancer Res. **10**, 13 (1950). — SHUBIK, P., A. R. GOLDFARB, A. C. RITCHIE and H. LISCO: Latent carcinogenic action of betairradiation on mouse epidermis. Nature (Lond.) **171**, 934 (1953). — SIBLEY, J. A., and A. L. LEHNINGER: Aldolase in the serum and tissues of tumor-bearing animals. J. Nat. Canc. Inst. **9**, 303 (1949). — SIEBERT, G., K. LANG u. H. WOLF: Über die Hemmung von Kathepsin durch Buttergelb. Biochem. Z. **322**, 446 (1952). — SIEKEVITZ, P., and VAN R. POTTER: The effect of 2,4-dinitrophenol and of fluoride on oxidations in normal and tumor tissues. Cancer Res. **13**, 513 (1953). — SIMPSON, C. L.: Trypan blue-induced tumors of rats. Brit. J. Exper. Path. **33**, 524 (1952). — SKIPPER, H. E., C. E. BRYAN, D. WHITE and O. S. HUTCHISON: Techniques for in vivo tracer studies with radioactive carbon. J. of Biol. Chem. **173**, 371 (1948). — SMITH, H. H., and H. M. SRB: Induction of mutations with β-propiolactone. Science (Lancaster, Pa.) **114**, 490 (1951). — SMITH, J. N.: The orientation of biochemically introduced hydroxyl groups in benzene derivatives in the animal body. Biochem. Soc. Symposia **1950**, No 5, 15. — SNAPP, R. H., D. J. NIEDERMAN and ST. ROTHMAN: Experiments on the theory of photochemical formation of carcinogens from skin fats. Cancer Res. **10**, 73 (1950). — SOBOTKA, H., and E. BLOCH: Urine extractives in cancer. Amer. J. Canc. **35**, 50 (1939). — SOROF, S., and P. P. COHEN: Electrophoretic and ultracentrifugal studies on the soluble proteins of various tumors and of livers from rats fed 4-dimethylaminoazobenzene. Cancer Res. **11**, 376 (1951). — SOROF, S., P. P. COHEN, E. C. MILLER and J. A. MILLER: Electrophoretic studies on the soluble proteins from livers of rats fed aminoazo dyes. Cancer Res. **11**, 383 (1951). — SOROF, S., R. H. GOLDER and M. G. OTT: Isolation of a major ultracentrifugal class of soluble proteins from rat liver; localization of soluble protein-bound aminoazo dyes therein. Cancer Res. **14**, 190 (1954). — SPIELMAN, M. A., and R. K. MEYER: The preparation of progesterone from cholesterol. J. Amer. Chem. Soc. **61**, 893 (1939). — STAINS, J.: A classified bibliography of inbred strains of mice. Science (Lancaster, Pa.) **119**, 295 (1954). — STAMER, S.: Further experimental studies on intravenous injection of 9,10-dimethyl-1,2-benzanthracene in mice (Tolerance excretion effect of normal blood cells). Acta path. scand. (Københ.) **22**, 65 (1945). — *Standardized Nomenclature for Inbred Strains of Mice:* Prepared by the committee on standardized nomenclature for inbred strains of mice. Cancer Res. **12**, 602 (1952). — STAUB, H., G. VIOLLIER u. A. WERTHEMANN: Über das Auftreten von multiplen Adenomen in der Leber von cholinarm ernährten Ratten. Experientia (Basel) **4**, 233 (1948). — STAVELY, H. E., and W. BERGMANN: The photoactivity of irradiated cholestrol, a pseudo-photographie effect. Amer. J. Canc. **30**, 749 (1937). — STEELE, R., F. C. KOCH and P. E. STEINER: Extraction of carcinogenic fraction from human urine. Cancer Res. **1**, 614 (1941). — STEINER, P. E.: Induction of tumors with extracts from human livers and human cancers. Cancer Res. **2**, 425 (1942). ~ Incidence of carcinogenic factor in livers of cancer, noncancer cirrhotic and negro patients. Cancer Res. **3**, 385 (1943). — STEINER, P. E., and J. H. EDGCOMB: Carcinogenicity of 1,2-benzanthracene. Cancer Res. **12**, 657 (1952). — STEINER, P. E., D. W. STANJER and M. N. BOLYARD: Comparison of carcinogenic activity in extracts of human liver and other human and animal organs. Cancer Res. **7**, 273 (1947). — STEPP, W., u. H. SCHROEDER: Über die Beziehungen des Vitamin C zum Stoffwechsel des Carcinomgewebes. Z. exper. Med. **98**, 611 (1936). — STERN, K., u. R. WILLHEIM: Zur Frage der chemischen Zusammensetzung der Nucleinsäuren maligner Tumoren. Biochem. Z. **272**, 180 (1934). ~ The biochemistry of malignant tumors. Brooklyn, N. Y. 1943. — STEVENS, C. M., and A. MYLROIE: Mutagenic activity of β-chloralkyl amines and sulphides. Nature (Lond.) **166**, 1019 (1950). — STEVENS, CH. D., P. M. QUINLIN, M. A. MEINKEN and A. M. KOCK: Sulfopyrazine precipitated in cancer tissue upon repeated glucose injections. Science (Lancaster, Pa.) **112**, 561 (1950). — STEVENSON, E. S., K. DOBRINER and C. P. RHOADS: The metabolism of dimethylaminoazobenzene (butter yellow) in rats. Cancer Res. **2**, 160 (1942). — STOCK, C. CH.: Experimental cancer chemotherapy. Adv. Canc. Res. **2**, 425 (1954). — STOTZ, E.: The estimation and distribution of cytochrome oxidase and cytochrome C in rat tissues. J. of Biol. Chem. **131**, 555 (1939). — STOWELL, R. E.: Thymonucleic acid in tumors. Cancer Res. **5**, 283 (1945). ~ Nucleic acids in human tumors. Cancer Res. **6**, 426 (1946). ~ Alterations in nucleic acids during hepatoma formation in rats fed p-dimethylaminoazobenzene. Cancer (N. Y.) **2**, 121 (1949). — STOWELL, R. E., and Z. K. COOPER: The relative thymonucleic acid content of human normal epidermis, hyperplastic epidermis, and epidermoid carcinomas. Cancer Res. **5**, 295 (1945). — STRENGTH, D. R., and M. A. SEIBERT: Studies of the coenzyme content of tumor tissue. Proc. Amer. Assoc. Canc. Res. **1** (2), 47 (1954). — STRONG, L. C., and L. D. FRANCES: The blood of female mice (breeders) of cancer-susceptible (A) and cancer-resistant (CBA) strains. Arch. of Path. **23**, 202 (1937). ~ Differences in hemoglobin values in the blood of breeder female mice; a comparison between cancer-susceptible and cancer-resistant strains. Amer. J. Canc. **38**, 399 (1940). — STRONG, L. C., G. M. SMITH and W. U. GARDNER: Induction of tumors by 3,4,5,6-dibenzocarbazole in male mice of the CBA strain, which develops spontaneous hepatoma. Yale J. Biol. a. Med. **10**, 335 (1938). — STURM, A., u. L. ROCKMANN: Fraktionierte Jodbestimmung in menschlichen Organen. Ein Beitrag zur biologischen Funktion des Gewebejods. Biochem. Z. **287**, 50 (1936). — SUGIURA, K.: Carcinogenicity of certain compounds related to p-dimethylaminoazobenzene. Cancer Res. **8**, 141 (1948). — SUGIURA, K., C. R. HALTER, C. J. KENSLER and C. P. RHOADS: Observations on rats fed with compounds related to dimethylaminoazobenzene. Cancer Res. **5**, 235 (1945). — SULLIVAN, T. J., E. B. GUTMAN and A. B. GUTMAN: Theory and application of the serum „acid" phosphatase determination in metastasizing prostatic carcinoma; early effects of castration. J. of Urol. **48**, 426 (1942). — SWENDSEID, M. E., F. H. BETHELL and O. D. BIRD: The concentration of folic acid in leukocytes. Cancer Res. **11**, 864 (1951). — SWICK, R. W., and C. A. BAUMANN: Tocopherol in tumor tissues and effects of tocopherol on the development of liver tumors. Cancer Res. **11**, 948 (1951). — *Symposium on mammary tumors in mice.* Amer. Assoc. for Adv. of Sci. No 22, 1945. — SYVERTON, J. T., G. P. BERRY and S. L. WARREN: The Roentgen radiation of papilloma virus (Shope). II. The effect of X-rays upon papilloma virus in vitro. J. of Exper. Med. **74**, 223 (1941).

TANNENBAUM, A., and H. SILVERSTONE: Nutrition in relation to cancer. Adv. Canc. Res. **1**, 451 (1953). — TAYLOR, A. R.: Concentration of the rabbit papilloma virus with the Sharples supercentrifuge. J. of Biol. Chem. **163**, 283 (1946). — TAYLOR, A. R., D. BEARD, D. G. SHARP and J. W. BEARD: Nucleic acid of rabbit papilloma virus protein. J. Inf. Dis. **71**, 110 (1942). — TAYLOR, A., and M. A. POLLACK: Hemoglobin level and tumor growth. Cancer Res. **2**, 223 (1942). — TAYLOR, A., M. A. POLLACK and R. J. WILLIAMS: Uniformities in the content of B vitamins in malignant neoplasms. Science (Lancaster, Pa.) **96**, 322 (1942). — THOMAS, J. A., et J.-P. THIERY: Production élective de liposarcomes chez le lapin par des oligoéléments zinc et cobalt. C. r. Acad. Sci. Paris **236**, 1387 (1953). — THOMAS, L. E., and L. M. STEINITZ: Histochemical study of epidermal carcinogenesis in the mouse. Cancer Res. **10**, 245 (1950). — THOMPSON, R. Y., F. C. HEAGY, W. C. HUTCHISON and J. N. DAVIDSON: The deoxyribonucleic acid content of the rat cell nucleus and its use in expressing the results of tissue analysis, with particular reference to the composition of liver tissue. Biochemic. J. **53**, 460 (1953). — TIEDEMANN, H.: Stoffwechsel des Mäuse-ascites-Tumors. Z. exper. Med. **119**, 272 (1952). — TILAK, B. D.: Sulphur isosters of carcinogenic hydrocarbons. I. Proc. Indian. Acad. Sci. A **33**, 131 (1951). — TIMMIS, G. M.: Dimethanesulphonoxyalkanes: A new type of bifunctional radiomimetic compounds. Abstracts of Papers XII. Int. Congr. Pure and Appl. Chemistry, S. 334, 1951. — TOENNIES, G.: Protein-chemical aspects of cancer. Cancer Res. **7**, 193 (1947). — TOYODA, H., S. KISHI and W. NAKAHARA: Quantitative studies of the total sulfur and iodine in normal and malignant tissues. Gann (jap.) **29**, 29 (1935). — TROESCHER, E. E., and EARL R. NORRIS: A micro blood esterase determination applied to studies of rats bearing adenocarcinoma. J. of Biol. Chem. **132**, 553 (1940). — TSUTSUI, H.: Über das künstlich erzeugte Cancroid bei der Maus. Gann (jap.) **12**, 17 (1918). — TUNG, T. C., and P. P. COHEN: The synthesis of citrulline and p-aminohippuric acid by rat hepatoma. Cancer Res. **10**, 793 (1950). — TURNER, F. C.: Effects of ox bile and estrin on the development of tumours in mice. Publ. Health Rep. **54**, 1603 (1939). ~ Sarcomas at sites of subcutaneously implanted bakelite disks in rats. J. Nat. Canc. Inst. **2**, 81 (1941). — TUTTLE, L. W., L. A. ERF and J. H. LAWRENCE: Studies on neoplasms with the acid of radioactive phosphorus. III. The phosphorus metabolism of the phospholipide, acid-soluble and nucleoprotein fractions of various tissues of normal and leucemic mice following the administration of „tracer" and „therapeutic" doses of radio-phosphorus. J. Clin. Invest. **20**, 577 (1941). — TYNER, E. P., C. HEIDELBERGER and G. A. LE PAGE: In vivo studies on incorporation of glycine-2-C^{14} into proteins and nucleic acid purines. Cancer Res. **12**, 158 (1952). ~ Intracellular distributions of radioactivity in nucleic acid nucleotide and proteins following simultaneous administration of $phosphorus^{32}$ and glycine-2-C^{14}. Cancer Res. **13**, 186 (1953).

URAMOTO, M.: Studies on the change in the amount of cholesterol and phosphorus compounds of cancerous tissue at various periods of its growth. J. of Biochem. **16**, 69 (1932).

VENDRELY, R., u. C. VENDRELY: La teneur du noyau cellulaire en acide désoxyribonucléique à travers les organes, les individus et les espèces animales. Experientia (Basel) **4**, 434 (1948); **5**, 327 (1949). — VERMES, E., u. A. RAFFY: Teneur en riboflavine (vitamine B_2) de tumeurs et du foie chez des cancéraux. C. r. Soc. Biol. Paris **139**, 260 (1945). — VERMUND, H., C. P. BARNUM, R. A. HUSEBY and K. W. STENSTROM: The effect of Roentgen radiation on the incorporation of radiophosphorus into nucleic acids and other constituents of mouse mammary carcinoma. Cancer Res. **13**, 633 (1953). — VESCIA, A., A. ALBANO u. A. JACANO: Die Beziehung der optischen Form von Aminosäuren zur Peptidase-Aktivität in menschlichen normalen Geweben und Tumoren. Hoppe-Seylers Z. **293**, 216 (1953). — VIOLLIER, G.: Über den Enzymgehalt gutartiger und maligner Lebertumoren. I. Arginase und Histidase. Helvet. physiol. Acta **8**, C 34 (1950a). ~ Über den Enzymgehalt gutartiger und maligner Lebertumoren. II. Bernsteinsäureoxydase und Cholinoxydase. Helvet. physiol. Acta **8**, C 37 (1950b). — VIOLLIER, G., u. P. WASER: Über den Enzymgehalt gutartiger und maligner Lebertumoren. III. Cholinesterase und Tributyrase in Plasma, Erythrocyten und Leber. Helvet. physiol. Acta **8**, C 39 (1950). — VISCHER, E., and E. CHARGAFF: The separation and characterization of purines in minute amounts of nucleic acid hydrolysates. J. of Biol. Chem. **168**, 781 (1947). ~ The separation and quantitative estimation of purines and pyrimidines in minute amounts. J. of Biol. Chem. **176**, 703 (1948). — VISCHER, E., u. A. WETTSTEIN: Mikrobiologische Dehydrierung von Steroiden. Experientia (Basel) **9**, 371 (1953). — VOEGTLIN, C., R. H. FITCH, H. KAHLER, J. M. JOHNSON and J. W. THOMPSON: Experimental studies on cancer. I. The influence of the parenteral administration of certain sugars on the p_H of malignant tumors. Nat. Inst. Health Bull. **164**, 1, 15 (1935). — VOLKMANN, R. v.: Über Teer-, Paraffin- und Rußkrebs (Schornsteinfegerkrebs). Beiträge zur Chirurgie, S. 370. Leipzig 1875. — VOWLES, R. B.: Thymonucleic acid from Jensen sarcoma. Ark. Kemi, Mineral. Geol. B **14**, Nr 10, 5 (1940).

WACHSTEIN, M., and E. MEISEL: Histochemical demonstration of esterase activity in the normal human kidney and in renal carcinoma. Proc. Soc. Exper. Biol. a. Med. **79**, 680 (1952). — WALDSCHMIDT-LEITZ, E.: d-Peptidasen. Erg. Enzymforsch. **9**, 193 (1943). — WALPOLE, A. L., D. C. ROBERTS, F. L. ROSE, J. A. HENDRY and R. F. HOMER: Cytotoxic agents. IV. The carcinogenic actions of some monofunctional ethyleneimine derivatives. Brit. J. Pharmacol. **9**, 306 (1954). — WALPOLE, A. L., M. H. C. WILLIAMS and D. C. ROBERTS: The carcinogenic action of 4-aminodiphenyl and 3,2'-dimethyl-4-aminodiphenyl. Brit. J. Industr. Med. **9**, 255 (1952). ~ Tumours of the urinary bladder in dogs after ingestion of 4-aminodiphenyl. Brit. J. Industr. Med. **11**, 105 (1954). — WARBURG, O.: Über Milchsäurebildung beim Wachstum. Biochem. Z. **160**, 307 (1925). ~ Über den Stoffwechsel der Tumoren. Berlin 1926. ~ Über die Entstehung der Krebszellen. Naturwiss. **42**, 401 (1955). — WARBURG, O., u. W. CHRISTIAN: Isolierung der prosthetischen Gruppe der d-Aminosäureoxydase. Biochem. Z. **298**, 150 (1938). ~ Gärungsfermente im Blutserum von Tumor-Ratten. Biochem. Z. **314**, 399 (1943). — WARBURG, O., K. GAWEHN u. G. LANGE: Über das Verhalten von Ascites-Krebszellen zu Zymohexase. Z. Naturforsch. **9**b, 109 (1954). — WARBURG, O., u. E. HIEPLER: Versuche mit Ascites-Tumorzellen. Z. Naturforsch. **7**b, 193 (1952). — WARBURG, O., F. WIND u. E. NEGELEIN: Über den Stoffwechsel von Tumoren im Körper. Klin. Wschr. **1926**, 829. — WARREN, C. O.: Tissue metabolism studies on bone marrow. Consideration in relation to tumor metabolism. Cancer Res. **3**, 621 (1943). — WARREN, F. L.: The action of some endosuccinic acids derived from polycyclic hydrocarbons on the red blood corpuscles of the mouse. Biochemic. J. **33**, 165 (1939). ~ Estimation of urinary 17-ketosteroids in the diagnosis of adrenal cortical tumors. Cancer Res. **5**, 49 (1945). — WASHIZU, Y.: Studien über die N-Verteilung des karzinomatösen Gewebe- sowie Plasmaeiweißes des Eiweiß-N bei Krebskranken. Mitt. med. Akad. Kioto **20**, 1591 (1937). — WATERHOUSE, C., L. D. FENNINGER and E. H. KEUTMANN: Nitrogen exchange and caloric expenditure in patients with malignant neoplasms. Cancer (N. Y.) **4**, 500 (1951). — WEBB, M.: The preparation and properties of the deoxypentose-nucleases of calf thymus and mouse leukemic tissue. Exper. Cell. Res. **5**, 27 (1953). — WEED, L. L.: The incorporation of radioactive orotic acid into the nucleic acid pyrimidines of animal and human tumors. Cancer Res. **11**, 470 (1951). — WEED, L. L., and D. W. WILSON: The incorporation of C^{14}-orotic acid into nucleic acid pyrimidines in vitro. J. of Biol. Chem. **189**, 435 (1951). — WEIGERT, F., G. CALCUTT and A. K. POWELL: The course of the metabolism of benzpyrene in the skin of the mouse. Brit. J. Cancer **1**, 405 (1947). — WEIGERT, F., and J. C. MOTTRAM: The biochemistry of benzopyrene. I. A survey, and new methods of analysis. Cancer Res. **6**, 97 (1946a). ~ The biochemistry of benzopyrene. II. The course of its metabolism and the chemical nature of the metabolites. Cancer Res. **6**, 109 (1946b). — WEIL-MALHERBE, H.: The solubilization of polycyclic aromatic hydrocarbons by purines. Biochemic. J. **40**, 351 (1946). — WEIL-MALHERBE, H., and R. SCHADE: Studies on the liver catalase of normal and cancerous rats. Biochemic. J. **43**, 118 (1948). — WEILER, E.: Die Änderung der serologischen Organspezifität beim Buttergelb-Tumor der Ratte im Vergleich zu normaler Leber. Z. Naturforsch. **7b**, 324 (1952). ~ Die Änderung der serologischen Spezifität von Leberzellen der Ratte während der Cancerogenese durch p-Dimethylaminoazobenzol. Z. Naturforsch. **11b**, 31 (1956a). ~ Antigenic differences between normal hamster kidney and stilboestrol induced kidney carcinoma. Brit. J. Canc. **1956b**. — WEINHOUSE, S.: Studies on the fate of isotopically labeled metabolites in the oxidative metabolism of tumors. Cancer Res. **11**, 585 (1951). — WEINHOUSE, S., R. H. MILLINGTON and C. E. WENNER: Occurrence of the citric acid cycle in tumors. J. Amer. chem. Soc. **72**, 4332 (1950). ~ Metabolism of neoplastic tissue. I. The oxidation of carbohydrate and fatty acids in transplanted tumors. Cancer Res. **11**, 845 (1951). — WEISBURGER, E. K., J. H. WEISBURGER and H. P. MORRIS: Studies on the metabolism of 2-acetylaminofluorene-9-C^{14}. Arch. of Biochem. **43**, 474 (1953). — WEISBURGER, J. H., E. H. WEISBURGER and H. P. MORRIS: New metabolites of the carcinogen 2-acetylaminofluorene-9-C^{14}. Proc. Amer. Assoc. Canc. Res. **1** (2), 51 (1954). — WENNER, C. E., D. F. DUNN and S. WEINHOUSE: A study of glucose oxidation in whole tissue homogenates. J. of Biol. Chem. **205**, 409 (1953). — WENNER, C. E., M. A. SPIRTES and S. WEINHOUSE: Activation of pyruvate oxidation in tumor mitochondria by diphosphopyridine nucleotide. Proc. Soc. Exper. Biol. a. Med. **78**, 416 (1951). ~ Metabolism of neoplastic tissue. II. A survey of enzymes of the citric acid cycle in transplanted tumors. Cancer Res. **12**, 44 (1952). — WENNER, C. E., and S. WEINHOUSE: Metabolism of neoplastic tissue. III. Diphosphopyridine nucleotide requirements for oxidations by mitochondria of neoplastic and nonneoplastic tissues. Cancer Res. **13**, 21 (1953). — WESTPHAL, U.: Über die d-Aminosäureoxydase in Leberextrakten normaler erwachsener, tumortragender und junger Ratten. Hoppe-Seylers Z. **278**, 213 (1943a). ~ Über den Zusammenhang zwischen WALKER-Tumorwachstum und verminderter d-Aminosäureoxydase-Wirksamkeit. Hoppe-Seylers Z. **278**, 222 (1943b). — WESTPHAL, U., u. K. LANG: Lactoflavin und d-Aminosäureoxydase in der Leber tumorkranker Ratten. Hoppe-Seylers Z. **276**, 205 (1942). — WHITE, F. R.: Source of tumor proteins. II. Nitrogen-balance studies of tumor-bearing mice fed a low-nitrogen diet. J. Nat. Canc. Inst. **5**, 265 (1945). — WHITE, J., A. J. DALTON and J. E. EDWARDS: Pathology of rat hepatoma 31. J. Nat. Canc. Inst. **2**, 539 (1942). — WHITE, J., and R. HEIN: The production of hepatitic tumors in rats ingesting various concentrations of p-dimethylaminoazobenzene. J. Nat. Canc. Inst. **12**, 23 (1951). — WIELAND, H., u. E. DANE: Über die Konstitution der Gallensäuren. III. Über die Haftstelle der Seitenkette. Hoppe-Seylers Z. **219**, 240 (1933). — WIEST, W. G., and C. HEIDELBERGER: The interaction of carcinogenic hydrocarbons with tissue constituents. I. Methods. Cancer Res. **13**, 246 (1953a). ~ The interaction of carcinogenic hydrocarbons with tissue constituents. II. 1,2,5,6-dibenzanthracene-9,10-C^{14} in skin. Cancer Res. **13**, 250 (1953b). ~ The interaction of carcinogenic hydrocarbons with tissue constituents. III. 1,2,5,6-dibenzanthracene-9,10-C^{14} in the submaxillary gland. Cancer Res. **13**, 255 (1953c). — WILEY, F. H.: The metabolism of β-naphthylamine. J. of Biol. Chem. **124**, 627 (1938). — WILLHEIM, R., u. G. FUCHS: Zur Frage des Cholesteringehalts im Carcinomlipoid. Biochem. Z. **247**, 297 (1932). — WILLIAMS-ASHMAN, H. G., and E. P. KENNEDY: Oxidative phosphorylation catalyzed by cytoplasmic particles isolated from malignant tissues. Cancer Res. **12**, 415 (1952). — WILLIAMS, J. L., and R. STANSFIELD: Changes in serum-protein levels in rabbits treated with 1,2,5,6-dibenzanthracene. Nature (Lond.) **164**, 272 (1949). — WILSON, R. H., F. DE EDS and A. J. COX: Toxicity and carcinogenic activity. Cancer Res. **1**, 595 (1941). — WILSON, R. H., F. DE EDS and A. J. COX jr.: Carcinogenic activity of 2-acetaminofluorene. II., III., IV. Cancer Res. **7**, **444**, **450**, **453** (1947a, b, c). WIND, F., u. K. v. OETTINGEN: Milchsäurebestimmung in den Uterus- und Nabelgefäßen. Biochem. Z. **197**, 170 (1928). — WINDAUS, A., K. BURSIAN u. U. RIEMANN: Über die Photooxydation des Cholesterins. Hoppe-Seylers Z. **271**, 177 (1941). — WINDAUS, A., u. E. KUHR: Über die Sulfosäuren einiger Sterinabkömmlinge. Liebigs Ann. **532**, 52 (1937). — WINGLER, A.: Über Farbstoffe zur Lebensmittelfärbung. Zur Frage der Krebsgefährdung. Z. Krebsforsch. **59**, 134 (1953). — WINNICK, T.: Studies on the mechanism of protein synthesis in embryonic and tumor tissues. I. Evidence relating to the incorporation of labeled amino acids into protein structure in homogenates. Arch. of Biochem. a. Biophysics **27**, 65 (1950). — WINTERSTEIN, A., u. H. VETTER: Fraktionierung und Reindarstellung organischer Substanzen nach dem Prinzip der chromatographischen Adsorptionsanalyse. VI. Mitt. 1,2-Benzpyren. Hoppe-Seylers Z. **230**, 169 (1934). — WINZLER, R. J.: The chemistry of cancer tissues. In: The physiopathology of cancer by F. HOMBURGER and W. H. FISHMAN. New York 1953a. ~ Plasma proteins in cancer. Adv. Canc. Res. **1**, 503 (1953b). — WITRANOWSKI, W. R.: Sur la teneur des néoplasmes en choline, en colamine et en phosphore lipidique. Bull. internat. Acad. pol. Sci. Cl. Méd. **1931**, Nr 4/6, 191. Ref. nach Z. Krebsforsch. **36**, 114 (1932). — WOLF, G.: Chemical induction of cancer. Cambridge, Mass. 1952. — WOLFE, J. K., L. F. FIESER and H. B. FRIEDGOOD: Nature of the androgens in female adrenal tumor urine. J. Amer. Chem. Soc. **63**, 582 (1941). — WOODARD, H. Q.: Acid and alkaline glycerophosphatase in tissue and serum. Cancer Res. **2**, 497 (1942). ~ Role of the chemical laboratory in diagnosis of neoplastic diseases in bone. Arch. Surg. **47**, 368 (1943a). ~ The glycerophosphatases of the rat liver cancer produced by feeding p-dimethylaminoazobenzene. Cancer Res. **3**, 159 (1943b). ~ A note on the inactivation by heat of acid glycerophosphatase in alkaline solution. J. of Urol. **65**, 688 (1951). ~ Changes in blood chemistry associated with carcinoma metastatic to bone. Cancer (N. Y.) **6**, 1219 (1953). — WOODWARD, G. E.: Glutathione and ascorbic acid in tissues of normal and tumour-bearing albino rats. Biochemic. J. **29**, 2405 (1935). ~ Choline oxidase activity in rat liver during 3'-methyl-4-dimethylaminoazobenzene carcinogenesis. Cancer Res. **11**, 918 (1951). — WOOLLEY, D. W.: Evidence for the synthesis of vitamin B_{12} by spontaneous tumors. Proc. Nat. Acad. Sci. **33**, 6 (1953). — WUNDERLY, C., u. F. A. PEZOLD: Die Lösung cancerogener Kohlenwasserstoffe im Blutserum. Naturwiss. **39**, 493 (1952).

YAMAGIWA, K., u. K. ICHIKAWA: Experimentelle Studie über die Pathogenese der Epithelialgeschwülste. Mitt. Med. Ges. Tokyo **15**, 295 (1915). — YASUDA, M., and W. R. BLOOR: Lipid content of tumors. J. Clin. Invest. **11**, 677 (1932). — YEAKEL, E. H., and G. L. TOBIAS: Liver nitrogen in tumor-bearing rats. Cancer Res. **11**, 830 (1951). — YOSHIMOTO, S.: Beitrag zur Chemie der Krebsgeschwülste. Biochem. Z. **22**, 299 (1909). — YOUNGSTROM, K. A., B. WOODHALL and R. W. GRAVES: Acetylcholine esterase content of brain tumors. Proc. Soc. Exper. Biol. a. Med. **48**, 555 (1941).

ZAMECNIK, P. C.: The use of labeled amino acids in the study of the protein metabolism of normal and malignant tissues. A review. Cancer Res. **10**, 659 (1950). ~ The biochemistry of neoplastic tissue. Annual Rev. Biochem. **21**, 411 (1952). — ZAMECNIK, P. C., and I. D. FRANTZ jr.: Peptide bond synthesis in normal and malignant tissue. Cold Spring Harbor Symp. Quant. Biol. **14**, 199 (1949). — ZAMECNIK, P. C., I. D. FRANTZ jr., R. B. LOFTFIELD and M. L. STEPHENSON: Incorporation in vitro of radioactive carbon from carboxyl-labeled DL-alanine and glycine into proteins of normal and malignant rat livers. J. of Biol. Chem. **175**, 299 (1948). — ZAMECNIK, P. C., R. B. LOFTFIELD, M. L. STEPHENSON and J. M. STEELE: Studies on the carbohydrate and protein metabolism of the rat hepatoma. Cancer Res. **11**, 592 (1951). — ZAMECNIK, P. C., and M. L. STEPHENSON: Activity of catheptic enzymes in p-dimethylaminoazobenzene hepatomas. Cancer Res. **7**, 326 (1947). — ZBARSKII, B. I., I. B. ZBARSKII i S. P. MARDASHEV: Amino acid composition of proteins of normal and pathological organs and tissues of man and animals. Biochimija **9**, 161 (1944). — ZIMMERMANN, W.: Die 17-Ketosteroide, ihre Bedeutung und die Methodik ihrer Bestimmung. Dtsch. med. Wschr. **1951**, 1363. — ZOLLINGER, H. O.: Experimentelle Erzeugung maligner Nierenkapseltumoren bei der Ratte durch Druckreiz (Plastic-Kapseln). Schweiz. Z. Path. u. Bakter. **15**, 666 (1952).

Die experimentelle Geschwulstforschung.

Von

G. Domagk, Wuppertal-Elberfeld.

Mit 41 Abbildungen.

I. Spontantumoren der Laboratoriumstiere und der Haustiere.

Die Frage, die das englische Krebskomitee im Anfang des 19. Jahrhunderts stellte und für die es damals keine Antwort gab, nämlich „Haben Tiere Krebs?", können wir heute sehr wohl beantworten. Bis in das 18. Jahrhundert hinein war man der Ansicht, daß Krebs bei Tieren überhaupt nicht vorkommt. Heute kennen wir bei fast allen Tierarten Spontantumoren, die als echte bösartige Tumoren anzusprechen und dem menschlichen Krebs an die Seite zu stellen sind. Bei einigen Tierarten werden Spontantumoren sogar ziemlich häufig beobachtet.

Bei *Mäusen* findet man in erster Linie Brustdrüsentumoren, besonders bei älteren Tieren. Im 3. Lebensjahr, das bei der Maus etwa dem Greisenalter des Menschen entspricht, finden sich Tumoren bei 31% der Männchen, bei 49% der Weibchen. Nach Maud Slye ist das Mammacarcinom mit 90% an den gesamten Spontantumoren der Maus beteiligt. Über dessen verschiedene histologische Formen liegen eingehende Untersuchungen vor, meistens handelt es sich um Adenocarcinome[1]. Relativ häufig findet man auch Hauttumoren, namentlich Plattenepithelcarcinome, ferner Leber- und Lungentumoren, letztere relativ häufig bei männlichen Tieren. Auch Schilddrüse, Ovarien, Hoden, Uterus und Nieren können von Geschwulstwachstum befallen werden. Das Auftreten von Spontantumoren ist bei verschiedenen Rassen unterschiedlich. Bei einem durch Inzucht weitergezüchteten Mäusestamm fanden sich sogar 82% Brustdrüsentumoren bei den Weibchen[2]. Maud Slye fand bei 75000 gezüchteten Tieren etwa 5000 Spontantumoren (= 7%). Somit scheinen Zweifel berechtigt, wenn in Experimenten an der Maus nach Injektion von zellfreiem Tumorextrakt 6% Tumoren beobachtet wurden, die durchaus Spontantumoren entsprechen könnten[3]. Bei den gewöhnlichen Mäusestämmen, wie man sie von Händlern bezieht, sind die Spontantumoren allerdings viel seltener, zumal diese Tiere nur selten bis zum hohen Alter beobachtet werden. Unter 30000 der üblichen Laboratoriumstiere fand Bashford nur 12 Spontantumoren. Von verschiedenen Autoren wird mitgeteilt, daß die Ernährung und Haltung der Mäuse keinen Einfluß auf den Prozentsatz der entstehenden Tumoren bei bestimmten Stämmen erkennen ließen, hingegen hat Strong (1951) einen deutlichen Einfluß der Diät auf die Entstehung von Spontantumoren bei Mäusen beobachtet.

Beobachtungen über das Vorkommen von Spontantumoren bei *Ratten* waren anläßlich großer Rattenvertilgungen zur Pestbekämpfung in Amerika möglich. Es fanden sich unter 100000 Ratten 103 Tiere mit Spontangeschwülsten, also etwa 1‰[4]. Von 4300 erwachsenen Laboratoriumsratten verschiedener Züchter hatten 21 Tumoren[5]. Auch bei Ratten sind Stämme mit gehäuftem Auftreten von Tumoren beobachtet worden, z. B. Stämme mit etwa 7% Tumoren bei männlichen und etwa 14% Tumoren bei weiblichen Tieren[6]. Darunter finden sich auch relativ häufig Tumoren der Brustdrüse. Bemerkenswert ist, daß Ratten mehr zur Bildung von Sarkomen als von Carcinomen neigen. Teutschländer (1920) rechnet Ratten und Pferde wegen des bevorzugten Auftretens von Sarkomen zu den „Sarkomtieren", Maus, Hund und Salmoniden zu den „Carcinomtieren". Während unter den bösartigen Tumoren Carcinome selten sind, findet man erstaunlicherweise unter den gutartigen Tumoren ziemlich zahlreiche Adenome, besonders der Mamma[5]. Recht häufig sind Lymphosarkome

[1] Apolant 1906. [2] Slye 1933, 1941. [3] Heidenhain 1928.
[4] McCoy 1909. [5] Bullock und Rohdenburg 1917.
[6] Wolly und Wherry 1911.

in den mesenterialen Lymphdrüsen. Ein Lieblingssitz der Tumoren bei Ratten ist die Leber; auch in den Nieren sind Geschwülste häufig. In einem Kopenhagener Stamm wurde das gehäufte Auftreten von Thymustumoren beobachtet. Die Tumoren der Ratte pflegen in einem Durchschnittsalter von $1^1/_2$ Jahren aufzutreten; unter 8 Monaten sind sie sehr selten. Oft sind Makroparasiten die nachweisbaren Ursachen der Geschwülste, z. B. bei den Magencarcinomen die Spiroptera neoplastica[1], bei anderen Tumoren Eier der Taenia crassicollis. Besonders interessant ist die Tatsache, daß die Spiroptera neoplastica fast stets zur Entstehung von Carcinomen Anlaß bietet, der Cysticercus fasciolaris hingegen, den BORREL (1906 und 1910) in Lebersarkomen der Ratte fand, zur Bildung von Sarkomen. Ein weiterer Parasit, der zur Entstehung von Tumoren bei Ratten führt, ist die Hepaticola hepatica bzw. gastrica[2]. Hingegen kommt es bei der häufigen Rattenkrätze fast nie zu echter Geschwulstbildung. Metastasenbildung ist bei den Spontantumoren der Ratte nicht selten.

Bei *Meerschweinchen* sind Spontantumoren selten. Gehäuftes Auftreten von Bronchialtumoren ist beschrieben[3, 4]. Für diese adenomartigen Gebilde werden Mißbildungen verantwortlich gemacht. Haut- und Mammacarcinome sind im Gegensatz zu Ratte und Maus bei Meerschweinchen selten beobachtet worden[3]. Chorionepitheliomartige Geschwülste in den Ovarien sah LOEB (1928). Ein transplantabler Meerschweinchentumor, der bisweilen auch Metastasen bildete, konnte weitergezüchtet werden[5, 6].

Auch bei *Kaninchen* sind Spontantumoren offenbar relativ selten. Bis 1927 waren in der Literatur 66 Kaninchentumoren beschrieben. Nach dieser Zusammenstellung ist der Uterus der häufigste Sitz für Spontantumoren, dann folgen erst in großem Abstand Nierentumoren[7]. Ein spontanes Bronchuscarcinom beim Hauskaninchen hat W. DOERR (1952) beschrieben. Die große Zahl der Uterustumoren, die meist in der Brunst auftreten, erklärt die starke Bevorzugung des weiblichen Geschlechts. Einen Leberkrebs im Anschluß an eine Syphilis beschrieb NIESSEN (1926). Ein für den experimentellen Forscher besonders interessanter Tumor ist der Brown-Pearce-Tumor des Kaninchens, der sich ebenfalls 4 Jahre nach einer Syphilisinfektion des Kaninchenhodens entwickelte und eine außerordentliche Virulenz zeigt [PEARCE (1923) s. auch unter Transplantationstumoren].

Hunde erkranken ziemlich häufig an Spontantumoren. Auf 766 krebskranke Hunde kamen 332 krebskranke Pferde, 78 Rinder, 21 Katzen, 12 Schweine und 8 Schafe[8]. Unter den von 1886—1900 zur Behandlung gekommenen Hunden litten 3% an Krebs. STÜNZI (1949) fand unter 6325 in Stockholm sezierten Hunden 304 Fälle von Carcinom, unter 835 in Zürich sezierten 35 Krebsfälle, also durchschnittlich 4—5%. Fast alle bisher beim Menschen beobachteten Geschwülste, sowohl gutartige wie bösartige, sind auch beim Hund gesehen worden. Mammakrebse traten nicht nur bei weiblichen, sondern auch relativ häufig bei männlichen Hunden auf. Unter den Mammatumoren fanden sich außer echten, metastasierenden Carcinomen verhältnismäßig viele Sarkome. Bei männlichen Hunden sind außerdem relativ häufig Testikeltumoren, Penis- und Prostatatumoren. Mehrfach wurde auch beim Hund Krebsentwicklung in retinierten Hoden beobachtet. Im Gegensatz zum Menschen erkrankt der Hund außerordentlich selten an Tumoren des Verdauungstractus. Ferner sollen beim Hund sowohl wie beim Pferd keine Knochenmetastasen auftreten.

Bei *Katzen* sind bösartige Tumoren nicht viel seltener als beim Hund; am häufigsten werden Mammacarcinome beobachtet. Gallengangskrebse werden auf den Katzenleberegel (Opisthorchis felineus) zurückgeführt.

Nach den statistischen Angaben von STICKER wurden in der Tierärztlichen Hochschule in Berlin von 1879—1901 etwa 215000 *Pferde* behandelt, bei denen sich 103 bösartige Tumoren fanden, und zwar an

Penis und Vorhaut	34mal
Vulva und Vagina	14 ,,
Haut und Anus	14 ,,
Nase	11 ,,
Lippe und Mund	9 ,,
Uterus	8 ,,
Auge	8 ,,
Schilddrüsen und Lymphdrüsen	5 ,,

Nach DOBBERSTEIN (1937) wurden Tumoren bei Pferden in 0,5—0,8% der sezierten Tiere nachgewiesen. Nach einer Zusammenstellung von allen in der Literatur mitgeteilten Fällen sind Nasen- und Kiefertumoren beim Pferd auffallend häufig, Mammacarcinome

[1] FIBIGER 1913, 1914, 1920. [2] VOGEL 1929. [3] STERNBERG 1903.
[4] SPRONCK 1907. [5] DAELS, s. bei WATSON 1936.
[6] Tumoren bei *Frettchen* sind von SYMMERS und THOMSON beschrieben (1950, 1953).
[7] POLSON 1927. [8] STICKER 1902.

dagegen selten. Von den Harnorganen erkrankt relativ häufig die Blase. Dem histologischen Bild nach überwiegen die Sarkome. Bei Tieren von 7—20 Jahren sind die Tumoren am häufigsten, bis zu 7 Jahren und über 20 Jahre selten. Schimmel erkranken hauptsächlich an Melanomen und Melanosarkomen: 80% aller über 20 Jahre alten Schimmel. Am Huf des Pferdes tritt eine krebsartige Wucherung auf (Hufkrebs, Dermatitis verrucosa, Hyperkeratose), deren Ätiologie nicht sicher bekannt ist (mechanischer Einfluß, übertragbares Agens, erbliche Disposition durch den Fuchsfarbenfaktor[1]). Über Magencarcinom speziell des Pferdes liegen Untersuchungen von Krahnert (1952) vor.

Das *Rind* zeigt eine geringere Neigung zur Erkrankung an bösartigen Geschwülsten als das Pferd und der Hund[2]. Es wurden hauptsächlich Tumoren des Urogenitaltractus beobachtet. Daneben findet man als Hauptsitz der Krebserkrankung beim Rind die Leber, deren Befallensein zum Teil mit der Anwesenheit von Nematoden in Zusammenhang gebracht wird. Bei dem Rindvieh in Australien beobachtete man Carcinome an Stellen, an denen das Herdenzeichen eingebrannt war. Beim Zugvieh in Indien, das an den Hörnern angespannt wird, entwickeln sich bisweilen Carcinome an der Hornwurzel (Horncore Disease)[3]. Beim Rind überwiegen die bösartigen Geschwülste; nach Dobberstein kommt auf 4 bösartige Geschwülste eine gutartige Geschwulst.

Beim *Schwein* gibt es wenig Tumoren, relativ häufig Teratome, vielleicht ein Zeichen der Überzüchtung. Es kommen auch Geschwülste der Kastrationsnarben vor.

Gliome der Retina werden nach Dobberstein besonders bei kurzschnäuzigen Hunderassen beobachtet. Beim Hund und Rind sind Hautsarkome auffallend häufig. Im Muskel- und Nervengewebe sind Tumoren bei allen Tieren selten. Auch Tumoren der Verdauungsorgane sind bei Tieren im Vergleich zum Menschen sehr selten; neuerdings hat Hackmann Magencarcinome bei einem bestimmten Mäusestamm häufiger beobachtet.

Jedes unserer Haustiere weist eine arteigentümliche Organfrequenz beim Krebs auf.

Tabelle 1. *Häufigkeit des Krebses der einzelnen Organe bei Pferd, Rind, Hund.*

Organ	Pferd %	Rind %	Hund %
Nase und Nebenhöhlen	17,36	—	0,49
Auge	11,7	16,85	1,48
Mundhöhle	3,96	1,49	2,3
Haut	7,49	10,11	36,62
Lunge	4,16	5,99	4,11
Larynx	0,54	—	—
Magen	5,24	5,99	0,33
Darm	2,54	5,24	0,49
Leber	1,44	9,36	4,93
Niere	8,86	7,11	1,13
Harnblase	4,88	—	1,13
Hoden	2,54	0,75	2,46
Prostata	—	—	1,81
Penis	16,6	—	1,48
Vulva, Vagina, Clitoris	4,88	8,61	0,66
Ovarium	1,26	7,11	0,49
Uterus	—	10,11	—
Mamma	1,99	—	19,87
Schilddrüse	1,09	—	18,88
Nebenniere	1,09	5,24	—
Pankreas	—	0,37	0,37

Die neueste Zusammenstellung über das Vorkommen verschiedener Geschwulstformen beim Pferd gibt Dobberstein 1953 (Tabelle 2).

Auffallend gering sind die Angaben über Tumoren bei *Schafen*. Vielleicht hängt das damit zusammen, daß Schafe in der Regel noch früher geschlachtet werden als andere Haustiere. Übertragbare Adenome der Riechschleimhaut beim Schaf hat P. Cohrs (1952) beschrieben. An den Ohren argentinischer Schafe sah man bisweilen infolge häufiger Verletzungen an Dornensträuchern Carcinomentwicklung. Es wäre möglich, daß sich die angegebenen Zahlen der Organfrequenz des Krebses bei den Haustieren in den letzten Jahren

[1] Götze 1947. [2] Stünzi 1949. [3] Burggraaf 1935.

Tabelle 2. *Übersicht über 1222 Geschwülste des Pferdes* nach DOBBERSTEIN.

Geschwulstformen	Sitz der Geschwülste																										Summe	
	Digestionsapparat				Respirationsapparat			Harnorgane	Genitalapparat ♀					♂ Genitalapparat		Zirk.-app.	Nerv.-syst.	Sonstige Organe										
	oberer Digestionstrakt	Magen-Darmkanal	Leber	Pankreas	Nasenhöhle + Nebenhöhlen	Kehlkopf+Luftröhre	Lunge	Niere + ableitende Harnwege	Ovar	Uterus	Vagina	Vulva + Clitoris	Mamma	Hoden	Penis + Praep.	Herz + Gefäße	ZNS + periphere Nerven	Auge	endokr. Drüsen	Haut	Unterhaut	Muskulatur	Knochen	Milz + Lymphknoten	sonst. Lokal.	primärmultipel		
Fibrom	1	2			16		1			1	3			2	15	3	1	4		19	5		13				86	190
Myxom		2			2											1											5	
Lipom		1			1						1			2		1		6		1	4				11		28	
Chondrom		3			2	1	1							5													12	
Osteom					14																1		10				25	
Adamantinom																							11				11	
Hämangiom	1	1			2						1				1	1		1	1	1			1			4	15	
Lymphangiom	1														1						3		1		1		7	
Zwischenzellentumor														1													1	
Sarkome	14	27		3	50	4	2	8	13	1	1	3	1	21	9	4	4	16	5	21	18	3	51	8	17		304	
Leiomyom	1	15								2				1													19	23
Rhabdomyom																						2			2		4	
Myosarkom											1				1												2	
Geschwülste des Nervengewebes																	15	3	1								19	
Papillom	2	2													11			5		6					1		27	86
Adenom		6	2		1			5	16						1				28								59	
Carcinome	75	66	9		70	3	19	48	2	6	5	13	16	31	71			61	16	19					16		546	
Mischgeschwülste	1				2		1	3								1									4		12	52
Teratom					2				2					36													40	
Summe	96	125	11	3	162	8	24	64	33	10	12	16	17	99	110	11	20	96	51	67	31	5	87	8	52	4	1222	

etwas verschoben haben, ebenso wie beim Menschen, wo der Lungenkrebs gerade in den letzten Jahrzehnten eine starke Zunahme erfahren hat und an manchen Stellen fast die Häufigkeit des Magenkrebses erreicht, während z. B. bei Hunden eine Zunahme des Lungenkrebses nicht verzeichnet wird. Die Häufigkeitsziffern von Tumoren bei Säugetieren zeigen also starke Schwankungen. Nach DOBBERSTEIN machen die Tumoren beim Pferd nur 0,5—0,8% der Todesursachen aus, bei Hund und Katze hingegen bis zu 5%, beim Menschen sogar 16% und mehr. Aber über die Häufigkeit der Tumoren bei Haustieren ist Endgültiges nicht auszusagen; dazu müßte man genügend alte Tiere beobachten können. Der Organbefall bei den einzelnen Tierarten ist so verschieden, daß der Verdacht auf eine spezifisch einwirkende Schädlichkeit erweckt wird.

Krebse und andere bösartige Tumoren kommen aber nicht nur bei Haustieren vor, sondern auch bei wildlebenden Tieren. Die Ursache des Krebses allein in Zivilisationsschäden zu sehen, dürfte also doch nicht ganz zutreffend sein. Hingegen mögen Trägheit und Überernährung, wie sie bei überfütterten Tieren in engen Käfigen vorliegen, prädisponierend wirken.

Die früher oft vertretene Behauptung, daß nur fleischfressende Tiere an Krebs erkranken, ist unzutreffend, denn Krebs kommt bei Pflanzenfressern anscheinend ebenso häufig vor wie bei Fleischfressern. Tumoren werden auch nicht nur bei Säugetieren, sondern ziemlich häufig auch bei Vögeln, besonders Hühnern, beobachtet. Die beim Geflügel auftretenden tumorartigen Leukämien bieten ein sehr mannigfaltiges Bild; es gibt viscerale Formen, bei denen die Leber tumorartige Veränderungen zeigt, und erythroplastische Formen, ferner mit Knochen-, Nerven- und Augenveränderungen einhergehende Formen[1]. Als Ursache dieser Erkrankungen wurde ein Virus festgestellt, mit dem sich meistens die jungen Küken schon infizieren; Lebertumoren treten dann gewöhnlich vom 3.—4. Lebensmonat und später auf. Geschwülste finden sich also sicher in der ganzen Wirbeltierreihe. Nach BUTENANDT handelt es sich dabei um ein biologisches Grundproblem. Auch bei Fischen[2], anderen Kaltblütern und Wirbellosen[3] kommen Tumoren vor. Bei Insekten, Muscheln, Krebsen, Schnekken und höheren Pflanzen sind Geschwülste jedoch selten beobachtet. Hier sind weitere Beobachtungen notwendig, vor allem auch im Zusammenhang mit Regenerationsversuchen. GRAWITZ-Tumoren kommen in der Tierwelt nur bei Vögeln vor, bei Säugetieren nicht. Das Chorionepitheliom ist bei Tieren ganz unbekannt. Es ist also sichergestellt, daß die Fähigkeit zur Geschwulstbildung allen Wirbeltieren, angefangen von den Knorpelfischen bis zu den höchst organisierten Säugetieren, zukommt. Die Geschwülste gehören entwicklungsgeschichtlich unzweifelhaft zu den ältesten Erkrankungen der Wirbeltiere[4].

Diese Aufführung der Spontantumoren bei verschiedenen Tierarten erhebt keinen Anspruch auf Vollständigkeit. Sie will nur zeigen, wie häufig Spontantumoren auch bei Tieren auftreten, und nachweisen, daß Geschwülste bei allen überprüften Tierarten vorkommen, in allen Geweben und an jedem Organ des Körpers. Krebse treten bei Tieren wie auch beim Menschen bevorzugt im höheren Alter auf, Sarkome hingegen auch bei jüngeren Tieren in erheblicher Zahl. Wer sich für weitere Einzelheiten interessiert, sei besonders auf die veterinärmedizinische Literatur und die aufgeführten Quellen verwiesen[5].

II. Die Bedeutung der Vererbung für die Krebsentstehung im Experiment.

Daß die Vererbung bei der Geschwulstentwicklung von Bedeutung ist, geht aus zahlreichen Beobachtungen hervor. Besonders durch die experimentellen Forschungen amerikanischer Autoren sind hierfür viele Unterlagen geschaffen worden.

Die Untersuchungen von MAUD SLYE (1941) stützen sich auf die genaue Beobachtung zahlreicher Mäusestämme, deren sämtliche Individuen bis zum natürlichen Ende beobachtet wurden. Es zeigte sich zunächst, daß es ganz tumorfreie Stämme gibt, daß andere Stämme dagegen in einem verschieden hohen

[1] JUNGHERR 1948. [2] TAKAHASHI 1929. [3] SCHARRER und LOCHHEAD 1950.
[4] DOBBERSTEIN 1953. [5] FELDMAN 1932, MULLIGAN 1944, STÜNZI 1949.

Prozentsatz an Geschwülsten erkranken. Durch geeignete Kreuzung der verschiedenen Stämme konnte der Prozentsatz der tumorkranken Tiere entsprechend verringert oder erhöht werden. Später glückte es, auch solche Stämme zu züchten, bei denen ganz bestimmte Geschwülste in einem hohen Prozentsatz auftraten, z. B. Mammacarcinome, Lungentumoren, Schilddrüsencarcinome, Sarkome usw., ja es konnten sogar durch entsprechende Kreuzungen bisweilen besondere Lokalisationen der Geschwülste erzwungen werden, z. B. Mammatumoren regelmäßig in einer Inguinalbeuge. Daß bei Mäusen nach Kastration einerseits Hyperplasien und andererseits Carcinome der Nebennierenrinde entstehen, erwies sich auch als erblich bedingt[1]. In einem anderen Stamm bestand eine vererbte Anlage zur Geschwulstbildung in der Gesichtshaut. Die Vererbung dieser Disposition richtete sich nach den MENDELschen Regeln. Nach LEO LOEB (1928) ist die Häufigkeit des Carcinoms für bestimmte Stämme charakteristisch und kann alle Werte zwischen 0 und 100% annehmen; die meisten Autoren betonen jedoch, daß die Häufigkeit, mit der Tumoren in einem Stamm auftreten, selten oder nie 100% beträgt.

Eine *Altersdisposition* zeigte sich beim Mammacarcinom der Maus für das Alter von $^1/_2$—$1^1/_2$ Jahren. In diesem Alter fand sich auch der Höhepunkt der Krebssterblichkeit, während im höheren Lebensalter andere Todesursachen eine größere Rolle spielten. Mäuse, die das Alter von 2 Jahren erreichen, ohne einen Tumor zu zeigen, dürften in bezug auf Krebs als erbgesund anzusprechen sein. LOEB stellte fest, daß Stämme mit großer Krebshäufigkeit in der Regel durch frühzeitiges Auftreten des Tumors gekennzeichnet waren, Stämme mit niedrigeren Tumorprozenten durch spätere Manifestation. Das Merkmal „Tumor“ schien variabel zu sein in bezug auf die Häufigkeit der Realisation, den Zeitpunkt des Auftretens, den Tumortyp und den Manifestationsort.

Auch DOBROVOLSKAJA-ZAVADSKAJA (1934) glaubt an das Vorhandensein eines besonderen *Lokalisationsfaktors*, weil sie in einem Mäusestamm eine atypische Lokalisation eines Mammacarcinoms im Nacken beobachtete. Der Tumor wurde bei diesem Stamm in 28% an der atypischen Stelle gefunden, während diese Lokalisation bei allen anderen Stämmen nur etwa 0,5% betrug. Es wurde deshalb als nicht wahrscheinlich angenommen, daß es nur *ein* „Tumorgen“ gibt; denn zur Erklärung von Tumoren verschiedener histologischer Genese kommt man nicht damit aus, nur einen einzelnen Mendel-Faktor als maßgeblich für alle Arten von bösartigen Geschwülsten anzunehmen.

Daß auch die *übrigen Erbfaktoren* von Einfluß auf die Verwirklichung von Geschwülsten sind, konnte LOEB (1923, 1924) zeigen. Er wählte einen Tumorstamm mit verschiedenen Fellfarben und erzielte Unterstämme, die durch verschiedene Tumorhäufigkeit ausgezeichnet waren. LITTLE (1934) konnte die Untersuchungsergebnisse bestätigen und erweitern. Er kreuzte einen Braunstamm, der durch häufiges Auftreten eines Adenocarcinoms der Mamma gekennzeichnet war, mit einem gelben Stamm, bei dem sehr selten Mammacarcinome auftraten. Diejenigen Mäuse, die den dominanten Gelbfaktor hatten, bekamen viel seltener einen Mammatumor als diejenigen, die den Faktor nicht besaßen. Noch zahlreiche weitere Mäusestämme sind in bezug auf Tumorhäufigkeit genau analysiert worden[2]. BITTNER (1947) fand einen Stamm, bei dem es offenbar nur auf die Mutter ankam, ob die Nachkommen Krebs bekamen oder nicht, was auf eine cytoplasmatische Vererbung hinweisen konnte. POLL (1920) beobachtete bei Kreuzungen zwischen Pfau und Perlhuhn das Auftreten von Hodenzwischenzellentumoren. KOSSWIG (1933) sah pigmentierte rote und

[1] WOLLEY 1952. [2] Siehe bei SCHINZ und BUSCHKE 1935, STRONG 1949.

schwarze Tumoren bei Kreuzung von nahe verwandten lebendgebärenden Zahnkarpfen. Die beiden Farbstoffe stellen wahrscheinlich verschiedene Oxydationsstufen eines Chromogens zum Melanin dar.

Daß *regeneratorische Prozesse* eine wesentliche Rolle spielen beim Auftreten von Tumoren in Stämmen mit vererbter Geschwulstdisposition, zeigte SLYE. Es genügte bei solchen Stämmen, an der zur Tumorbildung disponierten Stelle einen Regenerationsvorgang auszulösen (durch Schnittwunden, Verbrennungen usw.), um an dieser Stelle regelmäßig eine Geschwulst zu erzeugen.

Die Bedeutung des *Zusammenwirkens einer erblichen Disposition und eines äußeren krebserzeugenden Faktors* wurde mehrfach untersucht. LYNCH (1924) fand bei Mäusen, bei denen vereinzelt spontane Lungencarcinome auftraten, wesentlich häufiger Lungencarcinome, wenn die Mäuse einer Teerschädigung ausgesetzt wurden; bei einem Stamm stieg die Zahl von 7% auf 22% an, bei einem anderen von 37% auf 85% [vgl. auch SCHABAD (1930) u. a.]. Bei geteerten Mäusen traten Cancroide sogar an niemals geteerten Hautstellen sowie Mammacarcinome wesentlich häufiger auf als bei nicht teergeschädigten. Eine Erhöhung der Tumorrate bei spontanen Brustkrebsen der Maus durch Benzolpinselung der Haut beobachteten BUTENANDT und Mitarbeiter (1950).

STRONG (1949) zeigte in eingehenden Experimenten, daß erblich krebsbelastete Tiere viel leichter an Tumoren erkranken als normale, die dem Einfluß derselben krebserzeugenden Substanz ausgesetzt werden. Durch ein künstlich herbeigeführtes Zusammentreffen von erblicher Belastung und äußerer Schädigung mit krebserzeugenden Substanzen gelang es, experimentell fast alle Tumoren zu erzeugen, die wir auch beim Menschen kennen.

Neuerdings ist außer Mutationen der Gene des Zellkerns auch eine *Mutation von Plasmaeinheiten* als bedeutungsvoll für die Krebsentstehung hingestellt worden[1]. MICHAELIS (1944) nimmt sogar an, daß die Plasmavariation eine — wenn auch nicht die einzige, so doch häufige und vielleicht sogar die wesentlichste — Ursache der Krebsentstehung ist.

Aus dem Gesagten ergibt sich, daß die Vererbung bei der Entstehung des Krebses beim Tier eine nicht unbedeutende, aber doch begrenzte Rolle spielt. In den meisten Fällen wird aber offenbar nur *ein* Faktor, der zur Geschwulstentstehung notwendig ist, vererbt: entweder eine lokalisierte Geschwulstanlage oder eine Allgemeindisposition in mehr oder weniger hohem Ausmaß. Außer den Vererbungsfaktoren hat man in den letzten Jahren zunehmend die Bedeutung der exogenen Faktoren erkannt. Nach K. H. BAUER spielt die Erbveranlagung für Krebs beim Menschen keine entscheidende Rolle.

Für die weitere Entwicklung der Forschung über die Bedeutung der Vererbung bei Tumoren werden in Zukunft die Erkenntnisse in den Vordergrund treten, die die Zusammenhänge zwischen Genen und Fermenten weiter klären. Es bleiben nach BUTENANDT (1951) für die Vererbung folgende Möglichkeiten offen: 1. Das Gen besitzt selbst alle Eigenschaften der Fermente und katalysiert die genabhängige Reaktion. 2. Das Gen produziert das Ferment, sei es als primäres oder sekundäres Genprodukt. 3. Das Gen bewirkt nicht die Enzymproduktion, sondern kontrolliert die Enzymaktivität, z. B. durch Bildung von spezifischen Aktivatoren oder Inhibitoren.

III. Die experimentell erzeugten Tumoren.

Der erste experimentell erzeugte Tumor war das Spiropterencarcinom der Ratte von FIBIGER (1913). Er fütterte Ratten mit Schaben, die eine Spiropteraart enthielten.

[1] STRUGGER 1952.

In Nachahmung der Bedingungen, die zum Scrotalkrebs bei Schornsteinfegern führten, hatte HANAU schon 1889 versucht, durch *Teerpinselung* des Scrotums von Hunden Tumoren zur Entwicklung zu bringen, was er aber nicht erreichte, weil er die Versuche nicht lange genug fortsetzte. 1915 berichteten YAMAGIWA und ITCHIKAWA, daß sie durch wiederholte Bepinselung des Kaninchenohres mit Steinkohlenteer echte Geschwulstbildungen erzeugen konnten. 1918 gelang es TSUTSUI mit der gleichen Methode der wiederholten Teerpinselungen, bei der Maus Carcinome zu erzielen. Die Methode von YAMAGIWA, ITCHIKAWA und TSUTSUI, durch langdauernde Teerpinselungen bei Tieren Tumoren zu erzeugen, wurde von vielen Forschern nachgeprüft und bestätigt[1]. Durch Einspritzen von Teer in die Brustdrüsen von Kaninchen gelang es YAMAGIWA (1923), auch von den Milchgängen ausgehende Cancroide und Adenocancroide zu erzeugen. Auch die Entstehung von Sarkomen nach Teerpinselungen wurde später von anderen Autoren beschrieben. Wir sahen nach Teerung des Kaninchenohres ein Sarkom der Lunge und des Auges; ausnahmsweise können also nach Teerungen die Tumoren auch an anderen Orten als an denen der direkten Teereinwirkung auftreten, vielleicht durch Verschleppung kleiner Teerpartikelchen auf dem Lymphwege. Fern vom Teerungsort wurde bei Mäusen, die an verschiedenen Hautstellen gepinselt worden waren, das Auftreten primärer Lungencarcinome beobachtet[2]. MELCZER (1950) weist auf die Bedeutung von „Cancerogenämie“ und „Cancerogenopexie“ bei der ortsfernen Entstehung von Reizkrebsen hin, z. B. beim Auftreten krebsiger Wucherungen an der kauterisierten Schwanzwurzel von Mäusen, deren Nackenhaut mit Benzpyren gepinselt worden war.

Der Teerkrebs bei der Maus entwickelt sich gewöhnlich in mehreren Phasen[3]. Zuerst verlieren die Tiere an den geteerten Hautstellen die Haare, die Haut wird in diesem Bezirk atrophisch. Allmählich treten kleine Wärzchen auf, meist multipel. Aus diesen entwickeln sich häufig große Hauthörner. Diese Hauthörner stoßen sich bisweilen spontan ab, oft werden sie von den Tieren durch Kratzen entfernt. Auf dem Boden der entstehenden Ulcerationen entwickeln sich die Tumoren meistens besonders rasch weiter. Nur selten kommt die Veränderung spontan zur Rückbildung. Oft aber sind nach 50—60 Teerungen zunächst nur einige kleinste Wärzchen vorhanden, oft nicht einmal diese, sondern nur eine atrophische Hautstelle. Beobachtet man diese Tiere aber weiter, so kann man feststellen, daß sich in den meisten Fällen doch noch ein Tumor, und zwar nicht nur ein extensiv wachsender, sondern ein echtes Carcinom entwickelt, oft mit wallartigem Rand, wie wir es von menschlichen Hautkrebsen her kennen. DEELMAN (1923) sah die ersten warzenartigen Veränderungen gewöhnlich nach 10—12 Wochen auftreten, die Entwicklung carcinomatöser Ulcera direkt oder indirekt über das Vorstadium des Papilloms im allgemeinen nach 16—22 Wochen. Wir sahen ausgebildete Carcinome gewöhnlich nach 50—60 Teerungen. Die Zeit der Entwicklung der Carcinome ist sicher auch von den verwendeten Teerarten abhängig. Mit Braunkohlenteer im Gegensatz zu Steinkohlenteer konnten wir bei Mäusen keine Carcinome erzeugen. Die erfolgreiche Anwendung mancher Holzteersorten ist aber von anderer Seite beobachtet; offenbar hängt das auch wesentlich von der besonderen Zusammensetzung des jeweils verwendeten Braunkohlen- oder Holzteers ab (Abb. 1, 2, 3).

Mikroskopisch ist das 1. Stadium charakterisiert durch hyperplastisch-hypertrophische Epithelwucherungen; noch sind die Epithelzellen gleich groß, gleich gefärbt, von regelmäßiger Form und Lagerung; es ist noch keine Andeutung

[1] FIBIGER 1921, DEELMAN 1922, BLOCH und DREIFUSS 1921.
[2] LYNCH 1933. [3] DEELMAN 1923.

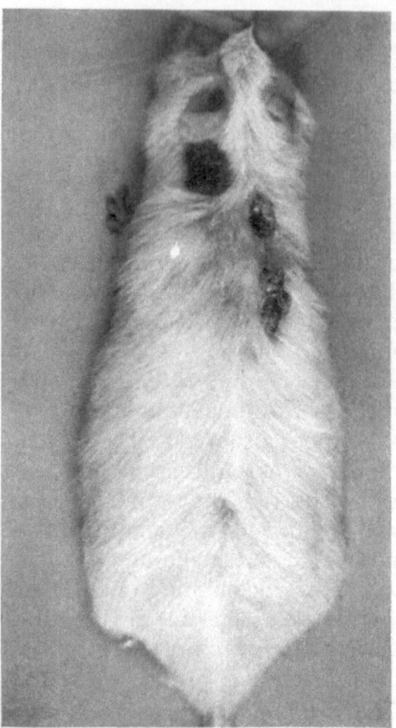

Abb. 1. Papillombildung nach 50maliger Teerung in der Zeit vom 14. 6. 34 bis 8. 10. 34 jeden 2. Tag. Status am 8. 12. 34.

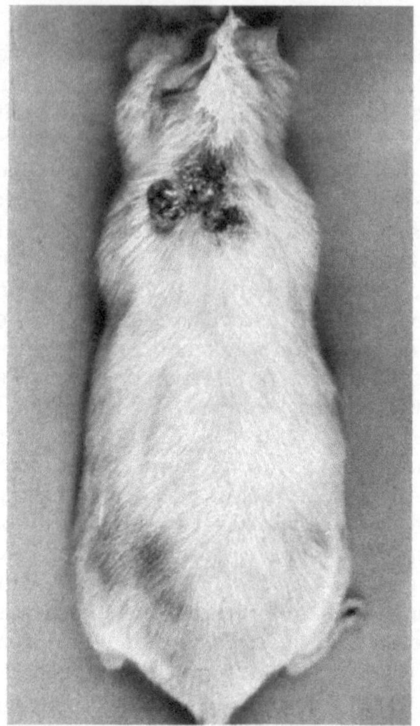

Abb. 2. Konfluierendes Papillom und beginnende Carcinombildung. Maus 207 50mal geteert in der Zeit vom 14. 6. 34 bis 8. 10. 34 jeden 2. Tag. Status am 8. 12. 34.

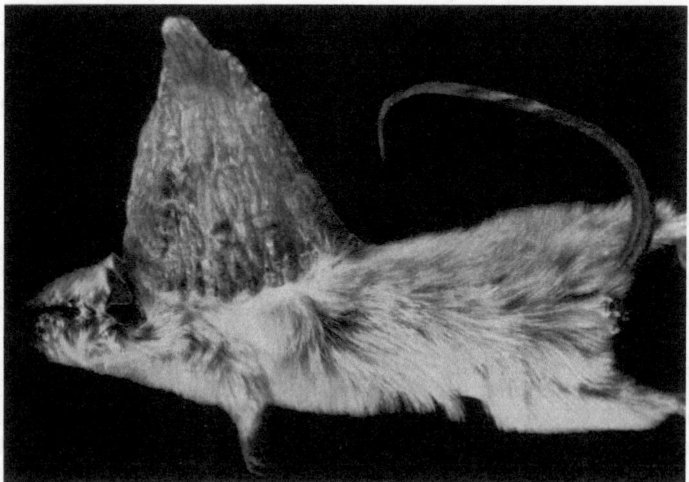

Abb. 3. Großer zuckerhutförmiger Tumor nach 50maliger Teerung. Späteres Stadium.

eines Tiefenwachstums zu erkennen, lediglich ein papillöses Oberflächenwachstum. Meiner Beobachtung nach geht diesem hypertrophischen Stadium bisweilen ein atrophisches voraus. Oft findet man aber neben atrophischen Bezirken schon frühzeitig hyperplastische. Das 2. Stadium ist dadurch gekennzeichnet, daß an einigen Stellen bereits ein schnelleres Wachstum und eine auffallende Atypie der Kernformen zu erkennen ist. Die Zellen sind ungleich groß, die Cytoplasmavergrößerungen scheinen zunächst noch Schritt zu halten mit den Kernvergrößerungen; die Kerne weisen aber schon durch ihre verschiedene Färbbarkeit auf wechselnden Chromatingehalt hin. Die Zellen lassen außerdem in der Art ihrer Lagerung Abweichungen von der Norm erkennen; die Basalzellen verlieren ihre palisadenähnliche Anordnung. Die Verhornungsvorgänge spielen sich bereits nicht mehr nur an der Oberfläche ab, sondern unregelmäßig verstreut in allen Hautschichten, oft schon direkt über der Basalzellenschicht; sogar Zellen mit mitotischen Kernformen können Verhornung aufweisen. Andererseits bleiben Zellen in den oberen Schichten unverhornt. In diesen Gebieten der Zellatypie findet sich im darunterliegenden Bindegewebe eine starke Gefäßneubildung. Das letzte Stadium ist gekennzeichnet durch ein epitheliales Wachstum bösartigen Charakters, das aus den Zentren der in Gruppe I und II beschriebenen Herde, zum Teil multipel, hervorgeht. Die Veränderungen in diesem Stadium gleichen weitgehend den präcancerösen Hautveränderungen, die wir beim Menschen finden[1]. Im 3. Stadium sind alle erwähnten Abweichungen von der Norm noch ausgesprochener als im 1. und 2. Stadium; die Lagerung der Zellen ist vollkommen unregelmäßig, die Störungen der Kern-Plasma-Relation sind deutlich, das infiltrative Wachstum zeigt die Bösartigkeit des Prozesses an. BLOCH und DREIFUSS (1921) sowie andere Autoren beschrieben den Verlauf ganz analog. Bei Mäusen und Kaninchen lassen sich Teertumoren mit guter Ausbeute erzielen; bei Mäusen erhält man unter günstigen Bedingungen fast 100% positive Tiere. Ratten reagieren auf Teerung nur selten mit Geschwulstbildung. MÖLLER (1924) fand jedoch bei 6 von 24 Ratten, die wöchentlich 3mal an der Rückenhaut gepinselt wurden und länger als 300 Tage am Leben geblieben waren, verhornende Plattenepithelkrebse in der Lunge, die er für primär bronchogene Carcinome hielt. — Die Beobachtung, daß Ratten nie oder wenigstens sehr selten Teercarcinome bekommen, ist sehr merkwürdig. So nahe verwandte Tierarten wie Maus und Ratte verhalten sich also in dieser Hinsicht biologisch ganz verschieden[2]. Bei manchen Affenarten — nicht bei allen — soll sich ein Teerkrebs in ganz analoger Weise wie bei Mäusen entwickeln. Meerschweinchenhaut verhält sich dem Teer gegenüber ganz refraktär[3].

Amerikanische Autoren glaubten, die carcinogene Wirkung des Teers zunächst auf Arsenbeimischungen beziehen zu können, zumal es ASKANAZY (1926) durch Zusatz von FOWLERscher Lösung zu Rattenembryonalbrei gelungen war, Teratome zu erzeugen, und LEITCH und KENNAWAY (1922) im Experiment nach Pinselungen mit Arsenoxydlösungen bei Mäusen Carcinombildung sahen. Auch eine Begünstigung der Tumorbildung durch Azofarbstoffe bei Arsenzugabe war möglich[4]. ALBERT FISCHER (1927) konnte sogar durch Spuren von Arsenpentoxyd Tumorzellen in Kulturen von embryonalem Milzgewebe des Huhnes erzeugen, die, auf Hühner übertragen, schnell wachsende und metastasierende Sarkome ergaben. CHOLEWA (1935) erzielte durch Verfütterung von Arsen in $^1/_2$—2 Jahren bei Kaninchen und Mäusen ebenfalls Tumoren. Heute ist die Theorie, daß As-Beimischungen im Teer die Ursache der Krebsentstehung bilden, widerlegt. Aber Arsen als krebserzeugender Faktor in Form von Abgasen und bei Anwendung arsenhaltiger Schädlingsbekämpfungsmittel spielt auch heute für den Menschen eine bedeutungsvolle Rolle.

1922 gelang es PASSEY, Hautcarcinome bei Tieren auch durch Pinseln der Haut mit ätherischen Extrakten aus Ruß zur Entwicklung zu bringen. STEINBRÜCK und CARL (1930) konnten durch Anwendung von Druckerschwärze Krebse erzielen. Tabaksteer als krebserzeugendes Agens haben vor langen Jahren auch schon TEUTSCHLÄNDER (1934) sowie SCHÜRCH und WINTERSTEIN (1935) und ROFFO (1939) erkannt. Nach TEUTSCHLÄNDER nehmen starke Raucher das

[1] GRÜTZ 1924. [2] LEWIN 1928, CHOLEWA 1930. [3] HEINE, PARCHWITZ, GRAFFI 1954.
[4] FISCHER-WASELS 1906, 1932.

Vielfache der Menge an Tabaksteer auf, die im Tierexperiment zur Erzeugung von Tumoren genügt. Um die Bedingungen möglichst denen eines Zigarettenrauchers anzupassen, wurde auch Zigarettenteer gesammelt von Zigaretten, die ganz entsprechend der üblichen Art und Temperatur verraucht wurden. Der gesammelte Teer wurde in Aceton gelöst. Von je 2 Mäusen des CAFl-Stammes, die damit gepinselt wurden, bekam je eine Maus ein Papillom, von je 6 eine Maus nach etwa 15 Monaten ein Carcinom; die zur Kontrolle nur mit Aceton gepinselten Tiere blieben tumorfrei[1]. OETTEL (1953) glaubt, daß es überhaupt keine Berufskrebse bei Chromatarbeitern gibt, sondern daß auch diese alle Raucherkrebse sind.

Teer ist ein kompliziertes Gemenge von vornehmlich aromatischen Kohlenwasserstoffen. Er entsteht bei der Destillation von Steinkohle, nachdem das Leuchtgas entwichen ist und Ammoniak und andere basische Substanzen (Pyridinbasen) im Gaswasser adsorbiert sind. Durch fraktionierte Destillation aus dem Teer gewinnt man Leichtöl, das bis 170° C übergeht, Carbolöl, das bei 170—230° C übergeht, Schweröl oder Kreosotöl, das bei 230—270° C übergeht und Anthracenöl, das bei 340° C übergeht. Den Rückstand bezeichnet man als Pech.

Bei Versuchen, eine spezifisch carcinogene Komponente aus Teer zu isolieren, zeigte sich, daß carcinogene Substanzen immer in den über 300° bzw. 400° C siedenden Fraktionen anzutreffen waren. Diese Fraktionen waren frei von niedrig siedenden Kohlenwasserstoffen, von Basen und Phenolen. Schon BLOCH und WIDMER (1926) vermuteten die wirksamen Substanzen in höher molekularen aromatischen Kohlenwasserstoffen; eine Isolierung glückte aber zunächst nicht. Der Nachweis, daß tatsächlich *Kohlenwasserstoffe* im Teer carcinogene Substanzen darstellen, gelang KENNAWAY (1930) und anschließend COOK, HEWETT und HIEGER (1932). Wegweisend war die Feststellung von Kohlenwasserstoffen, deren Fluorescenzspektrum dem der aktiven Teerfraktionen ähnelt[2]. Dieses Spektrum zeigten synthetisch hergestellte Benzanthracene und Benzpyrene, also aromatische Kohlenwasserstoffe. Als erster reiner Kohlenwasserstoff mit carcinogenen Eigenschaften wurde von KENNAWAY 1929 das 1,2,5,6-Dibenzanthracen gefunden. Später wurde von COOK, HEWETT und HIEGER (1932) das *3,4-Benzpyren* als erste carcinogene Substanz aus dem Teer selbst isoliert.

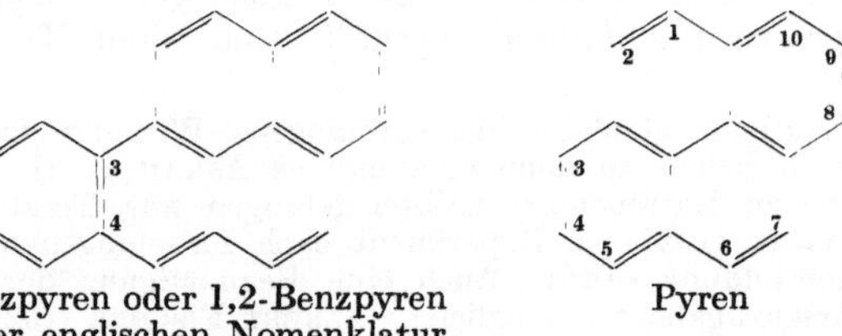

3,4-Benzpyren oder 1,2-Benzpyren nach der englischen Nomenklatur — Pyren

WINTERSTEIN (1936) schätzt 25 mg Benzpyren je Kilogramm Teer als unteren Grenzwert. BERENBLUM (1942) konnte schon aus 10 g Rohteerdestillat 75 mg Benzpyren gewinnen. Die carcinogene Wirkung des Benzpyrens wurde auch von anderen Autoren bestätigt[3]. Auch in eigenen Versuchen konnten wir uns von der überlegenen Wirkung 0,5%iger Lösungen von Benzpyren in Benzol und Äther gegenüber Gasteer überzeugen, den wir bis dahin mit gutem Erfolg zur Erzeugung von Tumoren bei Mäusen angewendet hatten.

Beispielsweise hatten wir eine Gruppe von Mäusen mit einer 0,5%igen Benzpyrenlösung in Äther am Nacken gepinselt im Vergleich zu einer Gruppe, die, wie bisher üblich, mit Gasteer gepinselt wurde. Die Pinselungen erfolgten 3mal wöchentlich, und zwar bei den Teertieren 50mal, bei den Benzpyrentieren nur 30mal, weil sich bei diesen allgemein toxische

[1] WYNDER, GRAHAM, CRONINGER 1953. [2] MAYNEORD 1933, 1937.
[3] MAISIN und LIÉGEOIS 1933, RONDONI 1935, WINTERSTEIN 1936.

Wirkungen in stärkerem Ausmaß geltend machten. Nach Ablauf von 3 Monaten waren bei den geteerten Tieren an den Pinselungsstellen nur Haarlosigkeit und einzelne kleine Warzen nachweisbar, während die Benzpyrentiere schon große höckerige Tumoren von zum Teil blumenkohlartigem Aussehen zeigten.

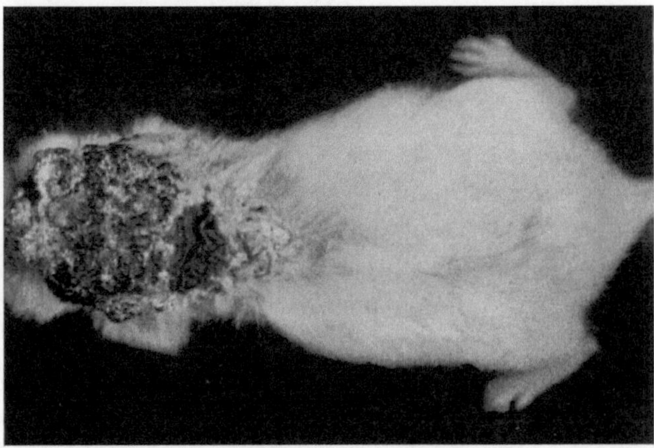

Abb. 4. Maus E 86. Benzpyrentumor. Maus 30mal gepinselt mit 0,5%iger Benzpyrenlösung in Äther. Blumenkohlförmiges Plattenepithelcarcinom.

Die Veränderungen, die im Laufe der *Benzpyrenpinselung* auftreten, sind denen nach Teerung sehr ähnlich; zuerst kommt es zu einem Haarausfall, die Haut wird allmählich trocken, schilfert und wird krustig; dann treten kleine

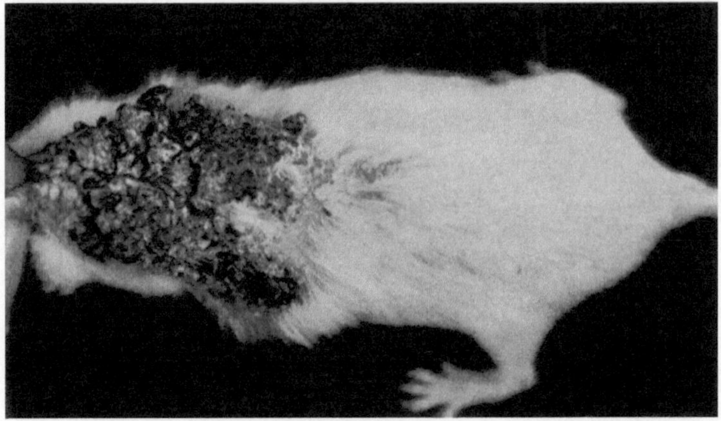

Abb. 5. Maus E 88. Blumenkohlförmiges Plattenepithelcarcinom.

Warzen auf. Besonders rasch scheint auch hierbei die Entwicklung der Tumoren vor sich zu gehen, wenn im Bereich der Pinselungsstelle kleine Ulcerationen auftreten, die anscheinend hauptsächlich durch das Kratzen der Tiere an der gepinselten Hautstelle entstehen. In diesen Fällen entwickeln sich meist flache ulcerierte Tumoren. Verwendet man 0,3% Benzpyren in Benzol, so treten nach 50maliger Behandlung in der Regel die ersten Warzen und Tumoren auf, nur vereinzelt früher; die meisten Tumoren aber entwickeln sich erst nach Aufhören der Pinselung. Gegenüber den mit Teer behandelten Mäusen fiel mir bei den Benzpyrentieren die weit geringere Neigung zur Verhornung auf; so stark verhornende Carcinome und Hauthörner, wie sie bei geteerten Tieren üblich sind, sah ich seltener (Abb. 4—11).

In weiteren Versuchen verwendeten wir das 3,4-Benzpyren 0,3%, auch in Äther gelöst, sowie 0,24% nach WINTERSTEIN (1936) in wäßriger Desoxycholsäurelösung. In beiden

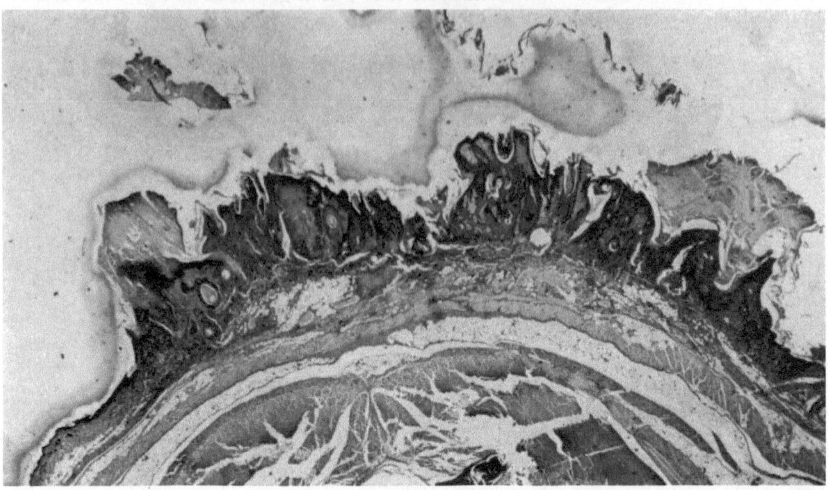

Abb. 6. Benzpyrenpinselung (50mal 0,3%ige Lösung). Schnitt durch die veränderte Rückenhaut der Maus im Bereich der Pinselungsstelle. Mikroskopisch: unregelmäßige papillomatöse Wucherungen, stellenweise schon erhebliche Zerrüttung der normalen Epithelstruktur. Im linken Teil des Bildes noch ein Stückchen unveränderter normaler Rückenhaut.

Fällen traten ebenfalls Tumoren auf. In einem Versuch bekamen z. B. von 10 Tieren, die 50mal mit der ätherischen Lösung gepinselt worden waren, 3 Tumoren, 7 starben vorzeitig;

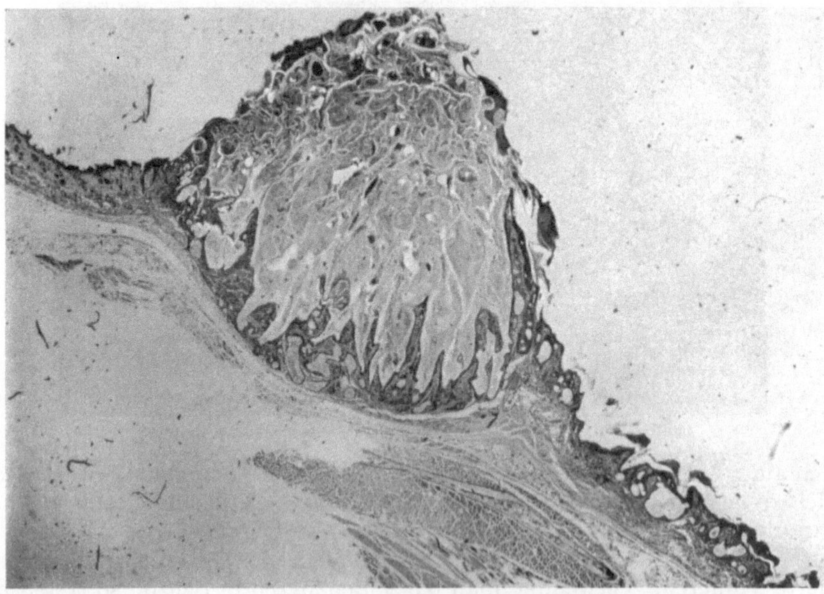

Abb. 7. Benzpyrenpinselung (50mal 0,3%ige Lösung). Schnitt durch die papillomatöse Wucherung des Hautepithels der Maus. Der Schnitt geht durch eine größere Warze, in den oberen Schichten starke Verhornung.

von 10 mit der erwähnten wäßrigen Benzpyrenlösung behandelten Tieren wurden 7 tumorpositiv, 3 starben vorzeitig. In der Regel verwendeten wir später mit bestem Erfolg 0,3%ige bzw. 0,5%ige Lösungen in Äther oder Benzol, die mit einem dünnen Glasstab auf die Haut aufgetragen wurden. Trotz unserer Bemühungen, immer gleiche Mengen aufzutragen,

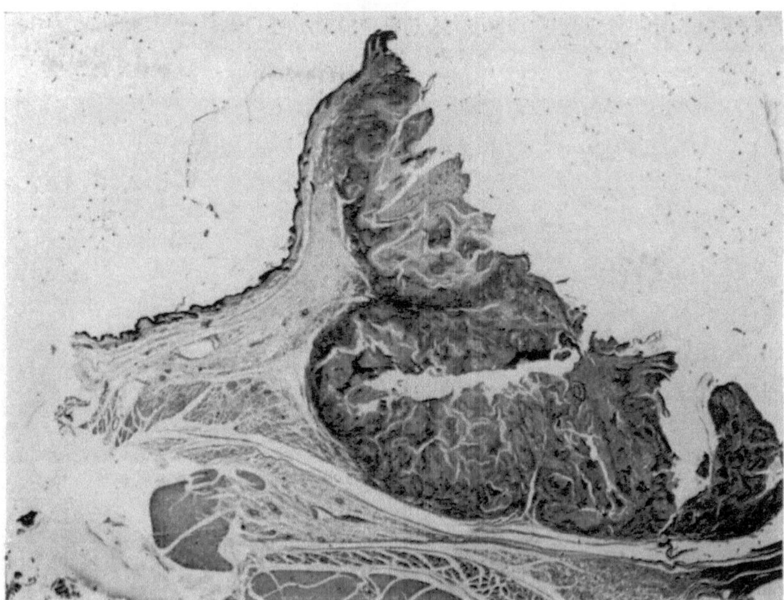

Abb. 8. Ausgebildetes Krebsgeschwür nach Benzpyrenpinselung (50mal 0,3%ige Lösung). Man erkennt, wie durch die starken atypischen Epithelwucherungen am Rande des Geschwürs der makroskopisch sichtbare Wall zustande kommt.

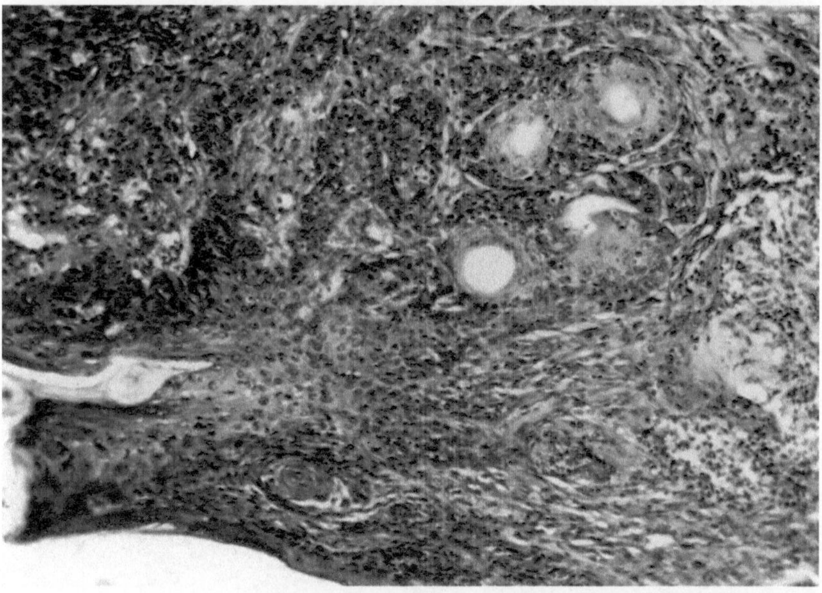

Abb. 9 zeigt, wie bei starker Vergrößerung bei einer Maus mit einem makroskopisch scheinbar noch harmlosen Befund doch stellenweise schon vollkommen atypische Epithelwucherungen vorhanden sind. Die normale Epithelstruktur ist in den untersuchten Bezirken völlig zerstört, von der normalerweise vorhandenen Palisadenstellung des Stratum germinativum ist nichts mehr erkennbar. In den atypisch wuchernden Epithelzapfen auch reichlich Mitosen, so daß der Bezirk schon als krebsig entartet zu bezeichnen ist.

kamen die Tumoren bei den einzelnen Tieren doch noch in sehr verschiedenen Zeitabständen zur Entwicklung. Diese Unterschiede sind meines Erachtens aber nicht durch kleine Differenzen in der Dosis zu erklären, sondern sehr wesentlich durch die verschiedene individuelle Disposition.

WINTERSTEIN (1936) sowie SCHÜRCH und WINTERSTEIN (1935) geben ebenfalls eine 0,5%ige Lösung als am besten geeignet an. Sie untersuchten auch die Wirkung einer

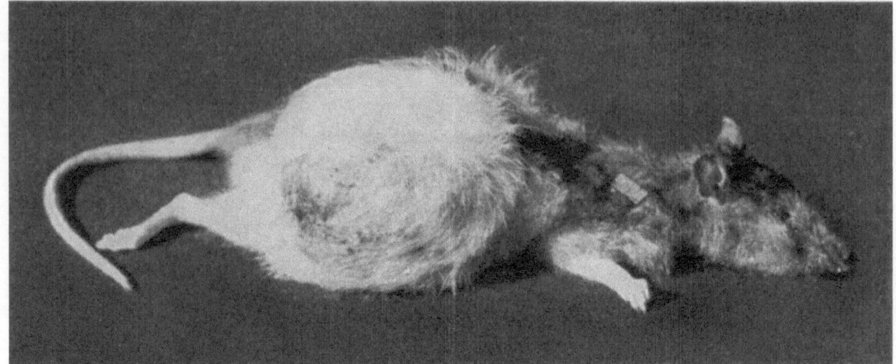

Abb. 10. Sarkom bei der Ratte nach Injektion von 0,1%iger Benzpyrenlösung in Öl.

0,1%igen Lösung. Eine Warzenbildung trat bei der Hälfte der so behandelten Tiere nach 80 Tagen auf. Die Autoren betonen, daß die Warzen ohne eine Haarlosigkeit aufgetreten

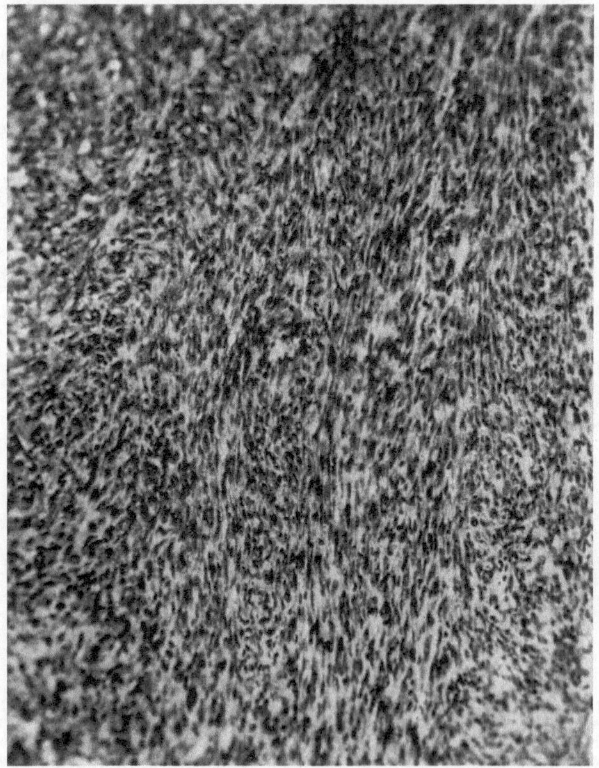

Abb. 11. Mikroskopisches Bild dieses Rattentumors: Spindelzellensarkom. Vergr. 1:130.

sind und mitten in einer anscheinend unveränderten, behaarten Haut entstehen können. Nach etwa 200 Tagen lebten von 50 Tieren noch 18, von denen 13 deutliche Tumoren zeigten Bis zum Auftreten von Warzen waren 34 Pinselungen nötig. In einigen Fällen gelang es den genannten Autoren, auch noch mit einer 0,03%igen Benzpyrenlösung Tumoren zu erzeugen[1]. MAISIN und LIÉGEOIS (1933) verwendeten 1%ige Lösungen von Benzpyren. Das erste Papillom sahen sie nach 30 Tagen auftreten, die meisten Tumoren zwischen dem 69. und 119. Tag; nach 128 Tagen hatten 70% der noch lebenden Tiere Carcinome. In den Versuchen von COOK und Mitarbeitern sowie von MAISIN und LIÉGEOIS wurden in einzelnen Fällen auch Drüsen- und Lungenmetastasen beobachtet. Die Verwendung von 1%igen Lösungen in Benzol scheint mir wegen zu starker toxischer Allgemeinwirkung nicht ganz zweckmäßig, wie auch aus den Versuchen von SCHÜRCH und WINTERSTEIN hervorgeht; von 50 gepinselten Tieren lebten nach 200 Tagen nur noch 6, davon 3 mit histologisch gesicherten Carcinomen. Je größer die Dosis, desto rascher tritt die Tumorentwicklung auf. Bei Verwendung von 0,5%iger Benzpyrenlösung gibt WINTERSTEIN (1936) 70 Tage als durchschnittliche Zeit bis zur Entwicklung des Tumors an; bei Verwendung einer 0,1% oder noch weniger konzentrierten Lösung jedoch wesentlich längere Zeiten. Als Dosis minima zur Krebserzeugung genügen offenbar schon wenige Milligramm Benzpyren. Histologisch handelt es sich bei den nach Benzpyrenpinselungen auftretenden Tumoren meist um Plattenepithelcarcinome. Auch bei *Kaninchen* gelang es SCHÜRCH und WINTERSTEIN, durch wöchentlich 2malige Pinselungen am Innenohr mit einer 0,3%igen Lösung Warzen zu erzeugen und bei einem von 12 Kaninchen nach 400 Tagen ein Plattenepithelcarcinom. Es wurde die Vermutung ausgesprochen, daß Benzpyren und andere krebserzeugende Kohlenwasserstoffe mit der SH-Gruppe von Enzymen reagieren, die die Wachstumsprozesse kontrollieren[2].

Es wurden noch zahlreiche weitere Kohlenwasserstoffe mit kondensierten Benzolringen mit krebserzeugender Wirkung gefunden[3]. Ebenso stark wie das 3,4-Benzpyren oder vielleicht gar noch stärker carcinogen wirksam erwies sich das Methylcholanthren:

H_3C— H_2C—CH_2

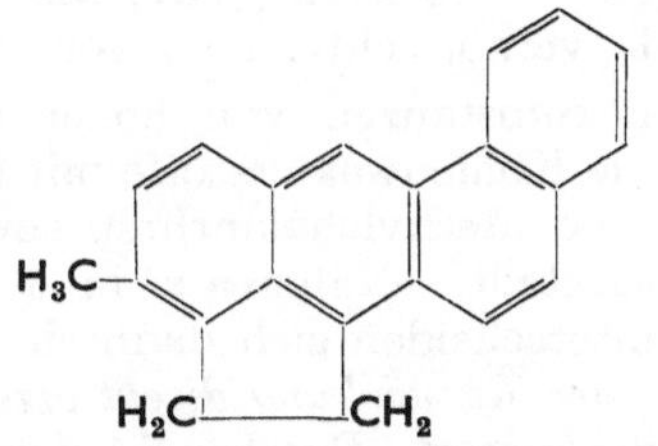

Nach Mitteilung der englischen Forscher BARRY, COOK, HASLEWOOD, HEWETT, HIEGER und KENNAWAY (1935) ist eine 0,3%ige Lösung von Methylcholanthren in Benzol gut wirksam. Eine Serie von 20 Mäusen wurde 2mal wöchentlich gepinselt. Die ersten Tumoren traten am 75. Tag auf; nach 150 Tagen lebten noch 9 Mäuse, alle hatten Tumoren. Nach Ansicht der englischen Autoren ist das Methylcholanthren die bisher am stärksten wirksame carcinogene Substanz[4]. Mit Methylcholanthren konnten auch bei Meerschweinchen intraperitoneale Sarkome erzeugt werden[5]. Wie schon bei den Versuchen mit Teer beobachtet, treten auch nach Behandlung mit krebserzeugenden Kohlenwasserstoffen — wahrscheinlich durch Verschleppung dieser Substanzen — Tumoren gelegentlich auch an den von der Einwirkung entfernten Stellen auf[6].

Als sehr stark krebserzeugende Substanzen sind auch 2-Aminofluoren und besonders das 2-Acetylaminofluoren anzusprechen[7].

2-Aminofluoren: —NH_2

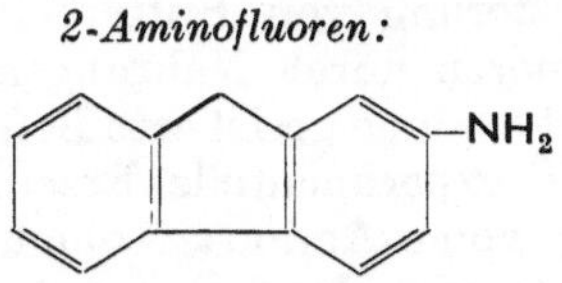

2-Acetyl-2-aminofluoren: —$NHCOCH_3$

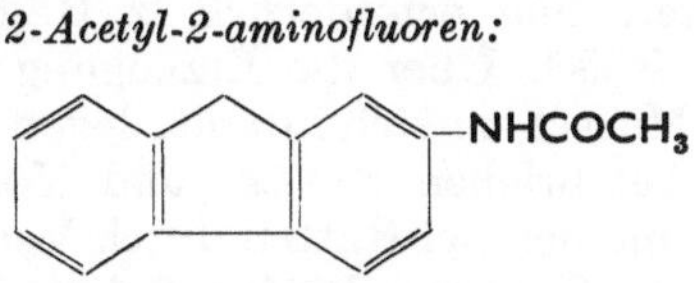

Die Zahl der carcinogenen Substanzen ist durch die Forschungen der letzten Jahre weiter gestiegen. Aber nur eine relativ geringe Zahl ist so stark krebs-

[1] SCHÜRCH und WINTERSTEIN 1935. [2] MILLS und WOOD 1953.
[3] COOK 1932, FIESER 1938. [4] FRIEDRICH-FREKSA 1940.
[5] ESMARCH 1941. [6] SCHABAD 1930, ANDERVONT 1938.
[7] WILSON, DE EDS und COX 1941, BIELSCHOWSKY und GREEN 1942.

erzeugend, daß es sich empfiehlt, sie zur regelmäßigen experimentellen Arbeit zu verwenden.

In der amerikanischen Literatur ist eine ausführliche Liste aller bekannten krebserzeugenden Substanzen veröffentlicht: JONATHAN L. HARTWELL „Survey of compounds which have been tested for carcinogenic activity," United States Government Printing Office Washington, 1951, 2. Auflage.

Da die weitaus meisten gefährlichen inoperablen Tumoren des Menschen am Magen-Darmtractus auftreten, ist es von besonderem Interesse, mit welchen krebserzeugenden Substanzen sich im Magen-Darmtractus der Versuchstiere echte Tumoren erzeugen lassen. Wir haben durch Verfütterung von Benzpyren oder Methylcholanthren in einzelnen Fällen Tumoren des Magen-Darmtractus erzielen können, jedoch nicht so regelmäßig wie mit der Pinselung auf der Haut[1]. Vielleicht beruht dies darauf, daß wir bei der Verfütterung der carcinogenen Substanzen die Schädigung nicht so präzis und immer an derselben Stelle zur Einwirkung bringen können wie bei äußerer lokaler Anwendung. Daß dieser Faktor aber zur raschen Erzeugung von Tumoren bedeutungsvoll ist, wissen wir schon von den Teertumoren der Mäusehaut her. Pinseln wir z. B. eine zu große Stelle, so entsteht kein Tumor, weil die Tiere meist vor der Ausbildung des Tumors an einer allgemeinen Intoxikation zugrunde gehen. BISCEGLIE (1936) erzielte durch Verfütterung von Benzpyren Spindelzellsarkome im Vormagen und Adenocarcinome im Drüsenmagen. WATERMAN (1937) sah bei Ratten, denen er Benzpyren in Schweineschmalz verabreichte, in 5 von 6 Fällen Magentumoren.

Unter den chemischen Substanzen von hoher krebserzeugender Wirkung haben sich in erster Linie die Kohlenwasserstoffe mit kondensierten Benzolringen vom Typ des Benzpyren und Methylcholanthren sowie aromatische Amine als besonders wirksam herausgestellt. (Näheres s. im Kapitel BUTENANDT.) Diese beiden großen Gruppen unterscheiden sich dadurch voneinander, daß *die einen die Tumoren meist am Ort der Einwirkung direkt* erzeugen, *die anderen* dagegen *vorwiegend fern vom Einwirkungsort.* Das beruht darauf, daß die letzteren Substanzen jeweils am Applikationsort gewöhnlich stärker resorbiert werden und dann in den Kreislauf gelangen und unter Umständen zu einer besonderen Anreicherung in Leber, Niere oder anderen Organen führen.

Fast alle krebserzeugenden Substanzen sind fettlöslich. Möglicherweise erleichtert ihnen diese Eigenschaft das Eindringen in die Zelle und ist überhaupt eine der Voraussetzungen für ihre Wirkung an den Mitochondrien, denn es ist durch fluorescenzmikroskopische Untersuchungen festgestellt, daß bestimmte krebserzeugende Substanzen sich nicht im Kern, sondern an den lipoidreichen Mitochondrien im Cytoplasma festsetzen[2].

Bei Anwendung der *krebserzeugenden Amine* ist in der Regel nicht nur die Verabreichung dieser selbst, sondern außerdem noch die Durchführung einer bestimmten *Diät* erforderlich, z. B. bei Verfütterung von Buttergelb mit geschältem Reis[3]. Über die Erzeugung von Tumoren durch Nahrungsmittel, die auch der Mensch zu sich nimmt, liegen noch relativ wenig gesicherte Befunde vor[4].

1935 beschrieben SASAKI und YOSHIDA die experimentelle Erzeugung von Lebercarcinomen bei Ratten durch Verfütterung von o-Aminoazotoluol, nachdem schon M. B. SCHMIDT 1924 auf diese Weise Adenome der Leber erzeugt hatte.

$$\text{C}_6\text{H}_4(\text{CH}_3)\text{—N=N—C}_6\text{H}_3(\text{CH}_3)\text{—NH}_2$$

[1] DOMAGK 1939. [2] GRAFFI 1949. [3] OKADO 1941, FISCHER-WASELS 1937
[4] WATERMAN 1937, DOMAGK 1939, FARK 1950.

o-Aminoazotoluol ist eine Komponente des Biebricher Scharlachs oder Scharlachrots, das B. Fischer-Wasels schon 1906 zur experimentellen Erzeugung von Geschwülsten verwendete. Die japanischen Autoren verfütterten die Substanz 5% in Öl gelöst mit Reis. Der Tumor entwickelte sich in der Regel nach einer Versuchsdauer von 255—300 Tagen. Die durch o-Aminoazotoluol erzeugten Hepatome waren zum Teil subcutan transplantabel[1]. Schon bei geringen Veränderungen, z. B. Fortfall der CH_3-Gruppen

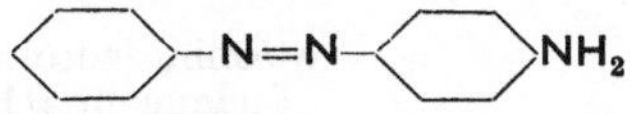

—N=N— NH_2

ist das Molekül nicht mehr krebserzeugend. Aber auch hier zeigt sich wiederum die bemerkenswerte Tatsache, daß auch diese krebserzeugenden Substanzen nicht bei allen Tierarten Leberkrebs hervorrufen, sondern daß sie nur bei bestimmten Tierarten und unter bestimmten Voraussetzungen zur Wirkung kommen. So gelang es nicht, mit „Buttergelb" bei Meerschweinchen und Hühnern Lebertumoren zu erzielen[2]. H. G. Crabtree fand 1950 die CH_3-Gruppen in :o—o: und :o—p: Stellung für Ratten und Mäuse, in :p—m: und :m—m: Stellung dagegen nur für Mäuse krebsbedingend. In der Rattenleber entstanden Hepatome und Cholangiome erst auf dem Boden einer Nekrose, die in der Mäuseleber als Vorstadium nicht beobachtet werden konnte.

Als dem o-Aminoazotoluol verwandt und krebserzeugend erwies sich das Buttergelb:

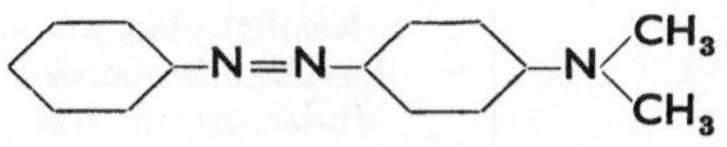

—N=N— —N(CH_3)(CH_3) [3]

das man in früheren Jahren manchmal der Butter zur „Schönung" zusetzte, was durch Nahrungsmittelgesetze heute verboten ist. Nach Yoshida wirkt auch 2,3-Azotoluol

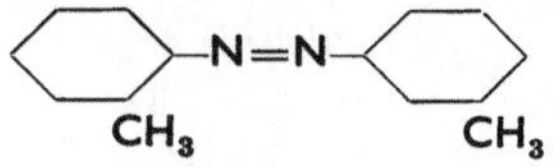

—N=N—
CH_3 CH_3

krebserzeugend, und zwar auch im Magen und in der Blase. Weitere Untersuchungen über die cancerogene Wirkung *fettlöslicher Azofarbstoffe* sind neuerdings von Chr. Hackmann (1951) sowie J. A. Miller und E. C. Miller (1953) durchgeführt worden. Von 14 untersuchten Azofarbstoffen fand Hackmann eine krebserzeugende Wirkung mit dem Azofarbstoff aus α-Naphthylamin-1,3-phenylendiamin (mit Gehalt von 4% β-Naphthylamin) und dem Farbstoff aus Aminoazotoluol-β-Naphthol. Wingler gab nachfolgende Übersicht über die krebserzeugenden Azofarbstoffe (Tabelle 3).

Nach Kuhn und Quadbeck (1949) bestehen bei den krebserzeugenden Azofarbstoffen folgende Möglichkeiten: Entweder wirkt das Buttergelb als Azofarbstoff im ganzen oder daraus entstehende Wurstersche Salze. In neueren Untersuchungen konnte festgestellt werden, daß die Metastellung die krebserzeugende Wirkung erhöht:

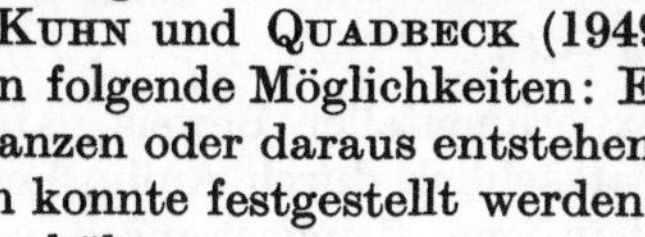

N=N N(CH_3)(CH_3) 3-Methyl-4'-dimethylaminoazobenzol.
CH_3

[1] Fischer-Wasels 1937, Yoshida 1932, 1937; Jikubo 1935, 1936.
[2] Yoshida, 1937, Hakahara und Tedashi 1937. [3] Kinosita, 1936, 1937, 1940.

Tabelle 3. *Im Tierexperiment als cancerogen befunden.*

Formel	Bezeichnungen	Autor
I. 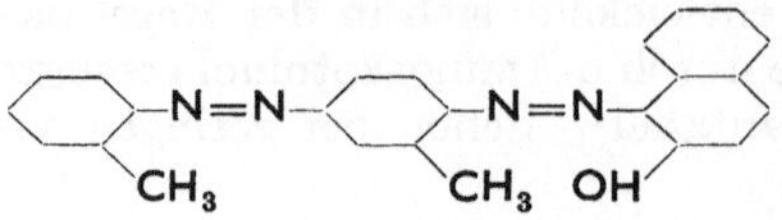 —N=N— —N=N— ; CH_3, CH_3, OH	o-Aminoazotoluol → β-Naphthol Scharlach R Biebricher Scharlach R med.	B. FISCHER-WASELS 1906 M. B. SCHMIDT 1924
II. 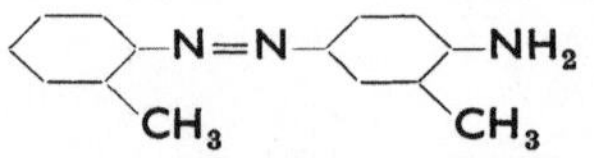 —N=N— —NH_2 ; CH_3, CH_3	o-Aminoazotoluol Sudangelb RR	HAYWARD 1908 YOSHIDA 1932
III. 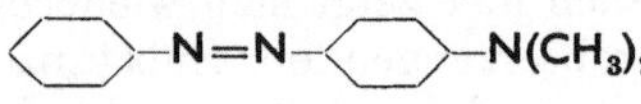 —N=N— —$N(CH_3)_2$	Dimethylaminoazobenzol „Buttergelb"	KINOSITA 1936—1937
IV. 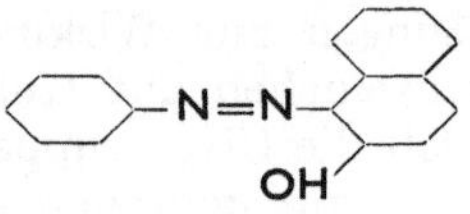 —N=N— ; OH	Anilin → β-Naphthol Sudanorange R Sudan I	KIRBY und PEACOCK 1949 (positiv) HACKMANN 1951 (negativ)
V. 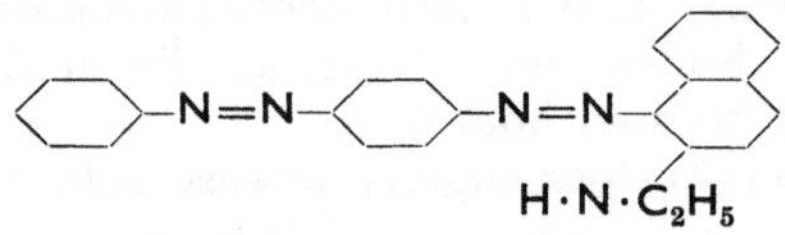 —N=N— —N=N— ; $H \cdot N \cdot C_2H_5$	Aminoazobenzol → N-Äthyl-β-naphthylamin Sudanrot 7 B	KLINKE 1940 (schwach positiv)
VI. 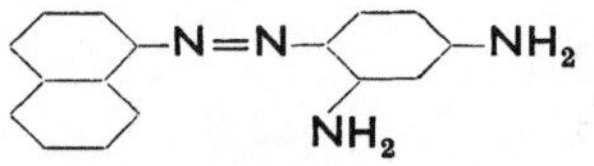 —N=N— —NH_2 ; NH_2	a-Naphthylamin → 2,4-Diaminobenzol Sudanbraun RR	HACKMANN 1951

Chlor- oder Bromsubstituenten setzen die krebserzeugende Wirkung herab. In der Parastellung soll die cancerogene Wirkung erlöschen. Nach WINGLER verstärken bzw. schwächen die folgenden Substituenten die krebserzeugende Wirkung.

Tabelle 4.

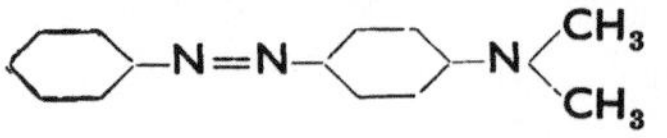

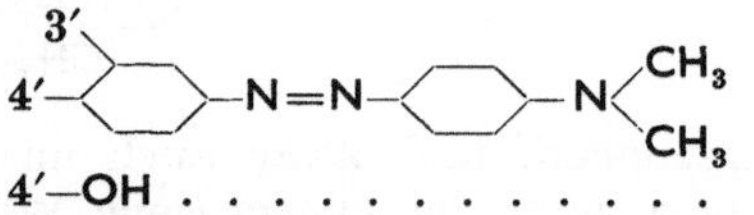

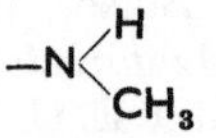

Substituent	Wirkung
—N=N— —$N(CH_3)_2$	+
—$N(H)(CH_3)$	+
—NH_2	0 bis schwach
—$N(C_2H_5)_2$	0
—$N(C_2H_4OH)_2$	0

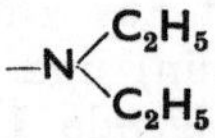

Substituent (3′, 4′ —N=N— —$N(CH_3)_2$)	Wirkung
3′, 4′ —N=N— —$N(CH_3)_2$	+
4′—OH	0
4′—SO_3H	0
4′—CH_3	0 bis schwach
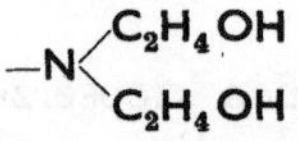 4′—NO_2	0
4′—Cl	+ (schwach)
4′—F	++
3′—OH	0
3′—CH_3	++

Bis heute ist noch kein schlüssiger experimenteller Beweis dafür erbracht worden, daß die sog. *Anilinblasenkrebse* tatsächlich durch Anilin hervorgerufen werden. Hingegen ist es gelungen, mit häufigen Beimischungen von β-Naphthylamin experimentell Tumoren zu erzeugen, allerdings auch nicht nur Blasentumoren, sondern verschiedenartig lokalisierte. 1930 konnte W. SCHÄR zum erstenmal bei Kaninchen durch Inhalation von β-Naphthylamin

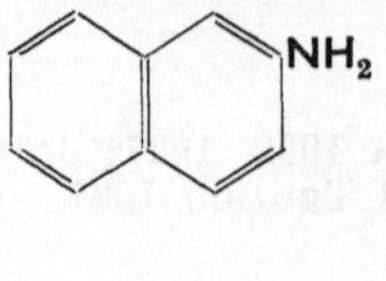

NH_2

Papillome und Carcinome in der Harnblase hervorrufen. Durch subcutane Injektionen von β-Naphthylamin entstanden Tumoren in der Harnblase bei Kaninchen[1] und bei Hunden[2]. Auch nach Verfütterung von β-Naphthylamin traten Blasengeschwülste bei Hunden, Ratten und Mäusen auf[3]. HACKMANN (1951) erzielte bei Mäusen schon durch eine einmalige subcutane Injektion von 2 mg β-Naphthylamin Sarkome an der Injektionsstelle; daraus ist zu schließen, daß dem β-Naphthylamin selbst und nicht erst einem Umwandlungsprodukt eine cancerogene Wirkung zukommt, wie zuerst angenommen wurde[3]. Im Gegensatz zu Kaninchen und Mäusen reagieren Goldhamster nach CHR. HACKMANN (1951) auf Naphthylaminapplikation nicht mit Tumorbildung. So zeigt sich immer wieder, daß die meisten cancerogenen Stoffe nur unter bestimmten Bedingungen, nur bei bestimmten Tierarten usw. krebserzeugend wirken, daß es also im Körper — zum mindesten an bestimmten Stellen — Zellen gibt, die sich als relativ resistent oder sogar völlig resistent erweisen. Die Forderung, daß man den Beweis erbringen müsse, daß diejenigen Substanzen, die beim Menschen zu Blasentumoren führen, auch beim Tier immer Blasentumoren erzeugen müßten, ist deshalb als unberechtigt abzulehnen.

Man muß auch an die Möglichkeit denken, daß die beim Menschen oder bei einer Tierart wirksamen Substanzen bei einer anderen Art nicht mehr carcinogen wirken, weil sie anders resorbiert bzw. fermentativ abgebaut und ausgeschieden werden. Umgekehrt wären Verhältnisse denkbar, unter denen körpereigene Stoffe, dem normalen Stoffwechsel entzogen, einen Anreiz zur Geschwulstbildung geben könnten, und zwar sowohl durch Ansammlung z. B. gewisser Hormone in unphysiologischer Konzentration oder durch Abbau zu Stoffen, die cancerogene Wirkung haben könnten. Man denkt hier vor allem an Steroide auf Grund ihrer konstitutionellen Beziehung zu den cancerogenen Kohlenwasserstoffen[4].

HADDOW (1947) entdeckte die krebserzeugende Wirkung des 4-Dimethylaminostilben

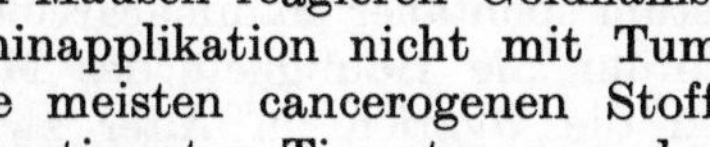

$$(H_3C)_2N-C_6H_4-CH{=}CH-C_6H_5$$ [5]

Von stickstoffhaltigen Verbindungen ist ferner 1,2-Benzacridin

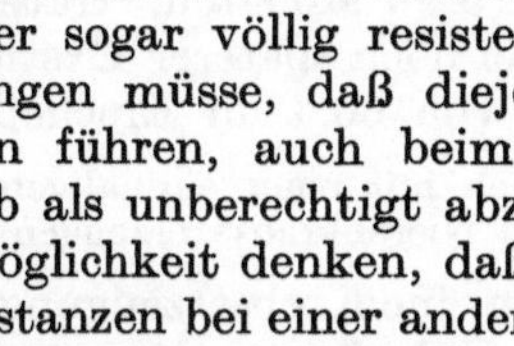

als krebserzeugend erkannt worden[6]. Sobald ein zweites Stickstoffatom in die krebserzeugende Kohlenwasserstoffverbindung eingebracht wird, verliert sie nach COOK ihre cancerogene Wirkung. BROWNING (1939) und Mitarbeiter fanden, daß ein Chinolinabkömmling (2-(p-Aminostyril)-6-(p-acetylaminobenzoylamino)-chinolin-metacetat) ebenfalls krebserzeugend wirkte, während nahe verwandte Substanzen sogar eine krebshemmende Wirkung entfalten. Die große Bedeutung der jeweiligen Kost, die man mit cancerogenen Substanzen verabreicht, geht auch aus Versuchen von ENGEL und COPELAND (1951) hervor, die bei einer fettreichen Kost mit 2-Acetylaminofluoren viel mehr Tumoren erzielten als bei fettarmer Kost.

[1] PERLMANN und STAEHLER 1932. [2] HUEPER und WOLFE 1937.
[3] BONSER, CLAYTON und JULL 1951. [4] BUTENANDT 1951.
[5] HADDOW und KON 1947. [6] HADDOW, HARRIS und KON 1945.

Daß erblich krebsbelastete Mäusestämme gegenüber krebserzeugenden Substanzen besonders anfällig sind, ist durch die Untersuchungen von L. C. STRONG (1949 und 1951) gezeigt worden. Mit synthetisch hergestellten Substanzen erzielte er bei erblich belasteten Stämmen fast all die gleichen bösartigen Geschwülste, an denen auch die Menschheit gegenwärtig leidet.

Die Beobachtungen beim Mammacarcinom des Menschen und des Tieres sprechen eindeutig für die Bedeutung des *Follikelhormons* bei der Entstehung des *Mammacarcinoms*. Besonders konnte bei Mäusen festgestellt werden, daß die Kastration das Wachstum spontaner Mammacarcinome hemmt, daß dagegen exogene Follikelhormonzufuhr die Häufigkeit des Mammacarcinoms steigert. Exstirpierte man Mäusen die Ovarien im Alter zwischen 3—5 Monaten, so konnte Brustkrebsentwicklung so gut wie ganz verhindert werden; erfolgte die Exstirpation im Alter von 5—7 Monaten, traten 20% Brustkrebse bei den belasteten Stämmen auf. Bei noch späterer Exstirpation der Ovarien trat schon die gewöhnliche Tumorrate von 60% in Erscheinung[1].

Beim Goldhamster lassen sich mit einer einmaligen Dosis von 20 mg Oestradiol mit größter Regelmäßigkeit multiple Nierenkrebse erzeugen (HORNING 1955).

Während aber zunächst an eine Krebserzeugung durch diese Hormone im Sinne einer cancerogenen Wirkung gedacht wurde, vertreten heute zahlreiche Autoren die Ansicht, daß die Wirkung dieser Hormone als „bedingt" krebsauslösend zu betrachten sei, indem das Carcinom nur in dem Wirkungsmilieu des weiblichen Keimdrüsenhormons zur Entwicklung kommt[2] (weitere Ausführungen darüber bei BUTENANDT). Für eine solche Annahme sprechen auch Befunde, nach denen bei Follikulingaben auch in männlichen Tieren Brustdrüsenkrebs erzeugt werden konnte, und vor allem die Tatsache, daß der physiologisch gleich wirksame aber chemisch ganz verschiedene Wirkstoff Diäthyl-stilb-oestrol im gleichen Sinne wie Follikulin wirksam ist[3]. Nach Untersuchungen von J. KUNERT (1951) wird durch örtliche Einwirkung von Follikelhormon in hohen Dosen auf eine Brustdrüse von Kaninchenböcken außer einer unmittelbaren Hormonwirkung auf die Brustdrüse im Sinne einer Fibromatosis mammae eine hormonale Gleichgewichtsstörung hervorgerufen. Diese ist gekennzeichnet durch eine erhebliche Vergrößerung des Hypophysenvorderlappens mit dem histologischen Bild der Kastrationshypophyse und einer veränderten Ausschüttung der adenotropen Hormone, die sich in einer Atrophie der Keimdrüsen, einer Nebennierenrindenhypertrophie und einer Fibrose der nicht behandelten Brustdrüse äußert. KING und Mitarbeiter haben gezeigt, daß Oestronbildung und Carcinomentwicklung schon durch 2 Monate lange üppige Ernährung gefördert werden können. KINOSITA (1937) hat durch Follikulininjektion im Tierexperiment Adenome im Vorderlappen der Hypophyse sowie Adenome in Pankreas und Nebennieren, Cystadenome in der Mamma und Cystome in den Ovarien erzeugt. Auch das häufige Auftreten von Seminomen beim Hund (12% aller Tumoren) soll mit den Sexualhormonen in Zusammenhang stehen. Bei den Penisgeschwülsten des Pferdes (14%) wird ein Zusammenhang mit der Kastration angenommen. In neuerer Zeit haben EVANS und Mitarbeiter (1950) durch langdauernde Behandlung von Ratten mit Hypophysenvorderlappenhormon ähnliche Befunde erzielt. Ihre Ergebnisse, in Zusammenhang mit den Beobachtungen von KUNERT und KINOSITA betrachtet, zeigen die Problematik des Hormoneinflusses bei der Geschwulstentstehung. Eine zusammenfassende Darstellung der neueren Ergeb-

---

[1] CORI 1927, BURROWS 1945, PAYLING WRIGHT 1950.
[2] BUTENANDT 1940, ferner v. WATTENWYL 1944. [3] LACASSAGNE 1950.

nisse auf diesem Gebiet gab R. HERTZ (1951). Während BUTENANDT dem Follikulin nur bei besonderer Anlage eine bedingt krebserzeugende Wirkung zuschreibt — ein Standpunkt, den auch RATSCHOW vertritt —, glaubt K. H. BAUER (1949) an die große Bedeutung dieses Hormons und seiner Derivate für die Brustkrebsentwicklung. LACASSAGNE nimmt an, daß die unter Umständen krebsfördernden Hormone viel öfter Gelegenheit haben, wirksam zu werden als die exogenen, nur gelegentlich zur Wirkung kommenden Stoffe. v. MÖLLENDORFF (1941) hat in der Gewebekultur mit Oestron und Testosteron die gleiche charakteristische Störung der Mitosen gefunden wie mit Benzpyren.

Die Steroidhormone Oestradiol, Testosteron und Progesteron wurden von GRAFFI und GUMMEL (1952) an der Haut weißer Mäuse im Kombinationsversuch mit laufender Crotonölbehandlung auf cancerogene Wirkung untersucht. Die Zahl der Geschwülste, die durch die kombinierte Hormon-Crotonölbehandlung hervorgerufen wurden, zeigte gegenüber dem Kontrollversuch mit reinem Crotonöl bei keinem der genannten Hormone einen signifikanten Unterschied und ist im Vergleich zur Wirkung eines cancerogenen Kohlenwasserstoffs zu vernachlässigen. Diese Ergebnisse sprechen gegen die Ansicht, daß die genannten Steroidhormone die Fähigkeit besitzen, den die Cancerogenese einleitenden spezifischen Initialvorgang (Tumorkeimanlagenbildung) auszulösen, im Gegensatz zu einem Vollcancerogen vom Typus der cancerogenen Kohlenwasserstoffe.

Man hat außer mit Hormonen auch vielfach mit *anderen körpereigenen Substanzen* versucht, Tumoren zu erzeugen. NOTHDURFT (1949) konnte weder durch Pinselung noch Injektion von 2,3-Desoxycholsäure, Cholsäure und Dehydrocholsäure bei Mäusen oder Ratten Geschwulstwachstum anregen. Hingegen erzielte KENNAWAY (1937) durch Injektion von Desoxycholsäure bei Mäusen Sarkome. Mit Indol, das als Stoffwechselprodukt im Darm vorkommt, konnte CARREL (1925) in der Kultur Tumorzellen aus embryonalen Zellen erzeugen, BÜNGELER (1932) bei Mäusen Leukämien und Lymphosarkome. LEUPOLD (1952) glaubt, durch Injektion von 2 Tropfen einer 0,1%igen Alaninlösung am Kaninchenohr bei 32 von 50 Kaninchen Tumoren erzeugt zu haben, allerdings niemals an der Injektionsstelle, sondern in den verschiedensten Organen; diese merkwürdigen Befunde bedürfen noch der Bestätigung.

Die Untersuchung von Ausscheidungsprodukten krebskranker Organismen oder von Extrakten aus Geweben an Krebs verstorbener Menschen hat noch keine eindeutigen Befunde über das Vorhandensein von krebserzeugenden Substanzen ergeben. NOTHDURFT (1949) konnte mit Benzolextrakten aus Galle und Leber von an malignen Tumoren verstorbenen Menschen durch Pinselung oder Injektion bei Mäusen oder Ratten niemals Tumoren erzeugen. Hingegen sah er nach Pinselung mit Ätherextrakten aus Harn von Frauen mit Gebärmuttercarcinom schon nach 4 Wochen Zeichen einer Präcancerose mit Haarverlust und Papillomen und später zwei echte Carcinome. Mit Ätherextrakten aus dem Harn gesunder Frauen sah er analoge Veränderungen nicht. Der Frage der Carcinogenese durch einen pathologischen Sterinstoffwechsel wird man noch weitere Aufmerksamkeit zuwenden müssen.

Wir sahen bereits, daß Teer und selbst hochkrebserzeugende Kohlenwasserstoffe noch längst nicht aus jeder Zelle eine Krebszelle machen und daß manche Zellarten und Tiere sich gegenüber verschiedenen krebserzeugenden Substanzen als völlig resistent erweisen können. Allein auf den Mutterboden kommt es an, welche Art von Geschwulst sich entwickelt: so entsteht ein Plattenepithelcarcinom bei Einwirkung der Schädigung auf die Haut, ein Adenocarcinom bei Einwirkung auf die Drüsenschleimhaut, ein Sarkom bei Injektion einer carcinogenen Substanz in die Subcutis oder in den Muskel. Dabei ist es völlig gleichgültig, welche chemische Konstitution die krebserzeugende Substanz besitzt.

Offenbar können aber auch rein *physikalische Ursachen,* Einwirkung von gewissen *Kunststoffen, Strahlen, Hitze* und schließlich sogar gewöhnliche *Traumen* zur Tumorbildung Anlaß geben. Es ist aber heute noch nicht zu entscheiden, ob hierbei nicht erst im Körper gebildete Stoffe die Krebsentstehung bewirken. In der amerikanischen Literatur sind Mitteilungen über die Krebsentstehung nach Anwendung scheinbar recht harmloser Mittel vorhanden, z. B. nach Ätzung der Haut durch anorganische Säuren und Laugen, ferner durch lokale Applikation von Cellophan bzw. Bakelit[1]. Diese Untersuchungen wurden von DRUCKREY (1952) erweitert. Auch nach Injektion von Fettsäuren und Terpentin sind krebsartige Epithelwucherungen beobachtet worden; mit Chrom und Kobalt ließen sich Sarkome erzeugen[2]. 1929 teilte MICHALOWSKY mit, daß durch Einspritzen von 5% Zincum chloratum in die Hoden von Hähnen in der Zeit der Spermatogenese Teratome entstanden. Mit Asbest gelang es NORDMANN und SORGE (1941), bei Mäusen Plattenepithelcarcinome zur Entwicklung zu bringen. Außerdem versuchte man, allein durch langdauernde mechanische Insulte Tumoren hervorzurufen. So gelang es, nach fortgesetzter Fütterung von Hafer bei Ratten geschwulstartige Wucherungen der Zunge zu erzeugen, die STAHR (1916) und SECHER (1920) vereinzelt als echte Carcinome ansprechen konnten. Die Ursache für die Entstehung dieser Tumoren wird in der Reizung gesehen, die das Einbohren des Haferhaares in die Zungenschleimhaut ausübt. Nach LEUPOLD (1945 und 1950) genügt sogar gelegentlich eine Verschiebung des Anionen-Kationen-Gleichgewichts in den Geweben, um Tumoren zu erzeugen. DRUCKREY und ALTMANN (1950) konnten die Versuchsergebnisse LEUPOLDs jedoch nicht reproduzieren. DUNNING und Mitarbeiter (1953) konnten durch Verabreichung wäßriger Extrakte aus Cysticercus fasciolaris, der Larve des Katzenbandwurms (s. S. 243) in 90% der injizierten Ratten multiple Sarkome in durchschnittlich 89 Tagen erzeugen. Die hohe Tumorrate könnte es angezeigt erscheinen lassen, in Laboratorien, in denen man Substanzen auf tumorerzeugende Wirkung prüft, keine Katzen zu halten.

Die Unterschiede zwischen den stark krebserzeugenden Substanzen und chronischen Reizungen unspezifischer Art, wie einfachen mechanischen Einflüssen, liegen allein in der Sicherheit und Häufigkeit, mit der die ersteren zur Bildung von Krebszellen führen. An der Möglichkeit, daß sich gelegentlich selbst nach einmaliger Verletzung ein Tumor entwickeln kann, ist aber ebensowenig zu zweifeln. Ein im Anschluß an einen Hufschlag entstandenes osteochondroplastisches Sarkom der Rippen beim Hund beschreiben z. B. SCHULTE und WELZ (1952), andere Tumoren nach Trauma PENTIMALLI (1930), SCHULTE (1953) u. a. Auch an einem Operationsschnitt am Pansen eines Rindes wurde später ein Sarkom beobachtet. Carbolwaschung nach vorausgegangener Geburtsverletzung soll ebenfalls zu einem Sarkom geführt haben. Der Anwendung von Pessaren oder Tampons mit Desinfektionswirkung sowie künstlichen Verbandstoffen sollte in Zukunft in dieser Hinsicht mehr Aufmerksamkeit geschenkt werden. In Bezug auf die krebserzeugende Wirkung gewisser Kunststoffe sind besondere Theorien über die Bedeutung der Elektronen entwickelt worden, zuerst von O. SCHMIDT (1939, 1941), C. A. COULSON (1953), BUU-HOÏ (1953) u. a.

Experimentell sind sowohl durch *Radium-* und *Röntgenstrahlen* als auch durch *Ultraviolettstrahlen* Carcinome und Sarkome erzeugt worden.

MARIE und CLUNET (1910, 1912) gelang es, über eine Radiumdermatitis bei 2 Ratten transplantable Spindelzellsarkome hervorzurufen. DAELS (1926) im-

[1] OPPENHEIMER, OPPENHEIMER, STOUT 1948.
[2] NARAT 1925, SCHINZ und UEHLINGER 1942.

plantierte Ratten Glasröhrchen unter die Haut, die in Wasser gelöstes Radiumbromid enthielten; nach 7 Monaten entstand bei einer von 10 so behandelten Ratten ein Sarkom. In späteren Versuchen gelang es DAELS und BILTRIS, durch subcutane Applikation eines Röhrchens mit wenigen Tropfen einer Lösung, die auf 100 cm³ 10 mg Radiumbromid enthielt, bei der weißen Maus einen verhornenden Plattenepithelkrebs zu erzeugen. SCHÜRCH und UEHLINGER (1931) sahen nach subperiostaler Applikation von 1 mg Radium am Kiefer eines Kaninchens Sarkomentstehung. Das Radium hatte 20 Tage lang eingewirkt; der Tumor trat $1^1/_2$ Jahre nach der Bestrahlung auf. In weiteren Versuchen gingen SCHÜRCH und UEHLINGER (1934) so vor, daß sie in eine kleine ausgemeißelte Stelle des Kaninchentrochanters Vaseline brachten, die Spuren von Radium oder Mesothorium enthielt. In einem Fall beobachteten sie 19 Monate nach Applikation von 3 mg Mesothorium am Oberschenkel ein Osteosarkom. Bei der Sektion, 21 Monate nach der Mesothoriumapplikation, fanden sich zahlreiche Metastasen in den Lungen; auch Milz und Leber zeigten Metastasen. 1935 berichteten dieselben Forscher, daß bei Kaninchen, bei denen die radioaktive Substanz in den Oberschenkel eingebracht worden war, sich Knochensarkome entwickelt hatten, die auffallende Ähnlichkeit mit den beim Menschen beobachteten Knochensarkomen darboten und auch in ähnlicher Weise metastasierten. Den experimentellen Beweis für die krebserzeugende Wirkung der Radiumemanation haben HUECK (1937) sowie RAJEWSKI, SCHRAUB und KAHLAU (1943) erbracht. Auch vor der Anwendung von Thorotrast beim Menschen hat K. H. BAUER gewarnt; den experimentellen Beweis für die tumorerzeugende Wirkung des Thorotrast haben ROUSSY, OBERLING und GUÉRIN (1936) sowie SELBIE (1936) geliefert. Die gleiche Vorsicht ist bei Anwendung radioaktiver Isotope beim Menschen zu diagnostischen Zwecken angebracht, da nach Verwendung von radioaktivem Phosphor Tumorentstehung beobachtet wurde.

Durch Röntgenbestrahlung war es MARIE und CLUNET (1910) u. a. gelungen, ein polymorphzelliges, aber nicht transplantables Sarkom auf dem Boden einer Röntgendermatitis bei der weißen Maus zu erzielen. Später erzeugten sie einen durch 4 Generationen transplantablen Tumor. BLOCH gelang 1924 beim Kaninchen die experimentelle Erzeugung von Carcinomen durch Röntgenstrahlen, später auch SCHÜRCH (1931). Zunächst zeigte sich am bestrahlten Ohr Pigmentzunahme, dann wurden die Haare weiß und fielen etwa 4 Monate nach Beginn der Bestrahlung aus. Es folgten atrophische Prozesse, Depigmentation, Gefäßdilatationen und verruköse Hyperkeratosen. Mit der Perforation — in einem Fall 9 Monate nach Abschluß der über 13 Monate verteilten Bestrahlung — trat ein Plattenepithelcarcinom auf, das schließlich zur Zerstörung des ganzen Ohres und zum Exitus durch Lungenmetastasen führte. Durch Röntgenstrahlen sind sowohl bei Maus und Ratte als auch beim Meerschweinchen und Kaninchen Geschwülste zu erzeugen, und zwar sowohl Carcinome als auch Sarkome. Mit Teer gelingt die Carcinomerzeugung bei Ratten und Meerschweinchen bekanntlich schwer oder gar nicht. Die Krebsbildung am Kaninchenohr nach Röntgenbestrahlung oder Teerung verläuft sehr ähnlich, in beiden Fällen über die Entstehung zunächst gutartiger Papillome. LÜDIN (1930) erzeugte mit Röntgenbestrahlungen an der Kaninchentibia ein Chondrosarkom. 1923 konnte ich feststellen, daß bei Mäusen, die unmittelbar vor der Teerung einer Röntgenbestrahlung ausgesetzt worden waren, in einem viel größeren Prozentsatz Carcinome zur Entwicklung kamen als bei nur geteerten Tieren. LACASSAGNE (1929) konnte durch Bestrahlung von Abscessen am Oberschenkel bei Kaninchen Sarkome mit infiltrierendem Wachstum und zum Teil Spontanfrakturen hervorrufen. Auch Metastasen wurden beobachtet. Histologisch handelt es sich um verschiedenartige Sarkome: Spindelzellsarkome, Osteosarkome, Myxosarkome und Rhabdomyosarkome. Die Latenz zwischen Bestrahlung und dem Auftreten der Tumoren schwankte zwischen 6 Monaten und 3 Jahren. Bemerkenswert ist, daß sehr schwache Röntgendosen, die an sich die Abscesse günstig beeinflußt hatten, imstande waren, die Tumoren zu erzeugen.

Schon 1928 hat FINDLAY (1928 und 1930) gezeigt, daß bei geteerten Mäusen, die mit Ultraviolettlicht bestrahlt wurden, die Carcinome viel schneller auftraten und wuchsen als bei nichtbestrahlten Tieren. Auch sah er Carcinome bei Tieren auftreten, die nur mit Ultraviolettlicht bestrahlt waren. 1931 berichteten PUTSCHAR und HOLTZ ausführlich über die Entstehung von Hautkrebsen bei Ratten nach langdauernden Ultraviolettbestrahlungen. Sie bestrahlten ihre Ratten in den ersten Tagen mit kleinen Dosen, vom 13. Tage an ununterbrochen Tag und Nacht bis zu 11 Monaten. Nach 2—3 Wochen stellten sich Entzündungen an den Augenlidern und Ohren ein, dann trat Haarausfall auf, später Risse und Borkenbildung. Nach 27 Wochen zeigte sich gewöhnlich der Wendepunkt. An Stelle der Regenerationsprozesse trat nun die beginnende Geschwulstbildung auf. Über Hyperkeratosen und Papillome hinaus entwickelten sich schließlich echte Carcinome. 1934 teilte WAHLGREN mit, daß es ihm auch bei weißen Mäusen gelungen sei, durch Ultraviolettbestrahlungen maligne Neubildungen zu erzielen. Die Mäuse wurden täglich 1 Std lang mit einer Hanauer Quecksilberlampe bestrahlt, im ganzen 100 Tage lang. Außerdem erhielten die Tiere zum Teil als Kostzulage 50 mg Cholesterin täglich. Bei sämtlichen Tieren entwickelten sich Tumoren, sowohl bei denen, die Cholesterin als Beilage erhalten hatten, als auch bei den Tieren mit normaler Kost. Die Geschwülste entstanden vornehmlich an den weniger behaarten Hautstellen, an den Ohren sowie am Schwanz. Sie zeigten große Übereinstimmung mit den Tumoren, die man durch Teerung erhält. Neben Papillomen entwickelten sich echte oder mehr oder weniger stark verhornende Plattenepithelkrebse, außerdem sarkomähnliche indifferente Tumoren, die WAHLGREN und andere Forscher geneigt sind, als irreguläre epitheliale Tumoren anzusprechen. Metastasenbildung wurde in Lymphdrüsen, Lungen und Milz beobachtet. HULDSCHINSKY (1933) berichtete über die Entstehung von Augensarkomen bei Ratten durch abnorm lange Ultravioletteinwirkung. Er bestrahlte Ratten 1 Jahr lang täglich 2—3 Std. Nach etwa 20 Monaten entwickelten sich von der Hornhaut ausgehende Spindelzellsarkome. Er glaubt, daß die kurzwelligen Ultraviolettbestrahlungen unter 270 μ besonders geschwulsterzeugend wirken. Die angewendeten Dosen waren etwa 10mal so hoch wie die üblichen therapeutischen. 1930 teilte ROFFO mit, daß ihm bei weißen Ratten und Mäusen experimentelle Carcinomerzeugung auch durch intensive Sonnenbestrahlung gelang, was BÜNGELER (1937) bestätigte. Damit waren zum erstenmal durch natürliche Sonnenbestrahlung ohne Mitwirkung anderer Faktoren in einem hohen Prozentsatz (70%) bösartige Tumoren entstanden: es wurden Carcinome und Spindelzellsarkome beobachtet.

Nach Untersuchungen von RAJEWSKI (1949) ist es noch nicht entschieden, ob Radium-, Röntgen- und Ultraviolettstrahlen eine direkt krebserzeugende Wirkung auf die Zellen ausüben oder aber erst indirekt über krebserzeugende Substanzen, die sich in den bestrahlten Zellen bilden, wirksam werden. Wesentlich ist für die Wirkung der Strahlen deren Irreversibilität, die gleiche Irreversibilität, welche TEUTSCHLÄNDER (1934) und H. v. EULER (1942) für die der cancerogenen Kohlenwasserstoffe fanden. DRUCKREY (1950) hat die Abhängigkeit der Krebsentstehung von der Dosis des verabreichten 4-Dimethylaminoazobenzol, des Buttergelb, geprüft. 700 Ratten erhielten den Farbstoff in verschiedenen Versuchsgruppen per os, und zwar 0,1, 0,2, 0,3, 3,0, 10 und 30 mg täglich. Aus den Ergebnissen folgert er, „daß die Effekte aller Einzelgaben sich von Anfang an verlustlos summieren, also vollständig irreversibel und irreparabel sein müssen“. Er rechnet die cancerogenen Substanzen zu den „Summationsgiften“, die durch das Fehlen einer Schwellendosis ausgezeichnet sind. Den frühesten Tumor erhielt DRUCKREY nach Verabfolgung von 30 mg täglich mit der Schlundsonde nach 40 Tagen. Später hat DRUCKREY seine Befunde dahin ergänzt, daß er nach Verabreichung von kleinen Dosen, z. B. 1 mg täglich, Tumoren schon nach einer Gesamtdosis von 700 mg erhielt, und zwar etwa 80 Tage nach Stop der Behandlung. Auch nach 500 mg Gesamtdosis traten schon Tumoren auf, und zwar dann 270 Tage nach Schluß der Behandlung. Der rechte Leberlappen der Ratte wurde bevorzugt befallen. G. HECHT (1952) konnte bei Verfütterung von Dimethylaminoazobenzol an junge Ratten sogar schon mit 200 und 300 mg/kg Tumoren erzielen. 1953 gab DRUCKREY folgende Zahlen an:

Buttergelb	Behandlungsdauer	Latenzzeit
200 mg	40 Tage	640 Tage
300 mg	60 Tage	405 Tage

Daß 4-Dimethylaminoazobenzol und auch andere Azofarbstoffe in der Leber von Ratten häufiger Krebs verursachen als bei Mäusen, wird darauf zurückgeführt, daß die Azofarbstoffe bei Ratten fester an die Leberproteine gebunden sind als bei Mäusen. Während normale Ratten im Durchschnitt bei Durchfütterung 950—1000 mg brauchen, um Lebertumoren zu bekommen, brauchen die Wistar-Ratten nach DRUCKREY 1150 mg. Die Entwicklung von Lebertumoren bei Tieren kann durch Biotin gefördert werden. Bei Mäusen soll nach Chloroform Leberkrebs häufiger sein. Beim Menschen gehört der primäre Leberkrebs zu den allerseltensten Tumorarten[1]. Bezüglich der Frage der Irreversibilität der cancerogenen Reize sind noch erwähnenswert die Befunde von FRIEDEWALD und ROUS (1950) und SALAMAN und GWYNN. FRIEDEWALD und ROUS untersuchten bei Kaninchen im Gesamtverlauf des Lebens Hautstellen (Ohr), welche in frühester Jugend der Tiere mit Methylcholanthren gepinselt worden waren bis zum Auftreten einiger gutartiger Wucherungen. Auf dem Boden der verödenden ersten Wucherungen bildeten sich neue Papillome, was besonders deutlich wurde an Stellen, wo Wunden heilten, etwa nach jeweiliger Probeexcision. Carcinombildung war selten; sie war an lokale Bedingungen gebunden, die an sich zu malignem Wachstum keine Veranlassung gaben. Bei alten Tieren konnte der Prozeß unter Umständen zur Ausheilung kommen, die Haut war dann normal. Die Wirkung des Methylcholanthren in diesen Experimenten wird gedeutet als ein örtlich geänderter Zustand, unter dessen Einfluß das normale Wachstum anderen Ortes neoplastischen Charakter annimmt. Daß der dem ruhenden Epithel sehr ähnliche Zustand nach Vorbehandlung mit einem Carcinogen diesem aber keineswegs entspricht, schließen SALAMAN und GWYNN (1951) aus ihren Beobachtungen bei der Nachbehandlung mit dem Co-Carcinogen Crotonöl. Der abgeänderte Zustand kann danach auch nicht nur in dem Vorhandensein einiger latenter Tumorzellen bestehen. Eine theoretische Deutung der Abwandlung der Zellen unter dem Einfluß cancerogener Reize versuchen IVERSEN und ARLEY (1950) zu geben. Danach soll die Geschwulstbildung angesehen werden als eine Funktion des induzierten Anstieges der Proliferationsrate der Zellen oder — ausgedrückt in Analogie zu den Energiestufen von Atomen — als eine sichtbare Manifestation einer geänderten Proliferationsrate zur Zeit der Applikation des Agens.

[1] BAUER 1953.

Aus allen diesen Beobachtungen ersehen wir mit Sicherheit, daß die künstliche Krebserzeugung mit sehr vielen Substanzen und verschiedenartigen Strahlen — vielleicht sogar rein physikalisch — möglich ist. Der tierische wie auch der menschliche Körper hat nur die Fähigkeit, auf viele verschiedenartige Reize in ähnlicher Weise zu antworten, auf eine große Reihe von Faktoren mit akuter oder chronischer Entzündung, auf andere mit Tumorbildungen verschiedener Art. Ob und welche Tumoren entstehen, hängt dabei wesentlich von dem *Mutterboden* ab. Dieses allgemein gültige biologische Prinzip ist durch die experimentelle Geschwulstforschung der letzten Jahre immer wieder bestätigt worden. Alle Geschwülste aber, so verschiedenartig sie morphologisch sein mögen, haben offenbar eine gemeinsame biologische Eigenschaft, die in Zellstoffwechselstörungen begründet ist. Die fundamentale Erkenntnis, daß die Art der entstehenden Tumoren nicht von der chemischen Konstitution der tumorerzeugenden Substanz, sondern allein vom Mutterboden abhängt, auf den diese Substanz einwirkt, zeigt uns, daß erst in der jeweiligen Zelle des Mutterbodens die entscheidenden Veränderungen vorausgehen müssen, ehe sie zur Tumorzelle wird. So erklärt sich auch, daß eine verschieden hohe Empfindlichkeit der Gewebe im selben Organismus gegenüber der einwirkenden Schädigung besteht. Mit größter Wahrscheinlichkeit brauchen es gar keine Veränderungen der Zelle zu sein, die allein durch Zufuhr krebserzeugend wirkender chemischer Substanzen hervorgerufen werden, offenbar genügen schon physikalische Schädigungen der Zelle, vielleicht sogar schon der Entzug bestimmter Cytoplasmabestandteile oder Fermente, die bei Zufuhr cancerogener Substanzen von außen vernichtet oder wenigstens stark vermindert bzw. geschädigt werden. Eine Geschwulst entsteht nicht immer — obwohl meistens, selbst bei den vorwiegend lokal krebserzeugend wirkenden Agentien — am Ort der Einwirkung der Schädigung, sondern bisweilen auch an anderen Körperstellen. Man könnte sich diese Tatsache in einem Teil der Fälle so erklären, daß schwerlösliche krebserzeugende Substanzen, wie z. B. Tusche oder Bacillen, im Cytoplasma von Leukocyten oder Histiocyten aufgenommen und an andere Stellen verschleppt werden und nun dort zur Wirkung kommen. Für eine grundsätzlich verschiedene Empfindlichkeit der Zellen des Wirtsorganismus spricht außerdem die Beobachtung, daß man beispielsweise mit Benzpyren — einer der stärksten krebserzeugenden Substanzen — bei Meerschweinchen und Goldhamstern in der bei Mäusen (Carcinome) und Ratten (Sarkome) üblichen Dosis und Zeit überhaupt keine Tumoren der Haut erzeugen kann, gelegentlich aber in anderen empfindlicheren Organen. L. C. STRONG (1949) berichtet, daß Rhesusaffen in New Haven 15 Jahre lang Methylcholanthren injiziert wurde, ohne daß sie einen Tumor bekamen. Er sagt darüber: „Man muß daraus schließen, daß Methylcholanthren für diese Species kein Carcinogen ist, oder, wenn es doch der Fall ist, der Beweis für einen derartigen Schluß noch nicht vorliegt.“ Ratten zeigen bei Verabreichung krebserzeugender Substanzen besondere Neigung zur Sarkombildung, während es sehr schwer ist, diese Tumoren bei Meerschweinchen und Goldhamstern zu erzeugen. Nach den Untersuchungen von BOUTE (1950) reagiert die Haut des Frosches (Rana temporaria) auf Benzpyren und Methylcholanthren nicht mit bösartigen Geschwülsten, sondern nur mit gewissen als präcancerös anzusprechenden Veränderungen. Aus allen diesen und noch vielen anderen Beobachtungen ergibt sich immer wieder, daß die krebserzeugenden Substanzen nicht in jedem Fall zu Krebs führen, sondern nur, wenn sie auf geeignete Zellen treffen, in denen sie dann Veränderungen im Kern und Cytoplasma hervorrufen, die die Krebszellen vor anderen Zellen auszeichnen. Wenn wir im Tierversuch krebserzeugende Stoffe gefunden haben, werden wir vorsichtigerweise dieselben auch als gefährlich für den Menschen ansehen. Es ist aber durchaus nicht sicher, daß es nicht außerdem noch für bestimmte Zellen des menschlichen Organismus spezifische, tumorproduzierende Substanzen gibt, die bei unseren üblichen Versuchstieren nicht wirksam sind.

BÜCHNER (1951) hat außerdem mit vollster Berechtigung die Frage gestellt: Gibt es nicht irreversible Vorgänge am Reaktor, bei dem äußere Faktoren bedeutungslos sind, z. B. beim ausgesprochenen Alterscarcinom? BÜCHNER und seinen Mitarbeitern ist es bekanntlich gelungen, nachzuweisen, daß 3—5 Std Sauerstoffmangel zu bestimmten Zeiten der Keimentwicklung zu Mißbildungen führt (NAUJOKS 1953). Er hat außerdem nachgewiesen, daß unter solchen Bedingungen Keimverlagerungen zustande kommen, von denen wir wissen, daß sie die Tumorentwicklung begünstigen (MUSHETT 1953). Auch langdauernder Eiweißmangel in der Nahrung kann zu Lebercirrhose und Krebs führen. GOLDBLATT und CAMERON (1953) haben Fibroblastenkulturen von 5 Tage alten Ratten $^1/_4$—$1^1/_2$ Std unter Sauerstoffmangel gehalten und bekamen 1 Jahr später maligne Entartungen der Zellen und transplantable Sarkome, wenn der Versuch mit dem Sauerstoffmangel etwa 5mal im Jahr wiederholt wurde.

IV. Abhängigkeit der Tumorentstehung von der Umgebungsreaktion, von Gefäßen, Bindegewebe, Nerven.

So sicher es durch experimentelle Untersuchungen heute festgestellt ist, daß die Umwandlung zur Krebszelle aus einer einzelnen gesunden Zelle unter dem Einfluß bestimmter krebserzeugender Substanzen wie z. B. Teer, Benzpyren, Methylcholanthren, Arsen, β-Naphthylamin, bestimmter Azofarbstoffe und anderer Stoffe erfolgt, ja sogar in der Kultur möglich ist, so wenig sicher sind wir noch darüber unterrichtet, wie oft Krebszellen auch durch langwährende chronische Entzündungen, durch Traumen und Regenerationsreize verschiedener Art gebildet werden. Auf Grund eigener experimenteller Beobachtungen habe ich die Möglichkeit erwogen, daß durch immer wiederkehrende chronische Reize viele geschädigte, aber nicht abgetötete Zellen zu einer immer stärkeren Regeneration gezwungen werden, so daß in einzelnen Zellen schließlich bestimmte fermentative Fähigkeiten so gesteigert werden, daß die Zellen destruierend in das umgebende Gewebe einwachsen können[1]. Gewöhnlich sind es bei Verwendung besonders stark krebserzeugender Reize viele Zellen, die solche Umwandlungen in ihren Protoplasmastrukturen und Fermentsystemen zeigen; man spricht deshalb von einer multizentrischen Entstehung der Krebszellen im Bereich der Schädigung. Aber nicht auf die Entwicklung der Krebszelle allein kommt es an, ob sich ein fortschreitend weiterwuchernder maligner Tumor entwickelt oder nicht, sondern sehr wesentlich auch auf die Umgebung des geschädigten Bezirkes. Die Vorgänge im Bindegewebe bei der Entwicklung echter bösartiger Tumoren sind im Experiment mit den verschiedensten Substanzen sehr genau beobachtet und beschrieben worden und erwiesen sich bei Verwendung der verschiedensten Substanzen als erstaunlich ähnlich. Erst wenn gewisse entzündliche Reaktionen in der Umgebung der zur Entwicklung gekommenen Tumorzellen versagen und charakteristische Veränderungen am Bindegewebe vor sich gehen, wird dem Tumor ein destruierendes Weiterwuchern möglich. Auf diese wichtigen Vorgänge haben zuerst W. FISCHER (1913 und 1929), BIERICH (1922), R. BÖHMIG (1929), HERZOG (1925), HUECK (1937) sowie seine Schüler und FROMME (1949) die Aufmerksamkeit gelenkt. Die Bedeutung regenerativer Vorgänge und der Umgebungs-

[1] DOMAGK, G. 1925.

reaktion für die Entstehung von Tumoren nach Einwirkung verschiedenartiger krebserzeugender Substanzen haben vor allem FISCHER-WASELS (1927ff.) und BÜNGELER (1930) immer erneut betont. Bei Anwendung stark krebserzeugender Substanzen wie Benzpyren und Methylcholanthren kann eine entzündliche Abwehrreaktion in der Umgebung des Applikationsortes ganz fehlen.

Wie verschieden genetisch heterogene Mäuse auf genau die gleiche Schädigung, z. B. einen Tropfen einer 0,5%igen Lösung des 9,10-Dimethyl-1,2-Benzanthracen antworten, beschreibt GRAFFI (1944). Bei 25% der Mäuse kam es in den ersten 2—3 Wochen nach der Tropfung nur zu herdweisem, schütterem Haarausfall und leichter Schuppung. Ungefähr 50% der Mäuse reagierten als Ausdruck einer stärkeren Schädigung mit völligem Haarausfall bei sonst makroskopisch kaum veränderter, nur stärker verdickter Haut. Die restlichen 25% der Mäuse zeigten außer totalem Haarausfall infolge noch stärkerer Schädigung ausgedehnte flächenhafte, oft bis in das subcutane Bindegewebe reichende Nekrosen der Haut. Während bei den ersten beiden Gruppen die Hyperregeneration und Entzündung nach 2—3 Wochen wieder abklang, zeigten sich bei den Tieren mit Nekrosen langdauernde hyperregeneratorische Epidermisverdickungen und von der Epidermis in die Tiefe vordringende unregelmäßige Epithelzapfen, während das Corium und die Subcutis aus einem relativ unreifen und gefäßreichen, längere Zeit entzündlich infiltrierten Bindegewebe bestanden. Tumorbildungen kamen später vorwiegend dann zustande, wenn vorher Nekrosen vorangegangen waren, an die sich langdauernde Regenerations- und Reparationsprozesse anschlossen. Diese durch cancerogene Substanzen ausgelösten nekrobiotischen und regeneratorischen Vorgänge sind zwar nicht spezifische, aber offenbar doch notwendige Voraussetzungen für die Tumorbildung[1]. Bei Transplantationsversuchen an methylcholanthrenbehandelter Haut ergab sich, daß es sehr wesentlich auf die Dicke der Transplantate ankommt: nur tief entnommene Hautstücke entwickeln sich in unvorbehandelter Haut zu Tumoren, dünne Epidermisstücke bilden solche nur in methylcholanthrenvorbehandeltem Gebiet. Tief entnommene Proben zeigen bei Rückimplantation gegenüber nur gepinselten Stellen ohne operativen Regenerationsreiz verstärktes Tumorwachstum[2]. Der Vorgang einer langdauernden Wundheilung scheint zur Tumorbildung in enger Beziehung zu stehen, und GRAFFI vermutet, ebenso wie auch BERENBLUM (1949), daß bei der Tumorbildung ein initialer irreversibler, vermutlich cellulärer Mutationsvorgang durch superregeneratorische und entzündliche Prozesse zu einem Tumor realisiert wird. Nach den Untersuchungen von GRAFFI wird die Superregeneration stets erst nach erfolgter Ausbildung der präcancerösen Milieubedingungen im Mesenchym der Haut in krebsauslösendem Sinne wirksam, z. B. nach Benzpyrenpinselungen frühestens 2—3 Monate nach Versuchsbeginn. Durch die Kombination einer einzigen 9,10-Dimethyl-1,2-Benzanthracentropfung mit nachfolgender Behandlung mit Krotonöl, welches nach BERENBLUM nur eine tumorrealisierende Wirkung hat, konnten etwa 10mal mehr Tumoren erzeugt werden als durch den Kohlenwasserstoff allein. Die Arbeiten von GRAFFI sind ein weiterer Beweis für die so wichtige Erkenntnis, daß dieselbe chemische Substanz bei einem Tier Tumoren, bei einem anderen Tier jedoch keine Tumoren erzeugt, ja daß sogar bei ein und demselben Tier der tumorerzeugende Kohlenwasserstoff auf die verschiedenen Gewebe ganz verschieden wirkt. GRAFFI vermutet auf Grund seiner Beobachtungen über Pinselungen der Kaninchenhaut an vielen verschiedenen Stellen, daß die verstärkte Entzündungsbereitschaft des locker gebauten Gefäßbinde-

[1] DRUCKREY und HAMPERL 1939, v. EULER 1942.
[2] BILLINGHAM, ORR, WOODHOUSE 1951.

gewebes wahrscheinlich einer der wesentlichsten Gründe für die höhere Tumorbereitschaft der Haut an der Ohrbasis und am Rücken ist.

SCHOBER (1951), ein Schüler HUECKs, kam auf Grund sorgfältiger Untersuchungen über die Beteiligung des Mesenchyms bei der experimentellen Erzeugung von Hautcarcinomen der Maus durch Benzpyren zu folgenden Schlußfolgerungen: Benzpyrentropfungen verändern nicht nur das Epithel, sondern stets auch das zugehörige Gefäßmesenchym. In beiden Geweben entstehen zunächst degenerative Veränderungen und eine deutliche Entzündung. Beide sind gefolgt von Neubildungsvorgängen, die wiederum von einem Zerfall in beiden Geweben gefolgt sein können. Erst allmählich kommt es nur noch zu regenerativen Überschußbildungen, die aber ebenfalls — sowohl im Epithel als auch im Gefäßmesenchym — zunächst koordiniert verlaufen. Erst dann folgt als letzte Stufe die reine epitheliale Neubildung, die das Mesenchym zertrümmert. Eine gewisse Periodizität der Bindegewebsveränderungen ist erkennbar. SCHOBER unterscheidet daher mehrere Entwicklungsstufen: in der 1. Stufe noch Konkordanz des neugebildeten Epithels und Gefäßmesenchyms in völlig gutartigen Tumoren; in der 2. Stufe Überschuß von Epithel, aber mit Synapse von Epithel und Gefäßmesenchym; in der 3. Stufe reines Epithelwachstum und unter Zertrümmerung des Gefäßmesenchyms destruierendes Wachstum mit Metastasen. Einzelnen Zellformen wie Lymphocyten oder Eosinophilen wird auch eine besondere Bedeutung zugeschrieben[1]. Bei experimentell erzeugten Tumoren der Maus sahen wir in der Umgebung junger Krebszapfen oft auch reichlich Mastzellen. Nach Beobachtungen von DA FANO (1910) bestand bei Spontanheilungen von Mäusetumoren die Hauptmasse des Reaktionsgewebes aus Lymphocyten, auch die Plasmazellen waren stark vermehrt. HOEPKE (1952) hat auf breiter Basis durch histologische Untersuchungen die antiblastische Wirkung des RES und besonders der Milz morphologisch zu erfassen gesucht und kam zu dem Ergebnis, daß den Lymphocyten und Plasmazellen eine besondere Bedeutung in der Krebsabwehr bei experimentellen Tumoren zukommt.

Eine Zusammenstellung vieler Ergebnisse über diesen Fragenkomplex findet sich bei KLINKE (1942). Daß zwischen der Einwirkung eines krebserzeugenden Agens und der tatsächlichen Entstehung des Krebses eine lange Latenzzeit zu vergehen pflegt, habe ich bei Betrachtung der experimentellen Geschwulsterzeugung aufgezeigt und darauf hingewiesen, daß noch nicht jede entstandene Tumorzelle allein zu einem malignen und destruierend wachsenden Tumor führt, sondern daß die Tumorentwicklung von der Umgebungsreaktion und allgemeinen Faktoren einer natürlichen oder künstlich erzeugten Resistenz abhängig ist. Dieses Latenzstadium kann durch verschiedenartige Eingriffe gestört werden (s. auch Kap. V und VI). Für die menschlichen Krebse ist hier der operativen Entfernung eines Tumors und vor allem auch der Probeexcision eine große Bedeutung beizumessen: jeder Regenerationsreiz, wie diese beiden Eingriffe ihn auch vorstellen, führt, wie wir gesehen haben, zu beschleunigtem Tumorwachstum im Experiment (schnelles Wachstum der Teer- und Benzpyrentumoren bei Kratzeffekten, Verbrennungen und anderen regenerativen Reizen, verstärkte Metastasierung nach Operation relativ selten metastasierender Tumoren usw.). Zahlreiche Erfahrungen in jüngster Zeit, wonach z. B. bei der ersten Probeexcision ein harmloses, als gutartig diagnostiziertes Fibrom bestand, nach der 8. Probeexcision aber ein sicher malignes Sarkom, sprechen dafür[2]. Nach jeder Operation zeigen zurückgebliebene Krebszellen ein stärkeres Wachstum als vorher[3].

[1] NAKAHARA und MURPHY 1921. [2] HUSTEN 1952. [3] DAELS 1950.

Aus diesen experimentellen Untersuchungen ergibt sich nunmehr meines Erachtens die notwendige Folgerung, in der Krebsbehandlung nicht nur wie bisher der möglichst frühzeitigen operativen Entfernung der primär entwickelten Krebszellen unsere Aufmerksamkeit zu schenken oder ihrer mehr oder minder vollkommenen Zerstörung durch Radium, Röntgenstrahlen, Ätzmittel usw., sondern mit demselben Interesse auch zu versuchen, die *Abwehrreaktionen* gegen die Krebszellen zu intensivieren und ihre Verschleppung und Neuansiedlung zu verhindern. Auch bei der Operation, selbst wenn sie sehr frühzeitig und radikal durchgeführt wird, gelingt es fast nie, alle Tumorzellen zu entfernen. Deshalb sehen auch manche Chirurgen im Mesenchym nicht nur den Träger der Abwehr gegen Infektionen, sondern auch das Abwehrorgan gegen die vom Epithel ausgehenden malignen Geschwülste (FICHERA, HENSCHEN, FROMME u. a. 1949).

Hier sind einige Beobachtungen von DRUCKREY (1950) erwähnenswert, wonach die operative Entfernung des Jensen-Sarkoms zur Heilung der erkrankten Tiere, die operative Entfernung des Flexner-Jobling-Carcinoms dagegen zu einer viel ausgedehnteren Metastasenbildung als bei unbehandelten Tieren führt. Das Walker-Carcinom der Ratte nimmt eine Mittelstellung ein. DRUCKREY unterscheidet 2 Vorgänge: Die Entartung der normalen Körperzelle zur Krebszelle mit langem Zeitfaktor und das Wachstum des Geschwulstkeimes mit kurzem Zeitfaktor. Auch bezüglich der Strahlenwirkung haben Tierexperimente gezeigt, daß Bestrahlung Tumorwachstum fördern und hemmen kann[1]. Es sei schließlich auch an dieser Stelle nochmals auf die Beobachtungen von FRIEDEWALD und ROUS hingewiesen (s. Kap. III, S. 267).

Daß die Entwicklung der Krebszelle aus einer einzigen Zelle erfolgt, wahrscheinlich ganz unbeeinflußt oder zumindest nur wenig beeinflußt von der Umgebung dieser Zelle bzw. der Allgemeinreaktion des Organismus, dürfte feststehen. Aber ob aus dieser einzelnen oder multipel entstandenen Krebszelle nun wirklich ein fortschreitend wachsender Tumor wird, dürfte — wie von HUECK und seinen Schülern sowie von GRAFFI und anderen Forschern gezeigt wurde — weitgehend von den Reaktionen in der Umgebung der Tumorzelle und der Abwehrlage des Gesamtorganismus abhängig sein[2]. Bei den Tumoren, die man durch stark krebserzeugende Substanzen erzielt, ist die Umgebungsreaktion schwach, ja sie fehlt bisweilen ganz. Hingegen sehen wir bei gesunden und erst recht bei sog. immunisierten Tieren eine außerordentlich starke Abwehrreaktion auf die Injektion injizierter Tumorzellen einsetzen. Außer der Stärke der Abwehr ist die Ernährung nicht bedeutungslos[3].

Ob die Disposition des alternden Organismus, häufiger an Krebs zu erkranken als ein junger, allein darauf beruht, daß der ältere Mensch im Laufe des Lebens viel häufiger krebserzeugenden Schädigungen ausgesetzt gewesen ist, oder ob dieses häufigere Befallensein des alternden Organismus durch den Ausfall von mesenchymalen oder anderen Abwehrkräften zu erklären ist, bedarf noch weiterer Forschungen.

V. Die Transplantationstumoren.

Versucht man, bei der Maus oder Ratte auftretende Spontantumoren zu verimpfen, so ist man erstaunt, in welch geringem Prozentsatz solche Übertragungen möglich sind[4]. Die ersten Transplantationen gelangen HANAU 1889 mit Rattentumoren, 1894 MORAU mit spontanen Mäusecarcinomen. Impft man mit einem Spontantumor etwa 50—100 Tiere, so findet man gewöhnlich nur

[1] HINSBERG, KLINKE 1942. [2] RATZENHOFER 1950, MAHNERT, MOSER 1950.
[3] HOEPKE 1952. [4] v. GIERKE 1914.

bei einigen der geimpften Tiere Tumoren oder sogar überhaupt keine. Es zeigt sich also eine verschiedene Resistenz gegenüber den Transplantaten der Spontantumoren; die weitaus meisten Tiere besitzen eine so hohe Resistenz, daß der transplantierte Spontantumor überhaupt nicht angeht oder aber die Transplantierbarkeit in der 3. oder 4. Generation erlischt. Bei den meisten Spontantumoren ist es eine Ausnahme, wenn man Impfausbeuten über 10% erhält.

Demgegenüber zeigen einige im Laboratorium verwendete Transplantationstumoren eine außerordentliche Virulenz; bei dem EHRLICHschen Mäusecarcinom ist es bei Verwendung gesunder Tiere und bei sauberem Arbeiten leicht möglich, normalerweise 80—100% Impfausbeuten zu erhalten. Aber selbst bei den virulentesten Laboratoriumstransplantationstumoren kann man bei Verimpfung derselben Zellzahl Schwankungen in der Schnelligkeit des Wachstums und der Ausdehnung der Tumoren beobachten, die auf eine verschiedene Resistenz der Tiere zurückzuführen ist. Fast in jeder größeren Impfserie gibt es einzelne Tiere, die eine deutliche Hemmung des Tumorwachstums zeigen. Grundsätzlich verhalten sich jedoch transplantierte Tumorzellen anders als normale oder auch embryonale Zellen, mit denen es niemals gelingt, durch Transplantation fortschreitend wachsende Tumoren zu erzeugen. Nur einmal ist nach Einheilung eines Fetus beim Kaninchen ein metastasierendes Carcinom beobachtet worden[1], in allen anderen Fällen mußte man dem Embryonalbrei Arsen oder andere selbst krebserzeugende Substanzen zufügen, um Tumorzellen zu erhalten[2].

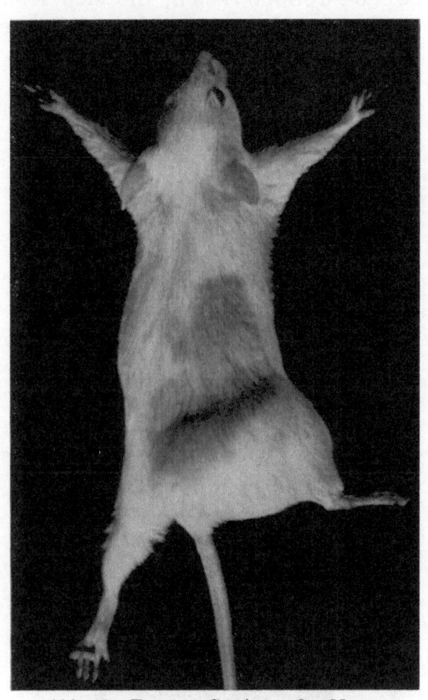

Abb. 12. EHRLICH-Carcinom der Maus, i. m. verimpft, Ansicht von oben.

Zu den am leichtesten transplantablen Mäusetumoren gehört das EHRLICHsche Carcinom, unser heute am meisten verwendeter Mäusetransplantationstumor. Mikroskopisch handelt es sich um ein von der Brustdrüse ausgegangenes Adenocarcinom. Dieser Tumor läßt sich durch Stückchen- oder Breiimpfung so übertragen, daß er praktisch bei allen Wirtstieren angeht. Auf Ausnahmen werden wir später besonders eingehen (Abb. 12, 13, 14).

Bisweilen sieht man *im Anschluß an die Transplantation neuartige Tumoren* entstehen. Im Verlauf weiterer Transplantationen kann z. B. Sarkomgewebe schließlich das Carcinomgewebe ganz verdrängen[3]. LEWIN (1912) konnte in der 3. Generation eines transplantablen Adenocarcinoms der Maus Plattenepithelnester feststellen. Mit zellfreien Extrakten gelang es niemals, Tumoren bei der Maus zu erzielen. Über die allerersten Anfänge der krebsigen Neubildung bei Impfgeschwülsten hat RÖSSLE (1936) eingehende Untersuchungen durchgeführt.

[1] v. MEYENBURG 1925. Zur Genese von Teratomen vgl. auch dieses Handbuch Band VI/1: LEHMANN 1955.
[2] ASKANAZY 1926. [3] EHRLICH und APOLANT 1906.

Verimpft man Tumorbrei des Ehrlich-Carcinoms bei Mäusen intraperitoneal, so beobachtet man 14 Tage bis 3 Wochen nach der Impfung einen durch Tumorentwicklung bedingten Ascites, den transplantablen Ascitestumor der Maus. Verimpft man diesen Ascites (0,2, 0,3 cm^3) wiederum in die freie Bauchhöhle anderer Mäuse, so erkranken auch diese an einer Bauchfell- oder Netzaussaat des Tumors mit Ascitesbildung. Zur Weiterimpfung benutzt man am besten 50000—100000 Zellen, die sich leicht im Ascites auszählen lassen. Dann sind 14 Tage nach der Impfung alle geimpften Tiere mit großer Regelmäßigkeit

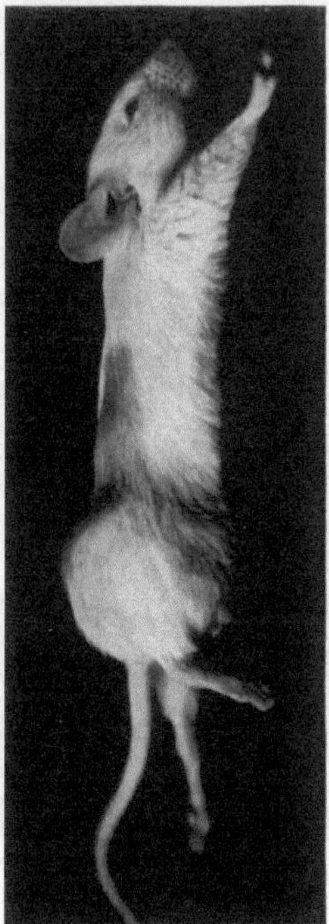

Abb. 13. Seitenansicht.

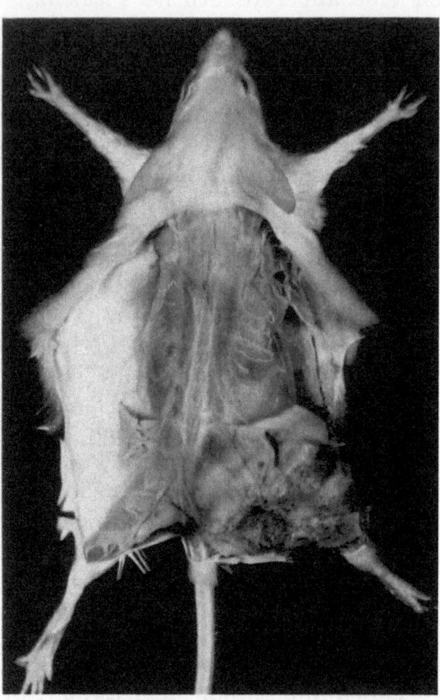

Abb. 14. Derselbe Tumor nach Fortpräparierung der Haut.

gleichartig so stark erkrankt, daß sie in der 3. Woche eingehen. Es ist natürlich auch möglich, wesentlich weniger Tumorzellen zu verimpfen; die Ausbildung des Ascites nimmt dann aber wesentlich längere Zeit in Anspruch, bei manchen Tieren bleibt sie aus. Daß die Tumorbildung bei verimpftem Ascites von einzelnen Zellen ausgeht, die ja frei und einzeln in der Bauchhöhle schwimmen, kann man gut verfolgen, wenn man laufend in den Tagen nach der Impfung Ausstriche von Ascites anfertigt (Abb. 15, 16, 17).

Da der Ehrlich-Ascites-Tumor sich besonders für quantitative Studien über Wachstumsverhältnisse und die Chemie der Tumorzelle eignete, versuchte G. KLEIN (1951) mit Erfolg, auch andere Transplantationstumoren intraperitoneal zu verimpfen.

Außer den beschriebenen, heute gebräuchlichsten Transplantationstumoren bei der Maus gibt es neben weiteren Carcinomen auch transplantable Sarkome, Melanome, Chondrome, ferner bei Mäusen Leukämien[1]. Vereinzelt gelang es auch, Mäusetumoren auf Ratten zu transplantieren[2].

[1] APOLANT 1912. [2] PUTNOKY 1930 und 1937, v. BALOGH 1940.

ADERHOLD (1951) hat die Mindestzahl von Zellen festgestellt, die beim EHRLICHschen Mäusecarcinom zur Transplantation notwendig sind. Bei der Übertragung in den Bauchraum waren mindestens 125 Zellen, bei Überimpfung in die vordere Augenkammer etwa 30 Zellen erforderlich. Bei subduraler Injektion genügten schon 5 Zellen. EARLE (1938) hat mit einer einzigen Zelle bei Anwendung einer besonderen Technik erfolgreiche Transplantationen mit mehreren

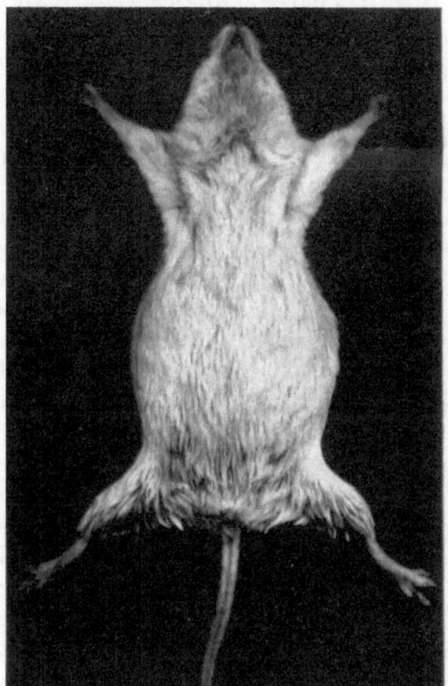

Abb. 15. Ascitestumor der Maus. Auftreibung des Leibes im Vergleich zu einer Normalmaus (s. Abb. 16).

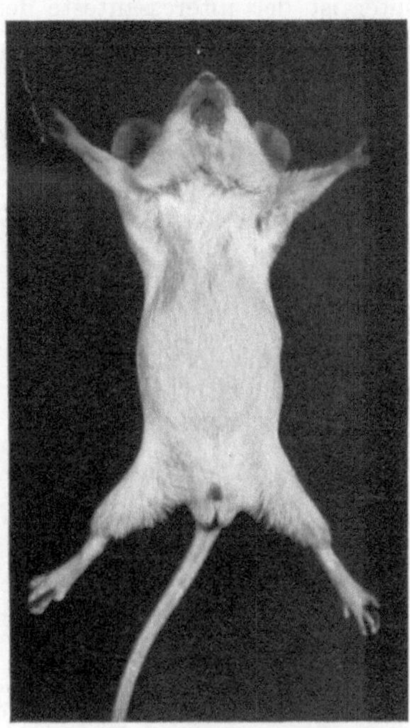

Abb. 16. Normale Maus.

Tumorarten durchgeführt. HAUSCHKA (1952/53) berichtet ebenfalls über erfolgreiche Transplantationen mit einer Zelle. Nach Homogenisierung, d. h. nach mechanischer Zertrümmerung der Zellen — z. B. durch schnell rotierende Messer, über 25 min lang — ist auch der Ascitestumor nicht mehr übertragbar; auch nach 4maliger Quellung der Zellen in Aqua dest. war keine Übertragung mehr möglich. Nach Filtration von Tumorzellaufschwemmungen durch bakteriendichte Seitz-Filter gelang die Übertragung des Ascitestumors nicht mehr[1].

Zu den bekanntesten Transplantationstumoren der Ratte gehört der Flexner-Jobling-Tumor, der von einem Tier mit einer Samenblasengeschwulst seinen Ausgang nahm. Die heute am häufigsten verwendeten Transplantationsstämme bei Ratten sind das Jensen-Sarkom und das Walker-Carcinom. Transplantationen sind jedoch in manchen Fällen bei Rattentumoren wenig zuverlässig, da diese Tumoren in erheblichem Umfang spontane Rückbildungserscheinungen aufweisen. So hatten BETH. v. EULER und HANS v. EULER (1951) an einem Material von 234 transplantierten Jensen-Sarkomen das folgende auf 100 Ratten berechnete Ergebnis: Nicht angegangen 25; angegangen 75; davon stetig wachsend 51. Zellfreie Übertragungen von Rattentumoren gelangen uns nie. Ein transplantables

[1] DOMAGK 1935, LETTRÉ 1951.

Ascitessarkom bei Ratten ist von YOSHIDA (1953) beschrieben worden; es soll 1 Zelle zur Transplantation genügen.

Transplantierbare Tumoren sind bei Meerschweinchen ebenso selten wie Spontantumoren. Meines Wissens ist nur ein Transplantationstumor bei Meerschweinchen beschrieben[1].

Es ist über mehrere transplantable Kaninchentumoren berichtet worden[2], darunter ist der interessanteste der sog. Brown-Pearce-Tumor[3] (vgl. Kap. I). Seine Überimpfung gelang BROWN und PEARCE immer in das Hodengewebe, meist in das Gehirn, die Muskulatur und die vordere Augenkammer. Der Tumor zeichnet sich durch eine außerordentlich starke Neigung zur Metastasenbildung aus.

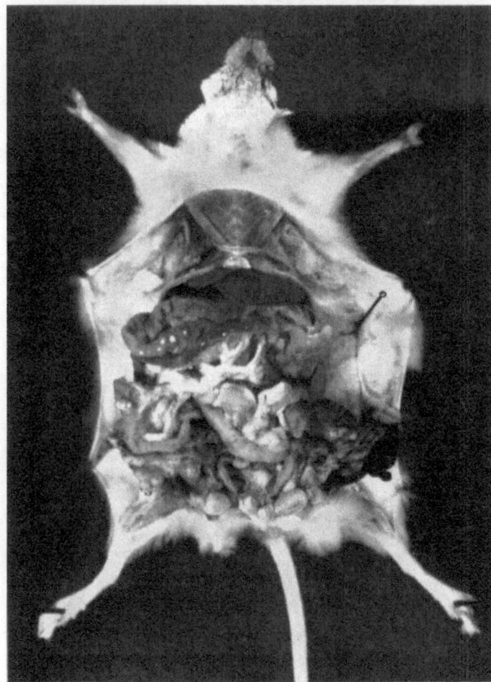

Abb. 17. Ascitescarcinom. Bauchhöhle eröffnet und Ascites abgesogen. Tumorknoten im Netz.

Implantiert man ein Stückchen in den Hoden, so hat sich nach etwa 14 Tagen ein walnuß- bis doppelwalnußgroßer Hodentumor entwickelt. In den Lymphbahnen des Samenstranges fortschreitend erzeugt er sehr bald Metastasen in den Lymphdrüsen des kleinen Beckens und in den paraortalen Lymphdrüsen zum Teil mehr als faustgroße Tumoren. Zahlreiche Tumoren der verschiedensten Größe entwickeln sich im Mesenterium und wandeln das Zwerchfell in eine Tumorplatte um. Mit wechselnder Häufigkeit und in verschiedenem Ausmaß findet man Metastasen in der Leber, in den Nieren, den Nebennieren, der Lunge und im Mediastinum. Auffallend war, daß in manchen Impfungen vergleichsweise besonders zahlreiche und ausgedehnte Leber- und Nierenmetastasen vorhanden waren. Bisweilen traten die durch die Nierenmetastasen verursachten Symptome ganz in den Vordergrund, bei noch relativ kleinem Primärtumor gingen die Tiere dann an Urämie zugrunde. In anderen Fällen konnten wir schon während des Lebens ein bevorzugtes Befallensein der Lungen diagnostizieren. In anderen Impfungen sahen wir das besonders gehäufte Auftreten von Augen- oder Knochenmetastasen. Auch Schleimhautmetastasen im Magen und Darm haben wir vereinzelt beobachten können, ebenso Metastasen in der Muskulatur. Eine Milzmetastase sahen wir nach Hodenimpfungen unter Hunderten von Tieren nur einmal. Nicht selten gehen die Tiere schon 4 Wochen nach der Impfung an ausgedehnten Metastasierungen zugrunde. Während BROWN und PEARCE bei subcutaner und intracutaner Impfung kein Angehen des Tumors beobachten konnten, sahen wir bei subcutaner Impfung nach einer Virulenzsteigerung durch rasch aufeinanderfolgende Hodenimpfungen vielfach ein gutes Angehen des verimpften Tumorbreies mit hochgradigster Metastasenbildung[4]. Zur Überimpfung

[1] WATSON 1936. [2] SCHULTZE 1913.
[3] BROWN und PEARCE 1923. [4] DOMAGK 1934, 1935.

verwendeten wir mit Erfolg nicht nur die Hodentumoren, sondern auch Netz-, Zwerchfell-, Nierenmetastasen usw. Die Überimpfung gelang bei den verschiedensten von uns verwendeten Kaninchenrassen mit gleich gutem Erfolg; nur bei Angorakaninchen schienen uns die Impfausbeuten geringer, und niemals konnten wir den Tumor bei Opossumkaninchen zum Angehen bringen. Bei chemotherapeutischen Arbeiten mit dem Brown-Pearce-Tumor muß deshalb gefordert werden, daß die unterschiedliche Empfänglichkeit der verschiedenen Rassen beachtet wird. Die Ausbreitung des Tumors erfolgt auf dem Lymph- und Blutweg. Vom Hoden aus breitet er sich gewöhnlich zunächst auf dem Lymphweg aus. Man findet dann die Metastasen hauptsächlich in den Lymphdrüsen des Beckens, im Netz, im Zwerchfell und gewöhnlich erst später in den anderen Organen. Bisweilen sieht man aber auch, daß ein in den Drüsen bereits zur Ansiedlung gelangter Tumor wieder zur Einschmelzung kommt. Schon makroskopisch erkennt man bei einiger Übung die eingeschmolzenen Tumorinseln an einer eigenartigen gelbbraunen Farbe (Lipoide). In den Metastasen zeigt der Tumor meist nicht mehr den alveolären Bau, sondern erinnert dann histologisch bisweilen mehr an ein zellreiches, polymorphkerniges Sarkom oder Spindelzellsarkom. Die Ausbreitung auf dem Blutweg ist bisweilen in den Lungen sehr deutlich.

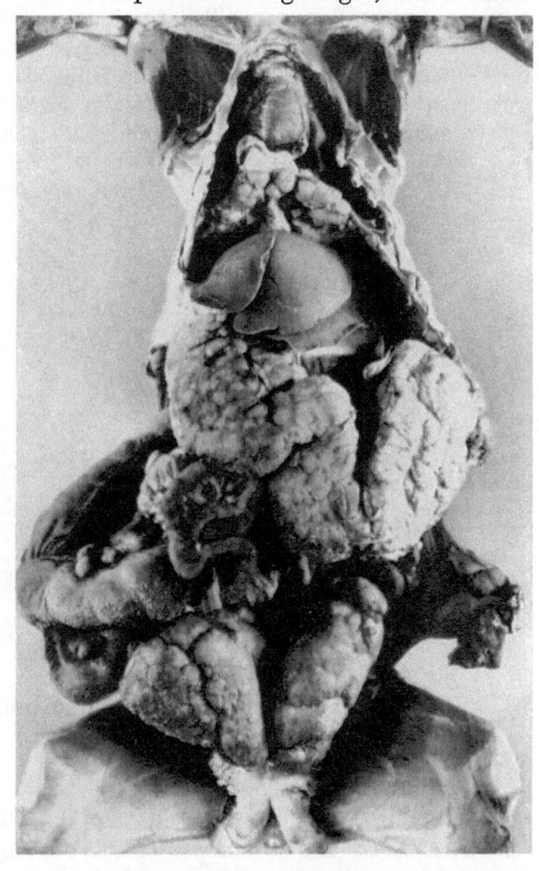

Abb. 18. Kaninchen, Brown-Pearce-Tumor, Hodenimpfung. Ausgedehnte Metastasen im Netz und Zwerchfell.

Nach genügender Virulenzsteigerung durch zahlreiche Passagen gelang uns nicht nur die subcutane und intramuskuläre Überpflanzung dieses Tumors, sondern auch die intravenöse. Nach intravenöser Injektion tritt eine explosionsartige Ausbreitung in fast allen lebenswichtigen Organen ein: Nieren, Leber, Lungen, Knochen usw. Auch in dieser Beziehung verhält sich dieser Tumor anders als die bekannteren Transplantationstumoren. Intravenöse Breiinjektionen führten gewöhnlich nach den Erfahrungen vieler Autoren zum Untergang der Tumorzellen, auch wenn sie hochvirulent waren[1]. Die Ausbreitung des Tumors nach intravenöser Injektion ist eine andere als nach Implantation in den Hoden. Bei ersterer sehen wir oft schon nach 10 Tagen die Lungen vollkommen von Tumoren durchsetzt. Bisweilen bietet die Leber makroskopisch ein ähnliches Bild wie das der Miliartuberkulose. Auch die Nieren zeigen meistens frühzeitig

[1] Apolant 1906, Bashford 1904, 1905. 1906, 1908.

ausgedehnte Tumorentwicklung. Bei allen Arten der Tumorübertragung wies die Milz am seltensten Tumorbildung auf, am häufigsten noch nach intravenöser Tumorbreiinjektion (Abb. 18, 19, 20).

Betrachtet man die Zellen des Tumors im Ausstrich mikroskopisch, so erkennt man in den großen, zum Teil runden, zum Teil polygonalen Zellen einen sehr großen Kern, der teilweise Vacuolen aufweist. Selbst nach 8tägigem Aufenthalt im Brutschrank unter sterilen Bedingungen in Ringerlösung sind die Zellen noch gut zu erkennen, ja man hat teilweise sogar den Eindruck, daß einzelne Zellen bzw. Zellkomplexe sich auf Kosten anderer stärker zerfallender Zellen vermehrt haben. Verfolgt man die Entwicklung des Tumors histologisch, so sieht man nach der Injektion von 0,5 bzw. 1,0 cm³ Tumorbrei in den Kaninchenhoden nach 8 Tagen ein Wachstum in kleinen Nestern und Strängen unter allmählicher Zerstörung der Samenkanälchen.

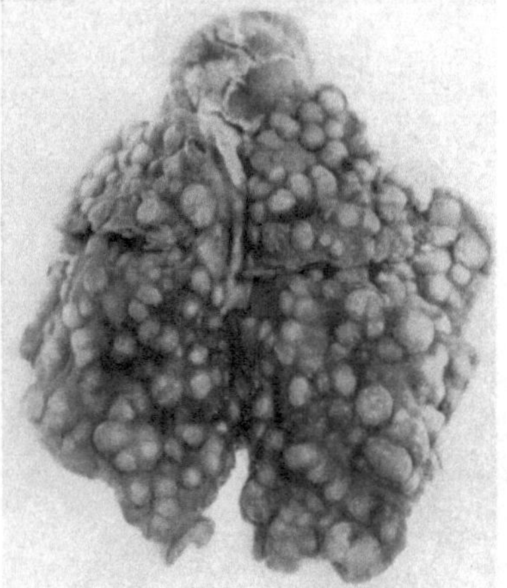

Abb. 19. Lungenmetastasen beim Brown-Pearce-Tumor. Primäres Hodencarcinom.

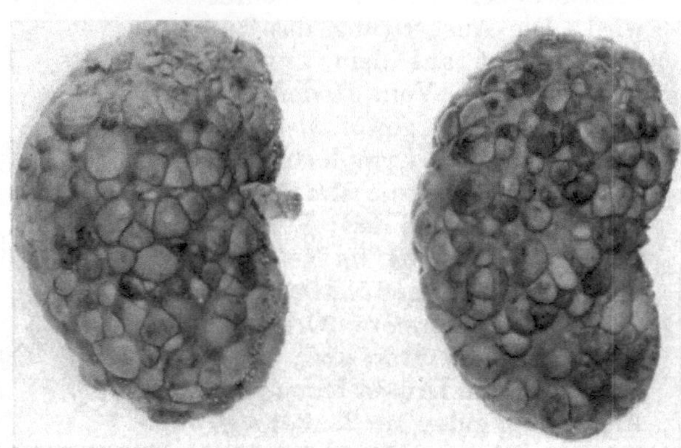

Abb. 20. Nierenmetastasen bei einem Brown-Pearce-Tumor.

Die oft rasend schnelle Durchsetzung des Kaninchenorganismus mit Tumormassen könnte den Verdacht erwecken, daß die Ursache dieses Tumors ein Virus sei. Jedoch ist uns bisher weder morphologisch noch kulturell der Nachweis eines solchen gelungen. Durch zellfreie Filtrate Tumoren zu erzeugen, war auch hier nicht möglich.

Eine Überpflanzung von Tumoren auf artfremde Tiere — die heterologe Transplantation — gelingt im Gegensatz zur homöoplastischen Transplantation, der Übertragung auf andere Tiere derselben Art, bei Säugetieren sehr viel seltener. Es gelang, das EHRLICHsche Mäusecarcinom auf weiße Ratten zu übertragen[1]. Am leichtesten lassen sich Geflügeltumoren auf andere Tierarten verimpfen, z. B. das Rous-Sarkom des Huhnes auf Enten; auch eine Überpflanzung des Hühnersarkoms auf Tauben ist geglückt. In bestimmte Gewebe, in denen keine erhebliche Abwehr gegen die Implantation zustande kommt, lassen sich auch noch andere Säugetiertumoren heterolog transplantieren, sogar menschliche Carcinome[2]. Als die geeignetsten Organe, um heterologe Transplantate zum Anwachsen zu bringen, erwiesen sich das Gehirn und die vordere Augenkammer. Der Brown-Pearce-Tumor des Kaninchens ließ sich in das Gehirn von Ratten, Mäusen und Meerschweinchen transplantieren. Unter Cortison-Behandlung soll die Übertragung von menschlichen Tumoren auf Tiere fast stets gelingen[3].

[1] PUTNOKY 1930, v. BALOGH 1940. [2] GREENE 1951, 1953.
[3] BOUTWELL und RUSCH 1953. GREEN und WHITELEY 1952. HOCH-LIGETI und HSÜ 1953.

PEYTON ROUS entdeckte 1910, daß ein Hühnertumor, der sog. Rous-Tumor, nicht nur durch Zellübertragungen verimpfbar war, sondern auch noch durch Filtrate, die durch Filter geschickt worden waren, die weder Zellen noch Bakterien durchließen. Es handelte sich somit um den ersten zellfrei übertragenen Tumor, einen *Virustumor*[1]. Junge Hühnchen erwiesen sich gegen Impfungen empfänglicher als ältere Tiere. Das typische Rous-Sarkom ist ein Spindelzellsarkom. Andere Tumoren bei Hühnern und Enten, die sich zellfrei übertragen lassen, sind Myxosarkome, Angiosarkome und Osteochondrosarkome. Das Virus ist bei diesen Tieren nicht nur im Tumor, sondern auch in anderen Organen nachweisbar. Die Übertragung des Tumors ist also auch mit Preßsaft von Niere, Milz usw. möglich. In der Regel geschieht die Überimpfung durch Filtrate in der Weise, daß man die Tumoren mit Sand fein zerreibt, zentrifugiert und das Überstehende durch Berkefeld-Filter filtriert und Hühnern in die Brustmuskulatur injiziert. Die Übertragung gelingt auch mit Material, das 48 Std über konzentrierter H_2SO_4 im Vakuum getrocknet ist. Solches Trockenpulver bleibt monatelang wirksam. In 50% Glycerin kann man wirksames Material etwa 1 Monat aufbewahren. Bei p_H 6 wird das Virus unwirksam, im alkalischen p_H 8—9 hält es sich jedoch. Gegen höhere Temperaturen ist das Rous-Virus sehr empfindlich. Bei 55° C wird es in 15 min unwirksam, bei 37° C in 24 Std[2]. Nach den Untersuchungen von CLAUDE (1941) ist es wahrscheinlich, daß die bisher reinsten Zubereitungen zum größten Teil aus einem Nucleoproteid bestehen, das eine Nucleinsäure vom Ribosetyp enthält. Bei möglichst tiefen Temperaturen wurden aus Phosphatpufferextrakten (p_H 7) der Gewebe die wirksamen Fraktionen besonders erfolgreich mit Zentrifugen hoher Geschwindigkeit abgeschleudert.

Bei Kaninchen kennt man ein Myxom, das durch ein Virus hervorgerufen wird und in Südamerika als seuchenartige Erkrankung auftritt[3]. Dieses Sanarelli-Myxom-Virus ist wie ein hochmolekulares Protein mit Ammonsulfat fällbar und durch Umfällen zu reinigen.

Ein weiterer beim Kaninchen durch eine Virusinfektion hervorgerufener Tumor ist das Shope-Papillom beim Cottontail-Wildkaninchen. Ob es sich dabei um einen echten Tumor handelt, wird bezweifelt, da die Wucherung sich zurückbildet und das Virus verschwindet, genau so wie bei unterschwelliger Dosierung von Benzpyren (ROUS). Das Shope-Virus verträgt 30 min lang eine Temperatur von 65° C, ist widerstandsfähig gegen Eintrocknen und kann in Glycerin monatelang aufbewahrt werden. Chemisch handelt es sich wahrscheinlich auch um ein Nucleoproteid. Überträgt man das Shope-Virus von Wildkaninchen auf zahme Tiere, so entstehen bisweilen echte Carcinome[4]. KIDD und ROUS (1938) pinselten Kaninchenohren mit Teer und injizierten nach 2—3 Monaten das Cottontail-Virus intravenös, worauf an den geteerten Stellen sehr rasch wachsende Tumoren auftraten, was bei den nur geteerten Kaninchen nicht der Fall war[5]. Umgekehrt sind auch primär virusinfizierte Tiere anfälliger für Krebserzeugung durch Teer und Benzpyren. Eines der wesentlichsten Ergebnisse auf dem Gebiet der Virustumoren in neuester Zeit stellt die Übertragung bei Hühnern erzeugter Tumoren durch zellfreie Filtrate dar, die mit krebserzeugenden Substanzen, z. B. Methylcholanthren, hervorgerufen waren[6]. THIERY (1950) beschreibt das Auftreten von gutartigen Histiocytomen bei Hunden durch Injektion des Desoxyribonucleoproteins aus bestimmten Stämmen des Sticker-Sarkoms (trans-

[1] ROUS und MURPHY 1912. [2] HECKE 1932. [3] SANARELLI, s. SCHRAMM 1939.
[4] SHOPE 1933, BUTENANDT 1941.
[5] Vgl. auch LACASSAGNE und NYKA 1937.
[6] MCINTOSH 1939, OBERLING und GUÉRIN 1935, 1950.

plantables Scheidensarkom). Gegen das Sarkom refraktäre Hunde reagierten nicht mit Geschwulstbildung.

BITTNER (1936) stellte fest, daß auch bei einigen erblich belasteten Mäusestämmen die Tumorübertragung durch ein Virus zustande kommt, welches mit der Milch übertragen wird. Legt man gesunde Neugeborene den Muttertieren eines belasteten Stammes an, so erkranken alle diese Säuglinge mit allerdings bestimmter genetischer Konstitution im späteren Alter an Krebs. Nimmt man hingegen die Neugeborenen einer belasteten Mutter sofort nach der Geburt weg und läßt sie von einer gesunden Mutter säugen, so bleiben sie gesund. Der Bittner-Faktor läßt sich nicht nur durch Milch, sondern auch durch verschiedenartige Organextrakte belasteter Tiere übertragen. Nur in der Leber scheint er nicht vorhanden zu sein. Aber längst nicht alle Tumoren bei scheinbar erblich belasteten Tumortieren lassen sich auf den Bittner-Faktor oder ein ähnliches Agens zurückführen, nicht einmal alle Mammatumoren bei der Maus. Da es sich beim Bittner-Faktor, der durch Seitz-Filter filtrierbar ist, offenbar um ein Virus handelt, ist immer wieder versucht worden, auch alle anderen Säugetiertumoren als virusbedingt zu erklären und Beweise dafür zu erbringen. GYE (1938) glaubte dadurch den Nachweis erbracht zu haben, daß er auch Säugetiertumoren nach starkem Gefrieren noch zellfrei übertragen konnte. Seine Annahme wurde jedoch widerlegt, denn es ließ sich zeigen, daß bei den tiefen Temperaturen, die er verwendete, nicht alle Zellen abgetötet wurden, sondern genügend überlebten, um damit eine Zelltransplantation auszuführen. Daß nach mehrfachen Quellungen in Aqua dest. die Transplantierbarkeit sonst gut transplantabler Säugetiertumoren verlorengeht, ist heute sichergestellt[1]. Leukämiezellen werden durch langsames Frieren und Auftauen jedoch nicht geschädigt; bei raschem Auftauen ist die Transplantierbarkeit für 72 Std gehemmt, kehrt dann aber zurück[2].

Über die Virus- und Mutationshypothese des Krebses äußert sich NOTHDURFT (1949) folgendermaßen: „Den Tumorzelleigenschaften liegt stets ein selbstvermehrendes bzw. identisch reproduziert werdendes mutationsfähiges Zellsubstrat zugrunde.“ Diese Eigenschaft sieht er als mit größter Wahrscheinlichkeit bleibend und grundlegend an. Dagegen ist es völlig offen, ob alle Tumoren, wie im Falle des Rous-Sarkoms, Shope-Papilloms und -Fibroms, des Milchfaktorcarcinoms, der Mäusebrustdrüsenkrebse usw. durch ein irgendwann von außen eingeschlepptes autoreproduktives Agens verursacht werden.

Am wahrscheinlichsten ist es nach den heute vorliegenden Befunden, daß in den mit filtrierbaren Extrakten übertragbaren Geflügeltumoren nur ein Sonderfall insofern vorliegt, als sich hier die an sich in jeder Tumorzelle vorhandene autoreproduktive und somit „virusartige“ Substanz aus der Zelle herauslösen läßt und, auf andere Tiere übertragen, zu neuen Tumoren führt. Bei Mäusetumoren mit dem BITTNERschen Milchfaktor ist eine solche Substanz auch noch zellfrei übertragbar und führt zu neuen Tumoren, aber doch schon unter wesentlich erschwerten Umständen und nur bei Tieren mit einer bestimmten genetischen Konstitution; bei den übrigen Säugetiertumoren ist dieser Faktor so empfindlich, daß es bisher nur gelingt, ihn in der ganzen Zelle auf andere Tiere zu übertragen.

VI. Cytologie und Cytochemie der bösartigen experimentellen Tumoren.

Eine Diagnose bösartiger Geschwülste beim Tier aus Veränderungen an Einzelzellen des Neoplasmas zu stellen, ist — wie im Falle menschlicher Tumoren —

[1] DOMAGK und HACKMANN 1935, LETTRÉ 1951.
[2] GABRIELSON 1952.

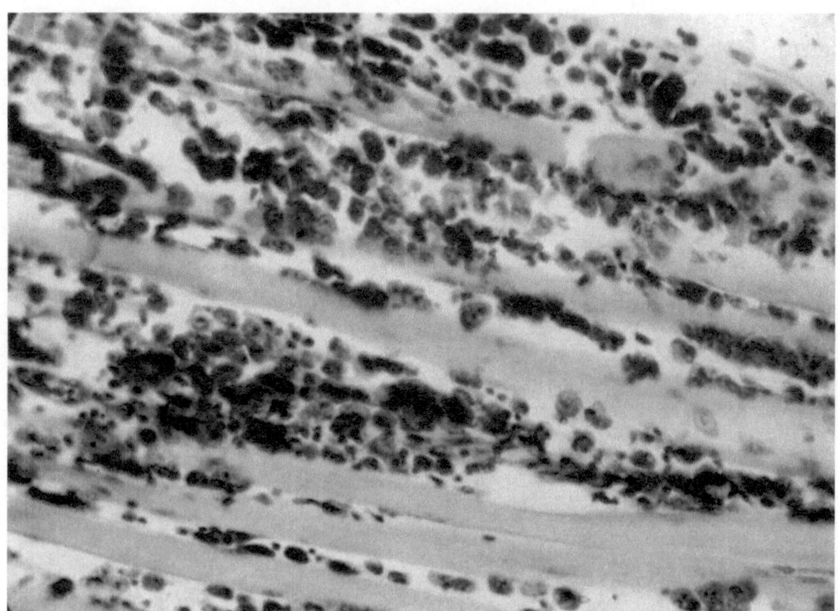

Abb. 21a. Ehrlich-Carcinom der Maus, Schenkeltumor. Randzone des Tumors mit locker infiltrierendem Wachstum der Tumorzellen zwischen den Muskelfasern. 250/1. Cresylechtviolett.

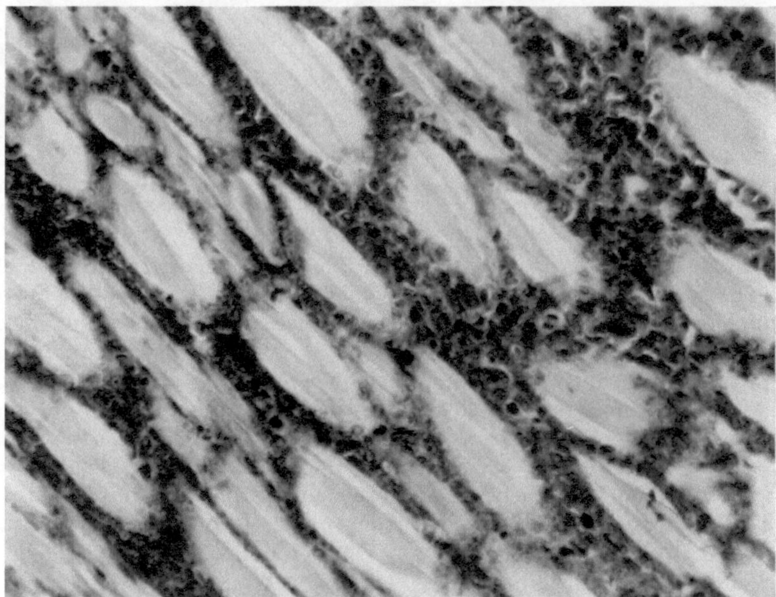

Abb. 21b. Ehrlich-Carcinom der Maus. Schenkeltumor. Randzone des Tumors mit festen Tumorzellsträngen in der Muskulatur, zahlreiche Mitosen. 250/1. Cresylechtviolett.

zur Zeit noch nicht bzw. nur in einzelnen Fällen möglich. Auch hier müssen daher zur Charakterisierung der Geschwülste noch andere Merkmale herangezogen werden. So ist es nötig, nicht nur Zellkomplexe aus dem Zentrum einer Geschwulst zu excidieren, sondern vor allem auch deren Randpartien zu untersuchen;

an diesen kann man das infiltrative und vor allem das destruierende Wachstum feststellen. Eben dies destruierende Wachstum ist auch bei tierischen bösartigen Tumoren eine besonders charakteristische Eigenschaft und bei allen experimentell erzeugten Tumoren und bei Transplantationsgeschwülsten, die z. B. in den Muskel implantiert werden, deutlich nachzuweisen (Abb. 21a u. b).

Als ein weiteres, nicht an die Einzelzelle gebundenes Merkmal maligner Geschwülste gilt auch bei unseren experimentellen Tumoren die Metastasierung, d. h. die Neubildung einer Tochtergeschwulst gleichen oder ähnlichen Baues

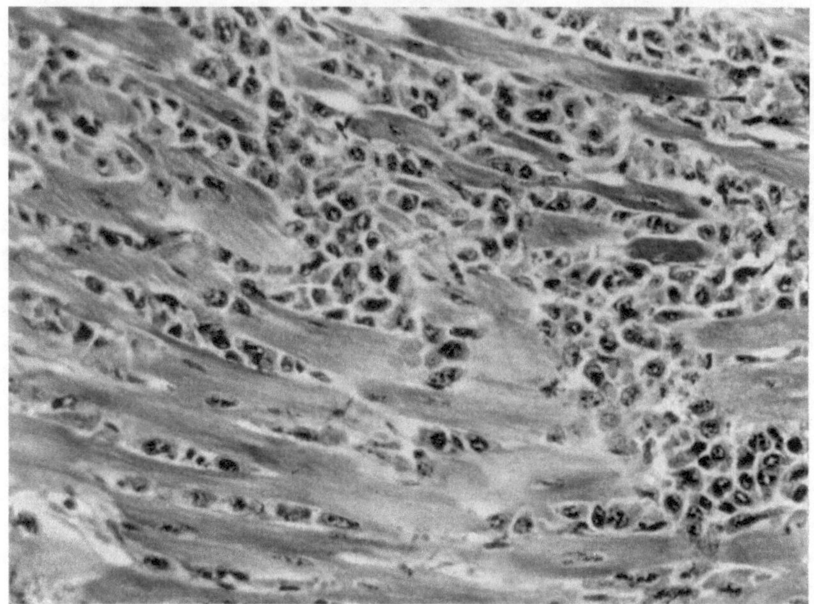

Abb. 22. Ehrlich-Carcinom der Maus, Ascitestumor. Randzone einer Tumormetastase im Herzmuskel nach intravenöser Verimpfung von Ascites. 250:1. van Gieson.

wie der Primärtumor (Abb. 22, 23). Im allgemeinen wird die Ansicht vertreten, daß diese Metastasen durch Verschleppung der Tumorzellen an andere Orte entstehen, daß indessen nicht jede verschleppte Tumorzelle zu einer Metastase führt. Ob tatsächlich jede Metastase durch Wachstum verschleppter Tumorzellen entsteht oder unter Umständen nicht auch aus noch undifferenzierten Endothel- und Mesenchymzellen sich bilden kann, die nur Zellbestandteile einer Tumorzelle aufnehmen, wird von manchen Seiten noch diskutiert. Manchmal ist am Rande eines Tumors bei infiltrativem Wachstum sehr schwer zu entscheiden, ob alle neu entstehenden Tumorzellen tatsächlich sämtlich aus schon vorhandenen Krebszellen hervorgehen oder durch Induktion noch wenig ausdifferenzierter Endothel- oder anderer Gefäß- und Bindegewebszellen (vgl. Abb. 21a und b).

Ebensowenig wie im Falle der menschlichen Tumoren haben sich jedoch auch für die experimentellen Geschwülste die als charakteristisch für die einzelne Geschwulstzelle angegebenen Merkmale als *eindeutige* Kriterien bösartigen Wachstums erwiesen — vor allem unter dem Einfluß der sich erweiternden Erkenntnisse über Embryonalentwicklung, normales Wachstum und Regeneration.

Eines dieser morphologischen Merkmale ist z. B. die Verschiebung der Kern-Plasma-Relation, der Kern wächst auf Kosten des Cytoplasmas und kann es fast völlig verdrängen; ferner können bei Tumorzellen oft erhebliche Vergrößerungen des Kerns beobachtet werden: in einer solchen Vergrößerung auf das Doppelte, Vierfache und noch höher glaubten HEIBERG (1929) und SCHAIRER (1937) ein wesentliches Kennzeichen der malignen Zelle zu erblicken. Kleinere Kerne als beim Ausgangsorgan sind niemals gesehen worden. Eine Steigerung der Chromosomenzahl auf das Vielfache wurde für experimentelle und menschliche Geschwülste nachgewiesen, aber auch bestritten[1]. Auch Vermehrung und Vergrößerung der Kernkörperchen sind bei Tumorzellen beobachtet worden. MAKINO (1952/53) hat in den Zellen des Yoshida-Ascites-Sarkoms — das ursprünglich durch Azofarbstoffe erzeugt wurde — bis zu 50% v-förmige pathologische Chromosomen gefunden, mindestens 13, während in normalen Zellen weitgehend 42 normale gefunden wurden. Ähnliche Feststellungen sind auch an anderen durch Azofarbstoffe erzeugten Tumoren gemacht worden. Die Zahl der Mitosen ist in tierischen Tumoren fast stets vermehrt, auch atypische, z. B. tripolare kommen vor. LUDFORD (1950) fand bei Impftumoren Zellteilungen ohne Spindel. Außerdem können die Epithelzellen in einem Carcinom große Unterschiede in bezug auf Umfang, Form und Färbbarkeit im Vergleich zu den normalen Mutterzellen aufweisen. KL. BAYREUTHER (1952) hat zwei erkennbare Chromosomen in den diploiden Zellen des Mäuseascitestumors festgestellt.

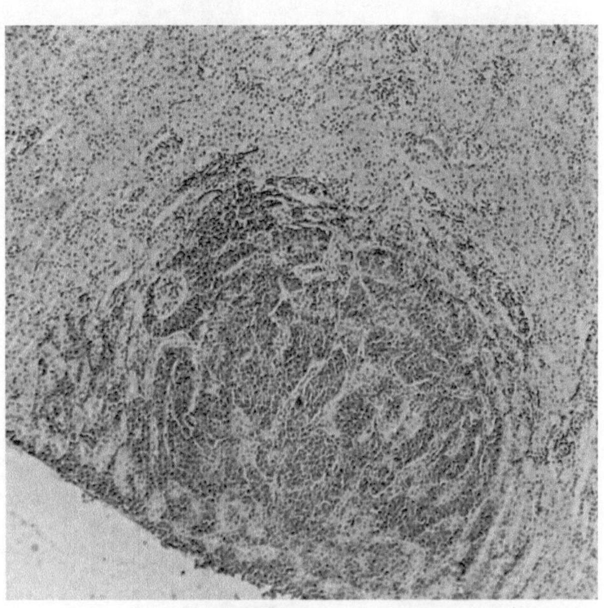

Abb. 23. Mikroskopisches Bild einer Nierenmetastase bei Brown-Pearce-Tumor des Kaninchens.

Wie weitgehende Einschränkungen jedoch zu machen sind bezüglich der Eindeutigkeit dieser als Beispiele angeführten Kriterien für die Geschwulstzellen, wurde unter anderem aufgezeigt von SCHAIRER (1949) sowie von LUDFORD (1951/52). SCHAIRER hat darauf hingewiesen, daß Anomalitäten wie Ringfiguren, Tetraden — in Mitosen der Krebszellen an sich selten — als Folge die Krebszelle schädigender Faktoren entstehen könnten. Für Wachstum und Wesen der Geschwülste soll ihnen keine Bedeutung zukommen. LUDFORD berichtete 1951, daß Volumenzunahme des Kernchromatins und der Nucleolensubstanz unter Vergrößerung der Mitochondrienzahl und Ausdehnung des Golgi-Apparates charakteristische cytologische Merkmale für die maligne Abwandlung von Zellen sind. Während aber ehedem angenommen wurde, daß Änderungen in der Zellgröße in Kombination mit Unterschieden in der Chromosomenzahl spezifisch für Malignität der Zelle seien, die Chromosomenzahl normaler Zellen dagegen konstant sei und gleich der des befruchteten Eies, müssen auf Grund neugewonnener Erkenntnisse die Anschauungen über die normale Zelle revidiert

[1] DECKNER 1939.

werden[1]. Zwar wurde die Änderung der Chromosomenzahl häufig angezweifelt, aber der Gegenbeweis konnte infolge mangelhafter cytologischer Technik nicht erbracht werden. Inzwischen wurde von THERMAN und TIMONEN (1950) gezeigt, daß die Zahl der Chromosomen auch in embryonalen und erwachsenen menschlichen Geweben weitgehend schwankt und Abnormitäten in der Mitose entsprechend denen im malignen Gewebe vorkommen. Um diesen Fragenkomplex weiter zu studieren, wurden Gewebekulturen von embryonalen Mäuseorganzellen untersucht und an diesen in erweitertem Maße das Vorkommen solcher Abweichungen nachgewiesen; unter anderem fanden sich auch Abweichungen vom normalen Spindelmechanismus. LUDFORD folgert, daß die differenzierte Zelle des vollen Chromosomensatzes für ihr weiteres Leben und ihre Funktionsfähigkeit nicht mehr bedarf. Die weitere Verbesserung der Methoden, welche diese Erkenntnisse über die normale Zelle vermitteln, wird aber vielleicht doch eines Tages Unterscheidungsmerkmale zwischen normalen und maligne entarteten Zellen ermöglichen, auf Grund deren eine systematische Bekämpfung des malignen Wachstums aufzubauen wäre. Auf diesem Wege liegen schon die Erweiterung färberischer Methoden auf cytochemischer Grundlage sowie die UV.-Absorptionsmethode, die Fortschritte auf dem Gebiet der optischen Methoden, zum Teil mit Beobachtungen am lebenden Objekt (einfache Lichtmikroskope mit verbessertem Objektiv, Phasenkontrast- und Dunkelfeldverfahren, Ultramikroskopie, Elektronenmikroskop). Die Anwendung physikalischer bzw. physikalisch-chemischer Methoden zur Aufklärung der makromolekularen Struktur der zellaufbauenden Bestandteile (Ultrazentrifuge, Elektrophorese, Viscosimetric u. ä. sowie auch hier das Elektronenmikroskop) und chemischer und fermentchemischer Untersuchungsmethoden an den isolierten Bestandteilen ist neben der Isotopeneinführung nicht

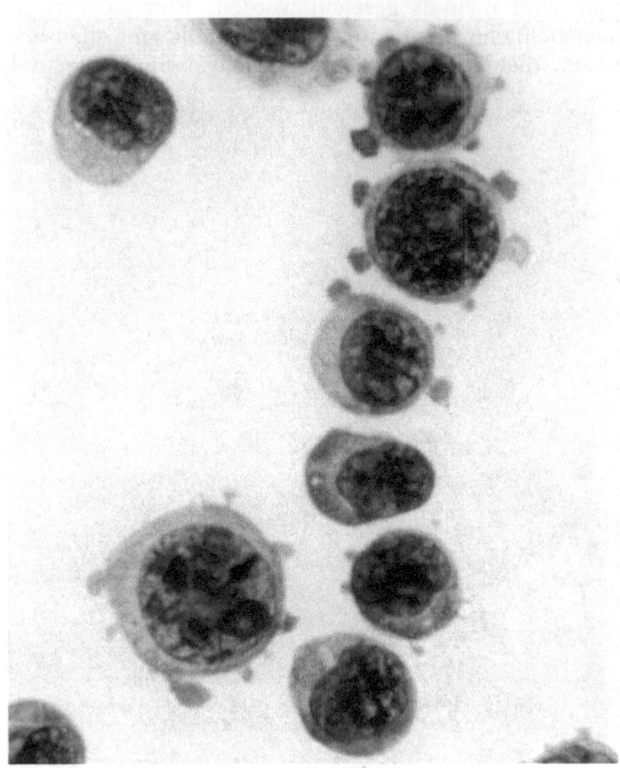

Abb. 24. Ascitescarcinomzellen aus der Peritonealhöhle der Maus. Trockenausstrich, Giemsa-Färbung. 1100/1. Kennzeichen der Tumorzellen: Kernplasmarelation zugunsten des Kernes stark verschoben. Kern mit grober und charakteristischer Struktur: von einem oder mehreren größeren chromatischen Zentren in lappiger Gestalt ziehen feine Fäden in den Kernraum, die Zentren können Vacuolen enthalten, sie sind dann durchlocht. Daneben finden sich Chromatinbröckchen. Kernmembran sehr deutlich. Plasma in der Giemsa-Färbung stark azurophil, es zeigt bei günstiger Lage der Zelle eine Aufhellung in der Nähe des Kernes, wo die Plasmaeinschlüsse angehäuft sind. Keine Fähigkeit zu Cytophagie oder vitaler Farbstoffspeicherung.

[1] GOLDSCHMIDT und FISCHER 1930.

mehr wegzudenken. Die Untersuchung an den isolierten Zellbestandteilen mit möglichst weitgehend erhaltener Struktur wurde nach Homogenisierung in entsprechenden Zerkleinerungsapparaten durch fraktionierte Zentrifugation in strukturerhaltenden Elektrolytgemischen möglich[1]. Sie führte zur Zerlegung der Zellbestandteile in vier — bei verschieden hoher Tourenzahl sedimentierende — Fraktionen: *Zellkerne, Mitochondrien, Mikrosomen* und das von allen Partikelchen befreite *Zellplasma*. Den histologischen Feststellungen entsprechend bestätigten ALBERT, JOHNSON, LANGE und WAGSHALL (1953) mit dieser Methode, daß primäre Lebertumoren 2mal soviel, transplantierte Lebertumoren sogar 3mal soviel Kernsubstanz enthielten wie normale Leber.

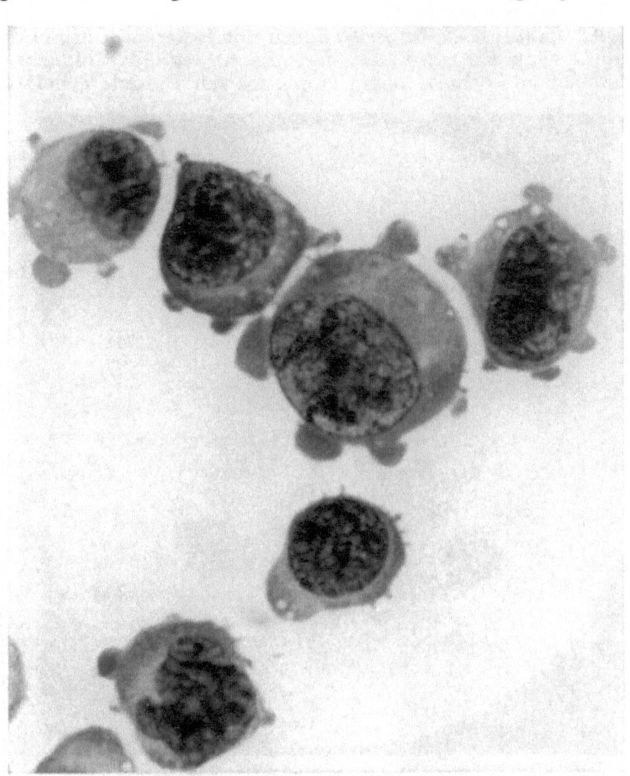

Abb. 25. Ascitescarcinomzellen aus der Peritonealhöhle der Maus. Trockenausstrich. Giemsa-Färbung, 1100/1.

Für die Probleme des malignen Wachstums könnte diese Aufteilung eine besondere Bedeutung gewinnen, nachdem von H. LETTRÉ (1951) folgende Beobachtungen angegeben werden: durch Injektion von selbst 30 Millionen isolierten Zellkernen aus Ehrlich-Ascites-Tumor ist bei Mäusen kein Ascitestumor mehr zu erzeugen. Auch sonst intakte Zellen, aus denen bei Quellung die Granula ausgewandert sind, führten nicht mehr zur Tumorbildung, ebensowenig wie diese isolierten Plasmagranula eine Tumorbildung hervorrufen konnten. Dagegen soll Tumorbildung bei Injektion von gequollenen Zellen unter Zusatz der hierbei aus dem Zellinnern ausgetretenen Plasmagranula möglich werden.

Für das Studium von Struktur, chemischer Zusammensetzung und Stoffwechselbesonderheiten von Geschwulstzellen hat sich die Züchtung von Transplantationstumoren als „Ascites"tumoren geeignet erwiesen[2]. So hat KOECKE (1951)[3] für die Zellen des Ehrlich-Ascites-Tumors im Vergleich zu den histiocytären und anderen Zellen einige charakterisierende Merkmale angegeben (Abb. 24—31). Diese sind sowohl im Dunkelfeld und Phasenkontrastverfahren als auch bei einer gewöhnlichen guten Giemsafärbung nachzuweisen.

HUTH (1953) unterscheidet an den Ascites-Tumorzellen der Maus ähnlich wie SEEGER 4 Zelltypen an Ausstrichen, die mit wäßriger Methylgrün-Pyroninlösung gefärbt sind:

---

[1] LANG 1952, DENUES 1952. [2] KLEIN 1951.
[3] DOMAGK und KOECKE 1951. HOMANN 1954.

I. Die ungeschädigten kleinen bis mittelgroßen Zellen mit großem, meist rundem, mit Methylgrün gut färbbarem Kern und nur schmalem Protoplasmasaum. Das Cytoplasma ist diffus tiefrot gefärbt; im Übergangsgebiet zu dem helleren Kern tiefrote, mehr oder weniger große Granula. Diese sind bei keiner der übrigen 3 Zelltypen so dicht und zahlreich vorhanden. Im Phasenkontrast sind die Nucleoli deutlich darstellbar vergrößert, namentlich bei den Übergangsformen zu II.

II. Mittelgroße bis große Zellen mit lockerem Kern, in dem die Nucleoli deutlicher und stark vergrößert sind. Das Cytoplasma enthält zahlreiche wechselnd große, mit Pyronin anfärbbare Granula, auch Cytoplasma mit Pyronin angefärbt. Im Cytoplasma kleine oder größere mit Pyronin schwach gefärbte Vacuolen, die sich mit Nilblausulfat rötlich färben (Cholesterinester nach SEEGER).

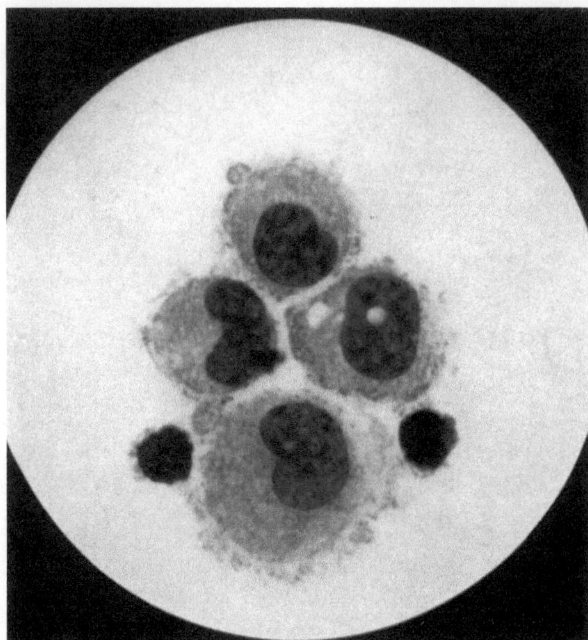

Abb. 26. Histiocyten aus der Peritonealhöhle der Maus. Trockenausstrich, GIEMSA-Färbung, ohne Phagocytose, 1100/1. Kennzeichen der Histiocyten: Kern von ovaler, bohnen- oder nierenförmiger Gestalt oder auch etwas unregelmäßig; manchmal mit gefalteter Membran. Kernstruktur besteht aus fein verteilten Chromatinbröckchen, meist ist ein kleines Kernkörperchen vorhanden. Die Kernstruktur ist stets dichter und gröber als bei Fibrocyten, daher ist der Kern der Histiocyten im gefärbten Präparat dunkler, außerdem auch kleiner. Das Plasma ist fein granuliert, in Kernnähe körnige Einschlüsse. Vacuolen von wechselnder Größe können vorkommen. Die Zellgestalt ist deutlich begrenzt, meist rundlich, kann jedoch wechseln. Fähigkeit zu Cytophagie und vitaler Farbstoffspeicherung.

III. Zeigt noch stärker als II. die Umwandlung zu zerfallendem Zelltyp IV. Nucleoli besonders groß und mit Pyronin stark angefärbt. Vorstülpungen des Protoplasmas häufig. Cytoplasmafärbung nur noch schwach rot, Vacuolen meist klein, aber zahlreich. Auch Zellen mit einer Riesenvacuole (Siegelringzellen) gehören zu dieser Gruppe.

IV. Kernfärbbarkeit mit Methylgrün weitgehend verloren, große Nucleoli, die sich aber mit Pyronin nicht mehr so intensiv anfärben wie bei II. und III. Plasmasaum bei Pyroninfärbbarkeit ganz verloren; RNS der Mitochondrien und Mikrosomen schwindet schließlich auch völlig. (RNS durch Pyronin nach BRACHET leuchtend rot, Methylgrün färbt hochpolymere DRNS). Zellfortsätze des Protoplasmas und Auflösung der Zellgrenze, so daß die restlichen spärlichen Granula auch noch frei werden.

SANDRITTER (1953) empfiehlt zur quantitativen histochemischen Darstellung des Nucleinsäuregehaltes von Tumoren die Gallocyaninchromalaunfärbung nach EINARSON.

Nutzbringend für das Studium der Einzelzelle und für die Erkenntnis der gegenseitigen Beeinflussung von Zellen verschiedenen Ursprungs — etwa Epithel- und Bindegewebszellen — hat sich die Gewebekultur erwiesen. Eine Erschwerung der Dauerzüchtung von *Krebszellen in Kulturen* entstand zunächst dadurch, daß Tumorzellen das geronnene Plasma stets verflüssigten. Diese Schwierigkeit konnte A. FISCHER (1927) jedoch dadurch überwinden, daß er der Kultur lebende oder tote Gewebe zusetzte, z.B. Muskel oder normale Fibroblastenkultur. Tumorzellen haben im Gegensatz zu den meisten normalen Zellen keinen Embryonalextrakt in der Kultur nötig. Sie sind in der Lage, selbst artfremdes Eiweiß abzubauen, so daß man Tumorzellen verschiedenen Ursprungs auch in Hühnerplasma längere Zeit weiterzüchten kann. Neuere Untersuchungen haben ergeben, daß es unter Umständen gelingen kann, ein Kulturmedium für Gewebezüchtung darzustellen, das nur Proteine und chemisch definierte Substanzen enthält und in dem Proliferation und Zellvermehrung vorsichgehen: ein Medium, in dem „Wachstum“ unter exakten

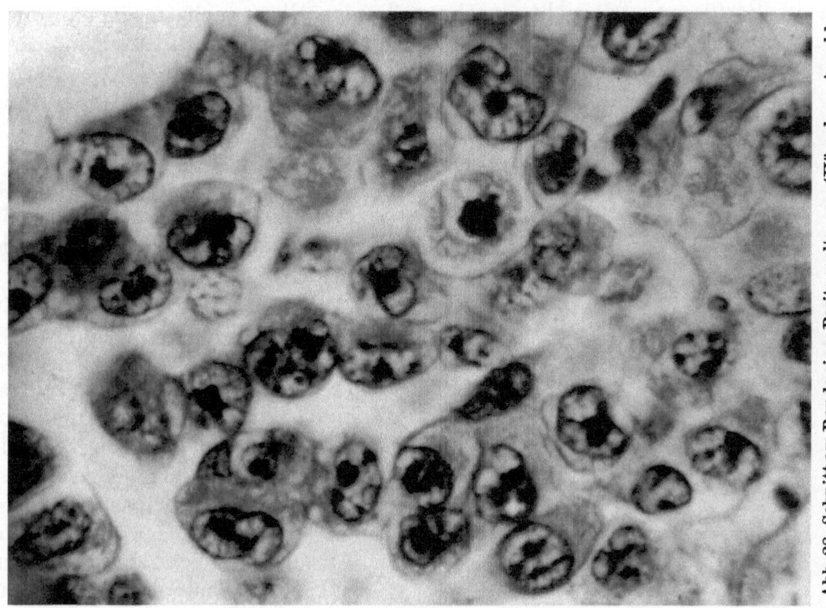

Abb. 28. Schnitt am Rande eines Peritonealtumors (Hämalaun-Azophloxin, 1100/1). Für Schnitte gelten die Kennzeichen des Tumorzellkernes mit gleicher Sicherheit, das Plasma ist schlechter zu beurteilen.

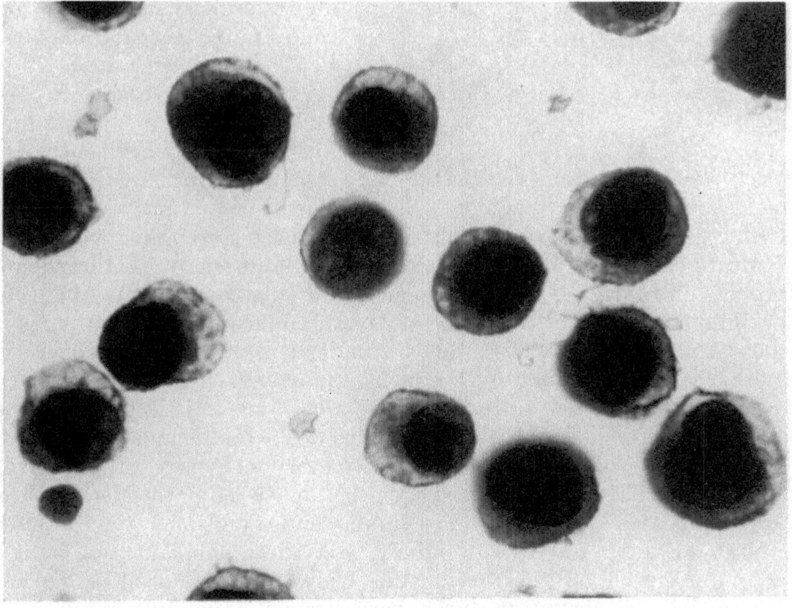

Abb. 27. Histiocyten aus der Peritonealhöhle der Maus, Trockenausstrich, Giemsa-Färbung, mit Phagocytose von Tuschepartikelchen. Kern fast völlig verdeckt, daneben Ascitestumorzellen ohne Phagocytose. 1200:1.

Ernährungsbedingungen zu studieren wäre[1]. In jungen Kulturen kann man Tumorzellen durch immer erneute Transplantation dauernd lebend erhalten.

[1] WAYMOUTHH 1951/52.

A. FISCHER hat 100 und mehr Passagen in Kulturen erfolgreich weitergeführt. Auf diese Weise war es möglich, das Rous-Sarkom der Hühner, Mäuse- sowie Rattensarkome und -carcinome in Kulturen weiterzuzüchten. Mit normalem Gewebe in Berührung gebracht, wachsen Tumorzellen auch im Explantat in diese ein und zerstören sie. Krebszellen wachsen in Gewebekulturen langsamer als Fibroblasten, zeigen aber etwa 10mal mehr Mitosen als diese[1]. Geschädigte Krebszellen werden in Gewebekulturen von benachbarten Zellen phagocytiert und verdaut.

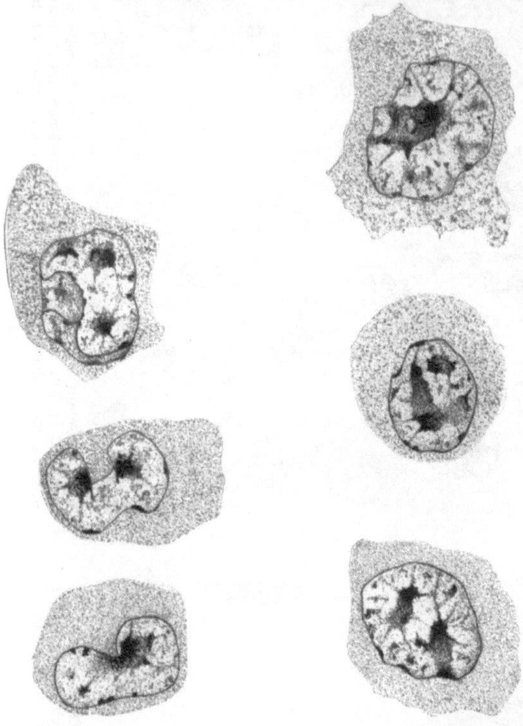

Eine zusammenfassende Darstellung über die Ergebnisse bei der Züchtung von Tumorzellen in der Kultur gaben A. CARREL (1911), A. FISCHER (1928), SCHOPPER (1933), v. MÖLLENDORFF (1938) und E. KNAKE (1942). In neuerer Zeit versuchte man eine Klärung der Frage nach Unterschieden in der Eiweißzusammensetzung in Geschwulstzellen gegenüber normalen Zellen mit Hilfe der Gewebezüchtung. Ausgehend von der Tatsache, daß Fibroblastenkulturen in homologem Plasma rascher wachsen als in heterologem, versuchte man vergleichsweise die Züchtung von Herzfibroblasten in Peptidgemischen aus Normalgewebe bzw. Geschwulstgewebe und fand *besseres* Wachstum bei Zusatz eines Fermenthydrolysates von Normalgewebe als in einem solchen aus Krebsgewebe[2].

Abb. 29. Zeichnung zur Erläuterung der Kernstruktur nach Originalpräparaten vom Ascitestumor der Maus.

A. FISCHER gelang als erstem auch die künstliche Erzeugung von Tumorzellen in Kulturen. Nach Hinzufügen von Teer zu Kulturen von Milzzellen und Hühnerfibroblasten führte nach 17 Passagen deren Rückverpflanzung in Hühner zur Tumorbildung. Nach Zusatz von As_2O_3 zu Makrophagenkulturen gelang dem gleichen Autor die Erzeugung eines Rundzellensarkoms, das auf Hühner transplantierbar war. Der letztere Versuch war jedoch nicht reproduzierbar. Teerzusatz zu normalen Milzkulturen sowie auch deren Röntgenbestrahlung führte bei Rückimpfung der Kulturzellen in den Organismus zur Sarkombildung[3, 4]. Mit Dibenzanthracen gelang es, Embryonalzellen zu Tumorzellen umzuwandeln und auf Hühner zu übertragen, bei denen sie unter Metastasierung in 3 Wochen zum Tode führten[5]. Über umfassende Versuche zur Erzeugung von Malignität in vitro unter Anwendung von Methylcholanthren berichtet EARLE[6]. GOLDBLATT (1953) beschreibt die Umwandlung normaler Zellen in Tumorzellen in der Gewebskultur durch periodischen Sauerstoffentzug.

Aus der grundsätzlich möglichen Umwandlung von Normalzellen in neoplastische Zellen in vitro und der Tatsache, daß mit *Filtraten* aus kulturell maligne

[1] FISCHER 1928 und PARKER 1929. [2] FISCHER 1950. [3] LASER 1927.
[4] BISCEGLIE 1926. [5] DE LIGNERIS 1926.
[6] EARLE, SCHILLING und SHELTON 1950.

abgewandelten embryonalen Hühnerzellen Tumoren erzeugt werden konnten, hat CARREL 1926 den Schluß gezogen, daß Makrophagen durch Umwandlung in Sarkomzellen befähigt werden, einen Stoff zu bilden, der immer wieder neue gesunde Zellen zur Umwandlung in Tumorzellen veranlaßt. Er sieht auch in dem Rous-Virus ein Produkt der erkrankten Zelle. Ob es sich um ein belebtes oder unbelebtes Agens handelt, bleibt unentschieden. In jedem Falle entstehen durch Einwirkung krebserzeugender chemischer Substanzen oder krebserzeugender Viren in der Zelle selbst autoreproduktive Gebilde, die auf andere Zellen übertragbar und als somatische Mutation vererbbar sind, aber offenbar nicht unbedingt vererbbar bleiben müssen. Eine der wesentlichsten Aufgaben künftiger Forschungen mittels der Gewebezüchtung wird es sein müssen, nicht nur weiterhin Tumorzellen durch verschiedenartige Agentien zu erzeugen und dabei histochemisch in der Zelle und chemisch bzw. fermentchemisch an den isolierten Bestandteilen die Stoffwechselvorgänge zu verfolgen, sondern Bedingungen zu finden, unter welchen die Tumorzelle in ein Latenzstadium versetzt bzw. zur Rückbildung zu einer normalen Zelle gebracht werden kann. Eine solche Forschungsrichtung erfordert natürlich die vergleichende Untersuchung an jeweils entsprechendem Normalgewebe zur Klärung der Beziehungen von strukturellen Besonderheiten zu den Abweichungen im Energie- und Baustoffwechsel.

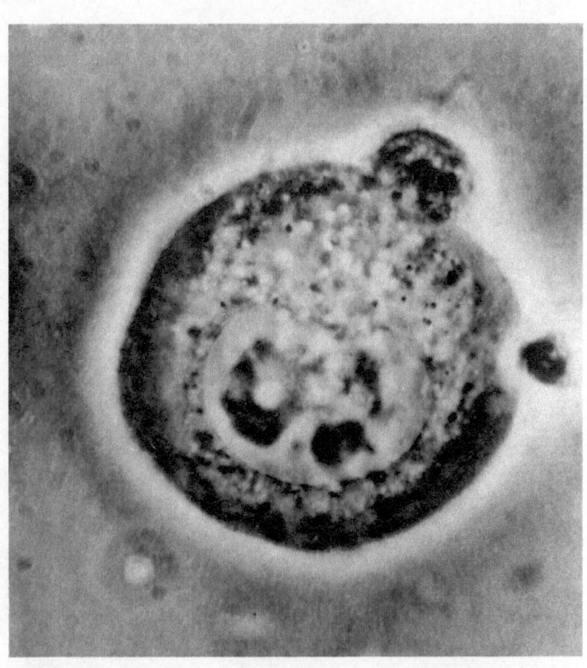

Abb. 30. Lebende Ascitescarcinomzellen aus der Peritonealhöhle der Maus. Phasenkontrast, 900/1. Die Bilder vom lebenden Material beweisen, daß die angegebenen Kennzeichen vital vorhandene Zellstrukturen, also keine Fixierungsartefakte sind. Die Übereinstimmung mit den fixierten Zellen trifft für jede Einzelheit zu.

Im folgenden soll eine kurze Skizzierung der Methoden, welche hier eingesetzt und einzusetzen sind, sowie eine zusammenfassende Darstellung der mit diesen Methoden bisher erzielten Ergebnisse gegeben werden.

Fortschritte in der Erkenntnis von Besonderheiten der Einzelzelle waren bei Anwendung der üblichen Färbemethoden bzw. von Verbesserungen auf deren Grundlage kaum mehr zu erwarten: wie denn auch die Färbung nach PAPANICOLAOU (1941) — in der Klinik zur Feststellung von einzelnen Geschwulstzellen oder von Geschwulstzellgruppen in bestimmtem Umfange bewährt — uns keine besseren Ergebnisse gebracht hat als eine *gute* Giemsafärbung. Nach JACOBSON und WEBB (1951) soll eine kombinierte Färbung nach MAY-GRÜNWALD und GIEMSA sogar eine Unterscheidung zwischen Desoxypentose- und Pentose-Nucleinsäure ermöglichen und einen Austausch der letztgenannten zwischen Kern und Cytoplasma während der Mitose erkennen lassen. Zur Kontrolle ihrer Färbung zogen sie aber unter anderem auch die histochemische Darstellung der

Desoxyribonucleinsäure nach FEULGEN heran. Mit dieser Methode ist nachgewiesen worden, daß der Ruhekern sowie die Chromosomen während der Zellteilung reichlich Desoxyribonucleinsäure enthalten; das Cytoplasma ist dagegen immer Feulgen-negativ. Die mit der UV.-Lichtabsorptionsmethode durch CASPERSSON (1941) im Cytoplasma nachgewiesenen Purine und Pyrimidine sind auch Bestandteile der Ribonucleinsäure. Diese findet sich außer im Cytoplasma auch im Kern, und zwar besonders reichlich im Nucleolus. Die Nucleolen werden als Vorratsbehälter der Kerne für Ribonucleinsäure angesehen und sollen Vermittler zwischen Kern und Cytoplasma darstellen. RIS und MIRSKY (1949) haben nachgewiesen, daß Chromosomen während der Interphase in ihrer Hauptmasse aus Thymonucleohiston bestehen und daß sie ihre Quellbarkeit dem Gehalt an Histon verdanken[1]. Das Thymonucleohiston läßt sich mit molarer NaCl-Lösung herauslösen, und es bleiben Ribonucleinsäure (RNS) und histonfreies Protein in den Residualchromosomen zurück. BRACHET (1950) wies mit der Methylgrün-Pyronin-Methode den reichen Gehalt des Nucleolus an Pentosenucleinsäure nach (bei dieser Färbung soll Methylgrün eine Affinität zu Desoxypentose- bzw. Desoxyribonucleinsäure (DNS), das Pyronin zu Pentosenucleinsäure bzw. RNS haben, wobei die Unterschiede auf die jeweilige Affinität zu den höher bzw. niederer polymerisierten Anteilen zurückgeführt werden.

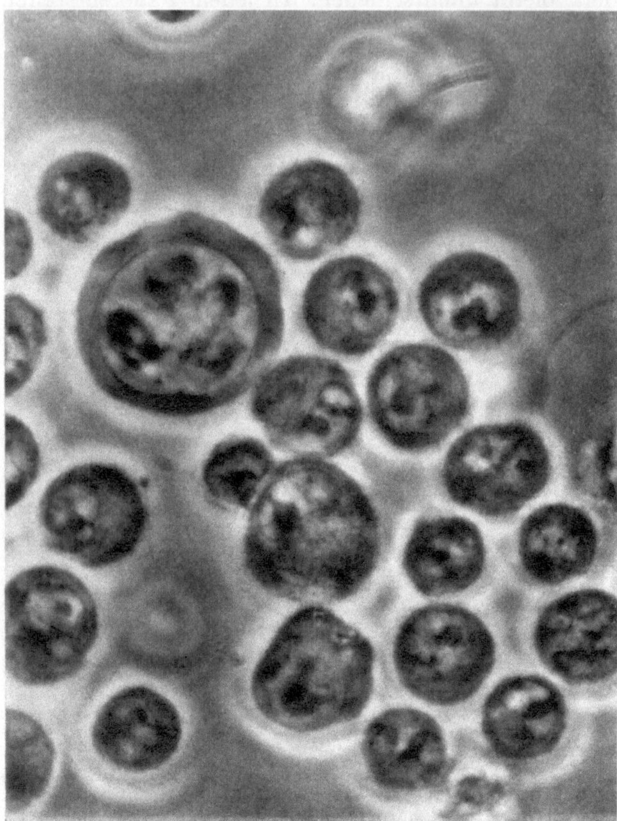

Abb. 31. Lebende Ascitescarcinomzellen aus der Peritonealhöhle der Maus. Phasenkontrast. 900/1.

Während die strukturelle Anordnung von Desoxypentosenucleinsäure und Pentosenucleinsäure im Kern schon länger in ihrer Bedeutung erkannt ist und erforscht wird, ist man zur Erkenntnis der Bedeutung gewisser strukturierter Cytoplasmaanteile innerhalb des homogenen Grundplasmas und sogar zur Anerkennung ihrer Existenz an sich erst in neuerer Zeit gelangt. Für den Golgi-Apparat liegt eine größere Reihe neuer Arbeiten vor[2]. Heute nehmen wir an,

[1] TAFT 1951.

[2] WALLGREN 1950, BENSLEY 1951. BAKER 1944, 1949, BOURNE 1951, HIRSCH 1948, PALADE und CLAUDE 1949, WORLEY 1944.

daß sich an diesen Cytoplasmastrukturen (Mitochondrien und Chromidien) autoreproduktiv die Synthese der Eiweißkörper des Cytoplasmas abspielt; andererseits ist festgestellt, daß die Fermente der oxydativen Phase des Kohlenhydratabbaues in ihnen lokalisiert sind[1]. Nach BRACHET, JEENER sowie nach CLAUDE (1941) u. a. sind Mitochondrien und Chromidien reich an RNS und Lipoiden. Nie wurde in ihnen DNS nachgewiesen[2]. In den als Golgi-Apparat bezeichneten Strukturbildungen ist keine RNS nachzuweisen[3]. Markierte Ribose konnte SCHMIDT (1953) jedoch später in der Desoxyribonucleinsäure der Kerne nachweisen.

Die Größe der Mitochondrien beträgt 0,5—2 μ. In einem Mitochondrium schätzt man etwa 1 Million Eiweißmoleküle. Die Mitochondrien machen 15 bis 20% der Zellmasse aus. Zu ihrer färberischen Darstellung stehen die Methode von ALTMANN, die Kristallviolettfärbung nach BENDA und die Fast-Green-Methode zur Verfügung. Eine Vitalfärbung der Mitochondrien läßt sich mit Janusgrün erzielen und auch mit Rhodamin B; die letztere Färbung macht allerdings die Untersuchung im Fluorescenzmikroskop notwendig. Der Färbungsvorgang soll in diesem Falle „ein Ausdruck der vitalen Aktivität der Zelle und seine Schwankungen durch Änderungen des Redoxpotentials in der Zelle und ihrer Organellen bedingt sein[4]". Auch im Phasenkontrastmikroskop und bei Betrachtung im Dunkelfeld lassen sich die Mitochondrien und unter Umständen auch die Mikrosomen darstellen (s. auch Abb. 35, 36, 37).

Die Mikrosomen oder Chromidien sind mit den üblichen Färbungsmethoden der Darstellung kaum zugänglich. Sie lassen sich aber elektronenoptisch nachweisen. Ob die Mikrosomen grundsätzlich etwas anderes sind als die Mitochondrien, steht noch zur Diskussion. Mitochondrien und Mikrosomen können sich auch außerhalb der Mitose vermehren und unterscheiden sich dadurch wesentlich von den Chromosomen. Zerstörung der Mitochondrien durch Röntgenstrahlen ist beobachtet worden[5].

Was die Untersuchungen über *Unterschiede in der substantiellen Zusammensetzung zwischen normalen und maligne entarteten Zellen* betrifft, so sind eindeutige Ergebnisse noch sehr spärlich. Am meisten interessiert der *Gehalt an DNS und RNS*. Wesentlich als Grundlage sind die Befunde, wonach der Gehalt an DNS für alle somatischen Zellen (mit Ausnahme der Leber; Polyploidie!) der gleichen Art weitgehend übereinstimmen soll[6]. Im Hunger bleibt, im Gegensatz zu starker Änderung der Cytoplasmabestandteile, der Gehalt an DNS je Zellkern weitgehend konstant. Das Verhalten bei der Entwicklung von Lebertumoren bei Verfütterung von Azofarbstoffen an Ratten sowie an die weniger reagierenden Mäuse zeitigte widersprechende Ergebnisse: teilweise wurde ein Anstieg der DNS im Kern und Abnahme der RNS und Proteine im Cytoplasma beobachtet. Untersuchung am Homogenisat gab abweichende Resultate. Im entsprechenden regenerierenden Gewebe sollen die Werte für DNS und RNS gleich sein. Bei Mäusen waren entsprechende Unterschiede nicht nachzuweisen. Für gewisse Geflügeltumoren wird eine Erhöhung der DNS angegeben[7]. Stoffwechselstudien ergaben, daß P^{32} in Hepatomleber rascher eingebaut wird als in normale Leber. Wie in normalem Gewebe wird P^{32} rascher in die RNS des Kerns als die des Cytoplasmas eingebaut[8]. Der von CASPERSSON (1936) erbrachte Nachweis, daß Tumorzellen mehr Nucleinsäuren enthalten als ausgereifte Zellen, wurde mit dieser Methode

---

[1] FREY-WYSSLING 1948, 1949. [2] GRAFFI 1946. [3] LUDFORD 1925.
[4] ZEIGER 1952. [5] DOMAGK 1927. [6] VENDRELY und VENDRELY 1948.
[7] BRUES und BARRON 1951, CUNNINGHAM, GRIFFIN und LUCK 1950, PRICE, MILLER und MILLER 1951.
[8] GRIFFIN, CUNNINGHAM, BRANDT und KUPKE 1950.

bestätigt. MAURER, NIKLAS, BASTEN und PUCHTLER (1951) untersuchten die vermehrte Phosphorausscheidung nach Röntgenbestrahlung und Injektion von Radiophosphor (P^{32}) bei Ratten mit Walker-Carcinom. Wegen der hohen Tumorwachstumsrate lagerte sich dieser fast selektiv in den Carcinomzellen ab. Unter Einwirkung von Röntgenstrahlen wird der Radiophosphor zu einem großen Teil sehr schnell wieder im Urin ausgeschieden, im wesentlichen schon am 1. Tag nach der Röntgenbestrahlung. Die Autoren machen darauf aufmerksam, daß die beschriebenen Beobachtungen eventuell diagnostisch verwendet werden können. Später ergänzten sie ihre Untersuchungen durch die Bestimmung des Radiophosphorgehaltes in den verschiedenen Organen und stellten fest, daß er bei den Tumortieren höher war als bei den Normaltieren (Milz, Leber, Niere). Der erhöhte P^{32}-Gehalt ging auf Kosten desjenigen von Knochen und Muskulatur. Auch im Blut fand sich ein gegenüber dem Normalwert aufs Doppelte erhöhter P^{32}-Gehalt. CRAMER und PAPST (1952) verwendeten radioaktiven Phosphor zur Tumordiagnostik. Gewisse therapeutische Maßnahmen wie z. B. kleine Röntgendosen von 200 r führten zu einem Anstieg von P^{32} in Mäuselymphomen. v. EULER und HEVESY (1942) konnten bei Dosen von 77—450 r keine wesentliche Wirkung auf die P^{32}-Konzentration im Tumor finden. Bei einer Strahlendosis von 1000 r nahm die Nucleinsäurebildung in Tumoren um ungefähr die Hälfte ab. Die Verwendung radioaktiven Phosphors und anderer radioaktiver Stoffe beim Menschen zu diagnostischen Zwecken darf nur mit größter Sorgfalt durchgeführt werden, da die Möglichkeit besteht, daß durch die Verwendung radioaktiven Phosphors Sarkome entstehen. KOLETSKY, BONTE und FRIEDELL (1950) sahen im Tierexperiment mit Ratten bei Verwendung radioaktiven Phosphors bei 40% der überlebenden Tiere vorwiegend osteogene Sarkome entstehen.

Bezüglich des chemischen Aufbaues der Nucleosidkomponente der Pentose-Nucleinsäure konnte nachgewiesen werden, daß Guanyl- und Cytidylsäure in maligne entartetem Lebergewebe gegenüber normalem erhöht sind[1]. R. J. C. HARRIS[2] fand für das Rous-Sarkom einen erniedrigten Uracilgehalt in der Pentosenucleinsäure und demgegenüber einen erhöhten Cytosingehalt im Duran-Reynal „D"-Sarkom. Allgemein ist zu sagen, daß infolge der großen Unterschiede, welche sich bei Purinbasen-Bestimmungen im normalen Gewebe ergeben haben, aus den bei Geschwulstgewebe erhaltenen scheinbaren Besonderheiten keine Schlüsse gezogen werden können. Mit Hinblick auf die „Carcinogenese und Carcinolyse" wird heute den physikalisch-chemischen Eigenschaften der DNS besondere Aufmerksamkeit geschenkt; gewisse Modelle (Polymethacrylsäure) wurden bei diesen Untersuchungen herangezogen[3]. Tumoren nehmen innerhalb von 12 Std erhebliche Mengen radioaktiver RNS und DNS auf, normale Leberzellen nur RNS in geringen Mengen[4].

Was den Aufbau des *Tumoreiweißes* betrifft, so sind sichere Anhaltspunkte für Strukturunterschiede gegenüber normalem Gewebe noch nicht gefunden. Die Heranziehung der Gewebezüchtung für die Lösung des Problems wurde schon erwähnt (s. S. 274). Weiterhin sei auf Versuche von F. WEILER (1952) hingewiesen; er fand, daß Mitochondrien und Mikrosomen von Buttergelb-Fütterungstumoren der Leber nicht mehr das leberspezifische Antigen enthalten. Der Stoffwechsel der Proteine bezüglich des Einbaues von Aminosäuren einerseits und im Zusammenhang mit dem Kohlenhydratabbau andererseits, sowie schließlich das immer noch akute Problem des Einbaues von d-Aminosäuren in Tumorproteine wurden mit Hilfe der Isotopenmethode geprüft[5]. SCHÜMMELFEDER (1952) stellte

[1] CHARGAFF, MAGASANIK, VISCHER, GREEN, DONIGER und ELSON 1950.
[2] BEALE, HARRIS und ROE 1951. [3] JORDAN 1950.
[4] SCHMITZ und POTTER 1954, MILLER 1950. [5] LINDBERG und ERNSTER 1954.

mit Hilfe der Papierelektrophorese fest, daß die lösliche Cytoplasmafraktion der Ehrlich-Ascites-Tumorzellen meist aus *globulären* Eiweißkörpern verschiedener Größenordnung besteht, deren Dispersität etwa derjenigen der verschiedenen Serumglobuline entspricht. Ein deutlicher, immer wieder reproduzierbarer Unterschied zwischen den löslichen Plasmaeiweißkörpern von Ascitestumorzellen und Leberzellen des gleichen Tieres fand sich nicht. Während nach anderen Angaben (z. B. K. LANG 1942) das von allen Partikeln befreite Zellplasma noch 30% der Ribonucleosidbestandteile der Zelle enthält, konnte SCHÜMMELFEDER[1] in der von ihm gewonnenen löslichen Plasmafraktion diese nicht nachweisen.

Was die proteinaufbauenden Aminosäuren betrifft, so konnten RATZENHOFER, SCHAUENSTEIN und BERNDT (1951) mit einer von RATZENHOFER entwickelten histologischen Methode im Keratin eines Hautkrebses Sulfhydrylgruppen erkennen, was durch Mikroanalyse bestätigt wurde. Im Krebskeratin fand sich ein Schwefelgehalt von 0,80%. Normalkeratin enthielt hingegen 0,43% S. Induzierte Epidermiscarcinome enthalten mehr Arginin im Eiweiß als normale oder hyperplastische Epidermis[2]. Von 18 geprüften Aminosäuren fanden SÄUBERLICH und BAUMANN (1951) in verschiedenen experimentell erzeugten Tumoren etwa dieselbe Menge wie in normalem Kontrollgewebe der Rattenleber und des Rattenmuskels. Nach älteren Untersuchungen sind dagegen Histidin, Arginin und Lysin vermehrt. Bei gestörter Atmung treten mehr Glutaminsäure, Alanin[3] und Asparaginsäure auf.

Mit Hilfe der cytochemischen Methoden war es aber nicht nur möglich, sich über die stoffliche Zusammensetzung der Einzelbausteine der Zelle zu orientieren, sondern durch den Nachweis der in ihnen lokalisierten *Fermente* auch über die dort ablaufenden Lebensvorgänge. Der histochemischen Erfassung von Fermenten und von Unterschieden in der Fermentaktivität bzw. im Zusammenspiel von Fermentgruppen muß für das Erkennen der Abartung normaler Zellvermehrung zu malignem Wachstum besondere Bedeutung zukommen.

Bis jetzt kennen wir nur eine geringe Anzahl von histochemischen Ferment-Nachweismethoden.

Infolge der Beziehung zum Nucleinsäurestoffwechsel ist der histochemische Nachweis der Phosphatase von besonderer Wichtigkeit. Auch die Phosphoamidase konnte im histologischen Präparat zur Darstellung gebracht werden[4].

Entsprechend dem gesteigerten Nucleinsäurestoffwechsel lassen sich in Tumoren auch vermehrt Phosphatasen nachweisen[5]. Histochemische Phosphatasedarstellungen in Tumoren liegen bisher vor von GOMORI (1949), TAKAMATSU (1951) sowie von ARNOLD und OECH. Letztgenannte Autoren stellten fest, daß die histo-chemisch nachweisbare Phosphataseaktivität nicht durch die Histogenese bestimmt wird. Eine positive Phosphatasereaktion fand sich sowohl im Carcinom als auch im Sarkom, eine enzymologische Unterscheidung zwischen beiden war nicht möglich. Wichtig für den Aktivitätsgrad der Tumorphosphatase ist nach ARNOLD und OECH (1950) der Funktionszustand der Zelle. Außerdem bewirken zahlreiche Geschwülste eine Steigerung der Aktivität der Gewebsphosphatase auch im umgebenden Gewebe, z. B. der Leber in Umgebung der Metastasen; sogar Fernwirkung auf metastasefreie Leber und Nieren konnte beobachtet werden. Von ELY und ROSS (1951) wurde gezeigt, daß saure Phosphatasen, welche im histologischen Bild wie auch chemisch im Nucleus und Cytoplasma nachweisbar sind,

---

1 SCHÜMMELFEDER 1952. 2 THOMAS und STEINITZ 1950.

3 Weiteres über die stoffliche Zusammensetzung der Tumoren bei BUTENANDT und DANNENBERG (1956 in diesem Band) sowie bei GREENBERG (1955).

4 ZEIGER 1952, DOMAGK 1927, EBNER und STRECKER 1951, GOMORI 1948, 1949, 1951, MAENGWYN-DAVIS u. Mitarb. 1950 und NOVIKOFF 1951.

5 CASPERSSON 1936.

während einer eiweißfreien Kost laufend abnehmen und dabei andererseits die alkalische Phosphatase sich vermehrt. Nach unseren Beobachtungen besitzen die malignen Zellen unserer Transplantattumoren vor allem meistens mehr alkalische Phosphatase als normale Zellen, und zwar im Cytoplasma wie im Zellkern. Die Phosphoamidase läßt sich in Tumorzellen — vor allem im Kern — vermehrt nachweisen und erlaubt dadurch eine gewisse Unterscheidung von normalen Zellen (Abb. 32, 33, 34). Aber es fehlen noch genügend systematische Untersuchungen, um aus den Befunden bindende Schlüsse ziehen zu können. Ob die Tatsache, daß vermehrt Phosphatasen nicht nur im *Tumor*, sondern auch in anderen Zellen des geschwulstkranken Organismus auftreten können, darauf

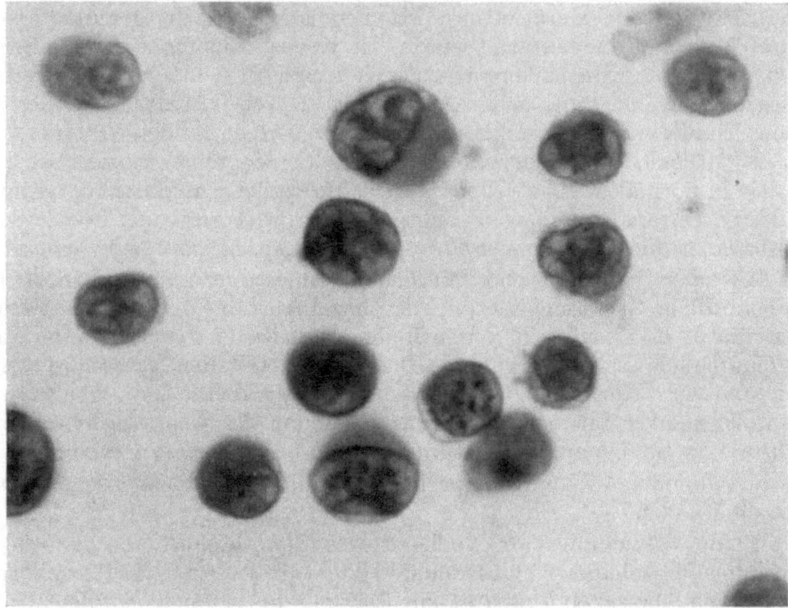

Abb. 32. Ehrlich-Carcinom der Maus, Ascitestumor. Nachweis der sauren Phosphatase an den Tumorzellen. Ausstrich. 1100/1. Es ist nur sehr wenig saure Phosphatase in den Zellen vorhanden, sie sind daher schwach grau gefärbt.

zurückzuführen ist, daß sich der primäre Vorgang in der Tumorzelle auf andere Zellen überträgt oder aber, ob eine allgemeine Schädigung vorliegt, die zur Entstehung der Krebszelle führt und sich gleichzeitig auch auf andere Körperzellen auswirken kann, ist noch unbekannt.

Alle bisher bekannten Angaben über Fermente in Tumoren finden sich bei BUTENANDT (vorhergehendes Kapitel); weitere histologische Nachweismethoden der Nucleinsäuren und Nucleasen bei SANDRITTER (1955). *Arginase* soll in Tumorzellen reichlich vorhanden und — soweit sie aus malignen Zellen stammt — bei Abwesenheit von Sauerstoff sich auf das 6—7fache ihrer Wirkung steigern lassen[1]. Nach EDLBACHER soll die Tumorzelle außer durch aerobe Glykolyse auch durch besondere Arginasespaltung und vielleicht auch eine bestimmte Art des Fettabbaues gekennzeichnet sein. Es wurde von KÖHLER[2] festgestellt, daß in Krebsgewebe eine atoxylresistente Lipase vorkommt. Erhöht findet sich in malignen Zellen außerdem die Zymohexase, Hexokinase oder Aldolase.

---

[1] EDLBACHER 1933. [2] KREBS 1931, MASCHMANN und HELMERT 1933, KÖHLER 1936.

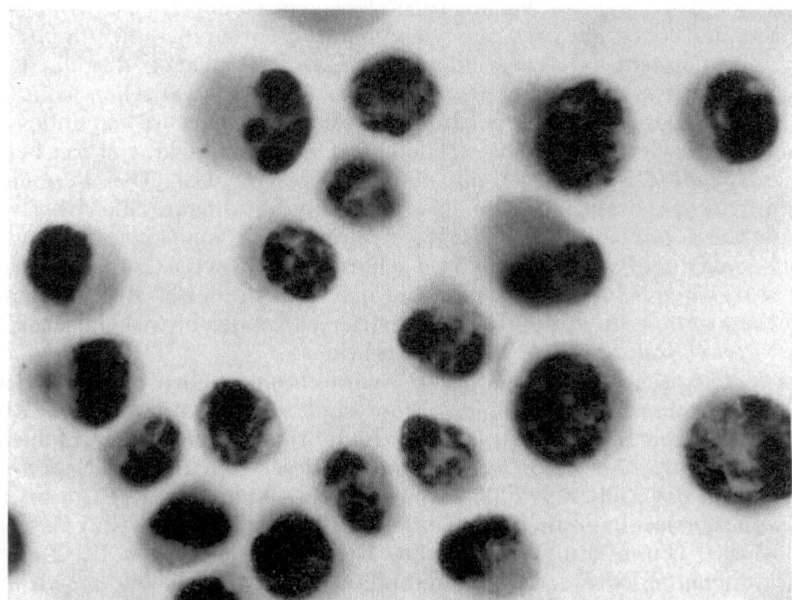

Abb. 33. Ehrlich-Carcinom der Maus, Ascitestumor. Nachweis der Phosphoamidase an den Tumorzellen. Ausstrich, 1100/1. Im Zellkern reichlich Phosphoamidase vorhanden, daher starke schwarze Niederschläge im Kernbereich.

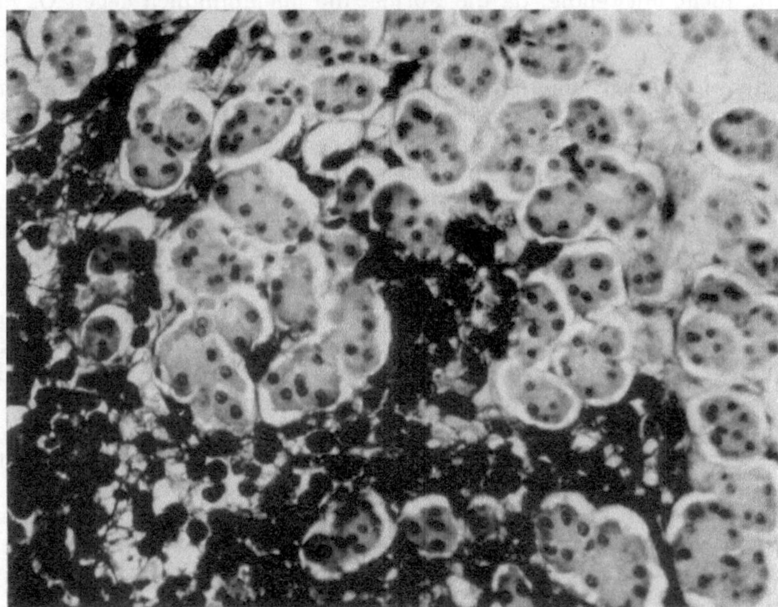

Abb. 34. Nachweis der alkalischen Phosphatase an den Tumorzellen eines intraperitonealen Tumors, der ins Pankreas einwächst. 250/1. Die Tumorzellen sind durch die reichliche Menge alkalischer Phosphatase beim Nachweis schwarz gefärbt worden, die normalen Pankreaszellen enthalten fast keine alkalische Phosphatase.

Über die Lokalisation reduzierender und oxydierender Fermente können Anhaltspunkte aus der histologischen Verwendung von Redoxfarbstoffen, z. B. Methylenblau, Tetrazol u. a. gewonnen werden. PAUL EHRLICH verwandte zum

Studium der oxydierenden Fermente in lebenden Geweben eine Mischung von a-Naphthol und Dimethyl-para-phenylendiamin. Werden diese Stoffe intravenös gespritzt, so entsteht in wechselndem Ausmaße Indophenol, das die Gewebe blau färbt (Nadi-Reaktion). Das Reagensgemisch nimmt zwar schon beim Stehen an der Luft allmählich eine Blaufärbung an, aber in Gegenwart von entsprechenden Enzymen verläuft die farbstoffbildende Umsetzung sehr viel rascher. Die Indophenoloxydase ist identisch mit der Cytochromoxydase. Dies Ferment vermittelt in der oxydativen Phase des Kohlenhydratabbaues die Übertragung der Elektronen aus dem Cytochromsystem auf den molekularen Sauerstoff. Das Co-Ferment der Cytochromoxydase gehört offenbar in die Gruppe der Hämine und ist wahrscheinlich identisch mit dem des Cytochrom b[1]. Mit der Benzidinblausynthese kann man am unfixierten Gefrierschnitt den histochemischen Nachweis der Peroxydase-Aktivität der Zelle erbringen.

Zum histologischen Nachweis der Dehydrasen sind neben das Methylenblau jetzt die Tetrazoliumsalze getreten. Diese sind von PECHMANN und RUNGE[2] dargestellt und von KUHN[3] erstmalig als Reduktionsinduktoren empfohlen und angewandt worden. Als besonders geeignet erwiesen sich für den Nachweis der Dehydrasen in der Zelle das 2,3,5-Triphenyltetrazoliumchlorid (TTC) sowie das Phenylnaphthotriazoliumsalz (LUDOLPH)[4]. Die Tetrazoliumsalze sind farblos und wasserlöslich. Durch Einwirkung von Reduktionsmitteln, z. B. Zinkstaub, Schwefelammonium oder tierischem und pflanzlichem Gewebe bilden sich wasserunlösliche, tiefrote Formazanverbindungen. Die farblosen, wasserlöslichen quartären Tetrazoliumsalze gehen durch Wasserstoffaufnahme in tiefgefärbte Formazane über. Im Gegensatz zur Thunberg-Methode ist Luftabschluß bei dieser Reaktion nicht notwendig, da die Formazane unempfindlich gegen O_2 und nur durch weitere Reduktion zu entfärben sind. Bei längerem Aufbewahren von Zellen *vor* der Untersuchung mit Tetrazoliumsalz nimmt die Formazanbildung ab, und zwar infolge einer Verarmung der Zelle an dehydrierbarer Substanz — nicht beruhend auf einer Zerstörung der Fermente in der Zelle (LETTRÉ 1953). Es ist daher möglich, durch Zugabe verschiedener Substrate festzustellen, welche von diesen in verschiedenen Zellarten dehydriert werden können. Mit TTC färben sich die Mitochondrien rot infolge der in ihnen lokalisierten Dehydrasen.

Die Erkenntnisse über den Lebensablauf in der Zelle wurden wesentlich erweitert, als es gelungen war, durch Zentrifugieren bei verschieden hoher Tourenzahl nach geeigneter Vorbehandlung die Zellbestandteile in Einzelfraktionen zu zerlegen und diese auf ihre chemische Zusammensetzung und ihre physikalisch-chemischen Eigenschaften sowie vor allem ihre Fermentaktivität zu untersuchen (BENSLEY und HOERR)[5]. Als wesentlich ist zu beachten, daß die Zerkleinerung des Gewebes so schonend durchgeführt wird, daß die Strukturen der Einzelbestandteile nicht zerstört werden[6]. Denn es hat sich gezeigt, daß z. B. die Fermente, welche an der Sauerstoffübertragung im Kohlenhydratabbau beteiligt sind, in den Mitochondrien lokalisiert sind, und der regelrechte Ablauf dieses Prozesses an deren erhaltene Struktur gebunden ist: das „klassische" System der Dehydrogenasen und der „organisierte" Komplex dieser Enzyme unterscheiden sich voneinander dadurch, daß in letzterem eine enge Beziehung zu den phosphorylierenden Prozessen besteht[7].

---

[1] DANNENBERG und KIESE 1952. [2] PECHMANN und RUNGE 1894.
[3] KUHN und JERCHEL 1941.
[4] NEUMANN und KOCH (1953) empfehlen neuerdings noch Tetrazol-Purpur, DIANZANI (1953) Tetrazoliumchlorid.
[5] BENSLEY und HOERR 1934, DOUNCE, 1943, GRAFFI und JUNKMANN 1946, HOGEBOOM und SCHNEIDER 1948, SCHNEIDER und HOGEBOOM 1951.
[6] LANG und SIEBERT 1952, DENUES 1952.
[7] HARMAN und FEIGELSON 1952, LINDBERG und L. ERNSTER 1952.

In neuerer Zeit ist eine Reihe von Ergebnissen veröffentlicht worden aus Untersuchungen über die Beziehung zwischen Mitochondriengestalt und Oxydationsvermögen (= Aktivität der in ihnen lokalisierten Fermente), ferner über die Frage der Entstehung von Mitochondrien aus den kleinen Cytoplasmagranula und schließlich über die Entstehung der Mitochondrien während der Embryonalentwicklung — es handelt sich um Beobachtungen an isolierten Bestandteilen wie auch innerhalb der Zelle (Vitalfärbung, Phasenkontrastmikroskopie)[1]. Die erhobenen Befunde lassen darauf schließen, daß eine Abhängigkeit der oxydativen Aktivität von der Gestalt der Mitochondrien bestehen kann (Herzmuskel), daß die Bildung von Mitochondrien aus kleinen Vorstufen erfolgt (Granula aus Leberzellen der Maus) und die Entstehung der Mitochondrien in der Embryonalentwicklung in ganz bestimmter Weise gelenkt wird (Entwicklung des Seeigelkeimes).

Über die Verteilung der bekannten Fermente auf die Zellstrukturen bzw. das homogene Grundplasma, läßt sich — nach dem heutigen Stand der Kenntnisse — zusammenfassend sagen, daß die Fermente des energieliefernden Kohlenhydratabbaues und die mit diesem verbundenen synthetisierenden Prozesse[2] sich im Cytoplasma finden: die glykolyselenkenden im homogenen Grundplasma, die oxydativen in den Mitochondrien verankert, in ihrem regelrechten Ablauf an deren erhaltene Struktur gebunden und mit den Phosphorylierungsprozessen energetisch gekoppelt. Die isolierten Zellkerne besitzen dagegen keinerlei Oxydationsfermente. K. Lang[3] konnte neuerdings zeigen, daß die Energie für die in den Zellkernen ablaufende Eiweißsynthese aus der Adenosintriphosphorsäurespaltung durch ein stark wirksames ATP spaltendes Ferment im Kern geliefert wird. Die ATP muß von den Mitochondrien zur Verfügung gestellt werden:

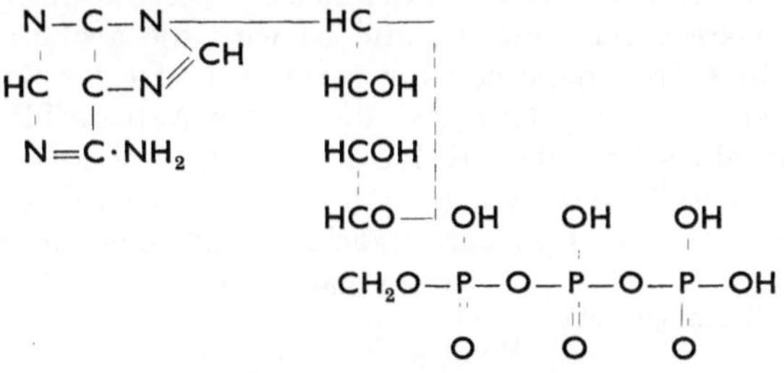

```
N—C—N————————HC——
|  |  \           |
|  |   CH         |
|  |  /           |
HC C—N       HCOH |
|  |              |
N=C·NH2      HCOH |
                  |
             HCO——  OH     OH     OH
                    |      |      |
             CH2O—P—O—P—O—P—OH
                    ||     ||     ||
                    O      O      O
```

Von weitaus größter Bedeutung für das maligne Wachstum scheint das Fermentsystem des Kohlenhydratabbaues zu sein. Seit der Entdeckung der hohen aeroben Glykolyse in Geschwülsten durch O. Warburg ist allgemein bekannt, daß neoplastisches Gewebe durch eine Störung im oxydativen Stoffwechsel gekennzeichnet ist[4]. Neuhaus (1929) konnte an Granulationsgewebstumoren, die durch subcutane Injektion von Quarzsand bei Meerschweinchen erzeugt worden waren, zeigen, daß die Granulationsgewebe einen im Sinne Warburgs abgewandelten Stoffwechsel besaßen und zwischen Normalgeweben und echten bösartigen Tumoren standen.

Der Kohlenhydratabbau verläuft aerob und anaerob bis zur Brenztraubensäure identisch. Die *Fermente* für den Aufbruch der C_6-Kette finden sich nach unseren heutigen Kenntnissen *ebenso* wie die Fermente der *Glykolyse im homogenen Grundplasma.* Der oxydative Abbau der Brenztraubensäure erfolgt hingegen an den Mitochondrien. Diese enthalten die dehydrierenden Enzyme sowie Cytochrome und Cytochromoxydase: der Abbau erfolgt im sog.

[1] Harman und Feigelson 1952, Gustafson und Hasselberg 1951, Gustafson und Lenicque 1952.
[2] Lettré 1952. [3] Lang und Siebert 1952.
[4] Warburg 1926, 1955.

„*Citronensäurecyclus*", der fermentative Prozeß ist gekoppelt mit den Phosphorylierungsprozessen und gebunden an die erhaltene Struktur der Mitochondrien[1]. Man spricht von dem Cyclophorasesystem. Nach LYNEN (1951) steht das System $\frac{ATP}{ADP \cdot H_3PO_4}$ im Mittelpunkt zahlreicher oxydativer und synthetischer Prozesse, die mit der Energieversorgung, mit dem Nachschub von zelleigenen, für den Bestand der Zelle notwendigen Substanzen und mit dem Wachstum zusammenhängen[2]. ATP liefert die Phosphorsäure zur Veresterung der KH und macht diese so für die Oxydationsfermente der Zelle angreifbar. Beim Abbau der KH wird ATP wieder synthetisiert und so zurückgewonnen (s. Schema)[3]. Nach Klärung dieses Reaktionsverlaufs findet sich nun auch die Deutung der aeroben Glykolyse, insonderheit bei der Krebszelle.

Da die Energieausbeute für die Zelle bei der Oxydation wesentlich größer ist, braucht sie dabei weniger KH. Die Umschaltung vom anaeroben auf aeroben Stoffwechsel unter Verminderung des KH-Umsatzes bezeichnet man als den *Pasteureffekt*. Bei der Tumorzelle ist der KH-Umsatz größer als bei der normalen Zelle, dieser Umsatz verringert sich beim Übergang von anaeroben zu aeroben Bedingungen nur wenig, denn auch bei Anwesenheit von O_2 findet sich in der Tumorzelle reichlich Milchsäure, und diese übertrifft hierin die aerobe Glykolyse der embryonalen Gewebe, der Hirnrinde, der Retina usw.[4].

Je Mol Hexose (s. Schema) werden 2 Mol ATP verbraucht, beim Abbau der KH werden dann je Mol Hexose bei der *Oxydation* bis zu 40 Mol ATP, bei der Glykolyse dagegen nur 2 Mol ATP erzeugt. Dabei wird unterschieden zwischen Substratphosphorylierung und Atmungsphosphorylierung[5]. Unter Atmungsketten-Phosphorylierung versteht man die Überführung von anorganischem Phosphat in organische Bindung bei der Elektronenübertragung in der Atmungskette. Im Gegensatz zur Substratphosphorylierung läßt sich die Atmungsphosphorylierung „entkoppeln": d. h. es ist auch *ohne* oder mit geringer Phosphataufnahme unter Bildung von ATP unter bestimmten Umständen die Funktion der Atmungskette möglich. Nach MARTIUS kann Thyroxin die Atmungsketten-Phosphorylierung entkoppeln, man nimmt eine solche Entkoppelung auch für die Tumorzelle an. Mit der Entkoppelung sinkt der ATP-Nachschub und das Verhältnis $\frac{ATP}{H_3PO_4}$, welches die Größe der KH-Umsätze bestimmt, wird kleiner und somit der KH-Umsatz erhöht.

In der *normalen* Zelle findet sich ein Oxydationssystem, das über beträchtliche Leistungsreserven verfügt, und so wird die größere KH-Menge ohne Schwierigkeiten im Citronensäurecyclus verbrannt. In der Krebszelle spaltet die erheblich gesteigerte aktive *ATP-ase* die aufgebaute ATP sehr schnell, infolgedessen besteht ein sehr hoher KH-Umsatz aber bei unvollständigem Atmungssystem: die Tumorzelle hat Mangel an Cytochrom C, Cytochromoxydase und auch an Diaphorase. Der Cytochromverlust zeigt sich an Hand folgender Zahlen:

		Cytochromoxydase	Cytochrom C
Normalgewebe:	Herz	8,2	10,2
	Mamma-Ca. . .	0,36	0,3

Es gelingt aber durch Cytochrom C-Injektionen nicht, Cytochrom im Tumor anzureichern. Das injizierte und nicht selbst gebildete Cytochrom wird als Fremdkörper empfunden. Das Tumorwachstum beruht auf vermehrtem Aufbau von zellnotwendigen Substanzen, nicht auf vermindertem Abbau. Der Aldolaseanstieg ist für Tumoren nicht spezifisch, da er auch in der Schwangerschaft beobachtet wird. Aber das Cytochromsystem, das bei Tumoren so stark verringert ist, ist immer überbeansprucht. Der Cytochromverlust ist ein Kennzeichen für die maligne Zelle. Dies würde auch darauf hinweisen, daß Krebszellenentstehung nicht

[1] LYNEN, LIPMANN, LINDBERG und ERNSTER (1951). [2] HOLZER 1952.

[3] Nach HOLZER bzw. LETTRÉ.

[4] Bei Bestimmung der Milchsäurebildung von Geweben in Organismen durch Venenpunktion fand O. WARBURG *nur* in Tumorgefäßen Milchsäure nachweisbar. Er erklärt die in Schnitten normaler Gewebe gefundene aerobe Glykolyse dadurch, daß absterbende Gewebe ein Intervall durchmachen, in dem auch sie bei Sauerstoffsättigung gären.

[5] Zur Substratphosphorylierung gehören Vorgänge, die unter aeroben und anaeroben Bedingungen ablaufen können. Bei den mit Dehydrierungen verknüpften Reaktionen dient unter aeroben Bedingungen Sauerstoff als H-Acceptor, während unter anaeroben Bedingungen geeignete Substrate den Wasserstoff aufnehmen.

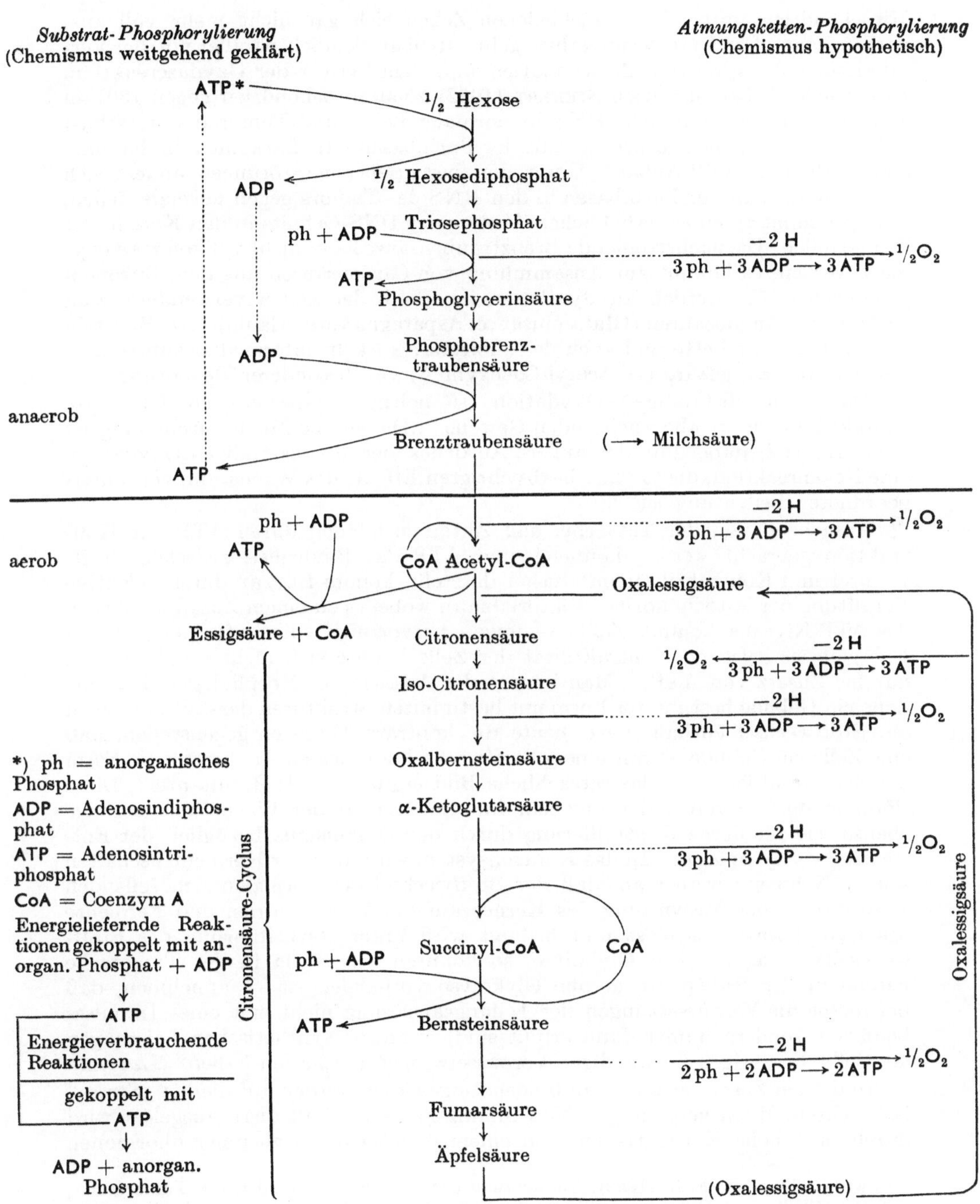

in jedem Fall eine sprunghafte Mutation ist, sondern sich häufiger allmählich ausbildet, indem ein Gen A, das die Cytochromoxydase bildet, die nunmehr an morphologische Elemente, die Mitochondrien, gebunden ist, bei Abnahme der

Mitochondrien unter den verschiedenen Zellen sich gar nicht mehr voll auswirken kann. Der Cytochromverlust geht offenbar ziemlich parallel mit der Verminderung der größeren Mitochondrien und dem Verlust der Oxydasereaktion. In normaler Leber beschrieb SIEBERT (1952) 2550 Mitochondrien gegen 1391 in Buttergelb-Lebertumoren[1]. RNS in normaler Leber und Tumoren unterschied sich in verschiedenem Prozentgehalt der Purinbasen. In Sarkomen findet man einen erhöhten ATP-Abbau. Unter den beschriebenen Störungen ändert sich der Prozentgehalt der Purinbasen in den RNS des Tumors gegen normale Zellen, und es kommt zu einem erheblichen Anstieg des DNS-Gehalts in den Kernen der Tumorzellen. Die nachströmende Brenztraubensäure kann nicht vollkommen oxydiert werden, es kommt zur Ansammlung von Carbonsäuren aus dem Citronensäurecyclus. Sie werden zu Synthesen innerhalb der Zellen verwendet[2], zum Aufbau von Aminosäuren (Glutaminsäure, Asparaginsäure, Alanin). Als Baustein zur Synthese der Fette und auch des Cholesterins ist die intermediär auftretende „aktivierte" Essigsäure (= Acetyl-Coenzym A) von besonderer Bedeutung.

Diese „unvollständige" Oxydation ist neben Oxydation und Glykolyse charakteristisch für alle wachsenden Gewebe. „Die aerobe Milchsäurebildung ist (nach LETTRÉ) dabei nur der äußere Ausdruck der unvollständigen Oxydation, eine Nebenreaktion, die für den beabsichtigten Effekt, das Wachstum, von untergeordneter Bedeutung ist"[3].

Ausgehend von der Tatsache, daß Aktomyosinfäden durch ATP zur Kontraktion gebracht werden können[4], und ATP das Bindeglied zwischen Stoffwechsel und Kontraktilität im Muskel darstellt, konnte LETTRÉ durch selektive Vergiftung der Mitochondrien (Viktoriablau), wobei es zu einem Zusammenbruch des ATP-Niveaus kommt, Zellbewegungen hervorrufen: die auf einer höheren Energiebasis gelegene Kontraktilität der Zelle konnte sich nicht erhalten bzw. nur bei Zusatz von ATP. „Man könnte der Aussage der Morphologie, daß eine Zelle ein Gebilde bestimmter Form mit bestimmten Strukturen darstellt, in denen ein Stoffwechsel enthalten ist, heute die konträre These entgegenstellen, daß eine Zelle ein Gebilde ist mit einem Stoffwechsel, aus dessen Art heraus die Form der Zelle resultiert .... das tatsächliche Bild ergibt sich als Resultante." Diese Befunde dürften von Bedeutung sein für die Analyse der Wachstumsvorgänge ebenso wie für deren Kontrollierung durch den Organismus bezüglich der Entstehung von Neoplasien. In das Kontrollsystem wird aber der Kern einzuschalten sein. „Nehmen wir aber an, daß der Stoffwechsel der normalen sich teilenden Zelle durch eine Auswirkung des Kernes auf die Mitochondrien und Fermente des Cytoplasmas ausgelöst und bedingt wird unter Herbeiführung des Stoffwechseltyps der aeroben Glykolyse, so könnten wir — da in der Tumorzelle bereits in der Ruhepause aerobe Glykolyse vorhanden ist — annehmen, daß bei dieser die Voraussetzungen der Teilungsauslösung nicht erst eines Impulses bedürfen, sondern immer dann erfüllt sind, wenn die synthetischen Leistungen der Zelle die übrigen notwendigen Voraussetzungen geschaffen haben" (LETTRÉ).

In diesem Zusammenhang muß noch hingewiesen werden auf die bei „Stress" beobachtete Mitosehemmung[5]. Man nimmt heute an, daß diese ausgelöst wird durch eine hohe Konzentration von einem oder beiden Nebennierenhormonen

---

1 LEWIS (1939) sowie FINK (1952): Vermehrung der kleinen Mitochondrien in Tumorzellen; FIALA (1953): eine Abnahme der Gesamtmitochondrienfraktion in Lebergeschwülsten und beim Mäusesarkom 37.

2 ZAMECNIK und Mitarb. 1951 und Handbuch der physikalischen Chemie, S. 513. Berlin: Springer 1951.

3 LETTRÉ 1952, HIRSCH 1952. 4 GYÖRGYI 1947.

5 BULLOUGH 1950, BULLOUGH und JOHNSON 1951.

über eine Beeinflussung des Kohlenhydratstoffwechsels. Adrenochrom (= Oxydationsprodukt des Adrenalins) wie Glucocorticoid hemmen die Hexokinase[1]. Maligne Zellen sprechen nicht mit Mitosehemmung auf „Stress" an, ebenso nicht normale Epidermiszellen fern einer cancerisierten Hautstelle. Die mitosehemmende Wirkung der ATP, die andererseits auch „Schock"-auslösend wirkt, wird über eine Mobilisierung der Glucocorticoide aus der Nebennierenrinde gedeutet[2].

Die Theorie des „3. Weges"[3] beschließt in sich die Anerkennung des „Cytochromdefektes" als spezifische Eigenschaft der malignen Zelle. Ob diese Abänderung die Folge einer Genmutation ist oder etwa als Dauermodifikation angesprochen werden könnte[4], steht immer noch zur Diskussion. In diesem Zusammenhang ist auf die Arbeiten von EPHRUSSI (1950) hinzuweisen: er sah bei längerem Wachstum von Hefezellen in NaCl-Lösung mit einem Zusatz von Trypaflavin von 1:10000 nach einer gewissen Zeit charakteristische kleine Zellen (petites colonies) auftreten. Diese *atmeten nicht mehr* wie normale Zellen, sondern vergärten nur noch, ähnlich wie Tumorzellen; diese Eigenschaft ist auch bei den Hefezellen erblich. Eine Analyse ergab, daß mit allergrößter Wahrscheinlichkeit *nicht* eine Genmutation die Ursache ist, es wird eine Schädigung eines *corpusculären Erbträgers* im *Cytoplasma* angenommen. Abschließend muß noch bemerkt werden, daß der „Cytochromdefekt" auch in normalem Gewebe — Milz, Lunge — beobachtet worden sein soll. In einer Controverse zwischen POTTER und WEINHOUSE zeigte WEINHOUSE (1951) [unter Verwendung von Ratten- und Mäusetransplantationstumoren] an Schnitten und unter Einführung von Isotopen in die Substratsubstanzen, daß die Oxydation von Kohlenhydraten und Fettsäuren in *intakten* Tumorzellen qualitativ und wahrscheinlich auch quantitativ gleichartig der in normalem Gewebe verläuft. In Homogenisaten aus diesen Tumoren stellte er im Gegensatz zu POTTER die Anwesenheit des gesamten Enzymkomplexes für den Citronensäurecyclus fest[5]. WENNER, SPIRTES und WEINHOUSE (1951) gelang es, an transplantierbaren Mäusetumoren die Fähigkeit nachzuweisen, Brenztraubensäure zu oxydieren durch Aktivierung des oxydierenden Systems durch Diphosphopyridinnucleotid. Die Wirksamkeit der Tumormitochondrien war nicht geringer als die der aus normalen Geweben, z. B. Leber und Niere. KUN, TALALAY und WILLIAMS-ASHMAN (1951) fanden in den Zellen des Ehrlich-Ascites-Tumors bei Anwesenheit von Glucose oder Fructose eine starke anaerobe und aerobe Glykolyse[6]. Isolierte Mitochondrien katalysierten einen vermehrten Verbrauch von anorganischem Phosphor[7].

H. v. EULER (1938) fand in Sarkomen 0,01 γ Cytochromeisen je Gramm Gewebe, während für den normalen Muskel dieser Wert 0,3 γ betrug.

Ob eine Beziehung besteht zwischen dem in tumortragenden Organismen festgestellten Porphyrinmangel und dem Defekt in den Fermenten mit häminartigem Co-Ferment, ist zur Zeit noch nicht geklärt. Die vielfach nachgewiesene Abnahme der Katalaseaktivität wird zurückgeführt auf die Beeinflussung der Katalaseaktivierung durch einen tumoreigenen Stoff. Weitere Ausführungen über Katalase und Neoplasie siehe in diesem Handbuch bei BUTENANDT und

[1] MEYERHOF und RANDALL 1948, CORI 1938. [2] STONER und GREEN 1950.
[3] Der „unvollständigen Oxydation". [4] DANNEEL 1946.
[5] POTTER 1944, POTTER und HEIDELBERGER 1950, POTTER und BUSCH 1950, POTTER 1946, WEINHOUSE, MILLINGTON und WENNER 1951, WENNER, SPIRTES und WEINHOUSE 1952.
[6] TIEDEMANN 1952. [7] ADAMS 1951.
[7] Für die Glykolyse ist eine etwa 10mal größere Menge an Phosphat nötig als für die Atmung.

DANNENBERG. Bei Ratten zeigt sich in Tumoren der Leber eine gegenüber der normalen Leber herabgesetzte Cholinoxydaseaktivität.

SEEGER (1951) hat mit einer besonderen Färbung auf Phosphatide nach CIACCIO eine tropfige Entmischung der Phosphatide und andere färberische Merkmale festgestellt. Mit der Plasmalreaktion nach FEULGEN konnte KNOTH (1952) in Geschwulstzellen — ebenso wie in normalen Zellen in der Gewebekultur — vermehrt Acetatphosphatide nachweisen, vor allem auch in der Umgebung des Kernes. Ob Vorgänge im Sinne einer Synthese von Fetten und Lipoiden damit zu erfassen sind, steht noch dahin. Nach BRACHET, JEENER[1] sowie CLAUDE[2] u. a. bestehen die Mitochondrien in Tumorzellen zu 11% der Trockensubstanz aus Cholesterin (gegenüber 7% in der normalen Zelle). GRAFFI[3] konnte durch fluorescenzmikroskopische Untersuchungen nachweisen, daß die cancerogenen Kohlenwasserstoffe ganz ausgesprochen von den Lipoiden aufgenommen werden; einmal sieht man ihre besondere Speicherung in allen Geweben, die sich mit Fettfärbung darstellen lassen, ferner innerhalb der Zellen an den Mitochondrien, besonders denjenigen, die in der Zone um den Kern gelagert sind. Sie werden also ganz bevorzugt an den Orten abgelagert, denen CASPERSSON (1941) als Zentrum für die cytoplasmatische Eiweißsynthese und Atmung die größte Bedeutung zuschreibt.

Tabelle 4. *Vergleich des Oxydase- und Cytochrom-c-Gehaltes verschiedener Rattenorgane.*
Nach STOTZ: J. Biol. Chem. **131**, 555 (1939).

Gewebe	Oxydase-Einheiten je Milligramm N der Substanz	Milligramm Cytochrom-c je Gramm Trockengewicht
Herz	9,7	2,34
Niere	4,5	1,36
Gehirn	3,5	0,35
Skeletmuskel	2,3	0,68
Leber	1,7	0,24
Milz	1,6	0,21
Lunge	0,14	0,14
Tumor R 256	2,9	0,02
Spontantumor	2,4	0,01

Eine Oxydaseeinheit entspricht 10 mm³ O_2-Verbrauch je Stunde.

Die Mitochondrien sind nach LEWIS (1939) und FINK (1954) in Tumorzellen besonders fein und zahlreich, die größeren wie in den normalen Leberepithelien und den Tubulusepithelien der Niere aber meist vermindert. Mit der „Nadi-Reaktion" ist außerdem eine Verminderung der Oxydationsfermente in Tumorzellen morphologisch erfaßbar. Die meisten Mitochondrien in Tumorzellen bleiben bei der Nadi-Reaktion ungefärbt. Die Oxydasefermente — soweit sie mit der Nadi-Reaktion erfaßbar sind — sind nach unseren bisherigen Erfahrungen in Zellen experimentell erzeugter Tumoren sowie in Transplantationstumoren vermindert[4]. Aber auch hier fehlen noch ausgedehnte Untersuchungen bei weiteren tierischen sowie auch den bei Menschen auftretenden Tumoren, um eventuell aus dieser Reaktion prognostische und andere Schlüsse ableiten zu können.

An weiteren Fermenten ist in Zellen des Jensen-Sarkoms mittels der Methylenblaumethode von THUNBERG in großer Menge Robinson-Ester-Dehydrase nachgewiesen worden[5]. Über den Nachweis von Dehydrasen in der Tumorzelle mittels Tetrazoliumsalzen hat HÖLSCHER (1951) berichtet. Er hat den nachahmenswerten Versuch unternommen, den Einfluß möglicherweise therapeutisch wertvoller Substanzen auf Mitochondrien zu untersuchen. Er prüfte eine Reihe von

[1] BRACHET und JEENER 1944. [2] CLAUDE 1940 und 1941. [3] GRAFFI 1951, 1955.
[4] DOMAGK und FINK 1954. [5] EULER, v., BAUER und FORSMAN 1938.

Antibiotica und stellte fest, daß unter ihnen nur Patulin eine hemmende Wirkung auf die Formazanbildung im Mäuseascitestumor und die freien Granula von Zellen des Walker-Carcinoms der Ratte hatte, während Penicillin, Streptomycin, Aureomycin und Terramycin keine Wirkung zeigten. Wir selbst haben eine ganze Reihe von chemotherapeutischen Substanzen, die starke Hemmungswirkung auf Bakterien und Tuberkelbacillen gezeigt haben, auf die Wirkung gegenüber Mitochondrien und Zellstrukturen der Tumorzelle geprüft. Von der Kenntnis der Wirkungsweise dieser Stoffe sind möglicherweise weitere Erkenntnisse für die zukünftigen Arbeiten auf dem Gebiete der Tumortherapie zu erwarten.

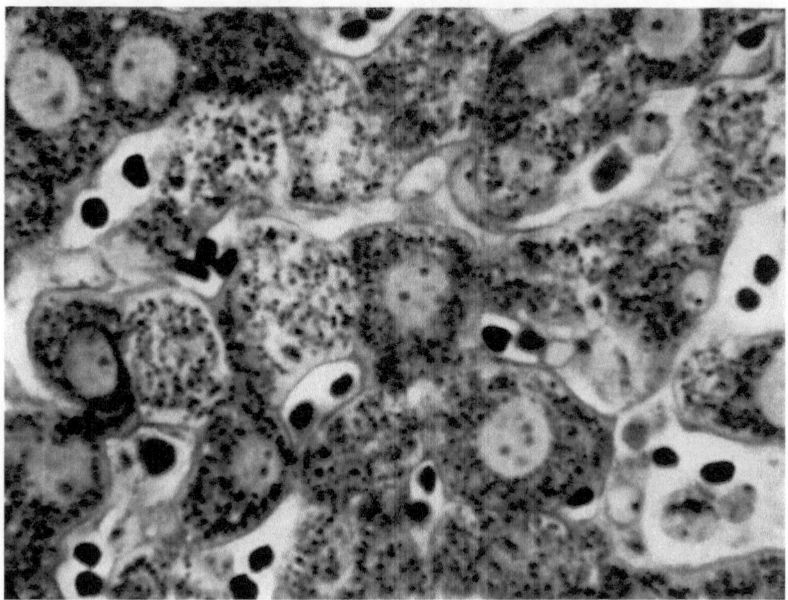

Abb. 35. Maus. Mitochondrien in Leberzellen. 1100/1. Fixation nach ALTMANN, Färbung nach HEIDENHAIN.

H. SCHMITZ (1950) verglich die Nachweismethoden der Dehydrasen und deren Hemmung im Mäuseascitestumor mit der Thunberg-Methode einerseits, der Formazanmethode andererseits: 1. übereinstimmend wurden Dehydrasen für Glucose, Fructose, Bernsteinsäure, Manose, Hypoxanthin, Milchsäure, Phenylalanin und Tryptophan nachgewiesen. Die beiden letzteren zeigten bei Methylenblauentfärbung eine deutlich schwächere Aktivität als im TTC-Versuch. 2. Mit der Thunberg-Methodik ließen sich für folgende Stoffe Dehydrasen nachweisen, deren Vorhandensein aus dem TTC-Versuch sich nicht ergab: Xanthin, Brenztraubensäure, Glutaminsäure, Asparaginsäure, Valin, Serin, Threonin, Thyrosin. 3. Die Hemmung der nachgewiesenen Dehydrasen ist im Thunberg-Versuch im allgemeinen erst bei höheren Konzentrationen möglich als im TTC-Versuch.

Schließlich wäre noch ein Wort zu sagen über die *Morphologie der Mitochondrien.* Elektronenmikroskopische Untersuchungen liegen unter anderem vor von LANDSCHÜTZ und KAUSCHE (1951) sowie von SCHÜMMELFEDER (1952) am Ascitestumor der Maus. Die erstgenannten Autoren weisen vor allem auf die Schwierigkeit exakter Untersuchung infolge vielgestaltiger Veränderung bei Milieuwechsel hin. Ihre Befunde stützen die Vorstellung von der fibrillären Grundstruktur der Zelle. SCHÜMMELFEDER konnte nicht sicher — wie KAUSCHE und LANDSCHÜTZ — eine reticuläre Struktur der Mitochondrien in den Ascitestumorzellen nachweisen. Nach diesem Autor erweisen sich die Geschwulst-

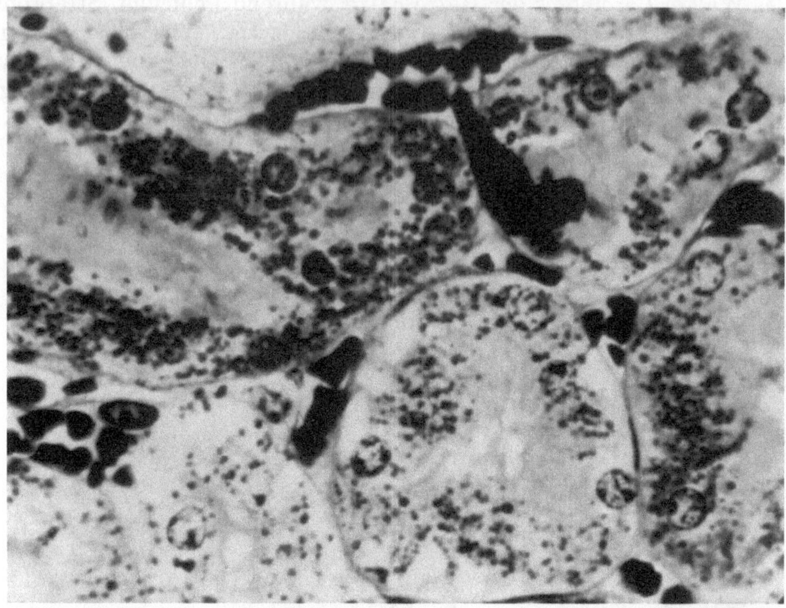

Abb. 36. Maus. Mitochondrien in Zellen der Niere. 1100/1. Fixation nach CHAMPY, Färbung nach HEIDENHAIN.

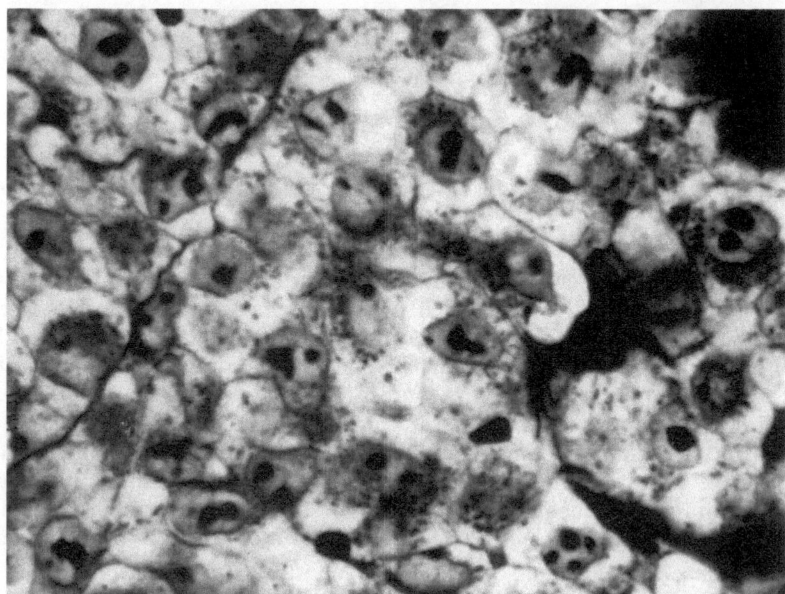

Abb. 37. Ehrlich-Carcinom der Maus, Ascitestumor. Mitochondrien in Tumorzellen eines intraperitonealen. Tumors. Fixation nach CHAMPY, Färbung nach HEIDENHAIN. 1100/1.

zellen bei Vitalfärbung mit Acridinorange und bei Untersuchungen im Phasenkontrastmikroskop unter optimalen Bedingungen im Gegensatz zu den Leberzellen der Maus als optisch homogen. Die granulären Elemente bilden sich erst in hypotonischer Lösung aus und werden deshalb nicht als präexistente Partikel, sondern Reaktionsprodukte vitaler Zellen auf äußere Einflüsse angesehen. Bei Untersuchung mit dem Elektronenmikroskop fanden GESSLER und Mitarbeiter[1] in tierischen Spontantumoren sowie in experimentell erzeugten Tumoren submikroskopische sphärische Körperchen im Plasma.

ALLARD (1952) und Mitarbeiter haben neuestens eine Methode ausgearbeitet zur Zählung von Mitochondrien; sie fanden Änderungen in der Anzahl der Mitochondrien je Zelle unter verschiedenen physiologischen und pathologischen Bedingungen. In Tumorzellen scheint auch nach dieser Methode die Zahl niedriger zu sein als in Zellen normalen und regenerierenden Gewebes.

Einen interessanten Hinweis für die Mitochondrienforschung im Zusammenhang mit der Umwandlung von normalen in maligne Zellen gibt GUSTAFFSON (1951, 1952) auf Grund seiner Untersuchungen am sich entwickelnden Seeigelei. Hierbei war festgestellt, daß einerseits Entwicklung der Mitochondrien und Proteinsynthese und andererseits Pigmentsynthese, Sulfatveresterung und Proteinabbau die zwei gegenspielenden Typen des Stoffwechsels in diesen Keimen darstellen. Nun ist es bekannt, daß gewisse Typen von induziert oder spontan entstehenden Lebertumoren einen geringeren Gehalt an Mitochondrienstickstoff aufweisen als normale Leber, sowie daß carcinogene Substanzen zu Chondriosomenanhäufung und wahrscheinlich Zerstörung der Aktivität führen ebenso wie Janusgrün. Beide Stoffe stören aber auch Regeneration und Embryonalentwicklung. Weitere Aufklärung der beiden Stoffwechseltypen im Seeigelkeim in ihrer Beziehung zur Mitochondrienverteilung könnte vielleicht gewisse Erkenntnisse für das Krebsproblem bringen. Die Beeinträchtigung der Zellatmung durch carcinogene Substanzen haben POURBAIX, MAISIN (1933) u. a. nachgewiesen. H. H. HIRSCH (1952) hat eine besondere Berberin-Empfindlichkeit von Tumorzellen festgestellt, indem Berberin die Sauerstoffaufnahme von Mäusetumorasciteszellen bereits in Konzentrationen einschränkt, die bis zu 20fach unter denen liegen, die eine entsprechende Atmungshemmung bei verschiedenen normalen Geweben verursachen. Im Vordergrund der Wirkung steht die Blockierung der Atmungskette durch Hemmung der Diaphorasen. Die besondere Empfindlichkeit des Tumorgewebes gegen Berberin wird auf den bei Tumoren bestehenden Mangel an gelben Fermenten zurückgeführt.

WEINHOUSE, ALLEN und MILLINGTON (1953) fanden, daß Schnitte von Mäuse- und Rattentumoren C^{14} markierte Fettsäuren zu CO_2 oxydieren konnten, aber geringer als normale Lebern; die Differenzen zwischen Tumoren und normalen Geweben waren bei den kurzkettigen Fettsäuren größer als bei Verwendung von Fettsäuren mit langen Kohlenstoffketten.

Die große Bedeutung der Enzyme und ihrer Erforschung gerade auch für die rasch wachsenden Tumoren geht auch aus den Mitteilungen von LANG hervor, der darauf hinwies, daß die Biosynthese der Fermente rascher ablaufen kann als die anderer Eiweiße, z. B. Cytochrom C schneller synthetisiert wird als Hämoglobin. Das Struktureiweiß wird langsamer umgesetzt als Fermenteiweiß. Die Hälfte des Gesamtumsatzes des Eiweißes des Menschen entfällt nach LANG (1953) auf die Fermente.

Die Untersuchung der ***Feinstruktur*** der Kerne und des Plasmas in ihrer *Beziehung zu den Fermenten* erscheint mir aus zweierlei Gründen von großer Wichtigkeit: 1. weil durch experimentelle Arbeit festgestellt ist, daß viele hochcancerogene Stoffe an den Mitochondrien angreifen, zu einer Degeneration und offenbar auch Vernichtung derselben führen und Verluste an Oxydationsfermenten verursachen, und weil 2. so einfache Vorgänge wie die Einführung saurer Gruppen in krebserzeugende Substanzen ihre carcinogene Wirkung vernichten können. Die Fähigkeit zur Enzymbildung soll an bestimmte Gene geknüpft sein[2].

[1] GESSLER, MCCARTY, PARKINSON und BORDET 1949.
[2] BEADLE und TATUM 1941 und 1942.

Für die Entstehung der Tumorzelle sind offenbar Vorgänge an bestimmten Strukturen im Zellplasma und Kern entscheidend. Ob die entstandenen Tumorzellen jedoch zur Ausbildung eines klinisch in Erscheinung tretenden Tumors führen oder zur Rückbildung gelangen, hängt vielleicht noch von anderen Faktoren ab. Auf der Tagung deutscher Pathologen 1934 in Rostock und später erneut in Hannover 1951 zog ich aus unseren dort vorgelegten Befunden den Schluß: „Die experimentellen Untersuchungen zeigen uns, daß der Reaktion des Organismus gegen die Tumorzellen mindestens dieselbe Bedeutung zukommt wie der Entstehung der Tumorzelle selbst. Eine der entscheidenden Reaktionen, die der Körper gegen die Tumorzellen aufbringen kann, ist die Erscheinung, welche wir als natürlich oder künstlich erzeugte Resistenz oder auch als Immunität bezeichnen.“

VII. Resistenz und Immunität bei Tumoren.

Die natürliche Resistenz des gesunden Organismus gegenüber der eingeimpften Tumorzelle kann man durchbrechen. Fischer-Wasels (1928) konnte bei Tieren mit leichter chronischer Arsenvergiftung durch Scharlachrotölinjektion in die Mamma metastasierende Mammacarcinome erzeugen; Büngeler (1930) beobachtete Carcinome in Brandnarben bei durch Teerallgemeinwirkung geschädigten Tieren im Gegensatz zu Normaltieren. Murphy und Taylor[1] haben nachgewiesen, daß die natürliche Resistenz von Tieren durch Röntgenbestrahlung zerstört werden kann, ebenso wie auch die künstlich hervorgerufene Immunität gegenüber Tumoren. Es kann sogar die natürliche Resistenz der sog. „Nuller“ durch Röntgenstrahlen vernichtet werden. Durch Röntgenbestrahlungen kann man auch die Empfänglichkeit von Mäusen und Ratten für das Angehen einer transplantierten Leukämie erhöhen. Bestrahlt man aber von Parabioseratten nur ein Tier, so bleibt die sonst höhere Empfänglichkeit der bestrahlten Tiere aus[2]. Wir selbst beobachteten, daß bei Ratten, die 50mal am Rücken geteert worden waren — 2—3mal wöchentlich —, das transplantierte Ehrlichsche Mäusecarcinom schneller wuchs als bei nicht geteerten Kontrolltieren und auch häufiger Metastasen zeigte. Außerdem gelang es uns, bei 50mal geteerten Mäusen das Jensensche Rattensarkom zum Anwachsen und zur Weiterentwicklung über Monate hinaus zu bringen, was bei nicht geteerten Kontrolltieren nicht möglich war. Durch eine der Teerung vorausgeschickte Röntgenbestrahlung erzielten wir Teercarcinome in wesentlich höherem Prozentsatz als bei nicht durch Röntgenstrahlen geschädigten Tieren.

Der Resistenzverlust beim tumordisponierten Tier ist wahrscheinlich mit der Schädigung bestimmter Organe in Zusammenhang zu bringen, vielleicht in erster Linie mit einer Schädigung von Milz, Leber und Knochenmark. Wir beobachteten das Auftreten einer hochgradigen Milzatrophie, Leberzelldegenerationen, Lebercirrhosen und Knochenmarksveränderungen bei geteerten Kaninchen. Meist lassen sich diese Organschädigungen lange vor dem Auftreten des Tumors beobachten. Bei sehr jungen Tieren, die noch keine Resistenz ausgebildet haben, ist eine Transplantation von Tumoren mit viel weniger Zellen zu erzielen als bei erwachsenen (Hauschka 1952, 1953).

Gibt es umgekehrt auch Beweise für eine Erhöhung der natürlichen Resistenz oder eine Immunität gegen Tumoren? Auch eine solche Resistenzsteigerung gegenüber Transplantationstumoren ist festgestellt worden. Wir beobachteten sie gegenüber Transplantationstumoren bei Mäusen und Ratten mit latenter Paratyphus- bzw. Gärtner-Infektion, ferner bei Tieren, die in der Muskulatur

[1] Murphy und Taylor 1918. [2] Bichel und Jensen, Kaplan und Brown 1952.

Sarkosporidien hatten, was für uns der Anlaß wurde, seit 1929 systematisch Filtrate von Bakterien- und Pilzkulturen auf ihre tumorhemmende Wirkung zu prüfen. Auch JACOBSEN (1934) sah Heilungen von experimentellen apfelgroßen Sarkomen bei Ratten durch subcutane Injektion von Mäusetyphuskeimen. Steigert man die Abwehrkräfte des Organismus allgemein, z. B. durch unspezifische Reize, relativ leicht verlaufende Infektionen usw., so nimmt die Widerstandskraft gegenüber Tumoren zu. Es ist auch bekannt, daß ein Erysipel in vereinzelten Fällen beim Menschen zur Tumorheilung geführt hat[1]. Nach Untersuchungen von MICHEEL und EMDE (1942) sollen selbst Substanzen wie Benzpyren keine malignen Tumoren erzeugen, wenn gleichzeitig infizierte Wunden bei den Versuchstieren vorhanden sind. Die Wirkung von Oidium albicans und Penicilliumstämmen auf das spontane Mammacarcinom der Maus beschrieb E. F. HUTH (1952). Es ist ferner eine bekannte Tatsache, daß besonders solche Menschen häufig an Krebs erkranken, die in ihrer Anamnese keine Infektionskrankheiten aufzuweisen haben. Eine Infektion wird jedoch nur solange antagonistisch gegen einen Tumor wirken, als sie den Organismus nicht allgemein zu stark schädigt und im besonderen nicht zur Erschöpfung wichtiger Organfunktionen, etwa zu Cirrhose der Leber oder Milz führt, wie z. B. die Malaria. Neuerdings hat H. HOEPKE (1952) die antiblastische Wirkung der Milz gegenüber dem Walker-Carcinom der Ratte aufgezeigt. Im allgemeinen dürfte der Satz gelten: Je stärker das RES gereizt, aber nicht geschädigt wird, desto größer ist auch die Resistenz gegen Tumoren.

Gegen die Verwendung von Transplantationstumoren zu Forschungen erhebt man allerdings auch heute noch vielfach den Einwand, daß sie keine oder nur selten Metastasen bilden und daß sie schon deshalb nicht mit den menschlichen Tumoren verglichen werden können. Dieser Einwand fällt fort bei dem beschriebenen Brown-Pearce-Tumor. Gegen die Bedeutung der Transplantationsversuche für die Klärung der Frage der Krebspathogenese ist im besonderen eingewendet worden, daß lediglich die Bedingungen der Transplantation geprüft würden und Schlüsse auf die Tumorgenese im Organismus daraus nicht zu ziehen seien; SCHINZ und BUSCHKE (1935) weisen jedoch mit Recht darauf hin, daß für die Tumorgenese im Organismus zwei getrennte Vorgänge verantwortlich gemacht werden können: 1. die Umwandlung der Körperzelle in die Geschwulstzelle; 2. die Reaktion des Organismus auf die entstehende bzw. entstandene maligne Geschwulstzelle. DIETRICH[2] sowie SCHINZ und BUSCHKE[3] u. a. sehen beide Vorgänge für die Geschwulstzelle als gleich bedeutsam an. Denn bei einer wirksamen Abwehr des Organismus kann auch die Geschwulstzelle, wenn ihr an sich das autochthone Wachstum eigen ist, keine Tumorentwicklung zeigen. Betrachtet man die Geschwulstzelle als somatische Mutation der Körperzelle, so kann man sich vorstellen, daß derartige Mutationen im Organismus viel häufiger vorkommen als wir erkennen, und daß unter diesen Mutationen relativ häufig solche sind, aus denen sich Tumoren entwickeln könnten. Wenn das in der Tat nun nicht geschieht, so muß der Organismus über ausreichende Abwehrkräfte verfügen, die verhindern, daß die Zelle, die infolge einer somatischen Mutation nicht mehr als körpereigen empfunden wird, zur Entwicklung eines Tumors führt.

Die Beobachtung, daß bei der Transplantation im allgemeinen bei jungen Tieren die Tumoren leichter angehen als bei älteren, könnte darauf hinweisen, daß die Abwehrorganisation beim jungen Tier noch nicht ausreichend ist[4]. Es ist ferner bemerkenswert, daß die Übertragung von Spontantumoren in das

[1] HUTH 1952. [2] DIETRICH 1951. [3] SCHINZ und BUSCHKE 1935.
[4] HAUSCHKA 1952, 1953.

Gehirn anderer Tiere, sogar anderer Rassen und Arten, relativ leicht gelingt. Das Gehirn zeichnet sich durch eine sehr geringe Reaktionsfähigkeit gegenüber dem Transplantat aus. Deshalb ist es auch nicht erstaunlich, daß die Autotransplantationen hier am leichtesten gelingen. Aber selbst wenn man Tumoren von der Virulenz des EHRLICHschen Adenocarcinoms überimpft, findet man hin und wieder normale Tiere, deren natürliche Resistenz stark genug ist, um das Angehen des Tumors zu verhindern.

Ist nun die erwähnte Resistenz immer eine unspezifische, oder sind auch spezifische Resistenz- bzw. „Immunitäts"erscheinungen nachweisbar? JENSEN (1903) hatte als erster beim Mäusecarcinom beobachtet, daß ein Teil der geimpften Mäuse eine angeborene Resistenz gegen Transplantationen dieses Tumors zeigte. Später wurde festgestellt, daß die erwähnte Resistenz nicht allein individuell ist, sondern auch durch die Rasse bedingt sein kann; z. B. zeigte sich, daß ein auf Berliner Mäuse gut transplantabler Tumor bei dänischen Mäusen nur in einem geringen Prozentsatz anging[1]. Ferner konnte JENSEN[2] feststellen, daß Tiere, bei denen ein Tumortransplantat einmal nicht angegangen war, sich auch gegen weitere Tumortransplantationen als immun erwiesen. Ein Mäusetumor, der sich auf Ratten überimpfen ließ und bei diesen eine Zeitlang wuchs, zeigte nach EHRLICHs Beobachtungen ein völliges Ausbleiben des Tumorwachstums, wenn man versuchte, diesen Tumor auf solche Ratten zu transplantieren, in denen vorher ein Mäusetumor wohl vorübergehend angegangen, aber dann spontan resorbiert worden war. APOLANT und EHRLICH (1911) gelang auch der Nachweis, daß nach Impfung mit einem schwach virulenten Tumorstamm, der in der Regel bei Verimpfung nicht zum Anwachsen eines Tumors führte, die darauffolgende Impfung mit einem virulenten Tumorstamm, der in der Regel bei allen nicht vorbehandelten Kontrolltieren anwuchs, ebenfalls in einem hohen Prozentsatz negativ ausfiel. Diese Beobachtungen sind später von anderen Autoren bestätigt und erweitert worden[3]. DIETRICH und SCHÜTZINGER (1948) führten Doppelimpfungen bei der Maus in der Weise durch, daß sie einer intramuskulären Vorimpfung mit Mäuseascitestumorzellen in verschiedenen Zeitabständen eine intraperitoneale Tumorzellimpfung folgen ließen. Vom 6. Tage an war das Tumorwachstum nach der Zweitimpfung gehemmt.

Immunisierungsversuche mit verschiedenen Rattentumoren hatten das Ergebnis, daß eine 4malige, zu verschiedenen Zeitpunkten durchgeführte Vorbehandlung mit dem gleichen Geschwulststamm zu einem absoluten Impfschutz gegenüber dem benutzten Tumor führte[4]. Verwendet wurden Jensen-Sarkom, Flexner-Jobling-Carcinom und Ehrlich-Putnocky-Sarkom. DRUCKREY, HAMPERL, HERKEN und RAREI (1939) impften 89 Ratten mit Jensen-Sarkom und entfernten die Tumoren operativ, wenn sie Taubeneigröße erlangt hatten. Bei der eine Woche später erfolgten Neuimpfung erwies sich der größte Teil der Tiere als resistent, ein weiterer erst nach der zweiten operativen Geschwulstentfernung usw., so daß schließlich von 54 noch überlebenden Ratten 53 vollkommen resistent waren, und eine selbst erst nach 9 Monaten mit großen Mengen Impfmaterial durchgeführte Tumortransplantation nicht mehr zur Tumorentwicklung führte. Teilweise erstreckte sich der Impfschutz auch auf die nicht zur Vorbehandlung benutzten Tumortypen. Versuche, mit Mäusetumoren bei Kaninchen Schutzwirkungen gegen die Impfung mit dem Brown-Pearce-Tumor zu erzielen, ergaben nur mangelhafte Erfolge, wahrscheinlich stört hier allein die Verwendung von artfremdem Eiweiß die Ausbildung einer spezifisch gegen das Tumoragens gerichteten Immunität.

---
[1] MICHAELIS 1906. [2] JENSEN 1907.
[3] BASHFORD und Mitarb. 1913, CASPARI 1926. [4] KLINKE 1937.

Caspari (1926) konnte zeigen, daß Tumoren nach $1^1/_2$stündigem Erhitzen auf 56—59° C teilweise noch einen immunisatorischen Effekt gaben bzw. sogar noch transplantabel waren. Nach 15 min langem Erhitzen auf 59° C hatte nekrotisches Tumormaterial nur bei einem kleinen Teil der Mäuse noch eine gewisse Schutzwirkung. Durch Kochen wurde das Tumormaterial für die Immunisierung unbrauchbar. Den nachteiligen Effekt von Hitze auf Tumormaterial zur Immunisierung bestätigten viele andere Forscher[1]. Auch andere Maßnahmen zur Abschwächung der Virulenz erwiesen sich meistens bis auf wenige Ausnahmen als unzweckmäßig[2]. Später vertraten Bashford und viele andere Autoren sogar den Standpunkt, daß eine gewisse Immunisierung mit vielen normalen Geweben in mehr oder weniger hohem Grad möglich sei. Es wird dabei allerdings in neueren Arbeiten darauf hingewiesen, daß es auf die Beziehungen zwischen Wirt und Tumormaterial ankommt. Gewisse Immunisierungen gelingen nur, wenn Wirt und Tumor verschiedenen Stammes sind[3]. So wurde die Ansicht von einer spezifischen Immunität gegen Tumoren immer mehr eingeschränkt und erst seit 1934 wieder stärker herausgearbeitet[4]. Wir konnten den Beweis erbringen, daß selbst gegen so hoch virulente Tumoren wie den stark metastasierenden Brown-Pearce-Tumor ein absoluter Schutz erzeugt werden kann. Dieser wirksame Impfschutz wird in einfachster Weise dadurch erzielt, daß man einzelne Tumorzellen an einer Stelle einimpft, an der sie schlecht anwachsen können und nach einiger Zeit zur Rückbildung kommen, wie z. B. in der Bindehaut des Auges. Unsere ersten Beobachtungen kamen so zustande, daß wir bei Hodenimpfungen, bei denen der Tumor besonders gut angeht, bei einem Teil der Tiere die Tumorzellsuspension nicht in den Hoden, sondern nur in den Hodensack injiziert hatten. Als wir später etwa 20 solcher Tiere erneut in den Hoden impften, ging auch bei dieser Impfung kein einziger Tumor an, während die Impfung bei 20 nicht vorbehandelten Tieren in wenigen Wochen zum Tode an Tumormetastasierungen führte. Diese Versuche haben wir an Hunderten von Kaninchen verschiedener Rassen immer erneut bestätigen können. Impft man bei der Zweitimpfung ins Auge, so kommt es auch nicht einmal zu einem vorübergehenden Anwachsen eines Tumors, während bei Normaltieren sowie pneumokokkenimmunisierten, virusimmunisierten usw. die Tumoren zur Zerstörung des Auges führen (Abb. 38—41). Diese mit dem Brown-Pearce-Tumor erzeugte hochgradige Immunität hält jahrelang an. Der Immunisierungseffekt war in vollem Umfang nur durch eine spezifische Vorbehandlung mit Tumorzellen bzw. bestimmten Fraktionen aus Tumorzellen zu erzielen. Eine Immunisierung gegen das Ehrlichsche Impfcarcinom war nicht nur durch Verwendung lebender Zellen, sondern auch durch zellfreie Tumorextrakte möglich, wenn dieselben nur unter bestimmten Bedingungen bei tiefen Temperaturen hergestellt wurden[5]; Uhlenhuth (1937) hat die Ergebnisse von Domagk und Hackmann bestätigt; auch Symeonidis (1939) kam zu entsprechenden Resultaten. Die von Mühlenbein auf Veranlassung von Fischer-Wasels (1932) durchgeführten Versuche mit zellfreien wäßrigen Extrakten aus Mäusetumoren, bei denen die Zellen allein durch Zentrifugieren entfernt worden waren, führten ebenfalls zu dem Ergebnis, daß das Wachstum der verwendeten Transplantationstumoren durch die vorhergehenden Tumorextraktinjektionen deutlich gehemmt worden war. Ob man die beobachteten Erscheinungen als Immunität oder Resistenz bezeichnen will, dürfte nur eine Frage der Übereinkunft sein.

---

[1] Bürger 1914. [2] Uhlenhuth 1925.
[3] Barret und Mitarb. 1951. [4] Domagk 1934.
[5] Domagk und Hackmann 1935.

Um der Frage nachzugehen, ob mit den zellfrei hergestellten Extrakten aus Säugetiertumoren auch echte Geschwülste zu erzeugen sind, haben wir vielfach Mäusen zur Immunisierung wirksame zellfreie Extrakte injiziert.

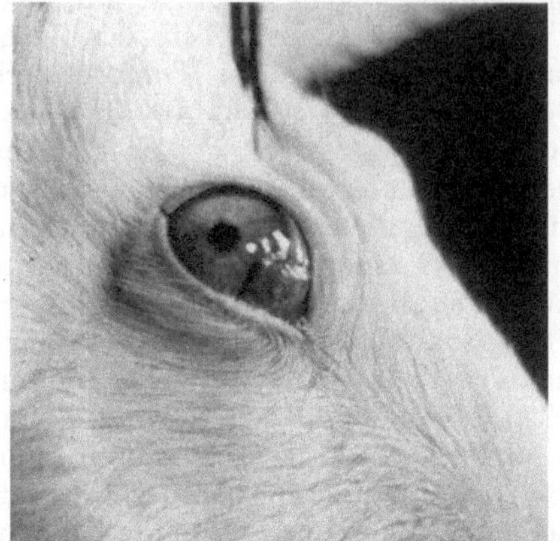

Abb. 38.

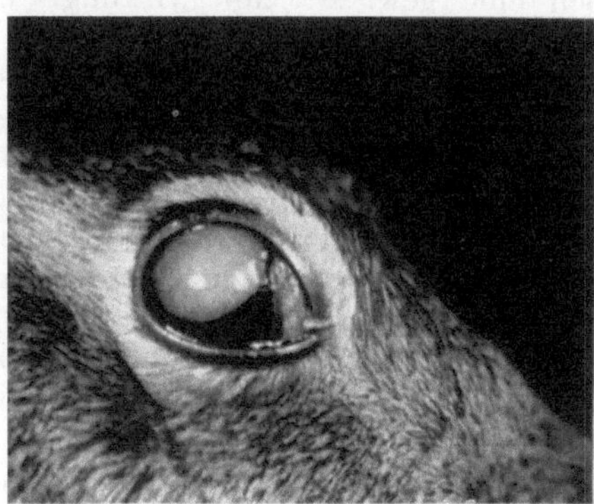

Abb. 39.

Abb. 38. Kaninchentumor. Versuch vom 25. 10. 51. Brown-Pearce-Tumor, Augenimpfung rechts und links. Immunkaninchen F 463, dreimal vorgeimpft mit unterschwelligen Dosen des Brown-Pearce-Tumors vom 19. 1. 51 bis 28. 6. 51; alle Impfungen (Hoden und intravenös) negativ. Zustand 14 Tage nach der Augenimpfung am 25. 10. 51: beide Augen tumornegativ. Rechtes Auge, Pupille und Iris deutlich.

Abb. 39. Normalkaninchen A 397 ohne Vorbehandlung. Zustand 14 Tage nach der Augenimpfung am 25. 10. 51: beide Augen mit starkem Tumorwachstum, Hornhaut getrübt, Bulbus vorquellend. Rechtes Auge.

Obwohl die Tiere über lange Zeit in Beobachtung blieben, zeigten sie keinesfalls häufiger Tumoren, als sie sonst auch spontan aufzutreten pflegen. Die geimpften Tiere blieben munter und nahmen an Gewicht zu; zwischen den behandelten

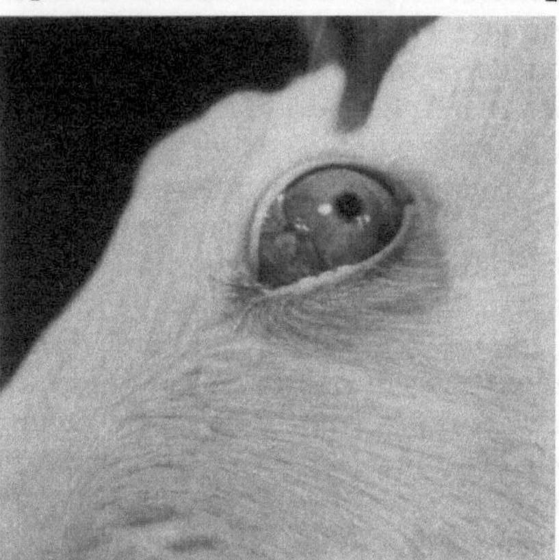

Abb. 40. Linkes Auge von Immunkaninchen F 463. Beschreibung wie bei Abb. 38.

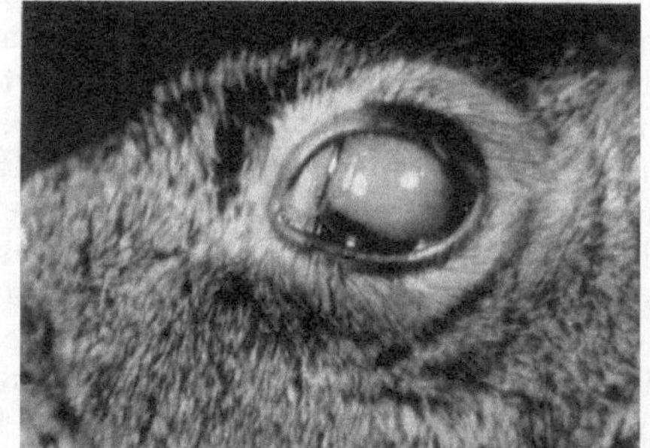

Abb. 41. Linkes Auge von Normalkaninchen A 397. Beschreibung wie bei Abb. 39.

und den Kontrolltieren war kein Unterschied im Befinden feststellbar. Bisher haben wir weder bei Mäusen und Ratten noch bei Kaninchen in den seit Jahren durchgeführten Versuchen durch Injektion zellfreier Extrakte vermehrt Tumoren entstehen sehen, obwohl die ersten Immunisierungsversuche mit sicher zellfreien sterilen Extrakten von uns in den Jahren 1929/30 erfolgreich durchgeführt und die Tiere seitdem in großen Reihen oftmals bis zu ihrem natürlichen Tode beobachtet wurden.

Nach BASHFORD[1] sind sämtliche Immunisierungsversuche machtlos gegen Spontantumoren: im eigenen Wirtsorganismus sei durch solche Immunisierungsversuche nichts zu erreichen. LEWIN (1928) hat dagegen eingewendet, daß es nichts gegen die Immunisierung aussagt, wenn auch immunisierte Tiere später einen Spontantumor bekommen, denn auch bei ursprünglich immunisierten Tieren könnte selbstverständlich nach längerer Zeit der Immunisierungseffekt verlöschen. Daß auch an Spontantumoren erkrankte Tiere noch gewisse Resistenzerscheinungen ausbilden können, ist von HACKMANN (1950) nachgewiesen worden. Er konnte bei Mäusen des Little-db-Inzuchtstammes Tumorzellen auf dasselbe Tier, von dem der Tumor stammte, überimpfen. Es ist immerhin bemerkenswert, daß bei Verwendung von Zellzahlen zwischen 500000 und 7,3 Millionen diese Rückimpfungen nur bei einem Teil der Tiere zu Tumoren an der Impfstelle führten; bei intravenösen Rückimpfungen des eigenen Tumors mittels 150000—200000 Zellen kam es ebenfalls nicht zur Entstehung von Tumoren in den inneren Organen. Aus diesen Versuchen geht eindeutig hervor, daß auch spontan an Krebs erkrankte Individuen bis zu einem bemerkenswerten Ausmaß noch in der Lage sind, Tumorzellen zu vernichten, wenn diese an andere, vom Primärtumor entfernte Stellen des Körpers gelangen. Außerdem sahen wir bei Kaninchen, die mit dem Brown-Pearce-Tumor subcutan geimpft worden waren, gelegentlich noch die Rückbildung selbst faustgroßer Tumoren, wenn die Tiere 6 Wochen nach der Impfung noch nicht an Metastasen zugrunde gegangen waren und in die „Immunisierungsphase" hinein gelangten; auch Rückbildungen von Nieren- und Lungenmetastasen haben wir sicher nachweisen können.

Nach den Untersuchungen BASHFORDs zeigen sich an der Transplantationsstelle bei einem normalen gegenüber einem immunisierten Tier folgende Unterschiede: „Während das Normaltier so reagiert, daß sein Bindegewebe und seine Gefäßelemente in das implantierte Geschwulststück in einer Weise, welche die typische Struktur des Muttermaterials schon wieder vorspiegelt, eindringen, fehlt dieser Vorgang bei Immuntieren. Anstatt die Mutterstruktur wieder herzustellen, versagen die Wirtstiere das spezifische, zum typischen histologischen Bau nötige Bindegewebs- und Gefäßstützgerüst. Die Tumorzellen werden nicht gleich getötet; im Gegenteil, sie legen sich an das Bindegewebe möglichst nahe an und zeigen gelegentlich auch Kernteilungen. Schließlich aber erliegen sie den Konsequenzen einer Narbenbildung, wie es auch bei Spontanheilung vorkommt."

ROMHANYI (1935), der unsere Beobachtungen (1934) über die Immunität beim Brown-Pearce-Tumor nachprüfte, kam zu dem Ergebnis, daß nach der Transplantation beim Immuntier die Nekrose des Geschwulstgewebes vom Rand her beginnt. Die Zellreaktion seitens des Organismus beginnt seiner Ansicht nach erst nach völliger Nekrotisierung des verimpften Materials. Nach HACKMANN (1950) erfolgt die Ausheilung der Tumoren durch Zelldegeneration und Nekrose mit anschließender Resorption. Eine entzündliche Reaktion spielt dabei keine Rolle. Vom 10. Tage nach der Impfung ab ließ sich eine zunehmende Tendenz zur bindegewebigen Abgrenzung und Kapselbildung feststellen. Wenn sich gleichzeitig weitere Tumoren in anderen Organen, z. B. der Lunge, Niere und Leber finden, können dort noch frischere und wachsende Tumoren vorhanden sein. Der Tumor in der Lunge oder in der Niere kann noch expansiv wachsen, wenn das Implantat in der Subcutis schon alle Anzeichen der Ausheilung zeigt. Auf Unterschiede in der Organresistenz nach vorausgegangener Immunisierung hat HACKMANN schon 1938 aufmerksam gemacht. Untersuchungen über Spontanregressionen führten zu der Auffassung, daß die ungenügende Entwicklung

[1] BASHFORD 1909.

von gefäßbildendem Stroma dafür verantwortlich zu machen sei[1]. Auch Hackmann glaubt, daß Störungen am Gefäßsystem sehr schwerwiegend sind und eine wesentliche Ursache der Regression darstellen. Bei intraconjunctivaler Injektion von 0,1 cm^3 Tumorzellsuspension sah er bei Normaltieren fast keine Reaktion, hingegen bei immunisierten Tieren eine starke hämorrhagische Lokalreaktion. Dieser Vorgang zur Vernichtung der Tumorzellen kann aber keinesfalls die einzige Reaktion sein, denn bei immunisierten Mäusen, die mit Ascitestumor geimpft wurden, gehen die Tumorzellen in der freien Bauchhöhle zugrunde[2]. Eine umfassende Übersicht über Immunisierungsversuche bei Tumoren in USA gab Hauschka (1953).

Vielleicht wird man bei Betrachtung der Reaktion immunisierter Tiere die Überlegung anstellen, warum bei dieser Abwehrreaktion so viele Histiocyten auftreten, vollgestopft mit Oxydasereaktion zeigenden Granula im Gegensatz zu den oxydasearmen Tumorzellen. Vielleicht gibt das sogar eine Erklärung, warum so viele verschiedene Infektionen mit starker Eiterbildung und dem Auftreten oxydasereicher Entzündungszellen bisweilen Tumorrückbildung auch beim Menschen verursachen (Huth u. a. 1952).

Der Einwand, die Immunität richte sich gegen Tumoreiweiß nur in nicht genetisch reinen Stämmen, scheint durch die Untersuchungen von Lewis (1952) widerlegt zu werden[3].

Hühner, denen verschiedene bei natürlicher Eingeweidelymphomatose frisch entnommene Tumoren eingeimpft wurden, zeigten sich immun gegenüber späteren Einpflanzungen des homologen Tumorgewebes. Auch Küken, die mit gefrorenen Tumorzellen und zellfreien Tumorextrakten in solchen Mengen gespritzt wurden, daß noch keine Tumoren auftraten, erwiesen sich später als immun gegenüber hoch aktiven Tumorzellaufschwemmungen. Zwischen den meisten der untersuchten Tumorstämme wurde auch eine gekreuzte Immunität festgestellt.

Bei den Virusarten, die aus Tiertumoren isoliert wurden, gelang es Schramm (1939) beim Kaninchen-Myxom-Virus eine weitgehende Reinigung durchzuführen; chemisch verhielt es sich wie ein Nucleoproteid, es zeigte ein Molekulargewicht von 420 Millionen. Dieses oder ähnliche Verfahren sollten in Zukunft auch bei nicht zellfrei übertragbaren Tier- und menschlichen Tumoren erprobt werden um festzustellen, ob man damit noch bessere Immunisierungserfolge erzielt als mit den von uns bisher verwendeten Extrakten bzw. Tumorzellen selbst. Alle Tumorzellen scheinen einen gemeinsamen Faktor zu haben, d. h. eine gemeinsame antigen wirkende Substanz. Diese Substanz scheint kein Virus zu sein, sondern ein allen malignen Zellen gemeinsamer Zellbestandteil. Bei den von Lumsden (1927) beobachteten cytotoxischen Effekten wurde die Zelle selbst zerstört, nicht nur ihre Malignität.

Beim Versuchstier kann man eine Resistenz bzw. Immunität hohen Ausmaßes erzeugen; schwieriger aber und bisher ungelöst ist das Problem, wie man eine solche Immunität auch passiv auf Tiere übertragen könnte, die bereits tumorkrank sind, z. B. durch passive Immunisierung mit Serum. Der Nachweis von spezifischen Antigenen stößt auf große Schwierigkeiten. Das Prinzip der sog. Konkurrenz der Antigene lehrt, daß Partialantigenfunktionen in ihrer immunisatorischen Bedeutung durch biologisch höherwertige Antigene verdrängt werden können. Ein Einfluß von Antisera auf die Geschwulstentwicklung im lebenden Organismus konnte bisher in befriedigender Weise nicht erzielt werden. Lumsden (1926) glaubt, durch Herstellung von gereinigtem Serum

[1] Symeonidis 1939. [2] Domagk und Koecke 1951.
[3] Foley 1953.

bessere Resultate zu erzielen als mit Vollserum. Das Cytolysin findet sich im Euglobulin des Serums. Er hat vor allem mit Hilfe der Gewebekultur versucht, die Wirkung von Immunseren aufzuklären und ihre Darstellung zu verbessern. Mit der „roller tube method" konnten FAVORITE und CHEEVER (1941) keine cytotoxische Wirkung von Immunseren oder von Organextrakten immunisierter Tiere auf Brown-Pearce-Tumorzellen nachweisen. DOMAGK und HACKMANN (1953) hingegen gelang es, in Leberextrakten von Kaninchen, die mit

Tabelle 5. *Ergebnis eines Behandlungsversuches mit H 4989 beim Walker-Carcinom der Ratte im Vergleich zu Urethan.*
(Behandlung erfolgte von dem der Impfung folgenden Tage an, insgesamt 7mal.)

Gruppe	Dosi	Zahl	†	negativ	positiv	Gesamt-Tumorgewicht g	MF	Durchschnittliches Tumorgewicht g	Körpergewichtsänderung g
Kontrollen . . .	—	14	1	1	12	*64,5*	±1,40	*5,3*	+10,5
Urethan	20 mg tgl. i.p.	14	2	6	6	*9,5*	±0,28	1,6	− 3,25
Präparat H 4989.	1,0 cm³ tgl. i.p.	14	—	9	5	*10,0*	±0,34	*2,0*	+ 6,8

Tabelle 6. *Ergebnis eines Behandlungsversuches mit normalen und Immun-Leberextrakten beim subcutan geimpften Walker-Carcinom der Ratte.*
(Behandlungsbeginn 1 Tag nach Implantation, insgesamt 6mal behandelt.)

Gruppe	Dosis	Zahl	†	negativ	positiv	Gesamt-Tumorgewicht g	MF	Durchschnittliches Tumorgewicht g	Körpergewichtsänderung g
Kontrollen.	—	14	1	2	11	33,0	±0,65	3,0	+ 3,1
Urethan	20 mg tgl. i.p.	14	1	6	7	11,5	±0,38	1,6	+ 4,4
Normal-Leberextrakt	1,0 cm³ tgl. i.p.	14	2	3	9	28,0	±0,79	3,1	+16,0
Immun-Leberextrakt	1,0 cm³ tgl. i.p.	14	3	2	9	10,5	±0,31	*1,2*	+ 6,7
Normal-Leberextrakt	1,0 cm³ tgl. i.p.	14	1	4	9	25,5	±0,86	2,8	+ 8,5
Immun-Leberextrakt	1,0 cm³ tgl. i.p.	14	3	3	8	14,5	±0,34	*1,8*	+23,5
Normal-Leberextrakt	1,0 cm³ tgl. i.p.	14	4	4	6	33,0	±1,08	5,5	+11,7
Immun-Leberextrakt	1,0 cm³ tgl. i.p.	14	2	4	8	13,5	±0,37	*1,7*	+13,0

Brown-Pearce-Tumor immunisiert worden waren, Stoffe nachzuweisen, die in der Lage sind, das Wachstum von Implantattumoren bei Mäusen und Ratten zu hemmen, wie die folgenden Versuche zeigen (Tabellen 5 und 6).

Diese Leberextrakte oder auch Extrakte aus einigen weiteren Organen hochimmunisierter Tiere üben — wenn man sie Ca-Zellsuspensionen zusetzt — keine direkt schädigende Wirkung auf die Tumorzellen aus wie die chemischen Cytostatica, z. B. Lost, TEM usw.; ihre Wirkungsweise muß eine ganz andere sein, indem ihre Zufuhr bei sehr guter Verträglichkeit — wie von einer physiologischen Substanz zu erwarten — die verstärkte Bildung von Abwehrstoffen im Blut und den Geweben der damit behandelten Tiere ermöglicht. Es ist also keine auf eine Vernichtung von Tumorzellen ausgerichtete Therapie damit möglich, sondern nur eine Unterstützung der natürlichen physiologischen Abwehrreaktionen, die sich in bescheidenen, aber doch objektiv einwandfrei nachweisbaren Grenzen bewegt. FALLS und KIRSCHBAUM (1953) sahen eine über 90 Tage währende Immunität bei Mäusen gegen das transplantierte Lymphosarkom der Maus und konnten die Immunität durch Parabiose passiv auf andere Tiere übertragen. Um eindeutigere Erfolge mit einer passiven Immunisierung bzw. der Ausbildung einer solchen durch im Organismus gebildete Anti-Fermente zu ermöglichen, müßten das Serum bzw. die Organextrakte noch besser isoliert und gereinigt werden, als das bisher geschah. Nach LETTRÉ (1950) wird sogar das Wachstum des Ascitestumors der Maus spezifisch gehemmt durch Serum von Kaninchen, die mit Ascitestumorzellen vorbehandelt worden waren. Vorbehandlung von Mäusen des Stammes C 57 black/6 Ks mit Antiserum (Kaninchen und Maus) gegen eine Mischung von Milz, Niere und Tumor des A-Stammes führte zum Angehen der Transplantate der Tumoren aus dem A-Stamm im Gegensatz zur Regression bei normalen Tieren des C 57 black/6 Ks Stammes[1].

KÖGL und ERXLEBEN (1939) haben über das vermehrte Vorkommen von d-Aminosäuren in Tumoren berichtet. Im Zusammenhang damit wurde nach intravenöser Verabreichung von d-l-Peptiden eine erhöhte Resistenz gegen Benzpyrentumoren festgestellt[2]. Bei Ratten, die mit d-l-Leucylglycin behandelt worden waren, traten Benzpyrensarkome in etwas geringerer Ausbeute auf[3]. Die Behandlung von Mäusen mit d-l-Leucylglycin, mit d-l-Leucylglycylglycin und mit d-l-Amylglycylglycin übte keinerlei Einfluß auf das Ehrlich-Carcinom aus. Intravenöse und subcutane Injektionen von d-l-Leucylglycin und d-Leucylglycylglycin hatten keinen Einfluß auf das Wachstum von Brown-Pearce-Tumoren[4]. Wahrscheinlich sind diese Peptide nicht die Substanzen, die die Resistenz gegenüber Tumoren erzeugen, obwohl die Untersuchungen in dieser Richtung noch nicht als abgeschlossen angesehen werden dürfen.

Beim Ehrlich-Carcinom schien es uns, als ob ein ähnlicher Immunisierungseffekt wie mit Tumorextrakten auch mit Extrakten aus Pneumokokken möglich wäre. Bei der Nachprüfung an Kaninchen, die mit verschiedenen Pneumokokkenstämmen immunisiert worden waren, ging der Brown-Pearce-Tumor jedoch an wie bei den nicht vorbehandelten Kontrollen, während bei den spezifisch gegenüber Tumoren immunisierten Kaninchen kein einziger Tumor anging[5]. Polysaccharidfraktionen erzeugten bei Sarkomtieren außer einer Schockwirkung wie bei normalen Tieren Hämorrhagien und Nekrosen in den Tumoren; in Gewebekulturen waren toxische Wirkungen nicht zu beobachten.

Nach Untersuchungen von GORER (1942) ließ sich im Serum von Mäusen, die gegenüber der transplantablen Leukämie immunisiert worden waren, neben schützenden Antikörpern ein Hämagglutinin nachweisen. Durch Adsorption gelang es, die wirksamen Antikörper von dem Hämagglutinin abzutrennen. ADELSBERGER (1951) konnte zeigen, daß rote Blutkörperchen eines stark tumorempfänglichen (C3H) und eines tumorresistenten (C57) Mäusestammes sich unterschieden bezüglich der Hämolyse sowie beim Agglutinationstest mit Tumorantiserum von Kaninchen. Hingegen konnten im Blut von gegen Brown-Pearce-Tumor immunisierten Kaninchen keine spezifischen Antikörper mit den

---

[1] KALISS 1952.
[2] KÖGL und ERXLEBEN 1939, WALDSCHMIDT-LEITZ, HATSCHEK und HAUSMANN 1941.
[3] HACKMANN 1951. [4] BAYERLE und PODLOUCKY 1940. [5] DOMAGK 1934, 1951.

verwendeten Methoden aufgefunden werden[1]. Im Blut von Kaninchen mit transplantablem V 2-Carcinom waren Antikörper nachweisbar, die gegen 30 min langes Erhitzen bei 65° C resistent waren[2]. Ferner ließ sich im Blut von Kaninchen mit Brown-Pearce-Tumor ein komplementbindendes Antigen nachweisen, das sich von anderen Gewebsantigenen wesentlich unterscheidet; es wird zerstört durch Erhitzen, durch Alkoholextraktion, Säure und Alkali. Membranfilter von 348 passierte es noch, wurde aber zurückgehalten von Filter 383. Wurden Tumorzellen 2 Std lang mit Antiserum zusammengebracht, war es nicht mehr möglich, mit diesen so behandelten Tumorzellen noch einen Tumor zu erzeugen[3].

Andererseits ergaben immunologische Proben auf das Papillomvirus bei aus einem Papillom entstandenen Carcinom des Baumwollschwanzkaninchens, daß bei Behandlung mit Extrakten aus dem Carcinomgewebe die Papillombildung nicht ausblieb und die Resistenz gegen das Virus nur wenig gesteigert wurde. Das Serum der Carcinomträger war nicht imstande, das Virus zu neutralisieren[4].

Nach WEILER (1952) ist in Mitochondrien und Mikrosomen von neoplastischem Lebergewebe (von Buttergelbtieren) ein Antigen nachweisbar, das in den Cytoplasmabestandteilen von normalen Leberzellen nicht vorkommt. Im Antitumorserum sind keine leberspezifischen Antikörper enthalten. Die Reaktion war aber nicht spezifisch für Tumoren, denn das Antiserum verlor durch Erschöpfung mit Nieren- oder Milzantigen seine Reaktionsfähigkeit gegen Tumorantigen völlig. GREENE (1951) nimmt an, daß das Angehen der Tumoren auf dem neuen homologen oder heterologen Mutterboden abhängig ist von dem Entwicklungszustand, der je nach dem Grade der Spezifität noch oder nicht mehr imstande ist, Antikörperbildung auszulösen.

Es sind viele Untersuchungen gemacht worden, um einen näheren Einblick in das Wesen der Immunität zu erhalten, die uns zeigen, über welche großartigen Mittel der Körper verfügt, um sich gegen eine Überimpfung von Tumoren zu schützen. Hier scheint mir einer der wesentlichen Angriffspunkte für aussichtsreiche Forschungen, die zu einer rationalen Tumorbekämpfung führen könnten, zu liegen.

VIII. Therapeutische Maßnahmen.

Jeder *Operationsreiz* wirkt auf die zurückbleibenden Tumorzellen, wenn nicht weit genug im gesunden Gewebe operiert werden kann, geradezu als Anfeuerung zu verstärktem Wachstum durch Hyperämie im Wundbett und den Regenerationsreiz. Schon Probeexcisionen wirken sich oft verhängnisvoll aus. Diese nachteiligen Wirkungen unvollkommener chirurgischer Eingriffe beim Menschen ließen sich auch experimentell beweisen. Aus vielen Arbeiten geht hervor, daß partielle Abtragung von Mäusebrustkrebsen verstärkte Metastasierungen auslöst. Selbst solche Krebse, die sonst fast nie metastasieren, wie die durch Teer erzeugten Plattenepithelkrebse der Haut, metastasieren nach Operation[5].

Daß *Röntgen- und Radiumstrahlen* nicht nur Krebs erzeugen, sondern auch heilen können, ist seit langem bekannt und auch klinisch ausgenutzt worden, da die Zerstörung stärker im Vordergrund steht als die Entstehung mutierter Zellen. Über die Einwirkung von Radium- und Röntgenstrahlen auf tierische und menschliche Tumoren liegen ausgedehnte Untersuchungen vor[6]. Es treten unter diesen Strahlenwirkungen mannigfache Degenerationserscheinungen auf.

---

[1] BESREDKA und GROS 1936. [2] FRIEDEWALD und KIDD 1943.
[3] KIDD 1947. [4] SYVERTON 1950.
[5] DRUCKREY, HAMPERL, HERKEN, RAREI 1933. [6] PRYM 1926, ENGLMANN 1932.

In das Plasma der durch Bestrahlung geschädigten Zellen wandern zuweilen Leukocyten ein und zerstören diese. In der Gewebekultur hingegen gelingt es nicht, Tumorzellen durch therapeutisch in Frage kommende Strahlendosen zu zerstören. Die bestrahlten Tumorzellen bleiben trotz höchster Strahlendosen noch lange transplantabel. Der Organismus muß bei der endgültigen Vernichtung der Tumorzellen aktiv mitwirken[1]. Nach RAJEWSKI (1952) spricht neuerdings alles dafür, daß die krebserzeugende Wirkung von Röntgenstrahlen eine direkte durch Treffer ist, nicht eine indirekte. RAJEWSKI hält jedoch nur 20% der therapeutischen Strahlenwirkung für eine direkte Wirkung auf die Krebszelle, etwa 80% der Wirkung bezieht er auf Immunitätsreaktionen, die infolge der Schädigung der bestrahlten Zelle in Gang kommen.

Für die Berechtigung einer *Ultraschall*behandlung der Tumoren haben Experimente bisher keine gefahrlosen Anwendungsmethoden aufgezeigt. Die Ultraschallbehandlung von Tumoren des Menschen ist deshalb heute noch abzulehnen[2].

Es ist nur von theoretischem Interesse, daß man selbst so hochgradig krebserzeugende Substanzen wie Benzpyren mit gewissen Aussichten auf Erfolg auch therapeutisch anwenden kann. Zur selben Gruppe der Mittel, mit denen man einerseits Krebszellen erzeugen und andererseits vernichten kann, muß man auch die *Arsen-*, *Urethan- und Lost-Derivate* rechnen. Es ist hierbei noch schwieriger als in der Strahlentherapie, auf die Dauer nur die heilsame Komponente zur Wirkung kommen zu lassen. Gegenüber dem Arsen in früheren Jahren haben Urethan und Lost-Derivate neuerdings mehr Interesse gefunden. Zuerst hat O. WARBURG[3] auf die mitosehemmende Wirkung des Urethan hingewiesen. Durch HADDOW und SEXTON (1946) wurde auf Urethan als eine das Krebswachstum im Experiment hemmende Substanz hingewiesen. Nach LUDFORDs Untersuchungen (1946) kommt die Wirkung des Urethans durch eine Hemmung der Metaphase zustande. Beim Menschen zeigt es zwar keine Wirkung bei echten Carcinomen, wohl aber bei bestimmten Leukämieformen. Man nimmt heute an, daß die Wirkung über bestimmte Aminosäuren der Leukämiezellen zustande kommt. Nach den von HACKMANN (1948) durchgeführten Versuchen gehört das Äthylurethan zu den Substanzen, mit denen man unter Einhaltung gewisser Versuchsbedingungen den Nachweis der Hemmungswirkung bei Transplantationstumoren der Maus und Ratte reproduzierbar erbringen kann. Allerdings ist die Hemmungswirkung des Äthylurethan nicht so stark, als daß sie bei massiver Impfung nicht übersehen werden könnte. Man kann aber bei Einsetzen des Äthylurethan in Versuche, in denen neue Substanzen vergleichsweise geprüft werden, heute besser als bisher feststellen, ob diese überhaupt eine interessierende Hemmungswirkung entfalten oder nicht. Weitere Einzelheiten der Wirkung des Äthylurethans auf Mäuseasciteszellen haben LANDSCHÜTZ und MÜLLER-DETHARD (1949) festzustellen versucht. Sie berichten, daß Äthylurethan bei Mäusen, intraperitoneal injiziert, zu einer Vergrößerung des Kerns der Tumorzellen und schließlich zur Verklumpung und Verklebung der Chromosomen führt. Nach Untersuchungen von LETTRÉ (1951) zeigen auch Isocyanate eine ähnliche Wirkung wie Urethan.

Die Wirkung des Senfgases und verschiedener Derivate auf Tumoren ist experimentell zuerst von GILMAN und PHILIPS (1946) beobachtet worden. Die Wirkung von Stickstofflost

$$H_3C{-}N\begin{matrix}\diagup CH_2{-}CH_2Cl\\ \diagdown CH_2{-}CH_2Cl\end{matrix}$$

[1] KARCZAG 1927, WÄTJEN 1931.
[2] GRÜTZ 1949, WOEBER 1951.
[3] WARBURG 1910, 1911, 1912, 1926.

beruht nach den Untersuchungen von DARLINGTON (1947) auf sehr starken Chromosomenveränderungen, außerdem führt es zu einer starken Hexokinasehemmung. Lost verursacht auch Mutationen, so daß seine Verwendung als Heilmittel nicht unbedenklich ist. Bessere Erfolge als von Lost und Stickstofflost versprach man sich vom Triäthylen-Melamin (TEM) oder Triäthylenamino-S-Triazine,

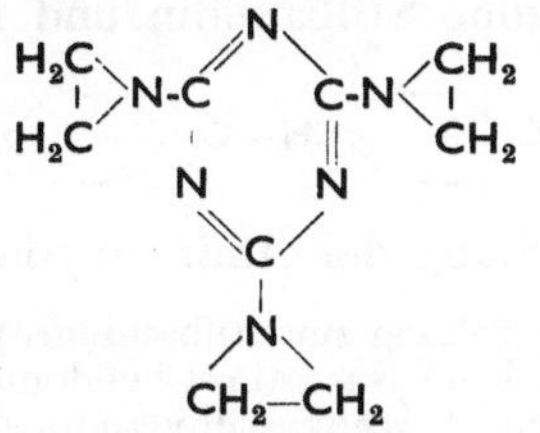

über dessen Wirkung im Experiment ROSE, HENDRY und WALPOLE (1950) berichtet haben. Nach den ersten klinischen Berichten von PATERSON und BOLAND (1947) und auch späteren von POLEMANN (1952) scheint es den bisher bekannten Lostderivaten sehr ähnlich zu sein. PRIBILLA (1952) gibt an, daß mit TEM im Gegensatz z. B. zu Folsäure-Antagonisten mehrfache Remissionen bei Leukämien zu erzielen waren. TEM kumuliert.

Nach Untersuchungen von EICHLER und STAIB (1953) ergibt die einmalige Verabreichung von 0,1 g/kg Hexamethylmelamin noch keine Wirkung auf den Ascitestumor der Maus. Hingegen gelingt es, durch 4malige Verabreichung eindeutige Effekte zu erzielen und einen Angriff am Zellkern zu erkennen:

1. in einer Beeinflussung des Ruhekerns mit Zunahme der Pyknosen, der fragmentierten Pyknosen und der Kernfragmente;

2. in einer Störung der Mitose vor allem in der Phase b_1, die pathologische Formen annimmt. Der Mitoseverlauf wird von der Norm abgedrängt, so daß bei der Phase c und d weniger Zellen gezählt werden;

3. nebenher erfolgt eine Zunahme der zwei- und mehrkernigen Zellen.

Ähnliche Verbindungen haben nach EICHLER und PLEWA (1952) Wirkungen beim Mäuse-Ascitestumor gezeigt. Ehe nicht Verbindungen von etwa der gleichen Wirksamkeit wie TEM, aber gleichzeitig einer 5—10mal besseren Verträglichkeit vorliegen, dürfen wir kaum mit befriedigenden und nennenswerten praktischen Erfolgen rechnen.

Besser wirksam als beim Mäuseascites erweist sich TEM beim Ascites des Yoshida-Sarkoms sowie auch beim i. m. verimpften Yoshida-Sarkom, wird aber von Chinonen mit Äthylenimingruppen von folgendem Typ

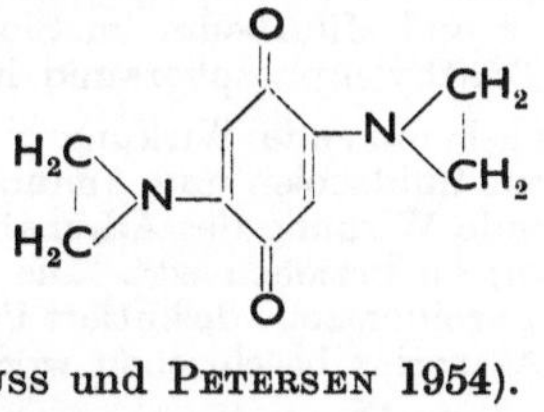

noch übertroffen (DOMAGK, GAUSS und PETERSEN 1954).

DUSTIN (1939) sowie LETTRÉ (1951) und seine Mitarbeiter haben in sehr eingehenden Untersuchungen gezeigt, wie es durch bestimmte andere chemische Stoffe wie Colchicin, Colchicinderivate u. a., die man heute gewöhnlich als Mitosegifte bezeichnet, gelingt, Teilungen von Tumorzellen in bestimmten Phasen zu arretieren und die Zellen abzutöten. Es erwies sich jedoch nicht als möglich, im Gesamtorganismus eine dazu notwendige Colchicinkonzentration aufrechtzuerhalten, da hierdurch auch die Teilungen physiologisch notwendiger Zellen im Organismus verhindert werden würden. Nach den Untersuchungen von LETTRÉ sind aber N-Methyl-, N-Äthyl- und das N-Dimethylderivat mehrfach stärker wirksam als Colchicin und vielleicht praktisch brauchbar. Colchicin wirkt nach LUDFORDs Untersuchungen durch Unterdrückung der Zellspindelbildung, nach LETTRÉ durch Störung der Spindelfunktion. Aber auch verschiedene Fermentreaktionen werden durch Colchicin beeinflußt. Über die Konstitutionsformel des Colchicins besteht noch keine vollkommene Klarheit[1].

Eine weitere Gruppe von Tumorhemmstoffen sind neben Urethan und Senfgasderivaten die Diamidine Stilbamidin und Pentamidin[2]:

$$\begin{matrix} HN \\ H_2N \end{matrix} \!\!> C - C_6H_4 - CH{-}CH - C_6H_4 - C <\!\! \begin{matrix} NH \\ NH_2 \end{matrix}$$

Pentamidin hemmt die Wirkung der Aminooxydase[3].

Unter den Alkaloiden mit Beziehung zur Stilbamingruppe, die in der Natur vorkommen, fand LETTRÉ außer Colchicin noch im Narcotin, Chelidonin, Homochelidonin und Methoxychelidonin wirksame Stoffe. Vom 4-Äthoxystilbylamin, das in seine optischen Antipoden gespalten wurde, zeigte nur die linksdrehende Verbindung Mitosegiftwirkung. Vereinzelt wird auch dem Morphin und seinen Derivaten bei Tumoren nicht nur eine schmerzstillende, sondern auch eine gewisse wachstumshemmende Wirkung zugeschrieben. DRUCKREY (1953) fand einige Phenole, aromatische Amine und Alkaloide bei befruchteten Seeigeleiern wirksamer als Colchicin.

Als einen weiteren Typ von Mitosegiften fand LETTRÉ (1951) das α-(Anicyl)-3,4,5-trimethoxyzimtsäurenitril. Auch metallorganische Verbindungen von Quecksilber, Blei, Wismut, Zinn, Arsen und Antimon zeigten Mitosegiftwirkungen. Ihre Wirkung besteht in der Inaktivierung funktionell bedeutsamer SH-Gruppen. Maleinsäureamid und Homologe sind ebenfalls als Mitosegifte beschrieben worden[4]. Nach den Untersuchungen von BAUCH ist auch Trypaflavin ein starkes Chromosomengift, das Verklebungen und Verklumpungen der Chromosomen hervorruft. An Ascitesmäuse verabreicht, setzt es die Zahl der Mitosen herab[5]. Zur Zeit des Mitoseminimums tritt nach den Untersuchungen von LETTRÉ der amitotische Teilungstyp, also Kerndurchschnürung ohne Chromosomenabscheidung, vermehrt auf. Fermentchemisch ließ sich zeigen, daß Trypaflavin sehr stark mit den ribonucleinsäurehaltigen Mitochondrien reagiert und außerdem die Polymerisation der Vorstufen der Thymonucleinsäure unterbindet; es besitzt jedoch keinen therapeutischen Effekt bei Tumoren. BURCHENAL (1949) beschrieb die Wirkung von 2,6-Diaminopurin bei Mäuseleukämie.

Zu den Substanzen, denen auf Grund experimenteller Beobachtungen eine cytostatische Wirkung auch bei Tumoren zugeschrieben wird, gehören noch p-Oxypropiophenon, 2,6-Diaminopurine bei Mäusesarkomen[6] und 8-azoguanine[7]. Mit p-Oxypropiophenon, das eine tumorhemmende Wirkung haben soll, konnten wir selbst jedoch weder eine Carcinomhemmung bei geimpften Mäusen erzielen, noch eine Beeinflussung der Phosphatasereaktion in Tumorzellen feststellen, während wir mit einer ganzen Reihe von tumorwachstumshemmenden Präparaten Verlust der Phosphoamidasen oder andere Abweichungen vom üblichen Verhalten der Tumorzellen beobachten konnten. 6-Mercaptopurine als Wachstumshemmstoff für das Mäusesarkom 180 fanden CLARKE und Mitarbeiter im Sloan Kettering Institute New York (1953). Auf Melanome wirkte Triäthylenphosphoramid hemmend (DOWNING 1953).

LEHMANN hat die zellteilungshemmende Wirkung von Benzochinon, Naphthochinon, Phenanthrenchinon, Chinoxalinen, Imidazolen und Aminoketonen gefunden[8]. Es wird auch vermutet, daß die mitosehemmende Wirkung des Adrenalin ebenfalls auf sein chinonartiges Oxydationsprodukt (Adenochrom) zu beziehen ist[9]. Die Frage des Wirkungsmechanismus von Phenanthrenchinon auf die Carcinomzelle diskutiert POWELL (1951). Neuerdings ist eine tumorhemmende Wirkung des Azaserins beschrieben worden[10].

$$N_2CH \cdot \overset{\displaystyle O}{\overset{\|}{C}} \cdot O \cdot CH_2\underset{\displaystyle NH_2}{\underset{|}{C}H} \cdot COOH$$

[1] LUDFORD 1950, LETTRÉ 1951. [2] KOPAC 1947. [3] BLASCHKO und DUTHIE 1945.
[4] FRIEDMANN, MARRIAN und SIMON-REUSS 1949. [5] BRODERSEN 1943.
[6] SUGIURA und STOCK 1949. [7] KIDDER, DEWEY, PARKS, WOODSIDE 1949.
[8] LEHMANN 1951 und LEHMANN und BRETSCHER 1952. [9] LETTRÉ 1951.
[10] STOCK und Mitarb. 1954.

Auch 9-Aminoacridin

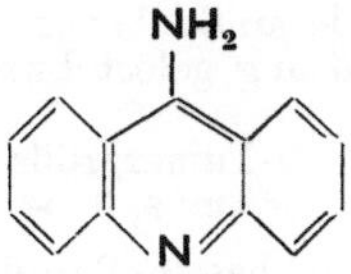

sowie 4-Aminochinolin

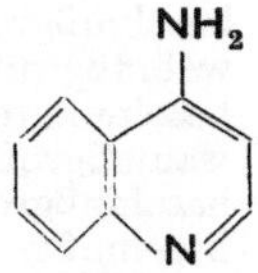

und selbst schon 4-Aminopyridin

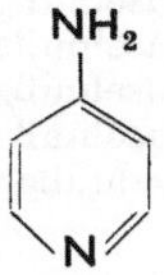

ergeben einen Hemmungseffekt für Zellteilungen, aber nicht mehr Pyridine selbst (LETTRÉ 1952).

Die beste cytostatische Wirkung gegenüber Tumorzellen sahen wir bisher bei einem Chinon mit Äthylenimingruppen folgender Konstitution und verwandten Substanzen.

Präparat I:

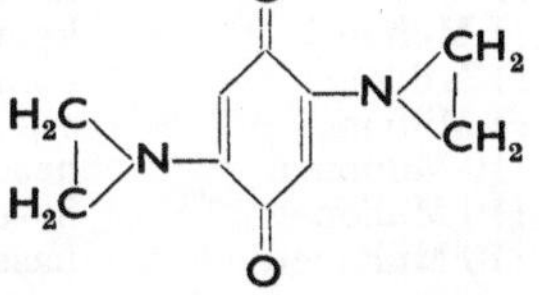

Als Beispiel geben wir ein Protokoll über einen Mäuseversuch vom 3. 3. 54 mit Ehrlich-Carcinom.

Tumorbrei bei den Kontrollen versetzt mit physiologischer NaCl-Lösung āā; bei den behandelten Tieren Tumorbrei āā mit Präparat I (DD 0328) in NaCl-Lösung in der angegebenen Verdünnung versetzt und nach 4 Std Eisschrankaufbewahrung bei 4° C i. m. verimpft.

Präparat I	Tumorgröße am 8. 3. 54
1:10000	kein Tumor
1:10000	kein Tumor
1:100000	kein Tumor
1:100000	erbsgroß
1:1 Million	erbsgroß
1:1 Million	kein Tumor
1:10 Millionen	kein Tumor
1:10 Millionen	kein Tumor

Am 17. 3. 54 ist 1 Tier verstorben, alle anderen haben aber *keine Tumoren* mehr.

	Tumorgröße am 8. 3. 54	Tumorgröße am 17. 3. 54
Kontrolle 1	haselnußgroß	walnußgroß
„ 2	haselnußgroß	verstorben
„ 3	erbsgroß	walnußgroß
„ 4	haselnußgroß	verstorben
„ 5	erbsgroß	walnußgroß
„ 6	erbsgroß	walnußgroß

Ratten werden am 18. 2. 54 i. m. mit Yoshida-Tumorbrei geimpft.

Kontrollen: Tumorbrei versetzt zu gleichen Teilen mit physiologischer NaCl-Lösung. Suspension 1 Std bei +4° C aufbewahrt, dann i. m. verimpft.

Bei den behandelten Tieren wurde an Stelle von NaCl-Lösung die unten angegebene Verdünnung des Präparates in NaCl-Lösung gelöst bzw. suspendiert verwendet.

	Tumorgröße am 4. 3. 54	Tumorgröße am 15. 3. 54
Kontrolle 1	haselnußgroß	verstorben
„ 2	haselnußgroß	walnußgroß
„ 3	walnußgroß	verstorben
„ 4	haselnußgroß	apfelgroß
„ 5	walnußgroß	gut walnußgroß
„ 6	haselnußgroß	apfelgroß
„ 7	haselnußgroß	apfelgroß
„ 8	haselnußgroß	haselnußgroß
„ 9	haselnußgroß	walnußgroß
„ 10	haselnußgroß	walnußgroß
„ 11	haselnußgroß	walnußgroß
„ 12	walnußgroß	apfelgroß

Präparat I	
1. 1:10000	kein Tumor
2. 1:10000	kein Tumor
3. 1:10000	kein Tumor
4. 1:100000	kein Tumor
5. 1:100000	kein Tumor
6. 1:100000	kein Tumor
7. 1:1 Million	kein Tumor
8. 1:1 Million	kein Tumor
9. 1:1 Million	erbsgroß
10. 1:10 Millionen	haselnußgroß
11. 1:10 Millionen	haselnußgroß
12. 1:10 Millionen	haselnußgroß

Es wurden alle Tiere, die mit dem mit Präparat versetzten Tumorbrei geimpft waren, nun noch weiterbehandelt, um auch noch die angegangenen Tumoren eventuell zu beeinflussen.

Ab 4. 3. 54 erhielten die tumorpositiven Tiere 0,01% 1,0 cm^3. Bei 2 Tieren erfolgte bis zum 15. 3. 54 völlige Rückbildung, bei 2 Tieren Rückbildung bis Erbsengröße.

Selbst walnußgroße Yoshida-Tumoren konnten durch Behandlung mit dieser Verbindung sowie Alkoxyderivaten noch zur Rückbildung gebracht werden[1].

Eine gewisse Hemmungswirkung auf Tumoren, die über die Nucleinsäure des Zellkerns zustande kommt, wird der Folinsäure und dem Xanthopterin zugeschrieben. Das 4-Aminopterin soll den Mitoseindex auf etwa $^1/_3$ vermindern. Die tumorhemmende Wirkung dieser Stoffe ist experimentell von LEUCHTENBERGER und seinen Mitarbeitern (1944, 1947) festgestellt worden. Eine Wirkung von Teropterin (Teroyl-γ-glutamyl-glutaminsäure) sahen sie beim Mäusesarkom. SUGIURA und STOCK (1949) berichteten über die Wirkung der Folinsäure und Folinsäureantagonisten auf experimentelle Carcinome und Sarkome. Aminopterin ist

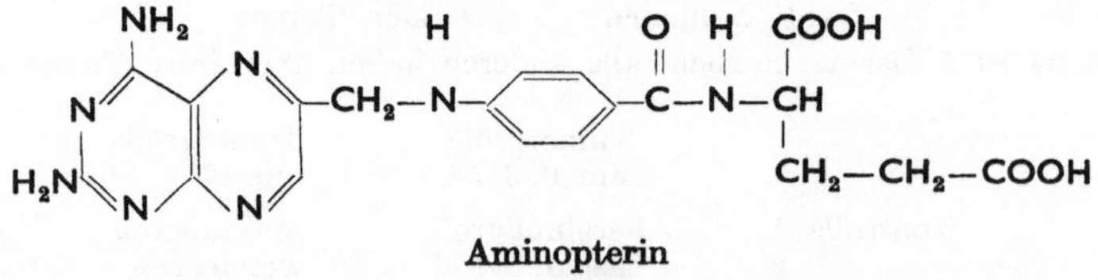

NH_2 ... N ... $-CH_2-N(H)-C_6H_4-C(=O)-N(H)-CH(COOH)-CH_2-CH_2-COOH$; H_2N, N, N, N

Aminopterin

der Folsäure nahe verwandt, soll aber den Wachstumseffekt, den Folsäure auf manche Bakterien ausübt, aufheben und bei verschiedenen Tiertumoren eine wachstumshemmende Wirkung zeigen[2]. HEILMEYER (1951) rechnet die Folsäureantagonisten wie Aminopterin zu einer besonderen Gruppe von Cytostatica, zu den Antiwuchsstoffen, während er Urethane, Senfgasderivate und Stilbene zu den Mitosegiften zählt, und zwar zu den Ruhekerngiften.

[1] DOMAGK, PETERSEN, GAUSS 1954.
[2] ALBRECHT und BOLL 1951.

L. HEILMEYER, der im Anschluß an den Begriff der Bakteriostase den Begriff Cytostase schuf, verstand unter Cytotoxinen solche Substanzen, die das Wachstum der Tumorzellen im Körper bremsen, ohne den Gesamtorganismus wesentlich zu schädigen. 1953 gab HEILMEYER die folgende Übersicht:

I. Teilungsgifte:

a) mit Hemmung des Mitoseablaufs, z. B. Colchicin mit Hemmung der Metaphase.

b) Ruhekerngifte: Arsenverbindungen, Urethan, Senfgas, TEM, Stilbamidin-Pentamidin, Stilbene, Myleran, Actinomycin.

II. Antiwuchsstoffe: Folsäureantagonisten: Aminopterin.

III. Hormone.

IV. Radioaktive Stoffe wie P^{32}, I^{131}, As^{76}.

V. Unspezifische Reizstoffe: Organextrakte, Plenosol, pyrogene Substanzen, Schlangengift, Isaminblau.

Diese Übersicht gibt den heutigen Stand treffend wieder, obwohl sich theoretisch Einwände machen lassen, denn nach MARQUARDT[1] hängt es sehr von der Dosis ab, ob man Colchicin als Spindelgift oder Ruhekerngift bezeichnet. Zu den Mitosegiften gehört auch das Podophyllotoxin, ein Lacton aus Harz. Die Behandlung mit allen bisher bekannten Substanzen der Gruppe I ist nicht ungefährlich, da man sie allgemeiner auch als Wuchs- oder Proliferationsgifte überhaupt bezeichnen könnte und sie alle wachsenden Zellen schädigen, besonders das Knochenmark, Hoden und alle sonst proliferierenden Gewebe, soweit sie DNS produzieren. So kann TEM auch Nagelschäden verursachen. Bei ruhenden Geweben kann man nach HEILMEYER sogar stark überdosieren, ohne Schäden befürchten zu müssen, die Leber wurde beispielsweise nicht geschädigt. Der Leukocytensturz nach ihrer Anwendung ist bisweilen so schwer, daß der Patient eher stirbt als daß der Tumor verschwindet. Der verhängnisvolle Leukocytensturz kann zuweilen erst bis zu 3 Wochen nach Aussetzen der Therapie eintreten, weshalb bei Behandlung mit diesen Mitteln nur die Klinik in Frage kommt, in der alle Gegenmaßnahmen rechtzeitig eingeleitet werden können. Bisher hat sich herausgestellt, daß TEM trotz dieser Gefahren die besten Wirkungen bei chronischen myeloischen und lymphatischen Leukämien hat und zwar bei Gesamtdosen von 200—300 mg in einer Kur. Urethan wirkt am besten bei Lymphogranulomatose, bei chronisch myeloischen Leukämien, besser als bei chronischen lymphatischen Leukämien. Bei akuten myeloischen Leukämien hat es keine Wirkung. Lymphosarkome reagieren in etwa 50% der Fälle. Bei TEM sowie auch zuweilen schon bei Urethan können die Harnsäurewerte, die auf starken Zerfall der Tumorzellen hindeuten, so hohe Werte annehmen, daß Urämiegefahr auftritt. Stilbene haben eine gewisse Bedeutung zur Behandlung von Myelomen und Plasmocytomen, Myleran bei chronischen myeloischen Leukämien. Nachdem sich, von den Stickstofflosten ausgehend, die folgende Verbindung[2]

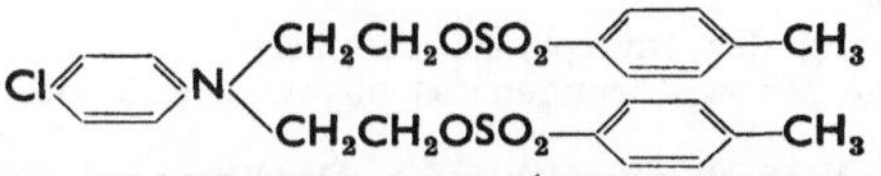

$$Cl-C_6H_4-N\begin{cases}CH_2CH_2OSO_2-C_6H_4-CH_3\\CH_2CH_2OSO_2-C_6H_4-CH_3\end{cases}$$

als wirksam (bei M. HODGKIN, chronischer lymphatischer Leukämie, Polycythaemia vera) und dabei relativ wenig toxisch für das Knochenmark gezeigt hatten, sollen die weitergehenden Versuche bei aliphatischen Sulfonsäureestern $CH_3SO_2O(CH_2)OSO_2CH_3$, worin $n = 2$—10 beträgt, einen besonders günstigen Grad von Hemmung des Tumorwachstums und der Hämopoese ergeben haben, d. h. intensive Hemmung des Walker-Rattencarcinoms 256 sowie depressive Wirkung auf die Myeloidreihe bei der Ratte in viel niedrigeren Dosen als bei den übrigen Verbindungen, wenn $n = 4$ war, d. h. bei der Verbindung 1,4-Dimethansulfonoxy-butan, $CH_3SO_2OCH_2CH_2CH_2CH_2OSO_2CH_3$, „GT 41" oder „Myleran". Eine beachtliche tumorhemmende Wirkung wird auch der folgenden Verbindung zugeschrieben[3]:

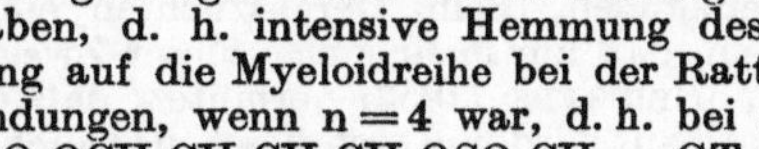

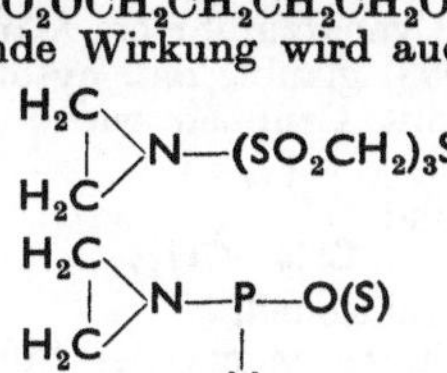

$$(H_2C)_2N-(SO_2CH_2)_3SO_2N(CH_2)_2$$

$$(H_2C)_2N-P(N(CH_2)_2)-O(S)$$

Butozolidin, ursprünglich Lösungsmittel für Pyramidon im Irgapyrin, soll totale Hemmungswirkung auf Fibroblastenkulturen ausüben und soll als Hilfsmittel zur Behandlung von

[1] MARQUARDT 1953. [2] HADDOW und TIMMIS 1951, 1953.
[3] HENDRY und WALPOLE 1953.

Tumorerkrankungen des lymphatischen Systems geeignet sein. Mit allen Substanzen der Gruppe I hat man bisher zwar noch keinen einzigen Tumor ausgeheilt, den Patienten aber doch vorübergehend — manchmal für längere Zeit — erhebliche Erleichterung und Besserung verschafft.

Die Folsäureantagonisten der Gruppe II haben als einzige Indikation akute Leukämien, bei denen die Leukocyten stark vermehrt Folsäure enthalten. Zur Gruppe II kommen heute noch die Antagonisten gegen natürliche Purine, z. B. Mercaptopurin, Azoguanin und Triazolopyrimidin. Von den radioaktiven Stoffen hat das Jod J^{131} bereits praktische Bedeutung zur Behandlung von Schilddrüsentumoren erlangt, P^{32} bei Polycythämien.

6-Mercaptopurin:

SH
C
N C—N
CH
HC C—N
N H

ist verwandt mit den physiologischen Bestandteilen Adenin und Hypoxanthin der Nucleinsäuren und hat in Dosen von 2,5 mg/kg Wirkung bei myeloischen Leukämien gezeigt.

Eine Antimalaria- und eine gewisse Antitumorwirkung von Dihydrotriazinen sahen FARBER und Mitarbeiter (1953). Ferner wurde als tumorwachstumshemmend beschrieben 1,4-Dimethansulfonoxybutan (GELLHORN 1953) und 1,5-Diaminobiuret (JOHNSON 1953). 8-Azoguanine zeigte nach Untersuchungen von FLINT und MURRAY in Gewebskulturen eine Wirkung gegen Brown-Pearce-Tumorzellen. Die Wirkung wurde auf Diaminaseaktivität bezogen.

p-Oxypropiophenonbehandlung verhindert sowohl bei oraler wie lokaler Anwendung die Melaninbildung, es soll nach GRUPPER und PLAS[1] in die erste Phase der Melanogenese eingreifen.

Eine Röntgenstrahlen sensibilisierende Substanz, um höhere Wachstumshemmungseffekte zu erzielen, haben MITCHELL und SIMON-REUSS in Gewebskulturen gefunden.

Wie viele chemische Verbindungen bei den verschiedenen Tumorarten experimentell mit negativem Ergebnis getestet worden sind, ist in dankenswerter Weise von CHESTER STOCK in Cancer Research, Supplement Nr. 1, 1953 zusammengestellt. Sicherlich fehlen aber in dieser Sammlung noch Tausende von weiteren Substanzen. Eine solche Sammlung könnte von fraglichem Wert erscheinen, aber Anfängern auf diesem Gebiet der experimentellen Krebsforschung dürfte dadurch viel unnötige Arbeit erspart werden.

Nach MARQUARDT (1953) bestehen folgende Möglichkeiten der Tumorzellschädigung:

Typ I. Massenkoagulation.

Typ II. Nekrobiose.

Typ III. Blockierung der Interphase, Prophase.

Typ IV. Spezifische Mitosestörungen: a) physiologische Störungen; b) Spindelstörung; c) Ruhekernstörung.

Typ V. Bleibende Veränderungen an den Duplikanten.

Keine der uns bis heute bekannten tumorhemmenden Substanzen wirkt bisher bei allen experimentellen Tumoren, deshalb muß man immer mehrere Tumorstämme mit jeder Substanz testen, z. B. das Ehrlich-Carcinom, Walker-Tumoren und Sarkom 180. Das Aminopterin wirkt nur bei Mäuseleukämien. Beim Herauszüchten einzelner Mäusestämme mit Leukämien zeigte sich außerdem, daß nur mehr einige dieser Zweiglinien resistent gegen die Behandlung geworden waren. BEICKERT (1953) vermutet, daß das Urethan nicht direkt wirkt, sondern über Cyanat abgebaut wird und erst dieses, das auch bei Patienten mit Niereninsuffizienz vermehrt gefunden wird, wirkt. Cyanatzufuhr bei Mäusen führt zu Zwergwuchs und hemmt gewisse Tumoren. HENDRY (1953) glaubt, daß cytotoxische und nicht krebserzeugende Substanzen bifunktionell sind mit Gruppen wie

CH_2—CH_2 (O) und (N) CH_2—CH_2,

die krebserzeugenden hingegen meist monofunktionell.

Wir kennen noch eine ganze Reihe weiterer chemischer Substanzen, die außer einer bakteriostatischen Wirkung gegenüber Bakterien — wie gewisse Sulfonamide, Phenolderivate und Nitroverbindungen sowie auch einige tuberkulostatisch wirksame Stoffe —, auch das Wachstum von Transplantationstumoren im Experiment beeinflussen. Die Anwendung weiterer Chemotherapeutica und Antibiotica auf Tumoren ist jedoch noch wenig systematisch untersucht. Auch durch Verabreichung von Aureomycin ist nach eigenen Untersuchungen eine mäßige Hemmung auf das Wachstum von Ehrlich-Carcinomen zu

[1] GRUPPER und PLAS 1951.

beobachten. HUTH (1952) sah nach Verabreichung von Penicillin an Ascitestumormäuse ein vermehrtes Auftreten von Riesenzellen mit 2, 4, 8 und sogar noch mehr Kernen und Verlust der Basophilie des Protoplasmas. SCHMIDT, KOCH, BREHMER, SMEND, ENDERLEIN (1929) u. a. haben auch Bakterien und Parasiten, Pilzen und Stoffwechselprodukten eine gewisse tumorhemmende Wirkung zugeschrieben, ferner Bakterienkulturfiltraten und Vaccinen, die zum Teil den Erfolgen anderer Methoden nicht wesentlich nachstanden. Im Tierexperiment haben wir selbst zum Teil einwandfreie Rückbildungen von Tumoren bei Paratyphus- und Gärtner-Infektionen, bei Sarkosporidien und Pilzinfektionen sowie mit Kulturfiltraten von Bakterien und Pilzen beobachtet, die aber leider nicht immer reproduzierbar waren. Solange das aber nicht der Fall ist, können wir noch keine praktischen Folgerungen für die Anwendung beim erkrankten Menschen daraus ziehen. Auch Bakterientoxine zeigten gewisse Erfolge[1]. Die hemmende Wirkung von West Nile und Ilheus Virus auf Mäuseleukämie soll auf Zerstörung bzw. Verhinderung der Vermehrung der Leukämiezellen beruhen, in die das Virus einwandert[2].

Die verschiedenartigen chemischen Substanzen, die sog. Mitosegifte, Antibiotica und Organextrakte, führen zwar alle unter bestimmten Umständen zu einer gewissen Hemmung des Tumorwachstums, zeigen aber sehr verschiedene Angriffspunkte an der Zelle: manche am Kern, andere am Protoplasma, wieder andere speziell an den Mitochondrien, oder man beobachtet eine Beeinflussung bestimmter Fermentreaktionen, z. B. das Ausbleiben der Phosphoamidasereaktion. Es fehlen aber zur Zeit noch genügend systematische Untersuchungen und gültige Deutungen des Wertes dieser Erscheinungen. Eine Hemmung der Nucleinsäuresynthese ist nach Behandlung mit Senfgas, Urethan, Colchicin, 2,6-Diaminopurin, 8-Azoguanin, Kaliumarsenit und Cortison beobachtet worden[3].

Wichtiger und entwicklungsfähiger als die zum Teil sehr toxischen Mitosegifte ist vielleicht eine Therapie mit mehr physiologischen Substanzen wie Adrenalin und Oxydationsprodukten desselben, ferner mit Cholin,

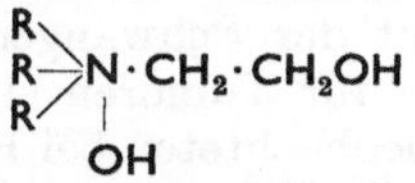

$$R_3N(OH)\cdot CH_2\cdot CH_2OH$$

von dem LETTRÉ und LANDSCHÜTZ (1949) eine starke Beeinflussung des Mitoseablaufs bei Mäuseascitestumoren feststellten. Auch einige sehr einfache organische Säuren wie Bernsteinsäure[4], sowie Asparaginsäure, Brenztraubensäure, Malonsäurederivate, Alanin und andere Stoffe können schon einen gewissen hemmenden Einfluß auf Tumoren zeigen. Eine mäßige Hemmungswirkung wurde dem Heptaldehyd und anderen Aldehyden und Ketonen zugeschrieben. Lactone, die eine wachstumshemmende Wirkung entfalten, liegen in den Blastokolinen vor, Hemmstoffen aus Früchten, ferner im Patulin aus Penicillium patulum[5]. LETTRÉ vermutet, daß die deutliche Wirkung dieser Substanz im Mäuseascitestumorversuch ebenso wie die Wirkung von anderen Blastokolinen aus Pflanzen und Früchten sowie die des Cumarins auf die Lactongruppe zu beziehen ist.

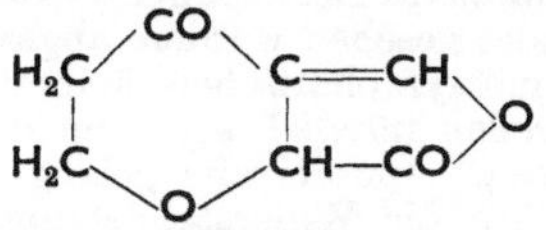

[Strukturformel: H₂C–CO–C=CH–O–CO–CH–O–CH₂ (Ring)]

Patulin

Das zur Zeit am besten wirksame Antibioticum gegenüber experimentellen Tumoren ist das Actinomycin C, das sich auch praktisch bei der Lymphogranulomatose des Menschen zu bewähren scheint[6].

---

[1] BUSCH 1868, COLEY 1947, LILIENTHAL 1944. [2] SOUTHAM und Mitarb. 1951.
[3] SKIPPER und Mitarb. 1951. [4] OPITZ und VORLÄNDER 1923.
[5] RAISTRICK 1936, 1943, VOLLMAR, H. 1947.
[6] HACKMANN 1952, SCHULTE 1952, BROCKMANN 1954, FRIEDERICI 1955.

Vielleicht gelingt es, über erweiterte Kenntnisse in dieser Richtung zu den in enorm kleinen Dosen hochwirksamen Substanzen vorzustoßen, die bei natürlich resistenten oder künstlich resistent gemachten Tieren vorhanden sein müssen. Für die Auswahl von Substanzen, welche Geschwulstwachstum hemmen sollen, ist zu berücksichtigen, daß der Zeitfaktor des Mitoseablaufes für verschiedenste Gewebe nahezu gleich ist und Änderungen in der Zellproliferation die Folge von Änderungen der Dauer des Ruhezustandes darstellen, was bei Anwendung chemotherapeutischer Maßnahmen zu beachten ist[1].

Leuchtenberger (1944) u. a. haben erst neuerdings wieder über experimentelle Heilungen von Tumoren mit Milzextrakten sowie Gerstenextrakten berichtet. Auch Pflanzenextrakte wie das aus Misteln hergestellte Plenosol haben Verwendung gefunden. Zweifellos können nach unseren Versuchen Milzextrakte, Embryonalextrakte, besonders aber Leberextrakte eine tumorhemmende Wirkung haben, sie haben sie aber nicht immer. Mit größerer Regelmäßigkeit als mit gewöhnlichen Leberextrakten sahen wir Wirkungen mit Extrakten aus Lebern und anderen Organen immunisierter Brown-Pearce-Kaninchen. Nach Scott erhöht Vitamin K die Widerstandsfähigkeit von Ratten gegenüber dem Jensen-Sarkom. Auch Vitamin H′ soll einen gewissen wachstumshemmenden Einfluß haben.

Lacassagne (1933) hat im Mäuseexperiment die grundlegend wichtige Beobachtung gemacht, daß Kastration die Entwicklung von Brustdrüsenkrebsen hemmt, große Dosen von weiblichen Sexualhormonen sie begünstigen, ja sogar bei Männchen zur Entwicklung von Brustdrüsenkrebsen Anlaß geben können. Dasselbe Prinzip wie im Experiment hat in der Hormonbehandlung bestimmter menschlicher Tumoren zum Erfolg geführt und zwar die sog. paradoxe Hormonbehandlung. Zondek sowie H. v. Euler (1942) haben einen Einfluß von Stoffen, die sich im Gravidenharn finden, auf das Wachstum von Transplantationstumoren gefunden. Sie gingen von der Beobachtung aus, daß Tumoren besonders während der letzten Monate der Schwangerschaft auch beim Menschen oft zum Stillstand kommen und erst nach Ablauf der Schwangerschaft wieder stärker wachsen. Auch andere Hemmsubstanzen für Tumoren sind im Urin festgestellt worden. v. Baroni und Camsia (1933) beobachteten bei Ratten, die mit Jensen-Sarkomen geimpft worden waren, ebenfalls Verzögerungen des Wachstums während der Gravidität, aber Weiterwachsen nach der Geburt. Placenten oder embryonales Gewebe, unter die Haut implantiert, verzögerten das Angehen von 2—3 Wochen später erfolgenden Tumortransplantationen. Der Einfluß der Hypophyse auf Tumoren wurde von Evans (1950 ff.) eingehend geprüft. Pitressin hatte keinen Einfluß auf das Wachstum von Benzpyrentumoren.

Schrimpf (1953) stellte fest, daß linsen- bis erbsengroße Walker-Carcinome nichtschwangerer Ratten durch Hypophysektomie im Wachstum gehemmt wurden, jedoch nicht mehr bereits walnußgroße Tumoren. Das rapide Tumorwachstum nach dem Wurf konnte durch Hypophysektomie überhaupt nicht gehemmt werden. Cortison soll eine gewisse cytostatische Wirkung auf Lymphocyten haben. Schober (1953) hat bei Benzpyrentieren mit Cortison einen gewissen Hemmungseffekt auf die Ausbildung von Neoplasmen beschrieben. Von Nebennierenhormonen einschließlich Cortison ist jedoch in der Behandlung von Tumoren nichts Überzeugendes gesehen worden, abgesehen von der Wirkung des ACTH bei kindlichen Thymustumoren und lymphatischen, keinesfalls aber myeloischen Leukämien. In der Klinik soll Cortison bisweilen nützlich sein, um die toxischen Nebenwirkungen wie Erbrechen bei TEM herabzusetzen. Andererseits gelang es H. W. Toolan[2], bei cortisonbehandelten Ratten und Hamstern die Widerstandsfähigkeit so stark herabzusetzen, daß menschliche Tumoren heterolog mit Erfolg transplantiert werden konnten. Thyroxin hemmt das Tumorwachstum; mit Methylthiourazil lassen sich jedoch Tumoren erzeugen, die man sogar transplantieren kann, aber nur auf schilddrüsenlose Tiere oder solche, die auch Thiourazil bekommen.

Zu den einfachsten Maßnahmen, die im Experiment einen Einfluß auf Tumoren und ihren Stoffwechsel haben, gehört auch die Temperaturerhöhung[3]. Heilungen

[1] Widner und Mitarb. 1951. [2] Toolan 1953.
[3] Murphy 1926, Wilheim und Stern 1936, Lettré 1951, Vollmar und Lampert 1941.

von Rattentumoren durch fiebererzeugende Substanzen (Tetrahydro-β-naphthylamin) sind ebenfalls beschrieben[1].

Es gibt fast ebensoviel krebshemmende Substanzen wie krebserzeugende, aber leider noch keine mit befriedigender Wirkung. Das kann auch gar nicht erwartet werden, denn einen Zellstoffwechsel in Unordnung und zur Entartung zu bringen, dürfte immer das leichtere sein, ebenso wie es einfacher ist, Menschenleben zu vernichten, anstatt zu erhalten und von Krankheiten zu retten. Was uns die experimentelle Krebsforschung in bezug auf neue therapeutische Möglichkeiten lehrt, ist dennoch nicht wenig. Außerdem wird die weitere Forschung noch viele andere Schädigungen, die zu Krebs führen, feststellen und ausschalten. Die Reihe der krebserzeugenden Substanzen wird sich in den nächsten Jahren der Forschung voraussichtlich noch gewaltig erweitern, vor allem, wenn die Forschung auch auf die Nahrungsmittel, Fette, Fettersatz, Kaffee, Kaffeeersatz, Tabak usw. ausgedehnt wird, da eventuell darin enthaltenen cancerogenen Substanzen durch den laufenden Genuß über ein Leben lang größere Bedeutung zukommen dürfte, als allgemein angenommen wird.

Wir wissen heute, daß eine Tumorzelle eine entdifferenzierte Zelle ist. Wir haben nachgewiesen, daß die Zelle bei Einwirkung cancerogener Substanzen und Strahlen einen Teil ihrer strukturellen Protoplasmaelemente einbüßt, z. B. die Mitochondrien, die Träger der Oxydationsfermente sind. Geht diese Schädigung über ein gewisses Maß hinaus, muß die Zelle sich durch unvollständige Oxydationen und Gärungsvorgänge erhalten und bei hochgradiger, aber nicht tödlicher Schädigung gibt sie diese Eigenschaft an die Tochterzelle weiter. Bei einem Teil der Zellen ist eine Erholung möglich; hier liegen meines Erachtens die neuen Möglichkeiten einer zusätzlichen Therapie. 1947 erklärte WARBURG: „Da es keinen Tumor gibt, der nicht gärt, so ist es wahrscheinlich, daß man das Wachstum der Tumoren hemmen könnte, wenn man die Gärung der Tumoren im Körper hemmen könnte.“ Offenbar wäre die Tumorzelle, ihres Gärungsvermögens beraubt, keine Tumorzelle mehr. Von HADDOW[2] stammt der Ausspruch, daß die ideale Chemotherapie der Krebszelle darin bestehe, der Krebszelle so viel Energie zuzuführen, daß sie wieder den Schritt rückwärts zur normalen Zelle findet. Theoretisch gibt es dazu mehrere Möglichkeiten: die Glykolyse zu unterdrücken oder die Atmung zu steigern. Der 1. Weg scheint einfacher, aber Glykolysegifte wie Brom- und Jodessigsäure brachten den gewünschten Erfolg bisher nicht. Versuche, mit nicht biologischen Substanzen die Glykolyse herabzusetzen, führten nicht zu einem Erfolg. HECHT und EICHHOLTZ u. a.[3] haben eine Reihe von Substanzen geprüft, die die Glykolyse der Tumorzellen herabsetzen, wie z. B. brenzkatechindisulfosaures Natrium, Glykokoll und Alanin, mit denen das Tumorwachstum am lebenden Tier aber nicht beeinflußt wurde. Die erste in dieser Richtung auch am lebenden Tier wirksame Substanz war das 2,5-Bisäthyleniminobenzochinon-1,4, das die Gärung von Hefen sowie Tumorzellen hemmt (JÜHLING, L. 1954). Vielleicht gibt es entsprechende physiologische Stoffe, die die Zellatmung steigern und andererseits solche, die die unvollkommene Oxydation und Gärung unterdrücken. Einige Carbon- bzw. Dicarbonsäuren aus dem Citronensäurecyclus üben bei verstärkter Zufuhr von Sauerstoff auf diesen Prozeß einen geringen hemmenden Einfluß auf das Tumorwachstum aus (z. B. Bernsteinsäure, OPITZ und JUNG 1925), ferner Brenztraubensäure, besonders aber Malonsäure und ihre Ester sowie bestimmte Chinone. Verabreicht man Brenztraubensäure subcutan bzw. per os gleichzeitig mit verstärkter Sauerstoffzufuhr in der Atmungsluft bei Tieren,

---

[1] HARTMANN 1947. [2] HADDOW 1938. [3] MENDEL 1937.

die Tumoren haben, so erliegt ein großer Teil der Tumortiere, während die Tiere, die ganz entsprechende Mengen Brenztraubensäure allein ohne verstärkte Sauerstoffzufuhr erhalten, überleben. Pyocyanin steigert die Gewebsatmung und führt zu einer Verminderung der Mitosen in Tumoren. Chlorophyllabkömmlinge, in denen Mg durch Fe ersetzt ist, sollen ebenfalls atmungssteigernd wirken. — Auf jeden Fall sollten wir alles tun, um dem Körper jede vermeidbare Schädigung fernzuhalten, die der normalen Zellatmung entgegenwirkt. A. FISCHER und BUCH-ANDERSEN sowie O. WARBURG[1] gelang es zu zeigen, daß in der Gewebekultur Tumorzellen durch erhöhten Sauerstoffdruck in kürzerer Zeit abgetötet werden als Bindegewebszellen und daß durch passende Sauerstoffbehandlung Mischkulturen von Fibroblasten und Sarkomgewebe in reine Bindegewebskulturen verwandelt werden. Auch in vivo ließen sich Mäusecarcinome durch Allgemeinbehandlung der Tiere in einer Sauerstoffatmosphäre unter erhöhtem Druck zur Heilung bringen[1]. Nach unseren Erfahrungen gelingt dasselbe nicht. Geringe Atmung erzielt man, wenn man gleichzeitig frisches Blut von Immuntieren injiziert; auch mit normalem Blut war die Hemmung bisweilen schon deutlich. Die verstärkte Zufuhr von Gemischen von Sauerstoff und CO_2 genügt nicht, um einmal vorhandene Schäden zu beseitigen[2]. Wichtiger aber als die verstärkte Zufuhr von Sauerstoff von außen scheint das Intaktsein der Oxydationsfunktionen innerhalb der Zelle zu sein. Die am stärksten carcinogenen Substanzen, wie Benzpyren und Methylcholanthren, üben eine ausgesprochene Einwirkung auf die Autooxydation von Carotinen und anderen autooxydablen Systemen aus[3]. Es ist auch eine experimentell gesicherte Tatsache, daß Oxydation bzw. Einführung saurer Gruppen die cancerogene Wirkung chemischer Substanzen aufhebt. Ob es jemals gelingen wird, die gestörte Zellfunktion, vor allem die gestörte Zellatmung, durch Zuführung chemischer Substanzen zu korrigieren, muß fraglich erscheinen. Eher vorstellbar erscheint dies vielleicht mit physiologisch im Körper selbst vorkommenden Substanzen wie gewissen Hämoglobinabkömmlingen und anderen Organ- und Zellbestandteilen, die bisher synthetisch noch unzugänglich sind. Auf welche Faktoren der günstige Einfluß des Aufenthaltes an der See auf das Krebswachstum — ich habe mich selbst mehrfach von einer wenigstens vorübergehenden Verkleinerung maligner Geschwülste bei experimentellen Tumoren und sogar dem Verschwinden von Hautmetastasen beim Menschen überzeugen können —, zurückzuführen ist, ob auf direkte stoffwechselfördernde Einflüsse der Seeluft oder den erhöhten Sauerstoff bzw. Jodgehalt der versprühten Seeluft oder anders wirkende klimatische Faktoren oder indirekte Einflüsse über andere Zellen im Körper, sollte eingehend untersucht werden. Daß außerdem die Ernährung eine entscheidende Rolle für das Wachstum der Tumoren spielt, gilt nicht nur für menschliche Tumoren, sondern hat sich auch experimentell zeigen lassen[4]. Ich erinnere nur daran, daß bestimmte Tumoren sich durch Azofarbstoffe nur bei einer bestimmten Diät erzeugen ließen und daß Rattentumoren bei übervitaminisierten Mäusen zum Angehen gebracht werden konnten, was bei normal ernährten nicht möglich ist[5]. Genügend systematische experimentelle Untersuchungen fehlen aber hierüber noch ganz.

Die grundsätzlichen Feststellungen, daß Tumoren durch die verschiedenartigsten chemischen Substanzen erzeugt werden können und daß erst gleichartige Veränderungen, die auf die Schädigungen hin in den Zellen vor sich gehen, zur Geschwulstbildung führen und die Geschwülste in ihrem Wachstum wiederum

[1] FISCHER, BUCH-ANDERSEN, DEMUTH und LASER 1926, WARBURG 1953.
[2] FISCHER-WASELS 1929. [3] LISLE. [4] DAELS 1951, TANNENBAUM 1947, OPIE 1947.
[5] EDLBACHER 1933.

durch viele verschiedenartige Einflüsse gehemmt werden können, machen das Krebsproblem zu einem allgemeinen Problem der Zelle überhaupt, so daß wir erst dann zu einer aussichtsreichen Krebstherapie kommen werden, wenn wir die Zellveränderungen und den Stoffwechsel der Tumorzelle in ihren wesentlichen Zügen nicht nur erkannt, sondern auch beherrschen gelernt haben. Neben den allgemeinen Regeln, die sich auf ein zweckmäßiges Verhalten zur Vermeidung des Krebses beim Menschen und operative Maßnahmen erstrecken (K. H. BAUER 1949), bleibt es das unverrückbare Ziel der experimentellen Krebsforschung, spezifische Mittel zu finden, mit denen es 1. gelingt, die Krebszelle in einen ungefährlichen Latenzzustand zu versetzen, und zwar möglichst mit den physiologischen Mitteln, die der Körper selbst anwendet, 2. die Abwehr gegen die Ausbreitung und Verschleppung von Tumorzellen so zu fördern, daß die Geschwulstzellen am Anwachsen gehindert werden. Daß es Spontanheilungen selbst bei sehr virulenten tierischen Tumoren gibt und daß solche auch vereinzelt beim Menschen vorkommen, daran kann kein Zweifel mehr bestehen[1]. Diese vorläufigen Ausnahmen zur Regel werden zu lassen, dürfte die vordringlichste Aufgabe der experimentellen Geschwulstforschung der Zukunft sein.

Nachtrag.

Seit dem Abschluß des Manuskriptes ist eine große Anzahl wichtiger neuer Arbeiten auf dem Gebiet der experimentellen Krebsforschung erschienen: auf diese soll in diesem Nachtrag kurz eingegangen werden. Die Literaturnachweise finden sich im Literaturverzeichnis des Hauptteiles alphabetisch eingeordnet.

Über die *experimentellen Tumoren* berichtet BOYLAND 1952 zusammenfassend mit Hinweisen auf die derzeitige Vorstellung über den Wirkungsmechanismus der einzelnen Typen von Carcinogenen. Weitere zusammenfassende Darstellungen über Probleme der Carcinogenese lieferten FURTH (1953), BERENBLUM sowie FOULDS und RUSCH (1954) in „Cancer Research", DRUCKREY (1954) in „Oncologie". OPPENHEIMER (1955) berichtete über seine neuesten Ergebnisse bei weiteren Untersuchungen über die cancerogene Wirkung von Polymeren. NOTHDURFT (1955) konnte zeigen, daß nicht nur Folien aus Kunststoff, sondern auch Elfenbein, Gold, Silber intraperitoneal oder subcutan Versuchstieren (Ratten, Mäusen) implantiert, Sarkome erzeugen. Mai 1955 stellte er in einem Vortrag in Stuttgart die Hypothese auf, daß eine flächenhafte Minderdurchblutung in diesen Fällen als kausaler Faktor der Neoplasien wie auch für die Krebsentstehung beim Menschen anzunehmen ist. Es soll jedoch darauf hingewiesen werden, daß unseres Wissens bisher durch Folien immer nur Sarkome erzeugt werden konnten. Für die Prophylaxe der Neoplasien des Menschen ist es wichtig, quantitativ nachzuweisen, welche der implantierten Substanzen stark und welche weniger stark krebserzeugend wirken; da erfahrungsgemäß jeder chronische Reiz zu neoplastischem Wachstum führen kann. BUU-HOI sowie NAGATA (1955) versuchten eine physikalisch-chemische Deutung der Wirkungsweise krebserzeugender aromatischer Verbindungen zu geben.

Neue Untersuchungsberichte finden sich auch auf dem Gebiet der *Cocarcinogenese*. Unter anderem berichten ROE und SALAMAN (1955) über Initiatorwirkung von TEM, 1,2-Benzanthrazen und β-Propiolacton bei der Entstehung von Hauttumoren bei der Maus, GRAFFI und Mitarbeiter über die geschwulstauslösende Wirkung gewisser chemischer Stoffe in der Kombination mit Crotonöl. Zur größten Vorsicht in der Anwendung radioaktiver Stoffe beim Menschen mahnen nicht nur Sarkomerzeugungen, die nach Petheostor jetzt in größerem Umfang

[1] HUTH 1952.

beim Menschen beobachtet werden, sondern auch neuere experimentelle Untersuchungen über die Erzeugung von Rattensarkomen durch P^{32} und hochgradige Tumorentwicklungen nach Verabreichung von radioaktivem Strontium (SCHUBERT).

Bezüglich der Erzeugung sog. „conditioned Neoplasms" interessieren Arbeiten von HORNING (1954): es ist diesem Autor gelungen, bei männlichen Hamstern (6—8 Wochen alt) durch Implantation von Stilboestrol mit 100%iger Ausbeute doppelseitige Nierentumoren (Adenocarcinome) zu erzeugen.

Nach BACH (1954) sollen bei der Krebsentstehung Arginin und Arginase eine besondere Rolle spielen. Es ist ihm gelungen, in der Gewebekultur durch Zusatz von Arginase Mitosen zu hemmen. Da in situ die Arginasewirkung durch Hormone stark beeinflußt wird, ist BACHs Annahme zu vertreten, wonach dieses Ferment „ein zelleigenes Kontrollinstrument für das Auftreten von Mitosen darstellt."

An neuen Arbeiten über *Transplantationstumoren* (Kapitel V) interessieren vor allem Versuche, menschliche Tumoren auf verschiedene Tierarten zu übertragen (bei Ratten und Mäusen in Gehirn und vordere Augenkammer, bei Hamstern in die Backentasche). Das Gelingen solcher Heterotransplantationen mit nachfolgendem echtem Wachstum des transplantierten Gewebes wäre von gewisser Bedeutung für die Weiterentwicklung der Chemotherapie menschlicher maligner Geschwülste. Es wird auch neuerlich über günstige Beeinflussung solcher Transplantationen durch Vorbestrahlung der Versuchstiere oder Behandlung mit Cortison berichtet.

Nach GREENE (1953) sollen die gutartigen Blasenpapillome (als virusinduzierte Tumoren) vom Menschen auf das Gehirn der Maus übertragbar sein. Diese Übertragbarkeit geht bei maligner Entartung verloren, solange keine Metastasierung aufgetreten ist. Es ist uns bisher nicht gelungen, die Angaben von GREENE in entsprechender Versuchsanordnung zu bestätigen.

Über neue Ergebnisse bezüglich der Übertragbarkeit des ROUSschen Hühnersarkoms in Abhängigkeit vom Alter des Tumors bzw. des Wirts berichten DURAN-REYNALS und Mitarbeiter (1953). GRAFFI und Mitarbeiter[1] wiesen in zellfreien Filtraten verschiedener Mäusesarkome ein leukämieerzeugendes Agens nach. Von BITTNER (1954) liegen Untersuchungen über verschiedene weitere Faktoren vor, welche das Auftreten des virusbedingten Mammacarcinoms der Maus beeinflussen.

Die verschiedenen Transplantationstumoren, vor allem bei Ratte und Maus, sind heute von größter Bedeutung bei der Testung von Verbindungen, welche chemotherapeutisch gegen malignes Wachstum eingesetzt werden sollen. Die neueste Zusammenfassung der Ergebnisse auf diesem Gebiet an amerikanischen Instituten liegen als Supplementbände von „Cancer Research" vor. Es sei hier nur ein Beispiel erwähnt, wonach im Sloan-Kettering-Institut bei Prüfung am Mäusesarkom 180 unter 14000 geprüften Substanzen nur 14 einen wachstumshemmenden Effekt zeigten.

Die stärkste hemmende Wirkung zeigten folgende Substanzen:
2,4,6-tris-ethyleneimino-s-triazin (TEM),
4-aminopteroylglutamic acid (Aminopterin),
4-amino-N^{10}-methylptreoylglutamic acid (A-Methopterin),
4-aminopteroylaspartic acid (Amino-An-Fol),
4-amino-9-methylpteroylglutamic acid (A-Ninopterin),
4-aminopteroylthreonine (Amino-Treofol),

[1] GRAFFI, VLAMINCK, HOFFMANN und SCHULZ 1955.

4-amino-9,10-dimethylpteroylglutamic acid (A-Denopterin),
4-aminopteroyltriglutamic acid (Amino-teropterin),
3- bis (β-chlorethyl)aminomethyl-4-methoxymethyl-5-hydroxy-6-methylpyrimidine dihydrochloride (SK 1424),
N, N', N''-triethylenephosphoramide (TEPA),
Phosphoric acid, diethylamide diethylenimide (DEPA),
N, N', N''-triethylenethiophosphoramide (THIOTEPA) (TSPA),
0-diazoacetyl-L-serine (Azaserine).

Von geringerer Wirksamkeit waren: 6-mercaptopurine, 6-chloropurine, thioguanine, purine, actidione, N-methylformamide urethane.

Es sei erwähnt, daß das Präparat Thiotepa bei klinischer Prüfung an inoperablen Carcinomen eine gewisse günstige Wirkung zeigte[1].

Außer den Berichten über die systematische Untersuchung der Chemotherapeutica finden sich in der Literatur immer wieder Angaben über tumorhemmende Wirkung von Fermenten, so über Xanthinoxydase sowie Ribonuclease, wenn sie bei spontanen Mammacarcinomen der Maus injiziert wurden[2].

Das alte Problem, ob es nicht gelingt, die Tumorzelle durch Beeinflussung ihres besonderen Stoffwechsels zu schädigen oder aber ihren Stoffwechsel zu normalisieren, wurde neu aufgegriffen von WINDISCH und Mitarbeitern (1955). Diese Autoren berichten über Rückbildungen maligner Tumoren — im Tierversuch wie auch bei menschlichen Tumoren — unter dem Einfluß „cytostatischer Metabolite". Dinitrophenol, Thyroxin und Atebrin wurden angewandt. Es sei an dieser Stelle darauf hingewiesen, daß den Erfolgen bei der Chemotherapie mit Äthylenimin-substituierten Chinonen, wie sie von DOMAGK und Mitarbeitern erzielt worden sind (1953, 1954), nicht eine Beeinflussung des Tumorstoffwechsels durch die Chinonkomponente zugrunde zu liegen scheint, wie aus dem Verhalten in vitro geschlossen werden könnte: Hemmung von Atmung und Glykolyse bei normalen Geweben und Krebsgewebe bzw. Krebs-Asciteszellen. Durch unsubstituierte Chinone konnte nämlich in keinem Fall Hemmung des Tumorwachstums erzielt werden. Von anderen Autoren wird allerdings über solche hemmende Wirkung auch in neuester Zeit berichtet: allerdings nur im *in vitro*-Versuch[3]. Die Aufklärung des Wirkungsmechanismus solcher Kombinationspräparate steht noch zur Diskussion. Über die derzeitige Vorstellung von der Reaktionsweise der sog. „alkylating agents" berichtete ROSS (1954).

Zellen des EHRLICH-Mäuse-Ascitestumors, deren Glykolyse in vitro durch Monojodessigsäure gehemmt worden war, zeigten bei Rückverpflanzung in den tierischen Organismus deutlich gehemmtes Wachstum[4].

Erwähnenswert erscheinen in diesem Zusammenhang noch Versuche, die eine Wachstumshemmung bei Transplantation von Hepatomen in Alloxan-behandelte Ratten gegenüber normalen Tieren feststellten[5]. Alloxandiabetische Mäuse oder Mäuse mit dem „hereditary Obese-Hyperglycemic Syndrom" zeigten nach Überimpfung von EHRLICH-Ascitestumor eine längere Überlebenszeit als normale Tiere[6].

Zusatz von 2-Desoxy-D-Glucose hemmt die aerobe und anaerobe Glykolyse der Glucose, ohne die endogene Atmung zu schädigen[7]. Das läßt eine Hemmung von Tumorwachstum in vivo erwarten[7].

Untersuchungen über den *Stoffwechsel der Tumorzelle* und vor allem die Frage, ob qualitative Unterschiede im Ablauf des Energiestoffwechsels gegenüber

[1] SHAY und SUN 1955. [2] AVIS und Mitarb. 1954, LEDOUX 1954.
[3] SAKAI und Mitarb. 1955. [4] HOLZER und Mitarb. 1955.
[5] GORANSON und Mitarb. 1954. [6] JEHL und Mitarb. 1955.
[7] WOODWARD und Mitarb. 1954.

Nichttumorzellen aufzufinden sind, stehen nach wie vor an erster Stelle der Krebsforschung (Kapitel VII). Eine ausgezeichnete Übersicht über den derzeitigen Stand der Forschung auf diesem Gebiet gibt S. WEINHOUSE (1955). Es sollen an dieser Stelle einige wichtigste Punkte aus seinen Ausführungen referiert werden:

Es steht fest, daß die Milchsäurebildung bei der Glykolyse in der malignen Zelle auf dem gleichen Wege erfolgt wie in der normalen Zelle. Daneben wird Glucose allerdings auch im „Hexose-monophosphat-shunt" (zur Bildung von Pentose führend) verwertet, und dieser Reaktion scheint im Kohlenhydratumsatz gewisser Tumorzellen sogar beachtliche Bedeutung zuzukommen. Der hohen aeroben Glykolyse der Tumorzellen geht ein gegenüber normalen Zellen wesentlich erniedrigter Gehalt an Gesamtpyridinnucleotiden parallel, wobei aber das Verhältnis der oxydierten zur reduzierten Form das gleiche bleibt. Mit dem herabgesetzten Gehalt an Faktoren für den Elektronentransport steht der Befund in Einklang, daß in Tumoren der Gehalt an B-Vitaminen, mit Ausnahme von Folinsäure und Inositol, erniedrigt ist.

Ob tatsächlich ein Defizit an Cytochrom-Cytochromoxydase in malignen Zellen vorliegt, steht nach neuesten spektrophotometrischen Untersuchungen an frei suspendierten lebenden Zellen erneut zur Diskussion[1].

Entsprechend den Ergebnissen der Untersuchungen über den Elektronentransport in Tumorzellen scheint es gewiß, daß hier wie in normalen Zellen Pyridine, Flavinnucleotide und Cytochrome an den Oxydationsreaktionen beteiligt sind. Nichts spricht dafür, daß andere Wege des Elektronentransportes in der Krebszelle beschritten werden.

Die im Enzym- und Co-Enzymgehalt nachgewiesenen quantitativen Unterschiede zwischen normalen und malignen Zellen sind zwar teilweise so ausgesprochen, daß sie für die Eigentümlichkeit des Tumorstoffwechsels verantwortlich sein könnten, aber die vorliegenden Befunde erlauben noch keine endgültige Stellungnahme. Obwohl der niedrige Cytochromgehalt der Tumorzelle an einen geschädigten Atmungsablauf denken läßt, ist in vitro an Tumorschnitten oder -zellen kein herabgesetzter O_2-Verbrauch nachzuweisen.

Was die Aufoxydation von verschiedenen Substraten in der Tumorzelle betrifft, so werden Glucose, Milchsäure und Fettsäure in gleichem Maße wie in normalen Zellen oxydiert. Dagegen unterscheidet sich die Tumorzelle in zwei wichtigen Punkten von der Normalzelle: in Hepatomen findet im Gegensatz zur normalen Leber keine Bildung von Ketonkörpern statt, und Hepatomzellen sowie Zellen mehrerer anderer Tumoren zeigen eine gegenüber Leberzellen herabgesetzte Oxydation von Acetessigester.

Bezüglich des Energiegewinnes gilt nach dem heutigen Stand der Forschung auch für die Tumorzelle, daß dieser aus Phosphorylierungsprozessen in Kombination mit den Oxydationsvorgängen des Citronensäurecyclus stammt.

Nach WEINHOUSE[2] scheint für das richtige Verständnis der hohen Glykolyse maligner Gewebe die Kenntnis jener Faktoren erforderlich, welche den cellulären Stoffwechsel regulieren. Wie weit hier die verschiedenen Hormone eingreifen, ist aber noch weitgehend unbekannt und deshalb sind Betrachtungen über diese Probleme leider rein spekulativer Natur. Für den Ablauf der Lebensvorgänge in der Zelle sind die Co-Fermente unerläßlich. Wir wissen heute, daß die Einzelprozesse dieser Lebensvorgänge örtlich in der Zelle festgelegt und durch gemeinsame Co-Faktoren miteinander verbunden sind. Die Glykolyse verläuft z. B. im löslichen Anteil des Cytoplasmas, benötigt zu ihrem Ablauf aber ATP und ADP,

[1] CHANCE 1954. [2] WEINHOUSE 1955.

welche beide in den Mitochondrien während der dort ablaufenden Oxydationsvorgänge gebildet und umgesetzt werden. Andererseits aber wird der hohe Energiegehalt der Pyrophosphatbindung der ATP in Kern und Mikrosomen für dort ablaufende synthetische Prozesse benötigt, es muß also ein konstanter Umlauf von ATP für einen normalen Lebensablauf der Zelle gesichert sein. Ähnliches gilt für DPN, das im Kern gebildet und für die im Cytoplasma ablaufenden Vorgänge ständig benötigt wird.

Weinhouse schließt sein Referat mit dem Satz: "It seems safe to assume that when we have a proper understanding of the complex interplay between catabolic and synthetic reaction mechanisms, and their integration, we shall have gone far in disclosing the secrets of the neoplastic process."

Auf einige Einzelbeobachtungen soll noch hingewiesen werden: als Produkt des anaeroben Brenztraubensäureabbaus wurde 1,2-Propandiol-l-phosphat in Mengen nachgewiesen, welche der gebildeten Milchsäure entsprachen (Flexner-Jobling-Tumor)[1]. Die herabgesetzte Aktivität der Phosphorylase soll für die erniedrigte Glykogensynthese in Tumorzellen verantwortlich sein[2]. Zusatz von Adenylsäure normalisiert die Aktivität der Phosphorylase. Es wird angenommen, daß die Adenylsäure zur Eiweißsynthese benötigt wird und deshalb als Fermentaktivator in Wegfall kommt.

Von Asciteszellen soll in vitro unter anaeroben Bedingungen bei Gegenwart von Glucose weniger Zymohexase (Aldolase) abgegeben werden als bei Abwesenheit von Glucose[3]. Der gleiche Befund wurde an Schnitten des Walker-Ca erhoben[4].

Greenberg[5] gibt eine zusammenfassende Darstellung über Untersuchungen des Tumorstoffwechsels mit Hilfe von Isotopen. Seine Schlußfolgerung: "The summary of the results of isotopic tracer experiments on the reactions of metabolism in cancer reveals the meager state of our present knowledge of the subject. This is something that can and should be remedied within the limits of the present state of the general knowledge of metabolic processes. . . . Expanding knowledge of the metabolic processes of neoplasms is almost certain to be rewarding for the solution of the cancer problem."

Allerdings scheinen neueste Arbeiten von Busch und Mitarbeitern dieser negativen Einstellung gegenüber den Arbeiten mit Isotopen zu widersprechen. Diese Autoren stellten mit Hilfe von Stoffwechseluntersuchungen unter Verwendung von 2-C^{14}-Brenztraubensäure fest, daß die Aminosäurebildung auf dem Wege über die Brenztraubensäure im Tumorgewebe im Gegensatz zu allen normalen Geweben zu vernachlässigen ist. Weiterhin wurde von diesen Autoren gezeigt, daß nach Injektion von radioaktivem Plasma bei Tumorträgern im Tumoreiweiß eine höhere spezifische Aktivität als im Eiweiß aller normalen Gewebe festzustellen ist. Busch schließt die Diskussion seiner neuesten Veröffentlichung mit folgenden Sätzen: "... The possibility exists that the tumor prevents oxidation of its amino acids while deleting the synthetic reactions. As noted previously, the autonomy of the tumor would be enhanced by means of reactions which serve to tip the balance of protein metabolism in the direction of net synthesis."

Warburg hat 1955 auf dem wichtigen Gebiet des Tumorstoffwechsels noch mitgeteilt, daß auf Grund der Messung der absoluten Gärungsgröße festgestellt werden konnte, daß dabei Werte bei Tumorzellen auftreten, die in der Nähe wild wachsender Torulahefen vorkommen. Er hat seine Auffassung über den Krebs auf Grund seiner Forschungen in folgenden Sätzen zusammengefaßt:

[1] Groth und Mitarb. 1954. [2] Goranson und Mitarb. 1954.
[3] Warburg und Hiepler 1952. [4] Sibley und Mitarb. 1955. [5] Greenberg 1955.

„Krebszellen entstehen aus normalen Körperzellen in 2 Phasen: die erste Phase ist die irreversible Schädigung der Atmung. Auf die irreversible Schädigung der Atmung folgt, als 2. Phase der Krebsentstehung, ein langer Kampf der geschädigten Zellen um ihr Dasein, wobei ein Teil der Zellen aus Energiemangel zugrunde geht, während es einem anderen Teil gelingt, die unwiederbringlich verlorene Atmungsenergie durch Gärungsenergie zu ersetzen. Wegen der morphologischen Minderwertigkeit der Gärungsenergie werden hierdurch die hochdifferenzierten Körperzellen umgewandelt in undifferenzierte, ungeordnet wachsende Zellen, die Krebszellen."

Auch auf dem Gebiet der Immunisierung (Kapitel VII) sind neue Arbeiten erschienen, vor allem solche, die die Immunisierungseffekte bei arteigenen Stämmen klarer herauszuarbeiten versuchen. Um zunächst zu klaren Ergebnissen zu kommen, sind solche Versuche fraglos zweckmäßig. Aber wirklich wirksame Immunisierungsversuche müssen — wie beim BROWN-PEARCE-Tumor beschrieben — bei allen Kaninchenrassen zu erzielen sein, sonst dürften beim Menschen kaum die Bedingungen erfüllt sein, die an eine praktische Immunisierung, gleich ob eine aktive oder passive, zu stellen sind. Mit Äthanolextrakten aus Tumoren wurde vergebens versucht, Immunität zu erzielen[1]. Durch Ligatur des Tumors bei Ratten gelang es, in 38% Immunität zu erreichen[1]. Bei den einzelnen Tumoren schwankte die Zahl der Tiere, bei denen Immunität zu erzielen war.

Literatur.

ABETTI, M.: Beitrag zur Kenntnis der Zellveränderungen bei der Fulguration der Mäuse- und Rattentumoren. Z. Krebsforsch. **7**, 1 (1909). — ADAM, C., u. AULER: Neuere Ergebnisse auf dem Gebiete der Krebskrankheiten. Leipzig: S. Hirzel 1937. — ADAMS, D. H.: The mechanism of the liver catalase depressing action of tumor in mice. Brit. J. Canc. **4**, 183 (1950). ~ Mouse liver catalase. The antagonistic effect of tumor tissue upon the normal control mechanism. Brit. J. Canc. **5**, 409 (1951). — ADDIN, N. W. H., and L. J. P. FRANK: Zinc relation of cancer. Naturwiss. **42**, 419 (1955). — ADELSBERGER, L.: Differences in immunologic reactions of red blood cells of a tumor-susceptible (C_3H) and a tumorresistant (C 57) mouse strain. Cancer Res. **11**, 653 (1951). ~ Differences in the hemolytic behavior of red blood cells of a tumor-susceptible (C_3H) and tumor-resistant strain. Cancer Res. **11**, 658 (1951). — ADELSBERGER, L., and H. M. ZIMMERMANN: In vitro demonstration of an antigen in red blood cells of C_3H mice. Cancer Res. **13**, 521 (1953). — ADERHOLD, K.: Zur Frage der zelligen oder nichtzelligen Übertragbarkeit des EHRLICHschen Ascites-Carcinoms der weißen Maus. Arch. Geschwulstforsch. **3**, 319 (1951). — ALBERT, S., R. M. JOHNSON, I. LANGE and R. WAGSHALL: Phosphorus metabolism in relation to the size and cytoplasma particle content of cells. Proc. Amer. Assoc. Canc. Res. **1**, 1 (1953). — ALBRECHT, M.: Chromatinfreie Cytoplasmateilung von Promyelocyten und Myelocyten unter Einwirkung von Mitosegiften in vitro. Z. Krebsforsch. **60**, 16 (1955). — ALBRECHT, M., u. I. BOLL: Die Einwirkung von Aminopterin auf menschliches Knochenmark in vitro. Z. Krebsforsch. **57**, 496 (1951). — ALBRINK, W. S., and H. S. N. GREENE: The transplantation of tissues between zoological classes. Cancer Res. **13**, 64 (1953). — ALGIRE, G. H.: The transparent chamber techniques as a tool in experimental tumor therapy. Approaches to Tumor Chemotherapy, American Association for the Advancement of Science. Washington 1947, S. 13. — ALLAM, M. W., L. S. LOMBARD, E. L. STUBBS and J. F. SHIRER: Transplantation of a thyroid carcinoma within the canine species. Cancer Res. **14**, 734 (1954). — ALLARD, C., R. MATHIEU, G. DE LAMIRANDE and A. CANTERO: Mitochondrial population in mammalian cells. Description of a counting technic and preliminary results on rat liver in different physiological and pathological conditions. Cancer Res. **12**, 407 (1952). — ALTMANN, H. W.: Über den Funktionsformwechsel des Kernes im exokrinen Gewebe des Pankreas. Z. Krebsforsch. **58**, 632 (1952). — AMOROSO, E. C.: Hemmungswirkung des Colchicin auf Mäusetumoren. Vet. Rec. **48**, 698 (1930). — ANDERVONT, H. B.: The use of pure strain animals in studies on resistance to transplantable tumors. Publ. Health Rep. **49**, 260 (1934). ~ Further studies ot the production of dibenzanthracene. Tumors in pure strains and stock mice. Publ. Health Rep. **50**, 1211 (1935). ~ Pulmonary tumors in mice. I. The susceptibility of the lungs of Albino mice to the carcinogenic action of 1, 2, 5, 6-

[1] BALDWIN 1954.

Dibenzanthracene. Publ. Health Rep. **52**, 212 (1937). ~ The production of tumors in mice of strains C_3H and Y by dibenzanthracene and methylcholanthrene. Publ. Health Rep. **53**, 229 (1938). — ANDRUS, S. B., G. F. MEISNER and C. M. WHORTON: Heterologous transplantation of human neoplasms including lymphomas. Cancer (N. Y.) **4**, 1015 (1951). — ANTOPOL, W., S. GLAUBACH and S. GRAF: Retardation of growth of implants of carcinoma 755 in cortisoneinjected mice. Proc. Soc. Exper. Biol. a. Med. **86**, 364 (1954). — APOLANT, H.: Die epithelialen Geschwülste der Maus. Arb. Inst. exper. Ther. Frankf. **1906**. ~ Über die biologisch wichtigen Ergebnisse der Krebsforschung. Z. allg. Physiol. **9**, 535 (1909). ~ Über die Immunität bei Doppelimpfungen von Tumoren. Z. Immun.forsch. **10**, 103 (1911). ~ Über eine seltene Geschwulst der Maus. Arch. f. Dermat. **1912**, 39. ~ Über die Natur der Mäusegeschwülste. Berl. klin. Wschr. **1912**, 495. ~ Experimentelle Geschwulstforschung. Im Handbuch der pathogenen Mikroorganismen von KOLLE u. WASSERMANN. Jena: Gustav Fischer 1913. — APOLANT, H., u. EHRLICH: Über Krebsimmunität. Dtsch. med. Wschr. **1911**, 1145. — APTEKMAN, P. A.: A method of producing oncolysis in rats that conferred a certain immunity against homologous tumors. In Approaches to tumor chemotherapy von Forest Ray Moulton, S. 58. Washington 1947. — ARMSTRONG, M. I., A. E. GRAY and A. W. HAM: Cultivation of 4-Dimethylaminobenzene-induced rat liver tumors in yolk sacs of chick embryos. Cancer Res. **12**, 698 (1952). — ARNOLD, W., u. ST. OECH: Histochemische Phosphataseuntersuchungen bei malignen Tumoren. Z. Krebsforsch. **56**, 543 (1950). — ARVY, L., and M. GABE: Mise en évidence simultanée du fer figuré et de la phosphatase alcaline sur coupes à la paraffine. Bull. Histol. appl. **26**, 189 (1949). Ref. Stain Technol. **25**, 119 (1950). — ASKANAZY, M.: Über den Einfluß des Arsens auf verpflanztes embryonales Gewebe. Verh. der Dtsch. Ges. für Path., 21. Tagg Freiburg 1926. Zbl. Path. **37**, 182 (1926). ~ Das experimentelle Carcinom. Schweiz. med. Wschr. **1927**, 1209. ~ Aus der allgemeinen Pathologie des Krebses. Schweiz. med. Wschr. **1931**, 289. — AULER, H., u. H. WOITE: Über die Einwirkung von Ultraschallwellen auf die Krebszellen des Mäuseascites. Z. Krebsforsch. **53**, 90 (1942). — AVIS, P. G. u. Mitarb.: Nature, properties and distribution of Xanthine oxidase. Brit. Emp. Canc. Campaign. 32. Jber. **1954**, S. 50.

BACH, S. J.: Rolle des Arginins und der Arginase bei der Krebsentstehung. Vortr. in Mainz, Ende Juli 1954. Ref. von SIEBERT, Mainz. Angew. Chem. **66** (1954). — BAKER, J. R.: The structure and chemical composition of the Golgi element. Quart. J. Microsc. Sci. **85**, 1 (1944). ~ Further remarks on the Golgi element. Quart. J. Microsc. Sci. **90**, 293 (1949). — BALDWIN, R. W.: Immunity to transplanted tumor. The effect of tumor extracts on tumor growth. Brit. Emp. Canc. Campaign. 32. Jber. 1954, S. 324. — BALOGH, E. v.: Press of the Royal Hungarian University, Okt. 1931. ~ Sur le problème de la résistance naturelle. Ann. d'Anat. path. **10**, 65 (1933). ~ Zur Frage der Anämie von Krebsratten. Compt. rend. de la 3. Conf. Int. de Path. Géogr. Stockholm 1937. ~ Investigations on a new heterologous tumor, „Budapest 1938", successfully propagated in Hungarian white rats. Amer. J. Canc. **39**, 45 (1940). — BARCLAY, R. K., E. GARFINKEL and C. C. STOCK: The influence of N-methylformamide on C^{14}-formate incorporation. I. In nucleic acids of rat liver. J. of Biol. Chem. **208**, 875 (1954). — BARONI, V., et O. CAMSIA: Immunité envers le sarcome par des greffes de tissu embryonnaire et placentaire. C. r. Soc. Biol. Paris **113**, 1310 (1933). — BARRET, M. K., W. H. HANSEN and B. F. SPILMAN: The nature of the antigen in induced resistance to tumors. Cancer Res. **11**, 930 (1951). — BARRON, E. S. GUZMAN: The catalytic effect of methylene blue on the oxygen consumption of tumor- and normal tissues. J. of Exper. Med. **52**, 447 (1930). — BARRY, G., J. W. COOK, G. A. D. HASLEWOOD, C. L. HEWETT, I. HIEGER and E. L. KENNAWAY: The production of cancer by pure hydrocarbons. III. Proc. Roy. Soc. Lond., Ser. B **117**, 318 (1935). — BASERGA, R., and J. BAUM: Induction of blood born metastases by tumortransplantation in the tail of mice. Cancer Res. **15**, 52 (1955). — BASERGA, R., and R. SHUBIK: Action of cortisone on disseminated tumor cells after removal of the primary growth. Science (Lancaster, Pa.) **121**, 100 (1955). — BASHFORD, E. J.: Scientific reports on the investigations of the Imperial Cancer Research Fund (London) 1904, 1905, 1906, 1908. ~ The investigations of the Imperial Cancer Research Fund. Brit. Med. J. **1906**, 1554. ~ Heredity in Cancer. Lancet **1908**, 1508. ~ Experimentelle Krebsforschung. Dtsch. med. Wschr. **1913**, 4, 55. — BASHFORD, E. J., J. A. MURRAY and BOWEN: The propagation of mouse cancer. Brit. Med. J. **1906**, 1883. — BASHFORD, E. J., J. A. MURRAY u. M. HAALAND: Ergebnisse der experimentellen Krebsforschung. Berl. klin. Wschr. **1907**, 1194, 1238. ~ Ergebnisse der experimentellen Krebsforschung. Z. Immun.forsch. **1**, 449 (1909). — BAUCH, R.: Trypaflavin als Typus der Chromosomengifte. Naturwiss. **34**, 346 (1947). — BAUER, E.: Aktivierung und Hemmung von Zymohexase. Z. physik. Chem. **242**, 15 (1936). ~ Zur Kenntnis der Heterophosphatase. Z. physik. Chem. **242**, 29 (1936). ~ Beitrag zum Aktivierungsmechanismus der Phosphatasen. Z. physik. Chem. **248**, 213 (1937). ~ Phosphorylierung mit verschiedenen Coenzympräparaten. Ark. Kem. Mineral. Geol., Ser. B **12**, Nr 50 (1938). — BAUER, E., H. v. EULER u. K. LUNDberg: Versuche zum phosphorylierenden Abbau des Glykogens. Z. physik. Chem. **255**, 89 (1938). — Bauer, K. H.: Mutationstheorie der Geschwulstentstehung. Übergang von Körperzellen in Geschwulstzellen durch Gen-Änderung. Berlin: Springer 1928. ~ Krebs und Vererbung. Wien. klin. Wschr. **1931**, 129. ~ Mutationstheorie der Krebsentstehung. In Adam und Auler, Neuere Ergebnisse auf dem Gebiete der Krebskrankheiten. Leipzig S. Hirzel 1937. ~ Das Krebsproblem. Heidelberg: Springer 1949. ~ Krebsarbeitstagung Berlin vom 5.—7. Okt. 1951. ~ Probleme der Krebsverhütung. Krebsarzt **1951**, H. 1/2. ~ Über Mediastinaltumoren und ihre operative Behandlung. Dtsch. med. Wschr. **1951**, 597. ~ Klinische Beobachtungen und Untersuchungen zur Frage der Follikulinwirkung beim Brustkrebs. Dtsch. med. Wschr. **1951**, 820. ~ Exogene Krebsursachen und die Grundlagen der Krebsprophylaxe. Symposium: Grundlagen und Praxis der chemischen Tumorbehandlung. Freiburg 17./19. Juli 1953. — Bayerle, H.: Malignes Wachstum und d-Peptid-spaltende Enzyme. Z. Krebsforsch. **52**, 341 (1942). — Bayerle, H., u. F. H. Podloucky: Zur Frage des Vorkommens von sterisch auslesenden Enzymen im carcinomatösen Organismus. Z. physik. Chem. **264**, 189 (1940). — Bayreuther, K.: Der Chromosomenbestand des Ehrlich-Ascites-Tumors der Maus. Z. Naturforsch. **7**b, 554 (1952).—Beadle, G. W., and E. L. Tatum: Genetic control of biochemical reactions in neurospora. Proc. Nat. Acad. Sci. U.S.A. **27**, 499 (1941). ~ Genetic control of biochemical reactions in neurospora: an „aminobenzoicless“ mutant. Proc. Nat. Acad. Sci. U.S.A. **28**, 234 (1942). — Beale, R. N., R. J. C. Harris and E. M. F. Roe: The nucleic acids of normal and tumor tissues. II. The preparation and composition of pentose nuclear acids from the fowl sarcomata Rous Nr. 1 and Duran Reynals „D“. J. Chem. Soc. (Lond.) **1951**, 1034. — Beatti, M.: Spontantumoren bei wilden Ratten. Z. Krebsforsch. **19**, 207 (1923). ~ Weitere Untersuchungen über Spontantumoren bei wilden Ratten. Noch ein Fall von Epitheliom des Vormagens durch einen neuen Parasiten hervorgerufen. Z. Krebsforsch. **19**, 325 (1923). — Becker, J.: Cholinum chloratum als selbständiges Chemotherapeuticum bei malignen Tumoren. Z. Krebsforsch. **56**, 171 (1948). ~ Cholintherapie bei malignen Tumoren. Strahlenther. **80**, 85 (1949). — Beickert, A.: Diskussionsbemerkungen auf dem Symposium: Grundlagen und Praxis der chemischen Tumorbehandlung, Freiburg 17./19. Juli 1953. — Beisenherz, G., H. J. Boltz, T. H. Bücher, R. Czok, K. H. Garbade, E. Meyer-Arendt u. G. Pleiderer: Diphosphofructose-Aldolase, Phosphoglycerinaldehyd-Dehydrogenase, Milchsäuredehydrogenase, Glycerophosphat-Dehydrogenase und Pyruvatkinase aus Kaninchen-Muskulatur in einem Arbeitsgang. Z. Naturf. **8**b, 555 (1953). — Bennett, L. L., H. E. Skipper, C. Chester Stock and C. P. Rhoads: Searches for exploitable biochemical differences between normal and cancer cells. I. Nucleic acid purine metabolism in animal neoplasms. Cancer Res. **15**, 485 (1955). — Bensley, R. R.: Facts versus artefacts in cytology. The Golgi Apparatus. Exper. Cell. Res. **2**, 1 (1951). — Bensley, R. R., and N. L. Hoerr: Studies on cell structure by the freezing-drying method. VI. The preparation and properties of mitochondria. Anat. Rec. **60**, 449 (1934). — Berenblum, I.: Le problème biologique du cancer. Pontif. Acad. sci. Scripta varia **7**, 1 (1949). ~ Berenblum, I.: A speculative review: the probable nature of promoting action and its significance in the understanding of the mechanism of carcinogenesis. Cancer Res. **14**, 471 (1954). — Berenblum, I., and R. Schönthal: The quantitative estimation of 3,4-Benzpyrene in whole animals, their tissues and excreta. The rate of disappearance of 3,4-Benzpyrene from the mouse after subcutaneous and intraperitoneal injection. Biochemic. J. **36**, 86, 92 (1942). — Berenblum, I., and P. Shubik: The role of croton oil applications, associated with a single paintain of a carcinogen in tumor induction of the mouse's skin. Brit. J. Canc. **1**, 379 (1947). ~ A new quantitative approach to the study of the stages of chemical carcinogenesis in the mouse's skin. Brit. J. Canc. **1**, 383 (1947). — Bergstrand, H.: L'importance du tabagisme dans l'assurance-vie et la médecine préventive. II. Congr. Internat. de la Med. d'Assurance-vie, Paris Mai 1939. — Bering, E. A., R. L. McLaurin, J. B. Lloyd and F. D. Ingraham: The production of tumors in rats by the implantation of pure polyethylene. Cancer Res. **15**, 300 (1955). — Bernhauer, K.: Mikrobiologische Fettsynthese. Erg. Enzymforsch. **9**, 297 (1943). — Bersch, G.: Mitoseatypien im Walker-Tumor und ihre Ursache. Z. Krebsforsch. **59**, 44 (1953). ~ Über Mitoseatypien im Benzpyrentumor der Ratte. Z. Krebsforsch. **59**, 245 (1953). — Besredka, A., u. L. Gros: Über die Natur des in den Geschwulstzellen enthaltenen tumorerzeugenden Agens. Wien. med. Wschr. **1934**, 981. ~ Protective inoculation against sarcoma. Skin infection, skin vaccination, skin immunity. Amer. J. Canc. **26**, 201 (1936.) ~ Le cancer expérimental par la voie intracutanée. Presse méd. **1937**, 249. — Bichel, J., u. H. Jensen: Parabiosis and resistance to transplantation. Acta path. scand. (Københ.) **25**, 540. — Bielschowsky, F.: Distant tumors produced by 2-amino and 2-acetylaminofluorene. Brit. J. Exper. Path. **25**, 1 (1944). ~ Carcinogenic action of 2-acetylaminofluorene and related compounds. Brit. Med. Bull. **4**, 382 (1947). ~ Neoplasia and internal environment. Brit. J. Canc. **9**, 80 (1955). — Bielschowsky, F., and H. N. Green: 2-Aminofluorene as growth inhibitor for bacteria and rats. Nature (Lond.)

149, 626 (1942). — BIERICH, R.: Über den experimentellen Teekrebs. Klin. Wschr. **1922**, 2272. ~ Über Beteiligung des Bindegewebes bei der experimentellen Krebsbildung. Virchows Arch. **239**, 1 (1922). ~ Zur Histogenese der Teercarcimone. Dermat. Wschr. **1923**, 1081. ~ Untersuchungen über Krebsbildung. Münch. med. Wschr. **1923**, 1145. ~ Lokales Wachstum und Generalisierung der Geschwulst. Z. Krebsforsch. **56**, 339 (1949). — BIERICH. R., u. A. LANG: Über den Lipoidgehalt bösartiger Geschwülste. Z. physik. Chem. **216**, 217 (1933). — BIERICH, R., u. E. MÖLLER: Bemerkungen zur experimentellen Erzeugung von Teercarcinomen. Münch. med. Wschr. **1921**, 1361. — BIERLING, R.: Beobachtungen zum Verhalten der Mitochondrien von Zellen in vitro. Z. Krebsforsch. **60**, 31 (1955). — BILLINGHAM, R. E., J. L. ORR and D. L. WOODHOUSE: Transplantation of skin components during chemical carcinogenesis with 2-methylcholanthrene. Brit. J. Canc. **5**, 417 (1951). — BINGOLD, K., W. STICH u. H. CRAMER: Porphyrine und Krebs. I. Mitt. Untersuchungen über den Porphyringehalt maligner Tumoren beim Menschen. Z. Krebsforsch. **57**, 653 (1951). — BIRKINSHAW, J. H., A. E. OXFORD and H. RAISTRICK: Studies on the biochemistry of microorganism. Biochemic. J. **30**, 394 (1936). — BISCEGLIE, V.: Der Einfluß der Krebsfiltrate auf die Entwicklung des „in vivo" und „in vitro" verpflanzten Mäuseadenocarcinoms. Z. Krebsforsch. **23**, 340 (1926). ~ Tumorerzeugung durch Röntgenbestrahlung einer Milzkultur. Arch. exper. Zellforsch. **6**, 161 (1928). ~ Über die antineoplastische Immunität. I. Mitt. Heterologe Einpflanzung von Tumoren in Hühnerembryonen. II. Mitt. Über die Wachstumsfähigkeit der heterologen Geschwülste in erwachsenen Tieren nach Einpflanzung in Kollodiumsäckchen. Z. Krebsforsch. **40**, 122, 141 (1933/34). — BISCEGLIE, V., u. A. DI GRACIA: Magentumoren nach Benzpyren. Acta cancrol. (ung.) **2**, 417 (1936). — BITTNER, J.: The experimental determination of an invisible mutation. Pap. Michigan Acad. **1930**, 349. ~ The receptibility to cancer of the mammary glands of mice. Proc. Soc. Exper. Biol. a. Med. **34**, 42 (1936). ~ Mammary tumors in mice in relation to nursing. Amer. J. Canc. **30**, 530 (1937). — BITTNER, J. J.: Breast cancer in mice. Amer. J. Canc. **36**, 44 (1939). ~ Foster nursing and lung cancer in „A" stock mice. Amer. J. Canc. **38**, 95 (1940). ~ Possible method of transmission of susceptibility to breast cancer in mice. Amer. J. Canc. **39**, 104 (1940). ~ Milchfaktor des Mäuse-Mammacarcinoms. 4. Internat. Krebskongr. St. Louis 2.—7. Sept. 1947. Ref. von E. V. COWDRY. The fourth international cancer research congress. J. Amer. Med. Assoc. **135**, 1067 (1947). ~ Some enigmas associated with the genesis of mammary cancer in mice. Cancer Res. **8**, 625 (1948). ~ Assay of frozen mouse mammary carcinoma for the mammary tumor milk agent. Cancer Res. **10**, 739 (1950). ~ Transfer of the agent for mammary cancer in mice. Cancer Res. **12**, 388 (1952). ~ Inherited hormonal mechanisms and mammary cancer in NH mice and their hydrids. Cander Res. **13**, 672 (1953). ~ Inherited hormonal mechanisms and mammary cancer in CE mice and their hybrids. Cancer Res. **14**, 783 (1954). — BITTNER, J. J., and C. C. LITTLE: Transmission of breast and lung cancer. J. Hered. **28**, 117 (1937). — BLACK, M. M., and F. D. SPEER: Further observations on the effects of cancer chemotherapeutic agents on the in vitro dehydrogenase activity of cancer tissue. J. Nat. Canc. Inst. (Bethesda) **14**, 1147 (1954). — BLASCHKO, H., and R. DUTHIE: Diamidines as inhibitors of enzyme action. Biochemic. J. **38**, 25 (1944). ~ The inhibition of aminooxidase by amidines. Biochemic. J. **39**, 347 (1945). — BLOCH, B.: Zur Chemie und Biologie des experimentellen Teerkrebses. Conf. internat. pour l'étude exper. du cancer du goudron, Amsterdam Okt. 1922. ~ Carcinome expérimental provoqué par les rayons X chez le lapin. Congr. du Cancer, Strassburg 1923, II, 31. ~ Die experimentelle Erzeugung von Röntgencarcinomen beim Kaninchen, nebst allgemeinen Bemerkungen über die Genese der experimentellen Carcinome. Schweiz. med. Wschr. **1924 I**, 1; **1924 II**, 857. ~ Zum Begriff und Wesen der Präcancerose. Dermat. Wschr. **91**, 1164 (1930). ~ Arsenpräcancerose und Cancerose. Demonstration. Soc. de Dermat. Neufchatel, Sept. 1931. Ref. Schweiz. med. Wschr. **1932**, 62. ~ Cancers and praecancerous affections from the dermatological viewpoint. Cancer Rev. **1932**, 65. ~ Brandnarbencarcinom. Demonstration. Ges. der Ärzte in Zürich 1932. Ref. Schweiz. med. Wschr. **1933**, 63. — BLOCH, B., u. W. DREIFUSS: Über die experimentelle Erzeugung von Carcinomen mit Lymphdrüsen- und Lungenmetastasen durch Teerbestandteile. Schweiz. med. Wschr. **1921**, 1035. — BLOCH, B., u. F. E. WIDMER: Weitere Untersuchungen über die bei der künstlichen Krebserzeugung wirksamen Teerbestandteile. Arch. f. Dermat. **152**, 529 (1926). — BLUMENTHAL, F.: Bemerkungen zur Behandlung bösartiger Geschwülste mit Extrakten des eigenen bzw. eines analogen Tumors. Z. Krebsforsch. **14**, 491 (1914). — BLUMENTHAL, F., E. JACOBY u. C. NEUBERG: Zur Frage der autolytischen Vorgänge in Tumoren. Med. Klin. **1909**, 1595. — BOCK, H. E., u. R. GROSS: Möglichkeiten und Grenzen einer Urethanbehandlung bei Morbus Hodgkin (Lymphogranulomatose), auch bei Kombination mit Tuberkulose. Z. klin. Med. **147**, 303 (1951). — BÖHMIG, R.: Das Krebsstroma und seine morphologischen Reaktionsformen. Beitr. path. Anat. **83**, 333 (1930). — BOLL, I., u. H. SCHLAG: Untersuchungen über die Einwirkung von Teropterin und Aminopterin auf menschliches Knochenmark in vitro. Z. Krebsforsch. **57**, 643 (1951). — BOLZ, W.: Geschwülste. In Handbuch der allgemeinen Chirurgie der Tierärzte. Stuttgart: Ferdinand

Enke 1951. — Bonne, C., J. Lodder u. G. M. Streef: Das Teercarcinom beim Affen. Z. Krebsforsch. 32, 310 (1930). — Bonser, G. M.: Epithelial tumors of bladder in dogs induced by pure β-naphtylamine. J. of Path. 55, 1 (1943). — Bonser, G. M., C. C. Clayton and Jull: β-naphtylamin als cancerogene Substanz. Lancet 1951. — Bonser, G. M., and L. M. Hawksley: Two cases of interstitial-cell tumor of human testis. J. of Path. 55, 295 (1943). — Borrel, A.: Théorie parasitaire du cancer. 13. Congr. Internat. de Méd. Paris 1900. ~ Les théories parasitaires du cancer. Ann. Inst. Pasteur 15, 49 (1901). ~ Tumeurs cancereuses et helminthes. Bull. Acad. Méd. Paris 56, 141 (1906). ~ Le problème étiologique du cancer. Ann. Inst. Pasteur 22, 509 (1908). ~ Parasitisme et tumeurs. Ann. Inst. Pasteur 24, 778 (1910). ~ Filaire et adéno-carcinome. Bull. Assoc. franç. Étude Canc. 17, 700 (1928). — Borrel, A., et Haaland: Tumeurs de la souris. C. r. Soc. Biol. Paris 58, 14 (1905). — Borst, M.: Die histologische Erfassung der Bösartigkeit von Gewächsen. Z. Krebsforsch. 40, 3 (1933/34). — Boshamer, K.: Die Nachsorge vom Standpunkt des Chirurgen aus. Krebsarzt 1953. — Boshamer, K., u. K. W. Koch: Versuch, die Reaktion auf Carcinom-Extrakt-Injektion diagnostisch auszuwerten. Z. Krebsforsch. 57, 339 (1951). — Bourne, G. H.: Recent discoveries concerning mitochondria and Golgi apparatus and their significance in cellular physiology. J. Roy. Microsc. Soc., Ser. 3, 70, 367 (1950). ~ Mitochondria and the Golgi complex. Cytology and Cell Physiology, 2. Aufl. Oxford 1951. — Boute, J.: Lésions précancéreuses et troubles fonctionnels de la peau de grenouille par des hydrocarbones cycliques cancérigènes. Bull. Assoc. franç. Étude Canc. 37, 2 (1950). — Boutwell, R. K., and H. P. Rusch: The effect of Cortisone on the developement of tumor. Proc. Amer. Assoc. Canc. Res. 1953. — Boyland, E.: Experiments on chemotherapy of cancer; effect of certain antibacterial substances and related compounds. Biochemic. J. 32, 1207 (1938). ~ Different types of carcinogens and their possible modes of action. A Review. Cancer Res. 12, 77 (1952). — Brabenec, H.: Differentialdiagnostische Auswertung des Reticulums bei Lymphogranulomatose und malignen Tumoren. Z. Krebsforsch. 58, 693 (1952). — Brachet, J.: La localisation des acides pentosenucléiques dans les tissus animaux et les oeufs d'Amphibiens en voie de développement. Archives de Biol. 53, 207 (1942). ~ Biochemical and physiological interrelations between nucleus and cytoplasm during early development. Growth Symposium 11, 309 (1947). ~ The localization and the role of ribonucleic acid in the cell. Ann. N. Y. Acad. Sci. 50 (1950). Art. 8. — Brachet, J., u. R. Jeener: Recherches sur des particules cytoplasmiques. Enzymologia 11, 196 (1944). — Brahn: Katalase-Aktivität beim Krebs. Sitzgsber. preuß. Akad. Wiss., Physik.-math. Kl. 1916, 478; 1919, 680. — Brockmann, H.: Untersuchungen über Actinomycine. Vortr. anläßlich der Wiss. Tagg zur 100. Wiederkehr der Geburtstage von Paul Ehrlich u. Emil v. Behring am 16. 3. 1954 in Frankfurt-Hoechst. — Brodersen, H.: Mitosegifte und ionisierende Strahlung. Strahlenther. 73, 196 (1943). — Brown, W. H., and L. Pearce: Studies based on malignant tumor of the rabbit. J. of Exper. Med. 37, 60 (1923). — Browning, C. H.: Styryl 430. 3. Internat. Canc.-Kongr. 1939, S. 135 — Brück, D.: Kasuistischer Beitrag zur Carcinombehandlung mit Phenosol. Hippokrates 21, 76 (1950). — Brügge, Cl.: Die Wirkung von Leberpräparaten auf die Zellatmung. Inaug.-Diss. Münster 1934. — Brues, A. M., and E. S. G. Barron: Biochemistry of cancer. Annual. Rev. Biochem. 20, 343 (1951). — Büchner, F.: Das Wesen, das Wachstum und die Ursachen der Geschwülste. In E. Lexers Lehrbuch der allgemeinen Chirurgie, Bd. 2, S. 367. Stuttgart: Ferdinand Enke 1951. ~ Diskussionsbemerkung auf dem Symposium: Grundlagen und Praxis der chemischen Tumorbehandlung, Freiburg 17./19. Juli 1953. — Büngeler, W.: Tierexperimentelle und zellphysiologische Untersuchungen zur Frage der allgemeinen Geschwulstdisposition. Frankf. Z. Path. 39, 315 (1930). ~ Die experimentelle Erzeugung von Leukämie, aleukämischen Myelosen, Lymphadenosen und Lymphosarkomen. Klin. Wschr. 1932, 1982. ~ Über den Nachweis aromatischer Substanzen im Blut bei malignen Geschwülsten. Verh. dtsch. Ges. Path. 1935, 127. ~ Bedarf der Teer zur Hautkrebserzeugung ultravioletter Strahlen? Klin. Wschr. 1937, 1617. ~ Über den Einfluß photosensibilisierender Substanzen auf die Entstehung von Hautgeschwülsten. Z. Krebsforsch. 46, 130 (1937). ~ Geschwülste und regulierte abhängige Wachstumsstörungen (Hyperplasien) im Rahmen der Cellular- und Relationspathologie. Z. Krebsforsch. 58, 72 (1952). ~ Die umschriebenen Gewebshyperplasien und ihre Beziehung zu den echten Geschwülsten. Symposium: Grundlagen und Praxis der chemischen Tumorbehandlung, Freiburg 17./19. Juli 1953. ~ Siehe auch Fischer-Wasels u. Büngeler. — Bürgel, E.: Über die hemmende Wirkung von Vitamin H' auf das Wachstum experimenteller Tumoren. Z. inn. Med. 5, 539 (1950). — Bürger, M.: Untersuchungen über das Hühnersarkom. Z. Krebsforsch. 14, 3 (1914). — Bullock, F. D., and M. R. Curtis: The experimental production of sarcoma of the liver of rats. Proc. N. Y. Path. Soc. 20, 149 (1920). — Bullock, F. D., M. R. Curtis and W. F. Dunning: A transplantable metastasizing cysticercus plasmona of the rat's liver associated with multiple subcutaneous benzpyrene sarcomata. Amer. J. Canc. 30, 355 (1937). — Bullock, F. D., and Rohdenburg: Spontaneous tumors in the rat. J. Canc. Res. 2, 39 (1917). — Bullough, W. S.: Epidermal mitotic activity in the adult female mouse.

J. of Endocrin. **6**, 340 (1949/50). ~ Effects of a graded series of restricted diets on epidermal mitotic activity in the mouse. Brit. J. Canc. **4**, 321 (1950). ~ Mitotic activity and carcinogenesis. Brit. J. Canc. **4**, 329 (1950). ~ BULLOUGH, W. S.: Hormonal relations of epidermal mitotic activity. Exper. Cell Res. **9**, 108 (1955). — BULLOUGH, W. S., and M. JOHNSON: The energy relations of mitotic activity in adult mouse epidermis. Proc. Roy. Soc. B **138**, 562 (1951).— BURCHENAL, H. J.: Preliminary studies on the effect of 2,6-Diaminopurine on transplanted mouse leukemia. Cancer **2**, 119 (1949). ~ A study of the natural history of acute leukemia with special reference to the duration of the disease and the occurrence of remission. Cancer (N. Y.) **1951** 39. ~ The effects of triethylene melamine and related compounds on the leucocytes of mouse leukemia. Blood **6**, 504 (1951). — BURDETTE, W. J.: Mutation and the origin of tumors. A Review. Cancer Res. **15**, 201 (1955). — BURGGRAAF: Horn-core disease of cattle. Nederl. Tijdschr. Geneesk. **1935**, Nr 21. — BURMEISTER, B. R., and T. C. BELDING: Immunity and cross immunity reactions obtained with several avian lymphoid tumor strains. Amer. J. Vet. Res. **8**, 128 (1947). — BURROWS, H.: On some effects produced by applying estrin to the skin of mice. Amer. J. Canc. **20**, 48 (1934). ~ Biological action of sex hormones, S. 348. Cambridge 1945. — BUSCH: Coley-Toxin bei Tumoren. Berl. klin. Wschr. **1866**, 245. ~ Einfluß heftiger Erysipele auf die Rückbildung von Geschwülsten. Berl. klin. Wschr. **1868**, 137. — BUSCH, G.: Über Besonderheiten des Verhornungsvorganges in Tumoren. Z. Krebsforsch. **58**, 207 (1952). — BUSCH, H.: Studies on the metabolism of Pyruvate-2-C^{14} in tumor-bearing rats. Cancer Res. **15**, 356 (1955). — BUSCH, H., and H. A. BALTRUSCH: Rates of metabolism of acetate-1-C^{14} in tissues in vivo. Cancer Res. **14**, 448 (1954). — BUSCH, H., and VAN R. POTTER: Succinate accumulation in vivo following the injection of malonate. J. of Biol. Chem. **198**, 71 (1952). ~ Studies on tissue metabolism by means of in vivo metabolic blocking technics. I. A survey of changes induced by malonate in tissues of tumor-bearing animals. Cancer Res. **12**, 660 (1952). ~ Studies on tissue metabolism by means of in vivo metabolic blocking technics. II. Metabolism of acetate-1-C^{14} in malonate treated rats. Cancer Res. **13**, 168 (1953). — BUSCH, H., ST. SIMBONI and H. S. N. GREENE: Uptake of isotope of radioactive plasma proteins by tissues of tumorbearing rats. Proc. Amer. Ass. Cancer Res. **2**, 8 (1955). — BUTENANDT, A.: Über die stoffliche Charakterisierung der Keimdrüsenhormone, ihre Konstitutionsermittlung und künstliche Herstellung. Dtsch. med. Wschr. **1935**, 823. ~ Die Struktur der cancerogenen Substanzen. In ADAM und AULER, Neuere Ergebnisse auf dem Gebiete der Krebskrankheiten. Leipzig: S. Hirzel 1937. ~ Über den Stoffwechsel der Steroide und ihre Beziehungen zu cancerogenen Verbindungen. Schriftenreihe Akad. ärztl. Fortbildg Dresden, Stoffwechselerkrankungen **2**, 45 (1939). ~ Fortschritte in der Biochemie der Steroide, insbesondere der Sexualhormone. Veröff. der Berl. Akad. für ärztl. Fortbildung Nr 6, S. 46. Jena: Gustav Fischer 1940. ~ Neuere Beiträge der biologischen Chemie zum Krebsproblem. Angew. Chem. **53**, 345 (1940). ~ Chemie und Krebs. Berlin 1940. ~ Die biologische Chemie im Dienste der Volksgesundheit. Festrede am Friedrichstag der Preuß. Akad. der Wiss. 1941. Berlin: Verlag der Akad. der Wiss. ~ Biochemische Untersuchungen zum Problem der Krebsentstehung. Verh. dtsch. Ges. inn. Med. **55**, 342 (1949). ~ Zur Frage der bedingt krebsauslösenden Wirkung der Oestrogene. 55. Tagg der Dtsch. Ges. für Inn. Med., Wiesbaden 22.—28. April 1949. ~ Zur physiologischen Bedeutung des Follikelhormons und der östrogenen Wirkstoffe für die Genese des Brustdrüsenkrebses und die Therapie des Prostata-Carcinoms. Dtsch. med. Wschr. **1950**, 5. ~ Krebs und Vererbung. Dtsch. Ges. für Path. Hannover 1951. ~ Über die Wirkungsweise der Gene. Jb. der Max-Planck-Ges. 1951 u. Vortr. auf der Tagg der Nobelpreisträger für Medizin, Lindau 1951. — BUU-HOI, NG. PH.: Zur physikalisch-chemischen Deutung des Wirkungsmechanismus von krebserregenden Verbindungen. Arch. Geschwulstforsch. **6**, 19 (1953).

CAMPELL, J. G.: Induction of multiple primary tumors in fowls with 2-acetoamino-fluorene. Brit. J. Canc. **9**, 163 (1955). — CARREL, A.: La résistance de l'organisme à la formation du sarcome. C. r. Soc. Biol. Paris **93**, 10 (1925). ~ Mesure de la susceptibilité de l'organisme à la substance de Rous. C. r. Soc. Biol. Paris **93**, 12 (1925). ~ Sérum sanguin et résistance à la substance de Rous. C. r. Soc. Biol. Paris **93**, 85 (1925). ~ Action du principe filtrant d'un sarcome du goudron sur des cultures de rate. C. r. Soc. Biol. Paris **93**, 491 (1925). ~ Le principe filtrant des sarcomes de la poule produits par l'arsénic. C. r. Soc. Biol. Paris **93**, 1083 (1925). ~ Un sarcome fusocellulaire produit par l'Indol et transmissible par un agent filtrant. C. r. Soc. Biol. Paris **93**, 1278 (1925). ~ Essential characteristics of a malignant cell. J. Amer. Med. Assoc. **84**, 157 (1925). ~ Un sarcome du goudron de faible malignité et transmissible par son extrait filtré. C. r. Soc. Biol. Paris **44**, 337 (1926). — CARREL, A., and H. BURROWS: Cultivation in vitro of malignant tumors. J. of Exper. Med. **13** (1911). — CASEY, A. E. u. Mitarb.: Second transplantations of E 0771 mouse carcinoma and of Brown-Pearce rabbit tumor. Cancer Res. **12**, 807 (1952). — CASPAR: Pathologie der Geschwülste bei Tieren. Wiesbaden 1899. — CASPARI, W.: Betrachtungen über das Krebsproblem, besonders vom Standpunkt der Immunität. Z. Krebsforsch. **19**, 74 (1923). ~

Tumor und Immunität. Strahlenther. 15, 831 (1923). ~ Weiteres zur biologischen Grundlage der Strahlenwirkung. Strahlenther. 18, 17 (1924). ~ Studien zur Geschwulstimmunität. II. Mitt. Z. Krebsforsch. 21, 131 (1924). ~ Die experimentelle Erforschung der Geschwülste vom Standpunkt der Infektions- und Immunitätslehre. In Handbuch der pathogenen Mikroorganismen von Kolle, Kraus u. Uhlenhuth, Bd. 1. Jena: Gustav Fischer 1930. Berlin u. Wien: Urban & Schwarzenberg 1930. — Caspari, W., u. E. Schwarz: Studien über Geschwulstimmunität. VI. Mitt. Z. Krebsforsch. 24, 15 (1926). — Casper, M.: Geschwülste der Tiere. I. Die gutartigen Geschwülste. In Ergebnisse der allgemeinen und pathologischen Anatomie von O. Lubarsch u. R. Ostertag, Bd. 3, S. 692. 1896. — Caspersson, T.: Über den chemischen Aufbau der Strukturen des Zellkernes. Skand. Arch. Physiol. (Berl. u. Lpz.) 73, 1 (1936). ~ Studies on nucleic acid metabolism during cell cycle. Arch. exper. Zellforsch. 22, 655 (1939). ~ Über die Rolle der Desoxyribosenukleinsäure bei der Zellteilung. Chromosoma 1, 147 (1939/40). ~ Die Eiweißverteilung in den Strukturen des Zellkerns. Chromosoma 1, 562 (1939/40). ~ Nukleinsäureketten und Genvermehrung. Chromosoma 1, 605 (1939/40). ~ Studien über den Eiweißumsatz der Zelle. Naturwiss. 29, 33 (1941). — Caspersson, T., u. Santesson: Nucleic acid. Acta radiol. (Stockh.) 1942. — Centanni, E.: La dieta aviride per lo sviluppo dei tumori sperimentali. 1. Congr. Internaz. dei Patologi, Torino 1911. Tumori 2, 466 (1912). — Chambers, F.: The incidence of cancer in domestic animals. Vet. Rec. 48, 694 (1936). — Chambers, H., and G. M. Scott: Experiments on immunity to tumor growth. Brit. J. Exper. Path. 5, 1 (1924). — Chance, B.: The state of catalase in respiring bacterial cells. Science (Lancaster, Pa.) 116, 202 (1952). — Chance, B., and Laroy N. Castor: Some patterns of the respiratory pigments of ascites tumor in mice. Science (Lancaster, Pa.) 116, 200 (1952). — Chapman, D. D. u. Mitarb.: A comparison of the oxidation of octanoate-1-C^{14}, -7-C^{14}, and butyrate-1-C^{14} by neoplastic and normal mouse tissues. Cancer Res. 14, 372 (1954). — Chargaff, E., and J. N. Davidsohn: The nucleic acids. Chemistry and biology. Vol. I and II. New York: Academic Press 1955. — Chargaff, E., B. Magasanik, E. Vischer, C. Green, R. Doniger and D. Elson: Nucleotide composition of pentose nucleic acids from yeast and mammalian tissues. J. of Biol. Chem. 186, 51 (1950). — Cheever, F. S.: A complement-fixing antibody in sera of rabbits bearing Brown-Pearce-Carcinoma. Proc. Soc. Exper. Biol. a. Med. 45, 517 (1940). — Cheever, F. S., and H. R. Morgan: Mechanism of tumor immunity as investigated by means of the intraocular inoculation of the Brown Pearce carcinoma. Cancer Res. 2, 675 (1942). Ref. Brit. Chem. a. Physiol. Abstr. 1943, 403. — Chen, Shih-Yi, B. Ephrussi and H. Hottinguer: Nature génétique des mutants à déficience respiratoire de la souche B II de la levure de boulangerie. Heredity (Lond.) 4, 337 (1950). — Chesterman, F. C.: Intracranial heterotransplantation of human tumors. Brit. J. Canc. 9, 51 (1955). — Cholewa, J.: Über den Teerkrebs der Haut der weißen Ratte. Z. Krebsforsch. 30, 66 (1930). ~ Krebskrankheit und Vererbung. Z. Krebsforsch. 37, 215 (1932). ~ Experimentelle Blastome allein durch chronische Arsenvergiftung. Z. Krebsforsch. 41, 497 (1935). — Christensen, H. N., and Th. R. Riggs: Concentrative uptake of amino acids by the Ehrlich mouse ascites carcinoma cells. J. of Biol. Chem. 194, 57 (1952). — Clarke, D. A. u. Mitarb.: 6-Mercaptopurine, an inhibitor of mouse sarcoma 180. Proc. Amer. Assoc. Canc. Res. 1, 9 (1953). — Clarke, D. A., F. S. Philips, St. S. Sternberg and C. Ch. Stock: Effects of mercaptopurine and analogs on experimental tumors. Ann. New York Acad. Sci. 60, 183 (1954). — Claude, A.: Particulate components of normal and tumor cells. Science (Lancaster, Pa.) 91, 77 (1940). ~ Particulate components of cytoplasm. Cold Spring Harbor Symp. Quant. Biol. 9, 263 (1941). — Clowes, G. H. A., and A. K. Keltch: Glucose, mannose, fructose metabolism by ascites tumor cells. Effects of dinitrocresol. Proc. Soc. Exper. Biol. a. Med. 86, 629 (1954). — Clunet, J.: Recherches expérimentales sur les tumeurs malignes. Paris 1910. — Cohrs, P.: Über primäre Multiplizität von Geschwülsten bei Haustieren. Z. Krebsforsch. 24, 156 (1926) ~ Übertragbare Adenome der Riechschleimhaut beim Schaf. Z. Krebsforsch. 58, 682 (1952). — Cole, L. J., and M. Ellis: Spleen desoxyribonucleic acid content as an index of recovery in X-radiated mice treated with spleen homogenate. Cancer Res. 14, 738 (1954). — Coley-Nauts, H., and B. L. Coley: A review of the treatment of malignant tumors by Coley bacterial toxins. Approaches to Tumor Chemotherapy, S. 217. Washington 1947. — Collier, W. A.: Über die Natur des Ehrlichschen Mäusecarcinoms. Die Bedeutung der Wasserstoffionenkonzentration. Z. Krebsforsch. 40,585 (1933/34). — Collier, W. A., u. G. Jahn: Über die Natur des Ehrlichschen Mäusecarcinoms. Die Chemoresistenz. Z. Krebsforsch. 40, 298 (1933/34). — Colwell, H. A.: Catalase in malignant disease. Arch. Middlesex Hosp. 19, 64 (1910). — Cook, J. W.: Chemische Beiträge zum Krebsproblem. Ber. dtsch. chem. Ges. 69, 38 (1936). ~ Cancer-producing chemical compounds. Nature (Lond.) 145, 335 (1940). ~ Chemical compounds as carcinogenic agents. Amer. J. Canc. 33, 50 (1938). — Cook, J. W., and E. C. Dodds: Sex hormones and cancer-producing compounds. Nature (Lond.) 131, 205 (1933). ~ Chemistry of oestrogenic substances. Nature (Lond.) 135, 959 (1935). — Cook, J. W., C. Hewett and J. Hieger: Coal tar constituents and cancer. Nature (Lond.) **130**, 926 (1932). ~ The isolation of a cancer-producing hydrocarbon from coal tar. I. J. Chem. Soc. (Lond.) **1933**, 395. — COOK, J. W., J. HIEGER, E. L. KENNAWAY and W. V. MAYNEORD: Production of cancer by pure hydrocarbons. Proc. Roy. Soc. Lond., Ser. B **111**, 455 (1932). — CORI, C. F.: J. of Exper. Med. **45**, 983 (1927). Influence of hormones on enzymatic reactions. 1. Internat. Congr. of Biochem. Cambridge 1949, S. 9. — COSTA, A.: Versuche über die Übertragung der experimentellen Tumoren der Hühner und Säugetiere durch Gehirnbrei von den Tumoren erkrankter Tiere. Z. Krebsforsch. **36**, 223 (1932). ~ Untersuchungen über die zur Übertragung experimenteller Geschwülste notwendigen Zellenzahl unter Bezugnahme auf die Filtrierungsversuche und auf die Pathogenese der Metastasen. Z. Krebsforsch. **36**, 399 (1932). — COULON, A. DE, et L. BOEZ: Contribution à l'étude de l'hérédité cancéreuse chez la souris. Bull. Assoc. franç. Étude Canc. **13**, 511 (1924). — COULSON, C. A.: Electronic configuration and carcinogenesis in Advances in Cancer Research. New York: Academic Press Inc. Publ. 1953. — CRABTREE, H. G.: Liver tumors produced by six isomeric aminoazotoluenes. J. Roy. Microsc Soc., III. Ser. **70**, 161 (1950). Ref. Ber. allg. u. spez. Path. **10**, 181 (1951/52). — CRAMER, H., u. H. W. PABST: Tumordiagnostik mit radioaktiven Isotopen. Bericht über 300 mit P^{32} untersuchte Patienten. Z. Krebsforsch. **58**, 163 (1952). — CRAMER, H., H. W. PABST u. A. TREIBS: Über die Verwendbarkeit radioaktiver Farbstoffe in der Tumordiagnostik. Z. Krebsforsch. **58**, 453 (1952). — CRAMER, W.: Ergebnisse und Ziele der Krebsforschung. Z. Krebsforsch. **26**, 194 (1928). ~ Bedeutung der sauren und alkalischen Serumphosphatasen in der Tumordiagnostik. Z. Krebsforsch. **58**, 28 (1952). — CRAMER, W., and E. S. HORNING: Experimental production by oestrin of pituitary tumors with hypopituitarism and mammary cancer. Lancet **1936**, 247. — CRISTOL, MONNIER et LAZERGES: Les lipides totaux et leurs constituants dans la tumeur expérimentale de Flexner-Jobling. Bull. Soc. Chim. biol. Paris **23**, 1077 (1941). — CUNNINGHAM, L., A. C. GRIFFIN and J. M. LUCK: Effect of a carcinogenic azo dye on liver cell structure. Isolation of nuclei and cytoplasmic granules. Cancer Res. **10**, 194 (1950). — CURTIS, M. R., and F. D. BULLOCK: Strain and family differences in susceptibility to Cysticercus sarcoma. J. Cancer Res. **8**, 1 (1924). — CURTIS, M. R., F. D. BULLOCK and W. F. DUNNING: A statistical study of the occurrence of spontaneous tumors in a large colony of rats. Amer. J. Canc. **15**, 67 (1931).

DAELS, F.: Contribution to the experimental provocation of tumors by means of radium. Brit. J. Radiol. **1925**. ~ Beitrag zur experimentellen Hervorrufung von Tumoren mittels Radium. Strahlenther. **25**, 675 (1927). ~ Le problème du cancer. Ausgabe „L'effort Humain". Genève **1950**. — DAELS, F., and G. BACTEN: A note on the different kinds of malignant tumors obtained by means of radium. Lancet **1926**, 666. — DAELS, F., et BILTRIS: Production de tumeurs malignes expérimentales au moyen du radium. Bull. Assoc. franç. Étude Canc. **15**, 162 (1926); **16**, 772 (1927); **20**, 32 (1931); **26**, 587 (1937). — DAELS, F., siehe bei A. F. WATSON. — DA FANO, C.: Zelluläre Analyse der Geschwulstimmunitätsreaktionen. Z. Immun.-forsch. I. Orig. **5**, 1 (1910). — DANNEEL, R.: Theorien der Krebsentstehung und ihre Unterlage. Dtsch. med. Wschr. **1946**, 52. ~ Grundprobleme der Krebsforschung. Z. Krebsforsch. **59**, 167 (1953). — DANNEEL, R., u. W. KÖNIG: Untersuchungen über die angebliche pentolytische Wirkung des Serums Krebskranker. Z. Krebsforsch. **58**, 374 (1952). — DANNENBERG, H., u. M. KIESE: Untersuchungen über Cytochrome. I. Die prosthetische Gruppe des sauerstoffübertragenden Ferments (Cytochromoxydase). Biochem. Z. **322**, 395 (1952). — DARLINGTON, C. D.: Nucleic acid and chromosomes. Symposia Soc. Exper. Biol. **1947**, 252. — DARLINGTON, C. D., and P. C. KOLLER: The chemical breakage of chromosomes. Heredity (Lond.) **1**, 187 (1947). — DAVIDSON, J. D., and B. B. FREEMAN: The effects of compounds upon p^{32} incorporation into nucleic acids as a technic for selecting antitumor drugs. Cancer Res. **1955**, Suppl. No 3, 97. — DAVIDSON, J. N., and J. LESLIE: Nucleic acids in relation to tissue growth. Cancer Res. **10**, 587 (1950). ~ A new approach in the biochemistry of growth and development. Nature (Lond.) **165**, 49 (1950). — DECKNER, K.: Cytologie der Geschwülste. Arch. klin. Chir. **193**, 549 (1938). ~ Cytologische Studien an Krebszellen. Z. Krebsforsch. **48**, 129 (1939). — DEELMAN, H. T.: Über die Bedeutung des Teerkrebses für die Krebsfrage. Klin. Wschr. **1922**, 1455. ~ Quelques remarques sur le cancer expérimental du goudron. a) La méthode des scarifications. b) Les recherches chimiques sur le goudron. Bull. Assoc. franç. Étude Canc. **12**, 24 (1923). ~ Über die Histogenese des Teerkrebses. Z. Krebsforsch. **19**, 125 (1923). ~ Die Entstehung des experimentellen Teerkrebses und die Bedeutung der Zellenregeneration. Z. Krebsforsch. **21**, 220 (1924). ~ The part played by injury and repair in the development of cancer. Brit. Med. J. **1927**, No 3462, 872. — DENUES, A. R. T.: Note on mechanical means of disrupting cells. Exper. Cell Res. **3**, 388 (1952). — DETTELBACH, H. R.: Histostatic and cytostatic effects of some amino ketones upon tail regeneration in Xenopus larvae. Rev. suisse Zool. **59**, 339 (1952). — DEUTICKE, K.: Über Kernverhältnisse bei Hautcarcinomen. Z. Krebsforsch. **43**, 39 (1936). — DIANZANI, M. U.: Histochemical detection with ditetrazoliumchloride of some enzymatic activities in isolated mitochondria. Nature (Lond.) **171**, 126 (1953). — DICKENS, F., and G. E. GLOCK: Direct oxydation of glucose-6-phosphat, 6-phosphogluconat and pentose-5-phosphates by enzymes of animal origin. Biochemic. J. **50**, 81 (1951). ~ The mechanism of oxydation inhibition of myosin. Biochim. et Biophysica Acta **7**, 588 (1951). — Dickens, F., and H. Weil-Malherbe: Metabolism of normal and tumor tissues; comparison of metabolism of tumors of liver and skin with that of tissue of origin. Cancer Res. **3**, 73 (1943). — Dietrich, A.: Über Wesen und Ursache der Krebskrankheit. Z. angew. Chem. **31/32**, 337 (1940). ~ Krebs nach Kriegsverletzungen. Z. Krebsforsch. **52**, 91 (1941). ~ Über einige Probleme der heutigen Krebsforschung. Arch. Geschwulstforsch. **3**, 185, (1951). — Dietrich, A., u. L. Schützinger: Resistenz gegenüber Doppelimpfung von Ascitescarcinom der Maus. Z. Krebsforsch. **56**, 121 (1948). — Diller, J. C., T. Mankowski and W. T. Harris: Lytic action of candida and saccharomyces on sarcoma 37 and Ehrlich ascites tumor. Cancer Res. **14**, 848 (1954). — Dirscherl, W., u. H. Breuer: Zur Frage einer direkten Stoffwechselbeeinflussung menschlicher Krebsgewebe durch Sexualhormone. Z. Krebsforsch. **59**, 253 (1953). — Dittmar, C.: Neuere Untersuchungen über carcinogene Substanzen. Protoplasma (Berl.) **32**, 598 (1939). ~ Über den chemischen Aufbau von Mitochondrien normaler Zellen und von Tumorzellen und den Einfluß carcinogener Stoffe auf Mitochondrien. I. Die Zusammensetzung der Lipoide von Mitochondrien. Z. Krebsforsch. **52**, 46 (1941). ~ Die Bedeutung der Nucleinsäuren für das Wachstum und die Eiweißsynthese der Zelle. Z. Krebsforsch. **53**, 107 (1942). ~ Die Wirkung von Folinsäure-Antagonisten und von Guanazolo auf das Verhalten von Tumoren. Z. Krebsforsch. **57**, 621 (1951). — Dixon, M.: Reactions of lachrymators with enzymes and proteins. Nature (Lond.) **161**, 226, 517 (1948). — Dobberstein, J.: Der Krebs der Haussäugetiere. Berl. tierärztl. Wschr. **1937**, 100. ~ Über Lungenkrebs bei Haustieren. Berl. tierärztl. Wschr. **1937**, 211. ~ Vergleichende Pathologie der Geschwülste. Z. Krebsforsch. **59**, 600 (1953). ~ In Adam u. Auler, Neuere Ergebnisse auf dem Gebiete der Krebskrankheiten, S. 156. Leipzig: S. Hirzel 1937. ~ Die Bedeutung der pathologischen Anatomie unserer Haustiere für die vergleichende pathologische Anatomie. Virchows Arch. **302**, 1 (1938). ~ Vergleichende Pathologie der Tiergeschwülste. Geschwulsttag der Pathologen-Tagung und Arbeitstagung der Veterinärpathologen, Freiburg Juni 1952. — Dobrovolskaja-Zavadskaja, N.: Sur une lignée de souris, riche en adénocarcinome de la mamelle. C. r. Soc. Biol. Paris **104**, 1191 (1930). ~ Distribution des cas de cancer dans la progéniture d'une souris cancéreuse. C. r. Soc. Biol. Paris **106**, 1085 (1931). ~ Heredity of cancer. Amer. J. Canc. **18**, 357 (1933). ~ Heredity of cancer susceptibility in mice. J. Genet. **27**, 181 (1933). ~ Über den Erblichkeitsfaktor bei der Entstehung des Krebses. Mschr. Krebsbekämpfg **1934**, 161. — Doerr, W.: Über die Anwendung des Reduktionsindicators Triphenyltetrazoliumchlorid (TTC) in Histologie und Histophysiologie. Frankf. Z. Path. **61**, 557 (1949/50). ~ Über ein spontanes Bronchuscarcinom beim Hauskaninchen. Frankf. Z. Path. **63**, 82 (1952). — Domagk, G.: Fortschritte auf dem Gebiet der modernen Tumorforschung. Med. Klin. **1925**, 1911, 1953. ~ Röntgenstrahlenwirkung auf das Gewebe. Beitr. path. Anat. **77**, 525 (1927). ~ Über den Stand der Tumorforschung. Antrittsvorlesung Münster. Med. Klin. **1928**. ~ Experimentelle Lebercirrhose beim Kaninchen. Z. Krebsforsch. **29**, 302 (1929). ~ Biologisches Verfahren zur Krebsbehandlung. Chemiker-Ztg **1933**, 103. ~ Bedeutung der Tumorimmunität. Verh. der Dtsch. Ges. für Path., Rostock **1934**. ~ Über den Wert der Tiertumoren für experimentelle therapeutische Arbeiten im Laboratorium. Arbeiten aus den Medizinisch-chemischen Forschungsstätten der I. G. Farbenindustrie. Med. u. Chem. **2**, 62 (1934). ~ Unter welchen Bedingungen könnte die bei Transplantationstumoren beobachtete Geschwulstimmunität eine Bedeutung für die Therapie der menschlichen Geschwülste erlangen? Buenos Aires: Las Ciencias 1935. ~ Die synthetisch hergestellten carcinogenen Substanzen und ihre Beziehungen zu physiologischen Produkten. Z. Krebsforsch. **44**, 160 (1936). ~ Synthetische carcinogene Substanzen. Med. u. Chem. **3**, 274 (1936). ~ Kondensierte Ringsysteme. Verh. dtsch. Ges. Path. **1937**, 289. ~ Weitere experimentelle Untersuchungen über die Ursachen des Krebses. Z. Krebsforsch. **48**, 283 (1939). ~ Über das Auftreten besonderer Organveränderungen nach experimenteller Verfütterung verschiedener Fette. Verh. Ges. Verdgskrkh. **1939**, 121. ~ Die Bedeutung körpereigener Abwehrkräfte für die Ansiedlung von Geschwulstzellen. Z. Krebsforsch. **56**, 247 (1949). ~ Über Stand und Probleme der Geschwulstforschung. Strahlenther. **83**, 565 (1950). ~ Welche Erkenntnisse über den Krebs vermittelt uns die experimentelle Krebsforschung? Münch. med. Wschr. **1952**, 1841. ~ Gibt es eine durch experrimentelle Forschungen begründete und vielleicht aussichtsreiche Nachsorge der operierten oder bestrahlten Krebskranken? Krebsarzt **1953**, 65. ~ Internisten-Tagg München 1954. ~ Weitere Beobachtungen an Joshida-Tumoren der Ratte. 38. Tagg der Dtsch. Ges. für Path., Hamburg 1954. — Domagk, G., u. Chr. Hackmann: Ein Beitrag zu den bei Transplantationstumoren beobachteten Immunitäts bzw. Resistenzerscheinungen. Z. Krebsforsch. **42**, 192 (1935). ~ Weitere Untersuchungen über die „Immunität" bei Tumoren. Verh. dtsch. Ges. Path. **1935**. ~ Die zusätzliche Behandlung bösartiger Geschwülste durch Steigerung der tumorspezifischen Abwehraktivität. Z. Krebsforsch. **59**, 2 (1953). — Domagk, G., S. Petersen u. W. Gauss: Ein Beitrag zur experimentellen Chemotherapie der Geschwülste. Z. Krebsforsch.

59, 617 (1954). — DONTENWILL, W.: Die Einwirkung von Benzpyren auf die Entwicklung des Triton- und Axolotleies. Z. Krebsforsch. **59**, 56 (1953). — DOUNCE, A.: Enzyme studies on isolated cell nuclei of rat liver. J. of Biol. Chem. **147**, 685 (1943). — DOWNING u. Mitarb.: Further studies on the effect of triaethylenphosphoramid on malignant melanoma. Proc. Amer. Assoc. Canc. Res. **1**, 13 (1953). — DRIEUX, H.: Statistiques sur le cancer chez les animaux domestiques. Rev. Path. comp. et Hyg. gén. **44**, 181 (1944). — DRUCKREY, H.: Die Entstehung von Krebs als pharmakologische Wirkung. Klin. Wschr. **1942**, 559. ~ Die Grundprobleme der Krebsentstehung und das Krebswachstum. Neue med. Welt **1**, 1613, 1653, 1688 (1950). ~ Die Pharmakologie krebserregender Substanzen. Z. Krebsforsch. **57**, 70 (1950). ~ Experimentelle Beiträge zum Mechanismus der cancerogenen Wirkung. Arzneimittelforschung **1951**, 385. ~ Experimentelle Grundlagen der Chemotherapie des Krebses. Dtsch. med. Wschr. **1952**, 1495. ~ Die Grundlagen der Krebsentstehung. Symposium: Grundlagen und Praxis der chemischen Tumorbehandlung, Freiburg 17./19. Juli 1953. ~ Ätiologische Forschung als Grundlage einer Prophylaxe des Krebses. Oncologia (Basel) **7**, 155 (1954). ~ Schädliche und unschädliche Farbstoffe für Lebensmittel. Z. Krebsforsch. **60**, 344 (1955). — DRUCKREY, H., H. W. ALTMANN u. D. SCHMÄHL: Der Gewebsstoffwechsel als innere Krankheitsursache für die Krebsentstehung. Z. Krebsforsch. **56**, 601 (1948/50). — DRUCKREY, H., P. DANNEBERG u. D. SCHMÄHL: Zellteilungshemmende Gifte. Arzneimittel-Forsch. **3**, 151 (1953). ~ Zur Pharmakologie zellteilungshemmender Gifte. (Versuche an Seeigeleiern). Publ. Staz. zool. Napoli **24**, 247 (1953). — DRUCKREY, H., H. HAMPERL, H. HERKEN u. B. RAREI: Chirurgische Behandlung von Tiergeschwülsten. Z. Krebsforsch. **48**, 451 (1939). — DRUCKREY, H., u. K. KÜPFMÜLLER: Quantitative Analyse der Krebsentstehung. Z. Naturforsch. **3b**, 254 (1948). — DRUCKREY, H., K. KÜPFMÜLLER u. W. TRAPPE: Experimentelle Beiträge zum Wachstumsproblem bei Geschwülsten und Metastasen. Z. Krebsforsch. **56**, 407 (1940). — DRUCKREY, H., u. D. SCHMÄHL: Cancerogene Wirkung von Kunststoff-Folien. Z. Naturforsch. **7b**, 353 (1952). — DUNNING, W. F., and M. R. CURTIS: Attempts to isolate the active agent in cysticercus fasciolaris. Proc. Amer. Assoc. Canc. Res. **1**, 13 (1953). — DURAN-REYNALS, F., and P. M. FREIRE: The age of the tumor-bearing hosts as a factor conditioning the transmissibility of the Rous Sarcoma by filtrates and cells. Cancer Res. **13**, 376 (1953). — DUSTIN, A. P.: Colchicin-Wirkung bei Tumoren. Bull. Acad. roy. Méd. Belg. **1933**, 585. ~ Contributionà l'étude de l'action des poisons caryoclasiques sur les tumeurs animales; action de la colchicine sur le sarcome greffé, type Crocker, de la souris. Brussels Acad. roy-Belg. Bul. Cl. Sci. **14**, 487 (1934). ~ A propos des applications des poins carysooclasiques à l'étude des problèmes de pathologie expérimentale, de cancérologie et d'endocrinologie. Arch. exper. Zellforsch. **22**, 395 (1939). — DUWE, CHR. DE, J. BERTHET, L. BERTHET and F. APPELMANS: Permeability of Mitochondria. Nature (Lond.) **167**, 389 (1951).

EARLE, W. R., E. L. SCHILLING and E. SHELTON: Erzeugung von Malignität in vitro. J. Nat. Canc. Inst. **10**, 865, 1067 (1950). — EARLE, W. R., E. SHELTON and E. L. SCHILLING: Results of the injection of cultured fibroblasts into strain C_3H mice. Cancer Res. **10**, 214 (1950). — EARLE, W. R., and C. VOEGTLIN: The mode of action of Methylcholanthrene on cultures of normal tissues. Amer. J. Canc. **34**, 373 (1938). — EBELING, E.: Experimentelle Gehirntumoren bei Mäusen. Z. Krebsforsch. **14**, 151 (1914). — EBNER, H., u. H. STRECKER: Über die Darstellung von Carcinomzellen im Vaginalsmear durch den histochemischen Phosphoamidasen-Nachweis. Dtsch. med. Wschr. **1951**, 1268. — EDLBACHER, S.: Die Chemie der Krebszelle. Schweiz. med. Wschr. **1933**, Nr 37. — EDLBACHER, S., u. W. BAUMANN: Der Glykogen- und der Amylasegehalt in Tumor und Nekrose des JENSEN-Sarkoms der Ratte. Z. Krebsforsch. **47**, 191 (1938). ~ Der Tryptophangehalt des JENSEN-Sarkoms und der Nekrose. Z. Krebsforsch. **47**, 198 (1938). — EDLBACHER, S., u. KUTSCHER: Phosphorsäureabspaltung aus Nucleinsäure. Z. physik. Chem. **199**, 201 (1931). — EDLBACHER, S., u. K. W. MERZ: Über den Stoffwechsel der Tumoren. I. Mitt. Z. physik. Chem. **171**, 252 (1927). — EHRLICH, P.: Über ein transplantables Chondrom der Maus. Arb. Inst. exper. Ther. Frankf. **1906**, 65. — EHRLICH, P., u. H. APOLANT: Sarkomentwicklung bei Carcinom-Transplantation. Zbl. Path. **1906**, 513. — EICHHOLTZ, F.: Messende Methoden in der Carcinomforschung. Schr. Königsberg. Gelehrten Ges., Naturwiss. Kl. **1933**. — EICHLER, O.: Zum Problem der Treffergifte. Z. Krebsforsch. **56**, 285 (1949). — EICHLER, O., u. W. PLEWA: Eine neue Substanz mit carcinolytischer Wirkung. Arzneimittel-Forsch. **1952**, 359. — EICHLER, O., u. J. STAIB: Die carcinolytische Wirkung von Hexamethylolmelamin. Arzneimittel-Forsch. **1953**, 355. — EICHWALD, E. J., H. Y. CHANG and M. LANDA: The significance of the anterior chamber in tumor transplantation. III. Natural resistance and acquired immunity. Cancer Res. **12**, 490 (1952). — EINFALT, W.: Vergleichende Krebs-Sektionsstatistik in Bayern 1945—1950. Über die Notwendigkeit einer allgemeinen, fortlaufenden und einheitlichen Sektionsstatistik. Z. Krebsforsch. **58**, 707 (1952). — EKMAN, B., u. J. P. STRÖMBECK: The effect of feeding of aniline on the urinary bladder in rats. Acta path. scand. (Københ.) **26**, 472 (1949). — ELY, J. O., and M. H. ROSS: Effect of a protein-free diet on the alcaline and phosphatase-activity of the liver of the rat. Nature (Lond.) **168**, 323 (1951). — EMMRICH, R., E. GÖTZE u. G. PENITZKA: Über wachstumsbeeinflussende Stoffe des Blutes. Z. Krebsforsch. **59**, 191

(1953). — ENGEL, D.: Über Vitalfärbung von Impftumoren mit Säurefarbstoffen. Z. Krebsforsch. 22, 365 (1925). — ENGEL, R. W., and D. H. COPELAND: Influence of diet on the relative incidence of eye, mammary, ear-duct and liver tumors in rats fed 2-Acetylaminofluorene. Cancer Res. 11, 180 (1951). — ENGELBRETH-HOLM, H., and S. STAMER: Treatment of leukemia with 9,10-dimethyl-1,2-benzanthracene. Approaches to Tumor Chemotherapy, S. 419. Washington 1947. — ENGELBRETH-HOLM, J. J., and G. ASBOE-HANSEN: Effect of cortisone on skin carcinogenesis in mice. Acta path. scand. (Kobenh.) 32, 560 (1953). — ENGLMANN, K.: Die morphologisch-biologischen Wirkungen der Röntgen- und Radiumstrahlen. Z. Hals- usw. Heilk. 31, 87 (1932). — EPHRUSSI, B.: Siehe CHEN. — EPHRUSSI, B., H. HOTTINGUER et A. M. CHIMÈNES: Action de l'acriflavine sur les levures. I. La mutation «Petite colonie». Ann. Inst. Pasteur 76, 351 (1949). — ESMARCH, O.: Methylcholanthren beim Meerschweinchen. Ugeskr. Laeg. (dän.) 1941, 1179. — EULER, B. v., u. H. v. EULER: Über die in wachsenden und in retrograden Ratten-Tumoren wirksamen Faktoren. Z. Krebsforsch. 57, 501 (1951). — EULER, H. v.: Biochemische Krebsprobleme. Dtsch. med. Wschr. 1938, Nr 48/49. ~ Enzymchemische Ergebnisse und Aufgaben in der Krebsforschung. Angew. Chem. 1940, 352. ~ Abwehr und Immunität gegen Bildung und Entwicklung der Krebsgewebe. Forschgn u. Fortschr. 1942, 197. ~ Zur Biochemie der Tumorentwicklung und Tumorhemmung. Ark. Kem., Mineral. Geol., Ser. B 25, Nr 5 (1947). ~ Actions of normal and sarcomatous sera on tumor cells. Pontificiae Academiae Scientiarum. Scripta varia 1949, 223. ~ Les systèmes de résistance contre la croissance des tumeurs. Kemiska Arb. III 14 (1951). — EULER, H. v., I. AHLSTRÖM u. B. SKARZYNSKI: Einfluß des Vitamins A auf epitheliales Gewebe und auf die Entwicklung von Tumoren. Ark. Kem., Mineral. Geol., Ser. A 17, Nr 29 (1944). — EULER, H. v., BAUER u. FORSMAN: Nachweis von ROBINSON-Esterdehydrase. Sv. Vet. Akad. Ark. Kemi 12, Nr 52 (1938); Ser. B 13, Nr 1. — EULER, H. v., u. E. BAUER: Glykogen-Angriff im Kaninchen-Muskel und im Sarkom von Ratten. Naturwiss. 26, 235 (1938). ~ Versuche zum phosphorylierenden Abbau von Polysacchariden in Muskel und Sarkom. Z. physik. Chem. 261, 125 (1939). — EULER, H. v., B. v. EULER u. H. HASSELQUIST: Entwicklungshemmung und Entwicklungsbeschleunigung von Tumoren durch N-haltige Stoffe. Z. Krebsforsch. 60, 278 (1955). — EULER, H. v., u. L. HAHN: Ribonucleinsäuren und Ribonucleotide in Hefen. Ark. Kem., Mineral. Geol., Ser. A 25, Nr 11 (1947). — EULER, H. v., u. L. HELLER: Katalaseaktivität in Leberfraktionen normaler und sarkomtragender Ratten. Z. Krebsforsch. 56, 393 (1949). — EULER, H. v., u. H. HELLSTRÖM: Zur Kenntnis der Enzymsysteme der Atmung in Muskel, JENSEN-Sarkom, Lunge und Milz. Z. physik. Chem. 255, 159 (1938). ~ Enzymatische Sarkomstudien. I. Einfluß der Cytochromkomponenten und der Diaphorase auf die Dehydrierung von l- und d-Lactat und Succinat. Z. physik. Chem. 260, 163 (1939). — EULER, H. v., u. G. v. HEVESY: Wirkung der Röntgenstrahlen auf den Umsatz der Nucleinsäure im JENSEN-Sarkom. Biol. Medd. danske Vidensk Selsk. 17, Nr 8 (1942). — EULER, H. v., MALMBERG u. GÜNTHER: Zur Biochemie des JENSEN-Sarkoms. Z. Krebsforsch. 45, 425 (1937). — EULER, H. v. u. Mitarb.: Spaltung von d-Leucylglycin durch Seren. Z. Krebsforsch. 50, 552 (1940). — EULER, H. v., u. G. SCHMIDT: Einfluß des Carotins (Vitamin A) auf den Puringehalt wachsender normaler und pathologischer Gewebe. Z. physik. Chem. 223, 215 (1934). — EULER, H. v., u. B. SKARZYNSKI: Biochemie der Tumoren. Stuttgart: Ferdinand Enke 1942. — EVANS: Siehe bei MOON.

FALLS, N. G., and A. KIRSCHBAUM: Passive transfer of immunity, as demonstrated by parabiosis against a transplanted lymphosarcoma. Proc. Amer. Assoc. Canc. Res. 1, 15 (1953). FARBER, E. u. Mitarb.: Antimetabolite, antimalonid and anticancer activity of a series of new dihydrotriazines. Proc. Amer. Assoc. Canc. Res. 1, 15 (1953). — FARK, G.: Cancerogene Wirkung von geräuchertem Speck. Z. Krebsforsch. 56, 583 (1949). — FAVORITE, G. O., and F. S. CHEEVER: Observations on the Brown-Pearce Carcinoma in roller tube tissue cultures. Cancer Res. 1, 136 (1941). — FELDMAN, W. H.: Neoplasms of domesticated animals. Philadelphia 1932. — FELIX, K.: Nucleoprotamine und Nucleoproteide in mikroskopischer und chemischer Organisation der Zelle. 2. Kolloquium der Dtsch. Ges. für physik. Chemie am 6./7. April 1951 in Mosbach (Baden). Berlin: Springer 1952. — FENWICK, H.: Bilharzia-Eier und Krebsbildung. Trans. Path. Soc. Lond. 1888, 183. Zit. in WOLFF, Die Lehre von der Krebskrankheit, 2. Aufl., S. 557. Jena: Gustav Fischer 1929. — FEY, F., A. GRAFFI u. H. BIELKA: Versuche zur Klärung des Mechanismus der Leukämiebildung nach Injektion von zellfreien Tumorfiltraten. Naturwiss. 42, 421 (1955). — FIALA, S.: The scarcity of mitochondria in tumor tissue. Nature (Lond.) 171, 391 (1953). — FIBIGER, J.: Untersuchungen über eine Nematode (Spiroptera sp. n.) und deren Fähigkeit, papillomatöse und carcinomatöse Geschwulstbildungen im Magen der Ratte hervorzurufen. Z. Krebsforsch. 13, 217 (1913). ~ Weitere Untersuchungen über das Spiroptera-Carcinom der Ratte. Z. Krebsforsch. 14, 295 (1914). ~ Untersuchungen über das Spiroptera-Carcinom der Ratte und Maus. Z. Krebsforsch. 17, 1 (1920). ~ Virchows Reiztheorie und die heutige experimentelle Geschwulstforschung. Dtsch. med. Wschr. 1921, 1449,

1481. ~ Über Fischgeschwülste. Wien. tierärztl. Mschr. **1939**, 334. — FICHERA, G.: Über die biologische Onkotherapie. Z. Krebsforsch. **15**, 184 (1916). ~ Letzte Beobachtungen und neue Tatsachen über die Versuche einer biologischen Behandlung der bösartigen Geschwülste. Z. Krebsforsch. **36**, 1 (1932). ~ Organotherapie der malignen Geschwülste. Z. Krebsforsch. **41**, 151 (1935). — FICHERA, G. u. Mitarb.: Disequilibrio oncogeno e chemioterapia istogena nella biologia dei tumori. Tumori Suppl. **16**, 3 (1930). — FIESER, L. F.: Follikelhormon und Krebs. Ber. Gynäk. **40**, 225 (1940). ~ Carcinogenic activity, structure and chemical reactivity of polynuclear aromatic hydrocarbons. Amer. J. Canc. **34**, 37 (1938). — FINDLAY, G. M.: Ultraviolet light and skin cancer. Lancet **1928**, 1070. ~ Cutaneous papillomata in the rat following exposure to ultra-violet light. Lancet **1930**, 1229. — FINK, W.: Mitochondrien und ihre Darstellung. Z. Krebsforsch. **58**, 678 (1952). ~ Kernveränderungen an Zellen von behandelten experimentellen Tumoren. Verh. dtsch. Ges. Path. (38. Tagg) **1954**. — FINK, W., u. SCHMITT-GOEBEL: Farmazane. Strahlenforsch. **1953**. — FISCHER, A.: Transformation des cellules normales en cellules malignes in vitro. C. r. Soc. Biol. Paris **94**, 1217 (1926). ~ Die Erzeugung bösartiger Geschwülste. Zbl. Bakter. Orig. **104**, 31 (1927). ~ Dauerzüchtung reiner Stämme von Carcinomzellen in vitro. Z. Krebsforsch. **25**, 89 (1927). ~ The biology of the cancer cells "in vitro". Referat vor dem Internat. Krebskongr. in Madrid 1933. ~ The nature of the growth-promoting substances in the embryonic tissue juice. Acta physiol. scand. (Stockh.) **3**, 54 (1941). ~ Structural differences of proteins from normal and malignant tissues assayed on tissue cells in vitro. Enzymologia **14**, 15 (1950/51). ~ Züchtung von Carcinomgewebe in vitro. — FISCHER, A., u. E. BUCH-ANDERSEN: Über das Wachstum von normalen und bösartigen Gewebszellen unter erhöhtem Sauerstoffdruck. Z. Krebsforsch. **23**, 12 (1926). — FISCHER, A., and R. C. PARKER: The occurrence of mitoses in normal and malignant tissues in vitro. Brit. J. Exper. Path. **10**, 312 (1929). — FISCHER, W.: Über die lokale Anhäufung eosinophil gekörnter Leukocyten in den Geweben, besonders beim Krebs. Beitr. path. Anat. **55**, 1 (1913). ~ Die Reaktion in der Umgebung bösartiger Geschwülste. Verh. der Dtsch. Path. Ges. Wien 1929. Zbl. Path. **46**, 263 (1929). — FISCHER-WASELS, B.: Die experimentelle Erzeugung atypischer Epithelwucherungen und die Entstehung bösartiger Geschwülste. Münch. med. Wschr. **1906**, 2041. ~ Metaplasie und Geschwulstbildung. In Handbuch der normalen und pathologischen Physiologie, Bd. 14, S. 1211. 1927. ~ Allgemeine Geschwulstlehre. In Handbuch der normalen und pathologischen Physiologie, Bd. 14, S. 1341. 1927. ~ Krebsbildung und Regeneration. Schweiz. med. Wschr. **1928**, 473. ~ Das Geschwulstproblem. Dtsch. med. Wschr. **1928**, 1151. ~ Experimentelle Erzeugung von Mammacarcinomen. Münch. med. Wschr. **1928**, 73. ~ Zur Gasbehandlung bösartiger Geschwülste. Z. Krebsforsch. **28**, 593 (1929). ~ Vererbung und Krebs. Leipzig: Degener 1931. ~ Die allgemeine Geschwulstdisposition und der Stoffwechsel der Geschwulstzelle. Wien. klin. Wschr. **1931**, **629**, **664**. ~ Experimentelle Grundlagen und Folgerungen der Regenerationstheorie der Geschwulstbildung. Klin. Wschr. **1932**, 1977. ~ Die allgemeine Krebsdisposition. Ref. des 2. Internat. Kongr. für Krebsforsch. u. Krebsbekämpfg **1**, 133 (1936). ~ Die experimentelle Erzeugung maligner Leberzelladenome durch o-Amidoazotolupl. Verh. dtsch. Ges. Path. **1937**, 182. ~ Immunisierung gegen malignen Tumor. Acta Univ. internat. contra Cancer. **4**, 693 (1939). Ref. Z. Krebsforsch. **52**, 303 (1941). ~ „Narben-Carcinom" nach Granatsplitterverletzung mit 30jähriger Latenzzeit. Z. Krebsforsch. **57**, 379 (1951). — FLEXNER, S., u. J. JOBLING: Infiltrierendes und metastasenbildendes Sarkom der Ratte. Zbl. Path. **18**, 257 (1907). ~ Studies upon a transplantable rat tumor. Publ. Rockefeller Inst. Med. Res. **1**, 8 (1910). — FLINT, T. J., and M. R. MURRAY: Effects of chemotherapeutic agents on the Brown-Pearce-Tumor in vitro. Proc. Amer. Assoc. Canc. Res. **1**, 17 (1953). — FLORIJN, E. u. Mitarb.: Inhibition of tissue respiration and alcoholic fermentation at different catabolic levels by ethyl carbamate (Urethan) and arsenite. Biochim. et Biophysica Acta **5**, 595 (1950). — FOLEY, E. J.: Antigenic properties of methylcholanthrene-induced tumors in mice of the strain of origin. Cancer Res. **13**, 385 (1953). — FORSTER, A. B.: Nucleic acid and the cancer problem. Farmakoterapia **1951**, 76. — FOULDS, L.: The experimental study of tumor progression. A review. Cancer Res. **14**, 327 (1954). — FRANKEL, M.: A method of separating antibodies from serum proteins. Investigations on a protein-free antibody. Proc. Roy. Soc. Lond., Ser. B **111**, 165 (1932). — FRANKEL, M., and L. OLITZKI: Separation of antibodies from the serum proteins. Nature (Lond.) **126**, 723 (1930). — FREIRE, P. M., E. BRYAN and F. DURAN-REYNALS: Growth and regression of the Rous Sarcoma as a function of the age of the host. Cancer Res. **13**, 386 (1953). — FREIRE, P. M., and F. DURAN-REYNALS: The development of metastases from the Rous Sarcoma in relation to some characteristics of its causative virus. Cancer Res. **13**, 383 (1953). — FREY-WYSSLING, A.: Submicroscopic morphology of protoplasm and its derivatives. New York u. Amsterdam: Elsevier 1948. ~ Physicochemical behaviour of cytoplasm. Cancer Res. (Lond.) **2**, 300 (1949). — FRIEDENWALD, J. S.: The action of nitrogen mustards and related substances on cell division. Ann. New York Acad. Sci. **51**

(Art. 8), 1432 (1951). — FRIEDENWALD, J. S. u. Mitarb.: Some effects of sulfur and nitrogen mustards on cell nuclei in mammalian cornea. Approaches to Tumor Chemotherapy, S. 358. Washington 1947. — FRIEDERICI, L.: Untersuchungen über den Einfluß des Actinomycins C (Sanamycin) auf das Blut und die blutbildenden Organe des Kaninchens sowie auf Knochenmarkskulturen. Z. Krebsforsch. **60**, 553 (1955). — FRIEDEWALD, W. F., and J. G. KIDD: Distinct types of antibodies in the blood of rabbits carrying the transplanted V 2 Carcinoma. Proc. Soc. Exp. Biol. a. Med. **47**, 130 (1941). — FRIEDEWALD, W. F., and P. ROUS: The pathogenesis of deferred cancer. A study of the after-effects of methylcholanthrene upon rabbit-skin. J. of Exper. Med. **91**, 459 (1950). — FRIEDHEIM, E. A.: The effect of pyocyanine on the respiration of some normal tissues and tumors. Biochemic. J. **28**, 173 (1934). — FRIEDMANN, E., D. H. MARRIAN and J. SIMON-REUSS: Antimitotic action of maleimide and related substances. Brit. J. Pharmacol. **4**, 105 (1949). ~ Antimitotic action of some phenolic compounds in tissue cultures of chick fibroblasts. Biochem. et biophysica Acta (Amsterd.) **13**, 260 (1954). — FRIEDRICH-FREKSA, H.: Grenzdosis, Kombinations- und Spätwirkungen von Methylcholanthren und Benzpyren an der Haut von Mäusen, ein Beitrag zum Wirkungsmechanismus von cancerogenen Kohlenwasserstoffen. Biol. Zbl. **60**, 498 (1940). ~ Follikelhormon und cancerogene Wirksamkeit. Geburtsh. u. Frauenheilk. **3**, 199 (1941). ~ Sexualhormone und Entstehung bösartiger Geschwülste. Ber. Gynäk. **40**, 225 (1940). — FRISCH-NIGGEMEYER, W., u. H. HÖLLER: Der Einfluß von Tumorkochsaft auf die Aktivität der Leukocytenkatalase. Z. Krebsforsch. **60**, 291 (1955). — FROHBERG, H., u. G. BENAD: Wachstum und Ausbreitung des Brown-Pearce-Tumors nach Impfung in die vordere Augenkammer. Z. Krebsforsch. **60**, 639 (1955). — FROHBERG, H., u. E. MATTHIES: Beobachtungen am Yoshida-Sarkom der Ratte. Z. Krebsforsch. **60**, 456 (1955). — FROHBERG, H., E. MATTHIES u. G. BENAD: Vergleichende Tiefkühlversuche mit dem Brown-Pearce-Tumor des Kaninchens, dem Jensen-Sarkom der Ratte, dem Ehrlich-Carcinom der Maus und dem Yoshida-Sarkom der Ratte. Z. Krebsforsch. **60**, 546 (1955). — FROMME, A.: Über die Ursachen der Wachstumsdeformitäten. Berl. klin. Wschr. **1920**, 45. ~ Verh. dtsch. Ges. Chir. **1920**. ~ Die LAKERsche Keimblatt-Theorie der Krebsentstehung und die übrigen Krebstheorien. Arch. Geschwulstforsch. **1**, 1 (1949). — FUJITA, A., u. T. EBIHARA: Kolorimetrische Bestimmung von Vitamin C mittels Phospho-18-Wolframsäure. I. Mitt. Bestimmung der reduzierten Form von Vitamin C. Biochem. Z. **290**, 182 (1937). ~ Über die Verteilung des Vitamins C in tierischen und pflanzlichen Geweben. Biochem. Z. **290**, 201 (1937). — FUJITA, A., T. EBIHARA u. I. NUMATA: Über die Oxydation der Ascorbinsäure durch Hämoglobin. Biochem. Z. **301**, 245 (1939). — FURST, A., W. C. CUTTING and H. GROSS: Retardation of growth of Ehrlich ascites tumors by formamide and related compounds. Cancer Res. **15**, 294 (1955). — FURTH, J.: Conditioned and autonomous neoplasms. A Review. Cancer Res. **13**, 477 (1953). — FUSON, R. B., and E. J. EICHWALD: A semiautomatic needle for implanting tissues into experimental animals. Cancer Res. **15**, 162 (1955).

GABRIELSON, R. M., J. M. SYVERTON and A. KIRSCHBAUM: The effects of freezing, storage and thawing upon the transplantability of mouse leukemie cells. Cancer Res. **12**, 117 (1952). — GÄNSSLEN, M., u. H. MARTIN: Behandlung der Lymphogranulomatose. Ther. Gegenw. **1951**, 201. — GANGL, E.: Beitrag zum Auftreten von d-Peptidasen im Carcinom. serum. Z. Krebsforsch. **52**, 384 (1942). — GARILHE, M. P. DE, and M. LASKOWSKI: Study of encymatic degradation of desoxyribonucleic acid by two different desoxyribonucleodepolymerases. J. of Biol. Chem. **215**, 269 (1955). — GAYLORD, H. R., and M. C. MARSH: Carcinoma of the thyroid in the salmonid fishes. Bull. Bureau Fisheries **35** (1912). Veröffentlicht 1914. — GEITLER, L.: Endomitose und endomitotische Polyploidisierung. Protoplasmatologia, Bd. VI. Wien: Springer 1953. — GELLHORN, A., and E. HIRSCHBERG: Investigation of diverse systems for cancer chemotherapy screening. Cancer Res. Suppl. **3** (1955). — GELLHORN, A. u. Mitarb.: Laboratory and clinical studies on the carcinostatic effect of 1,4-Dimethansulfonoxybutane. Proc. Amer. Assoc. Canc. Res. **1**, 18 (1953). — GERLACH, F.: Zur Frage der Pathogenität der in bösartigen Geschwülsten aufgefundenen Mikromyzeten. Krebsarzt **4**, 171 (1949). — GESCHICKTER, C. F., and E. EMMET REID: Administration of oil-soluble organometallic compounds in malignancy. Approaches to Tumor Chemotherapy, S. 431. Washington 1947. — GESSLER, A. E., MCCARTY, PARKINSON and BORDET: Notes on the electron microscopy of tissue sections and segregations. Exper. Med. a. Surg. **3**, No 4 (1949). — GHADIALLY, F. N., and H. N. GREEN: The effect of cortisone on the chemical carcinogenesis in the mouse skin. Brit. Journ. Canc. **8**, 291 (1954). — GIERKE, v.: Diskussionsbemerkungen. Verh. dtsch. Ges. Path. **1914**. — GIESEKING, R., u. N. SCHÜMMELFEDER: Die sublichtmikroskopische Protoplasmastruktur von Geschwulstzellen. Z. Krebsforsch. **60**, 379 (1955). — GILMAN, A., F. S. PHILIPS and JACOBSEN: The biological actions and therapeutic applications of the β-chloroethylamine and sulfides. Science (Lancaster, Pa.) **103**, 409 (1946). — GLICK, D.: Techniques of histo- and cytochemistry. Stain Technol. **24**, 79 (1949). — GÖSSNER, W.: Untersuchungen über das Verhalten von Phosphatasen und Esterasen während der Autolyse. Virchows Arch. **327**, 304 (1955). — GÖTZE, R.: Die Heilwirkung wäßriger Marfanil-Prontalbin-Pasten. Dtsch. tierärztl. Wschr. **1947**, 328. — GOLDBLATT, H. and CAMERON: Induced malignancy in cells from rat myocardium subjected to intermittend anaerobiosis during long propagation in vitro. J. of Exper. Med. **97**, 525 (1953). — GOLDFEDER, A., and F. NAGASAKI: Spontaneous transformation from carcinomatous to sarcomatous-like growth. Cancer Res. **14**, 267 (1954). — GOLDSCHMIDT, R., u. A. FISCHER: Chromosomenstudien an Carcinomzellen in vitro. Z. Krebsforsch. **30**, 281 (1930). — GOMORI, G.: Distribution of lipase in tissues under normal and under pathologic conditions. Arch. of Path. **41**, 121 (1946). ~ Study of enzymes in tissue sections. Amer. Clin. Path. **16**, 347 (1946). ~ Histochemical demonstration of sites of Phosphoamidase activity. Proc. Soc. Exper. Biol. a. Med. **69**, 407 (1948). ~ Histochemical specificity of Phosphatases. Proc. Soc. Exper. Biol. a. Med. **70**, 7 (1949). ~ Silent interval in gastric cancer; study of time elapsing before reassertion of symptoms in patients with microscopic malignancy in proximal line of excision and without lymph-node metastases. J. Nat. Canc. Inst. **10**, 557 (1949). ~ Phosphamidase in neoplasms. Cancer Res. **9**, 609 (1949). ~ An improved histochemical technic for acid phosphatase. Stain Technol. **25**, 81 (1950). ~ Alkaline phosphatase of cell nuclei. J. Labor. a. Clin. Med. **37**, 526 (1951). — GOODMAN, L. S. u. Mitarb.: Use of methyl- bis (β-chloroethyl)-aminohydrochloride and tris (β-chloroethyl)-aminohydrochloride (Nitrogen-Mustards) in the therapy of Hodgkin's disease, Lymphosarcoma, leukemia and certain allied and miscellaneous disorders. Approaches to Tumor Chemotherapy, S. 338. Washington 1947. — GORANSON, E. S., F. BOTHAM and M. WILLMS: Inhibition of growth of transplanted hepatomas in alloxanized Wistar rats. Cancer Res. **14**, 730 (1954). — GORANSON, E. S., J. MC BRIDE and G. WEBER: Phosphorylase activity in rat hepatoma and mouse mammary carcinoma transplants. Cancer Res. **14**, 227 (1954). — GORER, P. A.: Role of antibodies in immunity to transplanted leukemia in mice. J. of Path. **54**, 51 (1942). — GRACE MEDES: Fat metabolism. Annual Rev. Biochem. **19** (1950). — GRAEF, J. u. Mitarb.: The chemical and pathological effects of the nitrogen and sulfur mustards in laboratory animals. Approaches to Tumor Chemotherapy. Washington (im Druck). — GRAFFI, A.: Zelluläre Speicherung cancerogener Kohlenwasserstoffe. Z. Krebsforsch. **49**, 477 (1940). ~ Intracelluläre Benzpyrenspeicherung in lebenden Normal- und Tumorzellen. Z. Krebsforsch. **50**, 196 (1940). ~ Einige Betrachtungen zur Ätiologie der Geschwülste, speziell zur Natur des wirksamen Agens der zellfrei übertragbaren Hühnertumoren. Z. Krebsforsch. **50**, 501 (1940). ~ Fluoreszenzmikroskopische Untersuchungen der Mäusehaut nach Pinselung mit Benzpyren-Benzollösungen. Z. Krebsforsch. **52**, 165 (1942). ~ Benzpyrenspeicherungsversuche an Hefezellen. Z. Krebsforsch. **52**, 234 (1942). ~ Zur unterschiedlichen Reaktionsweise der Ratten- und Mäusehaut gegenüber Benzpyren. Z. Krebsforsch. **54**, 254 (1944). ~ Spätveränderungen an der Mäusehaut nach 1—5maliger Benzpyrentropfung. Z. Krebsforsch. **54**, 360 (1944). ~ Beitrag zur Wirkungsweise cancerogener Reize und zur Frage des chemischen Aufbaues normaler und maligner Zellen. Arch. Geschwulstforsch. **1**, 61 (1949). ~ Beitrag zur Morphogenese des Benzpyrenkrebses der Mäusehaut. Arch. Geschwulstforsch. **2**, 1 (1950). ~ Versuche über den Wirkungsmechanismus der cancerogenen Kohlenwasserstoffe. 2. Mitt. Unterschiedliche Reaktionsweise topographisch verschiedener Felder der Kaninchenhaut auf cancerogene Kohlenwasserstoffe. Arch. Geschwulstforsch. **3**, 217 (1951). — GRAFFI, A., u. H. GUMMEL: Zur Frage der cancerogenen Wirkung der steroiden Geschlechtshormone. Dtsch. Gesundheitswesen **1952**, 1250. — GRAFFI, A., u. K. JUNKMANN: Beitrag zum chemischen Aufbau normaler und maligner Zellen. Klin. Wschr. **1946**, 79. — GRAFFI, A., E. VLAMYNEK, F. HOFFMANN u. J. SCHULZ: Untersuchungen über die geschwulstauslösende Wirkung verschiedener chemischer Stoffe in der Kombination mit Crotonöl. Arch. Geschwulstforsch. **5**, 110 (1955). — GREEN, H. N.: Antagonism of cortisone to the tumor-inhibiting action of 1,2,5,6-Dibenzanthracene. J. of Path. **65**, 618 (1953). — GREEN, H. N. u. Mitarb.: Dihydrococymase-Oxydase. Biochim. et Biophysica Acta **15**, 435 (1954). — GREEN, H. N., and H. J. WHITELEY: Cortisone and tumor growth. Brit. Med. J. **1952**, No 4783, 538. — GREENBERG, D. M.: Isotopic tracer studies on the biochemistry of cancer. Cancer Res. **15**, 421 (1955). — GREENE, H. S. N.: The transplantation of tumors to the brain of heterologous species. Cancer Res. **11**, 529 (1951). ~ A conception of tumor autonomy based on transplantation studies. A Review. Cancer Res. **11**, 899 (1951). ~ The heterologous transplantation of human lung cancer. Cancer Res. **13**, 347 (1953). ~ The transplantation of human brain tumors to the brains of laboratory animals. Cancer Res. **13**, 422 (1953). — GREENFIELD, R. E., and A. MEISTER: Studies on inhibition of liver catalase in tumor-bearing animals. Cancer Res. **10**, 222 (1950). — GREENLESS, J., and G. A. LE PAGE:: Protein turnover and host-tumor relationship. Cancer Res. **15**, 256 (1955). — GREENSTEIN, J. P.: Biochemistry of Cancer. New York: Acad. Press Inc. Publishers 1947. — GREENSTEIN, J. P., and A. HADDOW: Advances in Cancer Research. Bd. I. New York: Academic Press Inc. Publ. 1953. — GREENSTEIN, J. P. u. Mitarb.:

Chemical studies on components of normal and neoplastic tissues; relative arginase activity of certain tumors and normal control tissues. J. Nat. Canc. Inst. 1, 687 (1941). ~ Relative enzymatic activity of certain mouse tumors and normal control tissues. J. Nat. Canc. Inst. 2, 293 (1941). — GRIESBACH, W. E.: Chronische Arsenvergiftung. Öff. Gesdh.dienst 5, H. 22. — GRIFFIN, A. C., L. CUNNINGHAM, E. L. BRANDT and D. W. KUPKE: The incorporation of radioactive phosphorus, P^{32}, in the nucleic acids of normal and precancerous livers and of liver tumors. Cancer Res. 10, 222 (1950). — GROPP, H.: Einige cytologische Beobachtungen an Tumorzellen unter der Wirkung von Mitosegiften. Z. Krebsforsch. 60, 9 (1955). — GROSS: Über den Berufskrebs. Z. Krebsforsch. 59, 180 (1953). — GROSS, L.: Essai d'immunisation spécifique contre le cancer expérimental. Presse méd. 1938, 776. ~ The influence of sex of mice on acquired resistance to a transplantable sarcoma. Cancer Res. 1, 880 (1941). — GROTH, D. P., and G. A. LE PAGE: The anaerobic metabolism of pyruvate in homogenates of normal and neoplastic rat tissues. Cancer Res. 14, 837 (1954). — GROTH, D. P., G. A. LE PAGE, CH. HEIDELBERGER and P. A. STOESZ: Metabolism of pyruvate in tumor homogenates. Cancer Res. 12, 529 (1952). — GRUPPER, CH., et G. PLAS: Le traitement des mélanoses par des oppications de paraoxypropiophenone. Bull. Soc. franc. Dermat. 58, 572 (1951). — GRÜTZ, O.: Klinisch-histologische Beobachtungen zum Problem der Krebsentstehung. (Beiträge zur Histologie der BOWENschen präcancerösen Dermatose.) Z. Krebsforsch. 21, 415 (1924). ~ Zur vergleichenden Histogenese des experimentellen und menschlichen Hautkrebses. Zbl. Bakter. Orig. 104, 39 (1927). ~ Histologische Untersuchungen an Tiertumoren nach Ultraschallwirkung. Strahlenther. 79, 578 (1949). — GUSTAFSON, T., and J. HASSELBERG: Studies on the enzymes in the developing sea urchin egg. Exper. Cell Res. 2, 642 (1951). — GUSTAFSON, T., and P. LENICQUE: Studies on mitochondria in the developing sea urchin egg. Exper. Cell Res. 3, 200 (1952). — GYE, W. E.: Das Krebsproblem vom biologischen Standpunkt. Arch. exper. Path. u. Pharmakol. 190, 92 (1938). — GYÖRGYI, S.: Chemistry of muscular contraction. New York 1947.

HAAGEN, E., u. P. G. SEEGER: Arbeiten am Tumorascites der Maus. IV. Mitt. Die Abhängigkeit der Übertragbarbeit des Tumorascites von der Vitalität der Zelle und von der Temperatur. Z. Krebsforsch. 47, 394 (1938). — HAALAND, M.: Les tumeurs de la souris. Ann. Inst. Pasteur 1905, 165. ~ Beobachtungen über natürliche Geschwulstresistenz bei Mäusen. Berl. klin. Wschr. 1907, 713. — HAARMANN, W.: Über die Milchsäurebildung in unbestrahltem und bestrahltem Tumorgewebe. Biochem. Z. 280, 173 (1935). — HACKMANN, CHR.: Untersuchungen zur Frage der erworbenen Organresistenz gegenüber dem BROWN-PEARCE-Kaninchenkrebs. Z. Krebsforsch. 48, 169 (1938). ~ Üben razemische Peptide einen Einfluß auf das Wachstum maligner Tumoren aus? Mschr. Krebsbekämpfg 1942, 27. ~ Versuche zur Chemotherapie bösartiger Geschwülste. Z. Krebsforsch. 56, 91 (1948). ~ Experimentelle Studien über Heilungsvorgänge bei bösartigen Geschwülsten. Z. Krebsforsch. 57, 164 (1950). ~ Beitrag zur Kenntnis der cancerogenen Wirkung des β-Naphthylamins. Z. Krebsforsch. 57, 56 (1951). ~ Die Rezidivierung operierter Mammacarcinome bei db-Inzuchtstämmen und Versuche zu ihrer Beeinflussung. Z. Krebsforsch. 57, 454 (1951). ~ Untersuchungen über die cancerogene Wirkung einiger fettlöslicher Azofarbstoffe. Z. Krebsforsch. 57, 530 (1951). ~ Experimentelle Untersuchungen über Heilungsvorgänge bei bösartigen Geschwülsten. Verh. der Dtsch. Ges. für Path. Hannover 1951. ~ Experimentelle Untersuchungen über die Wirkung von Actinomycin C (HBF 386) bei bösartigen Geschwülsten. Z. Krebsforsch. 58, 607 (1952). Siehe auch DOMAGK u. HACKMANN. ~ Untersuchungen über den Einfluß des Sanamycins (Actinomycin C) auf tierische Organe: Milz, Thymus, Lymphknoten, Nebennieren und Keimdrüsen. Z. Krebsforsch. 60, 250 (1955). — HADDOW, A.: Influence of certain polycyclic hydrocarbons on the growth of the JENSEN rat sarcoma. Nature (Lond.) 136, 868 (1935). ~ Cellular inhibition of the origin of cancer. Acta of the Int. Union against Cancer. Löwen 1938. ~ The influence of carcinogenic compounds and related substances on the rate of growth of spontaneous tumors of the mouse. J. of Path. 47, 567 (1938). ~ The influence of carcinogenic substances on sarcomata induced by the same and other compounds. J. of Path. 47, 581 (1938). — HADDOW, A., R. J. C. HARRIS and G. A. R. KON: Inhibition of growth by amino-s-diarylethylenes. Biochemic. J. 39, II (1945). — HADDOW, A., and G. A. R. KON: 4-dimethylaminostilben als krebserzeugende Substanz. Brit. Med. Bull. 4, 314, 331 (1947). — HADDOW, A., C. M. SCOTT and J. D. SCOTT: The influence of various polycyclic hydrocarbons on the growth rate of transplantable tumors. Proc. Roy. Soc. Med. 122, 477 (1937). — HADDOW, A., and W. A. SEXTON: Influence of carbamic esters (Urethanes) on experimental animal tumors. Nature (Lond.) 157, 500 (1946). — HADDOW, A., and G. M. TIMMIS: Myleran in chronic myeloid leukaemia. Chemical constitution and biological action. Lancet 1953, No 6753, 207. — HAKAHARA and TEDASHI: Leberkrebs. Gann (jap.) 31, 79 (1937). — HAMER, D.: Isolation and analysis of the protein components of mammalian nucleoprotein. Acta univ. internat. contra Cancer. 7, 368 (1951). ~ Aspects of the chemistry of the proteins of the nucleus. A short review and some experimental results. Brit. J. Canc. 5, 130 (1951). —

HAMMARSTEN, E.: On the extraction of nucleotides from cells. Acta med. scand. (Stockh.) Suppl. **196**, **634** (1947). — HAMPERL, H., A. GRAFFI u. E. LANGER: Zur Kenntnis der Wirkungsweise des Benzpyrens auf die Mäusehaut. Z. Krebsforsch. **53**, 133 (1942). — HANAU, A.: Erfolgreiche experimentelle Übertragung von Carcinom. Fortschr. Med. **5**, H. 9 (1889). ∼ Experimentelle Übertragung von Carcinom von Ratte auf Ratte. Arch. klin. Chir. **39**, 678 (1889). — HARGREAVES, A. B., and H. F. DEUTSCH: The in vitro inhibition of catalase by a tumor factor. Cancer Res. **12**, 720 (1952). — HARINGTON, C. R.: The contribution of chemistry to immunology. Jubilee memorial lecture. Chem. a. Ind. **1944**, No 10, 87. — HARMAN, J. W.: The selective staining of Mitochondria. Stain Technol. **25**, 69 (1950). ∼ The structure of Mitochondria in relation to enzymatic activity. Exper. Cell Res. **1950 I**, 382, 394. — HARMAN, J. W., and M. FEIGELSON: The relationship of structure and function of mitochondria from heart muscle. The cytological localisation of mitochondria in heart muscle. Exper. Cell Res. **3**, 47 (1952). ∼ Studies on mitochondria. Exper. Cell. Res. **3**, 58 (1952). — HARRIS, R. J. C.: Siehe bei R. N. BEALE. — HART, W., u. H. WRBA: Zur Überlebenszeit von Tumorzellen in vitro unter anaeroben Bedingungen. Z. Krebsforsch. **60**, 256 (1955). — HARTL, R.: Geschwülste in Tierheilkunde und Tierzucht. Enzyklopädie der praktischen Nutztierkunde von STANGE und NIRTH, Bd. 7. 1927. — HARTMANN, H.: Die Wirkung von Tetrahydro-β-naphthylamin auf das Wachstum von Benzpyrentumoren des Kaninchens und der Ratte. Wien. med. Wschr. **1947**, 141. ∼ Intermittierende malariaähnliche Fieber-Paroxysmen bei Magencarcinomen. Z. Krebsforsch. **57**, 125 (1950). — HARTWELL, J. L.: Survey of compounds which have been tested for carcinogenic activity, 2. Aufl. Washington: United States Government Printing Office 1951. — HAUROWITZ, F.: Antigene, Antikörper und Immunität. Klin. Wschr. **1937**, 257. — HAUSCHKA, TH. S.: Immunologic aspects of cancer. A review. Cancer Res. **12**, 615 (1952). — HAUSER, J., W. DOERR, R. FREY u. A. UEBERLE: Experimentelle Untersuchungen über die Ultraschallwirkung auf das JENSEN-Sarkom der Ratte. Z. Krebsforsch. **56**, 449 (1949). — HECHT, G., u. F. EICHHOLTZ: Versuch einer pharmakologischen Analyse des Carcinomstoffwechsels. Biochem. Z. **206**, 282 (1929). ∼ Zur Wirkung von Dimethylaminoazobenzol. Arch. exper. Path. u. Pharmakol. **215**, **610** (1952). — HECKE: Der gegenwärtige Stand der Krebsforschung und ihre Beziehung zur Virusforschung. Dtsch. tierärztl. Wschr. **1932**, 241. — HEIBERG, K. A.: Mitosemessungen im Geschwulstgewebe. Z. Krebsforsch. **29**, 234 (1929). ∼ Das Verhalten des Kernplasmas als Bindeglied zwischen Entzündung und Geschwulstentwicklung. Z. Krebsforsch. **30**, 60 (1930). ∼ Weiteres über Geschwülste. Leipzig 1938. — HEIBERG, K. A., u. T. KEMP: Über die Zahl der Chromosomen in Carcinomzellen beim Menschen. Virchows Arch. **273**, 693 (1929). — HEIDELBERGER, CH., H. J. HADDLER and G. WOLF: The metabolic degradation in the mouse of 1,2,5,6-Dibenzanthracene-9-10-C^{14}. Some quinone metabolites retaining the intact ringsystems. J. Amer. Chem. Soc. **75**, 1 (1953). — HEIDENHAIN, M.: Plasma und Zelle. Im Handbuch der Anatomie des Menschen von BARDELEBEN. 1907. ∼ Über das Problem der bösartigen Geschwülste, Bd. 1 u. 2. Berlin: Springer 1928 u. 1930. ∼ Spontantumoren bei Mäusen und die ätiologische Seite des Krebsproblems. Z. Krebsforsch. **28**, **443** (1929). — HEILMEYER, L.: Einteilung der wichtigsten Cytostatica. Tagg der Hess. Ges. zur Erforschung und Bekämpfung der Krebskrankheiten, Marburg 17. u. 18. März 1951. ∼ Chemische Krebsbehandlung. In PIRWITZ, Grundlagen und Praxis chemischer Tumorbehandlung. Berlin: Springer 1954. — HEIM, FR.: Hühnergeschwülste. Z. Krebsforsch. **33**, 76 (1931). — HEINE, U., E. PARCHWITZ u. A. GRAFFI: Vergleichende Untersuchungen an explantierter Haut verschiedener Säugetiere nach Behandlung mit cancerogenen Kohlenwasserstoffen. Arch. Geschwulstforsch. **6**, 101 (1954). — HEINKELE, TH.: Kernmessungen an Mammacarcinomen der Maus. Z. Krebsforsch. **43**, 323 (1936). — HEINLE, R. W., H. HIRSCHMANN and J. T. WEARN: A myeloid metaplasia factor from human urine. Approaches to Tumor Chemotherapy, S. 77. Washington 1947. — HEINLEIN, H.: Die Oxyreduktion maligner Tumoren. Z. Krebsforsch. **30**, 506 (1930). — HENDRY and WALPOLE: Diskussionsbemerkungen auf dem Symposium: Grundlagen und Praxis der chemischen Tumorbehandlung. Freiburg 17./19. Juli 1953. — HERTZ, R.: The relationship between hormone-induced tissue growth and neoplasia. A Review. Cancer. Res. **11**, 393 (1951). — HERZ, A.: Über die Wirkung von Chinonen in wasserstoffübertragenden Fermentsystemen des Kohlehydratabbaues. Biochem. Z. **323**, 83 (1954). — HERZOG, G.: Experimentelle Zoologie und Pathologie. In LUBARSCH-OSTERTAG, Ergebnisse der allgemeinen Pathologie und pathologischen Anatomie, Bd. 21/1, S. 182. 1925. — HEUBNER, W.: Aus meinem wissenschaftlichen Tagebuch. Berlin. Sendung am 16. Jan. 1952. — HIEGER, J.: The spectra of cancer-producing tars and oils and of related substances. Biochemic. J. **24**, 505 (1930). — HIGUCHI: Ein kleines Experiment über die Transplantation des japanischen Mäusecarcinoms. Verh. jap. path. Ges. **1912**. — HINSBERG, K.: Über die chemischen Krebsreaktionen beim Menschen und ihre biochemischen Zusammenhänge. Z. angew. Chem. **1940**, 356. — HINSBERG, K., F. BRUNS, W. GEINITZ, W. SCHILD u. H. WÜST: Aldolase, Dipeptidase, Tripeptidase, Tributyrinase, Phosphatase, Amylase, Proteine und Protein-polysaccharide in Blutserum und Ascitesflüssigkeit. Z. Krebsforsch. **60**, 72 (1955). — HINSBERG, K., u. E. GANGL-REUSS: Über die Trimethylamin- und Trimethylaminoxydausscheidung im Harn von Carcinomkranken. Z. Krebsforsch. **52**, 227 (1942). — HINSBERG, K., u. J. KLINKE: Das Geschwulstproblem in Chemie und Physiologie. Das retikuloendotheliale System, S. 384. Dresden u. Leipzig: Theodor Steinkopff 1942. — HINSELMANN: Die Grundlagen einer wirksamen Prophylaxe des Collumcarcinoms mittels der Kolposkopie. Krebsarzt 1953. — HIRSCH, G. CHR.: Dynamik der Sekretionssysteme. Verh. dtsch. Zool. **1948**, 226. ~ Die osmiophilen Körper. (Siehe Beitrag HIRSCH zu diesem Handbuch!) — HIRSCH, H. H.: Über den Tumorstoffwechsel. Z. Krebsforsch. **58**, **646** (1952). Ref. 36. Tagg der Dtsch. Ges. für Pathologie. ~ Über den Angriffspunkt des Berberin in der Zelle. Z. Krebsforsch. **58**, 504 (1952). — HIRSCH, H. H., u. I. HIRSCH: Untersuchungen über den „labilen" Schwefel im Gewebe und seine Wirkung auf Hefe. Z. Krebsforsch. **59**, 276 (1953). — HIRSCH, H. H., u. W. PFÜTZER: Über die Ultrafiltrierbarkeit des Katalase-Hemmfaktors aus dem EHRLICHschen Mäuseascitestumor. Z. Krebsforsch. **60**, 609 (1955). — HIRSCH, H. M.: Tissue autoxydation inhibitors. The inhibition of dopa autoxydation by extracts from normal and neoplastic tissue. Cancer Res. **15**, 249 (1955). — HIRSCHFELD, H.: Cysticercus fasciolaris als Erreger eines Angiosarkoms bei einer Ratte. Z. Krebsforsch. **16**, 95 (1919). — HIRONO, I.: Some properties of Yoshida sarcoma cells resistant to methyl-bis-(ß-chlor-ethyl)-amino-N-oxyde. Nagoya Journ. Med. Sci. **17**, 59 u. 102 (1954). — HOCH-LIGETI, C.: Effect of prolonged feeding of methylcholanthrene to rats kept on a low protein diet. Cancer Res. **14**, 748 (1954). — HOCH-LIGETI, C., and Y. T. HSÜ: Heterotransplantation of human tumors into Cortisone-treated rats. Science (Lancaster, Pa.) **117**, 360 (1953). — HOECKER, G., O. PIZARRO, D. BRNCIC and G. GASIG: Variation of virulence of transplantable leukemias in mice on successive transfers into genetically unrelated hosts. Cancer Res. **15**, 9 (1955). — HÖLSCHER, H. A.: Über den Nachweis von Dehydrasen der Tumorzelle mittels Tetrazoliumsalzen. Z. Krebsforsch. **56**, 587 (1950). ~ Zur Frage des Fermentgehaltes der Granula von Tumorzellen. Z. Krebsforsch. **57**, 353 (1951). ~ Eigene Beobachtungen an Tumorzellen und den darin enthaltenen Granula. Z. Krebsforsch. **57**, 634 (1951). — HOEPKE, H.: Die antiblastische Wirkung der Milz von WALKER-Tumor-Ratten. Z. Krebsforsch. **58**, 378 (1952). — HÖRA, J.: Untersuchungen über das Schicksal der BORSTschen Kleinzellen im BROWN-PEARCE-Tumor. Z. Krebsforsch. **52**, 1 (1942). — HOGEBOOM, G. H., A. CLAUDE and R. D. HOTCHKISS: The distribution of cytochrome oxidase and succinoxidase in the cytoplasm of the mammalian liver cell. J. of Biol. Chem. **165**, 615 (1946). — HOGEBOOM, G. H., and W. C. SCHNEIDER: Isolation of intact mitochondria from rat liver. Some biochemical properties of mitochondria and submicroscope particulate material. J. of Biol. Chem. **172**, **619** (1948). ~ Cytochemical studies of mammalian tissues. II. Isocitric dehydrogenase and triphosphopyridine nucleotide-cytochrome reductase of mouse. J. of Biol. Chem. **186**, 417 (1950). — HOGEBOOM, G. H., W. C. SCHNEIDER and M. J. STRIEBICH: Localization and integration of cellular function. Cancer Res. **13**, **617** (1953). — HOLLAND, W. C.: Immunologicalstudies on a highly purified Cholinesterase. Brit. J. Exper. Path. **32**, 382 (1951). — HOLLÓ, M. Z., u. S. ZLATAROV: Die Wirkung der Methylcholanthrenpinselung auf den Desoxyribonucleinsäurephosphor, Ribonucleinsäurephosphor und Lipoidphosphor des Mäuseepithels. Z. Krebsforsch. **60**, 624 (1955). — HOLMES, B. E.: The inhibition of ribo- and thymo-nucleic acid synthesis in tumor tissue by irradiation with X rays. Brit. J. Radiol. **20**, 450 (1947). ~ The indirect effect of X rays on the synthesis of nucleic acid in vivo. Brit. J. Radiol. **22**, 487 (1949). — HOLTHUSEN, H., u. K. ENGLMANN: Die Gefahr des Röntgencarcinoms als Folge der Strahlenbehandlung. Strahlenther. **42**. 514 (1931). — HOLTZ, F., u. W. PUTSCHAR: Über experimentellen Hautkrebs durch ultraviolettes Licht. Münch. med. Wschr. **1930**, 1039. — HOLZER, H.: Acetyl-Coenzym A und andere S-Acylverbindungen bei der Energieausnützung in der lebenden Zelle. Angew. Chem. **64**, 242 (1952). — HOLZER, H., J. HAAN u. P. PETTE: Zusammenhang zwischen Wachstum und aerober Gärung. Biochemic. Z. **327**, 195 (1955). — HOLZER, H., J. HAAN u. S. SCHNEIDER: Zum Mechanismus des anaeroben Glucose- und Fructose-Abbaues im Mäuse-Ascites-Carcinom. Biochem. Z. **326**, 451 (1955). — HOLZER, H., E. HOLZER u. G. SCHULTZ: Zusammenhang zwischen Wachstum und Gärung. I. Versuche mit Hefezellen. Biochem. Z. **326**, 385 (1955). — HOMANN, H.: Funktionsformwechsel an Kernen von Zellen des Mäuseascites. Z. Krebsforsch. **59**, 673 (1954). — HOMANN, W.: Die Amitose als Zellteilungsform in bösartigen Geschwülsten. Z. Krebsforsch. **60**, 283 (1955). — HOMANN, W., u. H. OTTO: Einige Probleme der Behandlung bösartiger Geschwülste mit cytostatischen Substanzen am Beispiel des Colcemid. Z. Krebsforsch. **60**, 730 (1955). — HOMBURGER, F., and W. H. FISHMAN: The physiopathology of cancer. A. Hoeber-Harpor Book, 1954. — HOMUTH, O.: Die Bedeutung des Nervensystems der terminalen Strombahn für die Pathogenese des Carcinoms im Lichte der Relationspathologie und moderner Forschungsergebnisse. Z. Krebsforsch. **57**, 366 (1951). — HORNING, E. S.: The effect of castration and stilboestrol on prostatic tumors in mice. Brit. J. Canc. **3**, 211 (1949). ~ The influence of unilateral nephrectomy on the development of stilboestrol induced renal tumors in the male hamster. Brit. J. Canc. 8, 627 (1954). ~ Endocrine factors involved in the induction, prevention and transplantation of kidney tumors in the male golden hamster. Z. Krebsforsch. **60** (1955). — Horning, E. S., and J. W. Whittick: The histogenesis of stilboestrol-induced renal tumors in the male golden hamster. Brit. J. Canc. 8, 451 (1954). — Howatson, A. F., and A. W. Ham: Electron microscopic study of sections of two rat liver tumors. Cancer Res. **15**, 62 (1955). — Hueck, W.: Morphologische Pathologie. Leipzig: Georg Thieme 1937. ~ Der Schneeberger Lungenkrebs. Verh. dtsch. Ges. Path. **1937**, 286. ~ Über das Mesenchym. III. Teil. Mesenchymale Tumoren. Beitr. path. Anat. **103**, 308 (1939). ~ Zur Morphologie der epithelialen Tumoren, insbesondere der Basaliome. Virchows Arch. **314**, 137 (1947). — Hueper, W. C.: "Aniline tumors" of bladder. Arch. of Path. **25**, 856 (1938). — Hueper, W. C and H. D. Wolfe: Experimental production of aniline tumors of the bladder in dogs. Amer. J. Path. **13**, 656 (1937). — Huggins, C.: Anti-androgenic treatment of prostatic carcinoma in man. Approaches to Tumor Chemotherapy, S. 379. Washington 1947. — Huldschinsky, K.: Augensarkom bei Ratten, hervorgerufen durch abnorm lange Ultravioletteinwirkung. Dtsch. med. Wschr. **1933**, 530. — Husten: Sarkomentwicklung nach zahlreichen Probeexcisionen aus einem gutartigen Fibrom. Verh. der Westdtsch. Pathologen, Dortmund 1952. — Huszak, St.: Der Cytochromgehalt des Nervensystems. Biochem. Z. **298**, 137 (1938). — Huth, E. F.: Über die Entstehung von Riesenzellen beim Mäuse-Ascites-Carcinom. Z. Krebsforsch. **58**, 218 (1952). ~ Die Bedeutung der sogenannten Spontanheilungen und Remissionen für die Therapie und Pathogenese der Leukosen und malignen Tumoren. Z. Krebsforsch. **58**, 524 (1952). ~ Über den unbeeinflußten Ablauf des Mäuseascitescarcinoms. Z. Krebsforsch. **59**, 230 (1953).

Ilfeld, F. W.: The experimental production of visceral tumors with hydrocarbons. Amer. J. Canc. **26**, 743 (1936). — Imagawa, D. T., J. T. Syverton, and J. J. Bittner: The cytotoxicity of serum for mouse mammary cancer cells. I. The effects of admixture in vitro upon homoiotransplantability. Cancer Res. **14**, 1 (1954). ~ The cytotoxicity of serum for mouse mammary cancer cells. II. The effects upon cells in culture. Cancer Res. **14**, 8 (1954). — Ingebos, P.: Krebsimmunität und Krebsbereitschaft. Experimentelle Grundlagen für diätetische Krebsbekämpfung. Z. Krebsforsch. **52**, 390 (1942). — Innes, J. R. M.: Vergleichende Untersuchungen der sog. Umgebungsreaktion der Tumoren und ihrer Metastasen. Z. Krebsforsch. **40**, 527 (1933/34). — Itchikawa, K., et S. M. Baum: Étude expérimentale et comparative du cancer I. Production expérimentale du cancer au moyen du goudron de houille chez le lapin français. Bull. Assoc. franç. Étude Canc. **12**, Nr 9 (1923). ~ Réaction locale et histogenése du cancer. Bull. Assoc. franc. Étude Canc. **13**, Nr. 4 (1924). ~ Réaction locale chez les animaux à la production du cancer par badiogeonnage au goudron de houille (rats et cobayes). Bull. Assoc. franç. Ètude Canc. **13**, Nr 5 (1924). — Iversen, S., and N. Arley: On the mechanism of experimental carcinogenesis. Acta path. scand (København.) **27**, 773 (1950).

Jackson, H.: The development of resistance in the Walker carcinosarcoma to the action of triethylene-melamine. Brit. J. Canc. 8, 336 (1954). — Jacobsen, Chr.: Der chronische Reiz des retikuloendothelialen Systems, eine Krebshemmung. Arch. f. Dermat. **169**, 562 (1934). — Jacobson, W., and M. Webb: The two types of nucleoproteins during mitosis. Exper. Cell Res. **3**, 163 (1952). — Jaffé, R.: Anatomie und Pathologie der Spontanerkrankungen der kleinen Laboratoriumstiere. Berlin: Springer 1914. ~ Experimentelle Untersuchungen über die Wirkung lang dauernder Anilin-Inhalationen. Zbl. Path. **31**, 57 (1920). ~ Anatomie und Pathologie der Spontanerkrankungen der kleinen Laboratoriumstiere. Berlin: Springer 1931. ~ Beitrag zur Frage der Morphogenese der Leberveränderungen und der Lebertumoren an Hand von Versuchen mit durch Buttergelb erzeugten Lebertumoren. Frankf. Z. Path. **59**, 42 (1947). — Jaffé, R., u. Eliassow: Versuche zur Beeinflussung der Entstehung und des Wachstums des Teercarcinoms. Verh. dtsch. Ges. Path. **1927**, 78. — Jahnel, J.: Über einige Geschwülste bei Fischen. Ein Beitrag zur Erblichkeitsfrage. Wien. tierärztl. Mschr. **26**, 325 (1939). — Jakob, A.: Untersuchungen über die Struktur der Tumorasciteszelle mit dem elektrostatischen Übermikroskop, zugleich ein Beitrag zur Morphologie der Zelle. Z. Krebsforsch. **52**, 412 (1942). — Jeener, R., et J. Brachet: Association dans une même granule de ferments et des pentosenucléoprotéides cytoplasmiques. Acta biol. belg. **1**, 476 (1941). — Jehl, J., J. Mayer and R. W. McKee: Influence of the hereditary obese-hyperglycemic syndrome and of alloxan diabetes on the survival of mice with Ehrlich ascites carcinoma. Cancer Res. **15**, 341 (1955). — Jensen, C. O.: Experimentelle Untersuchungen über den Krebs bei Mäusen. Zbl. Bakter. **34**, 28, 122 (1903). ~ Transplantable Rattensarkome. Bericht des Dän. Krebskomités 1905 bis 1907. Ref. Zbl. Path. **18**, 866 (1907). ~ Übertragbares Rattensarkom. Z. Krebsforsch. **9** (1909). — Jikubo, T.: Transplantation von Lebertumoren durch o-Amidoazotoluol. Gann. (jap.) **29**, 79 (1935); **30**, 157 (1936). — Joest, E.: Handbuch der speziellen pathologischen Anatomie der Haustiere, Bd. 1. Berlin 1926. — Johnson, J. A.: Observations on the anticancer activity of 1,5-Diaminobiuret. Proc. Amer. Assoc. Canc. Res. **1**, 26 (1953). — Johnson,

R. M., S. ALBERT and H. PINKUS: Serum proteins in mice bearing induced and spontaneous mammary gland carcinomas. Cancer Res. **14**, 830 (1954). — JORDAN, D. O.: Physicochemical properties of the nucleic acids. Progr. Biophysics a. Biophysical. Chem. **2**, 51 (1951). — JUNGHERR, E.: Geflügeltumoren in Diseases of Poultry, herausgeg. von BIESTER u. SCHWARTE, 2. Aufl., S. 421. Ames. Jowa: Jowa State College Press **1948**.

KALCKAR, H. M. u. Mitarb.: 2-Amino-4-hydroxy-6-formylpteridine, an inhibitor of purine and pterine oxidases. Biochim. et Biophysical Acta **5**, 586 (1950). — KALISS, N.: Regression or survival of tumor homoiografts in mice pretreated with injections of lyophilized tissues. Cancer Res. **12**, 379 (1952). ~ KALISS, N.: Effect of prior injections of none-mouse tissues on growth of tumor homoiografts in mice. Science (Lancaster, Pa.) **116**, 279 (1952). — KALISS, N., P. R. F. BORGES and E. D. DAY: The survival and metastatic spread of homografts of mouse tumors in mice pretreated with lyophilized tissue and Cortisone. Cancer Res. **14**, 210 (1954). — KALISS, N., and N. MOLOMUT: The effect of prior injections of tissue antiserum on the survival of cancer homoiografts in mice. Cancer Res. **12**, 110 (1952). — KAPLAN, H. S., and M. B. BROWN: Protection against radiation-induced lymphome-development by shielding and partial-body-irradiation of mice. Cancer Res. **12**, 441 (1952). — KARCZAG, L., G. v. FARKAS u. G. GYÖRGYI: Über die biologische Indifferenz der Röntgenstrahlen gegenüber künstlichen Gewebskulturen. Arch. exper. Zellforsch. **4**, 206 (1927). — KARNOFSKY, D. A. u. Mitarb.: Experimental observations on the use of the nitrogen mustards in the treatment of neoplastic diseases. Approaches to Tumor Chemotherapy, S. 293. Washington 1947. ~ An evaluation of methyl-bis (β-chloroethyl)-aminehydrochloride and tris (β-chloroethyl)aminehydrochloride (Nitrogen-Mustards) in the treatment of lymphomas, leukemia and allied diseases. Approaches to Tumor Chemotherapy, S. 319. Washington 1947. — KAUFMANN, C., u. H. A. MÜLLER: Bemerkungen zu der Arbeit von A. BUTENANDT, Zur physiologischen Bedeutung des Follikelhormons und der östrogenen Wirkstoffe für die Genese des Brustdrüsenkrebses und die Therapie des Prostatacarcinoms. Dtsch. med. Wschr. **1950**, 1409. — KAUFMANN, C., H. A. MÜLLER, A. BUTENANDT u. F. FRIEDRICH-FREKSA: Experimentelle Beiträge zur Bedeutung des Follikelhormons für die Carcinomentstehung. Z. Krebsforsch. **56**, 482 (1949). — KAZIWARA, K.: Derivation of stable polyploid sublines from a hyperdiploid Ehrlich ascites carcinoma. Cancer Res. **14**, 795 (1954). — KEILIN, D.: On cytochrome, a respiratory pigment, common to animals, yeast, and higher plants. Proc. Roy. Soc. Lond., Ser. B **98**, 312 (1925). ~ Cytochrome and intracellular respiratory enzymes. Erg. Enzymforsch. **2**, 230 (1933). — KENNAWAY, E. L.: On the cancer-producing factor in tar. Brit. J. Med. **1**, 564 (1924). ~ Further experiments on cancer producing substances. Biochemic. J. **24**, 497 (1930). — KENNAWAY, E. L., and J. HIEGER: Carcinogenic substances and their fluorescence spectra. Brit. Med. J. **1930**, No 3622, 1044. ~ Erzeugung von Krebs durch reine Kohlenwasserstoffe. Proc. Roy. Soc. Med. **11**, 455, 477, 485 (1932). — KENNAWAY, E. L., and N. M. KENNAWAY: Production of tumors in mice by desoxycholic acid. Nature (Lond.) **140**, 627 (1937). — KENSLER, C. J., and H. LANGEMANN: Choline oxidase activity in rat liver and rat liver tumors. Cancer Res. **11**, 264 (1951). — KIDD, J. G.: A distinctive substance associated with the BROWN-PEARCE-RABBIT-Carcinoma. J. of Exper. Med. **1940**, No 3, 351. ~ Distinctive constituents of tumorcells and their possible relations to the phenomena of autonomy, anaphasy and cancer causation. Cold Spring Harbor Symp. Quant. Biol. **11**, 94 (1947). — KIDD, J. G., and PEYTON ROUS: The carcinogenic effect of a papilloma virus on the tarred skin of rabbits. II. Major factors determining the phenomenon: The manifold effects of tarring. J. of Exper. Med. **68**, 529 (1938). — KIDDER, DEWEY, PARKS and WOODSIDE: Metabolism in tetrahymena and its relation to malignant cells. Science (Lancaster, Pa.) **109**, 511 (1949). — KIELLEY, R. K.: Oxidative phosphorylation by mitochondria of transplantable mouse hepatoma and mouse liver. Cancer Res. **12**, 124 (1952). — KING, J. T., C. B. CASAS and M. B. VISSCHER: The estrons behavior and mammary cancer incidence in ovariectomized C_3H mice in relation to calorie intake. Cancer Res. **11**, 712 (1951). — KINOSITA, R.: Studies on the cancerogenic chemical substances. Trans. Soc. Path. Jap. **27**, 665 (1937). ~ Osaka Igaku **35**, 403 (1936). ~ Studies on the cancerogenic azo and related compounds. Yale J. Biol. a. Med. **12**, 287 (1940).— KIRKMAN, H.: The "chromophobic vacuoles" in pituitary glands of golden hamsters. Anat. Rec. **103**, 475, 545 (1949). — KIRKMAN, H., and R. L. BACON: Malignant renal tumors in male hamsters tretaed with estrogen. Cancer Res. **10**, 122 (1950). — KISHI, FUJIWARA and NAKAHARA: Koagulabler Eiweißstickstoff in Tumoren. Gann. (jap.) **31**, 51, 355 (1937). — KLEIN, E., and G. KLEIN: Nucleic acid content of tumor cells. Nature (Lond.) **166**, 832 (1950). — KLEIN, G.: Über Krebsdisposition und ihre diagnostische und therapeutische Bedeutung. Wiss. Woche zu Frankfurt Sept. 1934. Leipzig: Georg Thieme 1935. ~ Comparative studies of mouse tumors respect to their capacities of growth as ascites-tumors and their average nucleic acid content with per cell. Exper. Cell. Res. **2**, 518 (1951). — KLEIN, G., J. KLINIK u. R. HANSER: Zu den Arbeiten über experimentelle Sarkomerzeugung. I. u. II. Mitt. Z. Krebsforsch. **37**, 539

(1932); **40**, 511 (1934). — KLINKE, J.: Siehe auch K. HINSBERG 1942. ~ Versuche zur Tumorimmunität. II. Mitt. Z. Krebsforsch. **46**, 1 (1937). ~ Die carcinogene Wirkung des 1,2-Benzpyrens am Kaninchen. Z. Krebsforsch. **46**, 334 (1937). ~ Zu den Ergebnissen der Geschwulsterzeugung durch 1,2-Benzpyren am Kaninchen. Z. Krebsforsch. **47**, 341 (1938). ~ Die Erzeugung intramuskulärer bösartiger Gewächse an Maus und Ratte durch 1,2-Benzpyren. Z. Krebsforsch. **47**, 348 (1938). ~ Die Anwendung von Gefriertemperaturen in der experimentellen Geschwulstforschung. Z. Krebsforsch. **48**, 400 (1939). — KNAKE, E.: Über die Spezifität von Krebsgewebe und krebserzeugenden Reizen. Ergebnisse der Gewebezüchtung. Z. Krebsforsch. **52**, 269 (1942). ~ Transplantationsversuche mit „abhängigem" und „autonomem" Krebsgewebe. Virchows Arch. **325**, 580 (1954). ~ Über Heterotransplantationsexperimente und einige Folgerungen für die Auffassung der Gewebsverträglichkeit. Virchows Arch. **327**, 533 (1955). — KNOTH, W.: Histochemische Untersuchungen an Gewebekulturen. Z. Krebsforsch. **58**, 674 (1952). — KNOX, R.: Neutralization of "purified" tumor agent suspensions by anti-fowl serum. Brit. J. Exper. Path. **20**, 391 (1939). — KNIPPING, H. W., W. MAURER u. A. NIKLAS: Radioisotope in der Medizin. Dtsch. med. Wschr. **1952**, 1438. — KOCH, F. E.: Zur Frage der Metastasenbildung bei Impftumoren. Z. Krebsforsch. **48**, 495 (1939). ~ Einfluß der kohlenhydratarmen Ernährung auf das Impfcarcinom der Maus. Z. Krebsforsch. **53**, 331 (1943). — KOCH, F. E., u. H. UEBEL: Experimenteller Beitrag zur Frage der Heterotransplantation des EHRLICHschen Mäusecarcinoms unter Cortisonwirkung. Z. Krebsforsch. **60**, 239 (1955). — KOECKE, H. U.: Zytologische Untersuchungen über die Impfung mit Ascites-Karzinom bei der Maus nach aktiver Immunisierung. Verh. der Dtsch. Ges. für Path. Hannover 1951. — KÖGL, F.: Zur Ätiologie der Tumoren. Klin. Wschr. **1939**, 801. ~ Chemische und biochemische Untersuchungen über Tumorproteine. Experimentia (Basel) **5**, 173 (1949). — KÖGL, F., u. A. M. AKKERMAN: Über die Synthese von EPI-G-Glutathion. Rec. Trav. chim. Pays-Bas **65**, 216 (1946). ~ Über die Konfiguration des Glutathions aus Tumoren. Rec. Trav. chim. Pays-Bas **65**, 225 (1946). — KÖGL, F., u. H. ERXLEBEN: Zur Ätiologie der malignen Tumoren. I. Mitt. Über die Chemie der Tumoren. Z. physik. Chem. **258**, 57 (1939). — KÖGL, F., H. ERXLEBEN u. G. J. v. VEERSEN: Über die Bestimmung von d-Glutaminsäure in Tumorhydrolysaten mit Deuterium als Indicator. Z. physik. Chem. **277**, 251 (1943). — KÖGL, F., J. HALBERSTADT u. T. J. BARENDREGT: Synthese von l- und d-Glutaminsäure. Rec. Trav. chim. Pays-Bas **68**, 387 (1949). — KÖGL, F., A. J. KLEIN, H. ERXLEBEN u. G. J. v. VEERSEN: Zur Ortsbestimmung der Deuteriumatome in deuterierten Glutaminsäuren. Rec. Trav. chim. Pays-Bas **65**, 641 (1946). ~ Studien über den d-Glutaminsäure-Stoffwechsel von Tumoren. Rec. Trav. chim. Pays-Bas **69**, 822 (1950). — KÖHLER, K.: Das Vorkommen vermehrter atoxylresistenter Lipase im Blute Krebskranker, ihre wissenschaftlichen Grundlagen für die praktische Auswertung zur Carcinomdiagnose. Z. Krebsforsch. **43**, 87 (1936). — KOJIMA, M.: An improved method of oxydase reaction. Acta pathologica Japonica **1**, 139 (1951). — KOLETSKY, S., F. J. BONTE and H. L. FRIEDELL: Production of malignant tumors in rats with radioactive phosphorus. Cancer Res. **10**, 129 (1950). — KOLETSKY, S., and G. E. GUSTAFSON: Whole-body radiations as a carcinogenic agent. Cancer Res. **15**, 100 (1955). — KOLLER, P. C.: Abnormal mitosis in tumors. Brit. J. Canc. **1**, 38 (1947). — KONJETZNY, G. E.: Die Beziehungen zwischen Gastritis und Magenkrebsentwicklung. Arch. klin. Chir. **204**, 4 (1942). — KOPAC, M. J.: Some cellular and surface chemical aspects of tumor chemotherapy. Approaches to Tumor Chemotherapy, S. 27. Washington 1947. — KORNGOLD, L., and R. LIPARI: Tissue antigens of human tumor grown in rats, hamsters and eggs. Cancer Res. **15**, 159 (1955). — KOSSWIG, C.: Zur Frage der Geschwulstbildung bei Gattungsbastarden der Zahnkarpfen Xiphophorus und Platipoecilus. Z. Abstammungslehre **52**, 114 (1929). ~ Geschwulstbildungen bei Fischbastarden. III. Z. Abstammungslehre **59**, 61 (1931). ~ Genotypische und phänotypische Geschlechtsbestimmung bei Zahnkarpfen. III. Farbfaktoren als relative Geschlechtsrealisatoren. Roux' Arch. **128**, 393 (1933). ~ Farbfaktoren und Geschlechtsbestimmung (nach Untersuchungen an Zahnkarpfen). Züchter **6**, 40 (1934). — KRAHNERT, R.: Zum Magenkrebs des Pferdes. Mh. Vet.-Med. **1952**, 399. — KRAUSS, H.: Die Kombination der chirurgischen mit der chemischen Krebstherapie. Symposium: Grundlagen und Praxis der chemischen Tumorbehandlung. Freiburg 17./19. Juli 1953. — KREBS, H. A.: Proteolytische Fermente in Tumoren. Biochem. Z. **238**, 174 (1931). — KRETZ: Interne Nachsorge. Krebsarzt **1953**. — KRÖNING, FR.: Genetik der Krebsgeschwülste der Tiere. In Handbuch der Erbbiologie des Menschen, Bd. 4, Teil 12, S. 1079. 1940. ~ Über die Induktion von Leukämien bei C 57 Bl-Mäusen nach Hautfaltenbestrahlungen mit Röntgenstrahlen. Z. Krebsforsch. **60**, 666 (1955). — KRÖNING, FR., u. R. SIGMUND: Über die Induktion von Hauttumoren nach Körperganzbestrahlungen und nach Hautfaltenbestrahlungen mit Röntgenstrahlen bei C 57 Bl-Mäusen. Z. Krebsforsch. **60**, 650 (1955). — KUHN, R., u. JERCHEL: Tetrazoliumsalze als Reduktionsindikatoren. Ber. dtsch. chem. Ges. **74**, 949 (1941). — KUHN, R., u. G. QUADBECK: Zur Kenntnis der krebserregenden Azofarbstoffe. Z. Krebsforsch. **56**, 242 (1949). — KUN, E., P. TALALAY and H. G. WILLIAMS-ASHMAN:

Studies on the Ehrlich Ascites Tumor. The enzymic and metabolic activities of the ascitic cells and the ascitic plasm. Cancer Res. **11**, 855 (1951). — Kunert, J.: Die Wirkung hoher Dosen örtlich verabreichten Follikelhormons auf die männliche Brustdrüse und das endokrine System. Frankf. Z. Path. **64**, 373 (1951). — Kurtzahn, H.: Über die Transplantation menschlichen Carcinoms. Klin. Wschr. **1926**, 1166. — Kutscher, W.: Über die Nucleinsäurespaltung im Gewebe maligner Tumoren. Z. Krebsforsch. **56**, 253 (1949).— Kutscher, W., u. K. Eggers: Versuche zur enzymatischen Depolymerisierung von Desoxyribonucleiproteid durch Zellen maligner Tumoren. Z. Krebsforsch. **60**, 66 (1955). —

Lacassagne, A.: Apparition des cancers de la mamelle chez la souris mâle soumise à des injections de folliculine. C. r. Acad. Sci. Paris **195**, 630 (1932). ~ Influence d'un facteur familial dans la production par la folliculine des cancers mammaires chez la souris mâle. C. r. Soc. Biol. Paris **114**, 427 (1933). ~ Essais de production de cancer chez le lapin, au moyen du 1,2,5,6-Dibenzanthracène. C. r. Soc. Biol. Paris **114**, 660 (1933). ~ Krebserzeugung durch Bestrahlung entzündlicher Herde. Prakt. Karcinombl. **1933**, H. 5/6. ~ Sur le pathogénie de l'adenocarcinome mammaire de la souris. C. r. Soc. Biol. Paris **115**, 937 (1934). ~ Modifications progressives de la structure du conduit tuboutérin, chez les lapines soumises à partir de la naissance, à des injections répétées d'oestrone (Folliculine). C. r. Soc. Biol. Paris **120**, 685 (1935). ~ Tumeurs malignes apparues au cours d'un traitement hormonal combiné chez des souris appartenant à des lignées réfractaires au cancer spontané. C. r. Soc. Biol. Paris **121**, 607 (1936). ~ A propos des effets histo-physiologiques des substances oestrogènes. C. r. Soc. Biol. Paris **122**, 1060 (1936). ~ Les cancers produits par des substances chimiques endogènes. C. r. Acad. Sci. Paris **195**, 630 (1939). ~ Les cancers produits par les rayonnements. Paris: Hermann 1950. ~ Hypophyse und Krebs. Strahlenther. **83**, 429 (1950). ~ Die hormonell bedingten Krebse. Strahlenther. **83**, 589 (1950). — Lacassagne A., et W. Nyka: Faible réaction à l'injection intraveineuse du virus de Shope, au niveau des papillomes obtenues par badigeonnages au benzopyrène chez les lapins à hypophyse détruite. Bull. Assoc. franç. Étude Canc. **26**, 154 (1937). ~ Différence de reáction de l'hypophyse à l'administration prolongée de substances oestrogènes, dans diverses lignées sélectionnées de souris. C. r. Soc. Biol. Paris **126**, 1112 (1937). — Lacassagne, A., et R. Vincent: Sarcomes provoqués chez les lapins par l'irradiation d'abcès à Streptobacillus caviae. C. r. Soc. Biol. Paris **100**, 249 (1929). ~ Action des rayons X sur un foyer infectieux local provoqué chez le lapin. C. r. Soc. Biol. Paris **100**, 247 (1929). — Landschütz, Chr., u. G. A. Kausche: Beobachtungen an Cytoplasmastrukturen des Ascites-Tumors der Maus mit dem Elektronen-Mikroskop. Z. Krebsforsch. **57**, 509 (1951). — Landschütz, Chr., u. H. Müller-Dethard: Zur Wirkung des Äthylurethans am Mäuse-Ascites-Tumor. Z. Krebsforsch. **56**, 373 (1949). — Lang, A.: Der Tryptophangehalt von Tumoren. Z. Krebsforsch. **48**, 29 (1938). Lang, A., u. A. Rosenbohm: Das Verhalten der Lipoide von Impftumoren im Wirtskörper. Z. Krebsforsch. **48**, 183 (1938). — Lang, K.: Lokalisation der Fermente und der einzelnen Zellbestandteile und ihre Trennung. Berlin: Springer 1942. ~ Biochemie der Fermente. Krebs-Colloquium Mosbach/Baden 1953. — Lang, K., u. G. Siebert: Untersuchungen über Stoffwechselvorgänge an isolierten Zellkernen. Biochem. Z. **322**, 196 (1952). ~ Methodik der Gewinnung reiner intakter Zellkerne in beliebigem Maßstab. Biochem. Z. **322**, 360 (1952). — Langer, E.: Kernveränderungen an Rattenlebern unter Einwirkung des cancerogenen Stoffes 4-Dimethylaminoazobenzol (Buttergelb). Z. Krebsforsch. **52**, 443 (1942). — Laser, H.: Erzeugung eines Hühnersarkoms in vitro. Klin. Wschr. **1927**, 698. — Lathrop, A. E. C., and L. Loeb: The incidence of cancer in various strains of mice. Proc. Soc. Exper. Biol. a. Med. **11**, 34 (1913). ~ Further investigations on the origin of tumors in mice. I. Tumor incidence and tumor age in various strains of mice. J. of Exper. Med. **22**, 646 (1915). ~ Further investigations on the origin of tumors in mice. II. The Tumor incidence and tumor age in hybrids. J. of Exper. Med. **22**, 713 (1915). ~ Further investigations on the origin of tumors in mice. IV. The tumor incidence in later generations of strains with observed tumor rate. J. Canc. Res. **4**, 137 (1919). ~ Further investigations on the origin of tumors in mice. V. The tumor rate in hybrid strains. J. of Exper. Med. **28**, 475 (1918). — Laws, J. O., G. Rudali, R. Royer and E. P. Mabill: The early changes produced in auditory sebaceous gland of the rat by 2-acetylaminofluorene. Cancer Res. **15**, 141 (1955). — Ledoux, L.: Action of ribonuclease on the growth of tumors. Brit. Emp. Canc. Campaign. 32. Jber. 1954, S. 50.— Lehmann, F. E.: Chemische Beeinflussung der Zellteilung. Experientia (Basel) **3**, 223 (1947). ~ Mikroskopische und submikroskopische Bauelemente der Zelle, in Mikroskopische und chemische Organisation der Zelle. Berlin: Springer 1952. ~ Der Kernapparat tierischer Zellen und seine Erforschung mit Hilfe von Antimitotica. Schweiz. Z. Path. **14**, 487 (1951). — Lehmann, F. E., u. A. Bretscher: Wirkungsanalyse regenerationshemmender Stoffe mit Hilfe statistischer Methoden. Helvet. physiol. Acta **10**, 20 (1952). — Lehmann, F. E., u. H. R. Dettelbach: Histostatische Wirkungen von Aminoketonen auf die Schwanzregeneration der Xenopuslarve. Rev. suisse Zool. **59**, 253 (1952). — Leitch, A., and E. L. Kennaway: Experimental production of cancer by arsenic. Brit. Med. J. **1922 II**, 1107. — Lemon, H. M., u. Mitarb.:

Survival and growth of human tissues transplanted to hamster chick pouch. Science (Lancaster, Pa.) **115**, 461 (1952). — LETTRÉ, H.: Mitosegifte und cancerogene Faktoren als Antibiotica. Z. Krebsforsch. **56**, 5 (1948). ~ Zum Problem der krebsspezifischen Mitosegifte. Z. Krebsforsch. **56**, 297 (1949). ~ Einige Versuche mit dem Mäuse-Ascitestumor. Z. Krebsforsch. **56**, 1 (1950). ~ Über das Verhalten von Bestandteilen von Tumorzellen bei der Transplantation. II. Mitt. Verhalten homogenisierter Tumoren. Z. Krebsforsch. **57**, 121 (1950). ~ Zellstoffwechsel und Zellteilung. Naturwiss. **21**, 490 (1951). ~ Über das Verhalten von Bestandteilen von Tumorzellen bei der Transplantation. III. Mitt. Zellkerne, Plasmagranula und gequollene Zellen. Z. Krebsforsch. **57**, 345 (1951). ~ Über das Verhalten von Bestandteilen von Tumorzellen bei der Transplantation. V. Mitt. Gemische von granulafreien Zellen und Plasmagranula. Z. Krebsforsch. **57**, 661 (1951). ~ Über Synergisten des Colchicin. Österr. Chemiker-Ztg **1951**, H. 9. ~ Zur Chemie und Biologie der Mitosegifte. Angew. Chem. **63**, 421 (1951). ~ Some investigations on cell behavior under various conditions. Cancer Res. **12**, 847 (1952). ~ Zellstoffwechsel und Zellteilung. Z. Krebsforsch. **58**, 621 (1952). ~ Das YOSHIDA-Sarkom der Ratte. Nach Arbeiten von T. YOSHIDA zusammengestellt von H. LETTRÉ. Z. Krebsforsch. **59**, 287 (1953). ~ Cytostatische Substanzen und ihre Wirkung. Symposium: Grundlagen und Praxis der chemischen Tumorbehandlung, Freiburg 17./19. Juli 1953. — LETTRÉ, H., u. H. BERGDOLT: Zur Wirkung fraktionierter Gaben von N-Methylcolchicamid auf die Mitose der Zellen des Mäuse-Ascites-Tumors. Z. Krebsforsch. **59**, 68 (1953). — LETTRÉ, H., F. K. HEMPRICH u. B. SPIRIG: Über das Verhalten von Tumorzellen bei der Transplantation. VI. Mitt. Verhalten der Mitose von Tumorzellen nach der Injektion von Zellbestandteilen der gleichen Tumorart. Z. Krebsforsch. **59**, 64 (1953). — LETTRÉ, H., R. KRAPP u. M. OCHSENSCHLÄGER: Wirkungen des Colchizins und n-methylcolchicamids auf die Mitose der Zellen des Mäuseascitestumors. Z. Krebsforsch. **57**, 142 (1950). — LETTRÉ, H., u. R. LETTRÉ: Einige Beobachtungen über die experimentelle Erzeugung multipolarer Mitosen. Z. Krebsforsch. **60**, 1 (1955). — LETTRÉ, H., A. MAYER u. A. SCHLEICH: Beobachtungen über den Einfluß der Überwärmung auf das Wachstum des Mäuse-Ascites-Tumors. Z. Krebsforsch. **57**, 665 (1951). — LETTRÉ, H., E. SEIDLER u. H. WRBA: Untersuchungen der Hemmstoffeinwirkung auf Verdoppelungsgeschwindigkeit und Phosphataufnahme von Tumoren mit Hilfe von P^{32}. Z. Krebsforsch. **60**, 86 (1955). — LETTRÉ, H., u. H. WRBA: Über das Verhalten von Bestandteilen von Tumorzellen bei der Transplantation. Z. Krebsforsch. **60**, 80 (1955). — LETTRÉ, H., H. WRBA u. E. SEIDLER: Über das Verhalten von Bestandteilen von Tumorzellen bei der Transplantation. XI. Mitt. Aufnahme und Verteilung markierter Zellbestandteile in Zellen des Mäuseascitestumors. Z. Krebsforsch. **60**, 294 (1955). — LETTRÉ, R., u. W. SIEBS: Beobachtungen am Nucleolus in vitro gezüchteter Zellen. Z. Krebsforsch. **60**, 19 (1955). ~ Beobachtungen zur Struktur des Nucleolus in normalen Zellen sowie Tumorzellen. Z. Krebsforsch. **60**, 564 (1955). — LEUCHTENBERGER, C., G. KLEIN and E. KLEIN: The estimation of nucleic acids in individual isolated nuclei of ascites tumors by ultraviolet microspectrophotometry and its comparison with the chemical analysis. Cancer Res. **12**, 480 (1952). — LEUCHTENBERGER, C., R. LEWINSOHN, D. LASZLO and R. LEUCHTENBERGER: Folic acid, a tumor growth inhibitor. Proc. Soc. Exper. Biol. a. Med. **55**, 204 (1944). — LEUCHTENBERGER, C., and F. SCHRADER: Relationship between nuclear volumes, amount of intranuclear proteins and desoxyribosenucleic acid in various rat cells. Biol. Bull. **101**, 95 (1951). — LEUPOLD, E.: Der Zell- und Gewebsstoffwechsel als innere Krankheitsbedingung. Leipzig 1945. ~ Stellungnahme zu der Arbeit von DRUCKREY und ALTMANN. Z. Krebsforsch. **56**, 615 (1950). ~ Carcinom-Entstehung und -Heilung. Vortr. gehalten am 6. Nov. 1952 in Köln. — LEVY, H. B., H. M. DAVIDSON, R. W. REINHART and A. L. SCHADE: Metabolism of the DBA mouse ascites thymona. Cancer Res. **13**, 716 (1953). — LEVY, H. B., and A. L. SCHADE: Aldolase and ascites tumor. Proc. Amer. Assoc. Canc. Res. Vol. 1, No 1 (1953). — LEWIN, C.: Entstehung histologisch neuartiger Geschwülste. Z. Krebsforsch. **11** (1912). ~ Die Ätiologie der bösartigen Geschwülste. Berlin: Springer 1928. — LEWINSOHN, R., D. LASZLO, C. LEUCHTENBERGER and R. LEUCHTENBERGER: Chemotherapeutic regressions of transplanted and spontaneous cancers in mice. Approaches to Tumor Chemotherapy, S. 139. Washington 1947. — LEWIS: Arch. exper. Zellforsch. **23**, 8 (1939), siehe auch bei G. H. BOURNE, Cytology and Cellphysiology, 2. Aufl. Oxford 1951. — LEWIS, M. R., and P. M. APTEKMAN: Atrophy of tumors caused by strangulation and accompanied by development of tumor immunity in rats. Cancer (N.Y.) **5**, 411 (1952). — LIGNERIS, M. DE: Caractères biologiques d'une tumeur produite in vitro par le dibenzanthracène. C. r. Soc. Biol. Paris **121**, 1579 (1936). — LILIENTHAL, H.: COLEY's mixed toxines of erysipelas and prodigiosus; report of 2 cases of inoperable sarcoma treated by COLEY's method. J. Mt. Sinai Hosp. **10**, 623 (1944). — LINDBERG, O., and L. ERNSTER: On the mechanism of phosphorylative energy transfer in mitochondria. Exper. Cell Res. **3**, 209 (1952). ~ Chemistry and physiology of mitochondria and microsomes. Protoplasmatologia, Bd. III. Wien: Springer 1954. — LINDBERG, O., M. LJUNG-

GREN, L. ERNSTER and L. RÉVÉSZ: Isolation and some enzymic properties of Ehrlich ascites tumor mitochondria. Exper. Cell Res. **4**, 243 (1953). — LIPMANN, F.: Metabolic generation and utilization of phosphate boud energy. Adv. Enzymol. **1**, 99 (1941). — LIPSCHÜTZ, A. u. Mitarb.: Comparative antifibromatogenic action of cortical steroid. Science (Lancaster, Pa.) **116**, 448 (1952). — LIPSCHÜTZ, B.: Untersuchungen über die Entstehung des experimentellen Teercarcinoms der Maus. Z. Krebsforsch. **21**, 50 (1924). ~ Über den Bau der Zellen bösartiger Geschwülste. Virchows Arch. **282**, 107 (1931). — LITTLE, C. C.: The relation of heredity to cancer in man and animals. Sci. Monthly **3**, 196 (1916). ~ Factors influencing the growth of a transplantable tumor in mice. J. of Exper. Zool. **31**, 307 (1920). ~ The heredity of susceptibility to a transplantable sarcoma (J.W.B.) of the Japanese waltzing mouse. Science (Lancaster, Pa.) **51**, 467 (1920). ~ The existence of non-chromosomal influence in the incidence of mammary tumors in mice. Science (Lancaster, Pa.) **1933 II**, 465. ~ The relation of coat-colour to the spontaneous incidence of mammary tumors in mice. J. of Exper. Med. **59**, 229 (1934). ~ The present status of our knowledge of heredity and cancer. J. Amer. Med. Assoc. **106**, 2234 (1936). — LITTLE, C. C, and L. C. STRONG: Genetic studies on the transplantation of two adenocarcinomata. J. of exp. Zool. **41**, 93 (1924). — LITTLE, C. C., and E. E. TYZZER: Further experimental studies on the inheritance of susceptibility to a transplantable tumor, carcinoma (J.W.A.) of the Japanese Waltzing Mouse. J. of Med. Res. **33**, 393 (1915). — LOEB, L.: On transplantation of tumors. J. of Med. Res. **1901**, No 6; **88**, 44 (1902). ~ Über Transplantation eines Sarkoms der Thyreoidea bei einer weißen Ratte. Virchows Arch. **1902**, 167. ~ Über den Krebs der Tiere. Arch. klin. Chir. **70**, 845 (1903). ~ The inheritance of cancer in mice. Amer. Naturalist **55**, 510 (1921). ~ The effects of Roentgen-rays and radioactive substances on living cells and tissues. J. Canc. Res. **7**, 229 (1922). ~ The inheritance of cancer in mice. Rep. Int. Congr. Eugenics New York **1**, 182 (1923). ~ Quantitative relations between the factors causing cancer and the rapidity and frequency of the resulting cancerous transformation. J. Canc. Res. 8, 135, 274 (1924). ~ Das Krebsproblem. Berlin: Springer 1928. — LOEB, L., u. M. S. FLEISHER: Untersuchungen über die Vererbung der das Tumorwachstum bestimmenden Faktoren. Zbl. Bakter. Orig. **67**, 135 (1912). — LOEWENTHAL, H. u. MICHAELIS: Über den Krebs der Mäuse. II. Mitt. Histogenese der Impftumoren. Z. Krebsforsch. **4** (1906). — LOEWENTHAL, H., u. E. WIBEAU: Untersuchungen über die Filtrierbarkeit von Säugetiertumoren. Z. Krebsforsch. **31**, 30 (1930). — LUDFORD, R. J.: The general and experimental cytology of cancer. J. Roy. Microsc. Soc. **1925**, 249. ~ The cytology of tar tumors. Proc. Roy. Soc. Lond., Ser. B **98**, 557 (1925). ~ Action of toxic substances upon division of normal and malignant cells in vitro and in vivo. Arch. exper. Zellforsch. **18**, 411 (1934). ~The production of tumors by cultures of normal cells treated with filtrates of filterable fowl tumors. Amer. J. Canc. **31**, 414 (1937). ~ Comparative reactions of normal and malignant cells in vitro to physical and chemical agents. Arch. exper. Zellforsch. **22**, 317 (1939). ~ Pathological aspects of cytology in "Cytology and Cell Physiology". Brit. Emp. Canc. Camp. Annual Rep. **29**, 306 (1951). ~ Nuclear structure and its modifications in tumors. Brit. J. Canc. 8, 112 (1954). — LUDFORD, R. J., and J. SMILES: Malignant cell polymorphism studied by phase-contrast microscopy. J. Roy. Microsc. Soc. (im Druck). Hereditas (Lund) **37**, 266 (1950). — LÜDIN, H.: Tumorzellnachweis in Organpunktaten mit dem Phasenkontrastverfahren. Schweiz. med. Wschr. **1948**, 710. — LÜDIN, M.: Chondrosarkom der Kaninchentibia nach experimenteller Röntgenbestrahlung. Jahresverslg der Schweiz. Röntgen-Ges. Schweiz. med. Wschr. **1930**, 162. ~ Knochensarkom nach experimenteller Röntgenbestrahlung. Acta radiol. (Stockh.) **1934**, 553. ~ Röntgenstrahlenkrebs geheilt durch Nahbestrahlung. Schweiz. med. Wschr. **1943**, 1091. — LÜDIN, M., u. S. SCHEIDEGGER: Thorotrast-Depot in der Milz nach Gehirn-Arteriographie. Radiol. clin. (Basel) **13**, 73 (1944). — LÜERS, H.: Zur Frage der Erbschädigung durch tumortherapeutische Cytostatica. Z. Krebsforsch. **60**, 528 (1955). — LUMB, G.: Transplantation of human tumors into mouse-brain. Brit. J. Canc. **8**, 434 (1954). — LUMSDEN, TH.: Further observations on immunity in relation to transplantable malignant tumors. Lancet **1926**, 112. ~ On the nature of immunity to implanted malignant tumors. Lancet **1927**, 116. — LUMSDEN, TH., and TH. MACRAE: Stabilisation and purification of spezific anti-cancer-bodies. Biochemic. J. **28**, 1968 (1934). — LUNCKENBEIN: Zur Behandlung maligner Geschwülste. Münch. med. Wschr, **1914**, 18. ~ Die Behandlung maligner Geschwülste mit Tumorextrakten. Münch. med. Wschr. **1914**, 1047. — LUSTIG, B.: Eiweißstickstoffuntersuchungen in Tumoren. Biochem. Z. **284**, 367 (1936). — LYNCH, C. J.: Studies on relation between tumor susceptibility and heredity. J. of Exper. Med. **39**, 481 (1924). ~ Studies on relation between tumor susceptibility and heredity; inheritance of susceptibility to tar-induced tumors in lungs of mice. J. of Exper. Med. **46**, 917 (1927). ~ Studies on relation between tumor susceptibility and heredity; influence of heredity upon incidence of lung tumors in mice. J. of Exper. Med. **54**, 747 (1931). ~ Strain differences in susceptibility of tar-induced skin tumors of mice. Proc. Soc. Exper. Biol. a. Med. **31**, 215 (1933). ~ Susceptibility of mouse strains to lung tumor and sarcoma induced by 1,2,5,6-dibenzanthracene. Proc. Soc. Exper. Biol. a. Med. **33**, 401

(1935). ~ Interplay of heredity and environment in experimental cancer. Amer. J. Clin. Path. **6**, 293 (1936). — LYNEN, F.: Das Virusproblem. Angew. Chem. **51**, 181 (1938). ~ Die Rolle der Phosphorsäure bei Dehydrierungsvorgängen und ihre biologische Bedeutung. Naturwiss. **30**, 398 (1942). — LYNEN, TH., u. R. KÖNIGSBERGER: Zum Nachweis der PASTEURschen Reaktion. Über den Phosphatkreislauf in der Hefe und seine Beeinflussung durch 2,4-Dinitrophenol. Über den aeroben Phosphatbedarf der Hefe. Liebigs Ann. **573**, 60 (1951).

MAENGWYN-DAVIS, G. D., J. S. FRIEDENWALD, R. F. WHITE and M. M. WILSON: Histochemical studies on alkaline phosphatase in the tissues of the rat using frozen sections. J. Cellul. a. Comp. Physiol. **36**, 421 (1950). — MAGAT, J.: Klinische Untersuchungen über Katalase. Z. exper. Med. **42**, 95 (1924). — MAGATH, M. A., E. J. SAMILOWSKAJA u. M. J. KOLOMIETZ: Zur Frage nach den Energiequellen der Tumorzelle. Versuche über die Phosphatausscheidung vergifteter Tumor- und Leberschnitte. Z. Krebsforsch. **40**, 259 (1933/34). — MAHNERT, A., u. H. MOSER: Die Bedeutung funktioneller Störungen im Mesenchym für das Krankheitsgeschehen bei Krebs. Krebsarzt **1950**, 272. — MAISIN, J., et P. LIÉGEOIS: Du pouvoir cancérigène du 1, 2, 5, 6 — Dibenzanthracène. C. r. Soc. Biol. Paris **114**, 536 (1933). ~ Au sujet du pouvoir cancérigène du benzopyrène. C. r. Soc. Biol. Paris **115**, 733 (1934). — MAKINO, S.: Some observations on the chromosomes in the Yoshida sarcom cells. Gann (jap.) **42** (1952). — MAKINO, S., u. H. NAKAHARA: Cytologische Untersuchungen an Tumoren. VIII. Mitt. Beobachtungen über den Mitoseablauf in lebenden Tumorzellen der Ascitessarkome der Ratten. Z. Krebsforsch. **59**, 298 (1953). — MAKINO, S., and A. TONOMURA: Cytological studies of tumors. XV. Reciprocal effects on growth of two different tumors in the same host. Z. Krebsforsch. **60**, 597 (1955). — MALKIN, H. M., and D. M. GREENBERG: Inhibition of protein- and ribonucleic acid synthesis in the EHRLICH ascites tumor. Proc. Amer. Assoc. Canc. Res. **1**, No 1 (1953). — MANDEL, H. G., and L. W. LAW: The effect of 4-amino-5-imidazolcarboxamide on the carcinostatic action of 8-azaguanine. Cancer. Res. **14**, 808 (1954). — MARCHANT, J., and J. W. ORR: Skin components in chemical carcinogenesis. Brit. J. Canc. **9**, 128 (1955). — MARIE, P., J. CLUNET et G. RAULET-LAPOINTE: Contribution à l'étude des tumeurs malignes sur ulcères de Roentgen. Bull. Assoc. franç. Étude Canc. **3**, 404 (1910); **5**, 125 (1912). — MARQUARDT, H.: Kernteilung und Plasmateilung. Symposium: Grundlagen und Praxis der chemischen Tumorbehandlung. Freiburg 17./19. Juli 1953. — MARTLAND, H., P. CONCLON and J. KNEF: Some unrecognized dangers in the use and handling of radioactive substances. (Kiefernekrosen bei Zifferblattarbeitern.) J. Amer. Med. Assoc. **85**, 1769 (1925). — MARUYA, H.: Morphological studies on the development of liver cancer by butter yellow. Jap. J. Med. Sci. **5**, 83 (1940). — MASCHMANN, E.: Über Kathepsin und Peptidasen in gesunden und krebskranken Tieren. Arb. Inst. exper. Ther. Frankf. **1937**, H. 34, 1. ~ Zur Kenntnis tierischer Peptidasen. 17. Mitt. Über die Bindung „natürlicher" und „unnatürlicher" Peptidasen in Organ- und Tumorzellen. Biochem. Z. **315**, 1 (1943). — MASCHMANN, E., u. E. HELMERT: Zur Kenntnis der katheptischen Proteinasen. Z. physik. Chem. **216**, 141 (1933). ~ Über Kathepsin und Peptidasen in carcinomatösen und sarkomatösen Tieren. Z. physik. Chem. **216**, 161 (1933). — MATTHEWS, V. S., H. KIRKMAN and R. L. BACON: Kidney damage in the golden hamster following chronic administration of diethylstilbestrol and sesame oil. Proc. Soc. Exper. Biol. a. Med. **66**, 195 (1947). — MAURER, W.: Über den Einfluß von Tumoren auf den Phosphorstoffwechsel der Organe von Ratten mit WALKER-Carcinom. Z. Krebsforsch. **57**, 481 (1951). ~ Einfluß einer Röntgenbestrahlung des WALKER-Carcinoms bei Ratten auf den Phosphorstoffwechsel der Organe. Z. Krebsforsch. **57**, 491 (1951). — MAURER, W., A. NIKLAS, H. BASTEN u. H. PUCHTLER: Über vermehrte Phosphorausscheidung nach Röntgenbestrahlung von Tumoren, untersucht mit Radio-Phosphor (P^{32}). Z. Krebsforsch. **57**, 423 (1951). — MAYNEORD, W. V., and E. M. F. ROE: The ultraviolet absorption spectra of some complex aromatic hydrocarbons. Proc. Roy. Soc. Lond., Ser. A **152**, 299 (1935). ~ The activation of Cholesterol by radiation. Amer. J. Canc. **31**, 476 (1937). — MCCOY: A preliminary report on tumors found in wild rats. J. Med. Res. **16**, 285 (1909). — MCINTOSH u. SELBIE: Siehe bei A. BUTENANDT, Neuere Beiträge der biologischen Chemie zum Krebsproblem. Angew. Chem. **1940**. — MCKEE, R. W., K. LONBERG-HOLM and JO'ANN JEHL: Substrate utilization by EHRLICH mouse ascites carcinoma cells. Cancer Res. **13**, 537 (1953). — MEDES, G., A. THOMAS and S. WEINHOUSE: Metabolism of neoplastic tissue. IV. A study ef lipoid synthesis in neoplastic tissue slices in vitro. Cancer Res. **13**, 27 (1953). — MELCZER, N.: La pathogénèse de l'origine du cancer. Le rôle de la cancérogénopexie et de la cancérogénémie. Semaine Hôp. **1950**, 2995. Ref. Ber. allg. u. spez. Path. **10**, 177 (1951/52). — MENDEL, B.: Action of ferricyanide on tumor cells. Amer. J. Canc. **30**, 549 (1937). — MENTEN, M. L., J. JUNGE and M. H. GREEN: A coupling histochemical azo dye test for alkaline phosphatase in the kidney. J. of Biol. Chem. **153**, 471 (1944). — MERTEN, R., u. J. SONNTAG: Untersuchungen mit dem Oxydase-Cytochrom C-Fermentsystem von Keilin und der Indophenolblaubestimmungsmethode von SEHRT über den Indophenol-Cytochromoxydasegehalt roter Blutkörperchen, unter besonderer Berücksichtigung der Verhältnisse beim Krebskranken. Z. Krebsforsch. **53**, 319 (1943). — MEYENBURG, H. v.: Metastasierendes Carcinom beim Kaninchen nach Einheilung eines Fötus. Virchows Arch. **254**, 336 (1925). — MEYERHOF, O., and L. O. RANDALL: The inhibitory effects of Adrenochrome on cell metabolism. Arch. of Biochem. **17**, 171 (1948). — MICHAELIS, P.: Über den Krebs der Mäuse. Z. Krebsforsch. **4**, 1 (1906). ~ Vortr. Dtsch. Bot. Ges. 24. Nov. 1944. ~ Zur Theorie der Krebsentstehung. Z. Krebsforsch. **56**, 165 (1948/50). ~ Über die Beziehungen zwischen Krebsentstehung und plasmatischer Vererbung. Z. Krebsforsch. **56**, 225 (1948/50). — MICHALOWSKY: Hodentumoren nach Zinkum chloratum. Zit. nach COOK und Mitarb. 1936. Siehe bei K. H. BAUER, Das Krebsproblem. Berlin: Springer 1949. — MICHEEL, F., u. H. EMDE: Antigene und bösartige Geschwülste. Z. physik. Chem. **275**, 215, 258 (1942). — MILLER, E. C., J. C. MACDONALD and J. A. MILLER: Inability of 4-dimethylaminoazobenzene to act as a major source of labile methyl groups. Cancer Res. **15**, 320 (1955). — MILLER, F. A., R. B. SANDIN, E. C. MILLER and H. P. RUSCH: The carcinogenecity of compounds related to 2-acetylaminofluorene. II. Variations in the bridges and the 2-substituents. Cancer Res. **15**, 188 (1955). — MILLER, J. A.: Do tumor proteins contain d-amino acids? A review of the controversy. Cancer Res. **10**, 65 (1950). — MILLER, J. A., and E. C. MILLER: The carcinogenic aminoazodyes in Advances of Cancer Research edited by J. P. GREENSTEIN a. A. HADDOW. New York: Acad. Press Inc. Publ. 1953. — MILLS, G. C., and J. L. WOOD: Effect of light-activated benzpyrene on urease activity. Cancer Res. **13**, 69 (1953). — MIRSKY, A. E., and H. RIS: The nucleoprotamine of trout sperm. Chromosin, a desoxyribose nucleoprotein complex of the cell nucleus. J. Gen. Physiol. **30**, No 2 (1946). ~ Variable and constant components of Chromosomes. Nature (Lond.) **163**, 666 (1949). — MITCHELL, J. S.: Histological changes produced by large doses of tetrasodium 2-methyl-1:4-naphthohydroquinone diphosphate in some human tumors. Experimentia (Basel) **5**, 293 (1949). — MITCHELL, J. S., B. E. HOLMES and L. K. MEE: Laboratory studies and clinical trials of a chemical agent, tetrasodium 2-methyl-1:4-naphthohydroquinone diphosphate, in conjunction with X ray therapy. B. E. C. C. Report 1951—1952. — MITCHELL, J. S., and I. SIMON-REUSS: Experiments on the mechanism of action of tetrasodium 2-methyl-1:4-naphthohydroquinone diphosphate as a mitotic inhibitor and radiosensitiser, using the technique of tissue culture. Experimental methods and quantitative results. Brit. J. Canc. **6**, 305, 317 (1952). — MÖLLENDORFF, M. v.: Der BROWN-PEARCE-Tumor in der Gewebekultur. Arch. exper. Zellforsch. **21** (1938). ~ Durch carcinogene Kohlenwasserstoffe und Geschlechtshormone in Gewebekulturen erzielte Mitosestörungen. Schweiz. med. Wschr. **1941**, 329. ~ Wachstumsschädigung durch Steroide und hormonspezifische Wirksamkeit. Schweiz. med. Wschr. **1941**, 1573. ~ Fortgesetzte Untersuchungen über den Einfluß von Kohlenwasserstoffen und Steroiden auf das Wachstum. Beziehung zum bösartigen Wachstum. Z. Zellforsch. **32**, 35 (1941). — MÖLLER, P.: Carcinome pulmonaire primaire chez les rats pie badigeonnés au goudron. Acta path. scand. (Københ.) **1**, 412 (1924). — MØLLER, B.: Development of osteogenic sarcomas in ST/Eh mice after radiophosphorus administered in quantities similar to therapeutic doses. Acta path. scand. (Københ.) **35**, 549 (1954). — MOON, H. D., M. E. SIMPSON, CHOH HAO LI and H. M. EVANS: Neoplasms in rats treated with pituitary growth hormone. III. Reproductive organs. Cancer Res. **10**, 549 (1950). — MORAU: Recherches expérimentelles sur la transmissibilité. Arch. med. exper. et anat. **6**, 673 (1894). — MORAVÉK, VL.: Biochemie des ROUS-Sarkoms der Hühner. 1. Trockensubstanz und Asche. 2. Natrium. 3. Kalium. Z. Krebsforsch. **35**, 492, 509, 626 (1932). ~ Über die anorganischen Elemente im malignen Gewebe (ROUS-Sarkom der Hühner). Biochem. Z. **258**, 340 (1933). — MORGAN, T. H.: Contributions to the genetics of Drosophila melanogaster. Carnegie Inst. Publ. **1919**. ~ Die stoffliche Grundlage der Vererbung. Deutsch von NACHTSHEIM. Berlin: Gebrüder Bornträger 1921. — MORIGAMI, S.: Krebsentstehung durch Dimethylamino-azobenzolhydrochlorid. Osaka Igaku Zasshi **38**, 93. — MORIGAMI, S., and N. KASIWABARA: Inhibition of experimental production of liver cancer by millet feeding. Gann (jap,) **35**, 65 (1941). — MORPURGO, B., u. A. DONATI: Beitrag zur Frage der Vererbung der Anlage zur Geschwulstentwicklung. Münch. med. Wschr. **1913**, 626. — MOWRY, R. W.: A comparison of technical procedures for the histochemical preservation of alcaline phosphatase. Bull. Internat. Assoc. Med. Mus. **30**, 95 (1949). Ref. Stain Technol. **25**, 119 (1950). — MÜHLENBEIN, B. M.: Immunbiologische Beeinflussung des transplantablen Mäusecarcinoms durch arteigene wäßrige Tumorextrakte. Frankf. Z. Path. **45**, 514 (1933). — MÜLLER, A.: Über Blasenveränderungen durch Amine. Erfahrungen aus dem Industriegebiet Basel. Z. urol. Chir. **36**, 202 (1933). ~ Über Anilintumoren der Blase. Schweiz. med. Wschr. **1935**, 241. — MÜLLER, H.: Entstehung der Metastasen. Zbl. Chir. **1932**, No 1. ~ Die histologische Übereinstimmung zwischen Epithelregeneration und Krebsbildungen. Z. Krebsforsch. **28**, 383 (1929). — MULLIGAN, R. M.: A statistical survey of animal tumors. Arch. of Path. **38**, 115 (1944). — MURPHY, J.: Certain etiological factors in the causation and transmission of malignant tumors. Amer. Naturalist **9**, 668 (1926). ~ The lymphocyts in resistance to tissue grafting, malignant disease and tuberculous infection. Monogr. Rockefeller Inst. Med. Res. **1926**, No 21. — MURPHY, J. B., J. MAISIN et E. STURM: Contribution à la connaissance du mécanisme d'action des rayons X sur le développement des tumeurs spontanées chez la souris. Bull. Assoc. franç. Étude Canc. **13**, 120 (1924). — MURPHY, J. B., and J. J. MORTON: The lymphocyte in natural and induced resistance to transplanted cancer. J. of Exper. Med. **22**, 205 (1915). ~ The effect of Roentgen rays on the rate of growth of spontaneous tumors in mice. J. Exper. Med. **22**, 800 (1915). — MURPHY, J. B., and E. STURM: Primary lung tumor in mice following the cutaneous application of coaltar. J. of Exper. Med. **42**, 696 (1925). ~ Normal tissues as a possible source of inhibitor for tumors. Science (Lancaster, Pa.) **75**, 540 (1932). ~ The effect of adrenalin cortical and pituitary adenotropic hormones on transplanted leukemia in rats. Science (Lancaster, Pa.) **99**, 303 (1944). — MURPHY, J. B., and H. D. TAYLOR: The lymphocyte in natural and induced resistance to transplanted cancer. III. The effect of X-rays on artificially induced immunity. J. of Exper. Med. **28**, 1 (1918). — MURRAY and WOGLOM: Scientific Report of the Imperial Cancer Res. Fund. 1921. — MURRAY, J. A.: Experimental carcinogenesis. Ref. vor dem Internat.Krebs-Kongr. Madrid 1933. — MURRAY, J. A., J. W. COOK, W. CRAMER, C. H. ANDREWES, P. R. PEACOCK, J. MCINTOSH, W. E. GYE and A. E. BOYCOTT: Discussion on experimental production of malignant tumors. Proc. Roy. Soc. Med. B **113**, 268 (1933). — MURRAY, W. S.: Erblichkeit des Mäusekrebses. 17. Internat. Kongr. für Med., London 1913. ~ Some effects of ovariectomy during period of declining reproductive powers in mice. J. of Exper. Med. **63**, 893 (1936). — MUSHETT, CH. W.: Elektive Differenzierungsstörungen des Zentralnervensystems am Hühnchenkeim nach kurzfristigem Sauerstoffmangel. Beitr. path. Anat. **113**, 367 (1953).

NACHLAS, M. M., and A. M. SELIGMAN: The histochemical demonstration of esterase. J. Nat. Canc. Inst. **9**, 415 (1949). — NADKARNI, M. V., E. I. GOLDENTHAL and P. K. SMITH: The distribution of radioactivity following administration of triethylenimino-s-triazine-C^{14} in tumor-bearing and control mice. Cancer Res. **14**, 559 (1954). — NAGATA, C. u. Mitarb.: Electronic structure and carcinogenic activity of aromatic compounds. Cancer Res. **15**, 233 (1955). — NAKAHARA and MURPHY: The lymphocyts in natural and induced resistance to transplanted cancer. J. of Exper. Med. **33**, 327 (1921). — NARAT, J. K.: Experimental production of malignant growth by simple chemicals. J. Canc. Res. **9**, 135 (1925). — NAUJOKS, H.: Der Einfluß kurzfristigen Sauerstoffmangels auf die Entwicklung des Hühnchens. Beitr. path. Anat. **113**, 221 (1953). — NEUBAUER, O., u. H. FISCHER: Über das Vorkommen eines peptidspaltenden Fermentes im carcinomatösen Mageninhalt und seine diagnostische Bedeutung. Dtsch. Arch. klin. Med. **97**, 499 (1909). — NEUHAUS, C.: Über den Stoffwechsel des Granulationsgewebes. Atmung und Glykolyse. Beitr. path. Anat. **83**, 383 (1929). — NEUMANN, K. H., u. G. KOCH: Übersicht über die feinere Verteilung der Succinodehydrogenase in Organen und Geweben verschiedener Säugetiere, besonders des Hundes. Hoppe-Seylers Z. **295**, 35 (1953). — NIESSEN, V.: Ein Fall von Leberkrebs beim Kaninchen auf experimenteller Basis. Z. Krebsforsch. **24**, 272 (1926). — NISHIYAMA, Y.: Experimentelle Erzeugung des Sarkoms bei Ratten durch wiederholte Injektion von Glukoselösung. Gann (jap.) J. **32**, No 2 (1938). — NORDMANN, M., u. A. SORGE: Lungenkrebs durch Asbeststaub im Tierversuch. Z. Krebsforsch. **51**, 168 (1941). — NOTHDURFT, H.: Über ein Modell der Geschwulstentstehung und über die experimentelle Erzeugung plasmatisch vererbter Tomatenmerkmale mit cancerogenen Kohlenwasserstoffen. Z. Krebsforsch. **56**, 234 (1949). ~ Vereinzelte Hautcarcinome bei Mäusen nach Pinselung mit Extrakten aus dem Harn von Frauen mit Gebärmutterkrebs. Z. Krebsforsch. **56**, 379 (1949). ~ Die experimentelle Erzeugung von Sarkomen bei Ratten und Mäusen durch Implantation von Rundscheiben aus Gold, Silber, Platin oder Elfenbein. Experimentelle Sarkome durch reizlos einheilende Fremdkörper. Vortr. 25. Mai 1955, Stuttgart. — NOVIKOFF, A. B.: The validity of histochemical phosphatase methods on the intracellular level. Science (Lancaster, Pa.) **113**, 320 (1951). — NYGAARD, O., and H. P. RUSCH: Incorporation of radioactive phosphate into nucleic acid of regenerating rat liver. Cancer Res. **15**, 240 (1955).

OBERLING, CH., et M. GUÉRIN: Sarcome de la poule par methylcholanthrène devenu filtrable. Bull. Assoc. franç. Étude Canc. **37**, 1 (1950). — OBERLING, CH., M. GUÉRIN et P. GUÉRIN: Sarcomatous transformation in transplantable mammary fibro-adenomas of the white rat. Bull. Assoc. franç. Étude Canc. **24**, 232 (1935). — O'CONNOR, R. J.: The metabolism of cell division. Brit. J. Exper. Path. **31**, 390 (1950). — OETTEL: Diskussionsbemerkungen auf dem Symposium: Grundlagen und Praxis der chemischen Tumorbehandlung. Freiburg 17./19. Juli 1953. — OKADO: Siehe bei SUGIURA. — OLITZKI, L., and M. FRANKEL: Absorption and elution of antibodies from various antisera. Proc. Soc. Exper. Biol. a. Med. **28**, 492 (1931). — OPIE, E. L.: The influence of diet on the production of hepatic tumors induced by p-dimethylaminoazobenzene. Approaches to Tumor Chemotherapy, S. 128. Washington 1947. — OPITZ, E.: Biologische Vorgänge bei Bestrahlung des Carcinoms und ihre Ausnützung für die Behandlung. Mschr. Geburtsh. **61**, 232 (1923). — OPITZ, E., K. VORLÄNDER u. H. JUNG: Über Fortschritte in der Behandlung des Krebses. Münch. med. Wschr. **1926**, 1567, 1624. — OPPENHEIMER, B. S. u. Mitarb.: Further studies of polymeres as carcinogenic agents in animals. Cancer Res. **15**, 333 (1955). — OPPENHEIMER, B. S., OPPENHEIMER,

E. T. and A. P. STOUT: Sarcomas induced in rats by implanting cellophane. Proc. Soc. Exper. Biol. a. Med. **67**, 33 (1948). — OSSWALD, H.: Der Einfluß fluorescierender Farbstoffe auf transplantable Tumoren. Z. Krebsforsch. **58**, 65 (1952). ~ Der Effekt von p-Nitrophenol-diäthylphosphat (Mintacol) auf den EHRLICH-Ascitestumor. Z. Krebsforsch. **60**, 514 (1955). — OSTEN, W.: Kritische Betrachtungen zum Krebstest nach BOLEN. Z. Krebsforsch. **59**, 310 (1953). — OVEREND, W. G., and M. STACEY: Mechanism of the FEULGEN-Reaction. Nature (Lond.) **163**, 538 (1949).

PALADE, G. E., and A. CLAUDE: The nature of the GOLGI Apparatus. I. u. II. J. of Morph. **85**, 35, 71 (1949). — PAPANICOLAOU, G. N.: Diagnosis of uterine cancer by vaginal smear. New York: Commonwealth Fund 1943. — PAPANICOLAOU, G. N., and H. F. TRAUT: The diagnostic value of vaginal smears in carcinoma of the uterus. Amer. J. Obstetr. **42**, 193 (1941). — PARRY, H. B., and J. R. M. INNES: Effects of urethane upon acute lymphatic leukemia in a dog. Approaches to Tumor Chemotherapy, S. 416. Washington 1947. — PASSEY, R. D.: Experimental soot cancer. Brit. Med. J. **1922 II**, 1112. — PASSEY, R. D., L. DMOCHOWSKI, W. T. ASTBURY, R. REED and P. JOHNSON: Ultracentrifugation and electron microscope studies of tissues of inbred strains of mice. Nature (Lond.) **161**, 759 (1948). ~ Electron microscope studies of normal and malignant tissues of high- and low-breast-cancer strains of mice. Nature (Lond.) **165**, 107 (1950). — PATERSON, E., and J. BOLAND: Trisethyleneimino-s-Triazine in human malignant disease. A preliminary trial. Brit. J. Canc. **5**, 28 (1951). — PATERSON, E. u. Mitarb.: A further report on the action of urethane in leukemia. Approaches to Tumor Chemotherapy, S. 401. Washington 1947. — PEARCE, L., and W. H. BROWN: Studies based on a malignant tumor of the rabbit. J. of Exper. Med. **37**, 811 (1923). Influence of light on the growth and malignancy of a transplantable neoplasm of the rabbit. J. of Exper. Med. **45**, 727 (1927). — PEARSON, A. E. G., and A. K. POWELL: The inhibitory effect of acenaphtequinonebisulphite upon tumor growth in mice. Brit. J. Canc. **9**, 204 (1955). — PECHMANN u. RUNGE: Tetrazoliumsalze. Ber. dtsch. chem. Ges. **27**, 2920 (1894). — PENTIMALLI, F.: Über die Geschwülste bei Hühnern. I. Mitt. Allgemeine Morphologie der spontanen und der transplantablen Hühnergeschwülste. Z. Krebsforsch. **15**, 111 (1915). ~ Über den Stoffwechsel des regenerierenden Gewebes. Z. Krebsforsch. **25**, 347 (1927). ~ Trauma und Geschwulstbildung. Krebskonf. Dresden 1930. Ref. Z. Krebsforsch. **32**, 682 (1930). ~ Normale Zelle und Krebszelle. Z. Krebsforsch. **48**, 439 (1939). — PERACCHIA, C.: Milz- und Geschwulstabbau. Z. Krebsforsch. **26**, 42 (1927). — PERLMANN, S., u. W. STAEHLER: Blasentumoren durch ß-Naphthylamin. Z. urol. Chir. **36**, 139 (1932). — PÉTERFI, T., u. O. KAPEL: Die Wirkung des Anstechens auf das Protoplasma der in vitro gezüchteten Gewebezellen. V. Mikrurgische Untersuchungen an den Geschwulstzellen. Z. Krebsforsch. **26**, 89 (1928). — PETERS, K., H. GÄRTNER u. W. KRAIS: Über die alleinige oder kombinierte Wirkung von Radium und Megaphen auf den Mäuse-Ascites-Tumor. Strahlenther. **97**, 579 (1955). — PETERSEN, S., W. GAUSS u. E. URBSCHAT: Chinon-Derivate mit fungiziden, bakteriostatischen oder cytostatischen Eigenschaften. Angew. Chem. **67**, 226 (1955). — PHILIPS, F. S., and A. GILMAN: The relation between chemical constitution and biological action of the nitrogen mustards. Approaches to Tumor Chemotherapy, S. 285. Washington 1947. — PIERSON, H.: Experimentelle Erzeugung von Uterusgeschwülsten durch Prolan. Z. Krebsforsch. **45**, 1 (1937). ~ Neubildung von Mamma-ähnlichem Bau in den äußeren Magenschichten des Kaninchens bei langdauernder Behandlung mit Follikulin. Z. Krebsforsch. **48**, 177 (1938). — PIKOVSKY, M., and M. SCHLESINGER: The effect of prior injections of lyophilized mouse tumor on the growth and transplantation of mouse tumors in rats. Cancer Res. **15**, 285 (1955). — PIRWITZ, J.: Grundlagen chemischer Krebsbehandlung. Symposium: Grundlagen und Praxis der chemischen Tumorbehandlung. Freiburg 17./19. Juli 1953. — PLEHN, M.: Über Geschwülste bei Kaltblütern. Z. Krebsforsch. **4**, 525 (1906). ~ Über einige bei Fischen beobachtete Geschwülste und geschwulstartige Bildungen. Ber. K. bayer. biol. Versuchsstat. München. **2**, 55 (1909). — POCHE, R.: Über Carcinommetastasen der Milz. Z. Krebsforsch. **57**, 95 (1950). — POLEMANN, G.: Zur Chemotherapie maligner Erkrankungen mit 2,4,6-Triäthylenimino-s-triazin. Arch. f. Dermat. **194**, 353 (1952). — POLL, H.: Zwischenzellengeschwülste des Hodens bei Vogelmischlingen. Beitr. path. Anat. **67**, 40 (1920). ~ Zwittrigkeit und Geschwulstbildung. Zbl. Path. **35**, 266 (1924). — POLLACK, M. A., A. TAYLOR and C. L. SORTOMME: The effect of variations in oxygen pressure upon tumor transplants. Cancer Res. **2**, 828 (1942). — POLLI, E. E.: Biochemische Kennzeichen der intakten Zellen und der Kerne in normalen und pathologischen Leukocyten. Symposium: Grundlagen und Praxis der chemischen Tumorbehandlung. Freiburg 17./19. Juli 1953. — POLLISTER, A. W., and H. RIS: Nucleoprotein determination in cytological preparations. Cold Spring Harbor Symp. Quant. Biol. **12**, 47 (1942). — POLSON: Tumor of the rabbit. J. of Path. **30**, 603 (1927). — POMEROY, T. C.: Studies on the mechanism of cortisone-induced metastases of transplantable mouse tumors. Cancer Res. **14**, 201 (1954). — POTTER, VAN R.: Biological energy transformations and the cancer problem.

Adv. Enzymol. 4, 201 (1944). ~ The assay of animal tissues for respiratory enzymes. The malic dehydrogenase-System. J. of Biol. Chem. **165**, 311 (1946). — POTTER, VAN R., and H. BUSCH: Citric acid content of normal and tumor tissues in vivo, following injection of fluoroacetate. Cancer Res. **10**, 353 (1950). — POTTER, VAN R., and C. HEIDELBERGER: Alternative metabolic pathways. Physiologic. Rev. **30**, 487 (1950). — POTTER, R. VAN, H. SCHMITZ and R. B. HURLBERT: Alternative pathway of glucose metabolism in tumor tissue. Proc. Amer. Assoc. Cancer Res. 1, No 1 (1953). — POURBAIX, Y., et J. MAISIN: Respiration des coupes de cerveau in vitro en présence d'unc orps pur cancérigène, le 1, 2, 5, 6-Dibenzène anthracène. C. r. Soc. Biol. Paris **113**, 930(1933). — POWELL, A. K.: The inhibitory effect of 9:10 phenantrenquinone upon tumor growth in mice. Brit. J. Canc. **11**, 264 (1951). — PRICE, J. M., J. A. MILLER and C. E. MILLER: The intracellular distribution of protein. Nucleic acids and Riboflavin in the livers of mice, hamsters, fed 4-dimethylazobenzene. Cancer Res. **11**, 523 (1951). — PROEWIG, F. W.: Die Beeinflussung des Wachstums bösartiger Tumoren von Zahnkarpfen. Z. Krebsforsch. **60**, 470 (1955). — PROFITLICH, H., E. RESCH u. W. WULF: Über die Wirkung von Placentainhaltsstoffen auf den Ascitestumor der Maus. Z. Krebsforsch. **60**, 390 (1955). — PRYM, P.: Histologische Veränderungen nach therapeutischen Röntgenbestrahlungen beim Carcinom. Strahlenther. **21**, 319 (1926). — PULVERMACHER, E.: Mammacarcinom und Follikelhormon. Strahlenther. **80**, 71 (1949). — PUTNOKY, J.: Über die heteroplastische Transplantation des EHRLICHschen überimpfbaren Mäusecarcinoms. Z. Krebsforsch. **32**, 520 (1930). — PUTNOKY, J., u. M. HÁRY: Beiträge zum biologischen Verhalten eines durch heteroplastische Transplantation erzielten (E.P.) Rattencarcinomstammes. Z. Krebsforsch. **46**, 30 (1937). — PUTSCHAR, W., u. F. HOLTZ: Erzeugung von Hautkrebsen bei Ratten durch langdauernde Ultraviolettbestrahlung. Z. Krebsforsch. **33**, 219 (1931).

QUERNER, H.: Herstellung und cytologische Eigenschaften von Klonen des EHRLICHschen Mäuseascitestumor. Z. Krebsforsch. **60**, 307 (1955).

RAABE, S.: Die Bedeutung der menschlichen Phosphatasen für die Geschwulstforschung. Z. Krebsforsch. **58**, 654 (1952). ~ Gezielte Chemotherapie beim metastasierenden Prostatakrebs. Symposium: Grundlagen und Praxis der chemischen Tumorbehandlung. Freiburg 17./19. Juli 1953. — RAADT, O. L. E. DE: Über die Bedeutung der Vitaminschäden in der Krebserzeugung. Z. Krebsforsch. **30**, 449 (1930). — RABINOVITCH, M., L. C. JUNQUERIA and A. FAJER: A chemical and histochemical study of the technic for acid phosphatase. Stain Technol. **24**, 147 (1949). — RABL, R.: Carcinom des GARTNERschen Ganges bei einem Säugling. Virchows Arch. **320**, 456 (1951). — RACZKOWSKI, H. A., K. KLOOS u. E. OPITZ: Die Wiederbelebungszeit (Vulnerabilität) des WALKER-Ratten-Carcinoms gegenüber kompletter Ischämie. Z. Krebsforsch. **59**, 261 (1953). — RAISTRICK: Patulin in the common cold. Collaborative research on a derivative of Penicillium Patulum Bainier. Lancet **1943**, 625. — RAJEWSKI, B.: Zur Mutationstheorie der Krebsentstehung. Z. Krebsforsch. **56**, 274 (1949). ~ Krebskolloquium Hinterzarten 1952. — RAJEWSKI, B., A. SCHRAUB u. G. KAHLAU: Krebserzeugende Wirkung der Radiumemanation. Naturwiss. **31**, 170 (1943). — RAPPOPORT, A. E.: Über postmortale Alkalescens der Organe bei Kachexie des Menschen. Z. exper. Med. **99**, 537 (1936). — RATSCHOW, M.: Wie läßt sich die cancerogene Wirkung von Follikelhormon erklären? Neue med. Welt **21**, 750 (1950). — RATZENHOFER, M.: Grundlagen der Generalisierung des Krebses. Morphologie und Bedeutung des Mesenchyms. Vortr. auf der 2. Österr. Krebstagg. Ref. Krebsarzt **1950**, 172. — RATZENHOFER, M., u. E. SCHAUENSTEIN: Weitere biophysikalische Untersuchungen des Gewebssaftes bei Mamma-Carcinom. Z. Krebsforsch. **58**, 707 (1952). — RATZENHOFER, M., E. SCHAUENSTEIN u. BERNDT: Histochemische und ultraviolettspektrographische Untersuchungen menschlicher Hautcarcinome. Z. Biol. **104**, 384 (1951). — REDGROVE, H. S., and J. W. COOK: Carcinogenic colouring matters. Nature (Lond.) **145**, 672 (1940). — REDING, R.: Welche allgemeinen Ergebnisse der Krebsforschung muß der praktische Arzt kennen? Münch. med. Wschr. **1939**, 41. — REIF, A. E., and VAN R. POTTER: In vivo inhibition of succinoxydase activity in normal and tumor tissues by antimycin A. Cancer Res. **13**, 49 (1953). — REIF, A. E., VAN R. POTTER and G. A. LE PAGE: Aerobic glycolysis in homogenates of normal and tumor tissues. Cancer Res. **13**, 807 (1953). — REINHARD, E. H., and N. A. WOMACK: The treatment of blood dyscrasias, lymphomas and other malignant diseases with radioactive phosphorus, clinical and experimental results. Approaches to Tumor Chemotherapy, S. 384. Washington 1947. — REINHARD, M. D., and C. F. CANDEE: Influence of sex in heredity on the development of tar tumors. Amer. J. Canc. **16**, 640 (1932). — REMOLD, F., u. A. SIEGERT: Über die Anwendung von Nitrolost bei Collum-Mammacarcinom-Rezidiven, sowie bei metastatischen Knochen- und Lungentumoren. Z. Krebsforsch. **57**, 614 (1951). — RHOADS, C. P.: Advances in treatment of malignant disease. Bull. New York Acad. Med. **25**, 271 (1949). — RICHTERICH, R.: Der histochemische Nachweis der alkalischen Phosphatase. Kritische Bemerkungen zur Methode, Technik und Interpretation der Resultate. Acta anat. (Basel) **5**, 243 (1952). — RIS, H., and A. E. MIRSKY: The state of the chromosomes in the interphase nucleus. J. Gen. Physiol. **32**, 489

(1949). ~ Quantitative cytochemical determination of desoxyribonucleic acid with the FEULGEN nucleal reaction. J. Gen. Physiol. 33, 125 (1949). — ROBERTIS, E. DE, and R. GRASSO: Peroxidase activity of the thyroid gland under normal and experimental conditions. Endocrinology 38, 137 (1946). — ROBERTSON, C. H., M. A. O'NEAL, H. L. RICHARDSON and A. C. GRIFFIN: Further observations on the role of the pituitary and the adrenal gland in azo dye carcinogenesis. Cancer Res. 14, 549 (1954). — ROE, F. J. C.: Tumor-initiating action of urethane and its inhibition by purine precursors. Nature (Lond.) 175, 636 (1955). — ROE, F. J. C., and M. H. SALAMAN: Further studies on incomplete carcinogenesis: Triethylene-Melamine (TEM), 1,2-Benzanthracene β-propiolactone as initiators of skin tumor formation in the mouse. Brit. J. Canc. 9, 177 (1955). — RÖSSLE, R.: Über die Anfänge der krebsigen Neubildung bei Impfgeschwülsten. Sonderausgabe aus den Sitzungsberichten der Preuß. Akad. der Wiss. Berlin 1936. ~ Stufen der Malignität. Berlin: Akademie-Verlag 1950.— ROFFO, A.: Krebserzeugende Einheit der verschiedenen Tabakteere. Dtsch. med. Wschr. 1939, 963.— ROFFO, A. H. y PILAR: Geschwülste durch Sonnenbestrahlung. Prensa méd. argent. 1930; 1932; 1933. — ROHDENBURR, G. L., and F. D. BULLOCK: Transplantable sarcomata of the rat liver arising in the walls of parasitic cysts. J. Canc. Res. 1, 87 (1916). — ROMBERG, E.: Zur Kenntnis der Arseneinwirkung auf das Lymphosarkom. Dtsch. med. Wschr. 1892, 419. — ROMEIS, B.: Mikroskopische Technik. München: Leipzig 1948. — ROMHÁNYI, G.: Über celluläre Umgebungsreaktionen und deren Bedeutung für die Immunität bei einem überimpfbaren Rattenkrebs. Frankf. Z. Path. 48, 373 (1935). — RONDONI, P.: Agenti cancerogeni di natura chimica ben definita. Rev. biol. Med. 12, Nr 4 (1936). ~ Untersuchungen über Tumorproteine: N- und P-Fraktionierungsversuche. Z. physik. Chem. 265, 102 (1940). ~ Das Wesen der bösartigen Entartung der Zelle. Orvosképzés (ung.) 1941, H. 1. — RONDONI, P., e A. CORBELLINI: L'azione cancerogena del 1,2-benzopirene sintetico. Rendiconti Accad. naz. Lincei 21, 128 (1935). — RONDORF, W.: Örtlicher Stoffwechsel und Gewebsreaktion. Beitr. path. Anat. 91, 176 (1933). — ROSE, F. L., J. A. HENDRY and A. L. WALPOLE: New cytotoxic agents with tumorinhibitory activity. Nature (Lond.) 165, 993 (1950). — ROSENBOHM, A.: Der Tryptophangehalt in Rattenorganen und in Tumoren. Z. Krebsforsch. 48, 117 (1938). ~ Beeinflussung der Lungentumorrate der Maus durch subkutane Benzpyreninjektionen. Z. Krebsforsch. 56, 352 (1949). ~ Untersuchungen über die Disposition zu experimentellen Benzpyrensarkomen. Z. Krebsforsch. 56, 357 (1949). — ROSENTHAL, E.: Untersuchungen über den Katalasegehalt der Leber und des Blutes bei Krebs-Mäusen. Dtsch. med. Wschr. 1912, 2270. — ROSS, W. C. J.: The chemistry of cytotoxic alkalating agents. Adv. Canc. Res. 1, 397 (1953). — ROULET, F.: Methode der pathologischen Histologie. Wien: Springer 1948. — ROUS, P.: A transmissible avian neoplasm (sarcoma of the common fowl). J. of Exper. Med. 12, 696 (1910). ~ Transmission of the malignant new growth by means of a cell free filtrate. J. Amer. Med. Assoc. 56, 198 (1911). ~ Virus Diseases. New York 1943. — ROUS, P., and J. W. BEARD: The progression to carcinoma of virus-induced rabbit papillomas (SHOPE). J. of exper. Med. 62, 523 (1935). — ROUS, P., u. J. B. MURPHY: Beobachtungen an einem Hühnersarkom und seiner filtrierbaren Ursache. Berl. klin. Wschr. 1913. ~ On immunity to transplantable chicken tumors. J. of Exper. Med. 20, 419 (1914). — ROUS, P., J. B. MURPHY and TYTTLER: Transplantable tumors of the fowl: A neglected material for cancer research. J. Amer. Med. Assoc. 58, 1682 (1912). — ROUSSY, G., CH. OBERLING et M. GUÉRIN: A propos de l'action sarcomatogène du dioxyde de thorium colloidal. Bull. Assoc. franç. Étude Canc. 25, 716 (1936). ~ Le rôle de ablation des tumeurs greffées dans la production des métastases. Bull. Assoc. franç. Ètude Canc. 25, 592 (1936). — ROY HERTZ: The relationship between hormone-induced tissue growth and neoplasia. A Review. Cancer Res. 11, 393 (1951). — ROZYNEK, M.: Untersuchungen über die Fibrillenbildung des JENSEN-Sarkoms in vitro. Virchows Arch. 302, 405 (1938). — ROZYNEK, W.: Über die Wirkung von Calciferol auf das Angehen und die Entwicklung von Benzpyrentumoren und -transplantaten bei Ratten. Z. Krebsforsch. 57, 105 (1950). ~ Über die Wirkung des Pitressins auf das Wachstum von Benzpyrentumoren. Z. Krebsforsch. 57, 132 (1950). — RUSCH, H. P.: Carcinogenesis: A facet of living processes. Cancer Res. 14, 407 (1954). — RUSSEL, B. R. G.: Processes at site of tumor inoculation in normal and resistant mice. J. of Path. 12, 436 (1908).

SAKAI, S., K. MINODA, G. SAITO and F. FUKUOKA: On the anticancer action of quinone derivatives. Gann (jap.) 46, 59 (1955). — SALAMAN, M. H., and R. H. GWYNN: The histology of Co-carcinogenesis in mouse skin. Brit. J. Canc. 5, 252 (1951). — SALFELDER, K.: Was leistet das Phasenkontrastverfahren nach ZERNIKE für die cytologische Tumordiagnostik? Z. Krebsforsch. 57, 517 (1951). — SAMSSONOW, N.: Untersuchungen über die Röntgenbehandlung der spontanen Adenocarcinome der Milchdrüse der Maus. Z. Krebsforsch. 36, 442 (1932). — SANARELLI: Tumor des Kaninchens. 1898. Siehe bei BUTENANDT u. SCHRAMM. — SANDRITTER, W.: Über den Nucleinsäuregehalt in malignen Geschwülsten. Naturwiss. 39, 46 (1952). ~ Nucleinsäurestoffwechsel in Plattenepithel- und kleinzelligen Bronchialkarzinomen. Frankf. Z. Path. 63, 387 (1952). ~ Die Nachweismethoden der Nucleinsäuren. Z. wiss. Mikrosk. 62, 283

(1955). — SANFORD, K., W. R. EARLE, M. M. BECKER, E. L. SCHILLING, E. DUCHESNE, G. LIKELY and E. SHELTON: Further transformations in vitro of mouse fibroblasts to sarcomatous cells. Cancer Res. **10**, 238 (1950). — SASAKI, T., u. T. YOSHIDA: Experimentelle Erzeugung des Lebercarcinomas durch Fütterung mit o-Amidoazotoluol. Virchows Arch. **295**, 174 (1935). — SÄUBERLICH, H. E., and C. A. BAUMANN: The amino acid content of certain normal and neoplastic tissues. Cancer Res. **11**, 67 (1951). — SAUTTER, H., u. H. HAGER: Vom Einfluß des vegetativen Systems auf das Wachstum der Geschwülste, speziell der Melanoblastome. Arch. f. Ophthalm. **151**, 156 (1951). — SCHABAD, L. M.: Studien über primäre Lungengeschwülste bei Mäusen und ihr Verhalten zu Steinkohlenteer. Z. Krebsforsch. **30**, 24 (1930). ~ Über operative Entfernung des experimentellen Teerkrebses und dessen Vorstufen und die Fernresultate derselben. Z. Krebsforsch. **31**, 621 (1930). ~ Über die cancerogene Wirkung des 1,2,5,6-Dibenzanthracens. (Experimentelles Sarkom bei Mäusen.) Z. Krebsforsch. **42**, 295 (1935). — SCHÄR, W.: Experimentelle Erzeugung von Blasentumoren. Die Wirkung langdauernder Inhalation von aromatischen Amidoverbindungen. Dtsch. Z. Chir. **226**, 81 (1930). ~ Le cancer expérimental de la vessie provoqué par inhalation de Naphtylamin. Le Cancer **7**, Nr 3 (1930). — SCHAIRER, E.: Verh. dtsch. Ges. Path., (28. Tagg) **1935.** ~ Die Kernverhältnisse typischer und atypischer Geschwülste. Zbl. Path. **63**, 109 (1935). ~ Kernmessungen und Chromosomenzählungen an menschlichen Geschwülsten. Z. Krebsforsch. **43**, 1 (1936). ~ Über das Wachstum des Mäuse-Asciteskrebses in den Lungen. Z. Krebsforsch. **44**, 296 (1936). ~ Die Beziehungen von Kerngröße und Geschwulstwachstum untersucht am experimentellen Teerkrebs. Z. Krebsforsch. **45**, 279 (1937). ~ Die Kernplasmarelation beim Mäuseascitestumor. Z. Krebsforsch. **54**, 295 (1944). ~ Über die Entstehung und Bedeutung der Ringfiguren und Tetraden in Mitosen von Krebsgeschwülsten. Z. Krebsforsch. **56**, 335 (1949). ~ Untersuchungen über die Zahl und Art der Chromosomen beim Mäuseascitescarcinom. Z. Krebsforsch. **60**, 460 (1955).— SCHARRER, B., and M. S. LOCHHEAD: Tumors in invertebrates. Cancer Res. **10**, 403 (1950).— SCHINZ, H. R.: Grundfragen der Strahlenbiologie. Klin. Wschr. **1924**, 2349. ~ Krebs und Vererbung. Schweiz. med. Wschr. **1948**, 701. — SCHINZ, H. R., u. FR. BUSCHKE: Krebs und Vererbung. Leipzig: Georg Thieme 1935. — SCHINZ, H. R., u. E. UEHLINGER: Der Metallkrebs. Ein neues Prinzip der Krebserzeugung. Z. Krebsforsch. **52**, 425 (1942). — SCHLEGEL: Zur Kenntnis der Geschwülste der Gallenblase. Berl. tierärztl. Wschr. **1935**, 147. — SCHLIEF, H., u. C. G. SCHMIDT: Untersuchungen über das Verhalten von Hexokinase, Aldolase, Phosphomonoesterasen und Adenosintriphosphatase im Mäuseascitestumor. Naturwiss. **42**, 104 (1955). — SCHMÄHL, D.: Zytotoxische Wirkungen des Stilboestrols auf die Zellen des WALKER-Carcinoms der Ratte. Arzneimittel-Forsch. **4**, 481 (1954). ~ Die Prüfung von Naphthalin und Anthracen auf cancerogene Wirkung an Ratten. Z. Krebsforsch. **60**, 697 (1955). — SCHMÄHL, D., u. R. MECKE jr.: Quantitative Transplantationsversuche mit dem YOSHIDA-Ascites-Sarkom der Ratte. Z. Krebsforsch. **60**, 711 (1955). — SCHMIDT, C. G., u. H. SCHLIEF: Untersuchungen über das Cytochromsystem von Ascitestumoren. Naturwiss. **42**, 105 (1955). — SCHMIDT, C. G., H. SCHLIEF, N. SCHÜMMELFEDER u. G. MENGES: Untersuchungen über das Cytochromsystem von Geschwülsten. Z. Krebsforsch. **60**, 682 (1955).— SCHMIDT, F.: Über Filtratversuche mit Mäusetransplantationstumoren. Z. Krebsforsch. **60**, 445 (1955). ~ Über heterologe Tumorübertragung, insbesondere durch Aspiration von Geschwulstzellen. Z. Krebsforsch. **60**, 581 (1955). — SCHMIDT, H. W.: Versuche, das Wachstum des Ascites-Carcinoms der Maus durch Porphyrine zu beeinflussen. Z. Krebsforsch. **53**, 312 (1943). ~ Versuche, die Entwicklung von Benzpyrentumoren durch Cytochrom zu beeinflussen. Z. Krebsforsch. **56**, 143 (1948). ~ Ultraschall auf ein Basalzellencarcinom am Hals. Z. Krebsforsch. **56**, 580 (1950). — SCHMIDT, O.: Die Beziehungen zwischen Dichteverteilung bestimmter Valenzelektronen (B-Elektronen) und Reaktivität bei aromatischen Kohlenwasserstoffen. Z. physik. Chem. Abt. B **39**, 59 (1938). ~ Die Charakterisierung der einfachen und krebserzeugenden aromatischen Kohlenwasserstoffe durch die Dichteverteilung bestimmter Valenzelektronen (B-Elektronen). Z. physik. Chem., Abt. B **42**, 83 (1939). ~ Beiträge zum Mechanismus der Anregungsvorgänge in der krebskranken und gesunden Zelle. 4. Mitt. über Dichteverteilung und Energiespektrum der B-Elektronen. Z. physik. Chem., Abt. B **44**, 194 (1939). ~ Charakterisierung und Mechanismus der Krebs-erzeugenden Kohlenwasserstoffe. Naturwiss. **29**, 146 (1941). — SCHMIDT, O., u. H. SCHMIDT: Weitere Untersuchungen zum Kastenmodell (Zylinderring, Kompression der B-Elektronen). 3. Mitt. Über Dichteverteilung und Energiespektrum der B-Elektronen. Z. physik. Chem., Abt. B **44**, 185 (1939).— SCHMIDT, W.: Ein Beitrag zur parasitären Genese der bösartigen Gewächse. Z. Krebsforsch. **28**, 545 (1929). — SCHMITZ, H.: Über den Nachweis von Dehydrasen am Ascitestumor der Maus mit der THUNBERG-Methode. Z. Krebsforsch. **56**, 596 (1950). ~ Zur Beeinflussung des Zellstoffwechsels durch Berberin. Z. Krebsforsch. **57**, 137 (1950). ~ Zur Beeinflussung des Zellstoffwechsels durch Alkaloide. II. Mitt. Einwirkung von Alkaloiden mit Stilbylamingruppen auf Zellen des Mäuse-Ascites-Tumors. Z. Krebsforsch. **57**, 405 (1951). ~ Zur Beeinflussung des Zellstoffwechsels durch Alkaloide. III. Mitt. Einwirkung von Alkaloiden ohne Beziehung zur Stilbylamingruppe auf Zellen des Mäuseascitestumors. Z. Krebsforsch. **57**, 463 (1951). ~ Über die Einwirkung von Alkaloiden auf den Zellstoffwechsel. IV. Mitt. Untersuchungen über den Angriffspunkt des Berberins im intermediären Stoffwechsel. Z. Krebsforsch. **57**, 629 (1951). — SCHMITZ, H., W. HART u. H. RIED: Isolierung von freien Nucleotiden aus verschiedenen Geweben. IV. Mitt. Über den Nucleotidgehalt des Sarkom 37 (Ascitesform). Z. Krebsforsch. **60**, 301 (1955). — SCHMITZ, H., VAN R. POTTER and R. B. HURLBERT: Alternative pathways of glucose metabolism. Distribution of radioactivity from glucose-1-C^{14} in acid-soluble and acid-insoluble fractions of tumor and normal tissue. Cancer Res. **14**, 58 (1954). — SCHMITZ, H., and VAN R. POTTER: Alternative pathways of Glucose metabolism. Cancer Res. **14**, 58 (1954). — SCHMITZ, H., VAN R. POTTER u. R. B. HURLBERT: Isolierung von freien Nucleotiden aus verschiedenen Geweben. V. Mitt. Weitere Untersuchungen über den Bestand des FLEXNER-JOBLING-Carcinoms der Ratte an Nucleosidmono- und -polyphosphorsäureestern. Z. Krebsforsch. **60**, 419 (1955). — SCHNEIDER, W. C.: Intracellular distribution of enzymes. III. The oxidation of octanoic acid by rat liver fractions. J. of Biol. Chem. **176**, 259 (1948). — SCHNEIDER, W. C., and G. H. HOGEBOOM: Cytochemical studies of mammalian tissues. The isolation of cell components by differential centrifugation. A review. Cancer Res. **11**, 1 (1951). — SCHNEIDER, W. C., and G. A. LE PAGE: Centrifugal fractionation of glycolytic enzymes in tissue homogenates. J. of Biol. Chem. **176**, 1021 (1948). — SCHNEIDER, W. C., and VAN R. POTTER: Intracellular distribution of enzymes. IV. The distribution of oxalacetic oxidase activity in rat liver and rat kidney fractions. J. of Biol. Chem. **177**, 893 (1949). — SCHNEYER, CH. A.: Effect of normal tissue inoculation on homologous tumor transplants. Cancer Res. **15**, 268 (1955). — SCHOBER, R.: Über die Beteiligung des Mesenchyms bei der experimentellen Erzeugung von Hautcarcinomen der Maus durch Benzpyren. Z. Krebsforsch. **58**, 36 (1952). ~ Die Beziehungen der Nebennierenrindenhormone zu experimentellem Geschwulstwachstum. Z. Krebsforsch. **59**, 28 (1953). — SCHOPPER, W.: Das WALKER-Rattensarkom Nr. 319 in der Gewebekultur. Arch. exper. Zellforsch. **14** (1933). — SCHOCK: Über die lokale Eosinophilie bei Carcinom. Zbl. Gynäk. **1926**, 2893. — SCHÖNE, G.: Transplantation auf geschwulstkranke Individuen. Z. Konstit.lehre **3**, H. 3/4 (1917). — SCHRAMM, G.: Zur Größe des Virus der infektiösen Myxomatosis. Naturwiss. **27**, 149 (1939). — SCHRIMPF, H., u. H. WILLIG: Tierexperimentelle Untersuchungen über den Einfluß der Hypophysektomie auf das gesteigerte Geschwulstwachstum des WALKER-Carcinoms der Ratte nach dem Wurf. Z. Krebsforsch. **59**, 366 (1953). — SCHUBERT, G.: Frühstadien der Krebsentstehung. Symposium: Grundlagen und Praxis der chemischen Tumorbehandlung. Freiburg 17./19. Juli 1953. — SCHÜMMELFEDER, N.: Die Bedeutung cytologischer Befunde für Diagnostik und Biologie maligner Tumoren. Fortschr. Diagn. u. Ther. **1** (1949/51). ~ Befunde mit der Papierchromatographie bei Tumoreiweißstoffen. Mitt. auf der Westdtsch. Pathologen-Tagg am 26. Jan. 1952 in Dortmund. ~ Baustein-Analyse von Geschwulstzellen. Z. Krebsforsch. **58**, 666 (1952). — SCHÜMMELFEDER, N., u. W. SCHÜMMELFEDER: Erfahrungen mit dem Reduktionsindicator Triphenyltetrazoliumchlorid bei der Geschwulstdiagnostik. Z. Krebsforsch. **59**, 223 (1953). — SCHÜRCH, O.: Studien über Präcancerosen mit besonderer Berücksichtigung des experimentellen Röntgencarcinoms. Z. Krebsforsch. **33**, 449 (1931). ~ Experimentelle EWING-Sarkome nach Mesothoriumbestrahlung bei Kaninchen. Z. Krebsforsch. **45**, 240 (1937). ~ Experimenteller Beitrag zur Frage Tabak und Krebs. Z. Krebsforsch. **46**, 414 (1937). — SCHÜRCH, O., u. R. BLANGEY: Experimentelle Untersuchungen über die Wirkung des Larostidins (Histidin) beim Magengeschwür. Dtsch. Z. Chir. **247**, 590 (1936). — SCHÜRCH, O., u. E. UEHLINGER: Experimentelles Knochensarkom nach Radium bei einem Kaninchen. Z. Krebsforsch. **33**, 476 (1931). ~ Experimentelle Erzeugung von Knochensarkom durch Radium bei Kaninchen. Schweiz. med. Wschr. **1934**, 664. ~ Über experimentelle Knochentumoren. Arch. klin. Chir. **183**, 704 (1935). — SCHÜRCH, O., u. A. WINTERSTEIN: Experimentelle Untersuchungen zur Frage Tabak und Krebs. Z. Krebsforsch. **42**, 76 (1935). ~ Benzpyrentumoren. Z. physik. Chem. **236**, 79 (1935). — SCHULEMANN, W.: Zum heutigen Stand der Carcinom-Forschung. Angew. Chem. **1940**, 342. — SCHULTE, F., u. G. WELZ: Ein im Anschluß an einen Hufschlag entstandenes osteo-chondroplastisches Sarkom der Rippen beim Hund. Z. Krebsforsch. **58**, 275 (1952). — SCHULTE, G.: Erfahrungen mit neuen cytostatischen Mitteln bei Hämoblastosen und Carcinomen und die Abgrenzung ihrer Wirkungen gegen Röntgentherapie. Z. Krebsforsch. **58**, 500 (1952). — SCHULTE, G.: Das Problem der Nachsorge für Krebskranke vom Standpunkt des Strahlentherapeuten. Krebsarzt **1953**. ~ Trauma und Geschwulstentstehung. Geschwulsttag der Deutschen Ges. für Pathologie gemeinsam mit der Veterinär-Pathologen-Tagung Marburg 1953. — SCHULTZE, W. H.: Transplantables Kaninchensarkom und Leukämie. Verh. dtsch. Ges. Path. **16**, 358 (1913). ~ Zur Technik der Oxydasereaktion (Indophenolblausynthese). Zbl. Path. **28**, 8. — SCHWARZ, E.: Tumorzellen und Tumoren. Z. Krebsforsch. **19**, 171 (1923). ~ Studien zur Geschwulstimmunität. V. Mitt. Immunität gegen Tumoren durch Dyspnoe. Z. Krebsforsch. **21**, 472 (1924). — SECHER, K.: Kasuistische Beiträge zur Kenntnis der Geschwülste bei Tieren. Z. Krebsforsch. **16**, 297

(1919). ~ Untersuchungen über die Wirkung der Haferverfütterung auf die Zunge von Ratten (Ulcerationsbildung, Carcinomentwicklung). Z. Krebsforsch. **17**, 80 (1920). — SEEGER, P. G.: Untersuchungen am Tumorascites der Maus. Arch. exper. Zellforsch. **20**, 280 (1937). ~ Die Funktion der Cytoplasmagranula und ihre Bedeutung für die cancerogene Entartung. Versuch einer Klärung auf Grund von Untersuchungen am Mäuse-Ascites-carcinom. Z. Krebsforsch. **57**, 113 (1950). ~ Das Krebsproblem. Ein Problem oxydativer Fermentstörung als Ursache oder Folge einer Virusbildung. Z. Krebsforsch. **57**, 387 (1951). — SEELICH, F.: Antikörperbildung und Krebswachstum. Wien. klin. Wschr. **1954**, 635. — SELBIE, F. R.: Experimental production of sarcoma with thorotrast. Lancet **1936**, 847. — SELBY, C. C., C. E. GREX, S. LICHTENBERG, A. E. FRIEND, A. E. MOORE and J. J. BIESELE: Submicroscopic cytoplasmic particles occasionally found in the EHRLICH mouse ascites tumor. Canc. Res. **14**, 790 (1954). — SELIGMAN, A. M., and L. H. MANHEIMER: A new method for the histochemical demonstration of acid phosphatase. J. Nat. Canc. Inst. **9**, 427 (1949). — SELLEI, C.: Gasstoffwechseluntersuchungen mit heteroplastisch transplantierten Tumoren. Z. Krebsforsch. **48**, 520 (1939). — SELYE, H.: Experimentelle Studien über die Wirkung von Adaptationshormonen (STH, Cortisol) auf transplantierbare Geschwülste. Z. Krebsforsch. **60**, 316 (1955). ~ The effect of antiphlogistic corticoid conditioning (the "A-CC effect") upon the WALKER tumor. Cancer Res. **15**, 26 (1955). — SEYFARTH, W.: Mitochondrien in Tumorzellen als Eigenkörper. Naturwiss. **39**, 4, 91 (1952). ~ Über das Studium der Chondriosomen der Soorhefe und ihr Nachweis mit TTC. Naturwiss. **39**, 162 (1952). — SHAPIRO, D. M., M. E. SHILS and L. S. DIETRICH: Quantitative biochemical differences between tumor and host as a basis for cancer chemotherapy. I. Vitamine B_6. Cancer Res. **13**, 703 (1953). — SHAY, H., and D. C. H. SUN: Clinical studies of triethylenethiophosphoamide in the treatment of inoperable cancer. Cancer (N. Y.) **8**, 498 (1955). — SHEAR, H. H., J. T. SYVERTON and J. J. BITTNER: Properties of the accelerant factor (s) for a transplantable mouse mammary tumor: Z 8352. Cancer Res. **14**, 175 (1954). — SHEAR, M. J. u. Mitarb.: Some aspects of a joint institutional research program on chemotherapy of cancer; current laboratory and clinical experiments with bacterial polysaccharide and with synthetic organic compounds. Approaches to Tumor Chemotherapy, S. 236. Washington 1947. — SHGEYASU, A., u. A. TOKUHIRO: Hepatom erzeugende Substanz und Milchdrüsenveränderung bei mit Weizen gefütterten Tieren. Gann (jap.) J. **33**, No 3 (1939). — SHIMKIN, M. B. u. Mitarb.: Triethylene-Imino-s-Triazine (Triethylene Melamine of TEM) in the treatment of neoplastic diseases. California Med. **75**, 26 (1951). — SHOPE, R. E., and E. W. HURST: Infectious papillomatosis of rabbits with note on histopathology. J. of Exper. Med. **58**, 607 (1933). — SIBLEY, J. A., G. A. FLEISHER and G. M. HIGGINS: Significance of the level of serum aldolase in tumor bearing animals. Cancer Res. **15**, 306 (1955). — SIEBERT, G.: Biochemie der normalen und der malignen Zelle. Symposium: Grundlagen und Praxis der chemischen Tumorbehandlung. Freiburg 17./19. Juli 1953. — SIEGMUND, H.: Die Cytodiagnostik der bösartigen Geschwülste. Z. Krebsforsch. **59**, 156 (1953). — SIEKEVITZ, PH., and VAN R. POTTER: The effect of 2,4-Dinitrophenol and of fluoride on oxidations in normal and tumor tissues. Cancer Res. **13**, 513 (1953). — SILBERBERG, M., and R. SILBERBERG: Leukemogenic action of adrenocorticotrophic hormone (ACTH) in mice of various ages. Cancer Res. **15**, 291 (1955). — SKIPPER, H. E.: On the mechanism of action of certain temporary anticancer agents. Cancer Res. **13**, 545 (1953). — SKIPPER u. Mitarb.: Observations on inhibition of nucleic acid synthesis resulting from administration of nitrogen mustard, Urethan, Colchicine, 2,6-Diaminopurine, 8-Azoguanine, Potassium Arsenite and Cortisone. Cancer Res **11**, 145 (1951). — SLATER, E. C., and S. E. LEWIS: Stimulation of respiration by 2,4-Dinitrophenol. Biochemic. J. **58**, 337 (1954). — SLYE, M.: The incidence and inheritability of spontaneous tumors in mice. Preliminary Report. Z. Krebsforsch. **13**, 500 (1914). ~ Second Report. J. Metabol. Res. **30**, 281 (1914). ~ Die Heredität der Spontangeschwülste der Maus. Amer. Assoc. Canc. Res. Toronto **1914**. ~ The influence of heredity in determining tumor metastasis. Studies in the incidence and inheritability of spontaneous tumors in mice. J. Canc. Res. **6**, 139 (1921). ~ Biological evidence for the inheritability of cancer in man. Studies in the incidence and inheritability of spontaneous tumors in mice. J. Canc. Res. **7**, 107 (1922). ~ Heredity in relation to cancer. Our present knowledge of heredity. Philadelphia: W. B. Saunders Company 1925. ~ Relation of heredity to spontaneous thyroid tumors in mice. Studies in incidence and inheritability of spontaneous tumors in mice. J. Canc. Res. **11**, 54 (1927). ~ Some observations in nature of cancer; preliminary report. J. Canc. Res. **11**, 135 (1927). ~ The relation of heredity to cancer occurrance as shown in strain 73. Studies in the incidence of spontaneous tumors in mice. 32. report. J. Canc. Res. **18**, 535 (1933). ~ Heredity as determining type and site of cancer and age at which it occurs. Amer. J. Path. **17**, 655 (1941). — SOMMERS, S. C., R. N. CHUTE and S. WARREN: Heterotransplantation of human cancer. I. Irradiated rats. Cancer Res. **12**, 909 (1952). — SOUTHAM, C. M., B. BRONSTEIN and F. L. WEBBER: Effect of West Nile and Ilheus viruses on mouse leukemias. Brit. J. Canc. **11**, 669 (1951). — SPIEGELMAN, S.: Nuclear and cytoplasmic factors controlling enzymatic constitution. Cold Spring Harbor Symp. Quant. Biol. **11**, 256 (1946). — SPIEGELMAN, S., W. DE LORENZO and A. M. CAMPBELL: A single cell analysis of the transmission of enzyme forming capacity in yeast. Proc. Nat. Acad. Sci. U.S.A. **37**, 513 (1949). — SPRONCK: Über Bronchitis destruans. Nederl. Tijdschr. Geneesk. **1907**, 1033. — SPURR, C. L. u. Mitarb.: The clinical application of methyl-bis-(β-chlorethyl) aminehydrochloride to the treatment of lymphomas and allied dyscrasias. Approaches to Tumor Chemotherapy, S. 306. Washington 1947. — STAEMMLER, M., u. W. SANDERS: Eine Methode zur quantitativen Bestimmung der Indophenolblausynthese durch sauerstoffübertragende Zellbestandteile. Virchows Arch. **256**, 595 (1925). — STAHR, H.: Durch andauernde Haferfütterung erzeugtes Epitheliom der Rattenzunge. Beitr. path. Anat. **61**, 12 (1916). — STEELE, J. M.: Studies on the carbohydrate and protein metabolism of the rat hepatoma. Cancer Res. **11**, 592 (1951). — STEIN, E.: Über Gewebeentartung in Pflanzen als Folge von Radiumbestrahlung. (Zur Radiomorphose von Antirrhinum.) Biol. Zbl. **49**, 112 (1929). ~ Über Gewebeentartung von Pflanzen als Folge von Radiumbestrahlung. Berl. Ges. für Path. Anat. u. vergl. Anat. Ref. Klin. Wschr. **1929**, 567. ~ Über carcinomähnliche, erbliche Gewebeentartungen in Antirrhinum (Löwenmaul), dem Soma durch Radiumbestrahlung induziert. Strahlenther. **37**, 137 (1930). ~ Über erbliche, durch Radiumbestrahlung erzeugte und spontan entstandene Gewebsentartungen bei Pflanzen. Med. Welt **1935**, 26. ~ Über einige Pfropfversuche mit erblichen, durch Radiumstrahlung erzeugten Varianten von Antirrhinum. Biol. Zbl. **59**, H. 1/2 (1939). — STEINBRÜCK u. CARL: Künstliche Krebserzeugung durch Druckerschwärze. Berl. tierärztl. Wschr. **1930**, 161. — STEINER, P. E.: The conditional biological activity of the carcinogens in carbon blacks and its elimination. Cancer Res. **14**, 103 (1954). — STERNBERG, C.: Adenomartige Bildungen in der Meerschweinchenlunge. Verh. dtsch. Ges. Path. **1903**. — STICKER, A.: Über den Krebs der Tiere. Arch. klin. Chir. **65**, 616, 1023 (1902). ~ Transplantables Lymphosarkom des Huhnes. Z. Krebsforsch. **1** (1904); **4** (1906). — STOCK, C. CH.: Negative data from experimental chemotherapy studies. II. (I. 1953.) Cancer Res. Suppl. **1955**, No 2. — STOCK, C. C. u. Mitarb.: Azaserine, a new tumor inhibitory substance. Nature (Lond.) **173**, 71 (1954). — STONER, H. B., and H. N. GREEN: Studies on the role of the adrenal cortex in adenosine triphosphat shock. Brit. J. Exper. Path. **31**, 609 (1950). — STRONG, L. C.: A genetic analysis of the factors underlying susceptibility to transplantable tumors. J. of Exper. Zool. **36**, 67 (1922). ~ Genetik und Krebs. Z. Krebsforsch. **56**, 208 (1949). ~ Krebs durch Mutation. Z. Krebsforsch. **56**, 258 (1949). ~ Eine neue Theorie über Mutation und Krebsentstehung. Z. Krebsforsch. **56**, 290 (1949). ~ An increase in host specificity of a transplantable spindle-cell tumor in mice. Cancer Res. **13**, 876 (1953). — STRONG, L. C., u. L. D. SANGHVI: Wirkungen der Auslese auf chemisch erzeugte Tumoren bei Mäusen. Z. Krebsforsch. **58**, 1 (1952). — STRUGGER, S.: Über den heutigen Stand der Zellentheorie. Geschwulstforschungstag der 36. Tagg der Dtsch. Ges. für Path. Freiburg 1952. — STÜNZI, H.: Vergleichende Betrachtungen zum Krebsproblem bei Tieren. Schweiz. Arch. Tierheilk. **91**, H. 5 (1949). — SUGIURA, K.: Effect of intravenous injection of yeast and barley extracts and L. Casei factor upon spontaneous mammary adenocarcinoma in mice. Approaches to Tumor Chemotherapy, S. 208. Washington 1947. — SUGIURA, K., and C. P. RHOADS: Experimental liver cancer in rats and its inhibition by rice-bran-extract, yeast and yeast-extract. Cancer Res. **1**, 3 (1941). — SUGIURA, K., and C. CH. STOCK: The effect of folic acid and anti-folic compounds on the growth of carcinoma, sarcoma, osteogenic sarcoma, lymphosarcoma, and melanoma in animals. Cancer Res. **9**, 628 (1949). ~ Studies in a tumor spectrum. III. The effect of phosphoramides on the growth of a variety of mouse and rat tumors. Cancer Res. **15**, 38 (1955). — SYMEONIDIS, A.: Experimentelle und morphologische Untersuchungen über Impfgeschwülste. Virchows Arch. **300**, 429 (1937). ~ Experimentelle und morphologische Untersuchungen zur Tumorimmunität. I. Immunisierungsversuche. Virchows Arch. **304**, 115 (1939). — SYMMERS, W. ST. C., and A. P. D. THOMSON: Multiple carcinomata and focal mast-cell accumulations in the skin of a ferret (Mustela Furo L.). With a note on other tumors in ferrets. J. of Path. **65**, 481 (1953). — SYVERTON, J. T., E. B. WELLS, KOOMEN, H. E. DASCOMB and G. B. BERRY: The virus-induced rabbit papilloma-to-carcinoma sequence. III. Immunological tests for papilloma virus in cottontail carcinomas. Cancer Res. **10**, 474 (1950). — SZEGVÁRI, M., T. TIBOLDI, P. MOLNÁR, K. KOVÁCS and B. KORPÁSSY: Heterotransplantation des BROWN-PEARCE-Karzinoms von Kaninchen auf Ratten. Arch. Geschwulstforsch. 8, 240 (1954).

TADENUMA, K., u. S. OKONOGI: Experimentelle Untersuchungen über Metastasen bei Mäusecarcinom. Z. Krebsforsch. **21**, 168 (1924). — TAFT, E. B.: The specifity of the Methylgreen-Pyronin stain for the nucleic acids. Exper. Cell Res. **2**, 312 (1951). — TAKAHASHI, K.: Studie über Fischgeschwülste. Z. Krebsforsch. **29**, 1 (1929). — TAKAMATSU, H.: Trans. Jap. Path. Soc. **29**, 492 (1939). — TAKIZAWA, N.: Experimentelle Erzeugung des Sarkoms bei der Maus durch Injektion von Glukose, Fruktose, Galaktose. Gann (jap.) **34**, 1 (1940). Ref. Chem. Zbl. **1939 II**, 3123 u. **1940**, 353. — TANNENBAUM, A.: The role of nutrition in the origin and growth of tumors. Approaches to Tumor Chemotherapy, S. **96**. Washington

1947. — TAYLOR, A., and N. CARMICHAEL: Folic acid analogs and the growth of embryo and tumor tissue. Cancer Res. **11**, 519 (1951). — TEIR, H., A. VOUTILAINEN and A. KILJUNEN: Effects on white rats of methylcholanthrene painting of the skin and simultaneous intraperitoneal injections of skin suspensions. Acta. path. scand. (København.) **34**, 219 (1954).— TERNER, C.: Effect of nitrophenol on the PASTEUR reaction and on aerobic phosphorylation in suspensions of the mammary gland. Biochemic. J. **56**, 471 (1954). — TETZNER, E.: Positive ABDERHALDENsche Abbauferment-Reaktion (A.R.) nach Stickstofflost (Sinalost). Z. Krebsforsch. **57**, 637 (1951). — TEUTSCHLÄNDER, O.: Beiträge zur vergleichenden Onkologie. Z. Krebsforsch. **17**, 285 (1920). ~ Über die endgültigen Ergebnisse unserer Experimente zum Nachweis carcinogener Komponenten im Heidelberger Gaswerkteer. Z. Krebsforsch. **20**, 43, 111 (1923). ~ Über den Pechkrebs der Brikettarbeiter auf Grund von Fabrikbesuchen in Baden und Südwales. Z. Krebsforsch. **28**, 283 (1929). ~ Neue Untersuchungen über die Wirkungsweise von Teer und Pech bei der Entstehung beruflicher Hautkrebse. Z. Krebsforsch. **30**, 573 (1930). ~ Bedarf der Teer zur Hautkrebserzeugung ultravioletter Strahlen? Klin. Wschr. **1937**, 1284. ~ Die Reizkrebse, ihre Entstehung und Verhütung. Wiss. Woche Frankfurt **2**, 8 (1934). — THEORELL, H.: Cytochromoxydasen. Enzymologia **6**, 88 (1939). — THERMAN, E., u. S. TIMONEN: Acta obstetr. scand. (Stockh.) **31**, Suppl. 2 (1950). — THIERY, G.: Premiers résultats de l'étude du sarcome vévérien de STICKER greffé chez des chiens impubères. C. r. Soc. Biol. Paris **144**, 743 (1950). Ref. Ber. allg. u. spez. Path. **10**, 184 (1951/52). — THOMAS, L. E., and L. M. STEINITZ: Histochemical study of epidermal carcinogenesis in the mouse. Cancer Res. **10**, 245 (1950). — THUNBERG: In ABDERHALDENS Handbuch der biologischen Arbeitsmethoden, Abt. IV, Teil 2, S. 2296. — TIEDEMANN, H.: Über den Stoffwechsel des Ascites-Tumors der Maus. Z. exper. Med. **119**, 272 (1952). ~ TIEDEMANN, H.: Wirkt p-Benzochinon bei lokaler Anwendung cancerogen? Z. Naturforsch. **8b**, 49 (1953).— TIGGE and STRONG: Xanthine-Oxydase (Dehydrogenase)-Activity in livers of mice of cancer-susceptible and cancer-resistant strains. Cancer Res. **1**, 779 (1941). — TIMOFÉEFF-RESSOVSKY, H.: Gerichtetes Variieren in der phänotypischen Manifestierung einiger Genovariationen von Drosophila funebri. Naturwiss. **19**, 493 (1931). ~ Über phänotypische Manifestierung der polytopen (pleiotropen) Genovariation Polyphaen von Drosophila funebris. Naturwiss. **19**, 765 (1931). ~ Die bisherigen Ergebnisse der Strahlengenetik. Erg. med. Strahlenforsch. **5**, 129 (1931). ~ Experimentelle Mutationsforschung. Dresden **1937**. — TINOZZI, FR. P.: Über die Wachstumsvorgänge bei transplantierten Carcinomgeweben. Z. Krebsforsch. **38**, 541 (1933). ~ Ergebnisse der Transplantation von heteroplastischen Geschwülsten vermittels Blutzusatzes zum Tumorbrei. Z. Krebsforsch. **38**, 565 (1933). — TOOLAN, H. W.: Growth of human tumors in Cortisone-treated labor-animals. Cancer Res. **13**, 389 (1953). — TSUTSUI, H.: Gann (jap.) **19**, 17 (1918). — TURNER, D. L., and F. R. MILLER: The chemistry of substances specific for the stimulation of lymphopoiesis and myelopoiesis. Approaches to Tumor Chemotherapy, S. 64. Washington 1947. — TYZZER, E. E.: Simultaneous occurrence of two tumors in a mouse. J. Amer. Med. Assoc. **47**, 16, 1237 (1906). ~ A study of heredity in relation to the development of tumors in mice. J. Med. Res. **17**, 199 (1907). — TYZZER, E. E., and C. C. LITTLE: Studies on the inheritance of susceptibility to a transplantable sarcoma of the Japanese waltzing mouse. J. Canc. Res. **1**, 387 (1916).

UEHLINGER, E.: Kurzdemonstration. Schweiz. med. Wschr. **1937**, 214. — UEHLINGER, E., u. O. SCHÜRCH: Über experimentelle Erzeugung von Sarkomen mit Radium und Mesothorium. Dtsch. Z. Chir. **251**, 12 (1938).—UHLENHUTH, P.: Experimentelle Beiträge zur Frage der Immunisierung gegen Impftumoren und ihre Behandlung. Z. Immun.forsch. **90**, 97 (1937). — UHLENHUTH, P., HÄNDEL u. STEFFENHAGEN: Arb. Reichsgesdh.amt **36**, 465 (1911). — UHLENHUTH, P., u. SEIFFERT: Kritische Übersicht über die Grundlagen der Immunität gegen transplantable Tumoren. Med. Klin. **1925**, 576, 616. — UHLENHUTH, P., u. O. WEIDANZ: Mitteilungen über einige experimentelle Krebsforschungen. Arb. ksl. Gesdh.amt **30**, 434 (1909).

VENDRELY, R., u. C. VENDRELY: La teneur du noyau cellulaire en acide desoxyribonucleique à travers les organes, les individus et les espèces animales. Experientia (Basel) **4**, 434 (1948). — VERMANDE-VAN ECK, G. J., and C. H. CHANG: Action of testosterone propionate on the output of pituitary gonadotrophins in mice. Cancer Res. **15**, 280 (1955). — VOGEL, G.: Zur nosologischen Stellung des Granuloma gangraenescens. Z. Krebsforsch. **58**, 698 (1952). — VOGEL, H.: Magencarcinom der Ratte nach experimenteller Infektion mit Hepaticola gastrica. Z. Krebsforsch. **29**, 351 (1929). — VOLLMAR, H.: Über den Einfluß der Temperatur auf normales Gewebe und auf Tumorgewebe. Z. Krebsforsch. **51**, 71 (1941). ~ Versuche über die Beeinflussung des Wachstums von Gewebe in der Gewebekultur durch Patulin. Z. Hyg. **127**, 316 (1947). — VOLLMAR, H., u. H. LAMPERT: Die Bedeutung der Überwärmung für die Tumorentwicklung. Z. Krebsforsch. **51**, 322 (1941). — VOLTERRA, M.: Über eine seltene bösartige Geschwulst bei einem exotischen Frosch (Ceratophrys ornata). Z. Krebsforsch. **27**, 457 (1928). ~ Die morphologischen Merkmale der Geschwulstimmunität. Z. Krebsforsch. **35**, 315 (1932). — VORLÄNDER, K.: Biologische Versuche über die Wirkung der Bestrahlung auf das Carcinom. V. Teil. Strahlenther. **18**, 564 (1924). — VOWLES: Nucleinsäure in Tumoren. Sv. Vet. Akad. Ark. Kemi B **14**, 10 (1940).

Wätjen, J.: Die histologische Beurteilung der Strahlenwirkung beim Krebs. Dtsch. med. Wschr. **1931**, 662. — Wahlgren, F.: Über durch Ultraviolettbestrahlung erzeugte maligne Neubildungen bei weißen Mäusen. 27. Tagg Dtsch. Ges. Path. Zbl. Path. **60**, 102 (1934). — Waldschmidt-Leitz, E., R. Hatschek u. R. Hausmann: Über d-Peptidase im Serum. Z. physik. Chem. **267**, 79 (1941). — Waldschmidt-Leitz, E., u. A. Schäffner: Über die Aktivierung der Proteolyse in bösartigen Geschwülsten. Naturwiss. 18, 280 (1930). — Wallgren, J.: Observations on the Golgi apparatus in living plasma cells and erythroblasts with dark ground illumination. Exper. Cell Res. **2**, 10 (1950). — Wallner, A.: Über einen Fall von transplantablem Kaninchen-Sarkom. Z. Krebsforsch. **18**, 215 (1922). — Warburg, O.: Über den Stoffwechsel der Carcinomzelle. Klin. Wschr. **1925**, 534. ~ Über den Stoffwechsel der Tumoren. Berlin: Springer 1926. ~ Stoffwechsel der Carcinomzelle. Verh. dtsch. Ges. inn. Med. (40. Kongr. Wiesbaden) **1928**. ~ Ideen zur Fermentchemie der Tumoren. Abh. dtsch. Akad. Wiss. Berlin **1943**, 3. — Warburg, O.: Über die Entstehung der Krebszellen. Naturw. **42**, 401 (1955). — Warburg, O., u. W. Christian: Isolierung und Kristallisation des Proteins des oxydierenden Gärungsfermentes. Biochem. Z. **303**, 40 (1939). ~ Isolierung und Kristallisation des Gärungsfermentes Enolase. Biochem. Z. **310**, 384 (1941). ~ Isolierung und Kristallisation des Gärungsfermentes Zymohexase. Biochem. Z. **314**, 149 (1942). ~ Gärungsfermente im Blutserum von Tumorratten. Biochem. Z. **314**, 399 (1943). — Warburg, O., Christian, Kubowitz u. Ott: Isolierung und Kristallisation eines Gärungsfermentes aus Tumoren. Biochem. Z. **314**, 94 (1943). — Warburg, O., F. Wind and E. Negelin: Metabolism of tumors in the body. J. Gen. Physiol. 8, 519 (1927). — Warburg, O.: Über das Verhalten von Ascites-Tumorzellen zu Sauerstoff von höheren Drucken. Arch. Geschwulstforsch. **6**, 7 (1953). ~ Über die Entstehung der Krebszelle. Mitt. a. d. Max Planck-Ges. Heft 4, S. 166, 1955. ~ Krebsforschung. Naturwiss. **41**, 485 (1954). — Warburg, O., u. E. Hiepler: Versuche mit Ascites-Tumorzellen. Z. Naturforsch. 7b, 193 (1952). — Ward: Siehe Schinz u. Uehlinger. — Waterman, N.: Zur Analyse der Tumorresistenz. III. Mitt. Experimentelle Untersuchungen über Resistenzerhöhung. Milzextrakte in vivo. Z. Krebsforsch. **34**, 333 (1931). ~ Benzpyren in der Nahrung. Acta cancrol. (ung.) **2**, 375 (1936); **3**, 3 (1937). ~ Experimental production of carcinoma in the stomach of mice. Acta cancrol. (ung.) **3**, H. 2 (1937). — Watson, A. F.: The Daels and Biltris transplantable sarcoma of the guinea-pig. Brit. J. Exper. Path. **17**, 122 (1936). — Wattenwyl, H. v.: Tierexperimentelle Untersuchungen über die Wirkung langdauernder Follikelhormon-Applikation und die hormonale Tumorentstehung. Basel **1944**. — Way, J. L., H. G. Mandel and P. K. Smith: The effects of tumor growth, X-radiation, and 8-azaguanine on the incorporation of adenine into nucleic acids of mice. Cancer Res. **14**, 812 (1954). — Waymouth, C.: Approaches to the development of synthetic media for the animal cell. Analytical and supplementation methods. Methods Med. Res. **4**, 201 (1951). ~ Measurement of growth by nucleic acid determinations. Methods Med. Res. **4**, 225 (1951). ~ Chapter on "The nature of the stimulus to mitosis" in "The mitotic cycle". London: A. F. W. Hughes Butterworth 1952. — Weil, R.: Chemotherapy of tumors. J. Amer. Med. Assoc. **64**, 1283 (1915). — Weiler, F.: Die Änderung der serologischen Organspezifität beim Buttergelbtumor der Ratte im Vergleich zur normalen Leber. Tübingen 1952. — Weinhouse, S.: Oxidative metabolism of neoplastic tissue. Advances in Cancer Research, Bd. III, herausgeg. von J. P. Greenstein and A. Haddow. New York, N. Y.: Academic Press 1955. — Weinhouse, S., R. H. Millington and Ch. E. Wenner: Metabolism of neoplastic tissue. I. The oxidation of carbohydrate and fatty acids in transplanted tumors. Cancer Res. **11**, 845 (1951). — Weinhouse, S., A. Allen and R. H. Millington: Metabolism of neoplastic tissue. Fatty acid oxidation in slices of transplanted tumors. Cancer Res. **13**, 367 (1953). — Weisman u. Mitarb.: Diazokörper als spezifische Hemmstoffe der Zellteilung, nicht des Wachstums. Proc. Soc. Exper. Biol. a. Med. **86**, 268 (1954). — Weiss, M.: Die Bedeutung von durch Eiweißfäulnis entstandenen Indolderivaten für die Entstehung des Magenkrebses. Z. Krebsforsch. **56**, 343 (1949). — Wenner, Ch. E. u. Mitarb.: Metabolism of neoplastic tissue. II. A survey of enzymes of the citric acid cycle in transplanted tumors. Cancer Res. **12**, 44 (1952). — Wenner, Ch. E., M. A. Spirtes and S. Weinhouse: Activation of pyrurate oxidation in tumor mitochondria by diphosphopyridine nucleotide. Proc. Soc. Exper. Biol. a. Med. **78**, 516 (1952). — Wenner, Ch. E., and S. Weinhouse: Metabolism of neoplastic tissue. III. Diphosphopyridine nucleotide requirements for oxidations by mitochondria of neoplastic and non-neoplastic tissues. Cancer Res. **13**, 21 (1953). — Werder, A. A., A. Kirschbaum, E. C. MacDowell and J. T. Syverton: The inactivation in vitro of transplantable myeloid and lymphoid mouse leukemic cells by antibodies produced in a foreign host species. Cancer Res. **12**, 886 (1952).— Wettstein, F. v.: Über plasmatische Vererbung sowie Plasma- und Genwirkung. Nachr. Ges. Wiss. Göttingen, Math.-physik. Kl. **1926**. — Wetzler-Ligeti, C., u. R. Willheim: Über eine durch Gewebskochsäfte hervorgerufene Beeinflussung der Gärung und Atmung im Blute krebskranker und krebsfreier Menschen. Z. exper. Med. **99**, 422 (1936). — Weyland, H.:

Untersuchungen über die Beeinflussung der Pflanze durch chemische Substanzen und ihre Bedeutung für die Beurteilung gewisser medizinischer Fragen. Z. Krebsforsch. **56**, 148 (1948).— WIDNER, W. R., J. B. STORER and C. C. LUSHBAUGH: The use of X-ray and N-mustard to determine the mitotic and intermitotic times in normal and malignant rat tissues. Cancer Res. **11**, 877 (1951). — WILLHEIM u. STERN: Die Wege und Ergebnisse chemischer Krebsforschung, S. 182. Wien 1936. — WILLIAMS-ASHMAN, H. G.: Studies on the EHRLICH Ascites tumor. II. Oxidation of hexose phosphates. Cancer Res. **13**, 721 (1953). — WILLIAMS-ASHMAN, H. G., and E. P. KENNEDY: Oxidative phosphorylation catalysed by cytoplasmic particles isolated from malignant tissues. Cancer Res. **12**, 415 (1952). — WILSON, R. H., F. DE EDS, and A. I. COX: The toxicity and carcinogenic activity of 2-Acetaminofluorene. Cancer Res. **1**, 595 (1941). — WINDISCH, F., u. W. HEUMANN: Regression maligner Tumoren durch Injizierung und perorale Verabreichung von cystyostatischen Antimetaboliten. Naturw. **42**, 394 (1955). — WINGLER, A.: Über Farbstoffe zur Lebensmittelfärbung. Zur Frage der Krebsgefährdung. Z. Krebsforsch. **59**, 134 (1953). — WINGLER, A., u. G. HECHT: Die biologische Untersuchung und der geeignete chemische Aufbau einiger Azofarbstoffe zur Lebensmittelfärbung. Arzneimittel-Forsch. **2**, 192 (1952). — WINTERSTEIN, A.: Chemische Konstitution und physiologische Bedeutung krebserregender Substanzen. Festschr. für E. CHR. BARRELL. Basel 1936. — WINTROBE, M. M. u. Mitarb.: Clinical experiences with nitrogen mustard therapy. Approaches to Tumor Chemotherapy, S. 347. Washington 1947. — WISBACHER, R.: Über die Sarkomheilungen mit Arsen. Diss. Heidelberg 1910. — WITTE, G.: Bedeutung der Zellzahl bei der Verimpfung des Adenocarcinoms der Maus. Dtsch. Z. Chir. **245**, 251 (1935). — WOEBER, K. H.: Untersuchungen über die Wirkung des Ultraschalls auf Mäuse- und Rattentumoren. Strahlenther. **79**, 565 (1949). ~ Über das Auftreten von Schädigungen im Zentralnervensystem der Ratte nach Ultraschall. Strahlenther. **79**, 643 (1949). ~ Über die Wirkung des Ultraschalls auf schnell wachsende Gewebe. Z. Krebsforsch. **57**, 564 (1951). — WOGLOM, W. M. H.: The regression of spontaneous mammary carcinoma in the mouse. J. Canc. Res. **7**, 379 (1922); **9**, 171 (1925). ~ Immunity to transplantable tumors. Cancer Res. **4**, 129 (1929). — WOLF, S., and H. E. LUIPPOLD: Metabolism and chromosome-break rejoining. Science (Lancaster, Pa.) **122**, 231 (1955). — WOLFF, J.: Die Lehre von der Krebskrankheit, Bd. 3. Jena: Gustav Fischer 1913.— WOLLEY, G. W., M. M. DICKIE and C. C. LITTLE: Adrenal tumors and other pathological changes in reciprocal crosses in mice. Cancer Res. **12**, 142 (1952). — WOLLY and B. WHERRY: Spontaneous tumors in wild rats. J. Med. Res. **29**, 205 (1911). — WOODHOUSE, D. L.: The micro-estimation of purines and pyrimidines of nucleic acids by colorimetric methods. Acta Uno Internat. Contra Cancerum **7**, 394. — WOODWARD: Glutathiongehalt in Tumoren. Biochemic. J. **29**, 2405 (1935). — WOODWARD, G. E., and M. T. HUDSON: The effect of 2-Desoxy-D-glucose on glycolysis and respiration of tumor and normal tissues. Cancer Res. **14**, 599 (1954). — WORLEY, L. G.: Studies of the vitally stained Golgi apparatus. J. of Morph. **75**, 282 (1944). — WRIGHT, P.: An introduction to Pathology. London u. New York 1950. — WYNDER, E. L., E. A. GRAHAM and A. B. CRONINGER: Study of the experimental production of cancer with tobacco tar. Memorial Cancer Center, New York. Proc. Amer. Assoc. Canc. Res. **1**, 62 (1953).

YAMAGIWA, K.: Über die künstliche Erzeugung von Teercarcinom und Sarkom. Virchows Arch. **233**, 235 (1921). — YAMAGIWA, K., u. K. ITCHIKAWA: Pathogenese der Epithelgeschwülste. Hervorrufung von Carcinomen am Kaninchenohr durch Teerpinselung. Gann (jap.) 8, 132 (1914); **10**, 249 (1916). ~ Mitt. med. Fak. Tokyo **1918**. ~ Experimentelle Studie über die Genese der Epithelialgeschwülste. I. Mitt. med. Fak. Tokyo **12**, H. 2 (1915); **1917**, 18; **1918**, 19. — YAMAGIWA, K. u. Mitarb.: Zusammenfassender Bericht über Ergebnisse von Versuchen über die Entstehung der Epithelialgeschwülste. Virchows Arch. **245**, 20 (1923). — YOSHIDA, T.: Über den experimentellen Leberzellenkrebs durch Fütterung mit o-Amidoazotoluol. Klin. Wschr. **1937**, 215. ~ Das YOSHIDA-Sarkom der Ratte. Siehe bei LETTRÉ.

ZAHL, P. A., and S. H. HUTNER: The growth-inhibition of mouse sarcoma. Approaches to Tumor Chemotherapy, S. 214. Washington 1947. — ZAMECNIK, P.: Relationship between glycolysis and incorporation of amino acid into protein in YOSHIDA sarcoma. Proc. Amer. Assoc. Canc. Res. **1**, No 1 (1953). — ZAMECNIK, P. C., R. B. LOFTFIELD, M. L. STEPHENSON and J. M. STEELE: Studies on the carbohydrate and protein metabolism of the rat hepatoma. Cancer Res. **11**, 592 (1951). — ZAMECNIK, P. C., and M. L. STEPHENSON: Studies on cross-connections between carbohydrate and protein metabolism in rat hepatoma. Cancer Res. **10**, 251 (1950). — ZEIGER, K.: Zur Geschichte der Zellforschung und ihrer Begriffe. In Handbuch der allgemeinen Pathologie, Bd. 2. 1952. — ZOLLINGER, H. U.: Experimenteller Beitrag zur Frage der Mitochondrien-Funktion. Experientia (Basel) **4**, 312 (1948). ~ Was sind Mitochondrien? Phasenmikroskopische Untersuchungen geben Aufschluß über ihren Bau und ihre Funktion. Umschau **50**, 348 (1950). — ZONDEK, B.: Tumor growth in hypophyseal dwarfism. Lancet **1937**, 689.

Die Ätiologie der Geschwülste.

Von

Walther Fischer-Jena.

Mit 9 Abbildungen.

Einleitung.

Es ist üblich von den „Ursachen" eines Geschehens zu sprechen, wenn man angeben will, unter welchen Bedingungen und Voraussetzungen dieses Geschehen erfolgt. Speziell sprechen wir von der „Ursache", wenn wir diejenige Bedingung oder Voraussetzung im Auge haben, die für das fragliche Geschehen unerläßlich ist. Es ist aber damit auch schon angedeutet, daß neben diesem einen Faktor noch eine ganze Anzahl weitere Bedingungen und Voraussetzungen vorhanden sein können — Bedingungen allerdings, die sehr wohl auch durch andere Faktoren ersetzt werden können. Sprechen wir von der Ätiologie der Geschwülste, so meinen wir damit nur, daß der oder jener Faktor für die Geschwulstbildung der wesentliche sei. In der Regel aber kommen zu diesem Faktor noch weitere, nicht so wesentliche, hinzu. Die verschiedenen Faktoren werden wir zweckmäßig in innere und äußere Krankheitsfaktoren einteilen. Es wird bei der Frage der Ätiologie nun zweifellos ganz entscheidend sein, von welchem Gesichtspunkt aus wir das Geschehen betrachten. So wird vom Standpunkt des Klinikers auf den oder jenen inneren oder äußeren Faktor ein ganz anderes Gewicht gelegt werden, als etwa vom Standpunkt des pathologischen Histologen oder des experimentellen Geschwulstforschers. Es wird sich dann ferner ergeben, daß manche ätiologische Faktoren so wesentlich sind, daß die anderen diesen gegenüber praktisch vernachlässigt werden können. Es wird sich auch ergeben, daß für dasselbe Geschehen, in unserem Fall die Geschwulstbildung, sehr verschiedene wesentliche Faktoren in Frage kommen können, mit anderen Worten: es gibt nicht eine, sondern sehr viele und verschiedenartige „Ursachen" der Geschwulstbildung.

Wenn wir nun in der Folge von der Ätiologie der Geschwülste sprechen, so muß natürlich auch kurz angegeben werden, was wir unter Geschwulst — oder mit anderen Bezeichnungen — was wir unter Tumor, unter Blastom, unter Neoplasma verstehen wollen. Wir halten uns hier an die üblichste Definition der Allgemeinen Pathologie: daß die Tumoren Wachstumsprozesse körpereigener Zellen autonomen Charakters seien. Auf eine Kritik dieser Definition brauchen wir vorläufig nicht einzugehen. Es muß nur herausgestellt werden, daß das Geschwulstwachstum sich von dem physiologischen Wachstum, auch von den regeneratorischen Wachstumsprozessen, und schließlich auch von manchen hormonal bedingten Wachstumsprozessen dadurch unterscheidet, daß diejenigen Gesetze, die das Wachstum der ebengenannten Prozesse regeln, beim Geschwulstwachstum offenbar nicht in vollem Umfang, oder fast überhaupt nicht gelten: es müssen also irgendwelche Störungen des Steuerungsmechanismus vorliegen; das findet seinen Ausdruck dann darin, daß das Tumorwachstum progressiv, unbegrenzt ist; daß also nicht wie bei den anderen Wachstumsvorgängen das Wachstum dann sistiert, wenn die entsprechende Form und damit auch die zugehörige Funktion sich ausgebildet hat.

Es bestehen nun immerhin sehr große Schwierigkeiten, auf Grund einer solchen Definition die „echten" Tumoren von entzündlich-hyperplastisch, regeneratorisch oder hormonal bedingten Wucherungen schärfer abzugrenzen. Denn rein morphologisch können wir oft nicht mit Sicherheit erkennen, ob eine vorliegende Geschwulst wirklich ein „echter" Tumor ist. Das kann (nicht einmal immer) nur durch die Kenntnis des ganzen Verlaufes, also klinisch und anamnestisch erschlossen werden. Wir stimmen der Auffassung BÜNGELERs (1951) zu, daß die Mehrzahl der sog. gutartigen Tumoren keine „echten" Tumoren sind. Man kann vielleicht sogar noch weiter gehen und sagen, eine gutartige Geschwulst ist nur dann ein „echter" Tumor, wenn er mindestens virtuell die Möglichkeit zum schrankenlosen destruierendem Wachstum in sich birgt — was wir wiederum morphologisch niemals beweisen können. Es könnte sich ja so verhalten, daß der gutartige Tumor ein Vorstadium des malignen Tumors wäre. Diese Entwicklung zum bösartigen Tumor brauchte der Träger dieses Tumors nicht notwendigerweise zu erleben. Verhielte es sich so, so wäre das, was man allgemein bösartige Entartung von gutartigen Geschwülsten nennt, im Grunde gar keine Entartung. Es bedürfte aber dann auch nicht der Annahme, daß zum gutartigen Tumor ein „Ens malignitatis" hinzutreten müßte. Eine weitere Schwierigkeit in der Abgrenzung besteht in der Tatsache, daß manche rein hyperplastisch hormonal bedingten Wucherungen — wenigstens müssen wir sie morphologisch und klinisch als solche auffassen — doch auch in echte maligne Geschwülste übergehen können, ohne daß wir die hierzu nötige Veranlassung kennen.

Daß für die Praxis auch künftig an der Unterscheidung von gutartigen und bösartigen Geschwülsten festzuhalten ist, scheint mir ganz und gar angebracht zu sein. Dennoch ist es wie überhaupt im Leben unmöglich, eine scharfe Grenze zwischen „Gut und Böse" zu ziehen, denn das sind sehr relative Begriffe!

Bei dieser Sachlage scheint es mir gerechtfertigt, *daß wir im folgenden, wenn wir von der Ätiologie der Tumoren sprechen, zunächst immer die malignen Tumoren im Auge behalten.* Da auch keinerlei Grund für die Annahme vorliegt, daß das grundsätzliche ätiologische Geschehen beim Carcinom ein anderes sei als beim Sarkom, so mag es auch erlaubt sein, der Einfachheit halber künftig nur von „Krebs" zu sprechen, wenn wir die malignen Tumoren *überhaupt* im Auge haben. Wir wollen auch gleich darauf hinweisen, daß wir im folgenden nur von den Geschwülsten selbst zu reden haben, nicht aber von den (klinischen) Folgen, die sie für den Organismus haben (z. B. von der Kachexie). Die Krebs*krankheit* ist nicht identisch mit dem Krebs[1], ferner eine klinische Heilung eines Krebses bedeutet nicht notwendig eine Dauerheilung. Andererseits ist es auch verfehlt zu sagen, der Krebs sei eine allgemeine Erkrankung, und die Tumorbildung sei ein lokales sekundäres Phänomen, gewissermaßen eine Nacherkrankung[2]. Wenn man mit der Allgemeinerkrankung *das* bezeichnen will, was wir in der Pathologie als allgemeine, vielleicht sogar auch als lokale *Disposition* zu bezeichnen pflegen, so darf man jedenfalls die Disposition nicht schon als Erkrankung bezeichnen.

Wir werden also zunächst auf pathologisch-anatomische Feststellungen bei den Krebskranken einzugehen haben, und wir müssen uns überwiegend auf die morphologischen Befunde stützen. Wenn wir am Ende dann auf die wichtigsten Theorien der Krebsentstehung zu sprechen kommen, so müssen wir zwar die Ergebnisse der experimentellen Krebsforschung weitgehend mit berücksichtigen, im wesentlichen werden wir aber von den klinischen und pathologisch-anatomischen Feststellungen am Menschen ausgehend, unsere Schlüsse ziehen und unsere Theorien bilden.

[1] Zum Beispiel KARITZKY 1951. [2] Zum Beispiel KRETZ 1941 und HOEPKE 1952.

I. Äußere Faktoren, exogene Ursachen, sog. Reizgeschwülste.

1. Berufskrebse.

Daß Geschwülste durch ganz bestimmte Agentien verursacht werden, oder richtiger gesagt, verursacht werden können, ist eine Ansicht, die sich zunächst ganz und gar auf klinische Beobachtung gründet. Hier sind an erster Stelle die *Berufskrebse* zu nennen. Die klinische Beobachtung zeigt, daß in ganz bestimmten Berufen mit einer Wirkung ganz bestimmter Schädlichkeiten durch die Beschäftigungen im Beruf zu rechnen ist. Diese exogenen Noxen sind nur innerhalb und während der Berufstätigkeit von Einfluß, somit ist die gesamte Bevölkerung gerade *diesen* Einflüssen nicht ausgesetzt. Es ist einleuchtend, daß solche Berufskrebse am leichtesten da erkannt werden, wo eine ganz eigenartige, man könnte fast sagen, spezifische Beschäftigung vorliegt. Nun muß gleich vermerkt werden, daß solche Berufskrebse nicht notwendig bei jedem Arbeiter auftreten, sondern nur bei einem manchmal allerdings hohen Prozentsatz: denn zur Manifestation des Krebses, vielleicht auch überhaupt zur „Cancerisation", sind, abgesehen von dem wesentlichen Faktor, noch eine Reihe anderer Bedingungen zu erfüllen. Vor allem spielt eine Rolle die *Zeitdauer* der spezifischen Beschäftigung, die man auch als die Expositionszeit bezeichnen kann. Aber auch andere Faktoren spielen mit herein wie Alter, Geschlecht, Konstitution usw. Naheliegend ist der Vergleich mit den Infektionskrankheiten, bei denen auch die Exposition *allein* fast nie die Infektion bewirkt, sondern die übrigen Faktoren von Fall zu Fall und von Erreger zu Erreger eine äußerst verschiedene Rolle spielen.

Wir wollen nun zunächst das wichtigste über die Berufskrebse aussagen, soweit wir diese heute mit einiger Sicherheit auf ein wohl charakterisiertes Agens zurückführen können. Unsere Kenntnis von ihnen beruht ganz wesentlich auf rein statistischen, klinischen und pathologisch-anatomischen Erhebungen. Die Zahl der heute bekannten Berufskrebse ist gegenüber der Gesamtzahl der Krebse überhaupt verschwindend klein — man gibt meist an, sie machen nur ein Hundertstel aller Krebse aus — und sie werden ganz überwiegend beim männlichen Geschlecht gefunden, weil in den gefährdeten Betrieben wesentlich mehr Männer als Frauen beschäftigt sind.

Am längsten bekannt ist der *Teerkrebs*. Die erste Mitteilung hat in den Jahren 1775—1778 Percival Pott gemacht, als er die Hautkrebse des Scrotums bei den *Schornsteinfegern* beschrieb. Er führte sie auf die Rußeinwirkung auf die Haut zurück. Wir wissen heute, daß es sich dabei um Teerprodukte handelt, und zwar um aromatische Kohlenwasserstoffe, die im Teer verschiedenster Herkunft enthalten sind (s. später). Allmählich ist der Schornsteinfegerkrebs auch in England fast verschwunden, seitdem sich eine Änderung in der Reinigung der Essen durchgesetzt hat. In Deutschland sind kaum noch Fälle im Schrifttum bekannt[1], so daß sogar von einem Aussterben des Schornsteinfegerkrebses gesprochen wurde[2]. Bei dieser Krebsform — es hat sich dabei histologisch immer um ein Faserepithelcarcinom gehandelt — ist in der Regel eine lange Latenzzeit (vom Beginn der Berufsbeschäftigung bis zum Auftreten) festgestellt worden, meist 15—20 Jahre. Als ein Unikum wird indes in der englischen Literatur ein Fall bei einem 8jährigen Jungen angeführt, der schon so früh als Lehrling in der Schornsteinfegerbranche beschäftigt war (vgl. auch Abb. 1 und 2).

Viel häufiger ist auch heute noch der Hautkrebs bei den *Baumwollspinnern* von England und Wales, zuerst beschrieben 1922 von Southam und Wilson. Bei

[1] Dutschke 1931. [2] Richter 1930.

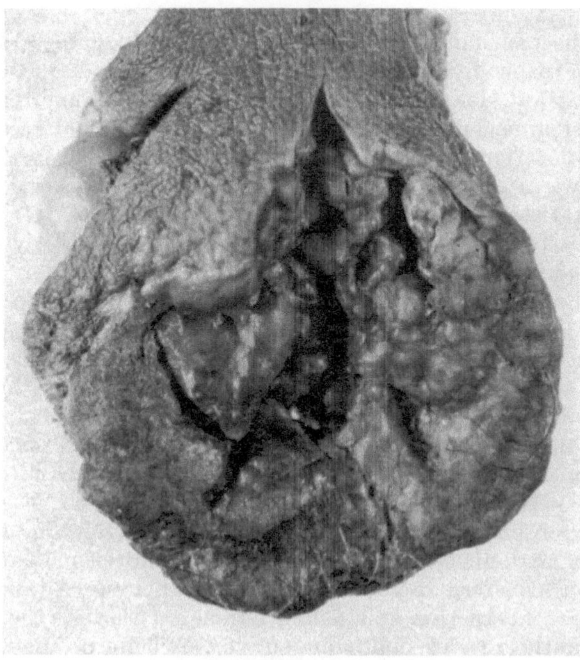

Abb. 1. Stark ulceriertes Carcinom in der Haut des Scrotums bei einem Teerarbeiter. (Aus F. BÜCHNER: Allgemeine Pathologie, 2. Auflage.)

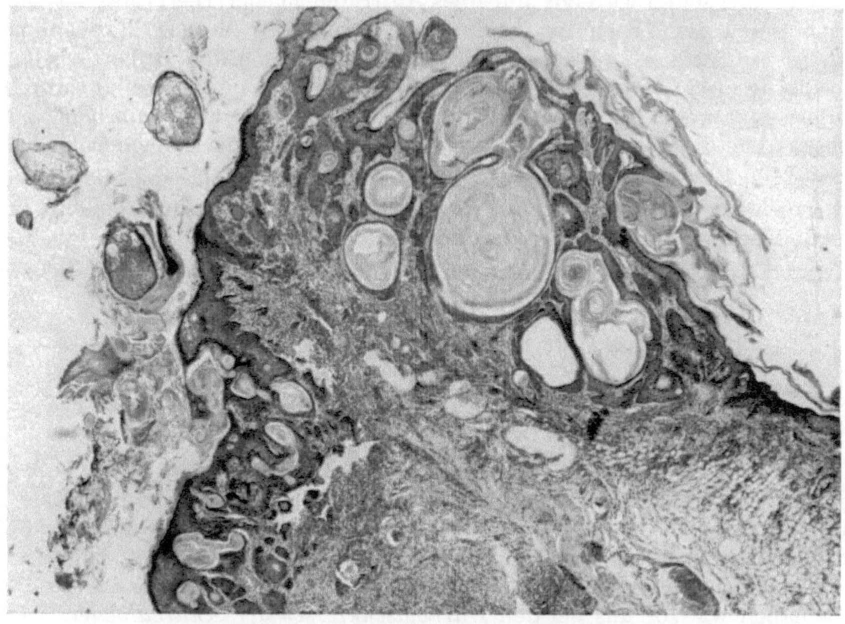

Abb. 2. Verhornendes Platteneptihelcarcinom der Haut nach Teerpinselung bei der Maus (Präparat von FIBIGER). (Aus F. BÜCHNER: Allgemeine Pathologie, 2. Auflage.)

diesen Arbeitern wirken als cancerogene Stoffe Tonschieferöle, die Gemische von aliphatischen Kohlenwasserstoffen sind. In diesen Baumwollspinnereien benutzt man, anscheinend seit 100 Jahren, solche Schieferöle zum Einölen der Spindeln, und je nach der Körperhaltung des Arbeiters kann von da aus Beschmierung der Haut der Hände, aber auch eine Beschmierung der Arbeitskleidung und der anliegenden Haut eintreten; in über 1500 Fällen waren etwa über die Hälfte der Hautkrebse an den oberen Gliedmaßen, fast ein Viertel am Scrotum und etwa ein Sechstel an Kopf und Nacken lokalisiert[1].

Nach den statistischen Erhebungen ist der Tod durch Hautkrebs bei den Arbeitern, die mit Teerprodukten zu tun haben, etwa zehnfach so häufig wie sonst[2].

Zu den Teerberufskrebsen gehören auch die Hautkrebse der *Paraffinarbeiter* mit Lokalisation an den Händen und am Scrotum. Sie werden durch Mineralöle verursacht, die Gemische aus aliphatischen Kohlenwasserstoffen darstellen. Besonders wirksam sollen Öle aus den schottischen Kohleschiefern sein. Die Angaben, daß die Gefährlichkeit der Öle anderer Herkunft, z. B. aus Venezuela, Pennsylvania oder aus dem Kaukasus nur mit 52%, 2,4%, 1% gegenüber dem schottischen Öl anzusetzen sei, bedürfen starker Kritik[3]. Ferner wären hier zu nennen die Berufskrebse bei *Pecharbeitern*, *Brikettarbeitern* (durch Pechstaub), bei den *Korksteinarbeitern*. Die Lokalisation dieser durch Teerpech hervorgerufenen Hautkrebse ist genau die gleiche wie oben angeführt. In diese Kategorie zu rechnen sind auch die noch nicht sehr zahlreichen, aus Japan mitgeteilten Fälle bei Arbeitern, die mit *Generatorgas* arbeiten. Auch hier sind Teerpechstoffe wirksam. Fernerhin müssen hier genannt werden, die nur vereinzelt aufgefallenen Hautkrebse an den Händen von Arbeitern, die viel mit teergetränkten Hanfseilen zu tun haben — und schließlich einige Lippenkrebse bei Fischern, verursacht durch teergetränkte Nadeln und Netzfäden, die in den Mund genommen wurden.

Nicht ganz selten wird ein multiples Auftreten solcher Teerkrebse beobachtet.

Die Dauer der Arbeit im gefährdeten Beruf, also die sog. Expositionszeit, ist meist auf mehr als 15 Jahre zu bemessen, z. B. bei den Brikettarbeitern in Südwales in zwei Drittel der Fälle auf 15—20, in etwa ein Drittel auf nur 10 bis 15 Jahre und nur sehr selten auf weniger als 5 Jahre, wobei übrigens zu den Krebsen auch die nicht oder noch nicht krebsigen Warzen gerechnet sind.

Traumen sollen beim Pechkrebs keine wesentliche Rolle spielen[4], immerhin wird man dem häufigen durch Juckreiz ausgelösten Kratzen dabei eine begünstigende Wirkung nicht absprechen können.

Das wesentlichste cancerogene Agens bei den Teerkrebsen ist das 3.4-Benzpyren

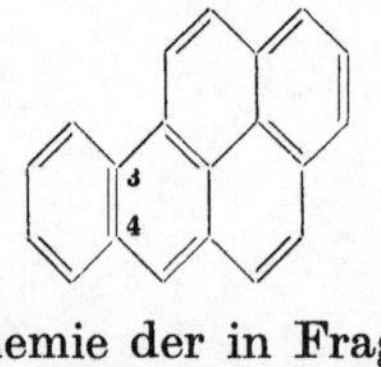

Einiges Nähere über die Chemie der in Frage kommenden Stoffe (vor allem auch über die experimentellen Erfahrungen mit diesen „Cancerogenen") wird später mitzuteilen sein, ausführliche Darstellung findet sich in dem Beitrag von BUTENANDT und DANNENBERG in diesem Handbuch.

Einen wichtigen und in mancher Hinsicht besonders interessanten Berufskrebs haben wir vor uns bei den *Harnblasenkrebsen der Anilinarbeiter.* Sie sind erstmals 1895 von dem Frankfurter Chirurgen REHN erkannt worden. Die Fälle stammten aus der damaligen Anilin- und Sodafabrik in Ludwigshafen. Bald

[1] HENRY 1947. [2] E. L. KENNAWAY und N. M. KENNAWAY 1946, zit. bei PELLER.
[3] PELLER 1952, 1954. [4] TEUTSCHLÄNDER 1929.

kamen hinzu Beobachtungen aus Basel[1]. In Ludwigshafen wurden von 1903 bis 1931 über 80 einschlägige Fälle beobachtet[1]. In Basel sind die Blasentumoren bei den Anilinarbeitern 33mal so häufig wie bei der übrigen Bevölkerung[2]. Bis 1951 sind in Deutschland etwa 350 Fälle beobachtet, 190 in der Schweiz, in Großbritannien bis 1916 etwa 300 Fälle, in den USA 1934 250 Fälle, in Italien 90 Fälle[3]. Hier mag bemerkt sein, daß die ersten Fälle in Amerika 16—18 Jahre nach Beginn der amerikanischen Anilinfabrikation aufgetreten sind. Wir dürfen annehmen, daß dieser Berufskrebs in Bälde ausgestorben sein wird, da es durch entsprechende Schutzvorrichtungen gelingt, die Gefährdung der Arbeiter in den entsprechenden Abteilungen der Betriebe auf ein Minimum herabzusetzen, wenn die Arbeit in diesen Betrieben auf nur wenige Monate beschränkt wird. Ein einzelner derartiger Krebsfall ist schon nach nur einer halbjährigen Tätigkeit im Betrieb beobachtet worden[4]; aber gewöhnlich beträgt die Latenzzeit bei diesen Blasentumoren durchschnittlich 18 Jahre. Das Maximum sind 40 Jahre[3], und für die Blasentumoren in Benzidinbetrieben, wie auch für die β-Naphthylaminherstellung wird eine Durchschnittslatenzzeit von 14—18 Jahren errechnet. Der wirksamste Stoff bei der Anilinfabrikation (Anilin ist ein Aminobenzol von der Formel $C_6\ H_5\ NH_2$) ist vor allem das β-Naphthylamin

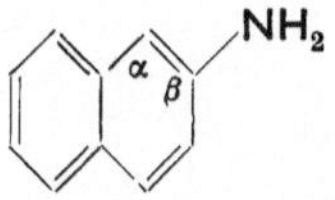

NH₂ α β

Das α-Naphthylamin wirkt nach ausgedehnten eigenen Versuchen *nicht* carcinogen, dagegen ist das bei der Herstellung von Farbstoffen, z. B. von Kongorot, so wichtige p-Diaminodiphenyl (Benzidin)

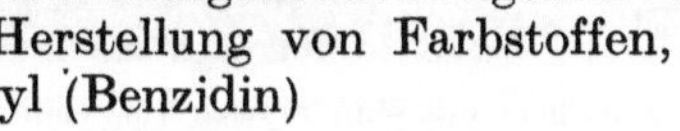

H_2N—⟨⟩—⟨⟩—NH_2 carcinogen.

Die Aufnahme dieser krebserregenden Stoffe erfolgt in Gasform, also mit der Atemluft; die Schädigung erfolgt fast ausschließlich in der Blasenschleimhaut, wo nach vorangehender Cystitis meist langsam wachsende und prognostisch gar nicht so ungünstige Blasenkrebse entstehen. 3,2% dieser malignen Neubildungen (im Benzidinbetrieb) waren multipel[5], also doch wesentlich häufiger, fast doppelt so häufig, als das der bei allen malignen Neubildungen beobachteten Multiplizität entspricht. Weitere durch chemische Faktoren erzeugte Berufskrebse spielen, wenigstens nach unseren heutigen Kenntnissen, zahlenmäßig eine untergeordnete Rolle gegenüber den bislang angeführten.

An erster Stelle ist hier zu nennen der *Arsenkrebs*, als Berufskrebs schon seit 1820 aus England bekannt[6]. Berufskrebse durch Arsen kommen zustande beim Einatmen von arsenhaltigem Staub, z. B. in Arsengruben, bei der Verhüttung arsenhaltiger Erze, aber unter Umständen auch arsenhaltiger Mittel zur Schädlingsbekämpfung. Eine krebserzeugende Wirkung arsenhaltiger Präparate kommt nur bei chronischer Vergiftung in Frage, am häufigsten auf dem Boden langwieriger Hautaffektionen wie Hyperkeratosen und Papillombildungen, und zwar sind Hautkrebse vom Typ der Basaliome, wie auch verhornende Plattenepithelkrebse beobachtet. Sie treten überwiegend am Rumpf und an den Gliedmaßen, besonders auch an Fingern und Zehen auf. Bei Winzern fanden

[1] L. Simon 1929, zit. bei Peller. [2] Schär 1930, zit. bei Peller.
[3] Kölsch, zit. bei Baader. [4] Hueper 1952a. [5] Uebelin und Pletscher 1954.
[6] Ayrton 1820.

sich nach langdauerndem Umgang mit arsenhaltigen Spritzmitteln neben Hautcarcinomen (s. Abb. 3) Leberkrebse auf dem Boden einer Arsenlebercirrhose[1].

Hautkrebse durch arsenhaltiges *Trinkwasser* waren schon lange bekannt unter dem Namen der „Reichensteiner Krankheit“[2], neuerdings auch aus Cordoba, Argentinien[3] beschrieben. Das Trinkwasser enthielt 4,5 mg je Liter. Im Trinkwasser, das mit dem Stollenwasser der Reichensteiner Arsengruben vermischt war, wurde noch viel mehr, bis 13—15 mg Arsen je Liter gefunden, in anderem Trinkwasser mindestens 9,3 mg je Liter. Durch Schaffung einer neuen Trinkwasseranlage 1928 dürfte die „Reichensteiner Krankheit“ erfolgreich bekämpft und jetzt verschwunden sein.

Ein weiterer Berufskrebs ist der Lungenkrebs der *Chromatarbeiter*, zuerst von ALWENS, BAUKE und JONAS 1936 in 17 Fällen mit Sicherheit und in weiteren

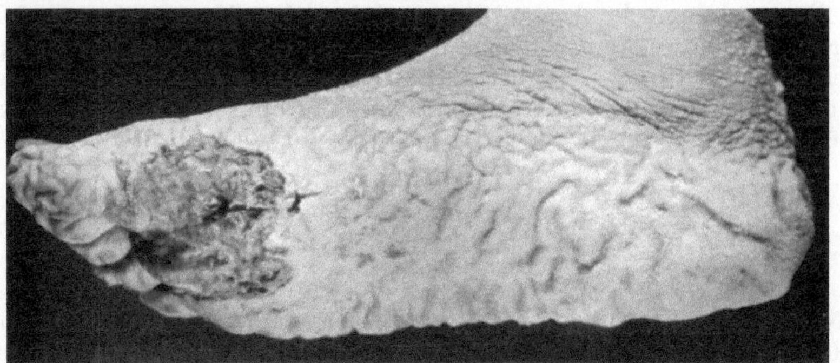

Abb. 3. Arsencarcinom an der Fußsohle eines Winzers nach Verwendung arsenhaltiger Spritzmittel und nachfolgender Arsendermatitis. (Aus F. BÜCHNER: Allgemeine Pathologie, 2. Auflage.)

Beobachtungen mit Wahrscheinlichkeit festgestellt. Derzeit sind schon über 120 einschlägige Beobachtungen, etwa die Hälfte aus Deutschland, mitgeteilt. Das schädigende Agens wird beim Vermahlen von Chromeisenstein, ferner beim Zerkleinern von kristallinischem Bichromat eingeatmet. Die schon lange bekannte, durch Chromate bedingte Schädigung der Nasenschleimhaut mit den häufigen Septumperforationen ist auch bei den Lungenkrebsen der Chromatarbeiter ziemlich regelmäßig beobachtet worden, aber die beobachteten Krebse waren nie solche der Nasenschleimhaut, sondern solche der *Lunge*. Obschon bei dieser Sachlage der strikte Beweis *nicht* geführt werden kann, daß die Chromeinwirkung lediglich oder doch ganz überwiegend für diese Lungenkrebse verantwortlich zu machen ist, ist deren ätiologische Bedeutung doch recht wahrscheinlich. Ob durch Chrom oder Chromate auch an anderen Körperstellen Krebse veranlaßt werden können, ist bei der viel zu geringen Anzahl der verwertbaren Beobachtungen nicht zu sagen. Neuestens hat SPANNAGEL über 67 Lungenkrebsfälle aus 5 Chromatbetrieben berichtet. Bei den Chromatarbeitern fanden sich Lungenkrebse 43mal so häufig wie bei den Kontrollfällen (nämlich Männern über 20 Jahren). Das durchschnittliche Alter beim Lungenkrebs der Chromatarbeiter wird mit 54 Jahren, bei den Chromfarbenarbeitern mit nur 45 Jahren angegeben. Die Expositionszeit betrug 6—27 Jahre — die Latenzzeit 9—30 Jahre. In den fraglichen Lungen waren in 100 g Organsubstanz bis zu 4 mg Chrom nachzuweisen — in den Tumoren selbst nur ganz wenig. Für die Entstehung des *Lungenkrebses* kommen (nach PELLER) offenbar nur die Monochromate, nicht die

[1] LIEBEGOTT 1952. [2] Erstmalig beschrieben von GEYER 1898; siehe bei BAADER 1937.
[3] CURRIE 1947.

Bichromate in Betracht. Auch durch *Nickel* und zwar durch Verarbeitung von nickel- und kupferhaltigem Erz sind Lungenkrebse und Nasenkrebse beobachtet worden, bis 1936 17 Fälle von Nasenkrebs und 19 Fälle von Lungenkrebs in 2 Nickelbetrieben[1]. Die krebserzeugende Substanz wird in dem Nickelcarbonyl angenommen; die offenbar von den Siebbeinzellen ausgehenden Krebse waren überwiegend polymorphzellige Krebse und einige Plattenepithelkrebse. Über die Histologie der beobachteten Lungenkrebse habe ich keine Angabe finden können.

Ergänzend zu diesen durch Metalle und Metalloide hervorgerufenen Krebsen wäre zu erwähnen[2], daß durch Einbringen von Chrom, Kobalt und Arsen in Mengen von 0,1—0,15 g in die Markhöhle des Femur bei Kaninchen nach 4—7jähriger Versuchsdauer bei 7 von 12 mehr als 3 Jahre die Operation überlebenden Tieren maligne, zum Teil auch metastasierende Tumoren erzeugt werden konnten[2]; nur einmal, bei einem Kobalttier, ein Adenocarcinom der Lunge mit Peritonealmetastasen; in den anderen Fällen handelte es sich um Sarkome. Da bei dem Lungenkrebs die Geschwulst *nicht* am Orte des Metalldepots aufgetreten ist, wird mit dem Transport kleinster Teilchen auf dem Blutweg und damit vielleicht auch mit einer Einwirkung dieser Teilchen auf die Zellfermente gerechnet.

Vielleicht muß bei den Berufskrebsen auch das *Beryll* genannt werden. Durch Einatmung von Berylloxyden sind (auch im Kaninchenversuch) *osteogene Sarkome* beobachtet worden[3].

Sodann ist zu den eigentlichen Berufskrebsen der *Lungenkrebs* bei *Asbestose* zu rechnen. Die Zahl der einschlägigen Beobachtungen ist noch verhältnismäßig gering, immerhin wurden in der Weltliteratur in 603 Beobachtungen von Asbestlungen 83mal, das wäre in fast 14%, Krebse gefunden[4]. Auffallend ist dabei der Umstand, daß unter diesen Fällen das weibliche Geschlecht in ungefähr ein Drittel betroffen ist, also etwa doppelt so oft als sonst für den Lungenkrebs zutrifft. Die ersten Mitteilungen über den Asbestkrebs stammten aus England von GLOYNE (1931) (bei 29 obduzierten Asbestarbeitern 6mal Bronchial- und und Pleurakrebs). Von 1924—1946 sind bei *Asbestose*fällen bei 128 Männern 22mal (= 17%), bei 107 Frauen 9mal (= 8%) Lungenkrebse gefunden. Weitere wichtige Mitteilungen stammen von NORDMANN 1941, von dem wir auch wichtige experimentelle Arbeiten zu dieser Frage besitzen. Nach NORDMANN wären bei mindestens 35 Jahre alten Asbestarbeitern Lungenkrebse bei 12—20% der Arbeiter festgestellt. Es handelte sich immer, mit einer Ausnahme, um verhornende Plattenepithelkrebse, meist des Unterlappens — doch ist jüngst bei einem 41jährigen Mann mit 12jähriger Expositionszeit ein Adenocarcinom des linken Oberlappens gefunden worden[5]. Experimentell wurden bei weißen Mäusen, bei einem Fünftel der überlebenden Tiere multizentrische verhornende Plattenepithelkrebse erzeugt[6].

Die Schädigung der Lunge erfolgt durch Einatmen von Asbeststaub; dabei spielt sicher die mechanische Wirkung der Asbestnadeln neben der chemischen Wirkung des Magnesiumsilikats eine Rolle. Die Latenzzeit bei den Asbestkrebsen ist recht lang, nämlich zwischen 12 und 42 Jahren, durchschnittlich 18 Jahre, in einer Beobachtung von OWEN, bei einem 39jährigen Arbeiter, 20 Jahre (dabei nur 1 Jahr Expositionszeit!)

Es sei bemerkt, daß bis jetzt kein Anhaltspunkt dafür besteht, daß eine reine Silikose, oder auch Silikatose irgendeine wesentliche ätiologische Bedeutung für die Entstehung von Lungenkrebsen hätte. Nach GROSSE (1955) wären 46% der malignen Tumoren bei Silikose primäre Lungenkrebse und zwei Drittel der malignen Tumoren der Silikotiker entfallen auf den Thorax.

---

[1] BAADER 1937. [2] SCHINZ 1942.
[3] HOAGLAND und Mitarbeiter 1950, z. B. DUTRA und Mitarbeiter 1951.
[4] ISSELBACHER und Mitarbeiter 1953. [5] ISSELBACHER 1953. [6] NORDMANN 1941.

Nach dieser kurzen Übersicht über Berufskrebse durch chemische Agentien seien die *durch strahlende Energie hervorgerufenen Berufskrebse* besprochen. In Frage kommen 1. Wärmestrahlen, 2. Lichtstrahlen, 3. Röntgenstrahlen, 4. die Strahlung der radioaktiven Stoffe.

1. Wärme- und Hitzeeinwirkung. Hier muß unterschieden werden zwischen der Kontaktwirkung mit heißen Körpern, die zur Verbrennung von Gewebe führt, und einer indirekten Wirkung von Wärmestrahlen, besonders Infrarotstrahlen, durch Absorption im Gewebe. Für die Entstehung von Berufskrebsen kommt nur der erstgenannte Modus in Frage, und lediglich beim *Kangri*krebs in Kaschmir. (Das *Kangri* ist eine meist direkt auf der Haut der Bauchgegend getragene Wärmeflasche, die glühende Holzkohle in einem Tongefäß enthält, das von einem korbartigen Geflecht umsponnen ist; besonders die Hirten im kalten hohen Bergland in Kaschmir bedienen sich dieser Kangriflaschen.) Die Zahl der Kangrikrebse der Bauchhaut — es hat sich dabei immer um Faserepithelkrebse gehandelt — ist sehr erheblich; NEVE hat 1923 bei fast 2500 Tumoroperationen fast 2100 Kangrikrebse der Bauchhaut festgestellt, während in Europa der Bauchdeckenkrebs zu den allergrößten Seltenheiten gehört. Wie groß die durchschnittliche Expositionszeit und Latenzzeit bei diesem Krebs ist, ist nur ungenügend bekannt; ebenso müßte noch näher untersucht werden, ob hier nicht auch noch chemische Noxen (Teerprodukte) mitwirken. Jedenfalls aber müssen wir sagen, daß es sich bei diesem „Berufskrebs" *nicht* um nur einmalige Wärmeeinwirkung und Verbrennung handelt. Es sind sonst eine Anzahl von Hautkrebsen beschrieben, die angeblich nach einer einmaligen lokalen Hitzeeinwirkung entstanden seien, und einige haben sich in unmittelbarem Anschluß an das Hitzetrauma entwickelt. Weitaus am häufigsten sind die Krebse nach langer Latenzzeit in den Brandnarben aufgetreten. (Zu dieser Kategorie müssen auch sicher die Kangrikrebse gerechnet werden.) Bei den nach einmaliger Einwirkung entstandenen Krebsen ist höchstwahrscheinlich die Hitzeeinwirkung nicht das einzige ursächliche Moment für die Krebsentstehung gewesen, sondern man wird annehmen dürfen, daß auch metallische Fremdkörper, gelegentlich auch chemische Faktoren, hier Einfluß auf die Geschwulstwucherung in der verbrannten Haut gehabt haben.

2. Bei den „*Lichtkrebsen*" der Haut, die unter verschiedenen Bezeichnungen wie Seemannshaut, Landmannshaut beschrieben sind, kann man höchstens bei der Seemannshaut mit einer gewissen Berechtigung von Berufskrebs sprechen. Darauf wird nachher noch einzugehen sein. Bei diesen Lichteinwirkungen kommen überwiegend die ultravioletten Lichtstrahlen der Wellenlänge um 2900 Å ($= 2{,}9 \cdot 10^{-5}$ cm) in Frage.

3. Wesentlich besser unterrichtet sind wir über die durch *Röntgenstrahlen* hervorgerufenen Krebse. Hier würde es sich also handeln um Wellenlängen von 10^{-6}—10^{-10} cm; 10^{-8} cm = 1 Å. Röntgenkrebse, als Berufskrebse, sind wie zu erwarten fast nur bei Ärzten beobachtet, die mit Röntgenstrahlen zu tun hatten und ebenso beim Heilpersonal, besonders bei Röntgenschwestern; viel seltener kommen Röntgentechniker in Frage. Das letztere traf zu für den Fall, den FRIEBES 1902, 7 Jahre nach der Entdeckung der Röntgenstrahlen, bei einem 33jährigen Techniker beschrieb, der 4 Jahre hindurch seine Hände zum Test benutzt hatte. Schon 1911 sind 94 Röntgenkrebse mitgeteilt worden, in über der Hälfte handelt es sich um Berufskrebse[1]. Heute geht die Zahl der Todesopfer bei den Berufskrebsen infolge Röntgenstrahlen über 100 hinaus. Die Zahl der tatsächlichen Fälle von Röntgenkrebsen ist gar nicht mit Sicherheit anzu-

[1] HESSE 1911.

geben, weil ihre Diagnose heute zum Glück schon in den Frühstadien erfolgen kann und erfolgreiche Operation und Heilung möglich ist (s. Abb. 4 und 5).

Bei diesen Röntgenberufskrebsen sind ganz überwiegend Finger und Hände (links häufiger als rechts) betroffen. Histologisch handelt es sich fast ausnahmslos um verhornende und auch nicht verhornende Plattenepithelkrebse. Einige Sarkome sind beschrieben; z. B. bei einem 33jährigen Mann, auf dem rechten Handrücken[1]. Sechs Jahre später entwickelte sich ein Carcinom des linken Handrückens. Primäre Multiplizität der Röntgenkrebse ist mehrmals beschrieben worden, auch Lokalisation am Rumpf. Auf andere Röntgenschädigungen, sei es durch diagnostische Untersuchungen, sei es bei therapeutischen Bestrahlungen, ist hier nicht einzugehen. Die Latenzzeit bei den *Berufskrebsen* durch Röntgenstrahlen wird im Durchschnitt zu 7 Jahren Minimum und im Maximum bis 12 Jahre angegeben[2]. Die durchschnittliche Latenzzeit ist sogar 17 Jahre[3]. Bei 6 Fällen von Röntgenberufskrebsen betrug die Latenzzeit durchschnittlich sogar 26 Jahre, bei den durch Strahlentherapie hervorgerufenen nur 14 Jahre[4].

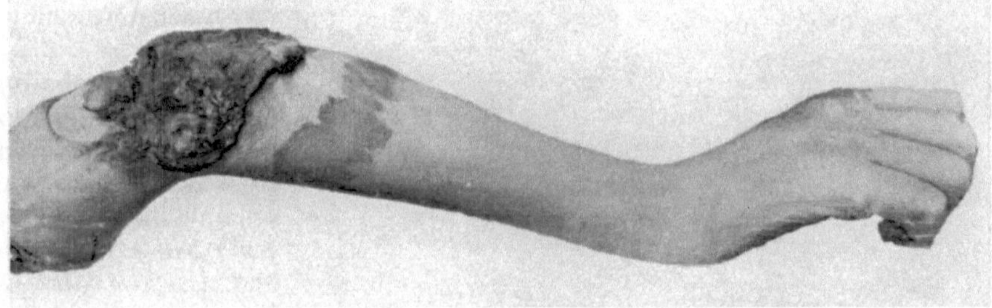

Abb. 4. Röntgencarcinom der Haut des Ellenbogens nach bestrahlter Tuberkulose des Ellenbogengelenks. (Aus F. BÜCHNER: Allgemeine Pathologie, 2. Auflage.)

4. Bei den Berufskrebsen durch *radioaktive Substanzen* kommen kürzere Wellenlängen als bei den Röntgenstrahlen, nämlich solche von der Größenordnung zwischen 10^{-7}—10^{-11} cm in Frage, und zwar der Hauptsache nach die im Gewebe eine Ionisation bedingenden γ-Strahlen. Die Wirkung ist praktisch von der des Röntgenlichts nicht verschieden; auch bei den Radiumkrebsen sind es Hautkrebse der Finger. Die Latenzzeit wird bis zu 38 Jahren angegeben. Doch sind bis jetzt noch sehr wenig Fälle von Berufskrebsen beobachtet; auf den Sonderfall des „Schneeberger Lungenkrebses" wird später einzugehen sein.

Bei Aufnahme der radioaktiven Substanzen *per os* kommen für die Berufskrebse hauptsächlich Thoriumsalze in Frage, die zum Bemalen der Leuchtzifferblätter verwendet werden. Diese gelblichen, mit Zinksulfid angerührten Pulver (und zwar Mesothoriumsulfat ${}^{228}_{80}$Ra und Radiothoriumsulfat ${}^{228}_{90}$Th werden mit Pinseln auf die Zifferblätter aufgetragen; weil aber die Pinsel bei der Arbeit rasch stumpf und trocken werden, pflegen (oder pflegten) die Arbeiterinnen diese Pinsel zwischen die Lippen zu nehmen, mit der Zunge anzuspitzen und anzufeuchten. Dadurch kommen natürlich mit der Zeit ganz erhebliche Mengen radioaktiven Materials zur Aufnahme und zur Speicherung im Knochen. Es werden allerdings hiervon höchstens 10% im Knochen gespeichert und etwa 91% der Substanzen wieder durch den Darm ausgeschieden. Bei diesen Leuchtzifferblattarbeiterinnen hat MARTLAND (I. Mitteilung 1926) unter 800 Arbeiterinnen bei einer Beschäftigungsdauer von 1—4 Jahren, 18mal schwere Schädigungen,

[1] B. FISCHER-WASELS 1922. [2] HUEPER 1952. [3] GRÜTZMACHER 1943.
[4] LACASSAGNE 1945, zit. bei BAUER 1949.

insbesondere des Knochenmarks durch diese radioaktiven Substanzen gefunden, darunter 5mal osteogene Sarkome. Solche osteogenen Sarkome bei dieser Berufsschädigung machen 27%, gegenüber einer Häufigkeit von nur 0,07% bei den Kontrollfällen aus. Die Mehrzahl der Todesfälle — bis 1933 23 — sind aber nicht durch Tumoren, sondern durch Anämien, Knochennekrosen und sekundäre Infektion eingetreten. Der Gehalt der Leichenknochen an radioaktiven Substanzen erweist sich in solchen Fällen als so groß, daß er an den Knochen unschwer photographisch nachgewiesen werden kann. Die Menge der aufgenommenen und gespeicherten radioaktiven Substanzen wird mit 14 180 γ angegeben. Bei einem Manne, der in 5 Jahren 1400 Flaschen radioaktiven Wassers mit je 2 γ Gehalt konsumierte, sind im Skelet 73 γ nachgewiesen worden.

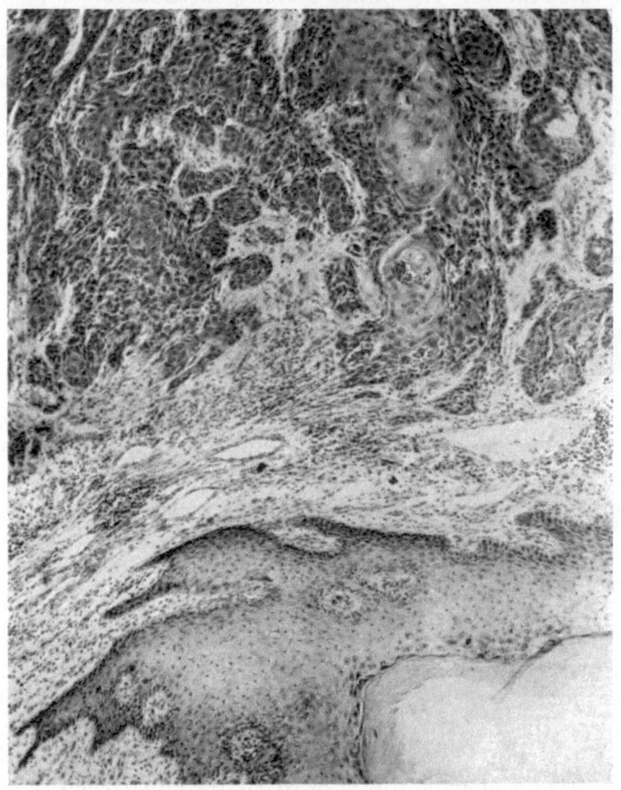

Abb. 5. Plattenepithelcarcinom der Haut nach Überdosierung von Röntgenstrahlen beim Menschen. (Aus F. BÜCHNER: Allgemeine Pathologie, 2. Auflage.)

Als Berufskrebs durch radioaktive Substanzen dürfen wir ferner, wenigstens mit großer Wahrscheinlichkeit, den *Lungenkrebs der Schneeberger und Joachimstaler Grubenarbeiter* ansehen. In Schneeberg im Erzgebirge ist schon seit ein paar Jahrhunderten diese „Bergkrankheit" bekannt[1]. Was sich aus den ungemein zahlreichen Mitteilungen der Forscher auf diesem Gebiet derzeit aus gesicherten Tatsachen ergibt, ist folgendes:

1. An dem Lungenkrebs erkranken lediglich die Grubenarbeiter, die das Gestein bearbeiten, und auch nicht in allen Schächten, nicht aber andere. Die Latenzzeit bis zum Auftreten der ersten eindeutigen Erkrankungszeichen ist etwa auf 17 Jahre anzusetzen; das Durchschnittsalter beim Tod durch den Lungenkrebs — meist 1—2 Jahre nach Auftreten der ersten Symptome — wird mit 42 Jahren angegeben gegenüber einem durchschnittlichen Todesalter der *nicht* im Bergbau beschäftigten Bevölkerung mit 59 Jahren. Für die heute allerdings nur noch in geringer Zahl beschäftigten Grubenarbeiter hat man früher für den Schneeberger Lungenkrebs eine Mortalität mit 70%, für den Joachimstaler Lungenkrebs mit 30% angegeben, nach einer 8—12jährigen Arbeit in den Gruben.

[1] Für Schneeberg siehe die Arbeiten HARTUNG und HESSE 1879, UHLIG 1921, ROSTOSKI und SAUPE und SCHMORL 1928; für Joachimstal PIRCHAN und ŠIKL 1932. Näheres bei BAUER 1949 und PELLER 1952.

1937 sind in 4 Jahren bei 35 obduzierten Bergleuten 14 Lungenkrebse, also etwa 40%, festgestellt worden[1], was immerhin ein mehrfaches der durchschnittlichen Häufigkeit des Lungenkrebses im Sektionsgut bedeutet. Bemerkenswert ist, daß gerade für Joachimstal angegeben wird, daß ungemein rasch nach dem Auftreten der ersten klinischen Symptome, schon nach 6—10 Wochen der Tod eintritt.

2. Entgegen den früher vertretenen Ansichten darf es heute als sicher gelten, daß bei diesem Berufskrebs *nicht* die Einatmung von Gesteinstaub — bei dem neben Silikaten, auch Arsen und Kobalt in Frage kämen — an der Krebsentstehung schuld ist; eine unterstützende Wirkung kann den Pneumokoniosen auch kaum zugesprochen, nach den bisherigen Erkenntnissen aber auch nicht mit Sicherheit abgesprochen werden.

3. Nun haben die seit 1923 laufenden Untersuchungen ergeben, daß die Grubenluft, besonders in einigen der auch schon lange bei den Arbeitern „verrufenen" Schächten sehr reich an Radiumemanation (Radon) ist. Der Gehalt hieran ist bis zu 50 ME bestimmt (zum Vergleich mit maximal 22,5 E im Emanatorium in Oberschleuma). Das Tropfwasser an der Arbeitsstätte der Hauer hat 166—221 ME enthalten. Ausscheidungskontrollen der Hauer ergaben 21,2 bis 29,4 ME im Urin.

Für Joachimstal werden nicht ganz so hohe Werte angegeben; immerhin 30—40 ME. 3—5 ME in der Grubenluft werden praktisch nicht als gefährlich angesehen, wenigstens nicht, wenn die Arbeit in diesen Schächten nicht allzulange andauert und in nicht allzulangen Zeiträumen ein Arbeitsplatzwechsel erfolgt[2].

Bei diesem Stand der Dinge wird man heute für den Schneeberger und Joachimstaler Lungenkrebs die radioaktiven Strahlen (speziell durch Radon) als wesentlichen ätiologischen Faktor bezeichnen dürfen, und vermutlich auch als *den* carcinogenen Faktor. Die experimentellen Untersuchungen zu dieser Frage haben bislang noch kein entscheidendes Ergebnis gehabt. Von den in den Schneeberger Gruben gehaltenen Versuchstieren (Mäusen, Ratten, Meerschweinchen) sind bei 28 von 30 verstorbenen Mäusen 7mal makroskopisch erkennbare Tumoren gefunden worden. Bei diesen 7 Lungentumoren handelte es sich einmal um ein papilläres Adenocarcinom des rechten Unterlappens; einmal um ein papilläres Adenocarcinom des linken Unterlappens; zweimal um recht undifferenzierte Tumoren der Lungenwurzel, und zweimal um tumorartige systematisierte Hämangioreticulome. Das besagt also, daß die gewöhnlichen Typen der Lungenkrebse des Menschen, und zwar auch des Schneeberger Lungenkrebses, bei Maus und Ratte bis jetzt nicht gefunden worden sind. Indes darf man aus diesen Befunden bei den Versuchstieren (Mäuse und Ratten) nicht Rückschlüsse auf Menschen ziehen. Daß es sich bei diesen Tumoren der Tiere nicht um Spontantumoren gehandelt hat, wird daraus recht wahrscheinlich, daß die Häufigkeit der Spontantumoren bei den verwendeten Stämmen nur 2—3% betrug, bei den Grubenversuchstieren aber 25% der Tiere nach einer Exposition von 82—302 Tagen Tumoren aufwiesen[3].

Wir haben einen kurzen Überblick über die sog. Berufskrebse gegeben, und es geht aus diesen Ausführungen hervor, daß wir für alle diese Krebse nicht eine übereinstimmende spezifische Ursache annehmen dürfen. Vielmehr zeigt sich schon auf das deutlichste, daß äußere Einwirkungen der verschiedensten Art, physikalische und chemische „Reize", eine Krebswucherung hervorrufen können.

Bei den genannten Berufen, mit den für sie typischen Krebsformen und -lokalisationen, erkrankt auch niemals jeder in diesem gefährdeten Beruf

[1] FINGERLAND 1937. [2] HEINER 1949. [3] Vgl. HUECK 1937 und DÖHNERT 1938.

Beschäftigte mit einer bösartigen Neubildung, sondern es müssen offenbar noch eine ganze Reihe von anderen Bedingungen erfüllt sein, damit das krebserregende Agens wirksam werden kann.

Wenn wir, nach dem eingangs Gesagten, die hier angeführten Faktoren (chemische Agentien, Strahlen usw.) auch als tatsächlich kausale bezeichnen dürfen, so handelt es sich eigentlich lediglich um eine Folgerung aus klinischer und pathologisch-anatomischer Statistik. Als eine solche statistische Feststellung ist sie aber noch nicht voll beweiskräftig. Die Beweiskraft wird dann wesentlich größer, wenn wir durch das Experiment die Probe aufs Exempel machen. Hier können wir sagen, daß es mit allen bislang angeführten Agentien und unter vielfach variierten Bedingungen gelingt, Tumoren beim Tier zu erzeugen und so das vermutliche „Geschehen“ beim Menschen nachzuahmen. Es glückt offenbar vielfach nur bei einer Tierart oder bei *einer* Tierart besonders leicht.

Es ist hier nicht der Ort auf diese Tierversuche im einzelnen einzugehen. An gegebener Stelle werden wir die Erfahrungen aus der experimentellen Pathologie der Tumoren heranziehen. Es kann kein Zweifel sein, daß der positive Ausfall derartiger Tierversuche einen wesentlichen Indizienbeweis für unsere Ansichten über die ursächliche Bedeutung irgendwelcher Reize für die Krebsentstehung abgibt. Der negative Ausfall solcher Versuche bei einer Tierart oder selbst bei allen Tierarten, an denen diese Versuche angestellt wurden, liefert aber keine strikten Beweise gegen die vertretene kausale Bedeutung, worauf später noch kurz einzugehen sein wird.

Nach den Erkenntnissen, die wir bei den „*Berufs*krebsen“ gewonnen haben, muß natürlich als nächstes untersucht werden, wie weit die bislang bei den Berufskrebsen erkannten krebserzeugenden Agentien nicht auch für die übrige Bevölkerung, also außerhalb des gefährdeten Berufes in Frage kommen könnte. Es könnte ja sehr wohl sein, daß solche Stoffe auch — allerdings nur unter ganz besonderen Bedingungen — außerhalb der beruflichen Beschäftigung einwirken könnten. Man würde dann allerdings mit größter Wahrscheinlichkeit annehmen dürfen, daß dies nur bei einer langdauernden Exposition solchen Reizen gegenüber möglich wäre, denn vermutlich würden diese Reize nur in sehr abgeschwächter Form einwirken. Bei solchen Untersuchungen, die die gesamte Bevölkerung betreffen, kann man sich wiederum nur auf sorgfältige klinische Beobachtung und in der Regel nur auf eine anatomische und histologische Bestätigung der Tumordiagnose stützen. Aber ein solches statistisches Beobachtungsgut ist alles andere als „homogen“; daher ist seine statistische Beweiskraft geringer als im Fall der Berufskrebse.

2. Ergebnisse der geographischen Pathologie.

Einfluß der Ernährung und der Genußmittel.

Man möchte erwarten, daß wir durch die Untersuchungen der *geographischen Pathologie* in der Lage wären, ein statistisch einigermaßen homogenes Beobachtungsgut wie bei den Berufskrebsen zu erhalten. Läßt sich z. B. feststellen, daß in der Bevölkerung eines geographisch gut abgrenzbaren Bezirkes mit einer möglichst wenig schwankenden Bevölkerung, oder vielleicht auch in größeren bioklimatisch möglichst einheitlichen Ländern Krebse häufiger oder seltener auftreten als in anderen Ländern, oder aber, daß in einem solchen Bezirk häufiger Tumoren bestimmter Organe, vielleicht sogar bestimmter Systeme auftreten als in anderen, so werden hier sehr wohl charakteristische Bedingungen und Ursachen für die Verschiedenheit vorliegen. Bei der Vielfältigkeit der Bedingungen wären wir hier etwa in der Lage wie der Mathematiker bei der Lösung einer Gleichung mit vielen Unbekannten! So könnten wir in der geographischen Pathologie vielleicht einen der Faktoren, die in Frage kommen, als für ein bestimmtes Land nicht vorhanden ausschließen und vielleicht auch umgekehrt einen positiven Faktor durch die vergleichende geographisch-pathologische Beobachtung wahrscheinlich machen. Leider aber liegen in dieser Hinsicht zwar sehr viele Einzelberichte vor, aber kaum ein einziger genügt nur den geringsten Anforderungen der Kritik. Wir wissen ja schon für Deutschland — das gilt für die Bundesrepublik genau so wie für die DDR —, daß wir über die tatsächliche Häufigkeit der Krebse überhaupt, aber auch der Organkrebse kaum irgendwelche wirklich brauchbaren statistischen Unterlagen haben. Denn die Statistiken aus den klinischen Anstalten (überwiegend aus den Frauenkliniken und den chirurgischen Kliniken) geben auch heute noch ein recht unvollkommenes Bild zu dieser Frage. Von der Auskunft, die uns die amtlichen Todesursachenstatistiken liefern, schweigen wir hier besser. Ein Vergleich der Krebsstatistiken der verschiedensten Länder Europas oder der USA, auch einiger Länder Afrikas und Asiens miteinander, ist in Hinsicht auf die uns hier interessierenden Fragen einfach nicht tunlich. Dabei darf gewiß nicht verkannt werden, daß die Krebsstatistiken verschiedener Länder von sehr verschiedener Zuverlässigkeit sind, und daß es wieder einzelne Länder gibt, deren Statistiken wesentlich zuverlässiger sind als die anderer, vielleicht benachbarter Länder. Hier wäre nun gleich auch die Frage zu erörtern, ob irgendeine *rassenmäßig bedingte Disposition zu Tumoren* überhaupt, vielleicht sogar zu Tumoren bestimmter Organe besteht. Wir müssen dabei unter Rasse eine Bevölkerung verstehen, bei der erbmäßig irgendwelche typischen körperlichen und geistigen Merkmale vorhanden sind, Das ist kaum je mit Bestimmtheit zu behaupten, weil für den Phänotyp auch Umwelteinflüsse von Bedeutung sind. Man wird bei dieser Schwierigkeit besser von der Bezeichnung „rassenmäßig" ganz absehen und die Beurteilung nach den oben ausgeführten Ansichten über die Möglichkeit einer geographischen Pathologie gestalten.

Es ist früher allgemein und zwar mit großer Bestimmtheit gesagt worden (auch ich habe früher einmal dem zugestimmt), daß epitheliale Krebse bei den *Negern* äußerst selten seien, oder überhaupt nicht vorkämen. Das ist nach unseren heutigen Kenntnissen unhaltbar; je mehr und je besser in dem Heimatlande der betreffenden Negerstämme die Verhältnisse untersucht sind, desto mehr ergibt sich, daß Epithelkrebse auch bei den Negern vorkommen, daß sie sogar ganz häufig sein können, und daß sie für bestimmte Lokalisationen um ein Vielfaches häufiger sind als dies z. B. für Deutschland zutrifft, z. B. die primären Leberkrebse.

In den Statistiken aus den Vereinigten Staaten, in denen in der Gesamtheit die Negerbevölkerung etwa ein Zehntel ausmacht, wird immer unterschieden zwischen der „weißen" und der „farbigen" Bevölkerung, die praktisch mit den Negern identisch ist. Man sieht aus diesen Statistiken, daß die Unterschiede in der Krebshäufigkeit nicht ganz so ausgeprägt sind und daß die Häufigkeit bestimmter Krebslokalisationen bei den Negern sich um so mehr den Werten für die weiße Bevölkerung nähert oder sogar angleicht, je mehr die Neger sich in den Umwelteinflüssen von der weißen Bevölkerung nicht mehr unterscheiden.

Daß bei vielen Völkern, besonders auch in den warmen Zonen, die *Sarkome* relativ viel häufiger sind als z. B. in Deutschland, ist unbestritten. Für manche Gegenden ist sogar festgestellt, daß Sarkome an Häufigkeit die Krebse übertreffen. Aber das hat mit einer erbbedingten rassenmäßigen Disposition nicht das geringste zu tun. Entscheidend sind hier nur die Umweltfaktoren.

Am besten sind wir unterrichtet über den *Magenkrebs in Indonesien* und zwar durch kritische, sehr ausgedehnte Untersuchungen verschiedener holländischer Forscher. Diese Untersuchungen haben gezeigt, daß der Magenkrebs bei den Malaien äußerst selten ist, bei den in Indonesien lebenden Chinesen dagegen fast ebenso häufig wie bei den Weißen in Indonesien und in deren Heimatland Holland. Man möchte hier gerne einen Beweis dafür sehen, daß die „Malaische Rasse" sich gegenüber der „Chinesischen Rasse" weitgehend verschieden verhalte. Aber dies trifft doch nicht zu, obschon die Umweltbedingungen für die Malaien und Chinesen, Plantagenkulis, praktisch ganz die gleichen sind. Aber in der Ernährung, vielleicht ganz speziell in der Wahl von Genußmitteln, bestehen grundlegende Unterschiede.

Ein anderes, vielleicht noch schlagenderes Beispiel ist die große Häufigkeit des primären Leberkrebses in Asien und in Zentral- und Südafrika. Bei den Bantunegern, die als Arbeiter in den Südafrikanischen Minen beschäftigt sind, ist der primäre Leberkrebs 10—80mal so häufig wie z. B. in Deutschland; übrigens ist er auch bei den Negern in USA ziemlich genau doppelt so häufig wie bei den „weißen Amerikanern". Aus den schönen Untersuchungen von BERMAN (1951) möchte ich schließen, daß die große Häufigkeit des primären Leberkrebses bei Bantunegern und auch das sehr frühzeitige Auftreten, nämlich fast immer schon zwischen 30 und 40 Jahren und auch häufig genug vor dem 30. Jahre, auf Fehler in der Ernährung zurückzuführen ist; diese Leberkrebse entwickeln sich fast immer auf dem Boden einer Lebercirrhose, die bei diesen Stämmen auf Grund der besonderen Ernährungsverhältnisse — wohl hauptsächlich infolge Mangels an tierischem Eiweiß — so enorm verbreitet ist und auch schon in der Jugend viele Opfer fordert. Gleichsinnige Beobachtungen an Senegalnegern verdanken wir ROULET (1951).

Wenn also z. B. behauptet wird, der Homo europaeus erkrankt doppelt so häufig an Krebs wie der Homo alpinus oder die mediterrane Rasse, so ist es völlig unbewiesen, daß dem so ist[1]. Selbst wenn die Zahl als solche zutreffen sollte, so wäre auch hier eine größere Frequenz von Tumoren nicht durch die Zugehörigkeit zu einer bestimmten „Rasse" bedingt, sondern durch Besonderheiten der Umwelt. Man kann also heute nur so viel sagen, daß eine rassenmäßige Disposition zum Krebs nicht erwiesen ist und daß die für manche Organkrebse nachgewiesene größere Häufigkeit auf exogenen Faktoren beruht.

Erwähnt seien noch die Untersuchungen über die Krebshäufigkeit bei Jüdinnen. Der Cervixkrebs ist bei ihnen wesentlich seltener als bei Nichtjüdinnen[2], aber nach PELLER ist hier offenbar *kein* rassenbedingter Unterschied anzunehmen! Auch nach STEINER spricht für die Neger in Kalifornien der *Umwelt*faktor die wesentliche Rolle für die Carcinogenese nicht ein genetischer Faktor.

Wenn wir nun nach Ausschluß der schon besprochenen Berufskrebse auf die möglichen ätiologischen Faktoren für die Krebsbildung der übrigen Bevölkerung eingehen wollen, so wird es natürlich das Gegebene sein, wenn wir hier gleich auf die häufigsten Krebslokalisationen eingehen und das sind immer noch für beide Geschlechter zusammen genommen die Krebse des Magen-Darmtrakts, die schätzungsweise für das männliche Geschlecht 35% aller Krebse ausmachen (Magen 20%, Darm 15%) und für das weibliche Geschlecht 29% (Magen 15%, Darm 14%). Wir werden also zunächst fragen müssen, ob diese Krebse irgendwie in Zusammenhang stehen mit der Art der Ernährung, wobei natürlich, sowohl die quantitativen Verhältnisse (praktisch die durchschnittliche Calorienzufuhr) wie auch die qualitativen Verhältnisse zu berücksichtigen sind.

---

[1] PITTARD 1933. [2] PELLER 1952, OBER und REINER 1955.

Über den Einfluß der *Ernährung* auf die Krebsbildung ist unendlich viel geschrieben und behauptet worden. Eine Durchsicht des großen einschlägigen Werkes von FR. L. HOFFMANN „Cancer and diet", erschienen 1937, läßt erkennen, wie wenig Sicheres wir über die Ernährungsfragen wissen. Es scheint sich allmählich herauszustellen, daß eine *calorienreiche Ernährung* das Auftreten des Krebses eher begünstigt. Über die qualitativen Verhältnisse der Nahrung ist aber vorerst für den Menschen gar nichts Sicheres auszusagen, insbesondere nicht darüber, ob vermehrte oder verminderte Zufuhr von Eiweiß oder von Lipoiden bedeutsam ist. Es scheint, daß verminderte Zufuhr von tierischem Eiweiß und ein Cholinmangel das Auftreten von Krebs begünstigt. Über die Beziehungen der verschiedenen Vitamine zur Krebsbildung und auch über die gegenseitige Beziehung der Vitamine dabei, wissen wir ebenfalls für den Menschen gar nichts Sicheres, und aus den Tierversuchen ist auch kaum etwas Brauchbares zu berichten oder besser zu entnehmen, da die verschiedenen Untersucher vielfach unter ganz verschiedenen Bedingungen ihre Versuche gestaltet haben und z. B. die Frage der Calorienmenge nicht genügend berücksichtigt wurde.

Über die cancerogene Bedeutung einiger weniger *Genußmittel* sind wir etwas besser unterrichtet. So treten bei *Betel*kauern, besonders in Indochina, Siam und Niederländischindien, häufig Tumoren an Zahnfleisch, Wangen, Gaumen und Zunge auf, besonders aber auch an der Unterlippe. Das weibliche Geschlecht ist dabei mehr betroffen als das männliche. Schon bei den Jugendlichen sind diese Tumoren nicht selten. Die Tumoren sind gestielt oder breitbasig aufsitzende Fibroepitheliome, überwiegend aber verhornende Faserepithelkrebse. Es sind aber auch rasch wachsende Spindel- und Rundzellsarkome beobachtet worden. Am Gaumen werden auch Zylinderzellkrebse, besonders bösartig bei Jugendlichen in den zwanziger Jahren, gefunden. Alle möglichen Wucherungsprozesse, Cystenbildungen und auch Mischtumoren sind in den Speicheldrüsen gefunden worden.

Der Betelpfeffer, aus der Arecanuß, dem Samen der Betelpalme hergestellt, wird mit rotgefärbtem Kalk vermischt, auf einem Blatt in Zigarrenform gedreht und nach Art eines „Priems" im Mund gehalten; der Speichel wird nicht verschluckt[1]. Der Krebs bei den Betelkauern soll nur entstehen, wenn ein Zusatz von Tabak zu dem Betel erfolgt[2]. Eine Mischung von Kalk und Tabak, anscheinend ohne Betel wird auch in einigen indischen Provinzen als Ursache des „*Khaini*"krebses angeschuldigt. Wie weit nun bei diesen Betelkrebsen das mechanische Moment oder die Wirkung bestimmter Stoffe, möglicherweise die von Tabaksubstanzen, die carcinogene Wirkung ausmachen, ist unbekannt. Vermutlich spielt das für den Betel spezifische Arecolin keine Rolle.

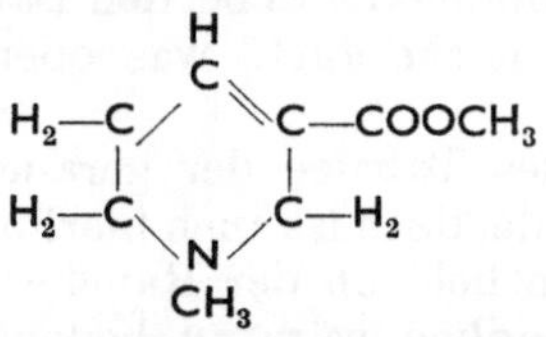

```
              H
              C
   H₂—C ⁄        ⸌C—COOCH₃
      |           |
   H₂—C ⸌       ⁄ C—H₂
            N
            CH₃
```

Nach KHANOLKAR (1954) spielt bei den Mundhöhlenkrebsen in Ceylon Betel eine ganz untergeordnete Rolle gegenüber dem Tabak. Immerhin scheint es so zu sein, daß das carcinogene Agens dabei ein echtes determinierendes Agens, nicht nur ein auslösender Faktor ist.

Von weiteren Genußmitteln wäre der *Alkohol* zu untersuchen, und zwar praktisch nur der Äthylalkohol und auch dieser, nur bei langdauernder Zufuhr

---

[1] Nähere Angaben bei SCHNEIDER 1941. [2] CLEMMESEN 1954.

in größeren Mengen. Wir prüfen hier nur die Frage, ob chronischer Alkoholismus als solcher und als einziger Faktor Krebse des Magen-Darmtrakts hervorrufen kann. Sprechen irgendwelche statistische Feststellungen in diesem Sinne?

Das ist glatt zu verneinen. Eine experimentelle Erzeugung von Krebsen durch Alkohol ist in der Mundhöhle und in der Speiseröhre, vor allem aber im Magen und Darm bei den verschiedenen Versuchstieren noch niemals geglückt; allerdings brauchte dieses negative Ergebnis bei den Tieren keinen strikten Beweis gegen eine ätiologische Bedeutung des Alkohols beim Menschen zu bedeuten. Die weitere Frage: werden bei Alkoholikern Krebse des Magen-Darmtrakts — oder vielleicht auch sonst Krebse — häufiger beobachtet als bei Abstinenten, ist ebenfalls zu verneinen. Nach vielen und immer wieder zitierten Statistiken soll z. B. bei den Bierbrauern die Krebssterblichkeit bis doppelt so hoch sein, als dem Durchschnitt in dem betreffenden Lande entspricht. Wenn auch diese Tatsache wirklich zu Recht bestehen sollte, so erlaubt das keineswegs die Deutung, daß der Alkoholmißbrauch der schuldige Faktor sei. Ebensowenig ist die Deutung gerechtfertigt, daß wegen des Alkohols bei Schankwirten Krebs der Zunge und Speiseröhre bis 25mal so häufig sein soll als bei Geistlichen. Die geographische Pathologie bringt wenigstens für den Speiseröhrenkrebs hier ein bedeutendes Argumentum e contrario.

In Ostasien, und zwar in Ländern, in denen chronischer Alkoholismus praktisch gar keine Rolle spielt, ist der Speiseröhrenkrebs um ein Vielfaches häufiger als in Deutschland. Da nun der Speiseröhrenkrebs beim männlichen Geschlecht — soviel ich sehe in der ganzen Welt — etwa 10mal häufiger ist als beim weiblichen Geschlecht, wird gefolgert, das entspräche der 6—10mal so großen Häufigkeit des Alkoholismus bei den Männern gegenüber dem weiblichen Geschlecht. Stimmte diese Deutung, dann müßte man auch fordern, daß bei Frauen mit Speiseröhrenkrebs es sich allemal um Alkoholikerinnen handele — was bis jetzt noch nirgends dargetan werden konnte. Andere Forscher bringen die größere Häufigkeit des Speiseröhrenkrebses beim Mann in ursächliche Beziehungen zum Rauchen, andere wieder zu Hitzewirkung (Verbrennung), worüber später noch etwas zu sagen sein wird.

Sehr wichtig ist die Frage nach der Bedeutung des *Tabakrauchens* für die Krebsentstehung. Dabei kommt zunächst in Frage das Pfeifenrauchen, besonders mit den üblichen kurzen Shagpfeifen. Über sichere Beobachtungen von Krebs beim Rauchen von Wasserpfeifen oder den im fernen Osten üblichen Pfeifen, ist mir nichts bekannt. Zweitens kommt in Frage das Zigarrenrauchen, drittens das Zigarettenrauchen, viertens der Kautabak (hier gibt es nur ganz vereinzelte Mitteilungen). Die Inhalation von Schnupftabak scheint bei den häufigen Krebsen des Antrum maxillare bei den Bantunegern eine Rolle zu spielen (HURWITZ 1955). Man vergleiche auch, was oben über das Betelkauen gesagt wurde.

Sicher spielt die Art des Tabaks, der geraucht wird, nach Herkunft und Herstellung eine gewisse Rolle, doch ist auch hierüber kaum etwas Entscheidendes bekannt. Sodann ist wesentlich, ob der Raucher inhaliert (das sog. „über die Lunge Rauchen"). Und endlich wäre zu bedenken, daß beim Rauchen entstehende Produkte im Mundspeichel gelöst und verschluckt werden können. Die meisten Arbeiten auf dem Gebiete des Raucherkrebses stammen von ROFFO.

Die „Rauchstraße", nämlich Kehlkopf, Lunge — und dann die Straße: Mundhöhle, Speiseröhre, Magen — soll bei Rauchern prozentual erheblich öfter von Krebs befallen sein als bei Nichtrauchern und im Darmkanal wäre der Mastdarm häufiger befallen, während im übrigen Darm bei den Nichtrauchern die Krebse überwiegen und das gelte auch für den Hautkrebs.

Diese Feststellungen bringen zunächst noch keinen strikten *Beweis* für die cancerogene Wirkung des Rauchens. Aber die vielfachen, und vielfach variierten Versuche mit Tabakteer und auch die Rauchversuche an Mäusen, Ratten und Meerschweinchen sprechen ganz eindeutig dafür, daß in Tabakprodukten beim Rauchen eine carcinogene Substanz enthalten ist. Eine Isolierung dieser Substanz, die nach ROFFO als Tabakbenzpyren vermutet wird, ist allerdings noch nicht eindeutig gelungen. Meines Erachtens sind am ehesten die statistischen Feststellungen von SADOWSKY und Mitarbeitern (1953) an 1990 Krebsfällen zu verwerten. Danach ergäbe sich statistisch eine Korrelation für Lippenkrebs und *Pfeifen*rauchen, für Larynxkrebs und *Zigaretten*rauchen, für Lungenkrebs und *Zigaretten*rauchen — indes keine Korrelation beim Pharynxkrebs. Aber auch in diesem Untersuchungsgut sind die verfügbaren Zahlen doch noch beschränkt: 104 Fälle von Speiseröhrenkrebs, nur 85 Fälle von Pharynxkrebs; von Lippenkrebs allerdings 571 Fälle und von Lungenkrebs 477 Fälle. Daher darf man die Beweiskraft dieser Feststellung nicht allzuhoch anschlagen.

Ein wenig anders steht es mit der Frage, ob ätiologische Beziehungen zwischen dem *Lungenkrebs* (Bronchialkrebs) *und Tabakrauchen* bestehen. Das Schrifttum schwillt täglich hierüber mehr an, neuerdings besonders durch Arbeiten aus England und den USA, etwas weniger aus Deutschland. Die monographische Bearbeitung durch LICKINT (1953), die auch das außerdeutsche Schrifttum sehr weitgehend berücksichtigt, ist nach kaum 2 Jahren schon in manchem überholt. Ich möchte zunächst die Tatsachen anführen, die in dieser Frage heute wohl als gesichert gelten. 1. Der Lungenkrebs (Bronchialkrebs) hat in den letzten Jahrzehnten stetig zugenommen, und nimmt noch weiter zu. Beim männlichen Geschlecht nimmt er, mindestens in Deutschland, jetzt die erste Stelle in der Krebshäufigkeit ein, ungefähr 30% der Krebse beim Manne überhaupt. 2. Vom Lungenkrebs befallen sind bei den Männern fast ausschließlich nur starke und stärkste Raucher und überwiegend *Zigaretten*raucher, wobei für die stärksten Raucher ein täglicher Zigarettenverbrauch von 20 Stück oder mehr festgestellt wird. Es wird eine durchschnittliche Expositionszeit von 20 Jahren errechnet. 3. Bei den viel selteneren Bronchialkrebsen der Frau ist die Zunahme noch nicht so deutlich statistisch gesichert wie beim Mann. Eindeutig aber steht fest, daß bei den lungenkrebskranken Frauen die Zahl der Nichtraucherinnen viel größer ist als beim Mann. 4. Für einige Länder läßt sich zeigen, daß in den letzten Jahrzehnten die Zunahme des Lungenkrebses ziemlich parallel geht mit der Zunahme des Zigarettenverbrauchs. Aus diesen Tatsachen wird man vorerst nur bedeutsame Indizienbeweise für eine ätiologische Bedeutung des Zigarettenrauchens für den Bronchialkrebs ableiten können, nicht aber den Schluß ziehen dürfen, daß lediglich das Zigarettenrauchen ätiologisch in Frage käme, denn man hat ja wichtige Gründe, daß auch eine Verunreinigung der Luft, und zwar auch außerhalb von Räumen, in denen Tabak geraucht wird, bedeutsam sein könnte. So ist neuerdings, besonders in England, z. B. für London und Manchester, ein beachtlicher Benzpyrengehalt der Luft nachgewiesen worden, der natürlich mit dem Tabakrauchen nichts zu tun hat. Die gefundenen Benzpyrenwerte sind übrigens örtlich äußerst verschieden. Nicht ganz ausschließen kann man übrigens auch aliphatische Kohlenwasserstoffe der Atmosphäre (KOTIN und FALK 1955). Nach KREYBERG (1954) wäre für den Lungenkrebs der Rauch in Industriegebieten ohne Einfluß, dagegen disponierte das Leben in der Stadt eher zu Lungenkrebs als das Leben auf dem Lande. Aus dem Umstand heraus, daß beim weiblichen Geschlecht der Lungenkrebs erheblich seltener ist als beim männlichen Geschlecht — nach den Sektionsbefunden beläuft sich das Verhältnis ungefähr 5,5—7,5:1 — darf man nicht einfach schließen, daß das Zigarettenrauchen beim weiblichen Geschlecht eben nur in einem 5—7fach geringeren Maße üblich sei als beim männlichen Geschlecht. Wenn man aber feststellt, daß das Zigarettenrauchen auch beim weiblichen Geschlecht mindestens seit 30 Jahren ganz erheblich zunimmt, so müßte man erwarten, daß nach einer ebenso langen Latenzzeit wie beim Manne, also etwa 20 Jahren, der Lungenkrebs bei der Frau häufiger würde und die Verhältniszahl für die Häufigkeit beim Mann und Frau müßte sich immer mehr angleichen; aber genau das Gegenteil trifft zu, wie ich an anderem Orte ausführlich dargetan habe. Wenn vor etwa 30 Jahren das Häufigkeitsverhältnis ungefähr 3:1 bei Mann und Frau betrug, so hat es sich in den letzten Jahrzehnten konstant verschoben, so daß es heute, wie oben erwähnt, 6—7:1 erreicht hat. Es ist wohl auch bemerkenswert, daß die Zahl der drüsig strukturierten Carcinome bei der Frau relativ viel häufiger ist als beim Mann. Man wird daraus wohl den Schluß ziehen dürfen, daß irgendwelche geschlechtsbedingten Faktoren, abgesehen von den exogenen Faktoren, hier eine Rolle spielen, oder mit anderen Worten, daß *das Tabakrauchen mindestens bei der Frau nicht die einzige Ursache* des Lungenkrebses sein kann.

Es wurde schon erwähnt, welch große Rolle unter den carcinogenen Stoffen bestimmte aromatische Kohlenwasserstoffe spielen, insbesondere

I 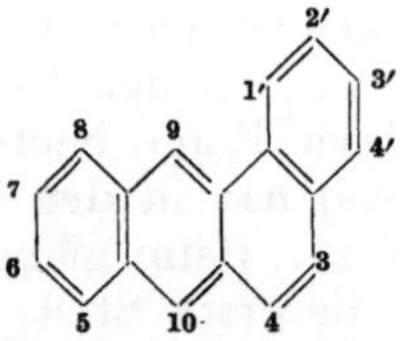 2′ 3′ 1′ 4′ 8 9 7 6 3 5 10 4 II 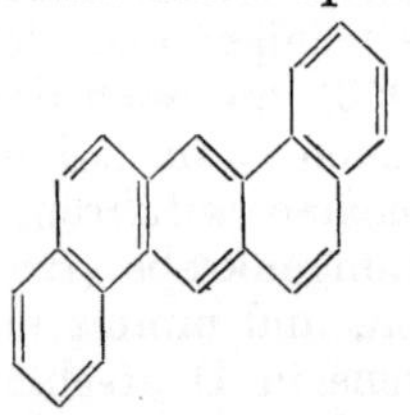 III H_3C H_2C CH_2

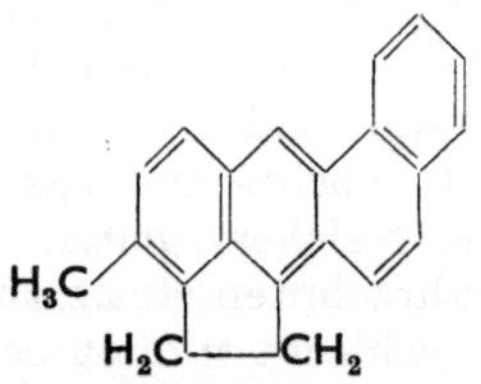

Methylhomologe des 1.2-Benzanthracens (Formel I), 1.2.5.6-Dibenzanthracen (Formel II), 3.4-Benzpyren s. oben und endlich das Methylcholanthren (Formel III).

Hier hat die experimentelle Geschwulstforschung wichtige Ergebnisse gebracht. Anhangsweise soll hier noch angeführt sein, daß von *Gummi*präparaten, z. B. von Gummistopfen, aber auch von Autoreifen nach FALK und Mitarbeitern sich Extrakte gewinnen lassen, die bei Mäusen durch Hautpinselung oder durch subcutane Injektion Tumoren erzeugen (mit einer 15%igen Lösung sogar in 46%). Aus den Gummis wurden 8 verschiedene Kohlenwasserstoffe isoliert, darunter auch 3 als Carcinogene bekannte, so z. B. das 3.4-Benzpyren. Da diese Stoffe nur schwer löslich sind, könnten sie als Carcinogene für den Menschen wohl nur dann in Frage kommen, wenn sie in organischen Lösungsmitteln gelöst sind.

3. Mechanische, besonders traumatische Faktoren bei der Krebsentstehung.

Die Frage, ob mechanisch-traumatische Faktoren für die Krebsentstehung eine Rolle spielen, ist vielleicht theoretisch nicht so wichtig wie aus rein praktischen Gründen; unsere Stellungnahme in den Fragen der Unfallbegutachtung ist natürlich durchaus davon abhängig, ob wir einem Trauma eine Rolle für die Entstehung einer Geschwulst zuerkennen oder nicht. Wir haben praktisch so außerordentlich häufig zu der Frage Stellung zu nehmen, ob eine Geschwulst die direkte unmittelbare oder sicher viel häufiger, eine mittelbare Folge eines Unfalls gewesen sein kann und hier haben wir nach dem, was wir ganz zu Beginn unserer Ausführungen gesagt haben, die Frage zu klären, ob bei dem gegebenen Sachverhalt der Unfall, das Trauma aus dem ganzen Prozeß nicht wegzudenken ist.

Daß ein lediglich mechanisch wirkendes Trauma eine Geschwulstbildung veranlaßt und zwar nur an dem Orte, an dem das Trauma eingewirkt hat, ist sicher im ganzen selten, jedenfalls viel seltener als die praktizierenden Ärzte es zumeist annehmen. Sofern ein Zusammenhang zwischen Trauma und Geschwulst faktisch besteht oder wenigstens nach unseren heutigen Kenntnissen nicht unbedingt verneint werden kann, ist zumeist festzustellen, daß zu dem mechanischen Trauma schon bei der Wundsetzung noch andere weitere Faktoren hinzukommen. Ein eingedrungener Fremdkörper kann z. B. außer seiner rein mechanischen Wirkung unter Umständen chemische Stoffe in Freiheit setzen. Ebenso ist das Hinzukommen infektiöser Prozesse zu beachten. Es ist nun fast nie so, daß sich ein echter Tumor unmittelbar nach der Einwirkung eines einmaligen Traumas an Ort und Stelle entwickelt und klinisch und morphologisch nachweisbar wird. Ganz seltene Ausnahmen stellen hier traumatische Knochenveränderungen, z. B. Fraktur- und Schußbrüche dar, bei denen sich Knochensarkome oder Weichteilsarkome an der Stelle und in der Umgebung des verletzten Knochens bilden. Tritt ein solcher Tumor schon 2 Monate oder noch kürzere Zeit nach dem Trauma auf, so vertreten wir im allgemeinen den Standpunkt: hier liegt *keine* Verursachung des Tumors durch das Trauma vor. Das Trauma spielt hier, wenn überhaupt, nur die Rolle eines auslösenden, realisierenden Faktors bei einer besonderen lokalen Beschaffenheit des Gewebes am Ort der Traumaeinwirkung. Nach der üblichen Bezeichnung bestünde an diesem Ort eine besondere Geschwulstdisposition, und zwar offenbar insofern, als hier schon eine Geschwulstanlage vorhanden gewesen sein müßte. Ein Beispiel dafür wäre etwa die Entwicklung eines, vielleicht sehr schnell wachsendes malignes Melanosarkoms nach einem Trauma, das den Bereich eines Pigmentnaevus trifft. Umgekehrt könnte man in einem solchen Falle sagen, der bei dem Trauma schon vorliegende Gewebszustand sei der einer *Präcancerose* gewesen. Es kann auch die Auffassung zutreffen, daß das Trauma einen schon bestehenden, aber noch in seiner ersten Entwicklung begriffenen, daher klinisch und anatomisch nicht erkennbaren malignen Tumor so beeinflußt hat, daß auf das Trauma hin eine *Beschleunigung* des Wachstums eintritt.

Stutz (1954) nimmt für vier, nach Trauma entstandene maligne Tumoren, einen Brustdrüsenkrebs, zwei Sarkome der Fascien und des Periosts, und ein Melanosarkom der Netzhaut, bei einer Latenzzeit von 6 Monaten bis zu 3 Jahren, wobei weder Brückensymptome bestanden, noch eine Komplikation durch Infektion oder ähnliches dazu kam, nur eine *auslösende* Rolle des Traumas an.

Für die große Seltenheit traumatisch bedingter Tumoren spricht ja die Erfahrung, die wir bei den millionenfachen Traumen des Alltags machen. Sie heilen, ob primär oder sekundär, ohne Tumorbildung. Man darf hier auch nicht einwenden, dies gelte für leichte, aber nicht für schwere Traumen. Aber auch die schweren Traumen — und zu ihnen muß man alle chirurgischen Eingriffe wie Laparotomien, Amputationen u. ä. rechnen — heilen ebenfalls ohne Geschwulstbildung, heutzutage genau so, wie vor der antiseptischen Zeit. Das lehren aber auch die großen Erfahrungen des Krieges. Wir übersehen die Folgen von Kriegstraumen aus dem ersten Weltkrieg jetzt schon für eine Zeitdauer von ungefähr 40 Jahren, so daß wir auch eine sehr lange Latenzzeit für das Auftreten von Tumoren gebührend in Rechnung stellen können. Von etwa 5000000 Verwundungen aus dem ersten Weltkrieg waren bis 1942 nur 40 Fälle bekannt geworden[1], in denen man mit ziemlicher Sicherheit Tumoren als Kriegsfolge, und zwar im Bereich der Verwundung entstanden, gefunden hat: 19 epitheliale Tumoren, 14 Sarkome, 7 Hirntumoren. Alle diese Tumoren sind nicht eine unmittelbare Folge der

[1] Dietrich 1950.

Verletzung gewesen; sie traten erst Jahre oder Jahrzehnte nach der Verletzung in Erscheinung. Zwischen Trauma und Tumormanifestation war also ein Zwischenzustand mit akuten, subakuten, chronischen Entzündungs- und Regenerationsprozessen eingeschaltet, aber längst nicht in all diesen Fällen waren klinisch erkennbare Brückensymptome vorhanden. In einer Zusammenstellung, die DIETRICH im Jahre 1950 gegeben hat, fanden sich 69 Fälle von Tumoren, die bei scharfer Kritik unbedenklich auf ein Kriegstrauma zurückgeführt werden konnten. Aber nur in 5 von diesen 69 Fällen hat sich der Tumor im Bereiche von unkomplizierten Wunden entwickelt. In 2 Fällen hat es 8 Wochen, bzw. 2 Monate bis zu seinem Auftreten oder seiner Operation gedauert. Zweimal betrug diese Zeit 4 und einmal 16 Monate. Dabei ist in 3 Fällen noch anzunehmen, daß das Trauma nur als auslösender Faktor gewirkt hat (z. B. Basalzellkrebs nach einigen Wochen); in 6 Fällen mit Wundkomplikation lag die Latenzzeit zwischen $4^1/_2$ Monaten und 24 Jahren. Bei 10 Fistelkrebsen betrug sie 15 bis 29 Jahre; bei den 26 Narbenkrebsen 2—25 Jahre. Bei 4 mittelbaren Tumoren nach Trauma, wenn z. B. Verwachsungen und ähnliches bestanden, betrug die Latenzzeit 14—18 Jahre. Stumpfe Gewalten konnten nur 6mal verantwortlich gemacht werden, dabei nur einmal eine Sarkomentstehung nach 6 Jahren. Bei 12 Hirntumoren betrug die Latenzzeit $1^1/_2$—27 Jahre.

In der Gutachterpraxis wird gefordert, daß die Lokalisation des Tumors auch dem Ort des Traumas entsprechen müsse, wenn man einen ätiologischen Zusammenhang annehmen wolle. Tritt ein Tumor ganz entfernt vom Ort der Gewalteinwirkung auf, so wird man mindestens beim einmaligen Trauma, z. B. bei einer Schuß- oder Stichverletzung einen Zusammenhang unbedenklich ablehnen dürfen. Ein wenig anders steht es im Fall von stumpfen Gewalten. Auch bei diesen wird man nur „schwere" in Rücksicht ziehen dürfen. Aber wir sind bei solchen Traumen über die Lokalisation und Ausdehnung der dabei gesetzten inneren Verletzungen doch meistens recht ungenügend unterrichtet. Also wird es nicht zulässig sein, das Auftreten eines Tumors, dessen Lokalisation nicht ganz der Lokalisation der stumpfen Verletzung entspricht, mit voller Sicherheit als unmöglich abzulehnen. Immerhin wird man in diesem Fall größte Skepsis walten lassen müssen.

Alles in allem wird man sagen dürfen, daß mechanische Traumen irgendwelcher Art und Schwere als eigentliche Determinationsfaktoren für Geschwulstbildung kaum je in Frage kommen werden, viel eher schon als Realisationsfaktoren. Man wird somit die Bedeutung eines einmaligen Traumas als ätiologischen Faktors sehr gering anzuschlagen haben, die *wiederholten Traumen* dagegen keineswegs so gering bewerten dürfen. Man steht im allgemeinen auf dem Standpunkt, daß solche immer wiederholte Traumen — hier müßte man allerdings das Wort Trauma in ziemlich erweitertem Sinne anwenden und sich nicht nur auf die mechanischen Verletzungen beschränken; denn es ist ja wahrscheinlich, daß sich da alle möglichen Gewebsveränderungen, insbesondere auch Regenerationsprozesse, jahre-, vielleicht jahrzehntelang abspielen, die schließlich doch zur Tumorbildung führen können. Es wird im wesentlichen darauf ankommen, ob die Wundheilung nach dem Trauma, z. B. durch Infektion, durch Fremdkörper und ähnliches verzögert und erschwert war und immer wieder neue entzündliche Schübe in Erscheinung traten.

Ein Beispiel für synchrone Carcinogenese[1] zeigt der folgende Fall: Ein Arbeiter verletzte sich mit 29 Jahren durch eine Schusternadel im Wangenbereich. Die Verletzung heilte nicht, die Probeexzision ergab Hautkrebs. Nach Röntgenbestrahlung waren 10 Jahre

[1] BLÜMLEIN 1954.

beschwerdefrei, dann kam es zum Rezidiv. Hier haben also offenbar die *Stichwirkung und das Trauma,* vielleicht noch späterhin eine Strahlenschädigung, zusammengewirkt.

Man sieht solches vielleicht am deutlichsten nach Granatsplitterverletzung, bei der außer der eventuellen Infektion und dem mechanischen und auch chemischen Reiz durch Metallsplitter und eventuell noch die eingeschlagene medikamentöse Therapie zusätzlich als Reizfaktor in Frage kommt; z. B. in einem Falle, bei dem nach einer Latenzzeit von 30 Jahren sich am Ort der Verletzung ein Plattenepithelkrebs bildete[1].

Traumen als auslösende Faktoren bei bestehender lokaler oder allgemeiner Geschwulstdisposition, oder anders ausgedrückt, bei Vorhandensein von Geschwulstkeimen, sind aus der experimentellen Pathologie wohl bekannt. Es sei beispielsweise an die Arbeiten von BÜNGELER und DEELMAN erinnert. Aus der menschlichen Pathologie gibt es auch einige Beobachtungen in dieser Richtung.

So wird z. B. von einem 60jährigen Manne berichtet, der 30 Jahre in einer Petroleumkompagnie beschäftigt war und dauernd mit Erdölen zu tun hatte. Einen Monat, ehe er in Behandlung kam, hatte er sich in die Haut geschnitten. Zwei Wochen vor der Behandlung erlitt er ein schweres stumpfes Trauma an derselben Hautstelle. Jetzt erfolgte eine rapide Tumorentwicklung, und bei der Operation wurde ein Plattenepithelkrebs des rechten Handrückens festgestellt[2]. Ähnliche Krebsfälle wurden auf der Haut im Bereich chronisch mechanischer Reizung beobachtet. In diese Kategorie gehört auch der Schusterdaumenkrebs und ähnliches.

In solchen Fällen liegt offenbar eine lokale Disposition oder ein präcanceröses Leiden nicht vor und die rein mechanische Wirkung, eventuell unter Hinzutreten von anderen Faktoren, chemischen und thermischen Agentien, ist wahrscheinlich. Wieweit nun allerdings einer der genannten Faktoren als determinierender vorausgesetzt werden muß, ist zur Zeit unmöglich zu beweisen. Anhangsweise sei noch bemerkt, daß unter den malignen Tumoren, die lediglich durch mechanische Traumen entstanden sind oder wenigstens dafür gehalten werden, die mesenchymalen Tumoren erheblich die epithelialen Tumoren überwiegen. Wenn man schätzt, daß von allen malignen Tumoren, bei denen wir exogene Faktoren annehmen dürfen, vielleicht 90% epitheliale Tumoren sind (nach BAUER wurde die Zahl auf 92% geschätzt), so würden die mesenchymalen Tumoren also überhaupt nur ein Zehntel oder noch weniger ausmachen, obschon mengenmäßig das mesenchymale Gewebe über 82% der Körpermasse ausmacht.

4. Strahlende Energie als Ursache von Tumoren.

Bei den Tumoren, die durch strahlende Energie hervorgerufen sind, handelt es sich ganz überwiegend um Einwirkungen, die längere Zeit gedauert haben, und dann allemal auch um eine Latenzzeit von einigen Jahren oder Jahrzehnten bis zur Manifestation. PELLER (1952) führt die viel größere Häufigkeit der Haut- und Lippenkrebse bei den aus den Südstaaten von USA stammenden Soldaten gegenüber denen aus den Nordstaaten auf die viel erheblichere Besonnung der Haut zurück. Entsteht durch strahlende Energie unmittelbar nach einer nur einmaligen Einwirkung ein Tumor, so ist entsprechend unseren früheren Ausführungen mit größter Wahrscheinlichkeit anzunehmen, daß es sich hier *nicht* um determinierende, sondern um auslösende Faktoren handelt. Ganz wenig Fälle von Verbrennung mit glühendem Metall sind beschrieben, bei denen man die einmalige Verbrennung als determinierenden Faktor nicht ausschließen kann. Bei den Krebsbildungen durch Hitzeeinwirkung, und zwar wohl immer bei chronischer Wäremeinwirkung, wird in vielen Lehrbüchern das Beispiel des Speiseröhrenkrebses bei Chinesen durch den Genuß heißen Reises angeführt.

[1] J. FISCHER-WASELS 1951. [2] KOTIN und KAHLER 1953.

Da er bei den chinesischen Männern, soweit wir sehen, ein Vielfaches häufiger ist als bei den Frauen (anscheinend nicht anders als z. B. in Deutschland) wird als Erklärung angeführt, der Mann pflege in China den Reis heißer zu genießen als die Frau, weil ihm zuerst serviert werde. Das ist eine Theorie, die sehr einleuchtend klingt, aber nichtsdestoweniger vollkommen irre geht[1]. In China genießt die Frau den Reis genau so heiß wie der Mann oder sogar noch heißer, weil sie die Portion des Mannes vor dem Servieren zu probieren pflegt. Andererseits müßte man für China viel eher eine Hitzewirkung durch den von beiden Geschlechtern gleich heiß genossenen Tee erwarten. Es ist mir nicht bekannt, daß in Europa, oder auch in USA, Speiseröhrenkrebse auf habituellen Genuß zu heißer Speisen oder Getränke zurückgeführt werden oder wenigstens, daß irgendwelche Beweise dafür erbracht worden sind. Für den Magenkrebs wäre eine solche Verbrennungsätiologie viel wahrscheinlicher als für den Speiseröhrenkrebs.

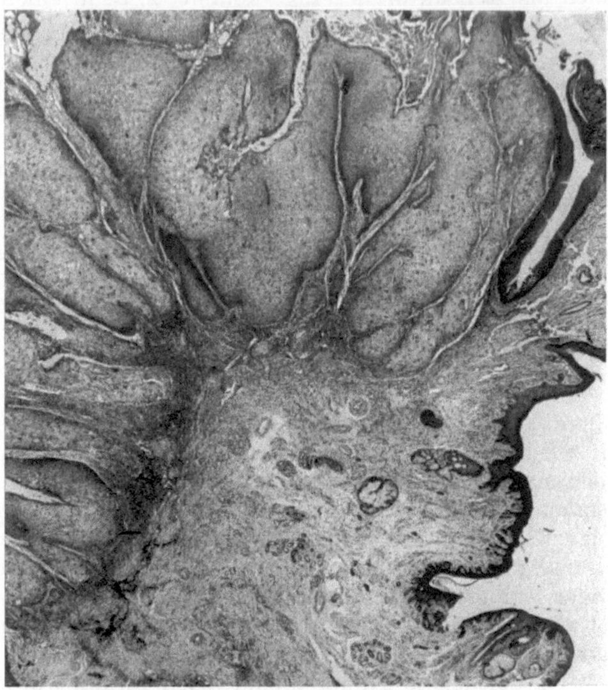

Abb. 6. Plattenepithelcarcinom des Lidrandes 35 Jahre nach Injektion von Thorotrast in den Tränenkanal (nach RUDOLPHI 1950). (Aus F. BÜCHNER: Allgemeine Pathologie, 2. Auflage.)

Für die radioaktiven Substanzen muß hier noch der Wirkung des Thorotrasts (Th O_2) gedacht werden, das ja lange Zeit zu diagnostischen Mitteln bei Röntgenaufnahmen ausgedehnte Verwendung gefunden hat. Da dieses radioaktive Präparat jahrelang im Körper gespeichert bleibt, darf man von vornherein eine cancerogene Wirkung erwarten und eine wiederholte Röntgenbestrahlung zu diagnostischen Zwecken könnte in diesen Fällen noch verstärkend wirken. Es sind schon zahlreiche maligne Tumoren durch Thorotrasteinwirkung mitgeteilt (s. Abb. 6), vielleicht besteht auch eine Beziehung der Hämangioendotheliome der Leber zur Thorotrastspeicherung in den KUPFFERschen Sternzellen (FRÜHLING und BATZENSCHLAGER 1955). Nach K. BAUER (1948) hat man mit einer Latenzzeit von 12—18 Jahren zu rechnen, was ganz gut übereinstimmt mit den experimentellen Erfahrungen bei den Thorotrastsarkomen der Ratte, bei denen man ganz entsprechend ihrer kürzeren Lebenszeit eine Latenzzeit von 9—24 Monaten feststellt.

5. Belebte Wesen und Viren als Krebserreger.

Daß im Zeitalter der Bakteriologie, also etwa seit 1880, die Suche nach den Krebserregern, praktisch fast immer aber die Suche nach *dem* spezifischen

[1] W. FISCHER 1924.

Krebserreger mit Ausdauer, häufig auch mit Voreingenommenheit betrieben wurde und daß immer wieder spezifische Krebserreger entdeckt wurden, ist gut verständlich. Alle diese Krebserreger waren aber meist schon nach wenigen Jahren völlig vergessen. Die Theorie der belebten Krebserreger ist wohl am eingehendsten und kritischsten von Pathologen und Klinikern auf der Danziger Tagung der Deutschen Pathologischen Gesellschaft 1927 behandelt und abgelehnt worden. Trotzdem ist diese Theorie seither immer wieder neu belebt worden. Aber auch diese neuesten Entdeckungen und Wiederentdeckungen haben unseres Erachtens der Kritik nicht standgehalten. So haben diese Versuche und Theorien zwar ein erhebliches historisches Interesse, sie brauchen aber hier nicht im einzelnen besprochen zu werden.

Wir wollen auch auf allerneueste Ansichten[1] hier nicht weiter eingehen. Vielmehr wollen wir unsere Auffassung in folgendem Satz zusammenfassen: belebte Erreger und zwar Mikroorganismen wie Bakterien, Spirillen, Blastomyceten, Hyphomyceten, haben nicht die Fähigkeit, normale Körperzellen des Menschen zu Cancerisieren, d. h. eine normale Körperzelle irreversibel in eine Krebszelle umzuwandeln. Daß ein infektiöses Agens durch Gewebsveränderungen, die es im Körper auslöst, und zwar durch Entzündungsprozesse, vor allem aber durch Regenerationswucherungen, *sekundär* und immer nach langer Latenzzeit im Sinne eines krebs*auslösenden* Faktors wirken kann, ist durchaus zuzugeben. Immerhin sind die wirklich verwertbaren Beobachtungen aus der menschlichen Pathologie äußerst spärlich.

Es ist dann immer wieder auf Protozoen als Ursache krebsiger Wucherungen hingewiesen worden, wobei nach den morphologischen Befunden die Zuordnung dieser Protozoen zu irgendwelchen bekannten Arten meist überhaupt nicht oder nur unter Zwang gelang. Hier muß allerdings entschuldigend angeführt werden, daß es auch heute noch die allergrößten Schwierigkeiten macht, aus *morphologischen* Befunden zu erkennen, ob es sich wirklich um Protozoen oder z. B. Blastomyceten handelt. Ein strikter Beweis für eine ätiologische Bedeutung solcher Protozoen für den Krebs verlangte zuerst einmal die Züchtung dieser Protozoen und die Erzeugung von Tumoren durch Infektion mit diesen Erregern. Aber das ist bis jetzt noch niemandem gelungen. In neuerer Zeit ist diese Protozoenätiologie[2] vertreten worden, aber die *morphologischen* Untersuchungen von J. Koch haben die Protozoennatur der angeschuldigten Gebilde keineswegs erwiesen! Ich möchte daher den ablehnenden Ausführungen Jaegers (1954) vollauf zustimmen. Auch ist das ganze klinische und biologische „Geschehen“ beim Krebs total verschieden von dem, was wir von den *sicher* durch Protozoen bedingten Erkrankungen kennen.

Als *parasitäre Krebserreger* kommen fast nur Würmer und etwa noch Milben in Frage. Wir können heute mit Sicherheit sagen, daß das Eindringen dieser Parasiten in das Gewebe unmittelbar keine Geschwulstwucherung hervorruft. Aber die Parasiteninvasion kann zu langdauernden Entzündungen, z. B. im Bereiche des Darmkanals oder der Gallenwege führen und auf deren Boden kann sich schließlich ein echter Tumor entwickeln. Aus der Pathologie des Menschen sind Krebse bekannt, die durch die Invasion von Trematoden und zwar durch *Schistosomen* entstehen, in erster Linie durch Schistosomum haematobium, die sog. Bilharzia; dann durch Schistosomum Mansoni, und endlich durch das Schistosomum japonicum. Der erstgenannte Parasit, am besten bekannt in Ägypten, führt auf dem Boden chronischer Blasenentzündung häufig zu Schleimhautepithelkrebsen der *Blase*, das Schistosomum Mansoni zu Krebsen

[1] Newiadomski 1948, Weiser 1949, Ritter 1954. [2] J. Koch 1936, R. Koch 1950.

im Bereich der *Dickdarmschleimhaut*. Endlich kommt das Schistosomum japonicum in Frage für die Entwicklung von *Leber*krebsen (auf dem Boden der sog. Cirrhosis parasitaria). Doch muß scharf hervorgehoben werden, daß bei den primären Leberkrebsen bei den Bantunegern in Südafrika, — die wir oben erörtert haben, der Parasitenbefall der Leber keine Rolle spielt[1].

Ein anderer Parasit der Gallenwege, nämlich Opistorchis felineus, wurde als Ursache von Gallengangskrebsen bei Fischern des Kurischen Haffs bezeichnet, die sich mit diesem Egel durch den Genuß von rohem Fischfleisch, das die Plerozercoide dieser Würmer enthält, infizieren[2]. Indes spielt diese Infektion eine ganz untergeordnete Rolle. Ob einem anderen Egel, Clonorchis sinensis eine ätiologische Bedeutung für das Auftreten von primären Leberkrebsen zukommt, ist mir noch sehr fraglich. Die Angabe, wonach bei 287 mit Clonorchis Infizierten dreimal Leberkrebse gefunden worden sind[3], beweist gar nichts, denn die Häufigkeit des primären Leberkrebses ist bei uns in Europa ungefähr 1% und in den Ländern mit verbreiteter Clonorchisinfektion (z. B. Indochina und China) beträgt die Häufigkeit des primären Leberkrebses ein vielfaches von 1%.

Von Rundwürmern ist ebenfalls nichts Entscheidendes über den Zusammenhang mit Tumoren bekannt. Ich finde zwar bei EWING (1922), daß bei Fällen von *Zungen*krebs die Patienten häufig mit Trichinellen infiziert gewesen seien. Ein ätiologischer Zusammenhang zwischen Trichinelleninfektion und Zungenkrebs ist aber schon aus dem Grunde äußerst unwahrscheinlich, weil in den USA je nach dem Staat 5—20% der Bevölkerung eine wenn auch meistens leichte Infektion mit Trichinellen aufweisen. Es darf hier nicht unerwähnt bleiben, daß FIBIGER (1919) auch in seinen Untersuchungen die ätiologische Bedeutung der Infektion der Ratten mit der Nematodes spiroptera für die Entstehung des Magenkrebses abgelehnt hat.

Hier ist die Frage der *Virusätiologie* der Tumoren anzuschließen, wenn auch der strikte Beweis dafür, daß Viren zu den belebten Organismen gehören, nicht geführt ist und wohl auch kaum geführt werden kann, solange man über die Definition dessen, was wir Lebewesen heißen, nicht einig ist. Man versteht heute unter Virus ein nur in lebenden Zellen vermehrbares infektiöses Agens, das einen hochmolekularen Eiweißkörper darstellt und als Antigen wirkend eine streng spezifische Antikörperbildung verursacht. Die bisher bekannten tierpathogenen Viren sind von der Größenordnung 250—10 $\mu\mu$, somit so klein, daß sie die Ultrafilter passieren. Aus der neuesten Virusforschung interessieren uns hier vorwiegend folgende Tatsachen oder Ansichten:

1. In der vom Virus befallenen Zelle tritt zunächst eine gewisse Verminderung der Infektiosität ein. Das scheint damit zusammenzuhängen, daß zunächst eine Aufspaltung des Virus in verschiedene Bestandteile erfolgt.

2. Alsdann steigert sich schnell die Fähigkeit der Zelle zur identischen Reproduktion der Zelle des Virus.

3. Die corpusculäre Form des Virus kann verloren gehen, nicht aber die antigene Fähigkeit.

4. Offenbar besteht eine erhebliche Variationsfähigkeit der Viren durch Anpassung an den Wirtsorganismus. Dadurch kann eine beachtliche Änderung des Charakters einer Viruskrankheit die Folge sein, etwa derart, daß ein vorzugsweise neurotropes Virus allmählich auch eine andere organotrope Wirkung entfaltet.

Beim Menschen kennen wir ja eine ziemliche Anzahl von virusbedingten Krankheiten und werden wohl noch eine ganze Anzahl weitere aufdecken. Von Viruskrankheiten, die beim Menschen zu tumorartigen, oder vielleicht zu echten tumorösen Veränderungen führen, können zur Zeit nur folgende angeführt werden:

[1] Vgl. BERMAN 1951. [2] ASKANAZY 1900. [3] RUDITZKY 1928.

manche Formen von Warzen der Haut, von Schleimhautpapillomen, die Hautveränderungen, die als Condyloma acuminatum und die als Molluscum contagiosum beschrieben werden. Diese 4 Veränderungen sind im allgemeinen von echten Blastomen mit ziemlicher Sicherheit, aber doch nicht immer sicher abzugrenzen. Dagegen sind bis jetzt noch keine malignen, eventuell auch metastasierende Geschwülste des Menschen bekannt, die auch nur mit einiger Wahrscheinlichkeit auf eine Virusinfektion zurückgeführt werden könnten. Aus der Tierpathologie dagegen kennen wir virusbedingte Wucherungen, die als echte Blastome aufgefaßt werden können. Es sind dies vor allem die Virustumoren bei den Hühnervögeln; das ROUS-*Sarkom*; beim Kaninchen das SHOPE-*Papillom*; beim Leopardfrosch das *Adenocarcinom* der Niere, und vor allem die Mammatumoren bei der Maus, bei denen der sog. BITTNERsche Faktor heute zu den Viren gerechnet wird.

Nach dem oben Gesagten bestehen recht große Schwierigkeiten, eine mögliche Virusätiologie bei menschlichen Tumoren darzutun. Man müßte theoretisch für die vielen morphologischen Sonderformen der malignen Geschwülste auch eine vielfältige Virusätiologie verlangen. Aber wenn die Ansicht zu Recht besteht, daß in der Zelle so rasch eine Anpassung des Virus an den Wirtsorganismus und damit auch eine morphologische Änderung desselben erfolgen kann, und wenn es richtig ist, daß so häufig eine Symbiose von Viren und Zellen statthat und endlich, wenn angeblich so häufig latente Virusinfektionen bestehen, bei denen klinisch keinerlei Krankheitssymptome vorliegen und auch morphologisch nicht identifizierbar sind, so sieht man, wie schwierig diese Frage ist.

Es sei hier nur beispielsweise ein Befund von DE WITT-FOX[1] angeführt. Er hat in Filtraten von 15 verschiedenen malignen Tumoren des Menschen 14mal elektronenoptisch Körperchen von der Größenordnung 60—230 $\mu\mu$ gefunden, also etwas ähnliches, wie bei den etwas kleineren Körperchen des ROUS-Sarkoms. Diese Körperchen wurden in Filtraten aus normalem Körpergewebe immer vermißt — vermutlich hat es sich also um Viruskörperchen gehandelt, woraus aber noch lange nicht hervorgeht, ob ihnen eine ätiologische Bedeutung zukommt, und falls ja, welche. Die Einwände, die man heute gegen die reine Virusätiologie der Geschwülste des Menschen vorbringen kann, sind jüngst übersichtlich dargestellt[2].

Was vom klinischen Standpunkt aus gesehen vielleicht am meisten gegen die Virusätiologie menschlicher Tumoren spricht, ist dies: wir wissen, daß bei den Virusinfektionen des Menschen, wie auch bei seinen bakteriellen Infektionen spezifische Antikörper erzeugt werden und somit eine Immunisierung nach dem bakteriologischen Sprachgebrauch erfolgt; aber spezifische Antikörper sind uns beim Krebs des Menschen nicht bekannt. Auf die Frage, die man hier natürlich anschließen kann, was denn überhaupt von Immunisierung bei Menschentumoren bekannt ist und auf die Frage der Abwehrprozesse gegen die Tumoren wollen wir erst später noch eingehen.

Zunächst können wir zusammenfassend folgendes sagen: wir kennen keine belebten Organismen, die wir als Tumorerreger ansprechen dürften und zwar kennen wir weder für eine bestimmte Tumorform und -lokalisation die in Frage kommenden „spezifischen" Erreger, noch irgendwelche Erreger, die für Tumorbildung überhaupt in Frage kämen.

Dagegen müssen wir noch kurz auf die Frage eingehen, wieweit nach klinischer Erfahrung und Statistik Tumoren überhaupt, viel wahrscheinlicher aber Tumoren bestimmter Lokalisation in ursächlichen Zusammenhang mit wohl charakterisierten Infektionskrankheiten in Zusammenhang gebracht werden können. Praktisch kommen fast nur zwei gut bekannte Infektionskrankheiten hier in Frage, nämlich die Tuberkulose und die Syphilis.

Für die *Tuberkulose* ist zu betonen, daß wir bei Erwachsenen in mindestens zwei Drittel der Bevölkerung einen alten tuberkulösen Erstherd antreffen und

[1] WITT-FOX 1951. [2] NOTHDURFT 1948.

von Leuten über 40 Jahren mindestens jeder fünfte an einer bösartigen Geschwulst stirbt. So ist schon statistisch ein Zusammentreffen dieser beiden Prozesse häufig zu erwarten. Das besagt aber nicht das geringste über einen ätiologischen Zusammenhang. Einen solchen können wir für *möglich* halten bei Narbenkrebsen im Bereich alter Tuberkuloseherde, z. B. bei Plattenepithelkrebs in einer Kavernenwand oder, was neuestens auch von RÖSSLE und seinen Schülern (1954) berichtet wird, bei den relativ häufigen, meist ganz peripher gelegenen Lungenkrebsen in örtlicher Beziehung zu einem alten vernarbten Tuberkuloseprozeß. Hier kann ein ursächlicher Zusammenhang nicht von vornherein abgelehnt werden. Viel häufiger ist aber eine umgekehrte ursächliche Beziehung: wir finden am Rande eines Lungenkrebses, gar nicht selten auch im Stroma innerhalb eines Krebsherdes, frische Tuberkel entwickelt. HENKEL (1953) hat das systematisch an einem sehr großen Beobachtungsgut verfolgt, und die richtige Deutung dürfte hier die sein, daß es sich um ein Aufflackern eines alten Tuberkuloseprozesses infolge des Vorhandenseins und Fortschreitens des krebsigen Prozesses handelt, also um eine „reaktivierte" Tuberkulose, wie ich dies schon vor fast 50 Jahren wahrscheinlich gemacht habe.

Daß eine ganz frische Tuberkulose, auch bei Erstinfekt, in spätem Alter einen Geschwulstprozeß veranlaßte, darüber liegen keine beweiskräftigen Beobachtungen vor.

Ähnliches wie für die Tuberkulose gilt auch für die *Syphilis*. Es stimmt nicht, daß Syphilitiker häufiger (was früher besonders auch von französischen Forschern behauptet wurde) oder seltener maligne Geschwülste aufwiesen, als Nichtsyphilitiker; im Gegenteil: bei 1081 Luikern haben WERNER und KNORRE (1955) Krebse in 12,7% der Sektionsfälle gefunden, gegenüber 20,2% bei Nichtluikern (24066 Fälle). Es kann nur auf die eine und klinisch ganz unbestreitbare Tatsache hingewiesen werden, daß häufig Krebse der Mundhöhle, insbesondere der Lippe und der Zunge, auf dem Boden einer Leukoplakie syphilitischer Ätiologie beobachtet werden, daß diese Leukoplakien als präcanceröse Affektion angesehen werden müssen. Diese Entwicklung von Krebsen auf dem Boden syphilitischer Leukoplakien wird in großen Statistiken mit einer ungefähren Häufigkeit von 20—35% angegeben. Ob nun aber die Syphilisinfektion hier nur schuld ist an der Leukoplakie, auf der durch ein nicht spezifisches Agens die Krebsentwicklung ausgelöst wird, ist klinisch-statistisch unmöglich zu beantworten.

Hier ist auch zu fragen, ob durch die *vergleichende Pathologie der Tiere* Aufschlüsse oder mindestens Vermutungen über die ätiologische Bedeutung der verschiedensten Faktoren für die Krebsentstehung gewonnen werden können. Dabei beschränken wir uns aus guten Gründen auf die Pathologie der *Spontantumoren bei Tieren*. Auf diesem Gebiete liegen ganz neue kritische Untersuchungen vor allem von DOBBERSTEIN und seinen Schülern (1953) an einem verhältnismäßig umfangreichen Beobachtungsgut vor. So gibt DOBBERSTEIN eine statistische Übersicht über 5000 Tumoren der Haustiere, nämlich von Pferd, Hund, Rind, Schwein, Schaf, Katze und Kaninchen. Dazu darf man noch die Erfahrungen über Spontantumoren bei den vorzugsweise verwendeten Laboratoriumsversuchstieren anfügen; also im wesentlichen bei Mäusen, Ratten, Kaninchen, Meerschweinchen und neuerdings auch bei Goldhamstern. Einiges Wenige ist auch bekannt von den Tieren im zoologischen Garten; kaum etwas über die Tiere der „freien Wildbahn". Ganz weniges wissen wir über Tumoren bei Wirbellosen[1], bei denen Spontantumoren auch gelegentlich beobachtet werden, und auch

[1] GERSCH 1951.

experimentell erzeugt worden sind. Recht wenig wissen wir über Tumoren bei Muscheltieren, Schnecken, Insekten und Tintenfischen. Vor allem von den Haustieren und in vieler Hinsicht von den üblichen Laboratoriumstieren kann man im Vergleich mit den Verhältnissen beim Menschen mit einer gewissen Berechtigung sagen, daß für die Tumorentstehung besondere äußere Umweltverhältnisse verantwortlich sind, also in gewissem Sinne Zivilisationsschäden.

Zunächst sei betont, daß alle vom Menschen her bekannten Geschwulstarten auch bei diesen Haustieren beobachtet sind, mit Ausnahme des Chorionepithelioms und der sog. GRAWITZschen Nierentumoren. Unter den häufigsten Versuchstieren finden sich Tumoren am zahlreichsten bei den Mäusen, am seltensten beim Meerschweinchen.

Völlig anders als beim Menschen ist bei den verschiedenen Tierarten das Befallensein der verschiedenen Organe. So finden sich z. B. beim Pferd am häufigsten maligne Tumoren in der Mundhöhle, in den Nebenhöhlen der Nase, und in der Lidbindehaut, beim Hunde in der Brustdrüse, in der Leber und Lunge und in der Schilddrüse (hier sogar über 40% der Krebse), beim Rind im Magen, in der Haut und im Uterus. Besonders zu beachten ist im Vergleich zum Menschen die Größe der Populationen und vor allem die durchschnittliche Lebenszeit dieser Tiere. So stammen z. B. unsere Kenntnisse über die Verhältnisse beim Schwein und beim Rind fast nur von solchen Tieren, die längst vor Ablauf ihrer natürlichen Lebensfrist getötet werden. Beim Hunde steht es in dieser Hinsicht wesentlich anders. Ein Vergleich mit den Verhältnissen beim Menschen ergibt z. B., daß der Hodenkrebs beim Hunde 40mal häufiger ist als beim Menschen, daß die Darmkrebse bei den Haussäugetieren viel seltener sind als beim Menschen oder — daß bei über 400 Krebsfällen sezierter Hunde, bei denen die Geschlechter gleich stark vertreten waren, das weibliche Geschlecht dreimal so häufig befallen war wie das männliche Geschlecht. Die Gründe für diese so sehr von den Befunden beim Menschen abweichende Tumorhäufigkeit in den verschiedenen Organen sind fast völlig unbekannt und mindestens noch längst nicht genügend erforscht. Bedeutsam ist aber noch, daß mit den zur Zeit bekannten cancerogenen Stoffen ausnahmslos auch bei Tierversuchen Tumoren erzeugt werden konnten, wenn auch in sehr verschiedener Häufigkeit bei den verschiedenen Tierarten.

Eine parasitäre Ätiologie von Tiertumoren kennen wir eigentlich nur für die Cestoden, nämlich für das Cysticercussarkom der Ratte. Cysticercus fasciolaris ist der Blasenwurm der Taenia crassicollis. Außerdem kann noch kurz auf den Rundwurm Gongylonema neoplastica (sog. Spiroptera) bei dem Magencarcinom der Ratte verwiesen werden, bei dem allerdings eine direkte Verursachung durch Parasiten nicht statthat. Über die Bedeutung der sog. chronischen Reize wissen wir bei einigen Tumorarten beim Tier ein Weniges, aber gar wenig Sicheres. Daß Funktion oder Nichtfunktion von Organen in der Ätiologie der Tumorbildung eine gewisse Rolle spielt, wird beim Tier nicht anders sein als beim Menschen. Endogene Faktoren, die in der Erbanlage bedingt sind, oder zum mindesten zum Teil bedingt sind, spielen auch beim Tier eine große Rolle (vgl. auch später). Hier sei nur erwähnt die Disposition der Schimmelpferde zu malignen Melanomen und die Häufigkeit der Mischtumoren der Niere beim Schwein, die 64% aller Nierentumoren beim Schwein ausmachen und angeboren, wahrscheinlich angezüchtet sind. Auch bei Berücksichtigung der Altersunterschiede ergeben sich bei den Tieren *erhebliche* Unterschiede in der Häufigkeit der Geschwulsttypen gegenüber den Verhältnissen beim Menschen, z. B. der Sarkome gegenüber den malignen epithelialen Geschwülsten. Das Verhältnis Sarkom zu Carcinom beträgt z. B. beim Schwein 1:0,5, beim Pferd 1:1, bei der Katze, dem Schaf und dem Hund 1:1,3—1,5, beim Rind 1:1,7, beim

Kaninchen 1:3,3, während es beim Menschen sich auf mindestens 1:10, wenn nicht richtiger auf 1:15 oder mehr stellt. Aber diese Zahlen liefern uns leider noch gar keine Aufklärung darüber, welche ursächlichen Faktoren dieses verschiedene Verhältnis bedingen. Das ist um so bedauerlicher, als wir, allgemein biologisch gesehen, einen wesentlichen Unterschied zwischen Sarkom und Carcinom nicht festzustellen vermögen.

Zusammengefaßt wäre also zu sagen, daß uns die Tierpathologie hinsichtlich der Ätiologie der Geschwülste noch recht wenig Entscheidendes sagt, wenn uns schon die eben angedeuteten Unterschiede gegenüber dem Menschen einige Hinweise geben dürften.

Nachdem wir einigen Aufschluß darüber erhalten haben, welche *exogenen* Faktoren als krebserzeugend beim Menschen in Frage kommen, müssen wir noch einiges über die Substanzen anfügen, die hier in Frage kommen. Es ist unbestreitbar, daß wir durch die Ergebnisse der experimentellen Forschung sehr vieles gelernt haben. Nur muß man sich immer bewußt bleiben, daß die im Experiment mit einem Carcinogen positiv oder negativ ausfallenden Versuche noch nichts für oder wider die carcinogene Bedeutung dieses Stoffes beim Menschen aussagen und daß in den Tierversuchen im allgemeinen viel höhere Dosen von Carcinogenen verwendet werden als je beim Menschen in Frage kommen dürften.

Zur Zeit sind sicher über 400 chemische Verbindungen als cancerogen festgestellt worden; nicht ganz ein Viertel der untersuchten Verbindungen erwies sich als cancerogen[1]. Wir können diese cancerogenen Substanzen in verschiedene Gruppen einteilen (s. Beitrag BUTENANDT und DANNENBERG): 1. der polycyclischen aromatischen Kohlenwasserstoffe; am stärksten wirksam sind 3.4-Benzpyren, Methylcholanthren, 9.10-Dimethyl-1.2-benzanthracen und 1.2.5.6-Dibenzanthracen.

I (1, 2, 3, 4, 9, 10, K) II —N=N— (1, 2, 3, 4) —N(CH$_3$)(CH$_3$)

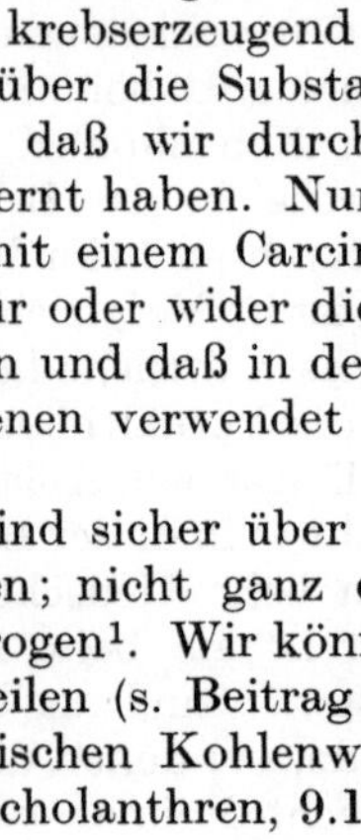

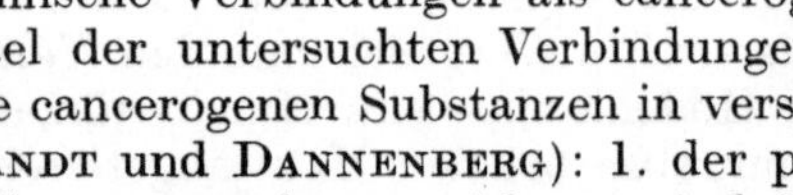

Bei diesen Stoffen kommt der sog. K-Region (Doppelbindungen vom Phenanthrentyp) (Formel I) eine wesentliche Rolle zu; diese K-Region scheint besonders reaktionsfähig zu sein. Bei manchen kondensierten aromatischen Kohlenwasserstoffen wird die Wirksamkeit durch Einführung von Methylgruppen sehr stark erhöht.

Die polycyclischen aromatischen Kohlenwasserstoffe sind lipoidlöslich; im Tierversuch wirken sie im allgemeinen rein lokal am Ort ihrer Applikation.

2. Die aromatischen Amine, als deren Prototyp hier das 4-Dimethylaminoazobenzol (das sog. Buttergelb) (Formel II), und das 2-Acetaminofluoren[2] (Formel III) angeführt werden soll. Da die Stoffe dieser Gruppe viel wasserlöslicher sind als die der ersten Gruppe, werden sie rascher im Gewebe resorbiert. Daher können sie auch leichter fern vom Applikationsort wirksam werden.

III (1, 2) —NHCOCH$_3$

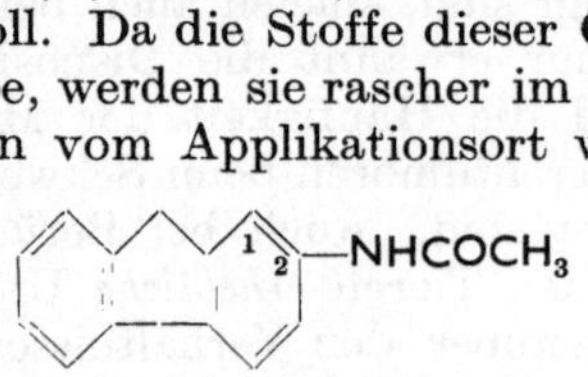

[1] HARTWELL 1951.
[2] Die Bezeichnung Amino*fluoren* bezieht sich auf die *Fluorescenz* des Präparates; das chemische Element F ist *nicht* vertreten!

3. Endlich kommen noch einige Stoffe in Frage, die nicht in die genannten beiden ersten Gruppen eingereiht werden können, z. B. das Urethan

$$H_2N-\overset{\overset{\displaystyle O}{\|}}{C}-OC_2H_5$$

das Stickstofflost (Nitrogenmustard)

$$H_3C-N\begin{matrix}\diagup CH_2-CH_2-Cl\\ \diagdown CH_2-CH_2-Cl\end{matrix}$$

und etwa Tetrachlorkohlenstoff (CCl_4).

Alle die genannten Stoffe, sofern sie beim Menschen cancerogen wirken, sind exogener Herkunft. Es muß mit Nachdruck darauf hingewiesen werden, daß die meisten experimentell gut bekannten Cancerogene praktisch für den Menschen gar nicht in Frage kommen, am ehesten noch das 3.4-Benzpyren (vgl. auch PEACOCK 1954). Eine Ausnahme hiervon macht möglicherweise das Methylcholanthren, insofern als es im Körperstoffwechsel aus dem Cholesterin und den Gallensäuren entstehen könnte, da es sich um verwandte Stoffe handelt. Was wir von anderen im Körperstoffwechsel vorkommenden Stoffen, wie den Genitalhormonen, besonders dem Follikelhormon und dem Stilböstrol — und ähnlichen Stoffen über ihre cancerogene Fähigkeit zur Zeit aussagen können ist das, daß sie nur als „bedingte Carcinogene" zu gelten haben. Sie sind also nur auslösende Faktoren (promoting agents), aber nicht determinierende, unbedingt carcinogen wirkende Stoffe (initiating agents). Die oben genannten carcinogenen Stoffe wirken als exogene Faktoren, entweder von der Haut aus ein, z. B. Teerpräparate, oder sie werden inhaliert (z. B. β-Naphthylamin oder benzpyrenartige Stoffe beim Rauchen) oder sie werden per os aufgenommen, z. B. Buttergelb. In der menschlichen Pathologie kommt für alle diese Stoffe wohl nur der Modus in Frage, daß relativ kleine Mengen über lange Zeit einwirken. Damit wird es im allgemeinen auch zusammenhängen, daß zwischen der Einwirkung und dem Manifestwerden der Geschwulst eine längere, fast immer jahre- oder jahrzehntelange Latenzzeit liegt. Nun ist hier noch zu berücksichtigen, daß auch bei den Berufskrebsen die Zufuhr der cancerogenen Stoffe nicht ganz konstant erfolgt, ferner daß für das Wirksamwerden bei den exponierten Personen die Zeit eine Rolle spielt, vielleicht auch das Geschlecht, sodann ganz sicher auch die Art der Ernährung und vielleicht auch manches andere. Daher muß man aus den statistischen Angaben über die Häufigkeit irgendeines anscheinend sehr wohl charakterisierten Berufskrebses nicht allzuviel herauslesen wollen. Kaum in irgendeinem Fall sind die Verhältnisse ganz durchsichtig. Es kommt noch hinzu, daß in vielen Fällen eben nicht nur *ein* carcinogener Faktor einwirkt, sondern vielleicht eine Vielzahl, wobei nun gerade die weiteren carcinogenen Faktoren meist wohl nur bedingt carcinogene Faktoren sind — als gar nicht spezifische Faktoren. Auf diese meines Erachtens fundamentalen Schwierigkeiten für die Erkenntnis der ätiologischen Beziehungen wird (mit Ausnahme von BAUER 1949) fast gar nicht genügend hingewiesen oder sie werden ganz übersehen. Es ist ein großes Verdienst von PELLER (1952), darauf mit Nachdruck hingewiesen zu haben.

Als Beispiel für die schwierige Problematik möchte ich hier eine jüngst mitgeteilte Beobachtung mitteilen[1].

Bei einem 31jährigen Manne wird im Bereich einer psoriatischen, schon 11 Jahre bestehenden Hautaffektion ein verhornendes Plattenepithelcarcinom angetroffen, excidiert

[1] ALEXANDER und MACROSSON 1954.

und mikroskopisch untersucht. Wegen der Psoriasis war 1952 die Haut mit einer 20%igen Teersalbe behandelt worden. Der Mann hatte auch eine charakteristische Teeracne. Die Autoren nehmen an, die Teersalbenbehandlung sei die eigentliche Ursache der krebsigen Veränderung. Es sei ganz ungewöhnlich, daß eine Teersalbenbehandlung von relativ kurzer Dauer und in solchen Dosen krebserzeugend wirkt. Ebenso ist Krebsentwicklung auf dem Boden einer Psoriasis höchst ungewöhnlich. Das jugendliche Alter von 31 Jahren ist für einen Hautkrebs ebenfalls etwas ganz Ungewöhnliches. Bei Berücksichtigung all dieser Umstände und der kurzen Latenzzeit nehmen die Autoren an, daß hier der Teer *das* carcinogene Agens war. Es war natürlich zu erwägen, ob nicht schon die Psoriasis ein tatsächlich präcanceröses Leiden war, dessen Verursachung durch irgendeinen anderen Stoff angenommen werden müßte; dann hätte der Teer tatsächlich nur die auslösende Wirkung dargestellt. In diesem Fall ist auch der Einwand gemacht worden, bei diesem Hautkrebs habe es sich gar nicht um ein echtes Faserepithelcarcinom gehandelt, sondern um ein sog. Molluscum sebaceum, das gerade neuerdings in England etwas näher studiert wird. Dieser Einwand gegen die histologische Diagnose kann sehr wohl berechtigt sein, aber dadurch würde die angenommene ätiologische Rolle des Teers für die Gewebswucherung nicht entkräftet. Die „Teerwarzen" bei der Teerakne sind ja histologisch nie ganz sicher von echten Krebsen zu unterscheiden. Man darf hier vielleicht auch auf das Mäuseexperiment hinweisen, bei dem nach Teerung sich vielfach solche Teerwarzen (= gutartige Papillome) entwickeln, die dann wieder abfallen. Aber in einem gewissen Prozentsatz, vielleicht in 10%, entwickeln sich auf diesem geteerten Boden doch noch echte Carcinome.

Anhangsweise sei hier noch eine Tabelle von WYNDER (1952) mitgeteilt, die DANNENBERG (1954) wiedergibt. Danach wäre für folgende Substanzen die ätiologische Bedeutung für die Krebsentstehung einwandfrei gesichert:

Tabak: Krebse der Lunge und des Larynx sowie der Mundhöhle.
Radioaktive Substanzen: Lungenkrebs; per os einwirkend Knochensarkome.
β-Naphthylamin: Blasenkrebs.
Buttergelb: Leberkrebs.
Strahlende Energie: Hautkrebse, Leukämie.
Benzol: Leukämie.
Chromate: Lungenkrebs.
Arsen, Teerpräparate, Öle, Asphalt, Pech: Hautkrebse.

Die cancerogene Rolle des *Alkohols* als determinierenden Faktors scheint mir dagegen nicht bewiesen. Von belebten Faktoren sind besonders die Schistosomen zu nennen, die vor allem Krebse der Blase hervorrufen.

Über *Mängel* der *Ernährung* ist viel zu wenig Sicheres bekannt; am meisten scheint eine durchaus nicht calorienarme, aber an tierischem Eiweiß, vermutlich besonders auch an Cholin und vielleicht an Vitamin B-Präparaten arme Ernährung von Bedeutung zu sein. Es ist höchst merkwürdig, daß wir über die ätiologischen Faktoren für den so häufigen Magenkrebs überhaupt nichts Sicheres wissen, wobei doch mit allergrößter Wahrscheinlichkeit hier Diätfehler eine entscheidende Rolle spielen. Wie sich die genannten exogenen Faktoren für die Genese des Carcinoms auswirken, wobei wir ganz wesentlich auf morphologische Kriterien angewiesen sind, kann erst später erörtert werden, wenn wir die Rolle der endogenen Faktoren untersucht haben.

II. Endogene Faktoren (dysontogenetische Tumoren).

Unter den endogenen ätiologischen Faktoren wollen wir hier nur *die*jenigen verstehen, bei denen eine von der Norm abweichende Beschaffenheit des Erbguts der Zellen die Geschwulstbildung veranlaßt. Nun wissen wir über solche Faktoren im Grunde genommen überhaupt nichts; wir müssen uns also hier auf *das* beschränken, was auf dem Gebiete der Geschwülste offenbar erbmäßig in Erscheinung tritt. Dabei muß hier natürlich die Einschränkung gemacht werden, daß auch Umweltfaktoren auf die Keimzelle einwirken können und diese so verändern, daß hierdurch eine erbmäßig weiter gegebene Eigenschaft resultiert; etwas derartiges liegt ja doch offenbar bei den Mutationen vor, die künstlich erzeugt werden können. Auf diese letztgenannten Fragen werden wir später einzugehen haben. Zwar müssen wir erörtern, was wir über *Vererbung* von Geschwülsten wissen.

Die Literatur über die Erblichkeit von Geschwulstbildungen ist äußerst umfangreich; aber nur die allerwenigsten Arbeiten sind mit der auf diesem Gebiet ganz besonders nötigen Kritik durchgeführt. Zudem ist das zur Verfügung stehende Beobachtungsgut vom Menschen in den wenigsten Fällen so groß, daß nicht von vornherein mit dem Fehler der kleinen Zahl gerechnet werden müßte. Soweit Feststellungen aus der Stammbaumforschung herangezogen werden, ist es kaum je möglich, lückenlose Angaben auch nur von 3 Generationen zu erhalten. Haben wir aber positive Angaben über das familiäre Vorkommen von Geschwülsten, so sind diese meist schon für die Elterngeneration, viel mehr noch für die der Großeltern höchst zweifelhaft, weil es sich fast ausnahmslos nur um die *klinische* Diagnose „Krebs“ usw. handelt. Beweisende Sektionsbefunde für mehrere Generationen gehören zu den allergrößten Seltenheiten. Auch die geringe Anzahl der Individuen, die in Hinsicht auf das Geschwulstproblem untersucht werden können, ist von wesentlicher Bedeutung, wie wir oben betont haben. Ein wichtiger Fehler ergibt sich durch die Auslese des Interessanten[1]. Endlich muß man der verbreiteten Neigung entgegen treten, alles, was familiär gehäuft auftritt, auch als Vererbung deuten zu wollen. Eine familiäre Häufung von Krebsfällen ist im Zweifelsfall viel eher durch vermehrte Exposition gegenüber cancerogenen Umwelteinflüssen bedingt. Aus all diesem geht deutlich hervor, daß wir heute nur sehr wenig Sicheres über Vererbung von Krebs beim Menschen aussagen können und es ist durchaus unwahrscheinlich, daß sich in absehbarer Zeit die Sachlage ändern wird. Daher sind die Ergebnisse der experimentellen Tumorforschung nur mit allergrößter Reserve auf die Verhältnisse beim Menschen zu übertragen; davon wird nachher noch die Rede sein.

Es scheint mir bezeichnend, daß RÖSSLE (1940) in seinem schönen Buch „Die Pathologie der Familie“ nichts Entscheidendes aus Obduktionsbefunden für die Frage nach der Vererbung des Krebses beibringen kann!

Systematische Untersuchungen über Vererbung von Krebsen beim Menschen liegen in größerem Ausmaß eigentlich nur in den Untersuchungen von WAALER (1936) bei etwa 6000 Krebsfällen aus Norwegen vor. Danach wäre die Krebshäufigkeit bei den erblich verwandten Geschwistern größer als bei den nichtverwandten Eltern. Nach HANHARDT hatten von 286 über 50 Jahre alten Kindern krebskranker Eltern nur 38, also 13%, irgendeinen Krebs; diese Zahl von 13% bei über 50jährigen liegt noch unter der aus dem gesamten Durchschnitt zu erwartenden Zahl!

Die *Zwillingsforschung* hat bislang für die Frage der Erblichkeit von Tumoren keinen entscheidenden Beitrag geliefert; nur nach den Untersuchungen an dem großen Beobachtungsgut von 30000 Krebsfällen, unter denen sich 336 Zwillinge fanden (BUSK und Mitarbeiter) ist zu schließen, daß bei monozygotischen Zwillingen die Lokalisation des Krebses in übereinstimmenden Organen vorherrscht — was erblich bedingt sein *kann*, aber nicht muß. Nach MACKLIN[2] hatten von 38 homologen Zwillingspaaren 95% identische Tumoren (auch im gleichen Alter) bei dizygotischen Zwillingen aber nur 19%.

Fragen wir, was wir über *Vererbung von Krebs in bestimmten Organen*, nicht aber von Krebs überhaupt wissen, so möchte ich hier kurz die folgenden Beob-

[1] Vgl. dazu K. H. BAUER 1949. [2] Zit. bei RAUBITSCHEK 1955.

achtungen anführen[1]: In den Familien von 302 Magenkrebskranken wurden bei insgesamt 3294 untersuchten Angehörigen insgesamt 366, das sind 11%, mit Krebs behaftet gefunden und davon 149, das sind gerade 40%, mit Magenkrebs. In den Kontrollfällen (390 Nichtkrebskranke mit 4782 Familienuntersuchungen wurden 346, also 7%, Krebsträger gefunden, aber davon nur 58 mit Magenkrebs — das wären also etwa 17%. Allzuviel Sicheres ist aus diesen Untersuchungen noch nicht zu entnehmen. Das immer wieder angeführte Beispiel von Vererbung beim Magenkrebs ist das der Familie Bonaparte. Angeblich soll Napoleon Bonaparte selbst, drei seiner Schwestern, ein Bruder, der Vater und der Großvater an Magenkrebs verstorben sein. Dazu ist zu bemerken, daß schon die Diagnose Magenkrebs auf Grund des Sektionsberichtes bei Napoleon recht fraglich erscheinen muß (andere Gutachter haben aus dem Protokoll z. B. die Diagnose auf Ulcus ventriculi, andere auf Amöbiasis und alles mögliche andere gestellt!). Ob bei den andern Mitgliedern der Familie Sektionsbefunde vorliegen, weiß ich nicht, doch ist es äußerst fraglich. Aber selbst, wenn nun in diesen allen Fällen die Diagnose Magenkrebs zuträfe, so läßt sich an diesem Beispiel unmöglich ein sicherer Schluß auf Vererbung oder gar auf dominante und recessive Vererbung ziehen.

Nicht immer liegen die Verhältnisse so schwierig.

Hier möchte ich auf eine jüngstens veröffentlichte Mitteilung aufmerksam machen[2]. In einer Familie hatten 6 Personen Speiseröhrenkrebs, und zwar 2 Töchter und ein Sohn einer nicht krebskranken Mutter. In der nächsten Generation waren es nun 3 Töchter mit Speiseröhrenkrebs. Das Alter betrug bei dem männlichen Kranken 37 Jahre, bei den weiblichen Kranken 29, 32, 49, 57 und 70 Jahre. In dieser Beobachtung sind nun zwei Dinge besonders auffällig, nämlich: 1. daß so viel weibliche Individuen betroffen sind (Verhältnis 5:1, während sonst das Geschlechtsverhältnis beim Speiseröhrenkrebs bei 1000 Fällen fast genau 9:1 bei Mann und Frau ausmacht; und 2. das jugendliche Alter der Krebskranken in der zweiten Generation. Durchschnittlich liegt das Alter beim Speiseröhrenkrebs der Frau zwischen 60—70 Jahren, und vor dem 40. Jahre tritt der Speiseröhrenkrebs der Frau nur in 5% der Fälle auf. Diese Überlegungen sprechen meines Erachtens außerordentlich dafür, daß hier wirklich eine erbliche Veranlagung vorlag (nach Ansicht der Autoren ein einzelnes dominant vererbtes Gen).

Es gibt nur 3 Tumorformen, die wir doch fast mit Sicherheit als erbbedingt ansprechen können. Dabei darf man vorsichtigerweise nicht von Vererbung des eigentlichen malignen Tumorleidens sprechen, sondern von einer Vererbung einer ganz spezifischen lokalen Tumorbereitschaft, die durch exogene Faktoren realisiert wird. Trifft dieses zu, so könnte man mit K. BAUER (1948) von Präneoplasien sprechen. 1. Müßte hier genannt werden das *Neuroblastoma retinae*, früher Glioma retinae genannt. Es tritt in nicht ganz 30% der Fälle *beidseitig* auf und das wäre etwa dann nach PELLER 19000mal so häufig wie es statistisch erwartet werden kann. Die vorliegenden Feststellungen sprechen vielleicht etwas mehr für eine dominante als recessive Vererbung. 2. Gilt als sicher erbbedingt das *Xeroderma pigmentosum* mit multiplen Hautkrebsen, recessiv vererbt, meist schon in der Jugend manifest werdend. 3. Die *Polyposis intestini* und zwar überwiegend im Dickdarm, besonders im Rectum mit Tendenz zum Rectumcarcinom (s. Abb. 7).

Bei den unter 2. und 3. genannten Affektionen handelt es sich immer um multiple Wucherungen, von denen eine oder auch mehrere schließlich in maligne Tumoren übergehen. Hier müssen angeschlossen werden Affektionen, bei denen es sich anscheinend um generalisierte Fehlbildung handelt. Rechnet man solche zu den echten Tumoren, so müssen sie als gutartige Tumoren bezeichnet werden. In diese Kategorie gehören a) die *multiplen Exostosen*; b) die von RECKLINGHAUSENsche Krankheit, die Neurofibromatose, gar nicht so selten mit

[1] VIDEBAEK und MOSBECH 1954. [2] CLARKE und MCCONNEL 1954.

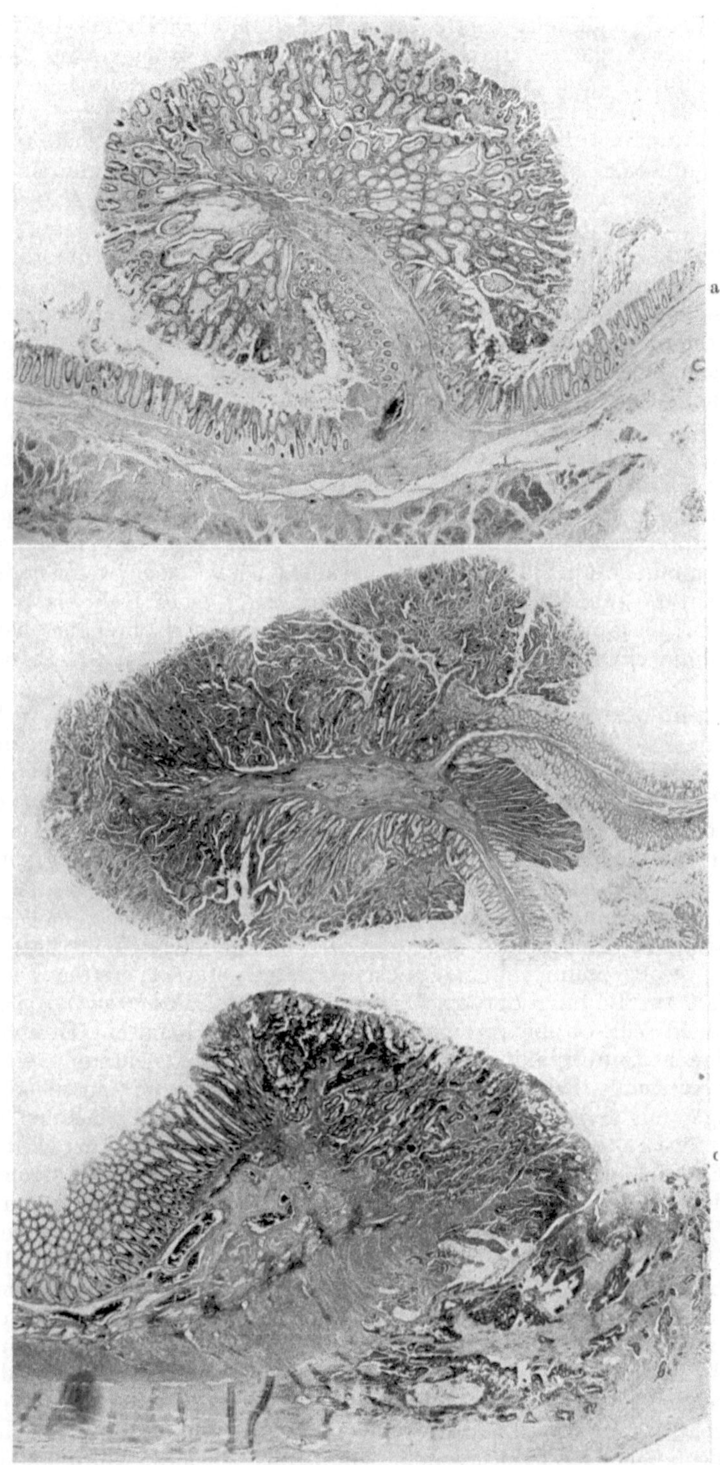

Abb. 7a—c. Polyposis des Dickdarmes. a Gutartiger Polyp; b Polyp mit präcanceröser Umwandlung des Epithels; c Adeno-Ca. [Aus G. LIEBEGOTT in LEXER-REHN, Lehrb. d. allg. Chir. 2 (1952)].

Kleinhirnbrückenwinkeltumoren vergesellschaftet; c) die HIPPEL-LINDAUsche Erkrankung mit Angiomen im Kleinhirn, Retina und Rückenmark. SILVER hat jüngst in einer Familie mit 95 Personen 19 Fälle in 7 Generationen festgestellt und offenbar dominante, nichtgeschlechtsgebundene Vererbung angenommen.

Bei den unter a) bis c) genannten Affektionen ist gelegentlich, am seltensten bei a), häufiger bei b) und c) ein „Übergang" zu malignen Tumoren beobachtet worden. Hierher gehört ganz offensichtlich auch die *tuberöse Hirnsklerose*. Die histologische Beurteilung der sog. Ventrikeltumoren macht dabei auch dem Fachmann die allergrößten Schwierigkeiten; bei den Nierentumoren bei dieser Affektion sind, wie ich zeigen konnte, in ganz seltenen Fällen auch destruierende metastasierende Geschwulstprozesse, „Liposarkome", nachgewiesen worden.

Wir kommen nun zu einer Gruppe von Tumoren, bei denen mit allergrößter Wahrscheinlichkeit behauptet werden kann, daß sie durch Entwicklungsstörungen der befruchteten Eizelle, oder auch noch der ersten Furchungszellen veranlaßt sind. Man könnte bei diesen *Teratomen* eine ganze Reihe aufstellen, beginnend mit eineiigen Zwillingen, mit Doppelbildung wie den Xiphopagen über die rudimentären Doppelbildungen, wie etwa den Epignathus parasiticus bis zu den Steißteratomen. Hier ist in allen Fällen eine mehr oder minder gelungene Organanlage deutlich sichtbar. Weniger deutlich wird dies dann schon in einem Teratom, das Abkömmlinge aller 3 Keimblätter erkennen läßt, noch weniger deutlich bei Teratomen, die praktisch nur aus Abkömmlingen eines Keimblatts aufgebaut erscheinen. Es gibt unter diesen Teratomen auch ganz maligne, bei denen in der Regel nur ein Gewebsanteil destruierend wächst und auch Metastasen setzen kann.

Es scheint gezwungen, bei solchen angeborenen Teratomen anzunehmen, daß sie erst in einer etwas späteren Periode der embryonalen Entwicklung durch exogene Reizwirkungen aus bis dahin regelrechten Körperzellen sich entwickelt hätten. Daß *Cancerogene* aus dem Mutterblut transplacental auf den Feten einwirken können, wird z. B. von PELLER (1955) angenommen. Das trifft vielleicht für die Fehlbildungen zu, die insbesondere seit E. ALBRECHT genauer studiert sind. ALBRECHT unterscheidet Geschwulstbildungen, die aus abgetrennten Organkeimen entstehen, die er mit dem Namen *Choristome* und *Choristoblastome* belegt. Erfolgt in der Entwicklung eine fehlerhafte Gewebsmischung, wobei dann ein Gewebsbestandteil stark vertreten ist, so gäbe dies Anlaß zur Bildung der sog. *Hamartome* und *Hamartoblastome*. Es wird entscheidend sein, ob die verlagerten oder auch durch falsche Gewebsmischung entstandenen Gewebsbildungen in ihrem weiteren Wachstum mit dem des Gesamtorganismus Schritt halten, ob sie ihr Wachstum einstellen und vielleicht sogar mit der Zeit ganz verschwinden, ob an diesen „Keimen", vielleicht in viel späteren Stadien der Körperentwicklung, etwa in der Pubertät eine weitere Entwicklung erfolgt, oder ob endlich an diesen Keimen im postembryonalen Leben durch exogene Reize ein unbegrenztes Geschwulstwachstum ausgelöst wird. Wir werden auf diese Frage später noch eingehen, müssen uns aber zunächst mit den *malignen Tumoren* beschäftigen, die *angeboren* sind. Bei diesen wird von vornherein die Vermutung berechtigt sein, daß es sich um vererbte Gebilde handelt, d. h. daß ihre Entstehung auf Fehler in der Entwicklung der Eizelle zurückzuführen ist. Den Beweis, daß es so ist, können wir natürlich deswegen nicht führen, weil die Träger dieser Tumoren eigentlich immer an den Folgen dieser angeborenen Geschwulstbildung frühzeitig sterben und ihre Tumoreigenschaft nicht auf Nachkommen übertragen. Es wäre natürlich möglich, daß eine solche angeborene Geschwulst erfolgreich operativ entfernt würde und der Träger der Geschwulst Nachkommen hätte, bei denen, wenn es sich wirklich um vererbte

Anlagen zur Geschwulst handelt, eine solche später in Erscheinung treten müßte. Doch sind mir solche Fälle im Schrifttum nicht bekannt. Alsdann ist zu fragen, ob maligne Geschwülste bei graviden Frauen beobachtet sind, die diese auf das Kind übertragen hätten, so daß dieses mit einer angeborenen malignen Geschwulst zur Welt kam. Geschwülste, die in diese Kategorie gerechnet werden könnten, sind mir kaum bekannt. Rechnet man die Leukämien zu den echten Geschwülsten, dann ist allerdings festzustellen, daß nach Angaben der Literatur[1] 40—50% der angeborenen Tumoren Leukämien, besonders lymphatische Leukämien, sein sollen. Ich empfehle aber allergrößte Skepsis in der Frage angeborener Leukämien; wie ich schon vor langer Zeit nachgewiesen habe, sind wenigstens bis damals (1911) alle als angeborene Leukämien beschriebenen Fälle Erythroblastosen gewesen. Es ist auch meines Erachtens die Feststellung höchst interessant, daß von 100 Frauen mit eindeutiger Leukämie zur Zeit der Schwangerschaft kein einziges Kind geboren worden ist, das Leukämie aufgewiesen hätte.

Wir können hier nur diejenigen Tumoren berücksichtigen, deren Geschwulstnatur durch ausreichende histologische Untersuchungen, fast immer im Anschluß an eine Sektion gesichert ist und sehen besser von den ganz wenigen Fällen ab, bei denen es sich um Untersuchungen operativ entfernter Geschwülste gehandelt hat.

Die Zahl der malignen bei Feten und Frühgeburten festgestellten Tumoren ist übrigens gering. Es überwiegen die Geschwülste, die schon bei der Geburt äußerlich als solche erkennbar waren, oder doch gleich in den ersten Monaten nach der Geburt in Erscheinung traten. Beschränken wir uns auf die Fälle, die spätestens bis 12 Monate nach der Geburt zur Sektion kamen. Zweifellos müßte man noch eine ganze Anzahl der Fälle hinzufügen, bei denen der Tod infolge des Geschwulstleidens im 2. Lebensjahr oder noch später erfolgte. Aber hier würde man leicht einwenden können, daß es sich zwar um angeborene, aber doch nichtvererbte Leiden handele und daß das geschwulsterregende Agens sehr wohl exogen sein könne. Beschränken wir uns also auf die *malignen angeborenen Blastome*, die bei Feten, bei Neugeborenen und bei Kindern vor Vollendung des 1. Lebensjahres gefunden worden sind. Ich finde im Schrifttum (unter Weglassung der Teratome) 110 Beobachtungen, die hier verwendet werden können: 73 epitheliale Tumoren und 37 mesenchymale Tumoren. Bei den epithelialen Tumoren ist häufig das Geschlecht nicht angegeben; in meinen Fällen ist es 19mal als männlich und 20mal als weiblich angegeben und bei den 33 mesenchymalen Tumoren 14mal als männlich und 9mal als weiblich. Man wird aus diesen immerhin kleinen Zahlen wohl schließen dürfen, daß für die angeborenen malignen Tumoren keine Geschlechtsprädisposition bestehe, während bei allen malignen Tumoren des Menschen bis zu 30 Jahren das weibliche Geschlecht erheblich überwiegt, in meinem Beobachtungsgut mit 263 Fällen gegenüber 161. Die Verteilung der angeborenen malignen Tumoren auf die einzelnen Organe ist grundverschieden bei den epithelialen Geschwülsten gegenüber den mesenchymalen. Am häufigsten finde ich die von Neuroektoderm ausgehenden Tumoren mit Sitz im Nebennierenmark (17), oder im Grenzstrang des Sympathicus (6), also insgesamt 23 von 73 Fällen. An zweiter Stelle folgen mit 22 Fällen Epitheltumoren der Leber, alsdann mit gleicher Häufigkeit die Nieren- und Harnblasentumoren. Ein Schleimhautcarcinom des Magens ist nur einmal mitgeteilt worden, Carcinome des übrigen Darmtraktes überhaupt nicht. Diese Zahlen stehen im stärksten Gegensatz zur Statistik der Tumoren im Alter bis zu 30 Jahren; denn hier kamen unter 161 Fällen beim Mann 37 Krebse des Magens

[1] Zum Beispiel bei PELLER 1952.

und 29 des Darms vor, also etwa 40% aller Krebse; und fast genau so ist es bei der Frau; hier kamen auf 263 Fälle 40 Magen- und 44 Darmkrebse (34%).

Unter den *Sarkomen* kamen von insgesamt 37 Fällen 12 auf die Weichteile und die Knochen; die übrigen verteilen sich auf Prostata, Zunge, Hoden, Niere, Harnblase, Leber, Parotis, Scheide, Ovar und Pankreas.

H. G. WELLS hat 1940 eine ausgezeichnete kritische Darstellung des Problems der angeborenen Geschwülste gegeben. Er hat damals von 250 Mitteilungen aus der Literatur nur 66 als eindeutige maligne Blastome anerkennen können, dabei hat er Epithelial- und Mesenchymalgeschwülste gleich häufig gefunden. WELLS weist auch darauf hin, daß die sonst am meisten beobachteten Lokalisationen der Tumoren (die Krebse des Verdauungstrakts, der Lunge, der Genitalien) bei den angeborenen Tumoren überhaupt nicht vertreten sind.

Man könnte vielleicht auch aus einem anderen Umstand Schlüsse auf eine erbliche Bedingtheit von Geschwülsten ziehen, wenn man auf die Frage der *Multiplizität von Tumoren* eingeht. Wenn man alle die vielen von ALBRECHT als Hamartome und Choristome bezeichneten Gewebsfehlbildungen als mögliche Geschwulstkeime in dem später noch weiter zu erörternden Sinne auffaßt, so würde praktisch kein Mensch frei von solchen Herden sein. Und da wir dargetan haben, daß doch mindestens ein Teil aller dieser Fehlbildungen erbbedingt ist, so sprächen diese Feststellungen sehr zu gunsten einer erbmäßigen Anlage, die ebensogut als allgemeine, aber noch viel einleuchtender als lokale Disposition zu Krebs bezeichnet werden könnte.

Beschränken wir uns auf die beim Erwachsenen festzustellenden multiplen bösartigen Geschwülste, so müssen wir natürlich alle die Bildungen anschließen, die sekundär nach einer primären Geschwulst aufgetreten sind, also die Rezidive und Metastasen. Wir dürfen also unter multiplen Primärgeschwülsten nur solche verstehen, die nach ihrem Feinbau nichts miteinander zu tun haben. Sie sind in der Regel dann auch in verschiedenen Organen anzutreffen, meistens nicht in ein und demselben Organ, obgleich auch dafür einige wenige, aber einwandfreie Beobachtungen vorliegen. Multiplizität maligner Tumoren in dem eben ausgeführten Sinn wird von den Forschern mit einer durchschnittlichen Häufigkeit von etwa 2% angegeben. Nach GROSSE (1955) kommen auf 100 Carcinome 1,8 Doppelkrebse. Als Extreme finde ich im Schrifttum 0,4%[1] und 5,9%[2]. In meinem früher darauf untersuchten *Rostocker* Sektionsgut ermittelte ich eine Zahl von 2,2%. Dabei handelte es sich einmal um drei histologisch ganz verschieden gebaute Krebse in drei verschiedenen Organen und einmal sogar um vier, wobei ein malignes Melanom in dieser Zahl vertreten war. Dreifache Primärkrebse sind nur ganz selten beschrieben, in einer eigenen Beobachtung[3] ein Adenocarcinom des Colon, 4 Jahre später ein scirrhöses Carcinom der Mamma, $^1/_2$ Jahr später ein gemischtzelliges Adenocarcinom des Corpus uteri. Solche primäre Multiplizität ist besonders häufig bei Fällen weiblicher Genitalcarcinome gefunden worden[4]. Dabei war am häufigsten die Tube betroffen, dann folgten Ovarial- und Korpuskrebse und endlich Mammakrebse. Ganz ähnliches habe ich auch in meinem kleineren Beobachtungsgut gefunden. Doppelkrebse waren beim Mann besonders im Magen und Rectum zu finden, bei der Frau im Uterus und in der Brustdrüse[5]. Ich selbst finde es auch für den Bronchialkrebs zutreffend; aber die genannten Krebslokalisationen sind ja eben weitaus die häufigsten, daher denn auch bei ihnen häufiger Doppelkrebse zu erwarten sein werden als bei viel selteneren Lokalisationen eines

---

[1] CANDIANI und BONIVER 1953. [2] WATSON 1953. [3] LUDWIG 1943.
[4] HUBER 1953 in 4,6%. [5] SPRINGORUM 1950.

Primärkrebses. Entscheidendes wird man aus solchen Feststellungen kaum entnehmen können. Man wird aus ihnen jedenfalls nicht schließen dürfen, daß eine besonders große Disposition ganz bestimmter Organe für multiple Tumoren bestünde. Daß das Auftreten multipler Primärtumoren jedenfalls nicht gegen die Annahme einer erhöhten Disposition zu Krebs überhaupt oder zu bestimmter Lokalisation spricht, wird man allerdings kaum bezweifeln dürfen.

Geben wir uns nun Rechenschaft über das, was über exogene oder endogene Faktoren der Krebsverursachung ausgesagt werden kann, so müssen wir bekennen, daß unsere sicheren Kenntnisse auf diesem Gebiet noch sehr mangelhaft sind. Nehmen wir allerdings alle die Erfahrungen, die wir aus der experimentellen Geschwulstforschung bei Tieren, zu dem, was wir von der menschlichen Pathologie wissen, hinzu, so scheint die Lage ganz anders zu sein. Wir haben aber mit besonderem Nachdruck schon darauf hingewiesen, wie außerordentlich vorsichtig man mit den Analogieschlüssen aus der experimentellen Pathologie beim Tier auf die menschliche Tumorpathologie sein muß. Beispielhaft sei dies mit einer Betrachtung der Mäusetumoren belegt. Für die Mammatumoren der Maus, die rein zahlenmäßig schon die ausgedehntesten Untersuchungen gefunden haben, hat MÜHLBOCK-Amsterdam auf der Hamburger Tagung des Deutschen Krebsausschusses 1954 dargetan, wie kompliziert die Dinge hier tatsächlich liegen; 1. muß man von ganz reinerbigen Stämmen ausgehen und es bedurfte der Arbeit von nicht weniger als 6 Jahren, um solche ganz reinen Stämme heranzuzüchten; 2. bei 7 von solchen reinerbigen Stämmen schwankte die Häufigkeit von Spontantumoren der Mamma zwischen 0 und 96%; 3. durch sehr subtile Eingriffe, nämlich durch künstliche Befruchtung mit der Einspritzung von steril gewonnenem Sperma, gelang es auch Tiere zu züchten, bei denen der sog. BITTNERsche Milchfaktor mit Sicherheit in Wegfall kommt; diesen Milchfaktor faßt man heute wohl allgemein als ein Virus auf, welches das Tumorwachstum beschleunigt; 4. die Rate der für jeden Stamm in charakteristischer Häufigkeit auftretenden Spontantumoren ist wiederum von einer Menge ganz verschiedener *Umwelt*faktoren abhängig. Wird z. B. das Futter der Tiere von Beginn des Versuchs ab eingeschränkt, besteht also ein Calorienmangel, so fällt die Zahl der erwarteten Tumoren, z. B. in einem Stamm, auf 0—7, statt der erwarteten 40%.

Wurden die Versuchstiere eines Stammes einzeln im Käfig gehalten, so betrug die Häufigkeit der Spontantumoren bis zu 84%. Hielt man dagegen 50 Tiere in einem Käfig, so verringerte sich die Zahl bis zu 29%. Vermehrte Muskelarbeit z. B. im Laufrad senkt die Prozentzahl der Tumoren erheblich.

Man wird wohl kaum sagen können, daß in den unendlich zahlreichen einschlägigen Arbeiten früherer Zeit auf alle diese verschiedenen Faktoren (und zweifellos wird es noch eine Reihe weitere geben) genügend Rücksicht genommen ist; der Wert der früher gezogenen Folgerungen, d. h. die Beweiskraft, muß recht skeptisch beurteilt werden. Erst recht geht es nicht an, die Ergebnisse bei einer Tierart ohne weiteres auf eine andere, sogar nahestehende Art zu übertragen. Was für die Maus gilt, trifft in vielen Dingen für die Ratte gar nicht zu; also wird man Bedenken haben dürfen, Analogieschlüsse aus der Tierpathologie auf den Menschen zu ziehen, besonders muß man darauf hinweisen, daß es reinerbige Stämme beim Menschen (übrigens zum Glück!) im Unterschied zur Maus nicht gibt.

Nachdem nunmehr das Wichtigste erörtert ist, was wir über krebserzeugende Agentien wissen und nachdem versucht ist, die exogenen Agentien, die sog. Carcinogene, von den Einflüssen zu trennen, die erbbedingt in der Zelle wirksam sein könnten, müssen wir nunmehr wenigstens kurz auf die Frage eingehen, in welcher Weise einer dieser exogenen oder endogenen Faktoren die Umwandlung einer körpereigenen Gewebszelle in eine Krebszelle bewirken kann. Wir machen dabei die Annahme, daß eine einmal erfolgte Umwandlung einer Körperzelle in eine Krebszelle, also die Cancerisierung der Zelle, ein irreversibler Prozeß ist. Eine cancerisierte Zelle und ihre Nachkommen können also nicht mehr in den früheren Zustand zurückkehren und die Änderung, die durch diese Cancerisierung der Zelle erfolgt ist, ist eine im Erbgut dieser Zelle verankerte Eigenschaft und muß bei den Nachkommen dieser Zelle in der gleichen Weise vorhanden sein. Diese Annahme gründet in ihren theoretischen Vorstellungen wesentlich auf den Erfahrungen, die man in der experimentellen Geschwulstlehre gemacht hat, wobei zuzugeben ist, daß der Beweis für diese Annahme nicht so sehr leicht zu erbringen ist; aber andererseits kenne ich keine Befunde bei den Geschwülsten des Menschen, die dieser Annahme widersprächen.

Wie soll man sich nun den Modus der Cancerisierung einer Zelle vorstellen? Gleichgültig wäre es dabei ob es sich allemal um eine einzige Zelle handelte, oder auch um mehrere an verschiedenen Stellen des Körpers gelegene Zellen. Daß aber durch irgendeinen exogenen Reiz *alle* Körperzellen cancerisiert würden, dafür liegt nicht der geringste Anhaltspunkt vor; wäre dem so, so müßte man doch erwarten, daß dann *immer* multiple Geschwülste, wenn auch vielleicht nicht alle gleich schnell entwickelt und dann in Zeitabständen voneinander entstehen müßten. Sollte jedoch ein exogener Reiz eine Cancerisierung einer Eizelle oder vielleicht auch irgendeiner Zelle der „Keimbahn" bewirken, dann würde wahrscheinlich die folgende Überlegung keine Gültigkeit haben.

Trifft ein cancerogener Reiz eine Körperzelle, so muß die Umwandlung, die dadurch in der Zelle, sei es am Zellkern, sei es am Cytoplasma oder in beiden ausgelöst wird, offenbar durch eine Energieübertragung auf die Zelle erfolgen oder aber es müßte ein Vorgang der Energieproduktion in der Zelle ausgelöst werden. Die rein energetische Betrachtungsweise für ein solches Geschehen scheint mir zwar höchst notwendig zu sein, aber wie mich Gespräche mit besonders kompetenten Physikern auf diesem Gebiet lehren, sind wir noch weit entfernt davon, uns hier irgendwelche klare Vorstellung zu bilden. Rein physikalisch stellen sich die Biophysiker den Vorgang etwa so vor, daß er sich im submikroskopischen Bereich abspielt, und daß dieses Geschehen, aber auch seine direkte Folge, mindestens zur Zeit morphologisch, auch im Elektronenmikroskop, nicht nachweisbar ist. Es wird sich also im Bereich der cellulären Makromoleküle abspielen. Man nimmt nun an, daß diese Einwirkung an bestimmten Strukturen des Kernes und der Kernabkömmlinge, aber zweifellos auch an morphologisch distinkten Bestandteilen des Cytoplasmas, vor allem an Mitochondrien und Mikrosomen erfolgt. Wie weit die sog. Treffertheorie der modernen Atomphysik auf dieses Geschehen anwendbar ist, vermag ich nicht genügend zu beurteilen. Es wird angenommen, daß der Cancerisierungsvorgang sich an den sog. Duplikanten der Zelle abspielen müsse, und hier eine Art Kettenreaktion auslöse. Die Vorstellung der Chemiker über die wichtigsten bekannten chemischen Carcinogene, insbesondere über die cyclischen Kohlenwasserstoffe, gehen dahin, daß ganz bestimmte Stellen in den Ringsystemen, je nach der Art der hier vorhandenen Bindungen, bevorzugt wirksam sind. Es würden also vermutlich von solchen Stellen aus die chemischen Impulse, Energieübertragungen und Ionisationen ausgehen. Aber sehr viel mehr kann man heute wohl kaum sagen.

Wir müssen in diesem Zusammenhang kurz auf die sehr ausgedehnten Untersuchungen Leupolds (1945) zu diesen Fragen eingehen.

Leupold hat bei Versuchstieren zunächst einmal unter Bedingungen, die dem physiologischen Geschehen im Körper möglichst gleichen, durch Autolyse und Dialyse aus den verschiedenen Organen „Stoffwechselkörper" gewonnen, die in verschiedenen Konzentrationen auf die Organe aufgetropft oder in sie eingespritzt wurden. Schon mit Bruchteilen eines Milligramms gelang es, örtlich oder auch entfernt vom Ort der Applikation gewaltige Gewebsveränderungen hervorzurufen, die unter dem histologischen Bilde der Entzündung, der Nekrose, der Gewebswucherung, aber auch unter dem histologischen Bilde von Geschwülsten in Erscheinung traten. Es wurden alle möglichen Arten von Tumoren erzeugt, Carcinome wie Sarkome, und diese Geschwülste wiesen manchmal auch Metastasenbildung auf. Der Zeitpunkt des Auftretens von Tumoren nach der Einwirkung war je nach dem Organ recht verschieden; in der Leber z. B. konnten schon nach 5 Tagen Tumoren beobachtet werden; im Muskel dauerte es Monate. Entscheidend für die Tumorerzeugung scheint nach LEUPOLD das Ionengemisch in den Autolysaten zu sein; die geringerwertigen Anionen sind in dieser Hinsicht den höherwertigen überlegen. Einwertige Kationen sind wiederum den einwertigen Anionen unterlegen, die zweiwertigen überlegen. Ausschlaggebend für die Tumorbildung soll das Ionengefälle und der Quotient des Ionengefälles sein. Auf weitere Einzelheiten brauche ich hier nicht einzugehen.

Die Deutung, die LEUPOLD seinen Versuchen gibt, wird von den meisten Forschern die sich damit befaßt haben, angezweifelt. Daß die Reproduktion der LEUPOLDschen Versuche anderen Forschern nicht gelungen ist, würde keinen strikten Beweis gegen LEUPOLDs Auffassung darstellen. Etwas bedenklich ist es schon, daß durch diese Versuchsanordnung eben nicht nur Tumoren erzeugt wurden, sondern auch ganz andersartige Gewebsprozesse, von denen man nicht beweisen kann, daß sie der Auftakt zur richtigen Geschwulstbildung wären. Somit muß man sagen, daß eine wirkliche Klärung des Modus der Cancerisierung auch durch diese Untersuchungen kaum herbeigeführt worden ist.

Da kein Zweifel bestehen dürfte, daß sich in den Zellen eines Tumorgewebes irgendeine Änderung von Stoffwechselvorgängen gegenüber der Norm abspielt, wird man von vornherein geneigt sein, Störungen des Fermentstoffwechsels für die Carcinogenese zu beschuldigen. Es ist dann mindestens wahrscheinlich, daß hier Störungen des Sauerstoffverbrauchs vorliegen und dann ebenso wahrscheinlich, daß eine Verminderung der Sauerstoffzufuhr an die Zellen oder eine Hemmung ihrer Atmungsfermente für die Cancerisierung von Bedeutung ist. Die Regelung des Wachstums in den Zellen erfolgt nach WARBURG[1] offenbar durch Mechanismen, die mit der Sauerstoffatmung zusammenhängen. Man weiß ja schon lange, gerade durch WARBURG, daß im Tumorgewebe die glykolytische Fähigkeit der Zellen stark erhöht ist, daß also die Sauerstoffatmung zurückgedrängt ist zugunsten der Gärung. Die aerobe Gärung ist um so größer, je virulenter und rascher wachsend der Tumor ist. Der Verlust der *Atmungsenergie* wird gut gemacht durch den Anstieg der durch die Gärung gewonnenen Energie. Es bedarf offenbar einer lange dauernden Anpassung der durch Selektion ausgesonderten stärker gärungsfähigen Zellen — was viele Zellteilungen voraussetzt (WARBURG 1955). Welch große Rolle der Sauerstoffmangel spielt, geht auch aus den schönen Untersuchungen von GOLDBLATT und CAMERON (1953) hervor: In Fibroblastenkulturen der Ratte, die mehrfachem kurzfristigem fetalem Sauerstoffmangel ausgesetzt waren, traten nach 1 und $1^1/_2$ Jahren transplantable metastasierende Spindelzellsarkome auf. Immerhin werden das nicht spezifische qualitative Unterschiede sein, sondern nur quantitative Unterschiede. Wir wissen ja auch, daß der Eiweißstoffwechsel geändert ist. Man kann mit RONDONI[2] sagen, es liege immer eine Denaturierung vor und die natürlichen Aminosäuren würden nicht mehr völlig in das Struktureiweiß der Zelle eingebaut. Aber das sind noch sehr allgemeine Angaben, die uns im Grunde nicht sehr viel aussagen über den *Modus*, wie die Änderung in der Zelle, die Cancerisierung bewerkstelligt wird. Wenn wir in den Mitochondrien morphologisch und funktionell differenziert organisierte Fermentsysteme sehen, die den Oxydationsprozessen, dem Citronensäurecyclus und den energieerzeugenden Prozessen in den Zellen

[1] WARBURG 1954. [2] RONDONI 1948

zugeordnet sind, so würde sich daraus die Berechtigung und Notwendigkeit ergeben, Vorgängen an diesen morphologisch erkennbaren Gebilden der Zelle das besondere Augenmerk zu schenken. So kann man denn auch im allgemeinen feststellen, daß die Untersuchungen sich allmählich etwas mehr von dem Kern und den direkten Kernabkömmlingen auf das Cytoplasma, die Mitochondrien und Mikrosomen verschoben haben, vielleicht auch auf die Centrosphäre. Wir dürfen annehmen, daß in den Zellen irgendwelche auch morphologisch erkennbare Gebilde die Regulation und Steuerung des Wachstums, aber auch der Kernteilung beherrschen. Gerade diese Elemente werden bei der Cancerisierung einer Zelle von besonderer Bedeutung sein, weil ja der Hauptunterschied der Geschwulstzellen von den normalen Körperzellen darin besteht, daß ihre Wachstumsverhältnisse verschieden sind.

Die Cancerisierung einer Zelle wird möglicherweise durch die Cancerogene nicht zu jeder Zeit des Zellebens möglich sein. Wir haben einigen Grund anzunehmen, daß eine besonders empfindliche Beeinflussung dann erfolgen kann, wenn sich die Zelle im Stadium einer Kernteilung befindet. Ob aber diese Voraussetzung unbedingt nötig ist für den Eintritt einer Cancerisierung vermögen wir nicht auszusagen.

Man könnte hier noch anführen, daß der Theorie nach die Cancerisierung einer einzigen Zelle genügen könnte, um daraus einen Tumor entstehen zu lassen. Doch wird man mit BUTENANDT (1951) und DRUCKREY (1953) annehmen dürfen, daß in der Regel eine Summation von „Treffern“ erforderlich ist und eine größere Anzahl von Zellen getroffen werden muß. Man vertritt also die Ansicht, daß die Cancerisierung an jeder beliebigen Körperzelle stattfinden kann, wenn auch möglicherweise nur in einer bestimmten Phase des Zellebens, vermutlich in irgendeiner Phase der Kernteilung. Es fragt sich nun aber: was folgt nun auf diesen Akt der Cancerisierung? Nach allen Erfahrungen geht nicht sofort aus dieser neuen Zelle, die zur „Krebszelle“ geworden ist, die Geschwulst hervor, sondern wir stellen eine Latenzzeit bis zum Manifestwerden der Geschwulst fest, aber wir nehmen doch gleichzeitig an, daß aus der ersten Krebszelle zunächst ganze Generationen von neuen Krebszellen sich entwickeln, die aber in ihrem Wachstum die für die Geschwülste charakteristischen Eigenschaften noch gar nicht erkennen lassen. Diese Zellen bilden das, was von FISCHER-WASELS (1927) als Geschwulstkeim bezeichnet wird. Die Länge der Latenzzeit scheint für die verschiedenen Carcinogene, für die verschiedenen Tierrassen, und auch für die verwendeten Stämme etwas verschieden zu sein. Je größer die Einzeldosis des Carcinogens war, desto kürzer scheint auch im allgemeinen die Latenzzeit zu sein. Auch das Alter der Tiere spielt dabei eine gewisse Rolle. Jedenfalls gelingt im Experiment die Cancerisierung leichter und rascher bei jugendlichen Tieren.

In dieser Initialphase sind uns irgendwelche morphologisch erkennbare Befunde an den Krebszellen, durch die sie sich von nichtcancerisierten unterscheiden ließen, nicht bekannt. Vielmehr sind solche doch offenbar erst dann nachweisbar, wenn die zweite Phase einsetzt, nämlich das eigentliche Geschwulstwachstum. Bis dann die Malignität in Erscheinung tritt, ist wohl oft eine lange Serie pathophysiologischer Prozesse in der Zellentwicklung erforderlich[1].

DRUCKREY (1954) vertritt z. B. die Ansicht, daß die Länge der Latenzzeit als ein erblich konstitutionell bedingtes Merkmal aufzufassen, und wohl auch davon abhängig ist, wie groß die Lebenserwartung im Beginn der Expositionszeit ist. Die nächste Frage ist die: schließt sich an die erste Phase immer auch die zweite Phase an oder anders gesagt, entwickelt sich aus dem Geschwulstkeim

[1] LIPSCHÜTZ 1954.

immer auch die eigentliche Geschwulst? Nach den Tierversuchen kann man diese Frage nicht abschließend beurteilen. Es scheint aber von vornherein wahrscheinlich, daß je länger das Leben des Individuums dauert, desto größer auch die Wahrscheinlichkeit wird, daß nun auch nur bedingt carcinogene Agentien auf die empfänglichen Zellen des Geschwulstkeims einwirken, und so den eigentlichen Geschwulstprozeß in seiner Entwicklung beschleunigen oder auslösen. Man könnte natürlich auch annehmen, daß dieser Erfolg erzielt werde durch eine Summierung der ursprünglichen cancerogenen Reize, oder daß ein zweites oder drittes Cancerogen zu dem ersten noch hinzutritt.

Was wir in dieser Frage aus der menschlichen Pathologie beibringen können, ist eigentlich alles auch nur auf Grund der eben angedeuteten Theorien behauptet worden. Wir können nur so viel sagen, daß diese Tumorkeimanlagen nur recht selten in echte maligne Geschwülste übergehen. Und nehmen wir nur die *„präcancerösen“ Prozesse*, die morphologisch gut bekannt sind, z. B. die sog. Leukoplakien in der Mundhöhle oder auch die entsprechenden Prozesse an Portio und Cervix[1], so kann man doch nur feststellen, daß die Bildung einer malignen Geschwulst aus solchen Prozessen eher die Ausnahme als die Regel ist und diese genannten Prozesse, wie die Leukoplakien, sind von den theoretisch geforderten Geschwulstkeimanlagen immerhin insofern morphologisch deutlich unterschieden, als hier deutliche chronisch-entzündliche Wucherungsprozesse an Epithel und Bindegewebe nachweisbar sind. Ob man nun gerade in diesen Prozessen, soweit wir sie als entzündliche bezeichnen dürfen, wirklich Abwehrreaktionen des Organismus gegen den hier in der Entwicklung begriffenen Tumor erblicken darf, ist eine Frage, auf die wir später noch kurz zu sprechen kommen müssen. Von vielen Autoren wird die Ansicht vertreten, daß nach Einwirkung des primären Carcinogens zunächst entzündliche Veränderungen an Ort und Stelle vor sich gehen, die dann zu regenerativ-hyperplastischen Gewebswucherungen führen; diese Regenerationsprozesse würden dann schließlich zur Bildung von Zellen führen, die die vollen Eigenschaften der Tumorzellen besäßen. Daraus würde sich also ergeben, daß aus der einmal cancerisierten Zelle zunächst, vielleicht lange Zeit hindurch, neue Zellgenerationen entstünden, die sich genau so verhielten wie normale nichtcancerisierte Körperzellen und daß bis zum Manifestwerden der spezifischen für die Tumorzelle charakteristischen Eigenschaften eine längere Zeit erforderlich sei. Das würde der Latenzzeit entsprechen können.

In diesem Zusammenhang ist die folgende Erscheinung bemerkenswert. Wenn nach operativer Entfernung eines Krebses in der Nähe des entfernten Tumors doch noch Tumorzellen zurückblieben, so können diese Ausgangspunkt für Rezidive werden, aber es kann sehr lange dauern, bis sich ein solches Rezidiv ausbildet. Diese Zellen werden nun als schlummernde Zellen bezeichnet, das wären also Zellen, die virtuell Krebszellen sind, aber von dieser Eigenschaft sozusagen keinen Gebrauch machen[2]. Sie könnten sogar bis zum Lebensende in diesem Zustand verharren. Man hätte also eine temporäre Depression von Zellpotenzen vor sich, offenbar wäre dann die Entfaltung der Tumorpotenz durch irgendwelche Einflüsse, vermutlich der Umgebung, gehemmt.

Man kann hier ferner auf die Erfahrung der experimentellen Tumorpathologie hinweisen, daß z. B. Tumorzellen nach einem Aufenthalt von 3 und über 4 Jahren bei einer Temperatur von -70^{0} sich immer noch als mit Erfolg verimpfbar erwiesen[3].

[1] Ich finde im Schrifttum nur eine verwertbare Angabe über das Schicksal lange genug verfolgter Leukoplakien der Cervix. In 104 5—12 Jahre beobachteten Leukoplakien der Cervix hat sich in 13,5% ein Carcinom entwickelt (PETERSEN 1951, zit. bei PELLER 1952).

[2] HADFIELD 1954. [3] Zum Beispiel Versuche von CRAIGIE, zit. bei HADFIELD.

Vergleicht man das Geschwulstwachstum mit normalen Wachstumsvorgängen, besonders auch mit denen aus den frühen Stadien der Embryonalentwicklung, so kann man feststellen, daß sich eine maligne infiltrierend und destruierend wachsende Geschwulst im Grunde genommen gar nicht anders verhält als z. B. eine Epithelsprossung bei der Organanlage dem Stroma gegenüber. Auch ein Vergleich des Wachstums von Tumorzellen im Explantat ist in dieser Hinsicht außerordentlich interessant. Jedenfalls hat man keinen Anlaß anzunehmen, die Tumorzellen besäßen gegenüber Normalzellen neue *besondere* Eigenschaften. Ob sie irgendwelche Eigenschaften durch die Cancerisierung einbüßen, ist schwer zu beweisen und wird z. B. von DRUCKREY (1953) abgelehnt. Während nun bei normalen Wachstumsprozessen und insbesondere bei den Regenerationsvorgängen das Wachstum dann aufhört, wenn die organische Form gebildet ist oder der Ersatz für verloren gegangenes Körpergewebe, wenn auch vielleicht zunächst mit einer Überschußbildung erreicht ist, so kommt das Geschwulstwachstum *nicht* zum Stillstand, sondern es geht weiter. Man kann daraus wohl schließen, daß gewisse Regulationen des Wachstums irgendwie verändert sind. Das hat z. B. schon ERWIN BAUER 1923 so ausgedrückt: „Die Geschwulstbildung wird durch die Störung eines durch Gewebs- resp. Zellausfall bedingten regulatorischen Anpassungsvorganges: der Regeneration bedingt". Die Wachstumsfähigkeit überhaupt und die Tendenz der Zellen, sich auf Grund ihrer Erbmasse in dieser oder jener Richtung zu entwickeln und zu differenzieren, könnte man ja geradezu als ein biologisches Urphänomen bezeichnen. Bei den Tumoren ist die Tendenz der wachsenden Zellen zur Differenzierung und Organbildung durchaus nicht erloschen, aber sie ist in den meisten Fällen mangelhaft oder beinahe nur angedeutet. Man möge hier an die schönen Untersuchungen von BÖHMIG über die drüsenbildenden Carcinome des Darmes denken! Nun könnte ja diese Störung der Selbstdifferenzierung, also der in der Zelle erbmäßig determinierten Tendenzen, an der Zelle selbst liegen oder aber sie läge an der abhängigen vom Einfluß der Umgebung bestimmten Differenzierung. Man wird sich bei unseren heutigen Kenntnissen schwer vorstellen können, daß die Cancerisierung einer Zelle in dieser Zelle eine ganz neue „Eigenschaft" bewirke, also daß die cancerisierte Zelle gegenüber den normalen Körperzellen irgendein Plus besäße. Die normalen Zellen können auch nicht durch die Cancerisierung einer oder mehrerer Zellen sekundär beeinflußt sein. Also muß es irgendwie und irgendwo an der cancerisierten Zelle liegen. Die gegenseitigen Beziehungen dieser Zellen gegenüber den normalen Zellen müssen verändert sein und doch offenbar ungefähr in dem Sinne, daß diesen neuen Zellen eine gewisse Fähigkeit zur Heterolyse eignet. Die alloplastischen Relationen des Tumors zum Organismus würden sich z. B. im metriziden, desmoziden und endothelioziden Wachstum ausdrücken[1], wie das ja auch RÖSSLE für die verschiedenen Grade der Malignität zum Ausdruck bringt.

Wenn wir also annehmen müssen, die Tumorzellen seien gegenüber den anderen Körperzellen doch irgendwie biologisch anders, so fragt sich, ob wir sonst aus der Biologie ähnliche Prozesse kennen. Wir kennen als celluläre Variationen die Modifikation, d. h. eine Anpassungsform, die aber nicht von Dauer ist, sondern wie z.B. bei den regenerativen Prozessen, schließlich wieder zur ursprünglichen Form zurückkehrt. Aber auch die sog. Dauermodifikation wird man hierher rechnen dürfen. Zweitens könnte man eine Verschmelzung von zwei genetisch recht verschiedenen Zellen, eine sog. illegale Zellbefruchtung, mindestens theoretisch für möglich erachten. Drittens könnten wir hier noch auf Vorgänge bei der Teilung der Eizelle hinweisen, die dann zu solchen Bildungen führen können, wie wir sie in Teratomen vor uns haben. Darauf ist ja schon weiter oben kurz

[1] BIENENGRÄBER 1951.

hingewiesen worden. Hier könnte die Theorie von STOELTZNER 1949 erwähnt werden, der in den Krebsen „Epithelfeten" sieht. Viertens aber, und das scheint uns das Wichtigste zu sein, kennen wir aus der Biologie den Begriff der *Mutation*, der eine plötzlich auftretende, dann aber konstant weiter gegebene irreversible Änderung des Erbgutes zugrunde liege. Solche Mutationen werden nicht nur bei den Keimzellen selbst, sondern auch bei den Körperzellen beobachtet, wobei die Quote der experimentell erzielten Mutationen die bei den Spontanmutationen um ein Vielfaches übertreffen kann, und je nach Gewebe, Rasse und Zeitpunkt der individuellen Entwicklung verschieden ausfällt. Es liegt nun sehr nahe, das Geschehen bei der Geschwulstbildung mit den Mutationsvorgängen zu vergleichen, und die Geschwulstbildung als Mutation somatischer Zellen aufzufassen. Diese Auffassung hat K. H. BAUER seit 1924 vertreten und immer weiter ausgebaut. Sie stellt heute wohl die umfassendste Theorie von der Ätiologie des Krebses dar, und sie wird von den meisten Forschern auf diesem Gebiete anerkannt. Es seien hier nur einige für Mutation und Krebsentstehung übereinstimmende Parallelen aufgezeichnet: 1. die plötzliche sprunghafte Entstehung; 2. die Irreversibilität; 3. die Wirksamkeit des bewirkenden Agens schon in geringen Dosen; 4. die Übereinstimmung hinsichtlich des „Alles-oder-Nichts"-Gesetzes; 5. das Auftreten von neuen Zelleigenschaften zu den beibehaltenen alten, was aber dann doch Defekteigenschaften zur Folge hat. Mit den gleichen chemischen und physikalischen Mitteln, mit denen wir Mutationen bewirken können, können wir auch experimentelle Tumoren erzeugen. Obschon von berufener Seite eine ganze Reihe von Einwendungen gegen BAUERS Mutationstheorie gemacht worden ist, glaube ich doch sagen zu dürfen, daß diese Theorie heute noch die umfassendste ist, die die allerverschiedensten Phänomene zu erklären versucht. Aber man darf nicht vergessen, daß unsere Kenntnisse von den Mutationsprozessen ja auch noch unvollkommen sind und so mögen wir bei dieser Theorie zur Zeit vielleicht besser von einem Gleichnis sprechen.

Nachdem wir uns bemüht haben festzustellen, was über endogene und exogene krebsverursachende Reize bekannt ist oder vermutet wird, muß ganz kurz noch erörtert werden, was wir von der Theorie einer *allgemeinen* und einer *lokalen* Krebsdisposition zu halten haben. Eine Disposition zur Krebsbildung will besagen, daß unter gleichen äußeren Bedingungen manche Individuen auf einen eindeutigen carcinogenen Reiz stärker reagieren als andere. Sind die äußeren Bedingungen nun bei beiden gleich, so würde man für die positiv reagierenden Individuen als wahrscheinlich annehmen, daß bei ihnen innere Bedingungen andere sind als bei den anderen. Diese inneren Bedingungen würden vermutlich in einer besonderen Beschaffenheit des Erbgutes zu suchen sein und dann wohl auch eher als allgemeine Disposition denn als Lokaldisposition bezeichnet werden müssen. Bei einer lokalen Disposition würde von vornherein die Wahrscheinlichkeit für eine Bedingtheit durch exogene Faktoren angenommen werden müssen. Vielfach wird die Theorie vertreten, daß eine solche lokale Disposition regelmäßig auch eine allgemeine Disposition zu Tumor voraussetze. Wenn wir nach dem früher Ausgeführten bei der Cancerisierung die Initialphase und die Phase der Geschwulstentwicklung aus dem vorhandenen Keime unterscheiden, so wäre es naheliegend anzunehmen, die determinierenden Faktoren schafften zunächst immer nur eine Allgemeindisposition. Es ist aber unseres Erachtens unmöglich, aus dem Beobachtungsgut der Klinik und der pathologischen Anatomie des Menschen irgendwelche sicheren Schlüsse auf das Vorhandensein und die Häufigkeit einer allgemeinen Tumordisposition zu ziehen. Wir haben oben Einiges angeführt, was vielleicht für eine solche sprechen könnte, das wären z. B. die generalisierten und ganze Systeme betreffenden Geschwulstkrankheiten —

wenn man sie zu solchen rechnen darf —, wie z. B. die tuberöse Hirnsklerose oder die Recklinghausensche Krankheit. Bei den heute mit Sicherheit als vererbt anzusprechenden Geschwulstkrankheiten, wie z. B. dem Neuroblastom der Retina, oder dem Xeroderma pigmentosum kann man eine allgemeine Disposition nicht unbedingt bestreiten, wenngleich hier die Annahme viel näher liegt, daß eine *lokale* Geschwulstdisposition dabei das Entscheidende ist. Die Ergebnisse über die Untersuchungen multipler Primärgeschwülste lassen auch keine eindeutigen Schlüsse ziehen. Ich möchte daraus folgern, daß die aus den verschiedensten Erkenntnissen abgeleitete Forderung, daß es eine allgemeine und eine lokale Geschwulstdisposition geben müsse, nicht übermäßig gut begründet ist. Selbstverständlich gilt das gleiche auch für die Frage, ob die lokale Geschwulstdisposition ein sekundäres Phänomen sei und regelmäßig eine allgemeine Disposition voraussetze. Da nun aus solchen Theorien von manchen Autoren sehr weitgehende praktische Folgerungen, insbesondere auch für die Behandlung der Geschwülste gezogen werden, wird man gut tun, vorerst sich einer möglichst großen Skepsis zu befleißigen.

Eine große Rolle spielt unter den Krebstheorien die Auffassung, der Krebs sei im Grunde eine *Alters*erscheinung oder eine „Funktion" des Alters. Wir müssen uns daher kurz fragen, was tatsächlich über *Beziehungen* von Krebs und Alter bekannt ist und wieweit man daraus Schlüsse auf einen ätiologischen Zusammenhang des Krebses mit dem Alter ziehen kann. Zur Beantwortung dieser Frage können wir uns lediglich auf die statistischen Erhebungen beziehen. Da die amtlichen Todesursachenstatistiken in dieser Hinsicht völlig unbrauchbar sind und ebenso die Statistiken aus Kliniken, insbesondere die Morbiditätsstatistiken mit viel zu großen Fehlern behaftet sind, müssen wir uns auf Sektionsstatistiken stützen. Diese Statistiken geben aber deshalb kein richtiges Bild von der tatsächlichen Häufigkeit des Krebses in der Bevölkerung, weil nur ein verhältnismäßig sehr kleiner Teil der Verstorbenen, besonders in den hohen Altersklassen, seziert wird. Immerhin können wenigstens folgende Feststellungen als ziemlich gesichert gelten: 1. die Morbidität und vor allem die Mortalität an Krebs nimmt mit dem Alter stetig zu, wobei jedoch die Kurve keine gerade ansteigende ist, sondern vermutlich als Parabel höheren Grades zu gelten hat; 2. die Gesamthäufigkeit des Krebses ist beim Mann fast absolut die gleiche wie bei der Frau, mindestens die Mortalität. So kommen z. B. für die USA bei 145 Millionen Einwohnern 1947/48 138 Krebstodesfälle auf 100000 Männer und 138 auf 100000 Frauen. In der sehr kritisch bearbeiteten Schweizerischen Statistik für das Jahr 1952 ist die absolute Zahl der Krebstodesfälle beim Mann mit 4081 ein wenig höher als die der Frauen mit 3831; 3. vor dem 40. Lebensjahr sind die bösartigen Geschwülste im ganzen selten und in den verschiedenen Organen und bei den beiden Geschlechtern in ganz verschiedener Verteilung. Die Krebse der Frau überwiegen da ganz erheblich, denn z.B. Portio und Mammacarcinom machen bis zum 40. Jahr je 19% der Krebsfälle aus, die Ovarialkrebse sogar 20%. Für das Alter bis zu 30 Jahren überwiegen die Krebse der Frau auch um etwas mehr als die Hälfte über die beim Mann und auch hier machen die Genitalkrebse sogar 50%, die Mammakrebse 25% aus. Bei den angeborenen Tumoren liegen wieder ganz besondere Verhältnisse vor, worauf schon oben eingegangen wurde. Nach Feyrter (1944) sind vor der Lebenswende die epithelialen Krebse überwiegend eine Erkrankung der Frau, nach der Lebenswende mehr eine solche des Mannes; doch machen einzelne Krebsformen, wie die der Gallenblase und der Schilddrüse, hier eine Ausnahme.

Wir sagten, daß die Todesfälle an Krebs mit dem Alter stetig zunehmen; für die höchsten Altersklassen von 75 oder 80 und mehr Jahren wird in den üblichen statistischen Darstellungen meist ein ganz jähes Absinken der Frequenzkurve beobachtet. Das ist meines Erachtens dadurch bedingt, daß die Zahl der hier registrierten Fälle viel zu klein ist.

Können wir aus den mitgeteilten Tatsachen irgendwelche Schlüsse auf die zugrunde liegenden Beziehungen zwischen Alter und Krebs ziehen? Mir scheint die Erklärung immer noch die einleuchtendste zu sein, daß mit zunehmendem Alter die Wahrscheinlichkeit von cancerogenen Reizen getroffen zu werden, zunimmt; sowohl die Gesamtmenge der möglicherweise zur Wirkung kommenden Substanzen, wie auch die Expositionszeit sind da maßgebend beteiligt. Dieser Auffassung, wie sie jüngstens besonders SCHINZ und REICH (1954) und vorher schon BAUER (1949) und DRUCKREY (1953) ausgesprochen haben, möchte ich mich durchaus anschließen. Es wäre dann allerdings noch zu fragen, ob nicht in bestimmten Altersklassen eine besonders große Empfänglichkeit für die cancerogenen Reize bestünde. Man wird das in gewissem Sinne bejahen dürfen bei denjenigen Krebsformen, die zweifellos durch hormonale Einflüsse bedingt sind. So würde z. B. die große Häufigkeit des weiblichen Genitalkrebses und auch des Mammakrebses im klimakterischen Alter plausibel erscheinen. Nicht gelöst aber scheint mir die Frage zu sein, ob in der frühesten Jugend eine größere Empfänglichkeit für krebserzeugende Reize besteht. Man möchte dies nach den Erfahrungen bei der experimentellen Geschwulstforschung annehmen, wonach eine experimentelle Erzeugung von Geschwülsten bei ganz jungen Tieren meistens leichter gelingt als bei älteren Tieren. Andererseits aber gibt es auch gegenteilige Befunde, wonach z. B. gerade bei älteren Tieren geringere Dosen des Carcinogens erforderlich sind. Wesentliche Bedeutung scheint diese Frage im ganzen nicht zu haben. Wichtiger sind andere Theorien. Diese besagen, daß der Krebs einem gewissen Grenzkampf zwischen dem Epithel und dem Mesenchym entspringe. Wenn das Mesenchym früher altere als das Epithel, so wachse dieses verdrängend, infiltrativ und destruktiv, auf Kosten des Mesenchyms. Morphologisch ist tatsächlich festzustellen, daß im Alter mancherlei Veränderungen am Mesenchym sich abspielen, z. B. eine Vermehrung, Verklumpung und Homogenisierung der elastischen Fasern, und überhaupt Veränderungen der Fasern, die zu einer gewissen Hyalinisierung und ähnlichen Zuständen führen. Daß man solche Veränderungen auch am Mesenchym von Versuchstieren, z. B. nach Benzpyrenbehandlung feststellt, ist ebenfalls zutreffend. Aber sind nicht auch am Epithel Altersveränderungen bekannt, und zwar gerade weniger an der dem Mesenchym zugewandten Fläche als nach der Oberfläche zu?

Viel wichtiger scheint noch folgende Überlegung: Wucherungen des Epithels sind gar nicht denkbar ohne Mitwirkung des gefäßführenden ernährenden Stromas. Es scheint mir daher recht abwegig zu sein, wenn man von vornherein statuiert[1], daß dem Mesenchym eine Abwehrfunktion gegenüber dem Epithel zukäme. Altere das Mesenchym oder werde es aus anderen Gründen in seiner Vitalität geschädigt, so erfolge daraus das aggressive Wachstum des nun nicht mehr genügend in Schranken gehaltenen Epithels. Ich glaube nicht, daß diese Theorie für die epithelialen Krebse überhaupt zutrifft. Sollte sie aber zutreffen, so gilt diese Theorie, was ja auch ihr Autor selbst zugibt, nicht für die Sarkome, d. h. für die vom Mesenchym ausgehenden Tumoren. Wenn wir auch der Ansicht sind, daß der wesentliche Faktor in der Frage: Alter und Krebs, die Expositionszeit und -dauer ist, also ein exogener Faktor, so ist doch in Betracht zu ziehen, wie weit endogene Faktoren hier von Einfluß sein könnten. Sie wären zu vermuten in solchen Stoffwechselprozessen, die für das physiologische Altern der Zelle überhaupt charakteristisch sind. Aber wir wissen darüber heute noch gar

[1] FROMME 1953.

nichts Sicheres, und es ist unmöglich, im Einzelfalle — wie auch generell — auszusagen, daß diese oder jene Stoffwechseländerung rein endogen, ohne Mitwirkung exogener Faktoren erfolgt sei.

Hier ist nun auch zu erwähnen, daß meistens gesagt wird, die Altersverteilung sei bei den (epithelialen) Krebsen eine ganz andere als bei malignen, vom Mesenchym ausgehenden Tumoren, die wir Sarkome nennen. Dazu möchte ich einige Zahlen aus eigenen Aufstellungen bringen. Bei einwandfrei als Sarkom zu bestimmenden malignen Tumoren unter ausdrücklichem Ausschluß aller malignen Melanome, der „Endotheliome" und der ganz undifferenzierten Tumoren (Meristome) fielen von 1536 Fällen auf das Alter bis zu 10 Jahren 6,5%; von 11 bis 20 Jahren 12%; von 21—30 Jahren 14% (beim Krebs nur 2,5%); von 31 bis 40 Jahren 14,5% (beim Krebs 9%), insgesamt also 49% der Tumoren im Alter bis zu 40 Jahren. Die Kurve für das Sarkom verläuft also von 20—70 Jahren beim Manne fast horizontal; bei der Frau findet sich um das 50. Jahr ein ziemlich steiler Gipfel. In meinen Fällen verteilten sich die Sarkome auf 727 Individuen männlichen und 809 weiblichen Geschlechts. Das wäre ein Verhältnis von 100:111. Nach Statistiken, die bei BAUER angeführt sind, wäre das männliche Geschlecht doppelt so häufig betroffen wie das weibliche Geschlecht. Ich glaube aber, diese Zahlen beziehen sich auf ein zu kleines Beobachtungsgut. Man sieht also, es bestehen schon Unterschiede in der Altersverteilung bei den beiden Geschlechtern, aber ich möchte aus diesen Tatsachen doch keinerlei Schlüsse ziehen. Auch die Annahme, daß in der Jugend weniger Tumoren entstünden, weil das jugendliche Mesenchym große Abwehrkraft besäße, scheint keineswegs beweisbar[1].

Wenn wir beim Tumorwachstum voraussetzen, daß hier irgendwelche Störungen der Regulation des Wachstums und der gegenseitigen Zellbeziehungen vorliegen, so liegt die Frage sehr nahe, wieweit solche Regulationsstörungen auf Einflüsse des zentralen Nervensystems zurückzuführen seien. Es könnte ja sehr gut sein, daß die Ursache des gestörten Gewebswachstums in irgendwelchen Prozessen des Nervensystems liege. Schon VIRCHOW hat sich kritisch mit solchen Gedankengängen auseinandergesetzt, indem er in seinem Buch „Die krankhaften Geschwülste" schreibt: „Freilich hat es einzelne enthusiastische Neuropathologen gegeben, welche geglaubt haben, gerade in den Beziehungen des Nervenapparates den nächsten Grund für irgendwelche Geschwulstbildung zu finden"[2]. Er führt dann einige Autoren an, die in physischen wie auch psychischen Erkrankungen des zentralen Nervensystems, aber auch in unmittelbaren Verletzungen der Nerven die Ursache von Geschwulstbildungen suchen.

Was wir heute über den *Einfluß des zentralen Nervensystems* auf das Geschwulstwachstum sagen können, sind allerhöchstens theoretische Vermutungen, die insbesondere da, wo die PAWLOWschen Lehren mehr oder weniger zwangsweise angewendet werden, bis jetzt vor allem für die experimentelle Tumorforschung herangezogen wurden; so etwa, wenn KAWETZKIJ (1954) nach „funktioneller Schwächung der Gehirnrinde" bei Impfcarcinomen der Maus günstige Bedingungen für das Geschwulstwachstum annimmt, indem die Tumoren der Versuchstiere größer seien und die Lebensdauer der Tiere kürzer.

Etwas mehr wissen wir über das Verhalten der peripheren Nerven, und zwar über das neurale Endnetz des vegetativen Nervensystems. Nach FEYRTER (1951) bewirkt der Wucherungsprozeß bei gutartigen Geschwülsten des Menschen eine gewisse Ablösung von dem neuralen Endnetz; bei malignen Tumoren ist in den Randpartien ein Untergang desselben zu verzeichnen. ZIMMERMANN (1951) sah selten im Bereich von Tumorzellen ein Terminalreticulum; er lehnt daher einen Ein-

[1] HITTMAIR 1954. [2] VIRCHOW: Die krankhaften Geschwülste, Bd. I, S. 60. 1863.

fluß des vegetativen Nervensystems auf den Tumor ab. COUTELLE (1954) hat an experimentell erzeugten Tumoren (Benzpyrentumoren, Ascitescarcinome), aber auch beim menschlichen Zungenkrebs gefunden, daß der Tumor das nervöse Gewebe abtrennt, verlagert, zerstört. Man findet vor dem Untergang an den benachbarten Nervenstämmen zwar einen auswachsenden marklosen Achsenzylinder, der in das Stroma und in den Tumor eindringt, auch Geflechte und Endigungen bildet, aber durchweg nur ganz abortive Bildungen. Die Hauptmasse des Tumorgewebes selbst ist nervenfrei. Die Nerven der tumoreigenen Gefäße gehen ebenfalls zugrunde. Es besteht nach COUTELLE kein sicherer Anhalt dafür, daß das Nervensystem auf die Zellen des ausgebildeten Carcinoms einwirkt, weder direkt im Sinne einer regulierenden oder trophischen Funktion, noch indirekt auf dem Wege einer tumoreigenen Gefäßinnervation. Anderer Ansicht ist KALBFLEISCH (1949), nämlich daß nach Nervendurchschneidung nur ein verzögerter Einfluß des Nervensystems nachweisbar sei. Nach ihm gibt es im Tumor auch sicher markscheidenfreie Nerven. Die Ergebnisse einer Nervendurchschneidung bei bestehendem Tumor werden von den verschiedenen Untersuchern recht verschieden geschildert; so findet z. B. TSUNODA (1927), daß bei Durchschneidung des Ischiadicus die Tumoren auf dieser Seite größer wurden als die auf der anderen noch innervierten Seite; gleiche Wirkung hat auch die Ausschaltung der sympathischen Ganglien. Nach PAWLOW soll das Zurückgehen von Tumoren nach der Nervendurchschneidung seine Erklärung finden in der Beseitigung der durch diese Nerven verlaufenden trophischen Hemmungsreflexe. „Deswegen kann die Durchschneidung der trophischen Nerven, die den Bogen zerstört und unterbricht, einen günstigen Effekt ergeben und die Chirurgen müssen das in Betracht ziehen"[1].

Indes haben die Erfahrungen der Chirurgen bei menschlichen Tumoren diese Ansicht keineswegs bestätigt und es sind sogar Verschlimmerungen des Krebsprozesses nach Nervendurchschneidung gesehen worden. Man kann jedenfalls nach dem heutigen Stand der Erkenntnisse sagen, daß eine neuralpathologische Theorie das Rätsel der Geschwulstbildung nicht zu lösen vermag. Vor allem muß man auch bedenken, daß die innervierte *Blutstrombahn* für den Stoffwechsel, die Regulation des Wachstums usw. genau so gut in Frage kommt wie die nervösen Elemente allein. Unseres Erachtens haben nervöse Einwirkungen für die Geschwulstbildung recht wenig Bedeutung, jedenfalls keine primäre. Man darf dies ohne weiteres daraus schließen, daß in Gewebskulturen, in denen eine innervierte Blutstrombahn fehlt, aber eine Cancerisierung der Zellen durch verschiedene Eingriffe gelingt. Das ergibt sich auch aus der Überlegung, daß im embryonalen Gewebe zunächst eine Selbstdifferenzierung erfolgt, ohne daß Nerven und Blutgefäße vorhanden wären[2]. Auch experimentelle Untersuchungen an Tumormäusen, bei denen Hautstücke entfernt und um 180° gedreht, wieder aufgepflanzt wurden, zeigen, daß in solchen Hautstücken trotz der zu dieser Zeit sicher nicht vorhandenen Nerveneinflüsse, genau so gut in der gleichen Zeit sich experimentelle Tumoren erzeugen lassen wie in der innervierten Haut[3]. Morphologisch können wir also nur feststellen, daß die etwa vorhandenen Veränderungen an den nervösen Elementen einer Geschwulst und ihrer Nachbarschaft sekundärer Natur sind.

Im engsten Zusammenhang mit der Frage der Nerven steht auch die Frage der *Gefäßversorgung der Tumoren.* Es wäre ja ebensogut möglich, daß in einer Störung der Gefäßversorgung grundlegende Faktoren für die Geschwulstentwicklung lägen. Grundlegende Untersuchungen über die Gefäßverhältnisse in den Geschwülsten liegen besonders von GOLDMANN (1911) und DIBBELT (1914) vor.

[1] Zitiert bei PETROW 1953. [2] Vgl. auch BÖHMIG 1951. [3] GRAFFI 1954.

Zweifellos verdienten solche Untersuchungen auch nach neuen und anderen Gesichtspunkten aufs neue vorgenommen zu werden, wobei dann auch den Verhältnissen der Gefäßnerven mehr Beachtung zu schenken wäre. Die morphologischen Befunde über die Gefäßverhältnisse in den Tumoren werden ganz verschieden gedeutet. Aus dem Verlauf der Gefäße am Rande einer Geschwulst und der Richtung der Gefäße nach dem Tumorzentrum zu schließt der eine auf Organisationsbestrebungen des gefäßhaltigen Mesenchyms der Nachbarschaft des Tumors, während andere gerade in der stärkeren Vascularisation am Rande einer Geschwulst eine Förderung des Tumorwachstums erblicken[1]. Das würde mit dem Befund der Verminderung des Tumorzentrums an Gefäßen, der dadurch bedingten schlechten Ernährung und dem Zerfall der zentralen Geschwulstanteile in gutem Einklang stehen. Im großen ganzen geht die Differenzierung der Gefäße im Tumor parallel der Differenzierung der Geschwulstzellen, so daß man bei ganz unreifen und sehr rasch wachsenden Tumoren auch die niedrigste Differenzierung der Gefäße findet. Man sollte hiernach das Problem der Gefäßversorgung und Innervation der Tumoren systematisch neu untersuchen, um zu sehen, ob man aus den Ergebnissen irgendwelche Schlüsse hinsichtlich der Ätiologie ziehen kann.

Auch das Problem der *Immunität und Resistenz gegenüber Geschwülsten* bedarf einer kurzen Erörterung. In erster Linie sind hier die exogen verursachten Tumoren zu prüfen, denn es ist mir nicht bekannt, daß schon irgendwo spezifische Antikörper bei sicher endogen bedingten vererbbaren dysontogenetischen Tumoren festgestellt worden wären. Was im Schrifttum über Immunisierungsvorgänge bei Geschwülsten mitgeteilt ist, ist außerordentlich schwierig kritisch zu beurteilen und nicht nur deshalb, weil die Ergebnisse der Forscher vielfach diametral einander entgegengesetzt sind. Wir möchten hier gleich die Frage erledigen, was über Immunität und Resistenz bei den *Impftumoren der Tiere* bekannt ist. Ob bei Impftumoren eine echte Immunisierung durch den übertragenen Tumor im Impftier erzeugt wird, ist äußerst fraglich. Viele wichtige Feststellungen der neuesten Zeit finden sich z. B. bei EICHWALDT (1953) und GOLDFEDER (1953). Besonders bedeutsam scheinen mir die Versuche von WEILER (1954) zu sein, der zeigte, daß leberspezifisches Antiserum mit den Mikrosomen aus Hepatomzellen nicht reagiert. Die Cancerisierung führt nach WEILER nicht zum Auftreten eines spezifischen Antigens, vielmehr zum Verlust normal vorhandener organspezifischer Antigene. Auch nach HENSCHKE (1942) ist es noch fraglich, ob im Impftumor spezifische Antigene entstehen. Nun besteht gar kein Zweifel, daß es gelingt, bei Impftumoren durch die verschiedensten vorhergehenden oder nachfolgenden Behandlungen das Angehen eines Tumors zu verhindern, oder mindestens das Wachstum eines Tumors zu hemmen; es gelingt aber auch das Gegenteil, die Virulenz eines Tumors zu steigern. Alles dies hat vermutlich mit dem Vorhandensein einer echten Immunisierung nichts zu tun. Die Kräfte, die hier wirksam sind, werden wir vielleicht am besten als Resistenz gegen einen Tumor bezeichnen und wir kommen hier zweifellos auf ganz ähnliche Fragen wie bei der Erörterung der Begriffe der allgemeinen oder lokalen Disposition. Aber mir scheint, wir wissen hier zu wenig Gesichertes und wir wollen uns daher lieber kurz mit *dem* befassen, was wir aus der Geschwulstpathologie bei *menschlichen* Tumoren wissen oder vermuten. Wenn es wirklich eine spezifische Immunität gegen eine bestimmte Tumorform beim Menschen gäbe, so müßte sie sich klinisch dahin äußern, daß beispielsweise nach operativer Entfernung eines Krebses, z. B. eines Brustdrüsenkrebses, hinterher kein weiteres Brustdrüsencarcinom z. B. in der anderen Brustdrüse auftrete. Ja bei Bestehen

[1] Zum Beispiel MORPURGO 1931.

einer (erworbenen) Immunität dürfte es gar nicht zu Rezidiven kommen. Das Gegenteil ist aber der Fall. Andererseits ist das Auftreten eines zweiten Carcinoms der gleichen Art, besonders in paarigen Organen, im allgemeinen eine große Seltenheit. Daß nach operativer Entfernung eines Carcinoms in anderen Organen histologisch ein zweiter Primärtumor auftritt, ist jedoch nicht ganz so selten; darüber haben wir oben schon Einiges gesagt. Solche Beobachtungen sprechen weder für die Annahme einer erworbenen Immunität gegen eine bestimmte Carcinomform, noch für eine Immunität gegen maligne Tumoren überhaupt. Eine angeborene Immunität gegen maligne Tumoren überhaupt, viel wahrscheinlicher aber eine lokale oder auf bestimmte Organe beschränkte Immunität, würde ungefähr das Gegenteil von dem besagen, was wir allgemeine oder lokale Disposition nennen. Daß es eine solche angeborene Immunität gibt, ist bis jetzt noch nie nachgewiesen worden; es scheint mir auch sehr schwierig eine solche, wenn überhaupt vorhanden, durch irgendeine Reaktion nachweisen zu wollen. Auch DOMAGK (1953) gibt zu, daß es bislang nicht gelungen sei, beim Menschen eine Tumorimmunisierung zu erzeugen. Allerdings meint er, in den entsprechenden Versuchen hätte man zu große Tumoren verwendet, und der Immunisierungsversuch sei nicht frühzeitig genug gemacht worden. Tumorautolysate erwiesen sich als unwirksam. Nach LETTRÉ (1954) sind Immunisationserscheinungen nur bei Impftumoren vorhanden.

Gehen wir nun auf die Frage der Resistenz ein. Was sollen wir darunter verstehen?; offenbar doch dieses: es sind cancerisierte Tumorzellen vorhanden, aber ihrem weiteren Wachstum stellen sich irgendwelche Hindernisse entgegen, so daß es nicht zu destruierendem Wachstum und auch nicht zur Ausbildung von Metastasen kommt. Es fragt sich, an was wir eine solche vorausgesetzte Resistenz gegen Tumoren erkennen? Klinisch und anatomisch doch nur daran, daß ein einmal vorhandener Tumor keine nachweisbaren Wachstumserscheinungen zeigt. Das wäre also ein negatives Kriterium. Finden wir aber um Geschwülste herum und auch in denselben irgendwelche sekundäre morphologische, Veränderungen wie z. B. zellige Infiltrate, so werden wir diese zunächst als Umgebungsreaktion auf den Tumor bezeichnen dürfen. Sind solche Erscheinungen Symptome einer Resistenz des den Tumor umgebenden Gewebes? Wenn ja, so würde die weitverbreitete Annahme berechtigt sein, daß es sich dabei um Abwehrreaktionen des Körpers gegen die Geschwulst handele. Ich habe an anderem Orte etwas ausführlicher dargelegt, daß wir in der Deutung dieser Umgebungsreaktion sehr vorsichtig sein müssen. Man kann meines Erachtens all diese histologischen Gewebsreaktionen als entzündliche Veränderungen auffassen und annehmen, daß es sich hier um Reaktionen auf Gewebszerfall handelt, sei es, daß Zellen des Tumors zerfallen, sei es, daß vom Tumor selbst zerstörtes Gewebe zu beseitigen wäre. Diese Umgebungsreaktion bei malignen Tumoren, auch bei nichtulcerierten Tumoren, fehlt aber häufig. Ob man die Umgebungsreaktionen etwa als allergisch-hyperplastische deuten will, mag dahingestellt bleiben. Doch möchte ich sagen, daß das histologische Bild der häufigsten nachzuweisenden Umgebungsreaktionen nicht ganz dem entspricht, was wir bei allergisch-hyperplastischen Prozessen als typisch annehmen.

Für die Frage der Metastasenbildung sind solche Überlegungen über Resistenz ebenfalls sehr wichtig. Wenn man von der Ansicht ausgeht, daß Metastasen eines Tumors dadurch entstehen, daß Tumorzellen auf dem Blut- und Lymphweg verschleppt in andere Organe fern dem Primärtumor gelangen, so ergibt doch eine kritische Untersuchung, daß trotz dieses Vorgangs solche verschleppte Zellen in bestimmten Organen besser sich ansiedeln und Tochtergeschwülste bilden als in anderen Organen. Daß die verschleppten Tumorzellen häufiger in irgendwelchen Geweben untergehen, also nicht anwachsen, ist ja schon längst auch histologisch gezeigt worden. Warum aber an einem bestimmten Orte die Bedingungen für das Anwachsen günstiger sind als an einem anderen Orte, das kann doch sicher nicht nur dadurch erklärt werden, daß bestimmte Organe größere Abwehrkraft besäßen. Das wird z. B. immer wieder von vielen Autoren, besonders für das lymphatische System und die Milz, behauptet. Aber gerade diese Annahme kann leicht durch die Tatsache widerlegt werden, daß ja in den Lymphknoten Metastasen besonders häufig auftreten.

Man hat sich vor allem auch auf die Beobachtungen gestützt, die man bei Impftumoren macht. Bei diesen kennen wir ja manche Tumorstämme, die leicht angehen und rasch zu großen Tumoren heranwachsen. Bei anderen wieder ist die Überimpfung auf ein anderes Tier der gleichen Rasse schwierig und oft erfolglos, und man kann in diesen Fällen dann allemal auch einen weitgehenden Zerfall des Tumors beobachten. Diese Zerfallserscheinung wird meist als Abwehrprozeß des Organismus gegen die überimpfte Geschwulstmasse gedeutet. Wir haben schon oben unsere Bedenken ausgesprochen, ob die Dinge so einfach zu erklären sind. Aus mancherlei Gründen ist es daher besser, die Befunde bei den Impftumoren hier nicht mit heran zu ziehen, weil es sich bei den Impftumoren grundsätzlich um ein anderes Geschehen handelt als bei den Spontantumoren.

Da im Tumorgewebe oft sehr ausgedehnte Zerfallserscheinungen vorliegen und da wir auch alle möglichen Störungen der Kernteilung bei den Tumoren vorfinden, darf man annehmen, daß diese Zerfallserscheinungen irgendwie beantwortet werden, daß wir also Resorptionserscheinungen in der Umgebung des Tumorzerfalles erwarten dürfen, aber auch Regenerationserscheinungen: genau so, wie bei irgendwelchen chronischen Entzündungen. Spielen sich solche Prozesse lange Zeit hindurch ab, so würde nach der herrschenden Ansicht anzunehmen sein, daß nun auch „Entgleisungen“ der Regeneration sich einstellen und schließlich eine Zellart sich heranbildet, die allmählich von der ursprünglichen Zelle verschieden und zu einer Tumorzelle wird. So würde also dann die einmal cancerisierte Zelle ihre charakteristischen Eigenschaften erst auf langem Umweg gewinnen durch fortwährenden Zerfall von Tumorzellen und dadurch notwendig gewordene Regeneration, und so könnte eine Erklärung für die ja schon vielfach besprochene Latenzzeit (zwischen der Cancerisierung einer Zelle und dem Manifestwerden einer Geschwulst) eine gewisse Erklärung finden.

Es wird vielfach die Ansicht vertreten, die Geschwülste seien im Grunde eine *Zivilisations*erscheinung, „ein Tribut an die umweltändernde Technik und Zivilisation“ (BAUER 1949). Könnten also die Menschen naturgemäß leben, so würden sie auch keine Geschwülste bekommen. An dieser Theorie ist nur Einiges richtig. Nehmen wir z. B. die aus der experimentellen Tumorforschung am besten bekannten stärksten Cancerogene oder auch diejenigen Agentien, die wir bei den Berufskrebsen als krebserzeugend gefunden haben, so ist klar, daß sie unter natürlichen Verhältnissen kaum wirksam werden könnten. Auch die Röntgenkrebse, die Krebse durch radioaktive Stoffe oder der Teerkrebse setzen umweltändernde Technik voraus. Auch die erhebliche Lebensverlängerung des Menschen, die heute zur Verdoppelung der Lebenserwartung gegenüber der Zeit von 1870 geführt hat, wird gelegentlich als Zivilisationsfolge angesprochen und BAUER sagt z. B. an einer Stelle „der Krebs ist der Tribut an die Lebensverlängerung“. Es wird aber doch wohl so sein, daß mit der Lebensverlängerung auch die Wahrscheinlichkeit größer wird, daß der Mensch der Wirkung cancerogener Agentien ausgesetzt wird und die für die Realisierung der Cancerisierung erforderliche Latenzzeit häufiger erreicht wird als früher.

Man müßte logischerweise schließen, daß bei den weniger zivilisierten Völkern und gar bei den „Naturvölkern“ Krebse recht selten seien oder überhaupt nicht vorkommen. Nach älteren Statistiken schien das zuzutreffen; neuere kritische Statistiken lassen aber wesentliche Unterschiede kaum noch erkennen. Wir können da auf das früher Angedeutete hinweisen. Man betont ferner, daß bei unseren Haustieren bösartige Tumoren viel häufiger seien als bei den freilebenden Tieren. Indes sind wir auf diesem Gebiet doch noch ziemlich mangelhaft unterrichtet, und nach den grundlegenden Untersuchungen von DOBBERSTEIN (1953) besteht hinsichtlich der Tumorhäufigkeit kein Unterschied zwischen Haustieren und deren wilden Stammformen. Eines unserer gebräuchlichsten Laboratoriumstiere, das Meerschweinchen, wird als Versuchstier ebenfalls manchen Zivilisationsschäden ausgesetzt sein: aber gerade bei diesem Tier, das doch recht gründlich untersucht ist, sind maligne Tumoren die größte Seltenheit. So kann also die Zivilisationstheorie keine umfassende Erklärung über die Ätiologie der Geschwülste geben. Sie könnte auch keine Anwendung finden auf dysontogenetische Tumoren, denn von diesen können, wie oben ausgeführt, höchstens nur eine ganz kleine Anzahl auf exogene chronische in der Embryonalentwicklung wirksame Zivilisationsschäden zurückgeführt werden.

Wir haben nun noch einzugehen auf die *Deutungen*, die man dem Geschwulstgeschehen gibt. Die Definitionen des Geschwulstbegriffes werden recht verschieden ausfallen, je nachdem sie von dem Gesichtspunkt des Arztes und Klinikers, oder von dem des Pathologen oder Biologen getroffen werden. Sie alle werden sich um eine naturwissenschaftliche Definition bemühen und versuchen jede metaphysische Deutung dabei zu unterlassen. Aber wenn wir nur einige der wichtigsten neueren Definitionen hier anführen, so sehen wir, daß kaum eine Definition nicht auch teleologisch ausgerichtet ist. BÜCHNER (1950) definiert die Geschwülste als „örtliche Wachstumsexzesse körpereigner Zellen, welche nicht in das Ganze des Organismus eingegliedert sind“. Diese Definition wird man als eine rein wissenschaftliche Definition bezeichnen dürfen. Aber nehmen wir z. B. die Definition von BORST (1927): „eine Geschwulst ist ein Wachstumsexzeß aus körpereigenem Gewebe, ausgezeichnet durch Autonomie (eigengesetzliche, nicht nach den Bedürfnissen des Ganzen regulierte Wachstumssteigerung)“. Fast wörtlich dieselbe Formulierung gibt FISCHER-WASELS (1927). Nach G. HERZOG (1944) ist das Geschwulstwachstum „eine Störung des intercellulär verankerten geweblichen Betriebs, die mutationsartig auftritt, zu einem selbständigen und im Prinzip irreversiblen Geschehens führt, ein Mittel, dem Übermaß von Leben und Lebewesen zu steuern“. Und endlich sagt K. H. BAUER (1949) von dem bösartigen Tumor: „er durchbricht die natürliche Ordnung im Organismus, wächst nach eigenen Gesetzen heran, zerstört alle Gewebsschranken durchbrechend Organe und Gewebe, um schließlich, sofern nicht selbst ausgerottet, den Organismus und damit *selbstmörderisch* — darin liegt der letzte *Widersinn* seines Wesens — auch sich selbst zu vernichten“. Die Autoren, die sich darauf beschränken, in der Geschwulst lediglich eine Gestaltsstörung[1] oder ähnlich ausgedrückt „eine Katastrophe der Form“[2] zu sehen, deren Wesen die Differenziertheit und damit zugleich die Zügelung des Wachstums ist[3], verzichten bewußt oder unbewußt auf eine Deutung dieser Gestaltsstörung für den Organismus.

In den oben angeführten Definitionen kommt immer mehr oder weniger deutlich zum Ausdruck, daß das Geschehen beim Krebs, weil es schließlich zum Zerstören des Organismus führt, physiologisch etwas Unverständliches ist. Man vergleicht dann das Wesen des Krebses mit einem Kampf von Geweben, man

[1] Zum Beispiel KUHN 1947. [2] Zum Beispiel SIEGMUND 1941. [3] BÜCHNER 1941.

spricht von einer Abwehr gegen den Krebs, die aber doch fast immer mit dem Erliegen des Organismus endige und wenn wir die Geschwülste einteilen in gutartige und bösartige Geschwülste, so ist auch das ganz teleologisch gedacht: in dem einen Fall ist das Geschehen für den Organismus verhältnismäßig harmlos, im anderen Fall bedroht es seine Existenz. Eine soche Bewertung ist zwar unseres Erachtens für die praktischen Zwecke des Arztes durchaus erlaubt, ja geboten; nur müssen wir uns stets dessen bewußt sein, daß wir hier eine teleologische Erklärung und Deutung, nicht aber eine wissenschaftliche Erkenntnis vor uns haben.

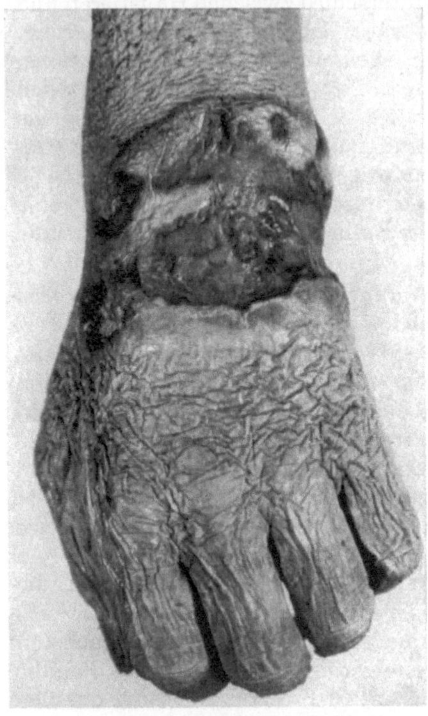

Abb. 8. Carcinom des Unterarmes am Rande eines chronischen schwer heilenden Verbrennungsgeschwürs der Haut. (Aus F. BÜCHNER: Allgemeine Pathologie, 2. Auflage.)

Wir sind bisher absichtlich nicht ausführlicher auf die Haupttheorien der Geschwultsentstehung eingegangen. Diese Theorien möchten eigentlich alle ganz umfassende Theorien sein; und doch muß man sagen, daß keine wirklich *so* umfassend ist, daß sie alle die bekanntesten Erscheinungen ungezwungen und eindeutig erklären könnte. Ich fürchte, eine wirklich umfassende allgemeine Geschwulsttheorie würde dann schließlich doch so unbestimmt, wie es auch bei den immer wieder auftauchenden umfassenden allgemeinen Theorien der Medizin ist. Ein warnendes Beispiel geben hier z. B. die Theorien von SPERANSKI oder die PAWLOWsche oder auch die RICKERsche Theorie der Medizin.

Nach unseren Ausführungen wird man berechtigt sein zu unterscheiden zwischen 1. hyperplaseogenen Geschwülsten und 2. dysontogenetischen Geschwülsten.

Zu den ersten gehören alle aus *äußeren* Ursachen hervorgehenden Geschwülste, also die „Reizgeschwülste“ im Sinne VIRCHOWS, zur zweiten Gruppe, die auf rein *endogenen* Ursachen beruhenden im Sinne COHNHEIMS.

Die Abgrenzung der „gutartigen“ echten Geschwülste von den hyperplastischen, meist hormonal bedingten Gewebswucherungen[1] ist nach rein morphologischen Gesichtspunkten nicht immer möglich. Man wird kaum bezweifeln dürfen, daß auch echte Geschwülste gelegentlich in der Form solcher hyperplastischen Gewebswucherungen auftreten können. Es ist dann aber fraglich, ob sie aus diesem Zustand heraus doch einmal zu malignen Geschwülsten werden können oder ob nicht, was derzeit viel wahrscheinlicher erscheint, ein solches Ereignis nur ausnahmsweise eintritt.

Sprechen wir nun von den Reizgeschwülsten, so muß nochmals hervorgehoben werden: es gibt keine chemischen, thermischen und Strahlenreize, die spezifisch carcinogen wären; es gibt andererseits auch keinerlei Reize, die nur die Entstehung ganz bestimmter Tumorformen veranlaßten.

Kann ein cancerogener Reiz bei einmaliger Einwirkung eine Körperzelle in eine Tumorzelle umwandeln? Theoretisch scheint das möglich; aber es muß

[1] BÜNGELER 1953.

doch als Regel gelten, daß nur mehrmalige und über längere Zeit sich erstreckende Einwirkungen solcher Reize dieses Ereignis bewirken. Diese Ansicht führt uns zu der Theorie, daß viele Reizgeschwülste hyperplaseogene Fehlregenerate sind (vor allem FISCHER-WASELS). Sie nimmt also als Folge der Reizeinwirkung einen über lange Zeit sich erstreckenden Untergang von Zellen an, die immer wieder durch neue ersetzt werden müssen, was schließlich eine „Entgleisung" der Regeneratzellen zu Tumorzellen zur Folge hätte (s. Abb. 8 und 9). Nekrobiose und Regeneration sind zwar nicht spezifische, aber doch offenbar notwendige Voraussetzung für Tumorbildung[1].

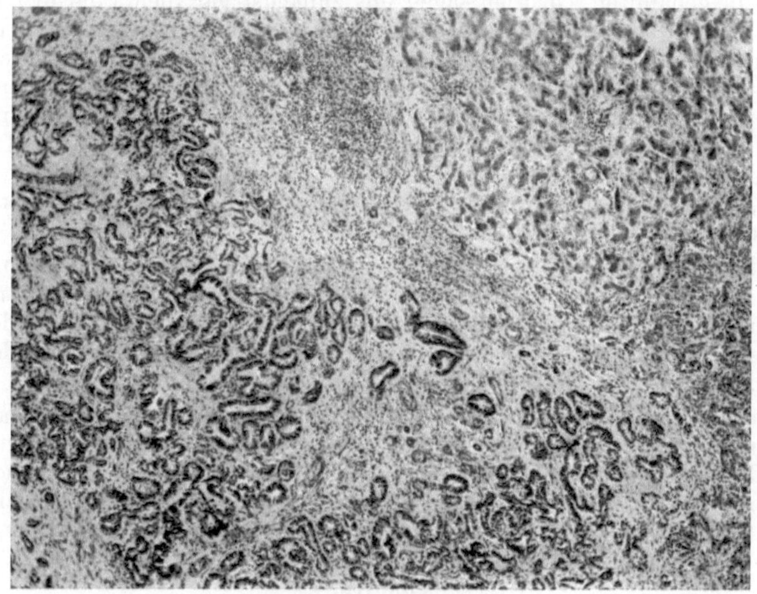

Abb. 9. Lebercarcinom (links) auf dem Boden einer Lebercirrhose. (Aus F. BÜCHNER: Allgemeine Pathologie, 2. Auflage.)

Des weiteren ist zu fragen, ob die cancerogenen Reize jede beliebige normale Körperzelle in eine Tumorzelle umzuwandeln vermögen? Die Antwort geht dahin, daß dies generell offenbar unmöglich ist. Die Möglichkeit trifft nur zu für Zellen, die noch nicht ausdifferenziert sind. Daß dieses im erwachsenen Organismus vor allem die Zellen der sog. Keimzonen und der Indifferenzzonen sind, ist eine morphologisch nicht strikt zu beweisende Annahme. Es ist ferner zu vermuten, daß im Leben des Organismus mehr oder weniger sensible Perioden vorhanden sein werden, in denen solche Zellen eher „ansprechbar" sind. Im Unterschied zu den hier erwähnten normalen Körperzellen kann aber der Geschwulstreiz auch noch Körperzellen treffen, die sich schon in einem besonderen Zustand befinden. Das wären also entweder Zellen, die schon in der allerersten Entwicklung abartig wurden, bei denen diese Änderung schon im Keime durch innere Ursachen gegeben war, oder Zellen und Zellverbände, bei denen im Lauf der Entwicklung durch äußere Reize eine Veränderung der Zellen im Sinne einer Cancerisation erfolgt ist. In solchen Zellen und Zellverbänden wäre also die Geschwulstbildung schon determiniert und der auslösende realisierende Reiz könnte sehr wohl ein beliebiger, nicht unbedingt carcinogener Reiz sein.

[1] DOMAGK 1953.

Die parasitären und bakteriellen Theorien der Geschwulstbildung wären nur ein Spezialfall der hyperplaseogenen Geschwülste. Wir haben ausgeführt, daß die bakteriellen und parasitären Reize keine direkten (determinierenden) ätiologischen Faktoren darstellen, aber sehr wohl als bedingt carcinogene und dann unspezifische Faktoren wirksam sein können, wenn durch die Infektion lange andauernde entzündliche Prozesse zu hyperplastischen Gewebswucherungen und dadurch von Fall zu Fall zur Tumorbildung führen. Auch die Virustheorie der Geschwülste wird man, mindestens vorläufig noch, in diese Kategorie einzureihen haben.

Alle die genannten Theorien sagen uns zunächst gar nichts darüber aus, *auf welche Weise* ein cancerogener Reiz, ein Determinationsfaktor, das celluläre Geschehen beeinflußt. Wenn wir auch annehmen, daß sich das Geschehen zunächst im submikroskopischen makromolekularen Bereich abspielt, und wenn wir annehmen, daß die Faktoren auf diejenigen Systeme der Zelle einwirken, die das Wachstum der Zelle steuern und regulieren, Systeme, die im Kern und im Cytoplasma der Zelle gegeben sein werden: der nähere Modus der Einwirkung ist uns, insbesondere auch vom energetischen Gesichtspunkt aus betrachtet, noch weitgehend unbekannt.

Auch die Mutationstheorie der Geschwulst vermag dieses Rätsel nicht zu lösen. Sie vergleicht das Geschehen bei der Geschwulstentstehung mit den Erscheinungen der Mutation, aber wir kennen die mutativen Zellveränderungen noch sehr unvollkommen, wenn wir auch künstlich durch verschiedenartige äußere Reize solche veranlassen können.

So mag es sein, daß das Rätsel immer größer wird, je mehr wir neue Tatsachen und Einzelheiten auf dem Gebiete der Geschwulstforschung kennenlernen, und wir sind in der gleichen Lage wie SPEMANN, dessen grundlegende Forschungen auf dem Gebiete der Entwicklungsphysiologie die Wissenschaft so ungemein befruchtet, zugleich aber viele neue bisher ungelöste Fragen aufgeworfen haben.

Nachtrag*.

Nach Abschluß des vorstehenden Beitrages erschien der Bericht über den 5. Kongreß der Internationalen Gesellschaft für Geographische Pathologie vom 6.—11. 9. 1954 in Washington. Er enthält eine Reihe neuer Beobachtungen, die es angezeigt erscheinen lassen, wenigstens die wesentlichsten Ergebnisse dieser internationalen Aussprache anzufügen. Das Hauptgewicht lag auf einem in diesem Ausmaß bisher noch nicht verfügbaren statistischen Untersuchungsgut aus allen Kontinenten, welches seit 1952 gesammelt und ausgewertet wurde. Damit gelang ein in sich geschlossener Überblick über Häufigkeit und Verteilung der bösartigen Geschwülste auf der ganzen Erde. Darüber hinaus standen auch stets die Bedingungen für die geographisch begrenzte Häufung bestimmter Geschwülste zur Erörterung. Bei den im Mittelpunkt der Verhandlungen stehenden Geschwülsten handelte es sich um diejenigen Carcinome, welche die Ärzte der ganzen Welt täglich in Anspruch nehmen, nämlich um die des Magens, der Bronchien, der Mamma, der Gebärmutter, der Leber und der Haut. Addiert man die mitgeteilten Zahlen, so ergibt sich, daß diese Auswahl etwa 70% aller in der Welt auftretenden Geschwülste umfaßt (z. B. bei Frauen in Finnland 61,9%[1], in Japan 77,2%[2], in Bayern 74,5%[3], bei Indianern beider Geschlechter 68,8%[4].

Diese erste Zusammenstellung hat nun notwendigerweise einige Fehlerquellen, die sich zur Zeit in keiner medizinischen Tumorstatistik ganz vermeiden lassen. Statistiken, die

* Von EKKEHARD GRUNDMANN, Freiburg i. Br.

[1] SAXÉN 1955. [2] SEGI 1955. [3] EINFALT 1952. [4] PHILLIPS 1955.

aus den Angaben der Totenscheine gewonnen sind, führen oft zu gänzlich anderen Ergebnissen als etwa Sektionsstatistiken. Auch ist verständlich, daß die Dichte der ärztlichen Betreuung eines Bevölkerungsbereiches entscheidenden Einfluß darauf ausüben kann[1]. So mag z. B. das scheinbare Fehlen von Carcinomen der Speiseröhre, der Leber, des Pankreas und der Gallenblase in Honduras[2] seine Erklärung finden. In gleicher Weise kann dem seltenen Vorkommen des Bronchialcarcinoms in Columbien[3] kein Gewicht beigemessen werden, da diese Zahl fast ausschließlich aus dem histologischen Einsendegut errechnet wurde, und zwar in einem Lande, in dem Bronchoskopie und Lungenchirurgie noch wenig entwickelt werden konnten.

Entscheidend ist ferner die wissenschaftliche Basis der Diagnose. Mit weiter oder enger Fassung eines Begriffes muß die relative Häufigkeit zu- oder abnehmen. Ob z. B. der Anstieg der Chorionepitheliome in Indonesien[4] den Tatsachen wirklich entspricht, muß offen bleiben, da der Untersucher selbst feststellt, daß sich die diagnostischen Möglichkeiten und die Abgrenzung des Begriffes im Laufe der Jahre verändert haben. Hier sei auch an das „Carcinoma in situ“ bei Portiocarcinom erinnert, dessen Bewertung und Einordnung jede Krebsstatistik beeinflußt[5].

Überblickt man, derartige Vorbehalte stets berücksichtigend, das gesamte vorgelegte Untersuchungsgut, so lassen sich schon zu Anfang 4 Feststellungen treffen:

1. Alle Krebstypen kommen auf der ganzen Erde vor. Es gibt keine Rasse, keine Bevölkerungsschicht, bei der eine Geschwulstart überhaupt fehlt. Zwar sind die Relationen sehr unterschiedlich und häufig charakteristisch; prinzipiell aber können alle Menschen der Erde, ihrem Geschlechte entsprechend, an jeder Geschwulst erkranken.

2. Bösartige Geschwülste sind Leiden des fortgeschrittenen Lebensalters. Von 1000 Vierzigjährigen erkranken im Durchschnitt jährlich einer an einem bösartigen Tumor, von 1000 Sechzigjährigen im Durchschnitt jährlich 3, von den Siebzigjährigen 6, von den Achtzigjährigen etwa 12[1]. Besonders das Magencarcinom ist, z. B. in England, Frankreich, Israel, Japan, Kanada und in den Niederlanden vorwiegend eine Alterskrankheit[6]. Da die Alterserwartung der Menschen insgesamt zugenommen hat, ist auch die allgemeine Tumorrate in den letzten Jahrzehnten gestiegen. Einen eindrucksvollen Beweis dieser seit langem für die Krebszunahme verantwortlich gemachten Überlegung (s. S. 412) lieferte Japan[7]: Während vor dem Kriege die Tumorrate über Jahrzehnte konstant blieb, begann sie 1949 zusammen mit der durchschnittlichen Alterserwartung anzusteigen.

3. Die einzelnen Geschwulsttypen haben verschiedene Altersgipfel[8]. Das maligne Melanom z. B. gibt es in allen Lebensphasen, seine Häufigkeit nimmt mit höherem Alter nur wenig zu. Tumoren des Zentralnervensystems haben während der Pubertät einen ersten Gipfel, einen zweiten um das 60. Lebensjahr. Dagegen ist die Alterserwartung der Carcinome eine gänzlich andere. Vor dem 30. Lebensjahr sind sie wesentlich seltener als Sarkome oder Geschwülste des Zentralnervensystems. Dann aber überflügeln sie alle anderen Tumortypen so stark, daß die oben erwähnte Geschwulsthäufung im höheren Lebensalter überwiegend durch die Carcinome bedingt ist.

4. Daraus gewinnt man den Eindruck, daß bei der Ätiologie der Geschwülste zwei Hauptfaktoren wirksam sind: einer bedingt das Auftreten der Geschwülste schon in Kindheit und Jugend. Er gewinnt im Laufe des biologischen Alterns an Einfluß, und es resultiert eine stete Zunahme der Tumoren im höheren Lebensalter. Es leuchtet ein, daß hinter diesem statistischen Faktor eine ganze Ursachen*gruppe* verborgen sein muß, so etwa die Dysgenesie, das physiologische Altern und schließliche Versagen der Indifferenzzonen usw. Sie ist sicher endogener

---

[1] STEINER 1955. [2] SCHAPIRO 1955. [3] CORREA 1955. [4] TJOKRONEGORO 1955.
[5] HAMPERL 1955a und b. [6] NEURDENBURG 1955. [7] TAKEDA 1955.
[8] DORN 1955a.

Art und spielt bei den Melanomen, wahrscheinlich bei den Tumoren des Zentralnervensystems und auch bei manchen Carcinomen die Hauptrolle. — Zu dieser im Laufe eines Lebens nur langsam sich steigernden endogenen Geschwulstgefährdung gesellt sich nun eine zweite, die vom 30. Lebensjahr an die Oberhand gewinnt und bald ganz im Vordergrund steht. Vor allem auf diesen zweiten Faktor ist die Masse der Krebserkrankungen in der ganzen Welt zurückzuführen. Ihm galten die meisten der vorgelegten Untersuchungen. Dabei handelt es sich auch bei diesem Faktor um eine in ihrem Ausmaß noch unbekannte Ursachen*gruppe*, nicht um eine einzelne Ursache. Gemeinsam aber ist ihnen, daß sie exogener Natur sind oder zumindest von äußeren Faktoren entscheidend beeinflußt werden. Sie vor allem werden für die unterschiedliche Häufigkeit der einzelnen Carcinomtypen in den geographischen Bereichen unserer Erde verantwortlich gemacht. „Rassische Faktoren spielen praktisch keine Rolle" (OBERLING 1955).

Diese rassische Unabhängigkeit ist besonders offenkundig beim *Bronchialcarcinom*, dessen rasche Zunahme das eindrucksvollste Ergebnis jeder Carcinomstatistik des letzten Jahrzehntes darstellt. Alle Beobachter sind sich darin einig, daß noch kein Ende dieser Zunahme abzusehen ist, ja daß sich hier unter unseren Augen „eine der großen Katastrophen der Medizingeschichte" entwickelt (CLEMMESEN und NIELSEN 1955). Für dieses Carcinom werden die früheren Beiträge (s.S. 384—386) vor allem durch folgende Beobachtungen ergänzt (RINGERTZ 1955):

1. Die Zunahme des Bronchialcarcinoms wird aus allen Ländern gemeldet, in denen medizinische Statistiken vorgenommen werden und zugänglich sind. In ganz Europa begann die Häufung des Bronchialkrebses in den ersten Jahrzehnten unseres Jahrhunderts. In Kopenhagen starben von 100000 männlichen Einwohnern 1931 5 an Bronchialcarcinom, 1949 39[1]. Die Zunahme ist in den dicht besiedelten Gebieten stärker als in wenig bewohnten, in den Städten eindrucksvoller als auf dem Lande. So starben von 100000 männlichen Einwohnern in dänischen Provinzstädten 1931 2, 1949 11 an Bronchialkrebs, auf dem Lande 1931 2, 1948 8. In Kopenhagen haben sich die Todesfälle an Bronchialcarcinom also verachtfacht, in den dänischen Provinzstädten verfünffacht und auf dem Lande vervierfacht. Ähnliche, zum Teil noch höhere Zahlen werden aus anderen europäischen Ländern (England und Finnland an der Spitze), aus den USA, aus Israel und sogar von den Bantunegern gemeldet. Nur in Japan ist die Zahl der Bronchialkrebse relativ niedrig geblieben[1].

2. Fast alle Statistiken zeigen eine starke Bevorzugung des männlichen Geschlechtes, ja die Zunahme während der letzten Jahrzehnte betrifft fast ausschließlich Männer. So stieg z. B. in Dänemark die Zahl der an Bronchialkrebs verstorbenen Frauen zwischen 1931 und 1949 nur von 4 auf 6 je 100000 weibliche Einwohner, auf dem Lande von 2 auf 3[1], ähnlich in Spanien[2] oder in den USA[3]. Während das Bronchialcarcinom der Männer um das 4—8fache zugenommen hat, beträgt die Steigerung bei Frauen nur etwa 50%. Die Mann/Frau-Relation, die im voranstehenden Beitrag noch mit 5,5—7,5:1 angegeben worden war (s. S. 385), beträgt jetzt schon 8:1[4] oder gar 9:1[5] und scheint noch weiter zu steigen. Allerdings zeigen die Zahlen aus Dänemark und aus den USA, daß das Bronchialcarcinom jetzt auch bei Frauen häufiger wird.

Die Carcinome der oberen Luftwege, also des Nasen-Rachenraumes und des Kehlkopfes, lassen keinen dem Bronchialkrebs entsprechenden Anstieg erkennen[6].

Diese Befunde über die Zunahme des Bronchialcarcinoms gestatten drei ätiologische Deutungen (RINGERTZ 1955):

---

[1] CLEMMESEN und NIELSEN 1955. [2] LLOMBART 1955. [3] CUTLER 1955.
[4] BONSER und THOMAS 1955. [5] DELARUE 1955. [6] CURWEN und Mitarb. 1954.

1. Wenn dieser Anstieg durch einen genetischen Faktor verursacht wäre, dann müßte dieser in den letzten Jahrzehnten elektiv die Männer der ganzen Menschheit ergriffen haben. Ein solcher Vorgang ist im biologischen Bereich unbekannt. Auch haben Untersuchungen über die genetische Konstitution von Lungenkrebsmäusen keinerlei geschlechtsgebundene Vererbungen gezeigt[1]. Ein genetischer Faktor ist also höchst unwahrscheinlich.

2. Näher liegt, daß ein oder mehrere exogene carcinogene Faktoren seit etwa einem halben Jahrhundert auf den Menschen einwirken. Die Bevorzugung der Männer könnte dadurch entstehen, daß bei den Frauen ein vielleicht hormonell bedingter Co-Faktor fehlt oder ein Hemmfaktor eingreift, der bei den Männern nicht vorhanden ist. Eine solche Vorstellung entbehrt vorerst der Grundlage durch ärztliche oder tierexperimentelle Erfahrungen.

3. Die Zunahme des Bronchialcarcinoms kann durch einen oder mehrere exogene Faktoren verursacht sein, welche die beiden Geschlechter in unterschiedlichem Grade treffen. — Es liegt nahe, der letzten Möglichkeit die größte Wahrscheinlichkeit beizumessen.

Die alle Kontinente umfassenden, zentral ausgewerteten Statistiken erlauben darüber hinaus noch eine weitere Spezifizierung: Diese Faktoren müssen auf die männliche Bevölkerung so einwirken, daß das Bronchialcarcinom etwa um das 35. Lebensjahr auftritt, zwischen dem 50. und 60. Lebensjahr am häufigsten ist und dann wieder abnimmt, wie sich aus allen darauf gerichteten Untersuchungen ergibt[2]. Nach der dänischen Statistik[3] wurde erst in den letzten 20 Jahren ein deutlicher Häufigkeitsgipfel im 6. Lebensjahrzehnt faßbar, der sich rasch verstärkte, dabei allmählich zum 60. Lebensjahr gewandert ist und dieses schließlich überschritten hat. Das bedeutet, daß die Männer jetzt im Durchschnitt wieder in etwas höherem Alter vom Bronchialcarcinom befallen werden. Da DORMANNS (1955) in Deutschland eine derartige Veränderung der Alterskorrelation nicht nachweisen kann, bedarf der Befund der dänischen Autoren erneuter Überprüfung. Immerhin kann man daraus und aus der gesicherten Beobachtung, daß die jüngeren Jahrgänge um das 35. Lebensjahr immer stärker befallen werden, folgern: Der oder die carcinogenen Faktoren üben ihren Einfluß zunehmend seit etwa 1910 aus, lassen nach einer Einwirkungsdauer von etwa 20 Jahren die Rate der Bronchialcarcinome seit 1930 mehr und mehr ansteigen, treffen die Männer vor allem um das 20. Jahr (starker Anstieg der Tumorrate im 4.—5. Jahrzehnt) und haben die jetzt 70jährigen weitgehend ausgespart, d. h. als diese im 3. Lebensjahrzehnt standen, wirkten die gesuchten Faktoren wesentlich schwächer ein als heute.

Es bedarf fast keiner Betonung mehr, daß *ein* Faktor alle diese Voraussetzungen geradezu ideal erfüllt: das *Zigarettenrauchen*. Doch ist eine solche Übereinstimmung, wie bereits im vorangehenden Beitrag zum Ausdruck kam (s. S. 385), kein Beweis, sondern nur ein Indiz.

Prüfen wir das vorgelegte Untersuchungsgut auf die Wirksamkeit dieses Faktors, so ist zunächst festzustellen, daß analog den früheren Untersuchungen (s. S. 384—385) auch die neueren Statistiken in allen Ländern der Erde eine genaue Parallele zwischen dem Zigarettenverbrauch der Bevölkerung und dem mit einem Abstand von mindestens 20 Jahren nachfolgenden Anstieg der Bronchialcarcinome ergeben haben[4]. In 14 von CUTLER (1955) ausgewerteten Untersuchungsreihen aus den verschiedensten Ländern war bei den Kranken mit Bronchialcarcinom

[1] HESTON 1948.
[2] CLEMMESEN und NIELSEN 1955, BONSER und THOMAS 1955, DORMANNS 1955, CUTLER 1955.
[3] CLEMMESEN und NIELSEN 1955.
[4] Zum Beispiel DOLL und HILL 1950, LEVIN und Mitarb. 1950, WYNDER und GRAHAM 1950, SADOWSKY und Mitarb. 1952, CLEMMESEN und NIELSEN 1955, RINGERTZ 1955, CUTLER 1955.

die Zahl der Nichtraucher wesentlich niedriger, die Zahl der schweren Raucher um ein Vielfaches höher als bei gleichaltrigen Kontrollpersonen[1]. RINGERTZ (1955) fand Bronchialcarcinome besonders bei solchen Männern, die in ihrer Jugend viel geraucht hatten. In Island, in dem einzigen Land, in dem vor 1945 wenige Zigaretten geraucht wurden, ist der Bronchialkrebs mit 2,22% aller Tumoren noch heute eine seltene Erkrankung[2]. Es läge außerhalb jeder statistischen Wahrscheinlichkeit, wenn diesen Übereinstimmungen keine kausale Beziehung zugrunde läge. Doch kann diese Beweiskette erst dann als geschlossen betrachtet werden, wenn es gelungen ist, experimentell mittels Zigarettenrauch Carcinome zu erzeugen.

Ähnlich ausgedehnte Untersuchungen galten den Ursachen des *Lebercarcinoms*. Dieser Tumor stellt in vielen Gegenden Afrikas und Asiens das Hauptkontingent aller bösartigen Geschwülste. In Französisch-Westafrika z. B. waren bei den Männern in den Jahren 1940—1953 55% aller Geschwülste Lebercarcinome, in Französisch-Ostafrika 30%[3]. Ähnliche Werte waren früher schon mitgeteilt worden[4]. Auch in Südafrika[5] und in Indonesien[3] ist der Leberkrebs der häufigste Tumor. In allen diesen Ländern ist fast ausschließlich die eingeborene Bevölkerung betroffen, während die dort wohnenden Europäer ebenso selten erkranken wie in Europa.

Daraus könnte zunächst vermutet werden, daß sich hier eine rassische Organdisposition äußert, wie sie etwa beim Lebercarcinom der Nagetiere bekannt ist. Daß diese Annahme jedoch irrig ist, zeigt der folgende Vergleich[6]: Im National-Cancer-Institute der USA wurden bei Reihenuntersuchungen in den Jahren 1947 und 1948 unter 42208 Tumoren von Weißen 567 Lebercarcinome, bei Farbigen von 4182 Tumoren 65 Lebercarcinome beobachtet. Das entspricht einer Rate von 1,3% der Geschwülste bei Weißen und 1,6 bei Farbigen[7].

Schwierig zu beurteilen sind die aus Malaien mitgeteilten Zahlen[8]: Hier treten Leberkrebse ebenfalls wesentlich häufiger auf als in Europa oder in den USA, und zwar vorwiegend bei Chinesen, und man hat auch hier zunächst eine rassische Organdisposition der Chinesen angenommen. Eine Berücksichtigung der dort herrschenden sozialen Verhältnisse zeigt aber, daß fast nur Chinesen in Krankenhausbehandlung kommen, während die malayische Bevölkerung von der ärztlichen Statistik kaum erfaßt wird.

Bezieht man die Zahl der Erkrankungen an Leberkrebs auf die ganze Bevölkerung eines geographischen Bezirkes, so scheint sich ein anderes Bild zu ergeben[9]: In den USA (National-Cancer-Institute) erkranken von 100000 Männern durchschnittlich 5 an Leberkrebs, ebenso hoch ist die Rate bei den Bantunegern in Südafrika[10]. Danach scheint bei den Negern nur eine relative Häufigkeit der Lebertumoren zu bestehen (s. oben), nicht aber eine absolute. Entscheidend ist aber, daß beide Bevölkerungsgruppen statistisch nicht miteinander vergleichbar sind. In Afrika haben die Neger eine wesentlich geringere Alterserwartung als in den USA. So liegt die Alterserwartung eines über 10 Jahre alten Negers im Durchschnitt bei 30 Lebensjahren gegenüber 60in den USA[11]. In Afrika ist das Lebercarcinom eine Erkrankung des 4. Jahrzehnts, in den europäischen Ländern vorwiegend ein Alterskrebs. Daraus ist aber zugleich eine absolute Häufung des Leberkrebses in Afrika zu folgern.

Ehe eine Erörterung der Ätiologie möglich wird, müssen wir noch einige morphologische Faktoren berücksichtigen. Nach ROULET (1955) tritt der Leberkrebs in 4 histologischen Typen auf: als hepatocelluläre, als anaplastische und als cholangiocelluläre Form, denen sich noch ein Mischtyp anschließen läßt.

[1] Siehe auch SCHAIRER 1944, MOSHMAN 1949, SCHRECK 1950, WYNDER und GRAHAM 1950, MILLS und Mitarb. 1950, DOLL und HILL 1952, MCCONNELL und Mitarb. 1952, KOULOMIES 1953, GSELL 1956.

[2] DUNGAL 1955. [3] DENOIX 1955.

[4] Zum Beispiel von BERGERET und ROULET 1947, DENOIX 1950, DE MEDEIROS 1951, PAYET und Mitarb. 1953.

[5] BERMAN 1951, HIGGINSON 1951. [6] DORN 1955b.

[7] Vgl. auch QUINLAND und CUFF 1940, STEINER 1943, 1955.

[8] MARSDEN 1955b. [10] BERMAN 1951. [11] DAVIES 1955a.

Die Masse der in Afrika beobachteten Lebertumoren gehört den ersten beiden Formen an. Makroskopisch überwiegt das knotige und besonders das diffuse Lebercarcinom, dem in der Regel eine Lebercirrhose vorangeht. Diese alte Beobachtung, daß auf dem Boden der Lebercirrhose häufig Krebse entstehen (s. S. 382), ist auch durch neue Statistiken bestätigt worden[1]. In den Ländern, in denen der Leberkrebs relativ selten beobachtet wird, also etwa in Europa und in den USA, zeigen 3—10% aller Lebercirrhosen Carcinome[2], in Rotterdam, Groningen und Basel 14,4%. Bei den Bantunegern hingegen entwickeln sich in der Hälfte aller Lebercirrhosen Carcinome[3]. Bevorzugt ist die grobknotige Lebercirrhose[4], ein Befund, der bei der Häufung der ähnlichen posthepatitischen Lebercirrhosen in unseren Breiten vielleicht einmal von Bedeutung wird. Aus manchen Angaben gewinnt man den Eindruck, daß die Rate derjenigen Lebercirrhosen, die in Leberkrebs übergehen, stetig zunimmt. Das zeigt z. B. eine Wiener Obduktionsstatistik[5], nach der in den Jahren 1900—1912 3% aller Lebercirrhosen carcinomatös entartet waren, 1938—1950 dagegen fast 12%. — Die kausale Bindung an die Lebercirrhose ist trotzdem nicht absolut; so wird z. B. bei den massiven, meist unilokulären Leberkrebsen eine Cirrhose nicht selten vermißt.

Übereinstimmend wird von den in Afrika arbeitenden Pathologen angegeben, daß sie bei einem erwachsenen Neger kaum einmal eine normale Leber antreffen. Die Mehrzahl der Lebern ist fibrotisch oder gar cirrhotisch[6]. Die hierbei gefundenen histologischen Leberveränderungen (Verfettung, Siderose, Fibrose oder Cirrhose) entsprechen genau denen bei Ratten, die mit einer „Bantu-Diät“, also vor allem mit Mais und saurer Milch gefüttert wurden[7].

Von Berman (1955) wurden die Lebercarcinome bei Bantunegern und anderen Negerstämmen in großen Teilen von Ost- und Westafrika auf chronische Unterernährung, insbesondere chronischen Eiweißmangel, zurückgeführt (s. S. 382).

Berman (1955) führt neuerdings noch folgende Belege für seine Auffassung an. In den Gegenden mit eiweiß- und vitaminreicher Nahrung (USA, Europa, Chile, Israel) ist das Lebercarcinom eine seltene Erkrankung, in den Mangelgebieten, so besonders bei den Bantunegern in Westafrika, in Indochina und in Indonesien der häufigste aller Tumoren. Eine Ausnahme macht Jamaika, wo trotz Mangelernährung Lebergeschwülste relativ selten sind. In Indonesien nehmen die Chinesen wesentlich mehr tierisches Eiweiß zu sich als die eingeborenen Indonesier; sie erkranken seltener an Leberkrebs als die Letztgenannten[8]. Die Häufigkeit der Leberkrebse in Japan liegt zwischen der in Europa und der in Westafrika; die durchschnittliche Ernährung nimmt qualitativ ebenfalls eine Mittelstellung ein. In China werden bei einer relativ hohen Lebercarcinomrate bei vielen Obduktionen die Zeichen einer chronischen Mangelernährung beobachtet[9]. Ob außerdem noch toxische oder indirekt toxisch wirkende Substanzen, wie etwa der Alkohol oder bestimmte Gewürze, eine Rolle spielen, ist noch offen[10].

Beim *Magencarcinom* ist es bisher nicht gelungen, eine ähnliche Klarheit zu gewinnen. Die Ätiologie dieses in Europa neben dem Bronchialcarcinom häufigsten Tumors ist noch fast unbekannt. Da der Magen in besonderem Maße dem Einfluß der Nahrung ausgesetzt ist, lag es nahe, auch hier einen Kausalzusammenhang zwischen Ernährung und Tumorrate zu vermuten. Der neueste Versuch (Neurdenburg 1955), an Hand eines die ganze Erde umfassenden statistischen Untersuchungsgutes eine derartige Beziehung herzustellen, hat zu keinem eindeutigen Ergebnis geführt. Immerhin ist zu betonen, daß in Frankreich die Sterberate mit 106 auf 100000 männliche und mit 63,8 auf 100000 weibliche

[1] Tannenbaum und Silverstone 1953, Roulet 1955, Higginson 1955, Davies 1955b, Rivas Roz 1955 u. a.
[2] Higginson 1955, Edmondson 1955. [3] Higginson 1955.
[4] Payet und Mitarb. 1953, Higginson 1955. [5] Siehe Roulet 1955.
[6] Berman 1955. [7] Gillman und Mitarb. 1955. [8] Siehe auch Bonne 1935.
[9] Hou 1955. [10] Edmondson 1955, Berman 1955.

Einwohner am höchsten ist. In Finnland sind mehr als ein Drittel aller Tumoren Magencarcinome[1], in Island und in Spanien sind es bei den Männern etwa 50% aller Tumoren[2], in Japan nach einer älteren Statistik 59%[3], nach einer neueren 55%[4]. Besonders häufig sind auch die Dänen vom Magenkrebs befallen, 2—3mal häufiger als die Nordamerikaner[5].

Unter den Nahrungsbestandteilen, die für dieses Vorherrschen des Magenkrebses in Europa in Frage kommen, sind besonders die Fette diskutiert worden. In der Tat hat Dänemark einen relativ hohen Fettverbrauch, ebenso Island[6], beide Länder haben eine hohe Magenkrebsquote. In Frankreich, im Lande der Pommes-frites, könnten Substanzen in wiederholt erhitztem Fett eine Rolle spielen. Dagegen ist in Japan der Magenkrebs zwar ebenfalls sehr häufig, der Fettverbrauch aber, vor allem auch der von erhitztem Fett, ausgesprochen niedrig, da die Hauptnahrung aus gekochtem Reis, Gemüsen und Fisch besteht[5]. So führten die Versuche, eine Beziehung zwischen der Zusammensetzung der Nahrung und der Häufigkeit des Magencarcinoms herzustellen, auch auf der Tagung von Washington zu keinem befriedigenden Ergebnis.

Dagegen konnte durch die ausgedehnten statistischen Analysen besonders eindeutig gezeigt werden, daß in allen daraufhin geprüften Ländern (England, Frankreich, Israel, Japan, Kanada und den Niederlanden) eine strenge Beziehung zwischen Lebensalter und Magenkrebswahrscheinlichkeit besteht (NEURDENBURG 1955): Die Rate des Magencarcinoms steigt mit dem Alter bis ins hohe Senium in fester Beziehung steil an, während z. B. beim Bronchialcarcinom, beim Mammakrebs und auch beim Collumcarcinom die höheren Altersgruppen relativ weniger befallen werden als das 5.—6. Lebensjahrzehnt. Einem derartigen Verhalten des Magencarcinoms könnte ein rein endogener Faktor zugrunde liegen, der mit steigendem Alter an Wirkung gewinnt. Die Suche nach äußeren Faktoren müßte dann für das Magencarcinom daneben zurücktreten.

Demgemäß ist besonders die Frage nach der Erblichkeit des Magenkrebses zu prüfen. Von den Kindern aus 33 Schweizer Familien, bei denen Vater und Mutter an Magenkrebs verstorben waren, wurden 97 älter als 40 Jahre, 15 von diesen starben an einem Tumor, 11 davon an einem Magenkrebs[7]. Die daraus zu errechnende Rate von 73% aller Tumoren für das Magencarcinom ist deutlich höher als der Durchschnitt[8]. In Dänemark fanden sich bei den Verwandten von Patienten mit Magenkrebs 4mal so häufig Magencarcinome als bei einer Kontrollgruppe[9]. — Trotzdem kann das Magencarcinom nicht als eine Erbkrankheit bezeichnet werden, etwa analog der Polyposis intestini, dem Glioblastom der Retina, der Neurofibromatose oder dem Xeroderma pigmentosum[8]. Es bleibt eine ätiologisch vieldeutige Geschwulst, und auch die Suche nach exogenen Faktoren bleibt notwendig. Diese Faktoren müssen zwei Haupteigenschaften besitzen: 1. Sie müssen seit langem auf die Menschen einwirken, denn das Magencarcinom war schon immer ein häufiger Tumor, 2. sie müssen den Menschen während des ganzen Lebens treffen, und ihre Wirkung muß sich stetig verstärken, da nur so die konstante, spezifische Korrelation zwischen Tumorrate und steigendem Lebensalter (NEURDENBURG 1955) erklärbar wird. Mehr ist über diesen Faktor vorerst nicht gesichert.

Bemerkenswert ist, daß die Menschen in kälteren Regionen häufiger an Magenkrebs erkranken als die in den tropischen und subtropischen Ländern. Sogar innerhalb einzelner Länder, z. B. in den USA[6] oder in Spanien[10] ist eine

---

[1] SAXÉN 1955. [2] DUNGAL 1955, LLOMBART 1955. [3] NAGAYO 1933. [4] SEGI 1951. [5] OBERLING 1955. [6] DUNGAL 1955. [7] HANHART 1943. [8] MACKLIN 1955. [9] VIDEBAEK und MOSBECH 1954. [10] LLOMBART 1955.

klimatische Orientierung der Magenkrebshäufigkeit festzustellen: im Norden treten wesentlich mehr Magenkrebse auf als im Süden. Die Häufung des Magenkrebses in Island wird dementsprechend auf den in allen kalten Ländern erhöhten Verbrauch an hochwertigen Nahrungsmitteln zurückgeführt[1]. In Holland haben als Folge der kriegsbedingten Ernährungseinschränkung die Magencarcinome vorübergehend abgenommen[2].

Hier ist auch die Feststellung angebracht[3], daß die allgemeine Krebshäufigkeit mit dem Wohlstand der Menschen parallel geht, wobei das Magencarcinom in vorderster Linie steht. — Dem entspricht auch die Tatsache, daß sich eine reziproke Häufigkeitsrelation zwischen Leber- und Magenkrebs nachweisen läßt: In Ländern mit calorisch reichhaltiger Nahrung, allen Vitaminen und reichlich tierischem Eiweiß[4] ist das Magencarcinom häufig und das Lebercarcinom selten, in geographischen Bereichen mit niedrigem Ernährungsstandard dagegen umgekehrt.

Ob auch das *Mammacarcinom* der Frau im Ansteigen begriffen ist, war lange umstritten. Für einige Länder ist aber nunmehr ein steter Anstieg offensichtlich, so z. B. in den USA, in Australien, England, Schottland und in der Schweiz (Gault 1955).

Die Häufigkeitsraten der Mammacarcinome in den einzelnen Ländern lassen große Unterschiede erkennen: An der Spitze stehen England, Schottland und Dänemark mit einer Sterberate von über 30 je 100000 Frauen je Jahr, am Ende Finnland und Japan mit analogen Indices von 12, bzw. 3. Deutschland liegt mit 19,6 etwa in der Mitte[5]. Diese große Differenz zwischen Großbritannien und Japan vermindert sich zwar auf 6:1, wenn man die durchschnittliche Alterserwartung der Bevölkerung berücksichtigt, bleibt aber trotzdem sehr eindrucksvoll[6].

Einige Beobachtungen weisen auf eine rassische Disposition hin. Reihenuntersuchungen auf Tabak- und Gummiplantagen in Indonesien haben tatsächlich gezeigt, daß Chinesinnen häufiger als Javanerinnen und diese wieder häufiger als die Batak-Frauen an einem Brustkrebs erkranken[5]. Der Rückschluß, daß bei der Seltenheit des Brustkrebses in Japan auch eine endogene Organresistenz mitwirkt, liegt zumindest nahe.

In einigen Ländern konnte auch eine familiäre Disposition zum Mammacarcinom nachgewiesen werden. In ausgedehnten Untersuchungen an Nachkommen und Geschwistern von Frauen aus 850 Familien zeigte sich[7], daß sowohl die Töchter als auch die Schwestern wesentlich öfter an Brustkrebs erkranken als nach der allgemeinen Häufigkeit zu erwarten war[8]. Allerdings finden sich Todesfälle an Krebs verschiedener Organe bei den Eltern von Patientinnen mit Mammacarcinom ebenfalls häufiger als normal[5]. Wenn das Mammacarcinom vorwiegend erblich bedingt wäre, so müßte man eine stete Zunahme mit dem Alter vermuten. Alle vorliegenden Untersuchungen sprechen aber dagegen: im 5. Jahrzehnt besteht ein Gipfel, später ist der Brustkrebs wieder relativ selten[9].

Erneut wird betont, daß das Mammacarcinom bei *unverheirateten Frauen* wesentlich häufiger als bei verheirateten ist[10]. Gagnon (1955) fand in Quebec bei *Nonnen* wesentlich mehr Mammacarcinome als beim Durchschnitt der dort wohnenden Bevölkerung. Eine relativ hohe Zahl findet sich auch bei kinderlosen

[1] Dungal 1955. [2] Straub 1955. [3] Tannenbaum und Silverstone 1953.
[4] Berman 1955. [5] Segi 1955. [6] Siehe auch Stocks 1955. [7] Macklin 1955.
[8] Siehe auch Maisin und Langerock 1955.
[9] Maisin und Langerock 1955, Grady 1955, Vellios 1955, Llombart 1955 u. a.
[10] Grady 1955, Maisin und Langerock 1955, Stocks 1955.

Ehefrauen[1]. Grundsätzlich ist die Häufigkeit des Brustkrebses der Kinderzahl reziprok. In den Niederlanden nahm die Geburtenrate von 1880—1940 auf die Hälfte ab, die Zahl der Mammacarcinome hat sich seit 1925 verdoppelt[2]; dabei blieb der Brustkrebs in denjenigen Provinzen selten, in denen weiter eine hohe Geburtenrate bestand (VERSLUYS 1949). In England[3] und in Dänemark[4] führten ähnliche Untersuchungen zum gleichen Ergebnis. In Philadelphia ist das Magencarcinom bei den weißen Frauen wesentlich häufiger als bei den farbigen mit deutlich höherer Geburtenrate[1]. Im gleichen Sinne ist es verständlich, warum das Mammacarcinom in den europäischen Städten wesentlich häufiger ist als auf dem Lande[4, 5]. SEGI (1955) stellte darüber hinaus fest, daß bei Müttern, die ihre Kinder lange genährt hatten, Mammacarcinome seltener waren als bei Frauen mit jeweils nur kurzen Stillperioden. Analoge Befunde sind bei Milchkühen erhoben worden[6].

Gesichert ist heute das reziproke Verhalten des Mammacarcinoms zur Kinderzahl; zu untersuchen bleibt, auf welchem Wege diese Beziehung wirksam sein kann. Nach den vorliegenden Untersuchungen kommt mit großer Wahrscheinlichkeit dem Fehlen oder der Seltenheit von Graviditäten im 3. Lebensjahrzehnt. also in der Zeit der geschlechtlichen Blüte der Frau, eine große Bedeutung zu.

Das Uteruscarcinom nahm in der relativen Häufigkeit der Carcinome bei den europäischen Frauen lange Zeit die zweite Stelle ein. Heute ist es in vielen, vor allem in den westlichen Ländern und bei der weißen Bevölkerung in den USA durch den Mammakrebs an die dritte Stelle verdrängt. So sind nach den neueren Zusammenstellungen[7] in Japan 24,2%, in Dänemark 16,7%, in Kanada 14,5% und unter der weißen Bevölkerung von Philadelphia 16,2% aller Carcinome bei Frauen Uteruskrebse. Noch höher liegen die Zahlen in Südasien: In Bombay waren 1931—1945 34,7% und in Vellore 1949—1953 55,8% aller Carcinome Uterusgeschwülste. Im Gegensatz zum Brustkrebs ist ein Ansteigen während der letzten Jahrzehnte nirgends zu beobachten[8].

Auffällig ist, daß die geographische Verteilung des Portiocarcinoms derjenigen des Lebercarcinoms ähnelt; es muß dabei erwogen werden, ob Ernährungsfaktoren eine Rolle spielen können. Dann müßte z. B. die farbige Bevölkerung der USA analog den Verhältnissen beim Lebercarcinom die gleiche Häufigkeit zeigen wie die aus Europa stammende weiße. Das ist aber nicht der Fall. In Philadelphia[7] beträgt die relative Häufigkeit des Gebärmutterkrebses bei weißen Frauen 16,2%, bei farbigen dagegen 30,9%. Hier scheint wieder eine rassische Disposition zum Ausdruck zu kommen.

Das wird seit langem für die *Jüdinnen* vermutet: Während Korpuscarcinome bei ihnen in etwa der gleichen Rate wie bei Nichtjüdinnen auftreten, ist das Portiocarcinom bei ihnen ausgesprochen selten[9], und zwar nicht nur bei Jüdinnen in Israel, sondern auch in den USA[10].

Im Gegensatz zum Brustkrebs haben Familienuntersuchungen für das Portiocarcinom keine positiven Ergebnisse geliefert. — Zieht man die Altersverteilung heran, so stellt man fest, daß diese etwa der des Mammacarcinoms entspricht[11]. Damit erhebt sich auch hier die Frage nach einem Faktor, der ähnlich wie beim Brustkrebs seine Wirkung vor allem im 3. Lebensjahrzehnt entfaltet und im Alter an Intensität verliert.

[1] STOCKS 1955. [2] VAN RIJSSEL 1955. [3] STOCKS 1939. [4] CLEMMESEN 1951.
[5] GRADY 1955, MAISIN und LANGEROCK 1955. [6] GRADY 1955. [7] SEGI 1955.
[8] GAULT 1955, LLOMBART 1955. [9] CASPER 1955, OBER und REINER 1955.
[10] KENNAWAY 1948, GUSBERG und CORSCADEN 1951, WEINER und Mitarb. 1951, SCAPIER und Mitarb. 1952.
[11] CASPER 1955.

Während das Mammacarcinom ledige Frauen häufiger befällt als verheiratete, tritt das Portiocarcinom besonders bei *Ehefrauen* auf. Nonnen erkranken praktisch nie an Portiokrebs[1]. Dagegen war unter Prostituierten in Dänemark das Portiocarcinom 4mal so häufig wie in einer Kontrollgruppe der gleichen sozialen Stufe[2], weswegen vorübergehend sogar ein kausaler Zusammenhang zwischen Syphilis und Collumcarcinom diskutiert wurde[3].

Gegen eine gemeinsame Ursache von Mammacarcinom und Uteruskrebs spricht auch die Relation zur Zahl der durchgemachten Schwangerschaften. Nach GAULT (1955) hatten 48% der Frauen mit Portiocarcinomen 4 und mehr Schwangerschaften hinter sich. Ähnliche Zahlen werden auch aus Indien berichtet. Wie GAULT (1955) hervorhebt, tritt das Portiocarcinom in allen Ländern Afrikas und Südasiens gehäuft auf; in diesen Ländern heiraten die Frauen sehr früh und gebären viele Kinder[4]. Dabei werden die hormonellen Umstellungen durch die Schwangerschaft oder die mechanischen Alterationen des Collumgewebes bei den Geburten nicht als entscheidend angesehen. Die mitgeteilten Statistiken lassen vielmehr an andere exogene Faktoren denken[5].

Besonders erlaubt die Seltenheit des Portiocarcinoms bei Jüdinnen vielleicht noch eine andere Deutung als nur die einer rassisch bedingten Organresistenz. Einmal verlangen die religiösen Gesetze der Juden sexuelle Abstinenz während eines Viertels des Monatscyclus und ein halbes Jahr nach der Schwangerschaft[6]. Zum anderen aber kann die rituelle Beschneidung der Juden von Bedeutung sein. Ein klares Urteil hierüber ist noch nicht möglich. Denn auch bei der Masse der Moslems in Indien wird die rituelle Beschneidung durchgeführt, und doch ist das Porticocarcinom dort relativ häufig[7]. Das gleiche gilt für die Bantuneger in Südafrika, die trotz Beschneidung eine Corpus-Portiocarcinom-Relation von 1:32 aufweisen[8].

Wesentlich besser unterrichtet sind wir über die ätiologischen Faktoren beim *Hautcarcinom*, bei dem die Sonnenbestrahlung, vor allem ihre Ultraviolettkomponente bei 2900—3000 Å[9] als Ursache seit langem bekannt ist (s. S. 389). Neuere Untersuchungen belegen dieses nachdrücklich: In den Südstaaten der USA tritt das Hautcarcinom unter den weißen Farmern 4,5mal so häufig auf als im Norden[10]. In Columbien ist das Hautcarcinom beim Mann der häufigste Tumor[11]. Bevorzugt befallen werden Menschen der weißen Rasse. Im ganzen erkranken in den USA Weiße 15mal so häufig als Farbige an Hautkrebs der dem Sonnenlicht ausgesetzten Stellen[12]. Am Rumpf treten bei Weißen und bei Farbigen Hautcarcinome etwa gleich häufig auf. Indianer erkranken selten an Hautcarcinomen[13]. In Bombay stellt der Hautkrebs 50% aller Geschwülste bei den Weißen, 2% bei den Eingeborenen. Ähnliche Zahlen werden aus anderen indischen Städten mitgeteilt[14]. In Südamerika, Südafrika und Australien sind sogar 30—40% aller Geschwülste bei Weißen und nur 3—10% bei Farbigen Hautcarcinome[15], während sie in Island überhaupt kaum einmal beobachtet werden[16]. Der Schutz der Farbigen beruht auf dem Pigmentgehalt ihrer Epidermis. Das beweist das Naturexperiment der Albinoneger, die in den Tropen stark unter Dermatitiden und häufigen Hautcarcinomen leiden[17].

Bei einem *Rückblick* auf das gesamte in Washington vorgelegte Untersuchungsgut ist man überrascht, mit welcher Klarheit die beiden Hauptfaktoren der Geschwulstätiologie bei jedem einzelnen der genannten Tumoren faßbar werden: Jede Geschwulstart hat eine *endogene Grundwahrscheinlichkeit*. Sie ist dafür verantwortlich, daß es keine rassisch-spezifischen Tumoren gibt, daß vielmehr

[1] GAGNON 1950, 1955, SCHÖMIG 1953. [2] RØJEL 1953. [3] Lit. bei CLEMMESEN 1955.
[4] Siehe auch HERTIG und Mitarb. 1955. [5] SCHÖMIG 1953, CLEMMESEN 1955.
[6] KENNAWAY 1948, OBER und REINER 1955. [7] KOUWENAAR 1951. [8] CASPER 1955.
[9] BLUM 1948. [10] DORN 1955a. [11] CORREA 1955. [12] SCHRECK 1944.
[13] PHILLIPS 1955. [14] KHANOLKAR 1955.
[15] OBERLING 1955, SCHAPIRO 1955, CORREA 1955. [16] DUNGAL 1955. [17] STEINER 1955.

alle Menschen der Erde grundsätzlich von jedem Tumor befallen werden können. Andererseits läßt sie sich unterteilen in rassische und familiäre Teilkomponenten, zu ihr gehören aber auch die Folgen des physiologischen Alters mit dem Versagen regulierter Regenerationen usw. Die Bedeutung dieses ersten Grundfaktors ist bei den einzelnen Geschwülsten verschieden. Sein Einfluß auf die Masse der bösartigen Tumoren äußert sich z. B. in einer gewissen erblichen Disposition zum Mammacarcinom, vielleicht auch zum Magencarcinom. Ein gesicherter endogener Faktor ist der geringe Pigmentgehalt der Epidermis des Weißen als Grundlage seiner Neigung zum Hautkrebs, ein vermuteter die Organresistenz der Jüdinnen gegen Portiocarcinome.

Viele der neuen Beobachtungen beziehen sich auf den *zweiten Grundfaktor*, der erst im Laufe des Lebens wirksam wird und exogener Natur ist. Bei der Masse der Tumoren gewinnt er die Oberhand. Für jede der erörterten Geschwülste konnte ein bestimmter Teilfaktor als der wahrscheinlich wesentlichste herausgestellt werden. Zugleich wurde aber auch die Grenze dieser Einzelfaktoren sichtbar, da z. B. nicht alle Bronchialcarcinome durch das Zigarettenrauchen, nicht alle Leberkrebse durch Unterernährung in der Kindheit hervorgerufen werden. Das uns von den Infektionskrankheiten gewohnte Prinzip des direkten und spezifischen Kausalitätsbezuges zwischen Erregertyp und Krankheitsform ist also für die Ätiologie der Geschwülste grundsätzlich unbrauchbar und muß durch neue Bezüge auf der Grundlage der Wahrscheinlichkeitsregeln ersetzt werden.

Die auf ausgedehnten statistischen Angaben fußenden Analysen des 5. Internationalen Kongresses für Geographische Pathologie, über die im Vorstehenden bevorzugt berichtet wurde, haben die Akzente stark auf die exogen bedingten oder exogen ausgelösten Geschwulstursachen gelegt. Rücken wir dabei nur die in allen Kontinenten am häufigsten beobachteten Tumoren in den Mittelpunkt, so sind die engen kausalen Beziehungen zwischen der alltäglichen Lebensweise der Menschen und den Ursachen ihrer bösartigen Geschwülste ein vielleicht überraschendes Ergebnis.

Literatur.

Albertini, A. v.: Das Malignitätsproblem in histologisch cytologischer Betrachtung. Verh. dtsch. Ges. Path. **1951**, 54. — Albertini, A. v., u. A. Vogel: Beitrag zum Problem der Praecancerose. Schweiz. Z. allg. Path. u. Bakter. **17**, 736 (1954). — Albrecht, Eugen: Prolegomena zu einer physiologischen Theorie der Geschwülste. Mschr. Geburtsh. **20**, 123 (1904). ~ Verh. dtsch. Ges. Path. **7**, 153; **8**, 89 (1904). ~ Die Grundprobleme der Geschwulstlehre. Frankf. Z. Path. **1**, 221 (1907). ~ Randbemerkungen zur Geschwulstlehre. Frankf. Z. Path. **1**, 347 (1907). ~ Das Problem der Malignität. Frankf. Z. Path. **1**, 377 (1907). ~ Zur Einteilung der Geschwülste. Frankf. Z. Path. **3**, 1—7 (1909). — Alexander, J. O'D., and K. J. Macrosson: Squamous epithelioma probably due to tar ointment in a case with psoriasis. Brit. Med. J. **1954**. — Alwens, W., E. E. Bauke u. W. Jonas: Auffallende Häufigkeit von Bronchialkrebs bei Arbeitern der chemischen Industrie. Münch. med. Wschr. **1936**, 485. — Andersen, Dorothy: Tumors of infancy and childhood. Cancer (N. Y.) **4**, 890 (1951). — Apitz, K.: Die Geschwülste und Gewebsmißbildungen der Nierenrinde. V. Bemerkungen zur allgemeinen Geschwulstlehre. Virchows Arch. **311**, 593 (1944). — Armitage, P., and R. Doll: The age distribution of cancer and a multistage theory of carcinogenesis. Brit. J. Canc. **8**, 1—12 (1954). — Askanazy, A.: Distomum felineum beim Menschen in Ostpreußen. Verh. dtsch. path. Ges. **3**, 72 (1900). — Auler, Hans: Klinische und experimentelle Beiträge zur Ätiologie und Therapie bösartiger Geschwülste. Z. Krebsforsch. **25**, 357 (1927). ~ Experimentelle und klinische Beiträge zur Frage eines Antagonismus zwischen Entwicklungswachstum und dem Wachstum bösartiger Geschwülste. Arch. Geschwulstforsch. **1**, 281 (1949). — Ayrton: Zit. bei Bauer, Krebsproblem. **1949**.

Baader, E. W.: Berufskrebs. In Neuere Ergebnisse auf dem Gebiete der Krebskrankheit. Leipzig: S. Hirzel 1937. — Baatz, H., u. E. Scholz: Der Einfluß der Kastration auf das Krebswachstum. Z. Krebsforsch. **51**, 451 (1941). — Bauer, Erwin: Theoretische und experimentelle Untersuchungen über die Entstehungsbedingungen des Carcinoms. Z. Krebsforsch.

20, 358 (1923). — BAUER, KARL FRIEDRICH: Methodik der Gewebezüchtung. Stuttgart: S. Hirzel 1954. — BAUER, K. H.: II. Referat über Berufsschäden und Krebs. Verh. dtsch. Ges. Path. **30**, 239 (1937). ~ Erbbiologie der Geschwülste des Menschen. In Handbuch der Erbbiologie, Bd. IV/2, S. 1122. 1940. ~ Die Mutationstheorie der Krebsentstehung im Lichte ihrer physikalischen und chemischen Beweismittel. Münch. med. Wschr. **1943**, Nr 48/49, 681. ~ Das Krebsproblem. Berlin: Springer 1949. ~ Über Probleme der Krebsverhütung. Krebsarzt **4**, H. 1/2 (1951). ~ Über den heutigen Stand des Krebsproblems. Wien. klin. Wschr. **1951**, Nr 25, 451—457. ~ Exogene Krebsursachen und die Grundlagen der Krebsprophylaxe. Freiburger Symposium 1953. ~ Hormone und Krebs. Dtsch. med. Wschr. **1953**, 1525. ~ Exogene Krebsursachen und Krebsprophylaxe. Krebsarzt **8**, 323—325 (1953). — BAYARD, OTTO: Beiträge zur Krebsfrage. Oncologia (Basel) **2**, Nr 4 (1949). — BERENBLUM, J.: A speculative Review: The probable nature of promoting action and its significance in the understanding of the mechanism of carcinogenesis. Cancer Res. **14**, 471 (1954). — BERGLAS: Ref. Zbl. Chir. **1953**, 1760. — BERMAN, CHARLES: Primary carcinoma of the liver. London: Lewis & Co. 1951. — BIENENGRÄBER, A.: Immunitätsproblem der Malignität. Arch. Geschwulstforsch. **3**, 297 (1951). ~ Probleme der Geschwulstforschung. Wiss. Z. Univ. Greifswald **3** (1953/54). — BIGELOW, NOLTEN H., and A. W. WRIGHT: Primary carcinoma of the liver in infancy and childhood. Cancer (N. Y.) **6**, 1, 170 (1953). — BLÜMLEIN, H.: Zur Ätiologie maligner Tumoren. Z. Laryng. usw. **32**, 6 (1954). — BÖHMIG, R.: Form- und Wachstumsgesetze drüsenbildender Karzinome. Stuttgart: Georg Thieme 1950. ~ Zur Frage der Nervenwirkung auf Wachstum und Differenzierung der Geschwülste. Verh. dtsch. path. Ges. **1951**, 136. — BORST, M.: Wuchsstoffe. 2. Internat. Kongr. für Krebsforschung, Brüssel 1936. ~ Lehrbuch der Allgemeinen Pathologie, 8. Aufl. 1936. — BORST, MAX: Allgemeine Pathologie der malignen Geschwülste. In Zweifel-Payr, Bd. I. Leipzig: S. Hirzel 1924. ~ Referat über Infektion, Parasitismus und Gewächsbildung. Verh. dtsch. path. Ges. **22**, 6 (1927). — BOVERI, TH.: Zur Frage der Entstehung maligner Tumoren. Jena: Gustav Fischer 1914. — BOYLAND, E.: Diskussion. 2. Freiburger Symposium 1953. — BRAUNE, B.: Hirntumoren beim Säugling. Arch. Kinderheilk. **112**, 193 (1937). — BRENNER: Über den Teerkrebs in Baden. Z. Krebsforsch. **31**, 479 (1930). — BÜCHNER, FR.: Das Problem der Form in der Pathologie. Beitr. path. Anat. usw. **105**, 319 (1941). ~ Allgemeine Pathologie. Urban & Schwarzenberg 1950. ~ Diskussion. Freiburger Symposium 1953. — BÜNGELER, W.: Die Definition des Geschwulstbegriffes und die Abgrenzung der Hyperplasien gegenüber den Geschwülsten. Verh. dtsch. path. Ges. **35**, 10 (1951). ~ Die Abgrenzung gut- und bösartiger Geschwülste. 2. Freiburger Symposium 1953, S. 51—53. — BÜNGELER, W., u. W. DONTENWILL: Über den Begriff der Präcancerose unter besonderer Berücksichtigung der Mastopathie und des atypischen Portioepithels. Med. Klin. **1954**, Nr 39. 1589—1601. — BUSK, T., J. CLEMMESEN and A. NIELSEN: Brit. J. Canc. **2**, 156 (1948). Zit. bei PELLER. — BUTENANDT, ADOLF: Karzinogene Stoffe und Tumorgenese. Verh. dtsch. path. Ges. **35**, 70 (1951). ~ Der Krebs als chemotherapeutisches Problem. Arbeiten aus dem Paul Ehrlich-Institut, H. 51, 1954.

CANDIANI, GIORGIO, u. GIUSEPPE BONIVER: La molteplicità tumorale maligna. Riv. Anat. Pat. **7**, 1089—1112 (1953). — CASSANELLO: Ref. Zbl. Chir. **1922**, 823. — CHIURCO, GIORGIO ALBERTO: Contributo alla conoscenza dei tumori professionali. Riv. degli infortuni della mallattie professionali **1954**, H. 3. — CLARKE, C. H., and R. B. MCCONNEL: Six cases of carcinoma of the oesophagus occuring in one family. Brit. Med. J. **1954**, 1137. — CLEMMESEN, J.: Die geographische Verbreitung der Krebskrankheiten. Umschau **54** (1954). — CORTEN, M. H.: Über ein Hämangioma sarcomatodes des Gehirns bei einem Neugeborenen. Frankf. Z. Path. **24**, 693 (1921). — COUGHLIN: Ref. Zbl. Chir. **1915**, 700. — COUTELLE: Über Nervenausbreitung in experimentellen Mäusekarzinomen. Ref. Zbl. Path. **92**, 223 (1954). — CRAMER, H.: Problematik der Geschwulstkrankheit der Jetztzeit. Med. Klin. **1946**, 337. — CURRIE, A.: Brit. Med. Bull. **4**, 402 (1947).

DANNEEL, ROLF: Grundprobleme der Krebsforschung. Z. Krebsforsch. **59**, 167—179 (1953). ~ Theorien der Krebsentstehung und ihre Unterlagen. Dtsch. med. Wschr. **1946**, 52. — DANNENBERG, HEINZ: Experimentelle Tumorerzeugung. Med. Klin. **1954**, Nr 38, 1530—1534. — DEELMAN, N. T.: Das Präcarcinom. Z. Krebsforsch. **29**, 307 (1929). — DEMINY, C.: Primary bladder tumors in the first decade of life. Surgery **39**, 432 (1924). — DIBBELT: Arb. path.-anat. Inst. Tübingen 8, 114 (1914). — DIETRICH, A.: Ein fötales Sarkom. Verh. dtsch. Ges. Path. **1910**, 353. ~ Das Krebsleiden als Allgemeine Erkrankung. Z. Krebsforsch. **51**, 1 (1941). ~ Allgemeine Pathologie, 8. Aufl. Stuttgart: S. Hirzel 1948. ~ Krebs im Gefolge des Krieges. Stuttgart: S. Hirzel 1950. ~ Freiburger Symposium 1953. — DOBBERSTEIN, JOHANNES: Zur Statistik der Geschwülste bei Tieren. Sitzgsber. dtsch. Akad. Wiss. Berlin, **1953**. ~ Vergleichende Pathologie der Geschwülste. Z. Krebsforsch. **59**, 600—610 (1953). ~ Domestikation und Krankheitsgeschehen. Berl. Path. Ver.igg, Sitzg vom 10. Jan. 1955. — DÖHNERT, HANS RUDOLPH: Experimentelle Untersuchungen zur Frage des Schneeberger Lungenkrebses. Z. Krebsforsch. **47**, 209 (1938). — DOMAGK, G.: Neuere Beobachtungen an

Transplantationstumoren. Verh. dtsch. Ges. Path. 27, 108 (1934). ~ Die Bedeutung körpereigener Abwehrkräfte für die Ansiedelung von Geschwulstzellen. Z. Krebsforsch. 56, 247 (1948—1950). ~ Diskussionsbemerkung. Verh. dtsch. Ges. Path. 35, 116 (1951). ~ Freiburger Symposium 1953, S. 265. — Domagk, G. u. Ch. Hackmann: Weitere Untersuchungen über die Immunität bei Tumoren. Verh. dtsch. Ges. Path. 1935, 116. ~ Die zusätzliche Behandlung bösartiger Geschwülste und Steigerung der tumorspezifischen Abwehraktion. Z. Krebsforsch. 59, 2—10 (1953). — Dontenwill, W.: Die Bedeutung hormonaler Einflüsse für die Entstehung und das Wachstum bösartiger Geschwulste. Münch. med. Wschr. 1955, 210—214. — Druckrey, H.: Die Pharmakologie krebserregender Substanzen. Z. Krebsforsch. 57, 70—85 (1950). ~ Diskussion. Freiburger Symposium 1953, S. 3f. ~ Die Grundlagen der Krebsentstehung. Krebsarzt 8, 313 (1953). ~ Die Grundlagen der Krebsentstehung. 2. Freiburger Symposium 1953, S. 1—27. ~ Ätiologische Forschung als Grundlage einer Prophylaxe des Krebses. Oncologia (Basel) 7, 155—177 (1954). ~ Möglichkeiten und Grenzen der Therapie des Krebses. Dtsch. med. Wschr. 1954, 1667—1671. ~ Beiträge zum Mechanismus der Carcinogenese. Acta Un. contra Cancrum, Bruxelles 10, 29 (1954). — Druckrey, H., H. W. Altmann u. D. Schmähl: Der Gewebestoffwechsel als innere Krankheitsursache für die Krebsentstehung. Z. Krebsforsch. 56, 601 (1950). — Druckrey H., K. Küpfmüller u. W. Trappe: Experimentelle Beiträge zum Wachstumsproblem bei Geschwülsten und Metastesen. Z. Krebsforsch. 56, 407 (1948—1950). — Druckrey, H., u. Dietrich Schmähl: Cancerogene Wirkung von anorganischen und organischen polymeren Substanzen bei Ratten. Unio contra cancrum. Acta 10, 119 (1954). — Dudits, A., u. B. Szabó: Kongenitales Melano-Karzinom des Oberkiefers. Mschr. Kinderheilk. 63, 294 (1935). — Duran-Reynals, F.: Études sur les virus cancérigènes et la théorie virusale du cancer. Bull. Assoc. franc. Étude Canc. 38, 114 (1951). — Dutra, Frank R., Edw. J. Largent and James L. Roth: Osteogenic sarcoma after inhalation of beryllium oxide. Arch. of Path. 51, 473 (1951). — Dutschke: Ist der Schornsteinfegerkrebs wirklich ausgestorben? Z. Krebsforsch. 34, 159 (1931).

Ehrhardt, W.: Differenzialdiagnostik von Silikose und Lungenkrebs. Arch. Geschwulstforsch. 1, 249 (1949). — Eichwaldt, E. J.: Acquired immunity to the graft. J. Nat. Canc. Inst. 14, 705 (1953). — Euler, Hans v.: Biochemische Vorgänge bei der Bildung und beim Wachstum von Tumoren. Dtsch. med. Wschr. 1953, 1755. — Ewing, James: Neoplastic diseases, 2. Aufl., S. 123. Philadelphia u. London: W. B. Saunders Company 1922. ~ Problems in histological tumor diagnosis. Internat. Krebskongr., Brüssel 1936.

Fahrig, C.: Über den Kohlehydratumsatz der Geschwülste und ihrer normalen Vergleichsgewebe, sowie seine Beziehungen zum Milchsäurehaushalt des Körpers. Z. Krebsforsch. 25 (1927). — Falk u. Mitarb.: Carcinogenic hydrocarbons and related compounds in processed rubber. Cancer Res. 11, 318 (1951). — Feyrter, F.: Über die Altersregel der Geschwulstentwicklung und die Geschlechtsregel der Geschwulstform. Z. Krebsforsch. 54, 55 (1944). ~ Diskussion. Verh. dtsch. Ges. Path. 1951, 85. — Fibiger, J.: Untersuchungen über das Spiropterakarzinom der Ratte und der Maus. Z. Krebsforsch. 17, 1—79 (1919). — Fingerland: Verh. dtsch. path. Ges. 1937, 291. — Fischer, A., G. Fischer, A. Bojsen-Møller u. E. Middelboe: Die Entstehung bösartiger Geschwülste nach autologer Transplantation von normalem Milchdrüsengewebe bei Mäusen. Virchows Arch. 310, 395 (1943). — Fischer, Walther: Der Speiseröhrenkrebs bei den Chinesen und die Ätiologie dieses Krebses. Klin. Wschr. 1924, Nr 50. ~ Alter und Geschlecht beim Krebs. Z. Krebsforsch. 53, 1—27 (1942). ~ Zur Kenntnis der Sarkome. Virchows Arch. 310, 100—105 (1943). ~ Krebsfragen. Jena: Gustav Fischer 1949. ~ Krebs im hohen Alter. Z. Altersforsch. 5, 141—156 (1951). ~ Die Reaktionen des Organismus bei bösartigen Geschwülsten. Wiss. Z. Friedrich-Schiller-Univ. Jena 1951/52, H. 3. ~ Über „Abwehr"vorgänge im Körper bei Geschwülsten. Zbl. Path. 91, 301—310 (1954). — Fischer-Wasels, B.: Die experimentelle Erzeugung atypischer Epithelwucherungen und die Entstehung bösartiger Geschwülste. Münch. med. Wschr. 1906, 2041. ~ Frankf. Z. Path. 27 (1922). ~ Allgemeine Geschwulstlehre. 1927. ~ Die Bedingungen der regenerativen und der atypischen Zellwucherung. Verh. dtsch. Ges. Path. 28, 47 (1935). ~ Die experimentelle Erzeugung maligner Leberzelladenome durch o-Amidoazotoluol. Verh. dtsch. Ges. Path. 1936, 182. ~ Die allgemeine Krebsdiaposition. Internat. Krebskongr., Brüssel 1936. — Fischer-Wasels, Jürgen: Narbencarcinom nach Granatsplitterverletzung mit 30jähriger Latenzzeit. Z. Krebsforsch. 57, 379—386 (1951). — Fonti, C. F.: Die hämatologische Diagnose des Krebses. Krebsarzt 1954, 30. — Foulds, L.: The experimental study of tumor progression. A review. Cancer Res. 14, 327 (1954). — Frank, Enfield and Miller: Amer. J. Canc. 26, 775 (1936). — Friedmann, Ida: Neue Gesichtspunkte zur Genese der malignen Blastome. Wien. Pathol. Ver.igg 26. Okt. 1954. — Friedrich, N.: Beiträge zur Pathologie des Krebses. Virchows Arch. 36, 465 (1866). — Fromme, Albert: Die Lakersche Keimblatt-Theorie der Krebsentstehung und die übrigen Krebstheorien. Arch. Geschwulstforsch. 1, 1 (1949). ~ Gibt es eine Abwehr gegen die Entstehung des Karzinoms. Arch. Geschwulstforsch. 4, 329 (1952). ~ Das Mesenchym und die Mesenchymtheorie des Karzinoms. Theodor Steinkopff 1953. — Frühling,

L., et A. Batzenschlager: Anatomie pathologique de la maladie du thorotrast. Arch. d'Anat. path. 31, 2 (1955).

Geller, Fr. Chr.: Karzinom und Mesenchym. Arch. Geschwulstforsch. 2, 171 (1950). — Gersch, Manfred: Zellentartung und Zellwucherung bei wirbellosen Tieren. Arch. Geschwulstforsch. 3, 1 (1951). — Gilford, N.: Tumors and Cancers. London 1925. — Goebel, Carl: Über kongenitales Femursarkom, geheilt durch Operation und Röntgenbehandlung. Arch. klin. Chir. 87, 191 (1908). — Goldblatt, H., and G. Cameron: Induced malignancy in cells from rat myocardium subjected to intermittent anaerobiosis during long propagation in vitro. J. of Exper. Med. 97, II (1953). — Goldfeder, H.: J. Nat. Canc. Inst. 14, 720 (1953). — Goldmann, E.: Beitr. klin. Chir. 72, 1 (1911). — Gordon, Benjamin S.: Triple synchronous primary carcinoma. Arch. of Path. 45, 56 (1948). — Graffi, A.: Beitrag zur Wirkungsweise cancerogener Reize und zur Frage des chemischen Aufbaus normaler und maligner Zellen. Arch. Geschwulstforsch. 1, 61 (1949). ~ Über den Mechanismus der Geschwulstbildung. Schweiz. med. Wschr. 1953, 865—872. ~ Untersuchungen über den Mechanismus der Cancerogenese und die Wirkungsweise cancerogener Reize. Abh. dtsch. Akad. Wiss. Berlin 1954. — Graffi, A. u. Puhr: Beitrag zur Morphogenese des Benzpyrenkrebses der Mäusehaut. Arch. Geschwulstforsch. 2, 1 (1950). — Graffi, A. u. Schäfer: Naturwiss. 40, 228 (1953). — Gray, Kenny u. Sharpy-Schäfer: Ref. Z. Krebsforsch. 49, 261 (1940). — Greene, H. N.: An immunological concept of cancer: a preliminary report. Brit. Med. J. 1954, 1374. — Greene, Harry S. N.: The significence of the heterologous transplantability of human cancer. Cancer (N. Y.) 5, 24 (1952). ~ The heterologous transplantation of human lung cancer. Cancer Res. 13, 347 (1953). — Greil, A.: Grundlagen der Methodik der ätiologischen Krebsforschung. S. 359. Freiburg 1926. ~ Akademische Krebsforschung. Verh. dtsch. Ges. Path. 22, 53 (1927). ~ Variationspathologische Krebstheorie. Virchows Arch. 276, 681 (1930). ~ Die theoretische Bedeutung der Vitrokultur insbesondere für die akademische Krebs- und Tuberkuloseforschung. Verh. dtsch. Ges. Path. 1931, 77. ~ Definition der Neoplasmen, Kausalanalyse der Malignität. Krebsarzt 9, 328 (1954). — Gross, Eberhard: Über den Berufskrebs. Z. Krebsforsch. 59, 180—190 (1953). — Gross, L.: Editorial. J. Amer. Assoc. 155, 1582 (1954). — Grosse, Hans: Krebs und Alter. Z. Altersforsch. 8, 244 (1955). ~ Über Berechnungsmethode der Häufigkeit von Kombinationsfällen zweier verschiedener Erkrankungen. Z. inn. Med. 10, 358 (1955). — Grundmann, E.: Beiträge zur Krebsentstehung in der Rattenleber an Hand mikrophotometrischer DNS-Messungen. Verh. dtsch. path. Ges. 38, 362 (1955). — Günther, Hans: Topologie der Geschwülste. Virchows Arch. 318, 104 (1950). — Guleke: Krebserkrankung und Krebsdisposition. Dtsch. med. Rdsch. 1949, Nr 44/45. — Gutmann, Gottfried: Statistisches über das Carcinom bei Jugendlichen. Frankf. Z. Path. 52, 15 (1938).

Haan, J. de: Primäres Angiosarcoma alveolare multiplex der Leber bei einem 4 Monate alten Kinde. Beitr. path. Anat. 34, 215 (1903). — Hackmann, Chr.: Experimentelle Untersuchungen zur Frage der Geschwulstimmunität bei Spontantumoren und Impftumoren. Z. Krebsforsch. 50, 352 (1940). ~ Experimentelle Studien über Heilungsvorgänge bei bösartigen Geschwülsten. Z. Krebsforsch. 57, 164 (1951). ~ Experimentelle Untersuchungen über Heilungsvorgänge bei bösartigen Geschwülsten. Verh. dtsch. Ges. Path. 35, 101 (1951). — Hadfield and Garrod: Recent advances in pathology, 3. Aufl. London 1938. — Hadfield, Geoffrey: The dormant cancer cell. Brit. Med. J. 1954, 607. — Hamperl: Über die Abgrenzung und Einteilung der Tumoren. Klin. Wschr. 1940, 929. — Hamperl, H.: Über die Gutartigkeit und Bösartigkeit von Geschwülsten. Verh. dtsch. Ges. Path. 35, 29 (1951). — Hamperl-Ribbert: Lehrbuch der allgemeinen Pathologie und der pathologischen Anatomie. 18. u. 19. Aufl. Berlin: Springer 1950. — Hartwell, J.: Survey of compounds which have been tested for carcinogenic activity. J. Nat. Canc. Inst. Washington 1951. — Harvey and Tennant: Primary neurogenic sarcoma of the bladder in an infant 1 month of age. Amer. J. Path. 10, 125 (1934). — Hass: Karzinom und Entzündung. 1942. — Hauschka, Theod. S.: Imunologic aspects of cancer. A review. Cancer Res. 12, 633 (1952). — Heiberg: The characteristic of the cancer. Copenhagen 1954. — Heilmann, P.: Erreichte und noch nicht erreichte Ziele der Krebsforschung. Z. ärztl. Fortbildg. 48, 17 (1954). — Heiner, M.: Diskussion zu Holstein. Arch. Geschwulstforsch. 1, 248 (1949). — Heinzmann: Beitrag zur Kasuistik der Sakraltumoren. Münch. med. Wschr. 1909, 2707. — Hennig, L.: Über congenitale echte Sacraltumoren. Beitr. path. Anat. 28, 593 (1900). — Henry, S. A.: Brit. Med. Bull. 4, 389 (1947). — Henschke, N.: Über Geschwulsttheorien und die Möglichkeit der Entstehung der Geschwulstzellen durch Spontanmutation. Z. Krebsforsch. 54, 11 (1942). — Herken, H.: Innere Ursachen des Carcinoms. Dtsch. Gesundheitswesen 1, H. 15, S. 435. — Herzog, Gg.: In Henke-Lubarsch' Handbuch, Bd. IX, 5. Abt. 1944. ~ Beobachtungen und Gedanken zum Wesen der Geschwülste. Z. Krebsforsch. 52, 193 (1942). — Hesse, O.: Fortschr. Röntgenstr. 17, 82 (1911). — Hittmair, Anton: Der maligne Tumor. Med. Klin. 1954, 1498—1502. — Hoagland, M. B., R. S. Grier and B. Hood: Beryllium and growth. I. Beryllium induced osteogenic sarcomata. Cancer Res. **10**, 629 (1950). — Hoepke, H.: Die antiblastische Wirkung der Milz bei Walker-Tumor der Ratte. Z. Krebsforsch. **58**, 378 (1952). ~ Die Rolle des retikuloendothelialen Systems bei der Abwehr von Reiztumoren. Verh. dtsch. Ges. Path. **37**, 202. (1954) ~ Wehrt sich der Körper gegen Geschwülste? Strahlenther. **93**, 196—212 (1954). ~ Über biologische Krebstherapie. Dtsch. med. J. **1955**, 15. — Hoffmann, Fred. L.: Cancer and diet. Baltimore: Williams & Wilkins Company 1937. — Hohlweg, W.: Endokrinologie des Krebses. Abhandlungen der Akademie der Wissenschaften, Berlin. Akademie Verlag 1954. — Holstein, E.: Berufskrebse. Arch. Geschwulstforsch. **1**, 241 (1949). — Homann, W.: Malignitätssteigerung beim Mäuseasciteskarzinom durch verschiedenartige Vorbehandlung der Impfstelle. Verh. dtsch. Ges. Path. **35**, 113 (1951). — Homuth, O.: Die Bedeutung des Nervensystems der terminalen Strombahn für die Pathogenese des Carcinoms im Lichte der Relationspathologie und moderner Forschungsergebnisse. Z. Krebsforsch. **57**, 366—378 (1951). — Huber: Freiburger Symposium 1953, S. 69. ~ Über Ovarialgeschwülste bei Kindern. Inaug.-Diss. Gießen 1901/02. — Hueck, Werner: Verh. dtsch. Ges. Path. **1937**, 286. ~ Über das Mesenchym. 3. Teil. Mesenchymale Tumoren. Beitr. path. Anat. **103**, 308 (1939). ~ Zur Morphologie der epithelialen Tumoren, insbesondere der Basaliome. Virchows Arch. **314**, 137 (1947). ~ Über die Bedeutung des Bindegewebes in den Carcinomen. Gynäkologen-Tagg 1947. — Hueper, W. C.: Environmental cancer. A review. Cancer Res. **12**, 691 (1952). — Hueper, W. C., and Zueffle: Exp. studies in metal cancerigenesis. II. J. Nat. Canc. Inst. **13**, 291 (1952). — l'Huillier, A.: Über einen Fall von kongenitalem Lymphosarkom des Pankreas. Virchows Arch. **178**, 507 (1904). — Hurwitz, Charles: J. Amer. Med. Assoc. **157**, 1043 (1955).

Isselbacher, K. J., N. Klaus and H. L. Hardy: Asbestosis and bronchogenic carcinoma. Amer. J. Med. **15**, 721 (1953).

Jaeger, Horst: Spezifität oder Unspezifität im Krebsgeschehen. Arch. Geschw. **7**, 340 (1954). — Jaffé, B. H.: Multiple haemangiomas of the skin and of the internal organs. Arch. Path. **7**, 44 (1929). — Joseph, E.: Über angeborene bösartige Neubildungen. Angeborener Nierenkrebs. Dtsch. med. Wschr. **1903**, Nr 35, 621.

Kästner, Hermann: Nierensarkom bei einem siebenmonatlichen Fötus. Frankf. Z. Path. **25**, 51 (1921). — Kalbfleisch, H. H.: Krebs in Ableitungsbronchien des chronischen Lungenabscesses und Bemerkungen über die Bedeutung der Gewebsensibilität für die Krebsentstehung. Frankf. Z. Path. **59**, 461 (1948/49). ~ Zur allgemeinen Pathologie der malignen Tumoren mit Hinweis auf die Segmentpathologie von Tumoren des Magendarmkanals. Dtsch. Gesundheitswesen **2**, 41—45 (1950). ~ Allgemeine Relationspathologie. Theodor Steinkopff 1954. — Kardjiev, B.: Die Vorgänge bei der Resorption infizierter Geschwulstzellen des Brown-Pearce-Kaninchenkrebses bei immunisierten Tieren. Frankf. Z. Path. **51**, 391 (1938). — Karitzky, Bruno: Krebskrankheit. Z. Krebsforsch. **57**, 440—453 (1951). — Karsner, Howard T.: Human pathology. Philadelphia 1926. — Katz, Karl: Der Krebs als biologisches Problem. Dtsch. Z. Chir. **258**, H. 1/2 (1943). ~ Über die Metastasen bei bösartigen Geschwülsten. Z. Krebsforsch. **57**, 288—338 (1951). — Kaufmann, C., H. A. Müller, A. Butenandt u. H. Friedrich Freksa: Experimentelle Beiträge zur Bedeutung des Follikelhormons für Carcinomentstehung. Z. Krebsforsch. **56**, 482 (1949).— Kawetzkij, R. J.: Die Rolle des Nervensystems in der Entwicklung der experimentellen Geschwülste. Acta physiol. Acad. scient. Hungar. Suppl. **7** (1954). — Kellner, B.: Die Fettmorphologie der Carcinome mit besonderer Rücksicht auf die Disjunktion der Geschwulstzellen. Z. Krebsforsch. **49**, 633 (1940). — Keminger, K.: Untersuchungen über die Krebstheorie von v. Brehmer. Frankf. Z. Path. **64**, 373—380 (1953). — Klemt, Ed.: Krebs im Kindesalter. Mschr. Kinderheilk. **66**, 406 (1936). — Knake, Else: Über die Spezifität von Krebsgewebe und krebserzeugender Reize. Ergebnisse der Gewebezüchtung. Z. Krebsforsch. **52**, 269 (1942). ~ Transplantationsversuche mit „abhängigem“ und „autonomem“ Krebsgewebe. Virchows Arch. **325**, 580—595 (1954). — Koch, J.: Ursachen und Entstehung des Krebses. Jena 1936. — Koch, Rud.: Die Bedingungen der Krebsentstehung. Dtsch. Gesundheitswesen **5**, 132—133 (1950). ~ Beitrag zur Krebsätiologie. Virusartige Elementarorganismen beim Krebs. Dtsch. Gesundheitswesen **5**, 904—908 (1950). — Koecke, U.: Zytologische Untersuchungen über die Impfung mit Ascites-Karzinom bei der Maus nach aktiver Immunisierung. Verh. dtsch. Ges. Path. **1951**, 103. — Körbler, Juraj: Carcinom bei Jugendlichen und bei Kindern. Klin. Wschr. **1938**, 1194. ~ Über seltene Berufskrebse durch mechanische Juritation. Z. Krebsforsch. **50**, 478 (1940). — Kosin, A.: Die Faktoren der Krebsentstehung. Z. Krebsforsch. **50**, 368 (1948). — Kotin, Paul, and Hans L. Falk: Production of tumors in CS7 BL mice with atmosphere-extracted aliphatic hydrocarbons. Proc. Amer. Assoc. Canc. Res. **2**, 30 (1955). — Kotin, Paul. and James E. Kahler: Possible role of trauma as a cocarcinogen. Cancer (N. Y.) **6**, 266 (1953). — Kretz, Joh.: Das Krebsleiden als Allgemeine Erkrankung. Z. Krebsforsch. **51**, 6 (1941). — Kreyberg, L.: Occupational influences in a Norwegian material of 235 cases of primary lung tumors. Brit. J. Canc. 8, 605 (1954). — KRÖNING, FR.: In G. JUSTS Handbuch der Erbbiologie des Menschen, Bd. IV/2, S. 1079. 1940. ~ Untersuchungen über die Beziehung des Genotyps des Tumorträgers und des Genotyps des Tumors. Z. Naturforsch. **9**b, 54 (1954). — KROMPECHER: Zur Histogenese und Morphologie des Adamantinom. Beitr. path. Anat. **64**, 165 (1918). ~ Vergleichende Studien zur Pathogenese des Menschen- und Tierkrebses. Beitr. path. Anat. **76**, 113 (1297) — KROOK, LENNART: A statistical investigation of carcinoma in the dog. Acta path. scand. (København.) **35**, 407 (1954). — KÜHLWEIN, L.: Sarkom bei Jugendlichen. Diss. Erlangen 1937. — KÜSTER, H.: Über Gliome der Nebenniere. Virchows Arch. **180**, 117 (1905). — KUHN, HERMANN: Die Geschwulst als Gestaltsstörung. Z. inn. Med. **2**, 716 (1947).

LACOUR, F., CH. OBERLING et M. GUÉRIN: Tumeurs obtenues par greffes intraspléniques d'organes endocriniens. Bull. Assoc. franç. Étude Canc. **38**, 128 (1951). — LAWRENCE, EDWIN A., and EUGENE J. DONLAN: Cancer Res. **12**, 900 (1952). — LEE, O. u. MATUYAMA: Neoplastic diseases in infants and children. Ref. Z. Krebsforsch. **51**, 431 (1941). — LEFFERS, INGEBORG: Über eine seltene maligne Mischgeschwulst der Leber bei einem 16 Monate alten Knaben. Beitr. path. Anat. **105**, 203 (1941). — LENTZ, OTTO: Gedanken über die Geschwulstveranlagung (Geschwulstdisposition). Z. Krebsforsch. **51**, 274 (1941). ~ Krebs und Vererbung. Arbeiten aus dem Staatlichen Institut für experimentelle Therapie. Frankfurt a. M., H. 45, 1947. — LETTRÉ, HANS: Some investigations in cell behavior under various conditions; a review. Cancer Res. **12**, 847 (1952). ~ Eigenschaftsänderungen von Tumorzellen. Z. Krebsforsch. **59**, 568 (1953). ~ Das Yoshida-Sarkom der Ratten. Z. Krebsforsch. **59**, 287 (1953). ~ Diskussion. Freiburger Symposium 1953. — LEUPOLD, ERNST: Der Zell- und Gewebsstoffwechsel als innere Krankheitsbedingung. Georg Thieme 1945. ~ Die Bedeutung des Blutchemimus, besonders in Beziehung zu Tumorbildung und Tumorabbau. Stuttgart: Georg Thieme 1954. — LICKINT, F.: Ätiologie und Prophylaxe des Lungenkrebses. Dresden u. Leipzig: Theodor Steinkopff 1953. — LIEBEGOTT, G.: Über die Beziehungen zwischen chronischer Arsenvergiftung und malignen Neubildungen. Zbl. Arbeitsmed. **2**, 15 (1952). ~ Die Morphologie und Klinik der Geschwülste. LEXER-REHN, Lehrbuch der allgemeinen Chirurgie, Bd. 2. Stuttgart 1952. — LIEK, G.: Ein Beitrag zur Erforschung angeborener Sarkome. Inaug.-Diss. Göttingen 1936. — LINDENBERG, AD.: Ein neuer Gesichtspunkt in der Krebsforschung. Verh. dtsch. Ges. Path. **30**, 367 (1937). — LINSER, PAUL: Über einen Fall von congenitalem Lungenkrebs. Virchows Arch. **157**, 281 (1899). — LIPSCHÜTZ, AL.: Steroid homeostasis and tumorigenesis. Acta Un. contra Cancrum, Bruxelles **10**, 70 (1954). — LISTO, M.: Ein Fall von angeborenem Sarkom. Duodecim (Helsingfors) **54**, 264 (1938). — LUCKÉ, B.: Differential growth of metastatic tumors in liver and lung. Cancer Res. **12**, 734 (1952). — LUDWIG, MARTIN: Inaug.-Diss. Bonn 1943. — LÜHRS, W.: Neuere Erkenntnisse über Mesenchym, Gewebsalterung und Krebsgeschehen. Abh. Akad. Wiss. Berlin **1954**, 123.

MACCALLUM, W. G.: A textbook of pathology, 6. Aufl. Philadelphia u. London: W. B. Saunders Company 1936. — MARK, ROBERT E.: Die Probleme der malignen Tumoren vom Standpunkt der Inneren Medizin. Med. Klin. **1954**, Nr 38, 1502. — MARKUS, H.: Gleichzeitige Entwicklung eines Melanocarcinoma ovarii und carcinoma hepatis. Arch. Gynäk. **92**, 659 (1910). — MARTLAND, HARRISON S., C. ROBERT and HUMPHRIES: Arch. of Path. **7**, 406 (1929). — MCRAE: Unusual tumor (mali. adenoma) of liver in baby. Amer. J. Surg. N. S. **28**, 575 (1935). — MICHAELIS, P.: Zur Theorie der Krebsentstehung. Z. Krebsforsch. **50**, 165; **56**, 948. — MIDER, G. BURROUGHS, JOHN H. SCHILLING, C. DONOVAN and EDWARD S. RANDALL: Multiple cancer. Cancer (N. Y.) **5**, 1104 (1952). — MORPURGO, B.: Über den Einfluß der lokalen Kreislaufstörungen und der allgemeinen Anämie auf das Wachstum von Impfgeschwülsten. Verh. dtsch. Ges. Path. **26**, 292 (1931). — MOSINGER, MICHEL: Processus prolifératifs d'origine cancérigène synthétique et hormonale notamment oestrogène chez les rongeurs. Bull. Assoc. franç. Étude Cancer **38**, 1 (1951). — MÜHLBOCK: Experimentelle Untersuchungen über die Genese des Mamma Carcinoms. Hamburger Krebstagg 1954. — MÜLLER, HEINRICH: Eine einheitliche Erklärung für die im menschlichen Körper vorkommenden geweblichen Neubildungen. Virchows Arch. **269**, 125 (1928). ~ Verh. dtsch. path. Ges. **23**, 319 (1928). — MUUS, N.: Eine Geschwulst der Pleura von abszedierendem Lungengewebe ausgegangen. Virchows Arch. **176**, 180 (1904).

NEWIADOMSKI, M. M.: Neue Ergebnisse über die Ethiologie der bösartigen Geschwülste. Acta med. scand. (Stockh.) **130**, H. 4 (1948). — NICHOLSON, F. W. DE: Production and determination. Guy's Hosp. Rep. 88, 263 (1938). ~ Studies on tumour formation. London: Butterworth 1950. — NIEDERMAYER, FRITZ: Was ist nun eigentlich der Krebs? 3. Aufl. Wien: Franz Deuticke 1947. — NORDMANN, M., u. A. SORGE: Lungenkrebs durch Asbeststaub im Tierversuch. Z. Krebsforsch. **51**, 168 (1941). — NOTHDURFT, H.: Zur Theorie der primären Geschwulstursachen. Z. Krebsforsch. **56**, 176 (1948).

OBER, W. B., and L. REINER: Cancer of cervix in Jewish women. Ref. J. Amer. Med. Assoc. **157**, 86 (1955). — OBERLING, CH.: Développement récent de la conception virusale du cancer. Oncologia (Basel) 7, 178—190 (1954). — Oertel, Horst: Outlines of pathology. Montreal: Renouf Publ. Co. 1927. — Orthner, Franz: Das Rätsel der Krebskrankheit. Wien: Wilhelm Maudrich 1952. ~ Altern, Befruchtung und Krebs. Krebsarzt 8, 344 (1953). — Owen, T. K.: Carcinoma and asbestosis of the lung. Report of a case. Brit. J. 5, 382 (1951).

Peacock, P. R.: Experimental carcinogenesis. Glasgow Med. J. 1937, 157. — Péclard: Un cas de cancer primitif du foie chez un enfant de 14 mois. Rev. méd. Suisse rom. 55, 245 (1935). — Peller, Sigismund: Cancer in man. New York 1952. ~ Berufskrebs, Krebslehre und gewerbliche Krebshygiene. Arch. Gewerbepath. 13, 29—57 (1954). ~ Latenzzeit beim menschlichen Krebs. Medizinische 1955, Nr 21, 768—773. — Pentimalli, F.: Versuche zur experimentellen Erzeugung der Leukämien. Verh. dtsch. Path. 37, 221 (1953). — Petrow, N. N.: Ref. Ber. Path. 23, 30 (1954). ~ Der Einfluß des Nervensystems auf das Geschwulstwachstum Institut für Onkologie der Akademie der mediz. Wissenschaften der UdSSR. Chirurgija 1953, H. 3, 7—15. — Philipp, P. W.: Über Krebsbildung im Kindesalter. Inaug.-Diss. München 1908. ~ Zwei interessante Fälle von bösartigen Mißbildungen bei kleinen Kindern. Z. Kinderheilk. 68, 353. — Pick, L.: Das Ganglioma embryonale. Ber. klin. Wschr. 1912, 16—22. — Pittard: Le cancer et les races humaines. Internat. Kongr. für Krebsbekämpfung, Madrid 1933, Bd. 3, S. 185.

Quensel: Zur Kenntnis des Vorkommens von Krebs im jugendlichen Alter. Acta path. scand. (København.) 2, H. 3 (1925).

Rabinson, J.: Nouvel aspect du problème du cancer. Ref. Z. Krebsforsch. 7, 157 (1954). — Ramdohrl, M.: Ein Fall von angeborenem multiplem Angiosarkom. Virchows Arch. 73, 459 (1878). — Raubitschek: Wien. klin. Wschr. 1955. — Reding, R.: Die Bedeutung der Eiweißstoffe für die Vorgänge der Krebsentstehung. Z. Krebsforsch. 47, 240 (1938). — Rehn, E.: Über Wachstumsvorgänge der Geschwülste (Steigerung und Hemmung) in Experiment und Klinik gesehen. Med. Welt 1951, 338—343. — Reilly, H. Christine: Microbiology and cancer therapy; a rewiew. Cancer Res. 13, 821 (1953). — Reuterwall, O.: Über cellulare Allergie und Krebsgenese. Z. Krebsforsch. 42, 117 (1935). — Ribbert, H.: Die Entstehung des Carcinoms, 2. Aufl. 1906. ~ Geschwulstlehre, 2. Aufl. Bonn 1914. — Richter, K. J.: Z. Krebsforsch. 31, 565 (1930). — Ricker, G.: Pathologie der Naturwissenschaft. Berlin: Springer 1924. — Rieker: Über ein ausgedehntes Medullarsarkom des Oesophagus. Virchows Arch. 198, 526 (1909). — Ries-Gersch: Biologie der Zelle. Leipzig: J. B. Teubner 1953. — Ritter, C.: Zur Entstehung und Behandlung des Krebses. Hippokrates 1954, H. 21, 660—665. ~ Dtsch. Z. Chir. 279 (1954). — Roesch, H.: Drei verschiedene Carcinome bei einem Paraffinarbeiter. Virchows Arch. 245, 1—8 (1923). — Rössle: Pathologische Anatomie der Familie. Berlin 1940. ~ Bemerkungen zur örtlichen Ausbreitung des Krebses. Verh. dtsch. Ges. Path. 35, 96 (1951). — Rondoni: Der Wirkungsmechanismus der krebserregenden Agentien und der Natur der Krebszellen. Schweiz. med. Wschr. 1948, 419. ~ Ärztl. Forsch. 2, H. 15/16, 85. ~ Ref. Zbl. Path. 83, 124 (1947). — Rosenberg, Hans: Carcinom im jugendlichen Alter. Z. Krebsforsch. 41, H. 3 (1934). — Roulet, F. C.: Au sujet de la cirrhose et du cancer primitif du foie chez le Noir d'Afrique. Schweiz. Z. Path. 14, 237 (1951). — Roussy: Le cancer. Nouveau traité de médecine, 2. Aufl., Bd. 2/5. Paris: Masson & Cie. 1929. — Rubaschow: Zbl. Chir. 56, 137 (1939). — Ruditzky, M. G.: Zur Frage über die Entstehung des Leber- und Pankreaskrebses in Zusammenhang mit Distomatose. Z. Krebsforsch. 27, 402 (1928). — Rusch, Harold P.: Carcinogenesis: A factor of living processes. Cancer Res. 14, 407—417 (1954).

Sadowsky, Doris A., Alexander G. Gilliam and Jerome Cornfield: J. Nat. Canc. Inst. 13, 1237—1258 (1953). — Samuels, J.: Über eine kausale Therapie des Krebses mit Kurzwellendurchflutungen der Hypophyse und Gonaden. Münch. med. Wschr. 1954, Nr 25/26, 724. — Sauerbruch, F., u. E. Knake: Die Bedeutung von Sexualstörungen für die Entstehung von Geschwülsten. Z. Krebsforsch. 44, 229 (1936). — Schabad, L. M.: Über die cancerogene Wirkung des 1:2:5:6-Dibenzanthracen. Z. Krebsforsch. 42, 293 (1935). — Schairer, E.: Untersuchungen zum Organwiderstand gegen Geschwulstmetastasen. Arch. Hals- usw. Heilk. 149, 497 (1941). — Scheidemandel: Zur Kenntnis des primären Lebersarkoms. Inaug.-Dis. Erlangen 1903. — Schilder, Paul: Über das maligne Gliom des sympathischen Nervensystems. Frankf. Z. Path. 3, 317 (1909). — Schinz u. Billeter: Statistische Untersuchungen zur Malignomsterblichkeit in der Schweiz. VII. Die Organdisposition der Karzinome in der Schweiz 1952. Schweiz. med. Wschr. 1954, Nr 31, 906. — Schinz, H. R.: Der Metallkrebs. Schweiz. med. Wschr. 1942, 1070. ~ Neues zur Ätiologie und Biologie des Krebses. Radiol. clin. (Basel) 11, H. 1 (1942). ~ Cancerogene, cancerocide, mutagene und morphogene Strahlenstoffe im Mitoseversuch. Dtsch. med. Wschr. 1949, 45/46, 1353—1394. — Schinz, H. R., u. Th. Reich: Die Wandlungen der Karzinomgefährdung in der Schweiz. Dtsch. med. Wschr. 1954, Nr 51, 1893. ~ Statistische Untersuchungen zur Malignom-Sterblichkeit in der Schweiz. VIII. Zur Altersdisposition der Karzinome in der Schweiz im Jahre 1952. Oncologia (Basel) 7, 257—306 (1954). — Schinz, H. R., u. E. Uehlinger: Der Metallkrebs. Z. Krebsforsch. 52, 425 (1942). — Schlossmann, Erna: Über einen

Fall von angeborener allgemeiner Sarkomatose. Frankf. Z. Path. **25**, 486 (1911). — SCHMIDT, FERD.: Über die Virus-Induktionstheorie der Krebsentstehung. Theodor Steinkopff 1953. ~ Versuche zur Induktionstheorie der Krebsentstehung. Dtsch. Gesundheitswesen **9**, 1319 (1954). — SCHMIDT, M. B.: Trauma und Gewächsbildung. Z. Krebsforsch. **47**, 91 (1938). — SCHMIDT, WERNER: Über die Bildung von Lymphknotenmetastasen beim Asctesicarcinom der Maus. Z. Krebsforsch. **48**, 506 (1939). — SCHMIEDEN: Infektion, Parasitismus und Geschwulstbildung. Verh. dtsch. Ges. Path. **22**, 21 (1927). — SCHNEIDER, O.: Bemerkenswerte Erscheinungsformen von Geschwülsten im tropischen und subtropischen Asien und ein spekulativer Erklärungsversuch der Geschwulstentstehung überhaupt. Schweiz. med. Wschr. **1941**, Nr 50, 1552—1554. — SCHUBERT, GERHARD: Kernphysik und Medizin. Göttingen 1947. — SCHÜMMELFEDER, N.: Der adaptive Differenzierungsverlust von Geschwulstzellen bei der Entstehung eines Ascitestumors. Naturwiss. **41**, 232 (1954). — SCHWARTZ, TH.: Die cellularpathologische Definition in gut- und bösartigen Geschwülsten. Z. Krebsforsch. **57**, 221—287 (1951). — SEEGER, P. G.: Das Krebsproblem. Z. Krebsforsch. **57**, 387—404 (1951). — SEELICH, F.: Abnorme biochemische Reaktionen des Tumorgewebes. Krebsarzt **7**, 197 (1952). — SELBERG, F.: Ein Fall von Cancroid der Haut bei einem 6 Monate alten Kinde. Virchows Arch. **145**, 176 (1896). — SIEGMUND: Wien. med. Wschr. **1941**, 1029. — SILVER, MAURICE L.: Hereditary vascular tumors of the nervous system. J. Amer. Med. Assoc. **1954**, No 11, 1053. — SIMONS, ERICH: Die Krebsgeschwulst, eine Ausfallserscheinung im Organismus. Luxemburg: Bock 1934. — SKVORCOV, M. A.: Entwicklung und Stand der Frage nach der Ätiologie der Geschwülste. Ref. dtsch. Gesundheitswesen **1948**, 754. — SOVENA, E.: Ref. Z. Krebsforsch. **51**, **98** (1941). — SPANNAGEL, H.: Lungenkrebs und andere Organschäden durch Chromverbindungen. Leipzig: Johann Ambrosius Barth 1953. — SPRINGORUM, W.: Primär multiple Krebsbildungen und Krebsdisposition. Dtsch. med. Wschr. **1950**, 1363—1366. — STÄMMLER, M.: Referat über Beruf und Krebs. Verh. dtsch. Ges. Path. **30**, 188 (1937). — STEFFEN, KARL: Die malignen Geschwülste im Kindesalter. Stuttgart 1905. — STEFFENS, KARL: Diskussionsbeitrag zum Krebsproblem. Z. Krebsforsch. **57**, 431—439 (1951). — STEINER, PAUL E.: An Evalution of the cancer problem. Cancer Res. **12**, 455 (1952). ~ Emphasis in cancer research. J. Nat. Canc. Inst. **14**, 1205—1221 (1954). ~ Cancer. Race and Geographie. Baltimore: Williams & Wilkins Company 1954. — STEINMETZ, C.: Beitrag zur Casuistik und Statistik der primären Geschwülste der Harnblase im Kindesalter. Dtsch. Z. Chir. **39**, 313 (1894). — STOELTZNER, WILH.: Die Carcinome als Epithelfeten. Virchows Arch. **316**, 364 (1949). — STRONG, L. C.: Krebs und Mutation. Z. Krebsforsch. **56**, 272 (1948/1950). ~ Genetik und Krebs. Z. Krebsforsch. **56**, 208 (1948/1950). — STÜBINGER, W.: Kasuistischer Beitrag zur Kenntnis der angeborenen bösartigen Geschwülste. Inaug.-Diss. Leipzig 1903. — STUTZ, E.: Karzinom und Trauma. Krebsarzt **9**, 304 (1954). — SUNDERLAND, DOUGLAS A., WILLIAM E. SMITH and KASSEMATSU SUGIURA: The pathology and growth behavior of experimental tumor induced by certain petroleum products. Cancer (N. Y.) **4**, 1223 (1951). — SWOBODA, H.: Krebsarzt **4**, 242 (1949).

TEUTSCHLÄNDER, O.: Über Metaplasie und Krebsbildung. Verh. dtsch. Ges. Path. **1923**, 184. ~ Tumorale Regulation und Gewächsbildung. 2. Internat. Krebskongr., Brüssel 1926. ~ Infektion und Geschwulstbildung. Verh. dtsch. Ges. Path. **22**, 37 (1927). ~ Über den Pechkrebs der Brikettarbeiter auf Grund von Fabrikbesuchen in Baden und Südwales. Z. Krebsforsch. **28**, 283 (1929). ~ Neue Untersuchungen über die Wirkungsweise von Teer und Pech bei der Entstehung beruflicher Hautkrebse. Z. Krebsforsch. **30**, 573 (1930). — THAMSEN, A.: Tumourinduction in transplanted tissue. Acta path. scand. (Københ.) **32**, 137 (1953). — TRUTTWEIN, HANS: Medizin, Chemie und Krebs. Teil 1. Die Geschlechtlichkeiten und ihre Auswirkungen, 2. Aufl. Wien: Wilhelm Maudrich 1954. — TSUNODA: Über Beziehungen zwischen Nerven und Geschwülsten. Z. Krebsforsch. **25**, 423 (1927). — TWORT, C. C., u. H. R. JNG: Untersuchungen über krebserzeugende Agentien. Z. Krebsforsch. **27**, 308—351 (1928).

UEBELIN, F., u. A. PLETSCHER: Ätiologie und Prophylaxe gewerblicher Tumoren in der Farbstoffindustrie. Schweiz. med. Wschr. **1954**, Nr 32.

VIDEBAEK u. MOSBECH: Heredity in gastric cancer and pernic. anaemia. Acta med. scand. (Stockh.) **149**, 137 (1954). — VIRCHOW, R.: Die krankhaften Geschwülste. Berlin 1863. ~ Die Cellularpathologie, 4. Aufl. Berlin 1871.

WÄTJEN, I.: Die Bedeutung des Reizes für die Entstehung des Krebses. Neue Ergebnisse auf dem Gebiet der Krebskrankheiten. Leipzig: S. Hirzel 1936. ~ Zum Problem der Krebsentstehung. Klin. Wschr. **1938**, 324. — WARBURG, OTTO: Krebsforschung. Naturwiss. **41**, H. 21 (1954). ~ Die Entstehung der Krebszellen. 4. Jahrestagung des Dtsch. Zentralausschusses für Krebsbekämpfung, Stuttgart, Mai 1955. — WASSINK, W. F.: Increase of cancer mortality according to age. Acta Un. contra Cancrum, Bruxelles **10**, 176 (1954). — WATSON, T. A.: Incidence of multiple cancer. Cancer (N. Y.) **6**, 365 (1953). — WEBER and SCHWARZ: Brit. Med. J. **1930**, 1. — WEILER, E: Über die Immunologie von

Tumoren. Strahlenther. **93**, 213—222 (1954). — WEISER, MARTIN: Vergleichende Betrachtungen über Krebs und Tuberkulose. Med. Rdsch. **1949**, H. 7. — WELLS, H. GIDEON: Angeborene Tumoren. Arch. of Path. **30**, 535—601 (1940). — WENZ, W.: Nimmt der Krebs im hohen Alter zu? Vjschr. naturwiss. Ges. Zürich **98** (1953). — WERNER, WOLFG., u. DIETER KNORRE: Lues und Krebs. Z. Krebsforsch. **60**, 408 (1955). — WESTENHÖFER, M.: Krebs und Progonismus. Verh. dtsch. Ges. Path. **30**, 293 (1937). — WESTPHAL, K. H.: Bereinigte Häufigkeiten von Krebs als Todesursache. Beitr. des statist. Amtes Düsseldorf, Nr 13, 1954. — WILDBOLZ, EGON: Über Krebs bei Jugendlichen. Z. Krebsforsch. **33**, H. 6 (1931). — WILKE, ARTH.: Congenitales Rundzellsarkom, primär in Leber und Nebenniere entstanden. Jb. Kinderheilk. **70**, 209. — WILLIAMS, ROY G.: The vascularity of normal and neoplastic grafts. Cancer Res. **11**, 139 (1951). — WILLIS, R. A.: Pathology of Tumours. 2. Aufl. London: Butterworth & Co. 1953. — WITT, J. DE FOX: Viruslike bodies in human cancer. Cancer (N. Y.) **4**, 168 (1951). — WOLBACH and MORSE: Amer. J. Dis. Childr. **1918**, 63—74. — WOLF, GEORGE: Chemical induction of cancer. London: Cassell & Co. 1952.

YUN, JL. SUN: Z. Krebsforsch. **57**, 212 (1950/51).

ZEITLHOFER, J.: Zur Kenntnis der „Chondrome" (Hamartome) der Lunge. Beitr. allg. Path. **114**, 271 (1954). — ZIMMERMANN, H.: Weitere neuromorphologische Untersuchungen an Geschwülsten. Verh. dtsch. Ges. Path. **35**, 139 (1951). — ZOLLINGER, HANS: Durch chemische Beeinflussung erzeugte Nierenadenome und -carcinome bei Ratten und ihre Beziehungen zu den entsprechenden Mißbildungen. Virchows Arch. **323**, 694—710 (1953).

Literatur zum Nachtrag (S. 422).

BERGERET, C., u. F. ROULET: Au sujet des ictères grâves, de la cirrhose, et du cancer primitif du foie chez le noir d'Afrique. Acta trop. (Basel) **4**, 210—240 (1947). — BERMAN, CH.: Primary carcinoma of the liver. London: Lewis & Co. 1951. ~ Nutritional states in the causation of primary liver cancer. Schweiz. Z. Path. u. Bakter. **18**, 598—624 (1955). — BONNE, C.: Cancer in Java and Sumatra. Amer. J. Canc. **25**, 811—821 (1935). — BONSER, G. M., and G. M. THOMAS: Data relevant to the apparently rising incidence of lung cancer in Great Britain and to the effects of treatment on survival. Schweiz. Z. Path. u. Bakter. **18**, 885—897 (1955). — BROCK, J. F.: Conference of nutritional factors and liver disease. Ann. New York Acad. Sci. **57**, 696 (1954).

CASPER, J.: Incidence of uterine cancer among different ethnic groups. Schweiz. Z. Path. u. Bakter. **18**, 764—774 (1955). — CLEMMESEN, J.: On the etiology of some human cancers. J. Nat. Cancer. Inst. **12**, 1—21 (1951). ~ On the interrelation between mammary and uterine cancer. Schweiz. Z. Path. u. Bakter. **18**, 717—722 (1955). — CLEMMESEN, J., u. A. NIELSEN: The geographical and racial distribution of cancer of the lung. Schweiz. Z. Path. u. Bakter. **18**, 803—819 (1955). — CORREA, P.: Statistical study of cancer in Antioquia. Schweiz. Z. Path. u. Bakter. **18**, 491—500 (1955). — CURWEN, M. P., E. L. KENNAWAY and N. M. KENNAWAY: The incidence of cancer of the lung and larynx in rural districts. Brit. J. Canc. **8**, 181—198 (1954). — CUTLER, S. J.: The probability of developing lung cancer for smokers and non-smokers. Schweiz. Z. Path. u. Bakter. **18**, 902—906 (1955).

DAVIES, J. N. P.: Nutritional states as causal factors of cancer. Schweiz. Z. Path. u. Bakter. **18**, 416—423 (1955a). ~ Primary liver carcinomas in Uganda Africans. Schweiz. Z. Path. u. Bakter. **18**, 661—666 (1955b). — DELARUE, J.: Anatomie pathologique des cancers broncho-pulmonaires. Schweiz. Z. Path. u. Bakter. **18**, 820—865 (1955). — DENOIX, P. F.: Études statistiques de la morbidité due au cancer. Présentations des nouvelles recommandations de l'organisation mondiale de la santé. Bull. Assoc. franç. Étude Canc. **37**, 273—280 (1950). ~ La fréquence du cancer du foie dans le monde. Schweiz. Z. Path. u. Bakter. **18**, 564—582 (1955). — DOLL, R., and B. HILL: Smoking and carcinoma of the lung. Preliminary report. Brit. Med. J. **1950 II**, 739—748. ~ A study of the aetiology of carcinoma of the lung. Brit. Med. J. **1952 II**, 1271—1286. — DORMANNS, E.: Beitrag zur Frage der Zunahme der Krebskrankheit mit besonderer Berücksichtigung des Lungenkrebses. Schweiz. Z. Path. u. Bakter. **18**, 907—918 (1955). — DORN, H. F.: The incidence of cancer in the United States. Schweiz. Z. Path. u. Bakter. **18**, 409—415 (1952a). ~ The incidence of primary cancer of the liver in the negro in Africa and the United States. Schweiz. Z. Path. u. Bakter. **18**, 648—653 (1955b). — DUNGAL, N.: Cancer in Iceland, with special reference to stomach cancer. Schweiz. Z. Path. u. Bakter. **18**, 550—556 (1955).

EDMONDSON, H. A.: Pathology of cancer of the liver in the United States of America. Schweiz. Z. Path. u. Bakter. **18**, 653—656 (1955). — EINFALT, W.: Vergleichende Krebs-Sektionsstatistik in Bayern 1945—1950. Z. Krebsforsch. **58**, 711—725 (1952).

FISCHER, W.: Zur Kenntnis des primären Leberkrebses. Zbl. Path. **89**, 203—207 (1952). ~ Leberkrebs und Lebercirrhose. Augsburger Fortbildungskurse für praktische Medizin, 1953 ~ Der Lungenkrebs beim weiblichen Geschlecht. Wiss. Z. Fr.-Schiller-Univ. Jena, Math.-naturwiss. Hefte **4**, 21—26 (1954/55).

GAGNON, F.: Contribution to the study of the etiology and prevention of cancer of the cervix of the uterus. Amer. J. Obstetr. **60**, 516—522 (1950). ~ Marital status and pregnancy in the causation of cancer of the cervix uteri. Schweiz. Z. Path. u. Bakter. **18**, 755—764 (1955). — GAULT, E. W.: The geographic distribution of carcinoma of the uterus and relative distribution of cervical and fundal carcinoma with special reference to South India. Schweiz. Z. Path. u. Bakter. **18**, 732—749 (1955). — GILLMAN, J., and T. GILLMAN: Liver disease in Johannesburg. Relation to Pellagra. Lancet **1948 I**, 169—173. ~ Perspectives in human malnutrition. A contribution to the biology of disease from a clinical and pathological study of chronic malnutrition and Pellagra in the African. New York: Grune & Stratton 1951. — GILLMAN, J., T. GILLMAN, J. MANDELSTAM and C. GILBERT: The production of severe hepatic injury in rats by the prolonged feeding of maize-meal porridge (mealie-pap) and sour milk. Brit. J. Exper. Path. **26**, 67—81 (1945). — GRADY, H. G.: The pathologic anatomy of cancer of the breast. Schweiz. Z. Path. u. Bakter. **18**, 685—689 (1955). — GSELL, O.: Klinische Studien zur Ätiologie des Bronchialcarcinoms. Dtsch. med. Wschr. **1956**, 496 bis 501. — GUSBERG, S. B., and J. A. CORSCADEN: The pathology and treatment of adenocarcinoma of the cervix. Cancer (N.Y.) **4**, 1066—1072 (1951).

HAMPERL, H.: Grundsätzliches zu einer geographischen Pathologie des Krebses. Z. Krebsforsch. **60**, 519—527 (1955a). ~ Problems of the geographic pathology of cancer. Schweiz. Z. Path. u. Bakter. **18**, 458—462 (1955). — HANHART, E.: Auffallend geringe Bedeutung der „Belastung mit Krebs"; bewiesen durch das sehr häufige Freibleiben der Nachkommen aus 121 Ehen krebskranker Gatten im Kanton Glarus. Schweiz. med. Wschr. **1943**, 446. — HERTIG, A. T., J. D. WHEELER, H. W. HORNE jr. u. H. MANSELL: The pathologic anatomy of uterine carcinoma. Schweiz. Z. Path. u. Bakter. **18**, 750—755 (1955). — HESTON, W. E.: In: Advances in Genetics, II. New York: Acad. Press 1948. — HIGGINSON, J.: Malignant neoplastic disease in the South African Bantu. Cancer (N.Y.) **4**, 1224—1231 (1951). ~ Relation of carcinoma of the liver to cirrhosis, Malaria, Syphilis and parasitic diseases. Schweiz. Z. Path. u. Bakter. **18**, 625—643 (1955). — HIGGINSON, J., T. GERITSEN and A. R. P. WALKER: Siderosis in the Bantu of southern Africa. Amer. J. Path. **29**, 779 bis 806 (1953). — HOU, P. C.: Primary carcinoma of the liver in the community of Hong Kong. Schweiz. Z. Path. u. Bakter. **18**, 657—661 (1955).

JOE, L. K., u. S. TJOKRONEGORO: Hepatic fibrosis or cirrhosis on children in Diakarta Schweiz. Z. Path. u. Bakter. **18**, 941 (1955).

KENNAWAY, E.: The racial and social incidence of cancer of the uterus. Brit. J. Canc. **2**, 177—212 (1948). — KHANOLKAR, V. R.: Habits and customs as causal factors of cancer. Schweiz. Z. Path. u. Bakter. **18**, 423—428 (1955). — KOULOMIES, M.: Smoking and pulmonary carcinoma. Acta radiol. (Stockh.) **39**, 255—260 (1953). — KOUWENAAR, W.: Documenta Neerlandica et Indonesia de Morbis Tropicis **3**, 357 (1951).

LEVIN, M. L., H. GOLDSTEIN and P. R. GERHARDT: Cancer and tobacco smoking. J. Amer. Med. Assoc. **143**, 336 (1950). — LLOMBART, A.: General characteristics of Spanish cancerous mortality and morbidity. Schweiz. Z. Path. u. Bakter. **18**, 919—928 (1955).

MACKLIN, M. T.: Inheritance of cancer in man. Schweiz. Z. Path. u. Bakter. **18**, 463—471 (1955). — MAISIN, J. H., u. G. LANGEROCK: Racial factors in the causation of carcinoma of the breast. Schweiz. Z. Path. u. Bakter. **18**, 690—705 (1955). — MARSDEN, A. T. H.: Primary carcinoma of the liver in Malaya. Schweiz. Z. Path. u. Bakter. **18**, 644—647 (1955a). ~ The aetiology of carcinoma of male breast. Schweiz. Z. Path. u. Bakter. **18**, 728—730 (1955b). — MCCONNELL, R. B., K. C. T. GORDON and TH. JONES: Occupational and personal factors in the aetiology of carcinoma of the lung. Lancet **1952 II**, 651. — MEDEIROS, C. DE: Contribution à l'étude du cancer primitif du foie chez les Noirs d'Afrique. Thèse Paris 1951. — MILLS, C. A., and M. MILLS PORTER: Tobacco smoking habits and cancer of the mouth and respiratory system. Cancer Res. **10**, 539 (1950). — MOSHMAN, J., and A. H. HOLLAND jr.: On the incidence of cancer in Oak Ridge, Tennessee. Cancer (N.Y.) **2**, 567—575 (1949).

NEURDENBURG, M. G.: On carcinoma of the stomach. Schweiz. Z. Path. u. Bakter. **18**, 507—537 (1955).

OBER, W. B., u. L. REINER: Cancer of the Cervix in Jewish women. Schweiz. Z. Path. u. Bakter. **18**, 774—780 (1955). — OBERLING, CH.: What can experimentation teach us with regard to the geographical distribution of cancer? Schweiz. Z. Path. u. Bakter. **18**, 429—441 (1955).

PAYET, M., R. CAMAIN, P. PENE et J. GUÉRIN: Le cancer primitif du foie chez l'africain à Dakar. Considérations étiologiques, cliniques et anatomo-pathologiques à propos de 105 cas. Semaine Hôp. **1953**, 3230—3244. — PHILLIPS, A. J.: Cancer among Canadian indians. Schweiz. Z. Path. u. Bakter. **18**, 500—506 (1955).

QUINLAND, W. S., and J. R. CUFF: Primary carcinoma in the negro; anatomic distribution of 300 cases. Arch. of Path. **30**, 393—402 (1940).

Rijssel, Th. G. van: The increase of the death rate from cancer of the breast in the Netherlands. Schweiz. Z. Path. u. Bakter. 18, 731 (1955). — Ringertz, N.: Environmental factors and smoking in the causation of cancer of the lung. Schweiz. Z. Path. u. Bakter. 18, 866—884 (1955). — Rivas Roz, M.: Primitive malignant tumors of the liver. Schweiz. Z. Path. u. Bakter. 18, 666—667 (1955). — Røjel, J.: The interrelation between uterine cancer and syphilis — a pathodemographic study. Copenhagen: Arnold Busck 1953. — Rosahn, P. D.: Cancer of the lung in Thailand. Schweiz. Z. Path. u. Bakter. 18, 898—901 (1955). — Rothman, A., L. P. Rapoport and I. Davidsohn: Carcinoma of the cervix in Jewish women. Amer. J. Obstetr. 62, 160—162 (1951). — Roulet, F. C.: Anatomie pathologique du cancer primitif du foie. Schweiz. Z. Path. u. Bakter. 18, 583—598 (1955).

Sadowsky, D. A., A. G. Gilliam and J. Cornfield: The statistical association between smoking and carcinoma of the lung. J. Nat. Cancer Inst. 13, 1237—1273 (1953). — Saxén, E.: Report from the Finnish Cancer Registry. Schweiz. Z. Path. u. Bakter. 18, 556—562 (1955). — Scapier, J., E. Day and G. R. Durfee: Intraepithelial carcinoma of the cervix. A cytohistological and clinical study. Cancer (N.Y.) 5, 315—323 (1952). — Schairer, E., u. E. Schöninger: Lungenkrebs und Tabakverbrauch. Z. Krebsforsch. 54, 261 (1944). — Schapiro, M. M.: The geographical pathology of neoplastic disease in Honduras. Schweiz. Z. Path. u. Bakter. 18, 486—491 (1955). — Schömig, G.: Die weiblichen Genitalcarcinome bei sexueller Enthaltsamkeit. Strahlenther. 92, 156—158 (1953). — Schreck, R.: Cancer Res. 2, 119 (1944). Zit. nach Ch. Oberling, Schweiz. Z. Path. u. Bakter. 18, 429 (1955). — Schreck, R., L. A. Baker, G. P. Ballard and S. Dolgoff: Tobacco smoking as etiological factor in disease: I. Cancer. Cancer Res. 10, 49 (1950). — Segi, M.: Cancer illness among residents of Miyagi Prefecture Japan. Dept. Publ. Health, Tôhoku Univ. Sendai 1951. ~ Geographical and racial distribution of cancer of the breast. Schweiz. Z. Path. u. Bakter. 18, 668—685 (1955). — Steiner, P. E.: The incidence of a carcinogenic factor in the livers of cancer, noncancer, cirrhotic and negro patients. Cancer Res. 3, 385—395 (1943). ~ World distribution of cancer and the etiological significance of racial studies. Schweiz. Z. Path. u. Bakter. 18, 442—457 (1955). — Stocks, P.: Ann. Rep. of Brit. Emp. Canc. Camp. 1939. Zit. nach P. Stocks, Schweiz. Z. Path. u. Bakter. 18, 706—717 (1955). ~ Social status in relation to carcinoma of the breast. Schweiz. Z. Path. u. Bakter. 18, 706—717 (1955). — Straub, M.: Disk.-Bem. zu P. F. Denoix, La fréquence du cancer du foie dans le monde. Schweiz. Z. Path. u. Bakter. 18, 582 (1955).

Takeda, K.: Cancer of the stomach in Japan from the viewpoint of pathological anatomy. Schweiz. Z. Path. u. Bakter. 18, 538—550 (1955). — Tannenbaum, A., and H. Silverstone: Nutrition in relation to cancer. Adv. Cancer Res. 1, 452—505 (1953). — Tjokronegoro, S.: Choriocarcinoma in Indonesia. Schweiz. Z. Path. u. Bakter. 18, 791—801 (1955).

Vellios, F.: Tumors of the breast: Their occurrence in Thailand (Siam.) Schweiz. Z. Path. u. Bakter. 18, 722—724 (1955). — Versluys, J. J.: Cancer and occupation in the Netherlands. Brit. J. Canc. 3, 161 (1949). — Videbaek, A., and J. Mosbech: The etiology of gastric carcinoma eludicated by a study of 302 pedigrees. 1954.

Weiner, I., L. Burke and M. A. Goldberger: Carcinoma of the cervix in Jewish women. Amer. J. Obstetr. 61, 418—422 (1951). — Wynder, E. L., and E. A. Graham: Tobacco smoking and bronchiogenic carcinoma. J. Amer. Med. Assoc. 143, 329 (1950).

Namenverzeichnis.

Die *kursiv* gesetzten Seitenzahlen beziehen sich auf die Literatur.

Sachverzeichnis.